JN027080

NHK出版

不調を食生活で見直すための

からだ大全

監修
池上文雄　樫村亜希子　加藤智弘
川俣貴一　松田早苗

はじめに

日々健康であること、それは誰もが望むことです。しかし現代社会の中で体調の不安をまったく自覚しない方は少ないことでしょう。

メディアには日々健康情報があふれています。肥満、肩こり、腰痛などから、重篤ながんの解説まで語られ、そんな情報に漠然とした不安を覚えることは少なくありません。

体のなかはすべてつながっているとする漢方では、健康なときは全体の調和がとれているときであり、どこかのバランスが崩れると調和が乱れ、病気になると考えます。このバランスがいくぶん乱れている状態を「未病（みびょう）」といいます。

体の生理学的な仕組みを理解し、未病を早期に発見することこそ、すべての病気予防につながるわけです。

日本は、65 歳以上の人口が 20%近くを占める超高齢社会を迎えています。そのために医療費や介護費が増加し、青年層や壮年層の負担は増える一方です。このままでは欧米のように、健康保険による診療を自由に受けられないときがきてしまいます。

現代はさまざまな媒体で、さまざまな健康情報が流布され続けていることは先に述べたとおりです。なかには不安をあおる悪質な宣伝も少なくありませんが、基本的な体の仕組みを知ることで、正確な情報判断を目指しましょう。

本書では、人間の体の仕組みを軸に、よく起こる症状の説明、漢方やハーブの分野の情報、日々の生活での心がけ、人間ドックの目的や検査数値等を解説していますから、ぜひ参考になさってください。「主治医は自分自身」という心構えで、自然治癒力を高めるよう毎日の生活習慣を見直していくことから始めましょう。

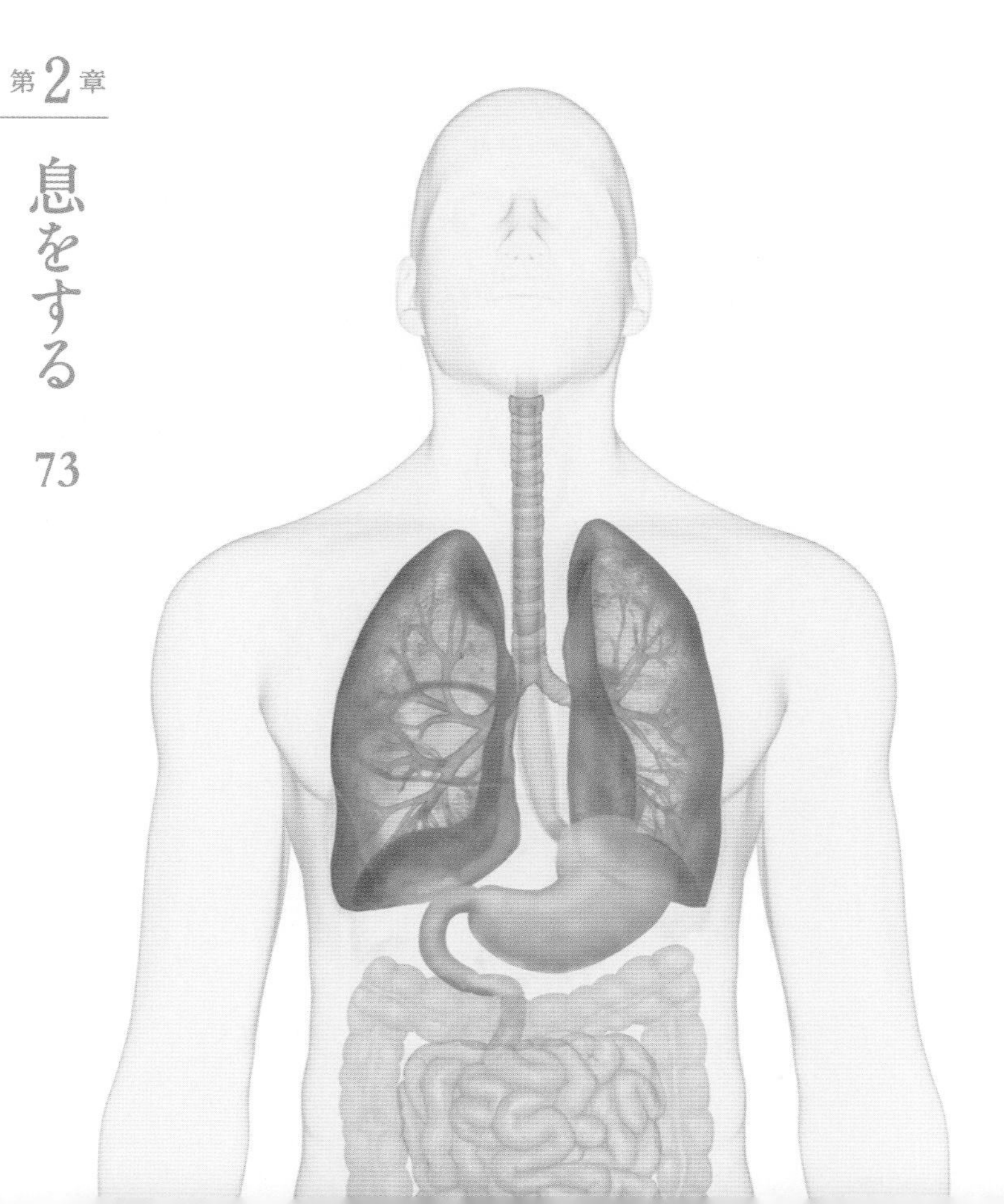

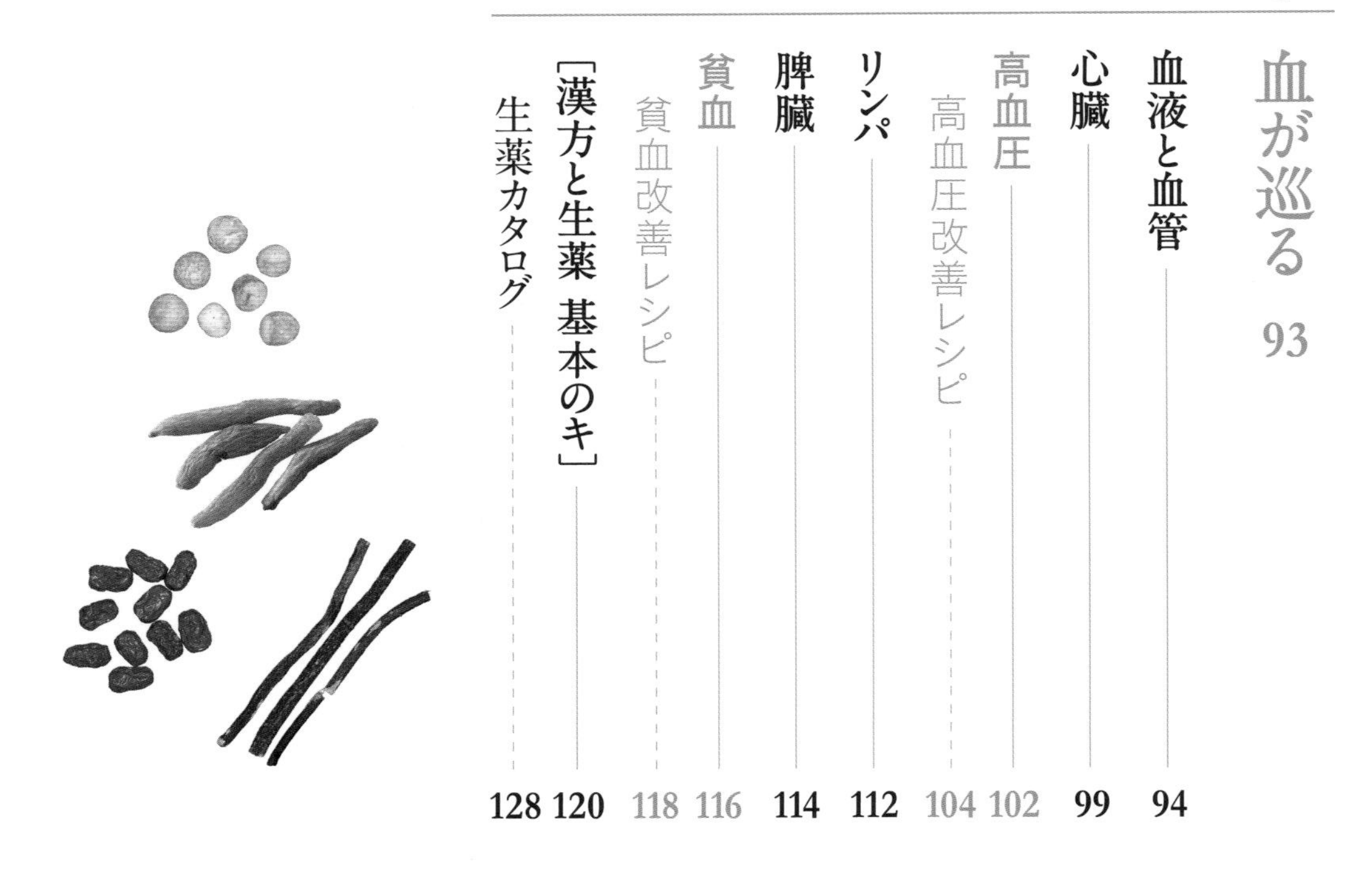

第6章

体を支える 187

第7章

体を浄化する 233

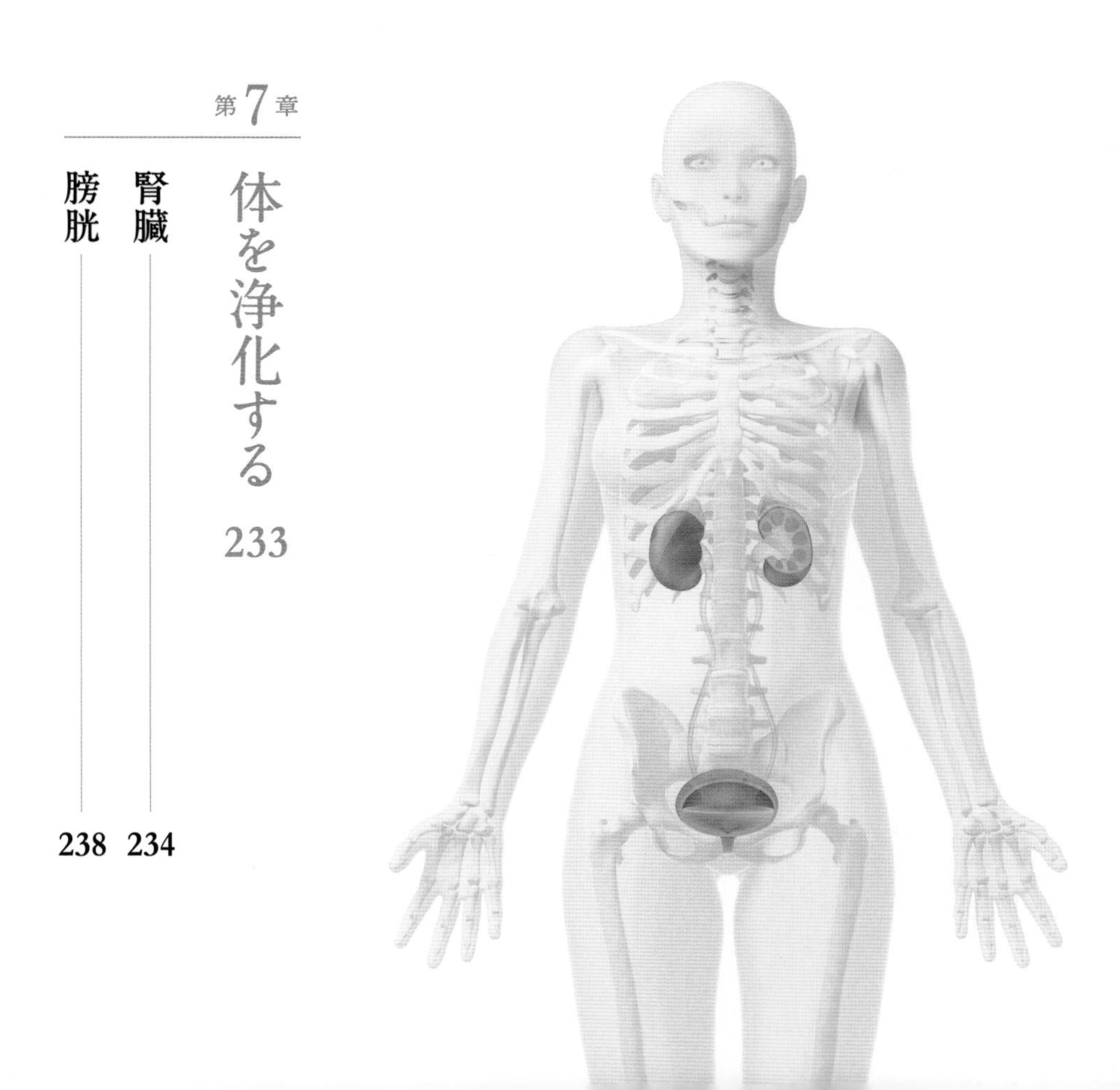

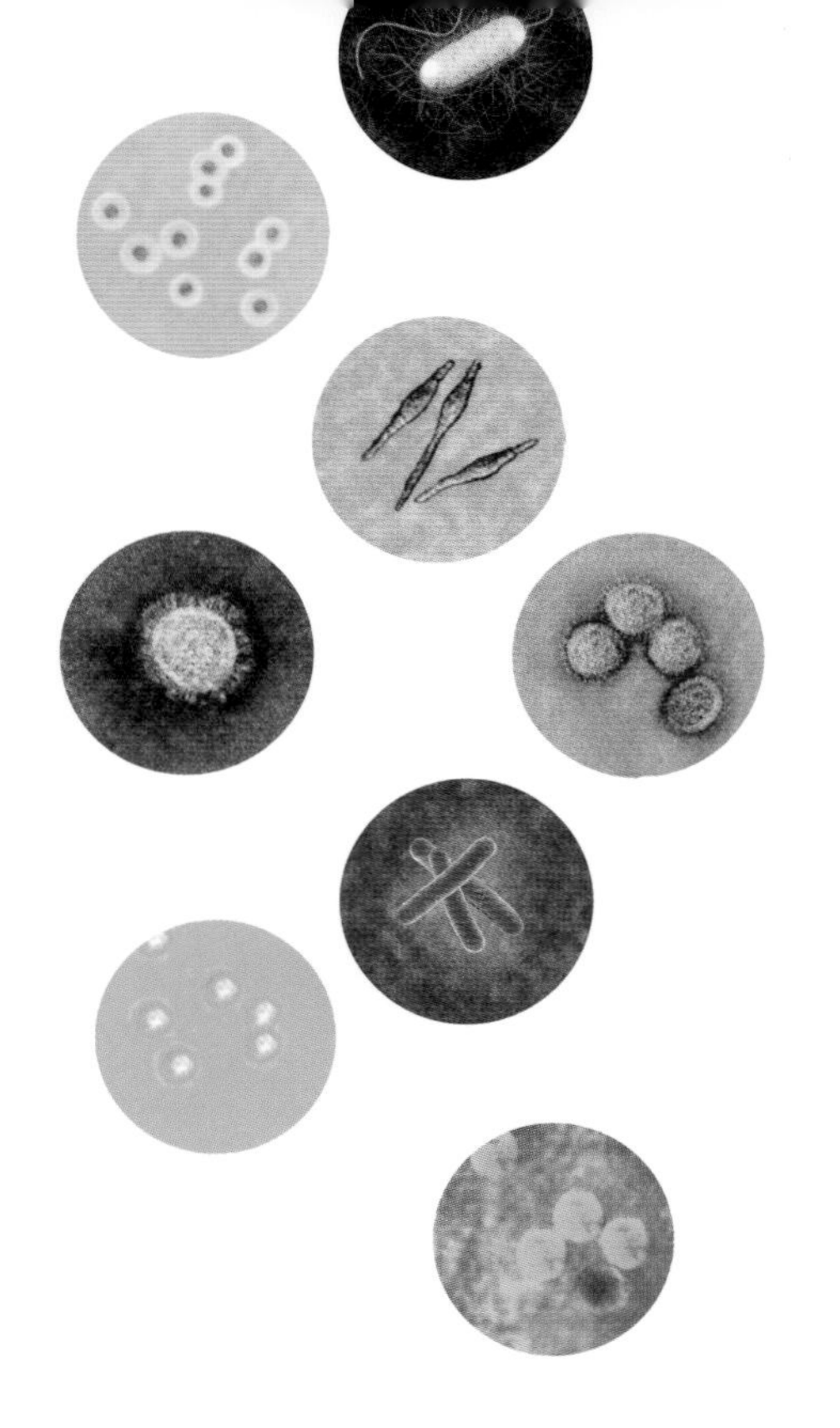

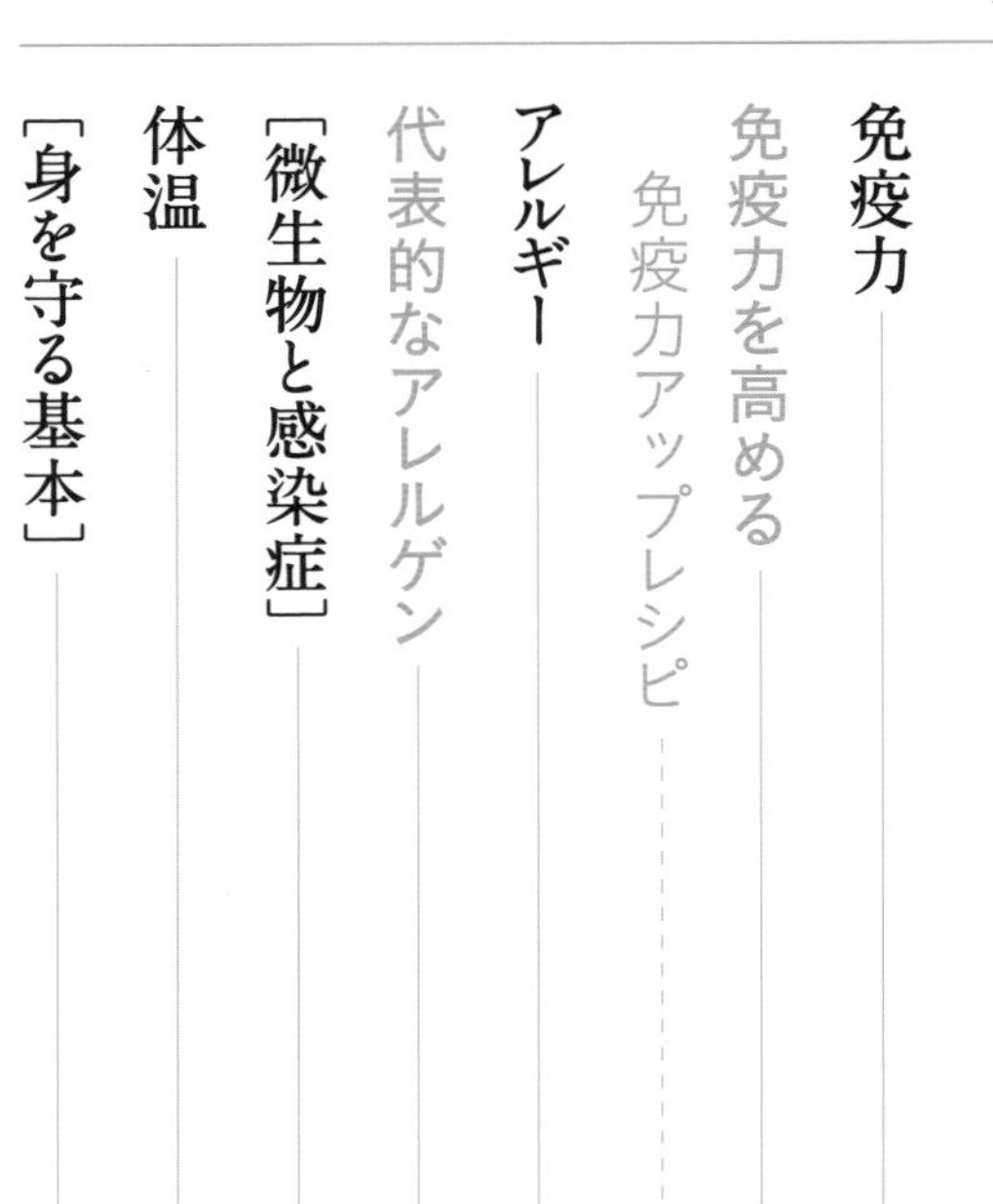

第8章

体を守る

第9章

体を整える

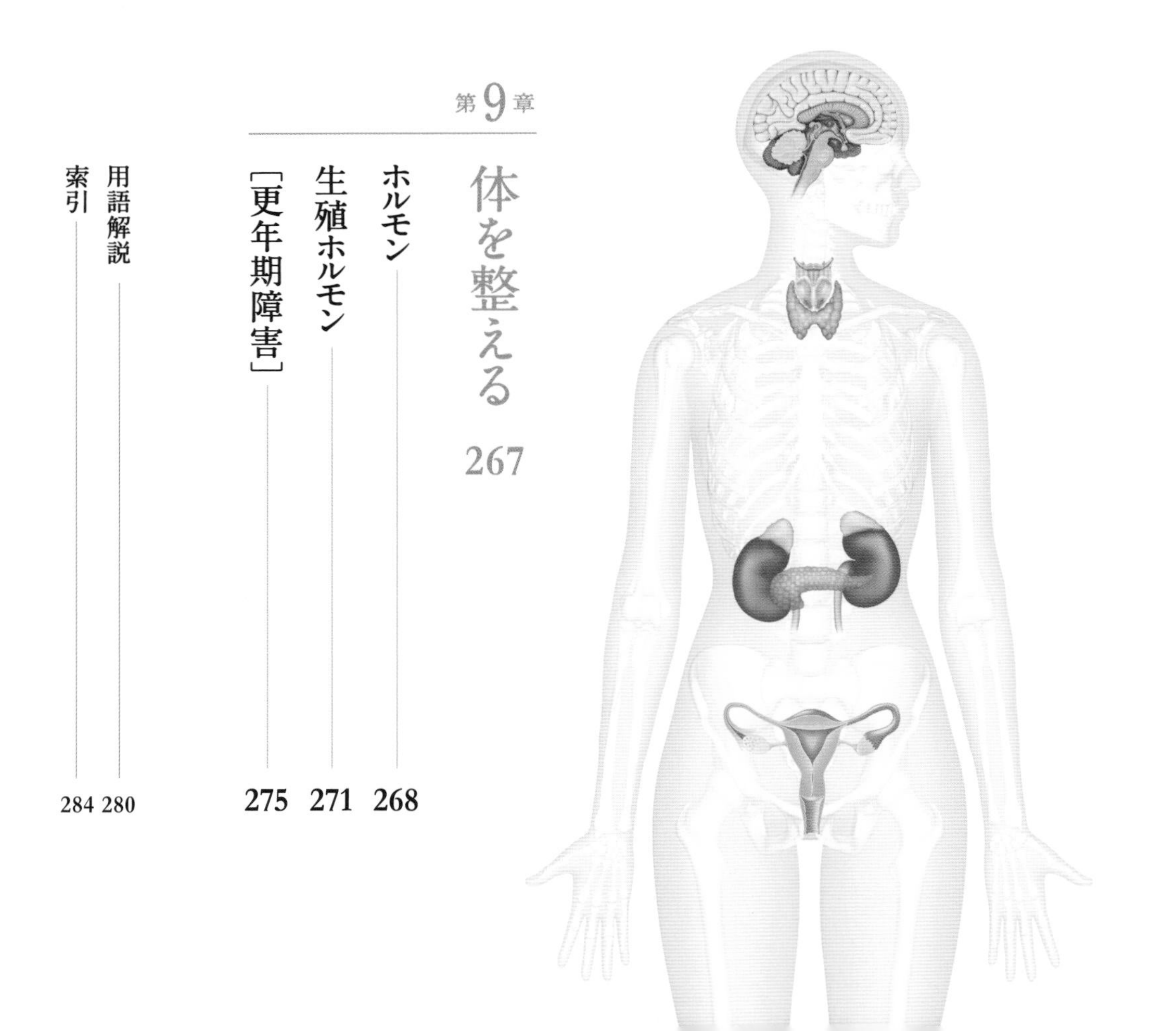

監修者（五十音順）

池上文雄
いけがみ・ふみお

薬学博士・薬剤師。千葉大学名誉教授・グランドフェロー・特任研究員、昭和大学薬学部客員教授。千葉大学大学院薬学研究科修士課程修了。東京大学で薬学博士号取得。専門は薬用植物・生薬学や漢方医薬学。薬学と農学の融合を目指し、健康科学を研究。著書に『食卓の薬効事典』『山の幸・海の幸　薬効・薬膳事典』（いずれも農文協）、『健康寿命を延ばすための薬食術』（主婦の友社）、監修に『からだのための食材大全』（NHK 出版）などがある。

樫村亜希子
かしむら・あきこ

医学博士・医師。千葉大学医学部附属病院 総合診療科 医員。富山大学医学部を卒業後、千葉大学大学院医学薬学府博士課程修了。総合内科専門医、プライマリ・ケア＊認定医・指導医。専門は総合診療。
＊プライマリ・ケアとは、身近にあって、何でも相談にのってくれる総合的な医療のこと。

加藤智弘
かとう・ともひろ

医学博士・医師。東京慈恵会医科大学 大学院 消化器内科学教授、東京慈恵会医科大学附属病院 総合健診・予防医学センター センター長。川崎医科大学大学院 消化器内科学修了。専門分野は消化器疾患、特に内視鏡関連と、予防医学一般。日本内科学会総合内科専門医、日本消化器病学会専門医・指導医・学会評議員、日本消化器内視鏡学会専門医・指導医・社団評議員、日本人間ドック学会専門医・指導医、日本成人病（生活習慣病）学会専門医・理事などの役職を務めている。

川俣貴一
かわまた・たかかず

医学博士・医師。東京女子医科大学 脳神経外科学講座 教授・講座主任。東京医科大学医学部卒業。髄膜腫などの頭蓋底腫瘍や脳梗塞などの脳血管障害の手術を専門とする脳神経外科医。良性脳腫瘍と虚血性脳血管障害に関して多くの論文業績を有し、多数の手術を手がける。日本脳神経外科学会専門医、日本脳卒中学会専門医、日本脳卒中の外科学会技術指導医、日本神経内視鏡学会技術認定医、日本内分泌学会内分泌代謝科指導医など。日本脳神経外科学会理事、日本間脳下垂体腫瘍学会理事、日本脳腫瘍病理学会理事、日本神経内視鏡学会理事などの役職を務めている。

松田早苗
まつだ・さなえ

栄養学博士。管理栄養士・在宅訪問管理栄養士。女子栄養大学短期大学部教授。病院栄養士として勤務の後、女子栄養大学大学院修士課程に進学。修了後、女子栄養短大助手、栄養クリニック専任講師を経て、2012 年より現職。専門は栄養学。疾患モデル動物を用いた食品の機能性が及ぼす腎臓への影響を研究。監修に『からだにおいしい　あたらしい栄養学』（高橋出版）、「みんなのきょうの料理　健康キッチン」（https://www.kyounoryouri.jp/kenko）がある。

本書の使い方

息をする

気管支

鼻から入った空気は咽頭、喉頭を通り、その先にある気管に送られます。気管は10cmほどの管状の器官で、食道と接している背中側は平滑筋でできていますが、胸側はU字形の気管軟骨でできています。そのため、弾性があり、潰れて息ができなくなることがないような構造をしています。内側は粘膜組織で、細かい線毛がびっしり生えています。空気とともに入ってきたちりやほこりなどの異物は、粘膜から分泌される粘液に包まれて痰となり、この線毛によって押し返されて、排出されるのです。

第4～5胸椎のあたりで気管は左右に枝分かれし、左主気管支と右主気管支となります。左右を比べると、右側の気管支のほうが少し太く、左側の気管支のほうが少し細長くなっていますが、これは心臓の位置と関係しています。

気管支は肺の入り口である肺門から肺に入り、さらに分岐を続けます。気管支は必ず2つに分かれるため、空気はいつも二叉路を通って運ばれるというわけです。こうして、17～19回の分岐を続け、肺胞まで到達します。そして、最終的に肺胞の壁を通して、ガス交換が行われるというわけです。

気管支の構造も気管とほぼ同じ。軟骨と筋肉でできた蛇腹状の管で、その内面は粘膜組織に覆われており、表面は粘液でいつも潤っています。

気道とは？

空気の通り道を気道といいます。鼻、咽頭、喉頭を「上気道」、気管、気管支を「下気道」といいます。いずれも粘膜で覆われている部分で、上気道が炎症などにより粘液の分泌が過剰になった症状を、「上気道カタル」と呼びます。

蛇腹状のホースを伸ばして肺に空気を送り届けています

一般的な不調や疾病 気管支炎、気管支喘息

気管

気管の長さは10～11cmほど。主気管支の長さは、左が約4.5cm、右が約2.5cm。

細気管支（さいきかんし）

肺門（はいもん）

主気管支

先に行くほど細くなる気管支

気管の入り口の直径は約20mmあり、そこから、主気管支（直径は約10mm）→区域気管支（直径約7mm以下）→細気管支（直径約2mm以下）→終末細気管支（直径約0.5mm）→呼吸細気管支（直径約0.3mm）→肺胞管（直径約0.1mm）と細くなっていきます。

気管から区域気管支までは軟骨がありますが、それより先は平滑筋のみで支えています。

80

名称

人体の生理学上の部位や生理機能など、一般的に使われる名称を分類しています。

解説

生理学的な構造や機能を解説しながら、ふだんの生活で感じやすい未病の症状から、診断の必要な病名も含め解説しています。

「漢方における解説」「一般的な不調や疾病」などの名称を併記しています。

解説図

生理学的な人体図は、項目によっては男性、女性があります。臓器の位置や形状などは、簡潔で見やすい配置を優先しているため、生理学的に厳密ではありません。
臓器の名称については、できるだけ細かく表記していますが、本文においてすべての機能を説明するものではありません。

レシピの使い方

材料／野菜

流通するものの中サイズを目安にしています。表記がない限り、洗って皮をむいてからの調理法を説明しています。

調味料

表記が特にない場合は、しょうゆは濃口しょうゆ、砂糖は上白糖、みそは米みそを指します。

分量表記

- 小さじ1は5mℓ、大さじ1は15mℓ、1カップは200mℓです。米を炊く場合は、1合＝180mℓです。1mℓは1ccです。
- 電子レンジの加熱時間は、500Wを目安にしています。
機種によって加熱時間が異なるので、様子を見ながら加減してください。

エネルギー	000 kcal
糖質	0.0 g
食塩相当量	0.0 g
食物繊維	0.0 g

栄養情報

エネルギー、糖質、食物繊維の表示は、レシピ材料分ではなく「1人分」の分量が基準になっています。数値は「日本食品標準成分表2015年版（七訂）」に基づいて算出したものです。

人間ドックの目的と数値

健康診断などの主な目的と検査値（数値）、基準範囲等について解説しています。

健診や人間ドックで用いられる基準値とは、健康な人々の検査データを統計学的に算出した数値のことです。健康な成人（20 ～ 60 歳）の検査成績をもとに、上限と下限の 2.5%ずつを除外したもので、残りの 95%の人の数値が基準範囲とされています。つまり、「現時点では健康と考えられる人の 95%が含まれる範囲」が基準値ということです。

基準値は、公益社団法人日本人間ドック学会が公表している数値を記載しています。「一般健康診断」や「歯科検診」、専門施設での CT、MRI など、検査もさまざまあり、その検査方法、基準値、単位が異なることがありますのでご注意ください。

漢方

漢方におけるその部位の解説と、不調に効果のあるとされる漢方薬のうち、一般的なものと原材料を紹介しています。

漢方薬とは、中国の古典を基本にして複数の生薬を組み合わせ、決まった処方をするものです。古医書に使用目標が定められており、漢方医学的な診断に基づいて使われ用法・用量も決まっています。また、医療用と一般用があり、医療用は 148 処方のみ保険が認められており医師の処方箋に基づいて処方されますが、一般用は 200 処方程度が薬局・薬店などで購入できます。自己診断せず、漢方に詳しい薬剤師等の専門家のアドバイスに従って購入し、用法・用量を守って使用しましょう。

喀痰検査

細菌の感染やガンの有無を調べる
肺や気管支、気管などの分泌物や老廃物が集まった痰の検査で、細菌の感染やがんがないかをみることができる。細菌や真菌が混じっている場合は（細菌検査）、それに対する治療を行い、痰に混じった細胞からがん細胞が見つかれば（細胞診）、精密検査を受ける必要がある。

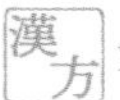

気管支によい漢方

おすすめ漢方薬
麦門冬湯／鎮咳、気道粘膜の湿潤
麻杏甘石湯、小青竜湯／気管支喘息、気管支炎
小柴胡湯／気管支炎、気管支喘息

気管支のトラブルには麦門冬湯

乾いた咳が出る、喉に不快感がある、そんな症状には麦門冬湯がよいでしょう。喉を潤し、張り付くような痰を出しやすくします。

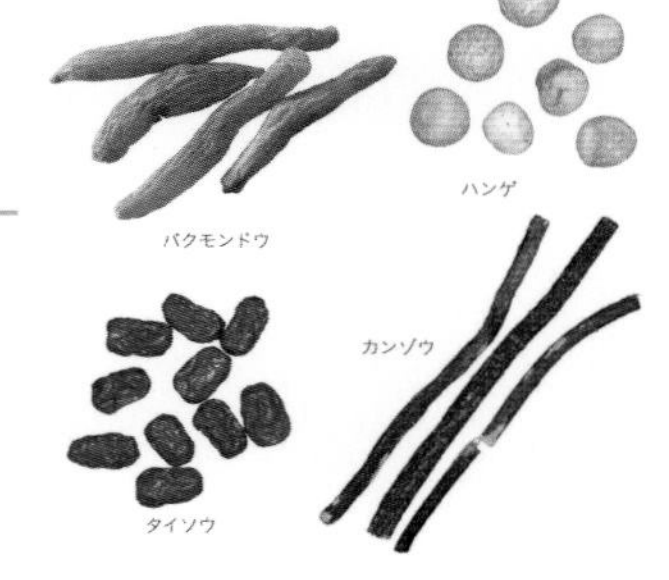

ハーブ
フェンネルに含まれるトランスアネトールという成分や、マテに含まれるカフェインには気管支拡張作用があるので、咳止めにおすすめ。また、マレインには粘液質とサポニンが含まれるので、去痰作用がある。ハチミツや黒糖を加え、とろみが増したものをゆっくり飲むと、なおよい。

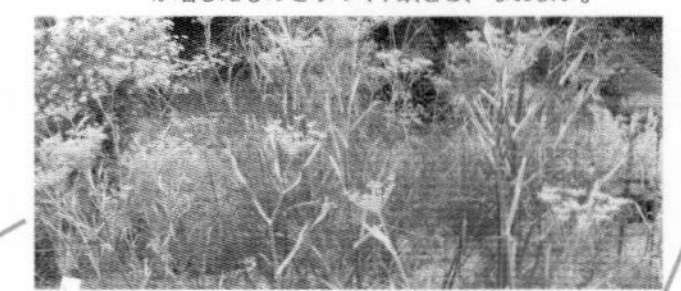

急性気管支炎の症状

気管支炎には急性と慢性があります。急性気管支炎は風邪やインフルエンザに引き続いて起こることが多く、ウイルスや細菌などによって気管支に炎症が起こっている症状のことをいいます。はじめは空咳が多く、やがて少量の痰が出るようになります。次第に強く咳き込むようになると、胸や腹部の筋肉痛も起こります。

一方、慢性気管支炎は、炎症が慢性化している状態で、咳や痰が長期間続きます。体質的な原因もありますが、喫煙、大気汚染などが影響していると考えられています。

咳とくしゃみ

咳とくしゃみは、どちらも体内に入ろうとする異物を外に出すための、体の防御反応です。空気中には、小さなほこりやちり、花粉、ウイルスや細菌が漂っています。それを吸い込んだときに、鼻の粘膜が刺激されて出るのがくしゃみで、気管や気管支の粘膜が刺激されて出るのが、咳です。

くしゃみは、短く息を吸い込んだあとに一気に大量の息を吐き出して、異物を外に出します。くしゃみの速度はおよそ時速 300km にもなるといわれています。

咳は大きく息を吸い込んだあと、一時的に声門を閉じて中の圧力を高め、次に喉を大きく開いて一気に息を吐き出すことで、異物を排出します。咳の速度は時速 200km ほど。

気道の表面にはミクロの毛がたくさん生えていて、その動きによってほこりやウイルスなどは常に肺から喉へ運ばれ、多くは食道から胃に運ばれて消化されます。粘液で包まれたウイルスなどの異物は、痰となって口から吐き出されます。

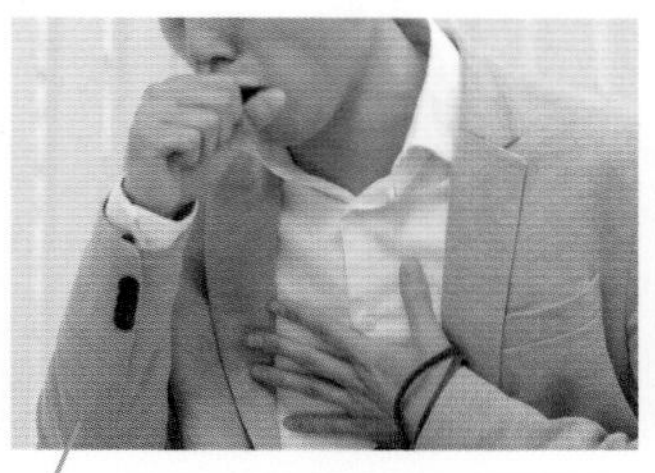

誤嚥性肺炎は右肺に多い

右主気管支は左主気管支に比べて太く短く、そして下降する傾斜が急であるため、気管に入った異物は右側に落ちやすい傾向があります。そのため誤嚥性肺炎は右の肺に多い傾向があるのです。

ハーブ

古くから薬草や食材として使われてきた長い歴史があり、その成分、効能、効果を利用して医薬品、サプリメント、化粧品、アロマテラピーなどに幅広く使われてきました。

ハーブは、産地や収穫時期、加工の状況などによって成分に差があるので、専門店で良質なものを選び、体調に合わせて十分に注意して使用しましょう。

イメージ写真

画像は、あくまでもイメージ写真で、症状を具体的に説明するものではありません。

未病解説

生活の中で感じる不調は、生活習慣や加齢からくる「未病」である場合と、重篤な疾病の予兆という場合とがあります。

本書の解説にも「医師への相談」を促すものが多くありますが、「不調」の状況は十人十色です。日々の体調管理の中で慎重に判断してください。


本書は、病気の治療を目的としたものではありません。ご自身の不調の症状が改善しない場合は、早めの医療機関等の受診をおすすめいたします。またご紹介している「料理レシピ」等での症状改善には個人差があることを、あらかじめご了承ください。

人間の体とその働き

わたしたちは自分の体について、どのくらい知っているでしょうか？

人間の体は37兆個もの細胞の集まりでできているといわれています。体内にあるたくさんの器官は、それぞれ独立した働きをしながら、相互に作用しあって、複雑な関係の中で動いています。80年以上も働き続ける人体は、人間が作り出すどんな機械よりも優秀なのかもしれません。

わたしたちは生きていくために食べ物を摂り、そこから体に必要なものを代謝してエネルギーを作り出しています。心臓を動かすのも、脳を働かせるのも、食べ物から作られたエネルギーです。口にした食べ物を滞りなく消化する、という毎日当たり前に行われている消化器系の働き（「食べる」p.11～72）が、いかに重要なことであるかを意識しない人も案外多いのではないでしょうか。

栄養やエネルギーを全身に届ける心臓や血管などの循環器系（「血が巡る」p.93～134）や、酸素を取り込み二酸化炭素を排出する呼吸器系（「息をする」p.73～92）は、24時間休みなく作業をしています。また、すべての体の動きをコントロールしている脳（「脳を使う」p.135～164）は、体の司令塔。生物として高度な知能活動を行えるのは、脳の発達のおかげです。

目や耳などの感覚器（「五感で感じる」p.165～186）は、外界の状態を知るためのセンサーの役割をしていますし、泌尿器系（「体を浄化する」p.233～240）は体内で不要になったものを排出するという大切な仕事をしています。それぞれの器官がうまく動くように調整している内分泌（ホルモン）系の機能（「体を整える」p.267～279）も重要ですし、体外からの侵入物から自身を守る免疫系の働き（「体を守る」p.241～266）は、もっとも関心が高い分野ではないでしょうか。

体という大きな入れ物（「体を支える」p.187～232）の中に収まっているそれぞれの器官がうまく働いて、全体の動きがスムーズに流れたとき、わたしたちは健康な生活を送ることができる、というわけです。

体の仕組みや機能にはまだまだわかっていないことも多くありますが、まずは、基本的な部分を正確に理解することが必要です。そして、その知識を活かして、病気の予防に努めていきましょう。

第1章 食べる

口腔

口腔は、口唇（唇）、上顎骨（上アゴ）、下顎骨（下アゴ）頬、歯、舌、唾液腺とこれらを動かす顎関節からできていて、消化管の入り口です。食べ物を咀嚼し、味わい、飲み込む、そして話す、歌う、表情を作るなどさまざまな働きを担っています。

食べ物が口腔内で噛み砕かれると、唾液が分泌されますが、唾液は3つの大きな唾液腺と舌や頬にある無数の唾液腺から分泌されています。その量は1日0.5～1.5ℓにもなりますが、自律神経の影響によっても増減します。

視覚や聴覚などの刺激を受けることで脳にある延髄[*1]が反応し、「交感神経」と「副交感神経」の指令によって、唾液の分泌量は調整されます。

強いストレスなどの刺激により、交感神経が活発なときは唾液の分泌量が減ります。また、血管が収縮するため水分が少なくなり、粘度が増します。

一方、心身がリラックスして副交感神経が活発なときは血管が拡張するため、分泌量が増えます。粘度が増すこともありません。

唾液の主な働きのひとつに消化作用があります。食べ物のでんぷんを分解し、消化しやすくします。

唾液の成分は水と電解質、唾液アミ

唾液は1人何役もこなすスーパー役者です

漢方における解説「口唇」は「脾」と関わりがある。唇の色や光沢は全身の気血の充実度を表す。(p.15)
「涎」は「脾」と関わりがある。
一般的な不調や疾病 口内炎、口臭

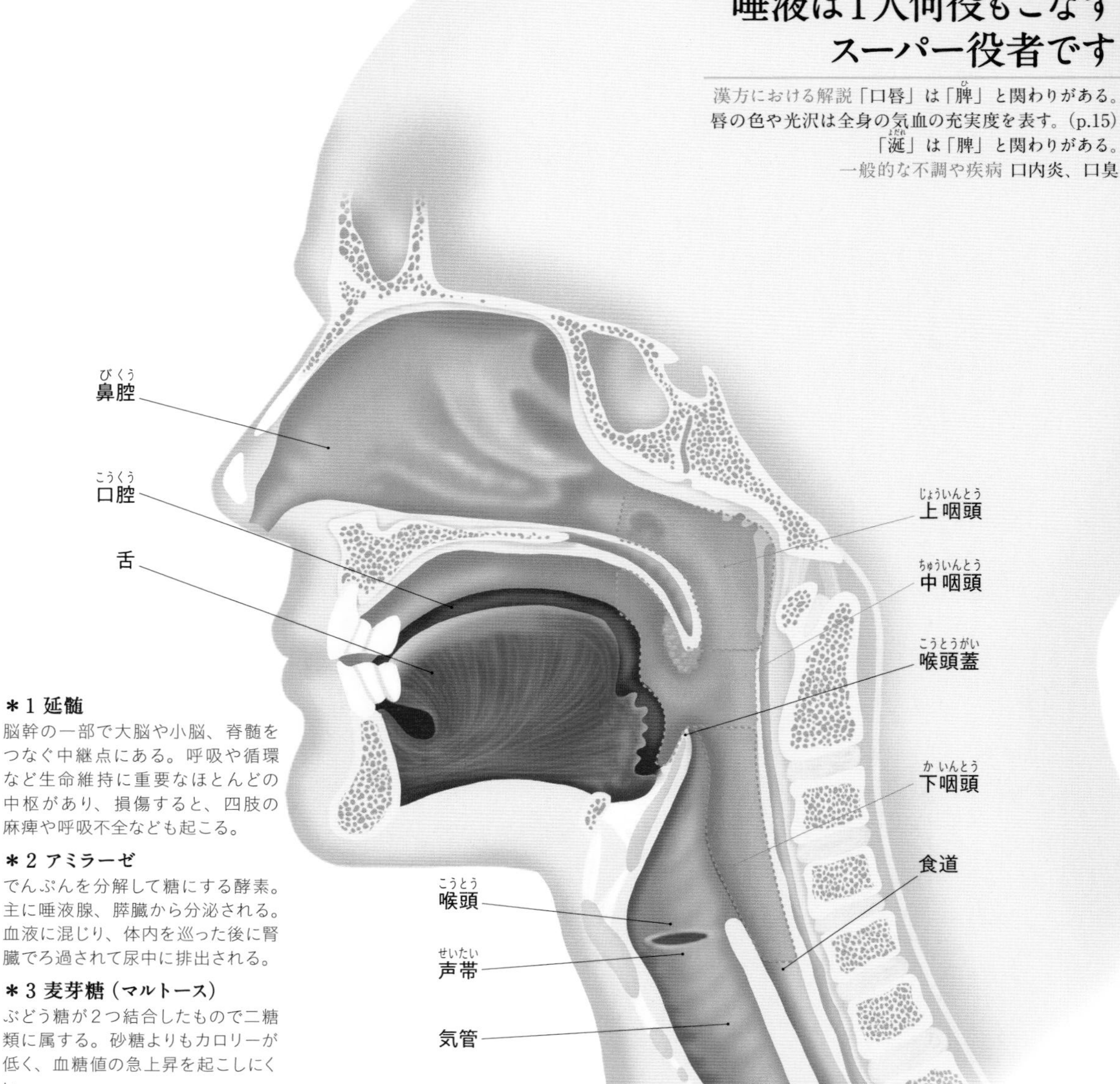

＊1 延髄
脳幹の一部で大脳や小脳、脊髄をつなぐ中継点にある。呼吸や循環など生命維持に重要なほとんどの中枢があり、損傷すると、四肢の麻痺や呼吸不全なども起こる。

＊2 アミラーゼ
でんぷんを分解して糖にする酵素。主に唾液腺、膵臓から分泌される。血液に混じり、体内を巡った後に腎臓でろ過されて尿中に排出される。

＊3 麦芽糖（マルトース）
ぶどう糖が2つ結合したもので二糖類に属する。砂糖よりもカロリーが低く、血糖値の急上昇を起こしにくい。

唾液検査

口腔内の健康状態を知る

唾液には、口腔内の衛生を保ったり、食べ物の消化を行ったりする働きがある。唾液を採取して、含まれる成分や菌の数を測定することで、口腔内の健康状態や清潔度を調べることができる。また、唾液に含まれる細胞から遺伝子を解析することで、生活習慣病のなりやすさを知ることもできる。

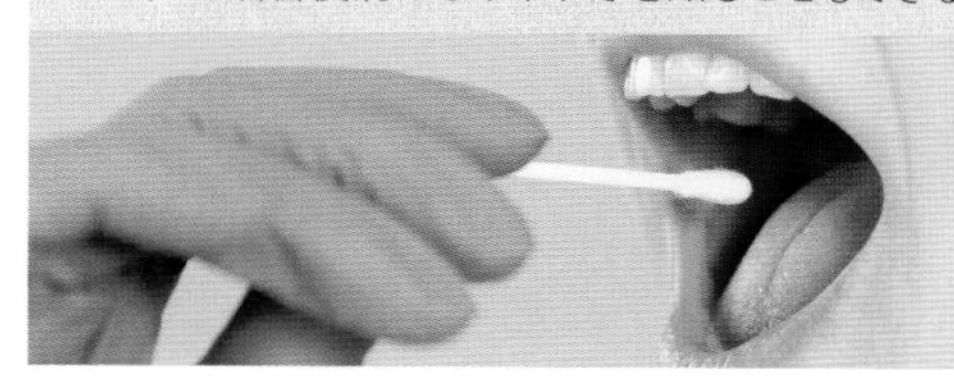

ラーゼ、ムチンなどの有機物です。消化酵素のひとつである唾液アミラーゼ[*2]が食物中の炭水化物を麦芽糖[*3]（マルトース）に分解。ごはんやパンをよく噛むことで甘みを感じるのはこのためです。

唾液の働きはこのほかにも、歯や歯間に付着した食べ物のカスを洗い流す自浄作用、口の中の細菌の増殖を抑える抗菌作用、粘膜を保護する粘膜保護作用、飲食によって溶けかかった歯の表面を修復して虫歯を予防する再石灰化作用などがあります。

夜になると、一般的に分泌量は減りますが、このとき唾液の作用とその働きも低下し、口の中の細菌が増殖します。そのため、寝る前と朝起きてからの歯磨きはとても重要なのです。

ドライマウスとは？

ドライマウスは「口腔乾燥症」という症状のことで病名ではありません。唾液の分泌量が減り、口の中が乾燥してさまざまな症状を引き起こします。重症になると生活に支障をきたすこともあります。唾液が減る原因は加齢やストレス、薬の副作用、女性ホルモンの減少、糖尿病や甲状腺の病気によるものなどいくつかあります。日ごろから、よく噛んで食べる、梅干しやかんきつ類などを食べる、部屋の湿度に気をつけるなど唾液が出やすい生活習慣や環境を整えることが大切です。また、ドライマウスになると口臭がきつくなったり、歯周病や口内炎にかかったりするリスクも高まります。

唾液

耳下腺は唾液を作り出す器官である大唾液腺のひとつで耳の下部にあり、おたふく風邪（流行性耳下腺炎）のときに腫れる部分。耳下腺の中には顔面神経が通っている。そのほかに大唾液腺にはアゴの左右の下にある顎下腺と口腔底の粘膜の下にある舌下腺がある。

ドライマウスのときには何を飲めばよい？

唾液が少ない状態のときには口の中は酸性化しているので、クエン酸を含むかんきつ系の飲み物を摂ると、さらに酸化が進んでしまいます。逆に、アルカリ性の水やお茶などを飲むと、中和されます。

カフェインは神経を高ぶらせるため、一時的に唾液の分泌が抑制されます。さらに、利尿作用があるため、体内の水分がますます減少することになるため、おすすめはできません。糖質が多い飲み物も、口腔内の水分を取られるため、さらに唾液が減ることとなるので注意が必要です。

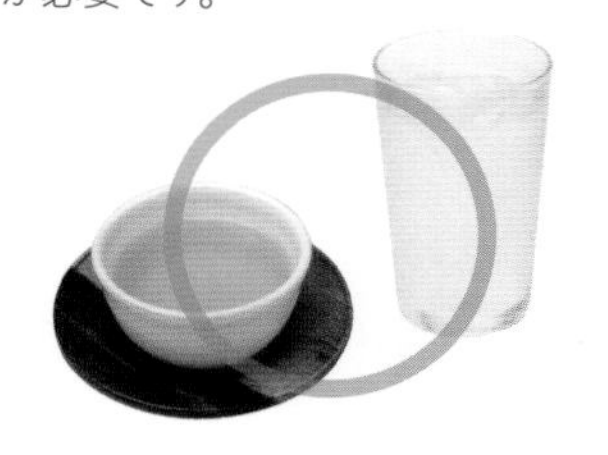

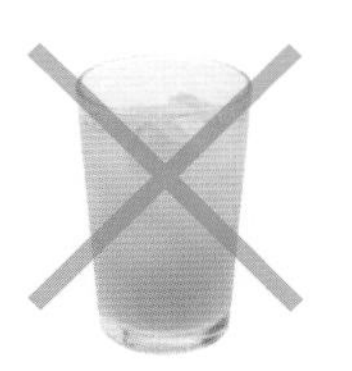

唾液腺マッサージ

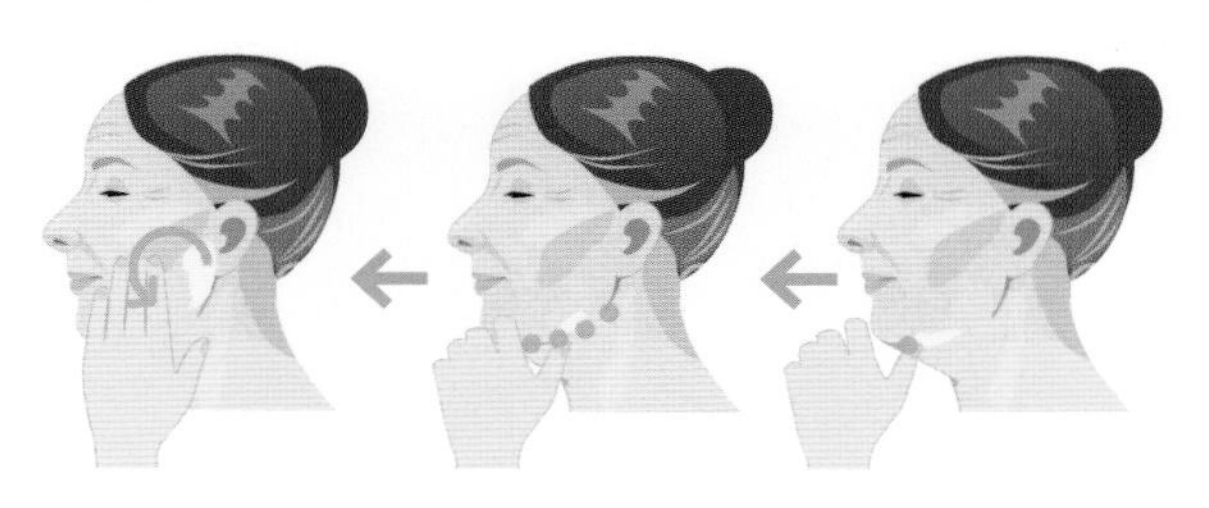

加齢とともに唾液腺が唾液を出す力も衰えるため、耳下腺、顎下腺、舌下腺をマッサージすることはとても効果的。耳下腺は親指以外の4指を頬にあて、上の奥歯あたりを後ろから前へ向かって、10回ゆっくりと回す。顎下腺は親指をアゴ下の骨の内側のやわらかい部分にあて、耳の下からアゴの下まで5か所ほどを、1か所につき5回ずつ押す。舌下腺は両手の親指をそろえ、アゴの真下から舌を押し上げるようにグーッと10回押す。

口臭の原因は1つだけじゃない！腸内環境を整えることも大事

歯周病や口内炎、口唇ヘルペスなど口腔内のトラブルはいろいろありますが、口臭が気になるという人も多いようです。口臭は生理的なもの、食べ物や飲み物、タバコなどしこう品によるもの、ストレスによるもの、病気が関係しているもの、心理的なものなどがありますが、なかでも気をつけたいのは病気が関係している口臭です。

口臭の約90％以上が口腔内の菌に原因があります。虫歯や歯周病などの菌が食べ物のカスなどを代謝して臭いの元を作り出します。

しかし、ほかにも、消化器系や呼吸器系、糖尿病などが原因のケースもあります。たとえば、糖尿病が原因の場合、体内で糖質がうまく利用できずに、代わりに多くの脂肪が分解されます。このときにケトン体という物質が血中に増加して吐く息に混ざって臭くなるのです。極端な糖質制限をしたときにも起こります。

また、腸内の菌が食べ物のカスを腐敗させて臭いガスを発生させることも原因になります。その一部が腸管から血液に入って体内を巡り、肺に行き、呼吸をするときに二酸化炭素と一緒に吐き出されます。腸の状態がそのまま呼気に反映されるので腸内環境を整えることも、とても大切です。

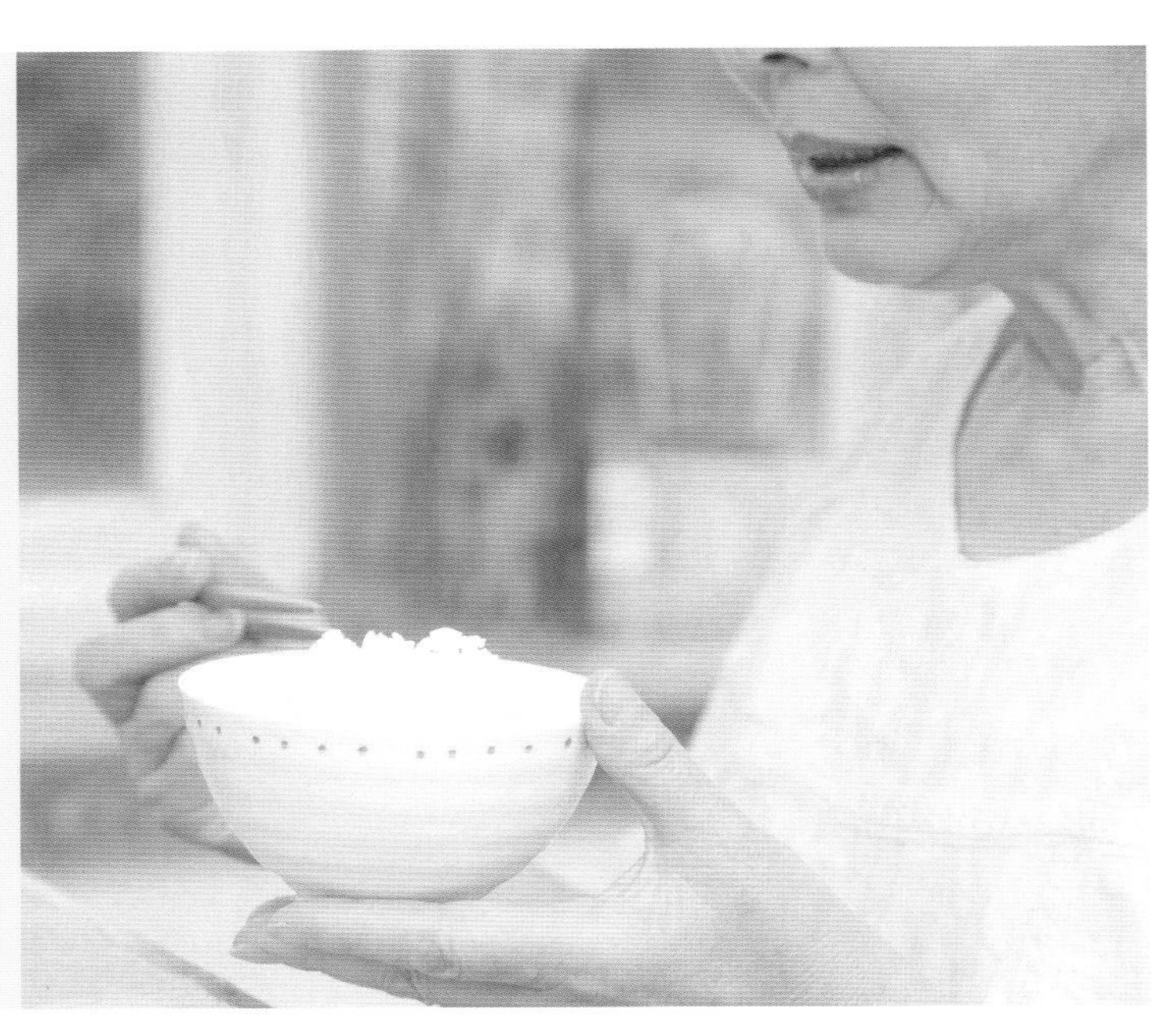

加齢による唾液の不足

食べ物が口に入ると、唾液が出ます。すると食べ物の成分が唾液に溶け込み、味蕾（みらい）の中にある「味細胞」が、甘み、苦み、辛み、酸味、うまみ、塩味をキャッチ。これらの味の組み合わせによって、さまざまな味覚のバリエーションが生まれます。

このように、味は水に溶けた形で感じる仕組みになっているので、唾液が少なくなると味がわかりにくくなります。唾液腺の老化や、歯や嚙む筋肉の衰えによって唾液の量が少なくなり、高齢になると味を感じにくくなるのです。

頬と唇

頬と唇の筋肉はつながっていて、いつも協働しています。生物が爬虫類から哺乳類に進化するときに、「母乳を飲む」ために獲得したのが、頬と唇。唇でくわえ、吸盤を押すように頬をへこますと、母乳を吸うことができます。ストローを使うことができるのも、この仕組みのおかげ。頬がないワニは、口を開けると奥歯まで見渡せます。そして「もぐもぐ」と食べることができません。

また、「赤い唇」はヒト特有。ヒトの唇は表皮が薄くて色素がないために、毛細血管が透けて見えます。赤く見えるのはそのためで、健康のバロメーターにもなります。なぜヒトだけが赤い唇を持つのかは、今のところは、ナゾです。

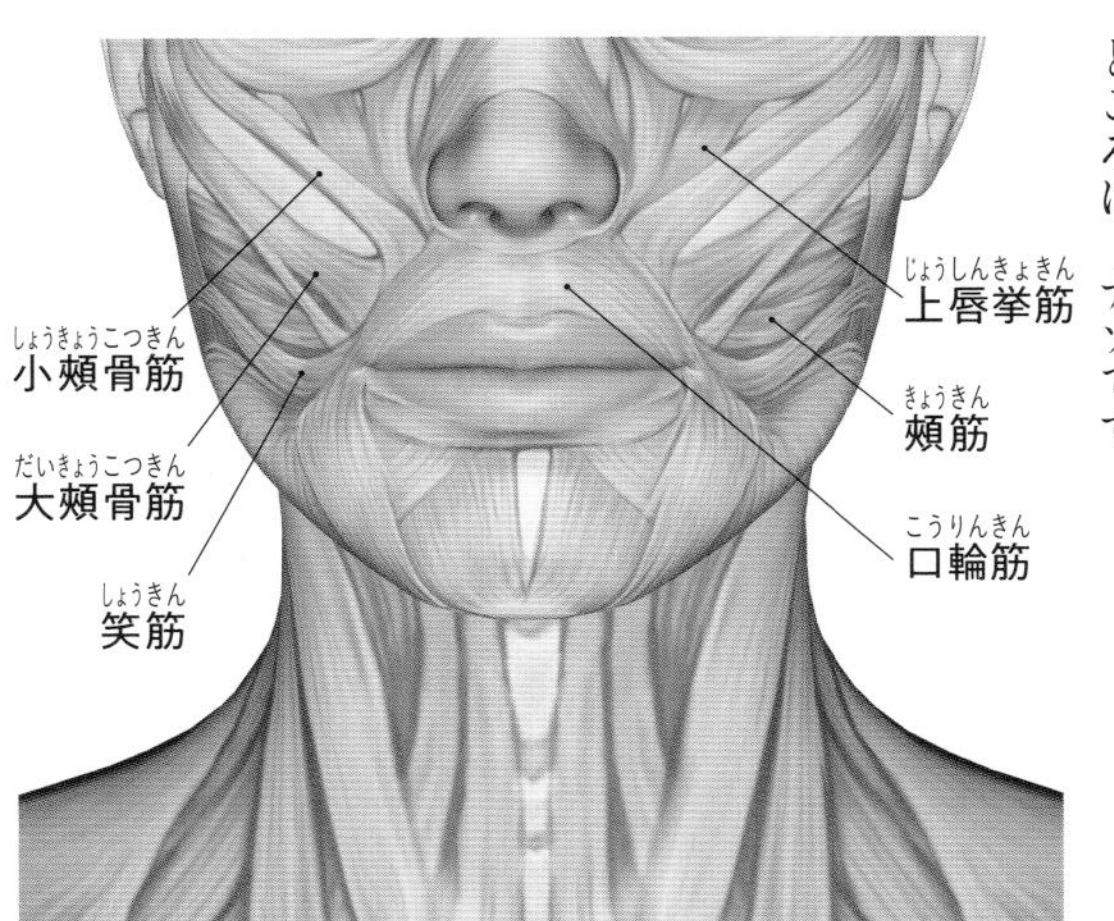

「オーラルフレイル」を知ろう

「フレイル」とは健康と機能障害の中間の状態のことで、適切に対処すれば健康を取り戻せることが大きな特徴。「オーラル（口腔）フレイル（虚弱）」は、口に関わるわずかな衰えやトラブルがある状態のこと。そのままにすると口の機能低下や摂食障害が生じ、さらに心身機能の低下を引き起こすリスクがあり、それについて警鐘を鳴らすために定義された概念。以下の４つの段階に分けられています。

❶口をきれいに保つことに関心が薄くなり、歯の喪失リスクが高まる。

❷滑舌低下、食べこぼしが増える、噛めない食べ物が増える、むせやすくなる。

❸口が乾き、不潔になりやすい。咬合力の低下、唇と舌の機能の低下、嚥下機能の低下。

❹咀嚼障害、嚥下障害により、栄養障害、運動障害が起こり、介護が必要になる。

　食べやすいものばかり食べないようにする、口腔の清潔を保つなど、早い段階から改善すると、健康な状態へ戻り、負の連鎖を断つことが期待できます。

よい食材と食べ方

唾液でネバネバコーティング

　唾液に含まれる糖たんぱく質のムチンで食べ物のかたまりを包み、しっとり&ネバネバコーティングすることで飲み込みやすくなります。よく噛んで、唾液をたっぷり出すことが重要です。ネバネバした食材にも同様の働きがあるので、積極的に摂りましょう。

おすすめ食材：オクラ、ヤマノイモ、納豆

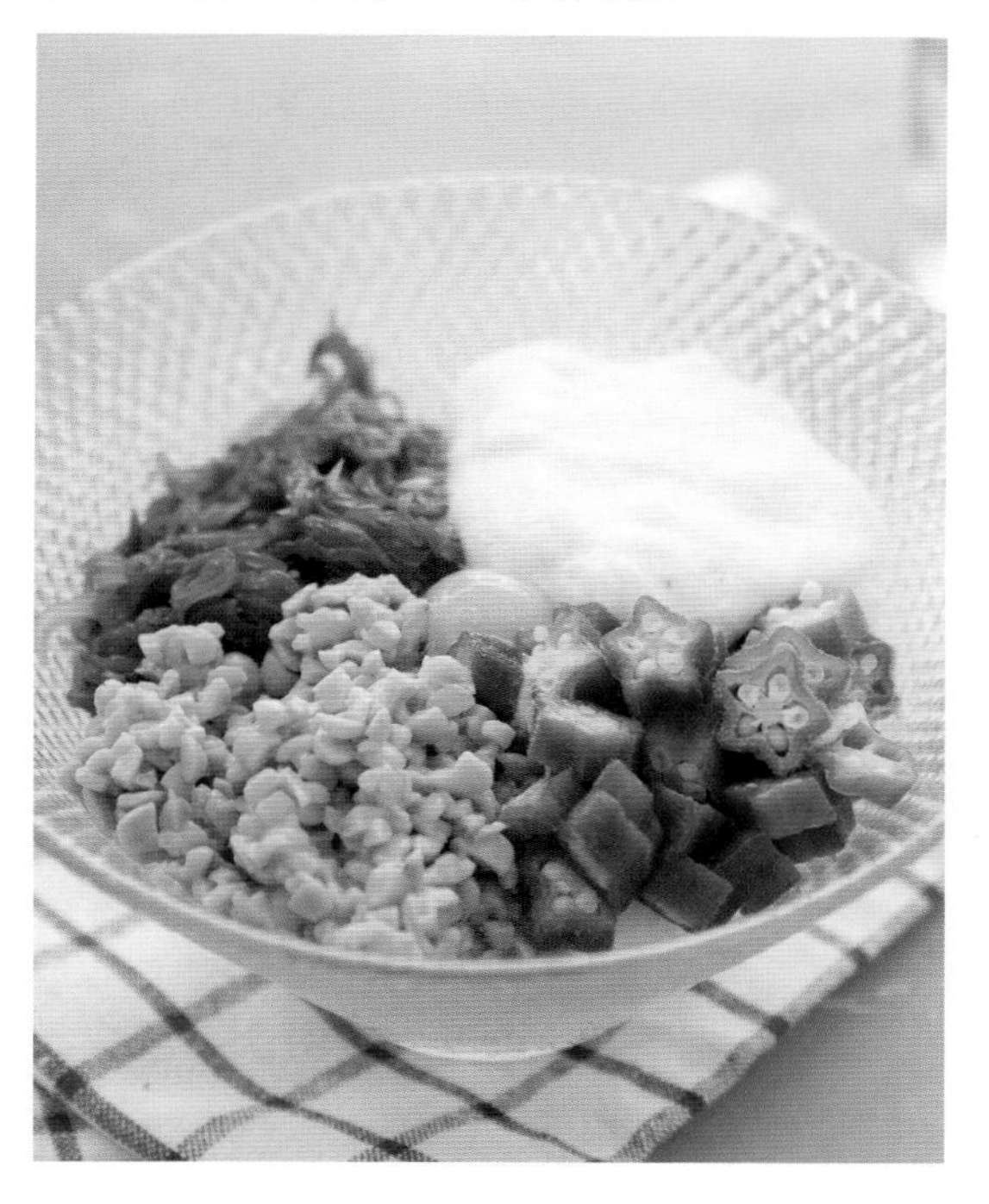

漢方　「口」は「脾」と関わりがある

漢方における「口」は口腔を指し、唇、舌、歯を含む。「口」は五官のひとつ。発音と味覚に関係する部位である。「脾」の入り口である「口」は「脾」と関わりがあり、その反応が表れる場所。唇の色艶からは「脾」の機能の状態がわかる。「脾」が健康なら唇は紅く、艶と潤いがあるが、「脾」が不調だと唇の色艶はなくなり、荒れやすくなる。「涎」は唾液の中で薄い液を指す。「脾」の活動によって作られ、分泌されるもので、口腔の保護や潤いを与えることによって、清潔にする機能がある。また、食物の嚥下と消化を助ける。「脾」や「胃」の働きが不調になると、「涎」の分泌量が少なくなったり多くなりすぎたりする。「唾」は唾液の中で粘り気がある液を指す。「唾」は「腎精」から作られたもので、「唾」が流れ出るように多いときは「腎」の精気が消耗されやすい。

おすすめ漢方薬

半夏瀉心湯、黄連解毒湯、黄連湯、四物湯／口内炎

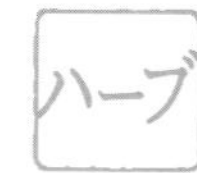

おすすめハーブ

ジャーマンカモミール／口内炎
カレンデュラ／口腔粘膜の修復
タイム／口内炎、口臭
ウスベニアオイ／口腔粘膜の保護
セージ／口内炎、口腔粘膜の炎症

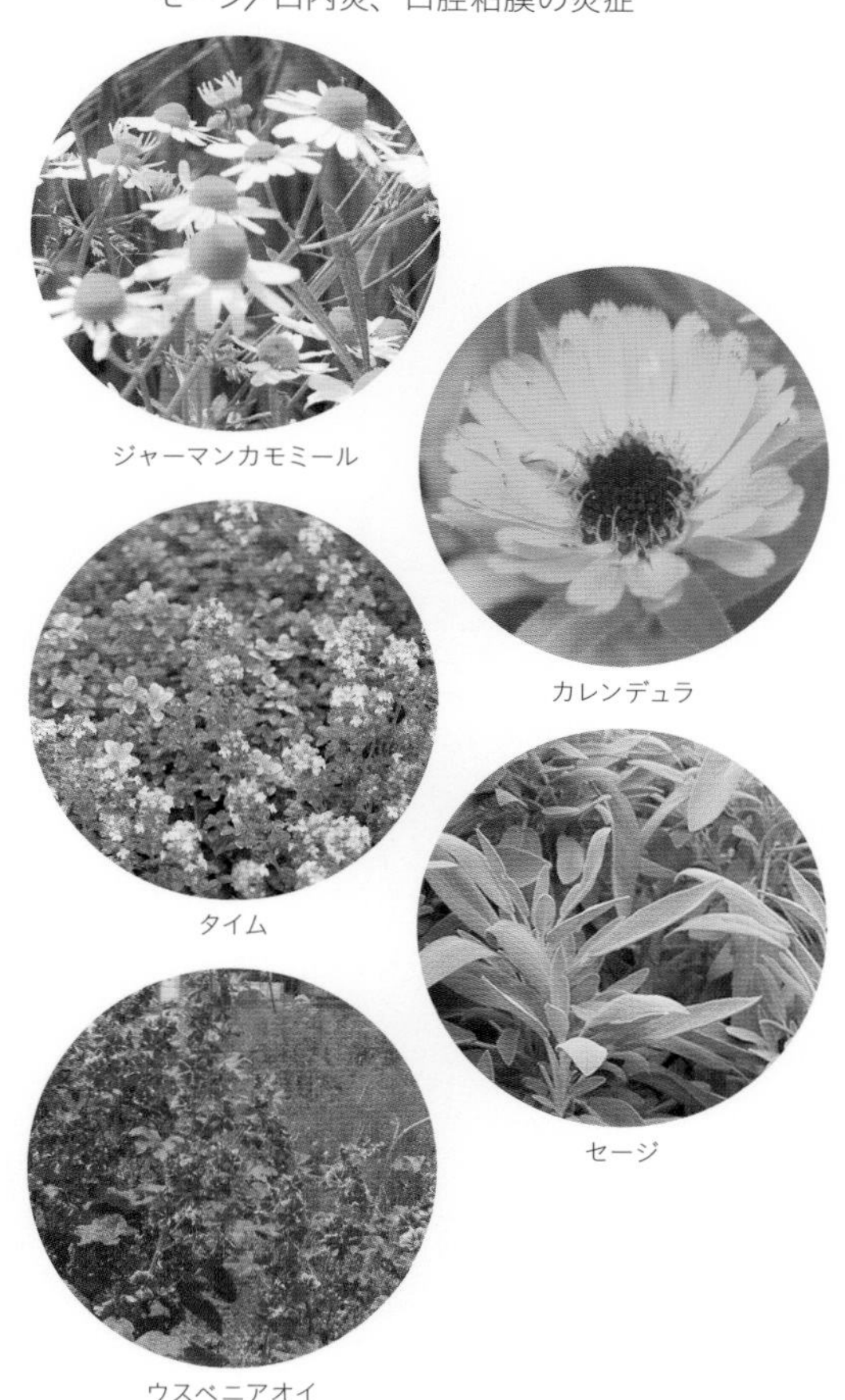

ジャーマンカモミール
カレンデュラ
タイム
セージ
ウスベニアオイ

歯

人体の中でもっとも硬い部分で消化のスタート地点

一般的な不調や疾病　歯周病（歯周炎）、歯痛、虫歯、親知らず

歯は人体の中で一番硬い部分。食べ物を噛み砕くという働きのほかにすりつぶすという消化の第一歩の役割を担っています。

歯は、歯肉の中の歯槽骨という骨の中に埋まっている部分が「歯根」、歯肉から出ている部分を「歯冠」といいます。健康な歯の場合、食べ物を奥歯で噛む瞬間は自分の体重ぐらいの力がかかるといわれています。ですから、この歯根が埋まっている骨が少なくなったり、弱くなったりすると、歯の土台がぐらつくのでしっかりと噛み砕くことができません。

歯は乳歯と永久歯があり、個人差はありますが、乳歯は生後6〜8か月ぐらいから生え始めて2〜3歳で生えそろい、上下20本で乳歯列が完成します。乳歯から永久歯へは、一般的に5〜6歳から生えかわり始め、最終的には12〜13歳くらいで生え終わり、全部で28本となります。現代では、1〜4本の親知らずがある人と1本もない人がおり、親知らずを持っている人の多くは10代後半から20代前半に生えてきます。

歯の構造

歯冠部の一番外側には水晶くらいの硬さといわれるエナメル質、その内側には象牙質があり、ここにはエナメル質と歯の神経である「歯髄」を含む歯髄腔をつなぐ無数の穴があります。歯髄腔には歯に栄養を供給する血管なども含まれています。また、歯根部の一番外側はセメント質という組織で覆われていて、歯を保持する役目を持つ歯根膜により歯槽骨とつながっています。

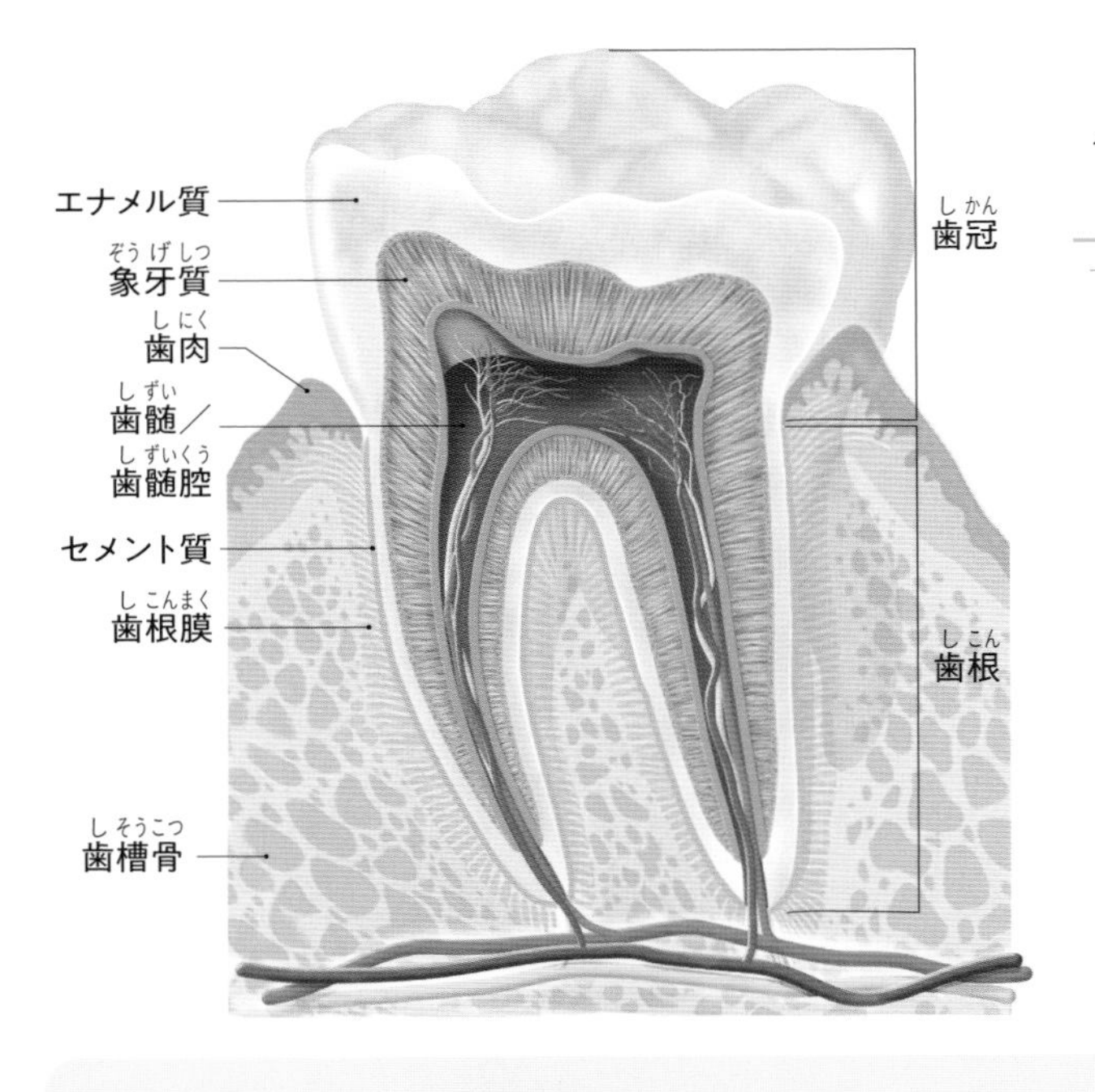

第１小臼歯
中切歯
第２小臼歯
側切歯
第１大臼歯
犬歯
第２大臼歯
第２大臼歯
第１大臼歯
犬歯
第２小臼歯
側切歯
第１小臼歯
中切歯

虫歯の原因と予防方法

虫歯の主な原因菌であるミュータンス菌はプラークの中で増殖し砂糖を分解、代謝して「酸」を作りますが、この酸によって歯の表面のカルシウムやリンが溶け出し（脱灰）、やがて穴があきます（虫歯）。すなわち虫歯は「プラークの中の細菌（主にミュータンス菌）」、「酸に溶けやすい歯の質（酸への抵抗力）」、「糖質（細菌のエサ）」という3つの条件が重なり、かつ時間が経過することにより発生します。そこで、「歯磨きでプラークを取り除く（プラークコントロール）」、「フッ素使用（歯質の強化）」、「甘い飲食物をとることを控える（シュガーコントロール）」ことにより、バランスのとれた虫歯予防をすることができます。

また、生まれたばかりの赤ちゃんにはミュータンス菌は生息していないことが確認されているので、親など周りの大人から感染させないようにすることも大切です。

歯周病検査

歯周病の進行状況や回復状況を調べる

早期の歯周病から表れる症状に、歯と歯茎の間に隙間が生じる「歯周ポケット（歯肉溝）」という状態がある。歯周病検査は、針状の器具を使ってその深さを測ることで、病気の進行具合を調べる。さらに病気が進行すると、歯を支える骨が溶けてくるため、X線検査などで状態を調べる必要がある。

齲蝕（うしょく）検査

虫歯の有無や進行度合を調べる

実際に歯を観察することで、虫歯の有無や進行具合を調べる検査。肉眼では観察しにくい隣接面などは、X線を使って診断する。

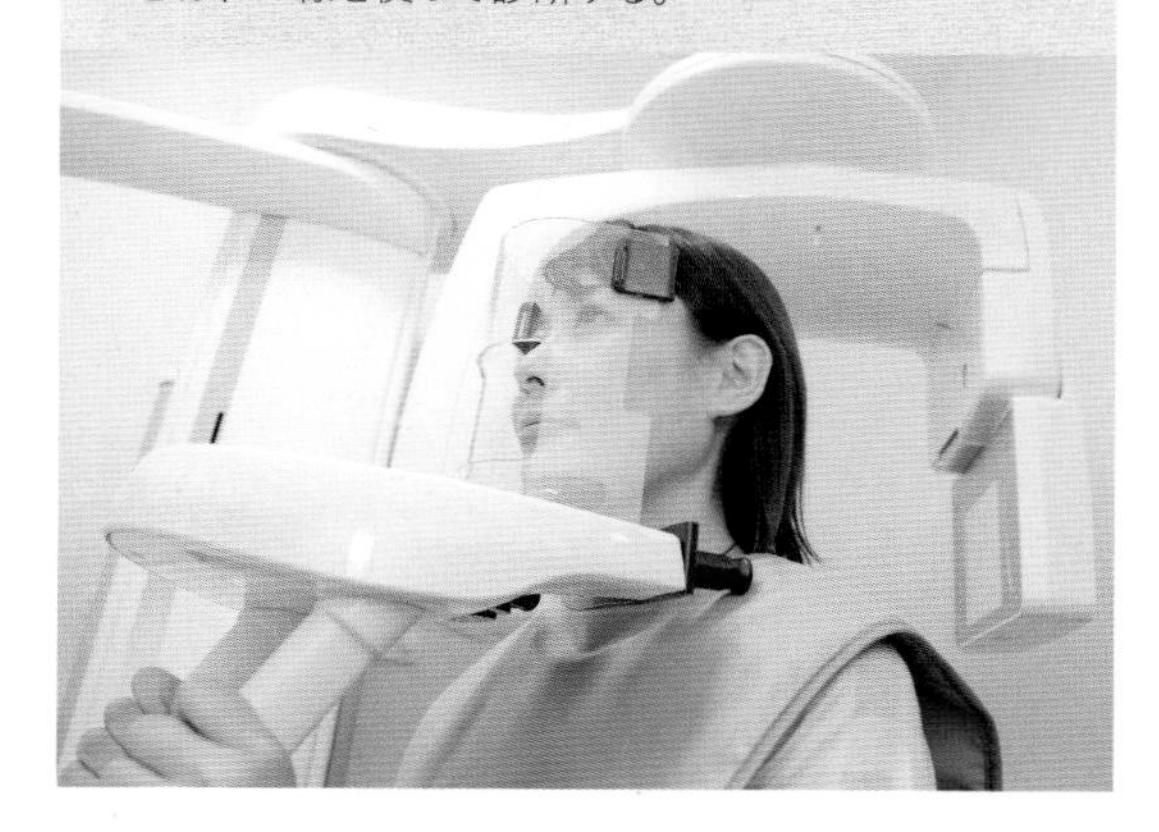

漢方 「歯」は「腎」と関わりがある

「歯は骨の余り」といわれ、「骨」（p.191）と同じルーツを持っている。「骨」と同様、「腎」と深い関わりがあり、「腎精」（腎に蓄えられている生命エネルギー）が足りなくなると、「歯」がぐらついたり、もろくなったりする。

おすすめ漢方薬

立効散／歯痛
葛根湯／歯神経痛

よい食材と食べ方

歯によい食べ物

カルシウム：エナメル質を作る→ヨーグルト、チーズなどの乳製品、じゃこ、ひじきなど
たんぱく質：象牙質を作る→肉、魚、卵、乳・乳製品、大豆・大豆製品
ビタミンA、ビタミンC：エナメル質や象牙質の生成を助ける→かぼちゃ、ほうれんそうなど
ビタミンD：エナメル質や象牙質の生成を助ける→さけ、さんま、干ししいたけなど
フッ化物：歯の再石灰化促進、歯質強化→めざし、桜えび、わかめ、のり、緑茶など
キシリトール：唾液分泌促進、歯の再石灰化促進→いちご、ラズベリーなど

プラーク（歯垢）とは何でしょう？

口腔内にはおよそ300～500種類の細菌が住み、磨き残した食べ物に含まれる糖質をエサにして、ネバネバした水に溶けにくい物質（グルカン）を作り、歯の表面に付着。グルカンは粘着性が強いので多くの細菌がくっつき大きな塊に成長していきます。これがプラーク（歯垢）です。

歯周病とは？

歯周病とは、プラークの中の歯周病に特異的な細菌が、歯と歯肉の境目（歯周ポケット）に炎症を引き起こし、歯を支えている歯槽骨を溶かしていく病気のことです。プラークは時間がたつと唾液のカルシウム分と結合し歯石という硬い物質となります。この歯石の中や周りの細菌が毒素を出すため、さらに歯周病を進行させます。ほかに、くいしばり、喫煙、ストレス、全身疾患なども歯周病を進行させる因子となります。

親知らずは抜いたほうがいい？

親知らず（第3大臼歯）は悪影響がなければ抜かなくてもよい場合もあります。親知らずが上下正しく生え、互いにきちんと噛み合っている場合や、直立しており入れ歯やブリッジの土台となり得る場合などです。

ただ、多くは生え方に問題があり、正しい噛み合わせができないため、汚れが付着して虫歯になったり、歯肉に炎症を起こしたり、口臭の原因になったりしますので、そういう場合には抜いたほうがよいでしょう。また、アゴが小さい現代人にとって、一番奥にある親知らずの手入れは困難をきわめます。親知らずのみならず、手前の歯（第2大臼歯）も虫歯になってしまうリスクも考えられます。第2大臼歯を守るために、痛みがなくても早めに親知らずを抜く場合もあります。

噛むことが消化を助ける

よく噛むことは、食物を細かく砕き、消化液である唾液の分泌を促すため、消化を助け胃腸への負担を軽減します。子どもの場合、アゴが発達し、口の周りの筋肉が鍛えられて、口がしっかり開き発音がよくなるうえ、表情も豊かになります。さらに脳の血流がよくなり脳が活性化されます。このことは、老人の認知症予防にもつながります。噛むことによる唾液分泌促進効果の恩恵はほかにもあります。唾液に含まれる成分には細菌によって溶けた歯のエナメル質を再生する働きがあり、ごくごく初期の虫歯なら治ることもあるといわれています。

ほかにも、早食いせずよく噛みゆっくり食べることにより、肥満や糖尿病の予防にもなりますし、唾液に含まれる「パロチン」というホルモンにはアンチエイジング効果も期待されています。よく噛むことにより若さを保つことも可能でしょう。

食道

食道は口と胃を結ぶ管状の器官で、消化機能はなく、食べ物の通り道です。直径は1.5〜2㎝、長さは20〜30㎝。上部3分の1は横紋筋、下部3分の2は平滑筋からできています。

ふだん、食道の管は前後につぶれて閉じていますが、食べ物が通るときには蠕動が起こり大きく広がります。食べ物が食道を通過するときの所要時間は、液体なら1〜10秒、固形物なら30〜60秒ほどです。

管の壁の厚さは4〜5㎜で、食べ物が通過しやすいよう、いちばん内側は扁平上皮で覆われています。また、食べ物で傷つかないようになめらかで丈夫な組織で作られています。

食道には筋肉の層があり、口腔から下がってくる食べ物を、収縮する波のような動き（蠕動運動*1）によって胃へと運びます。

食べ物を飲み込むときに食道の入り口にある喉頭蓋によって気管の入り口が閉まる仕組みなっていますが、これによって食べ物が気管に入るのを防いでいます。

何かの拍子に喉頭蓋が閉じる前に食べ物を飲み込んでしまうと気管に入り「むせる原因」になります。

食道は食道の入り口、気管分岐部、

波のような蠕動運動を繰り返しながら、食べ物を胃に運びます

一般的な不調や疾病 **逆流性食道炎**

食道の構造

食道の壁は内側から、粘膜、粘膜下層、固有筋層、外膜の4つに分けられます。粘膜は咀嚼された食べ物で傷つかないように重層扁平上皮という丈夫な組織で作られています。

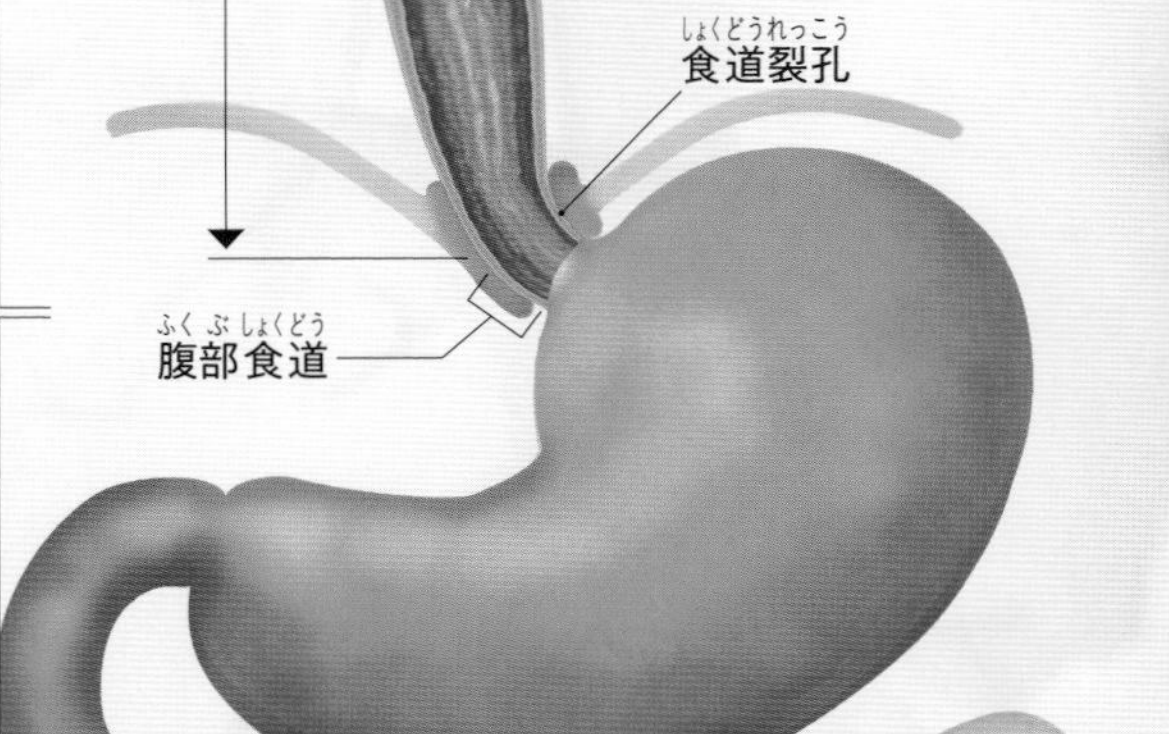

＊1 蠕動運動
筋肉の収縮と弛緩を繰り返して内容物を移動させ、先へ押していく動きのこと。

横隔膜を貫いている部分の3か所がくびれて細くなっています。ここは食べ物がつかえやすい場所ですが、いつも同じようなところでつかえるような場合はなんらかの病気が存在している可能性が考えられます。

　また、熱い食べ物や度数の高いお酒、喫煙などでダメージを受けやすい器官でもあります。これらが好きな人は「食道がん」や「咽頭がん」になるリスクが高いといわれているので気をつけましょう。

嚥下は超高度なオートマ・システム

　食べ物を飲み込んで、喉から食道へ送ることを「嚥下」といい、じつはとても複雑な動きが連続することで成り立っています。

　まず、口を閉じ一瞬呼吸を止めることで、気道のふたが閉じます。次に食道の入り口が開き、食べ物が送られ、飲み込んだら、息を吐くわけです。

　各器官は100分の1秒単位の速さで連動しており、複雑な反射運動としてオートマティックに行われています。

　食道を下った食べ物は、胃の手前で一旦止まり、食道の蠕動運動と下部食道括約筋の弛緩（しかん）とで、順に胃に入っていきます。

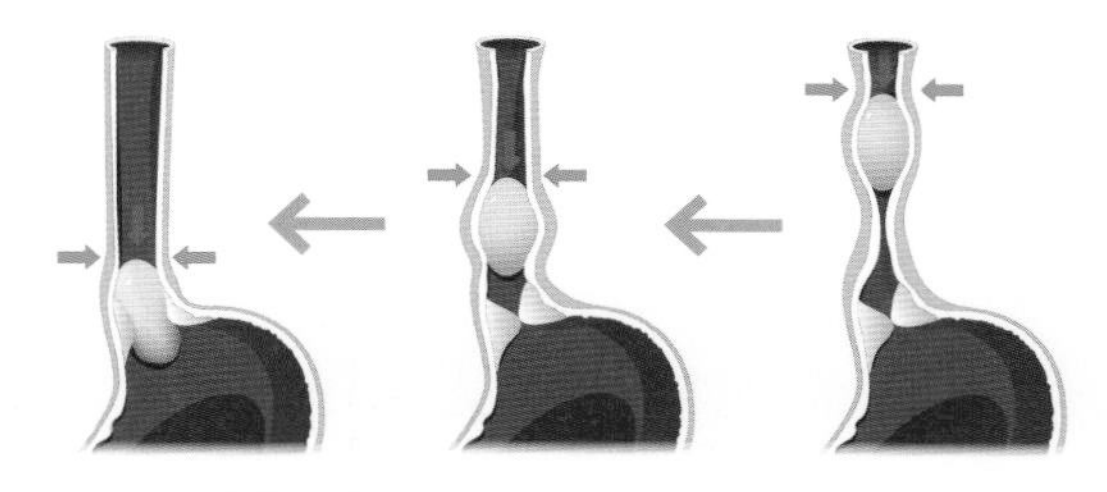

よい食材と食べ方

誤嚥（ごえん）予防にはとろみを

　嚥下しやすくするためには、①とろみをつける　②一口の量を少なくする　③形状を統一する（液体と固体が混ざった食べ物は避ける）ことがポイントです。
とろみ食材：ゼラチン、寒天、長芋やれんこんのすりおろし、里芋のゆで潰し、納豆やオクラ、絹ごし豆腐、マヨネーズ、練りごま、ピーナッツバターなど
固形物がない形状統一の食べ物：プリン、茶碗（わん）蒸し、ゼリー（やわらかめ）、ポタージュ、シチュー、アイスクリーム、ヨーグルト、とろろ汁、かゆ、くず湯、温泉卵など
＊ゼラチンは口腔内の温度で表面が溶けるので滑りやすくなり、喉へ送り込みやすい。

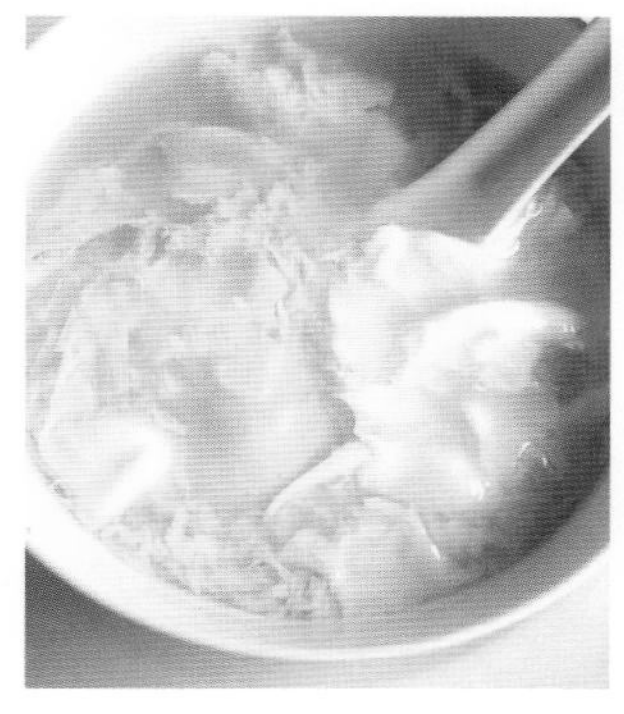

誤嚥予防は50代から

　誤嚥とは、飲み込んだ食べ物や飲み物が誤って喉頭や気管に入ってしまうこと。誤嚥によって起こる肺炎を「誤嚥性肺炎」といい、高齢者の場合は慢性化したり、死につながったりもする恐ろしい病です。

　飲み込む動作の衰えは高齢者のものと思われがちですが、じつは50歳前後から始まると考えられています。誤嚥予防のために、顔や首、口の周りのマッサージやストレッチを、早いうちから行っておくとよいでしょう。

逆流性食道炎とは？

　なんらかの原因によって胃液が逆流し、食道の粘膜に炎症が起こる病気です。原因は食べすぎや飲みすぎ、ストレスなどさまざまですが、放置していると、胸やけ、胃もたれや不眠、やる気が出ないなど、日常生活に支障をきたすことがあります。食道炎を繰り返していると食道粘膜が胃粘膜に変化して（バレット食道）、がん化することもあるので、気になる症状が出たら、早めの受診を心がけましょう。

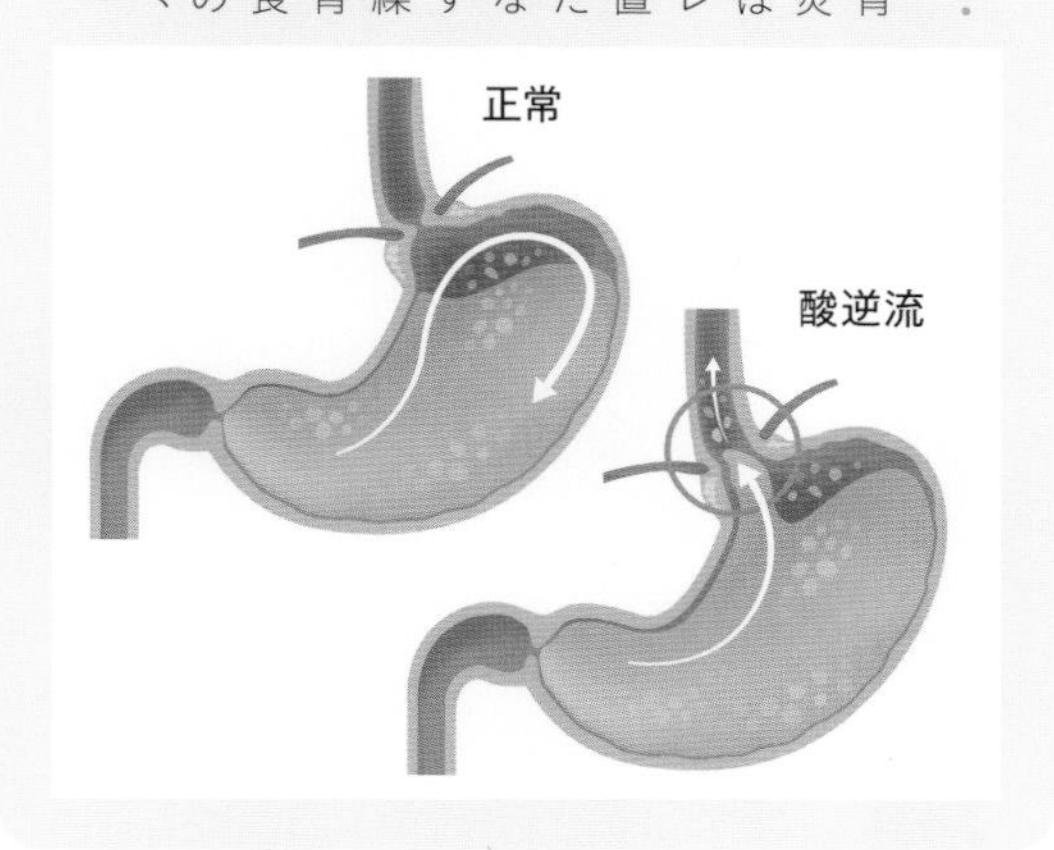

「喉が渇く」とは？

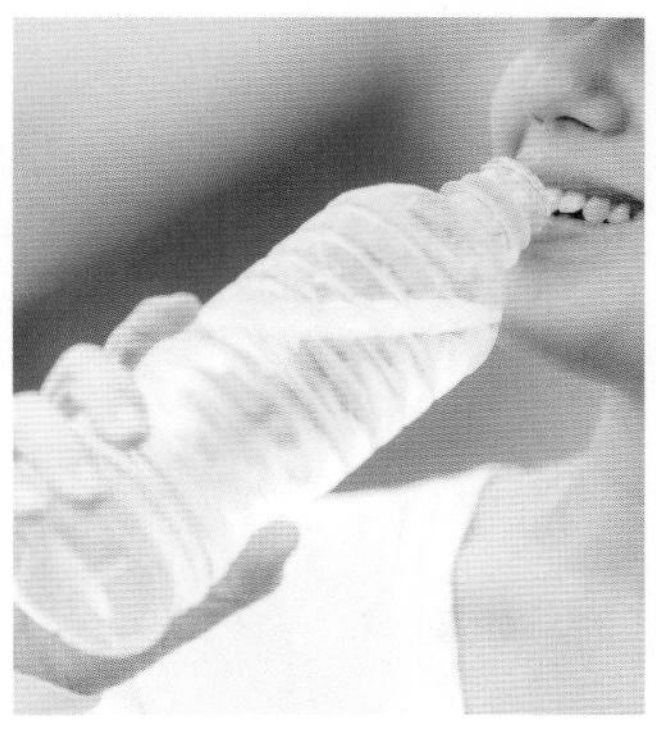

「喉が渇いた」と感じるのは、喉が乾燥したわけではなく、体の水分が不足しているというサイン。体重の0.5%ほどの水が失われると、血液がわずかに濃くなり、それを脳の中の視床下部にある「飲水中枢」がキャッチ。喉の渇きを感じるように、働きかける。

胃

胃は食道に続く袋状の消化器官です。成人の場合、空腹時の大きさは握りこぶし2つ分ぐらいで50～100mℓといわれ、食事をすると1.5～2ℓの大きさになり、これはビール瓶約2本分です。

胃の主な役割は消化と殺菌です。食道から運ばれてきた食べ物は胃の入り口である噴門部から入って、3～4時間とどまります。

胃は「外縦筋、中輪筋、内斜筋」の3層構造で覆われていて、これらの筋肉が縦、横、斜めに連動して動く蠕動運動によって食べ物が砕かれ、胃液と混ざり合ってかゆ状態になるまで消化されて、その後、十二指腸へと運ばれます。

胃液は胃の粘膜にある無数の「腺（分泌腺）」から出ていて、その量は1回の食事で約500mℓにもなります。胃液の中にはたんぱく質を分解するペプシノーゲンや胃酸（塩酸）などが含まれ、ペプシノーゲンは胃酸によってペプシンという消化酵素に変わり、たんぱく質を分解します。

胃酸は皮膚がただれてしまうほど強い酸性（pH1～2）ですが、胃には塩酸に強い粘液があり、これが胃壁を保護するため、胃自体が酸によって消化されることはありません。この胃酸が食べ物と一緒に入ってきたウイルスや細菌などの増殖を抑制したり、殺菌したりします。しかし、この強い酸の中でたくみに生き延びる細菌がおり、それが胃潰瘍や胃がんの原因になるといわれている「ピロリ菌」です。

ふだん胃液は胃内環境を整える程度の量しか分泌されていませんが、食べ物が胃に入るとホルモンの刺激を受けて大量に分泌されます。

食べた物はまず胃で攪拌（かくはん）され、消化・吸収の準備を行います

漢方における解説 「胃」は「脾」と表裏関係。
一般的な不調や疾病 胸焼け、げっぷ、胃酸過多、胃もたれ、吐き気、消化不良、食欲不振、胃潰瘍、二日酔い、胃下垂

胃壁の構造

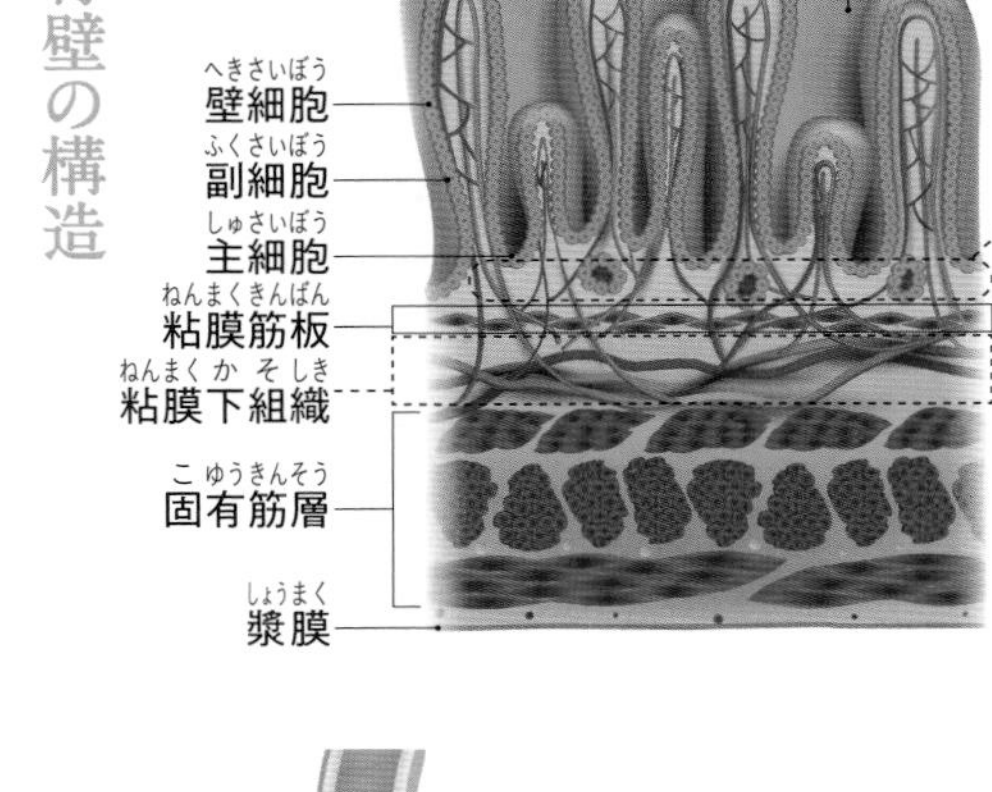

胃の内側を覆う「胃液」は、粘膜の「胃腺」から分泌される。胃液は、塩酸、ペプシノーゲン、粘液が合わさったもので、食べ物を殺菌し、腐敗・発酵を防ぐ働きがある。ペプシノーゲンは、壁細胞が分泌する塩酸に活性化され、ペプシンに変化してはじめて機能する。副細胞が分泌する粘液は、塩酸で胃壁がただれないよう防御する役割を果たしている。

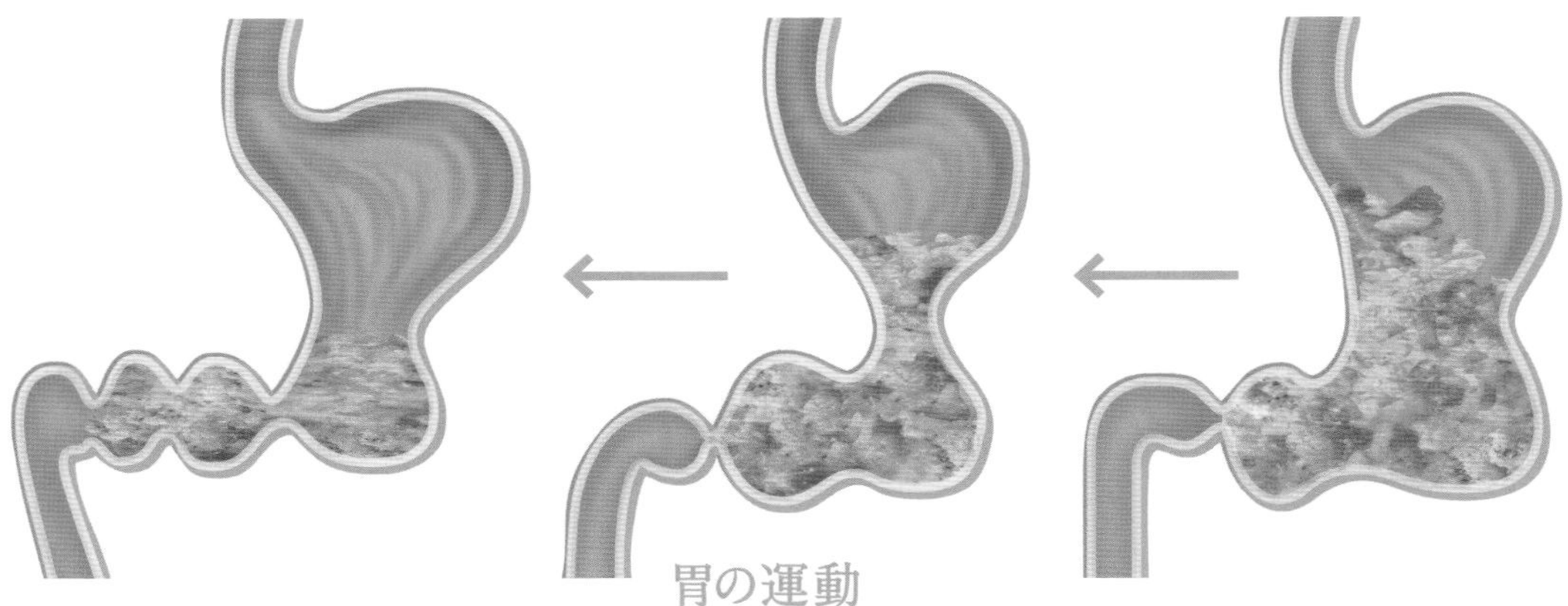

胃の運動

胃は食べ物が入ると大きく伸縮して食べ物と胃液を混ぜ合わせ、長時間胃にとどめる。胃に何も入っていないときは、内面のひだが縮んで縦に細くなっている。食べ物が入ると、内面のひだが大きく広がり、3層の筋肉（外縦筋、中輪筋、内斜筋）が連動して動き、食べ物と胃液が混ぜ合わされる。食べ物が入って3～4時間後、胃の下の筋肉が収縮して十二指腸へと送り出される。

胃の構造

胃の入り口を噴門といい、出口（十二指腸への入り口）を幽門といいます。噴門は胃の内容物や胃液が食道に逆流するのを防ぐ栓のような役割をし、噴門腺からは粘液を分泌しています。幽門は消化された食べ物を十二指腸に送るときに開き、ふだんは閉じています。胃液（胃酸）の分泌は前庭部にある特殊な細胞からのホルモン（ガストリン）でコントロールされています。胃底部は空気が溜まりやすい部分で、胃底からは塩酸とペプシノーゲンが分泌されています。胃液は強酸性で強い殺菌作用を持っており、たんぱく質を分解するペプシンが含まれています。

上部消化管X線造影検査

胃潰瘍や胃がんを発見する

造影剤のバリウムを飲んで、食道から十二指腸までをX線写真で写し出す検査で、食道、胃、十二指腸のポリープ、潰瘍やがんなどが発見できる。ポリープや潰瘍などで粘膜表面に凹凸が生じると、造影剤によって病変が陰影として写し出される。

上部消化管内視鏡検査

色の変化やわずかな隆起なども確認できる

俗に胃カメラと呼ばれるもので、先端に小型レンズのついた太さ1cmほどの管状の器具を口や鼻から挿入し、食道や胃、十二指腸の状態を観察して病変がないかどうかを調べる検査。がんなどが疑われるときは、鉗子（かんし）を使ってその場でその組織を採取し、病理検査を行うこともできる。

ピロリ菌検査

ピロリ菌感染の有無を調べる

ピロリ菌は正式名称をヘリコバクター・ピロリといい、胃炎や胃・十二指腸潰瘍、胃がんなど多くの病気の原因になることが知られている。ピロリ菌検査には多くの方法があり、採血、採便、内視鏡などで、ピロリ菌感染の有無を調べることができる。

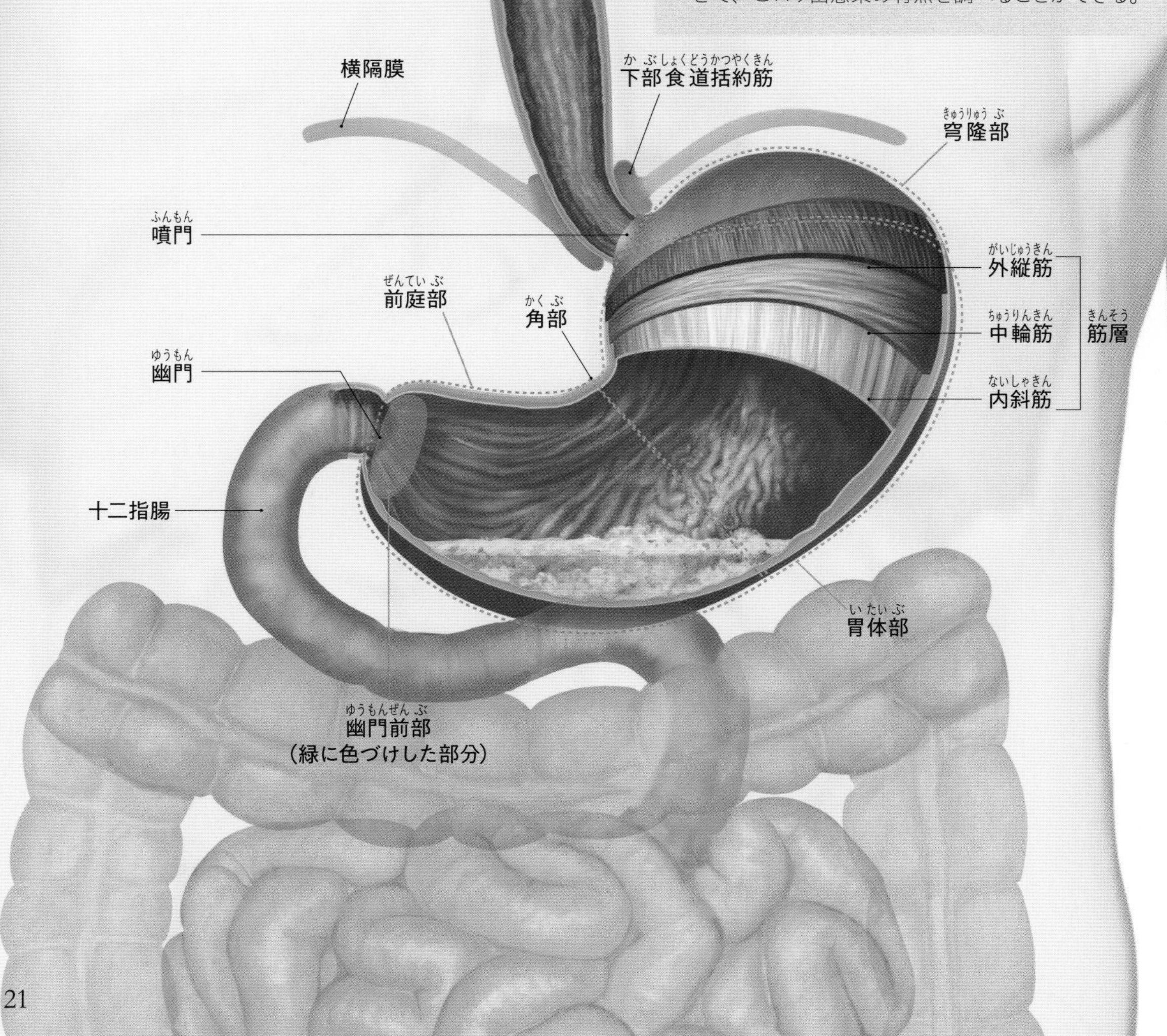

ストレスや喫煙、大量の飲酒は胃のバランスを崩す原因に!

胃は食べ物を溶かすための胃酸やペプシンというたんぱく質分解酵素と粘液との絶妙なバランスで保たれていますが、このバランスが崩れて胃壁が炎症を起こすと「胃炎」に、胃の表面が浅く削られると「びらん」に、さらに深く削られると「潰瘍」になります。また、重症化すると胃に穴があくこともあります。

バランスが崩れる主な原因は強いストレスや大量の飲酒、喫煙などです。もちろん、ピロリ菌(24ページ参照)に感染している場合はいうに及びません。

胃から食道へ食べ物や胃液が逆流しないように噴門括約筋[*1]が働いていますが、締まりが悪くなり、胃液が逆流すると、食道の壁を刺激して胸焼けを起こします。

そのほかにも嘔吐を繰り返すと、胃酸が体内から出てしまい、体がアルカリ性に傾きます。健康を維持するには酸とアルカリのバランスを保つことが大事なので、嘔吐を繰り返す場合などには、電解質の入った水分を補給し体液のバランスをとる必要があります。

胃潰瘍とは?

胃酸がなんらかの原因で胃の粘膜を消化し、胃壁がただれて傷ついた状態のことです。胃は自律神経の影響を受けやすく、過労やストレスで自律神経が乱れると、胃粘膜の分泌が減るなどして胃酸と胃粘液のバランスが崩れ、胃壁が傷つき、その結果、潰瘍ができます。みぞおちの痛みや吐き気、食欲不振、嘔吐などが続く場合は、かかりつけの病院で受診しましょう。

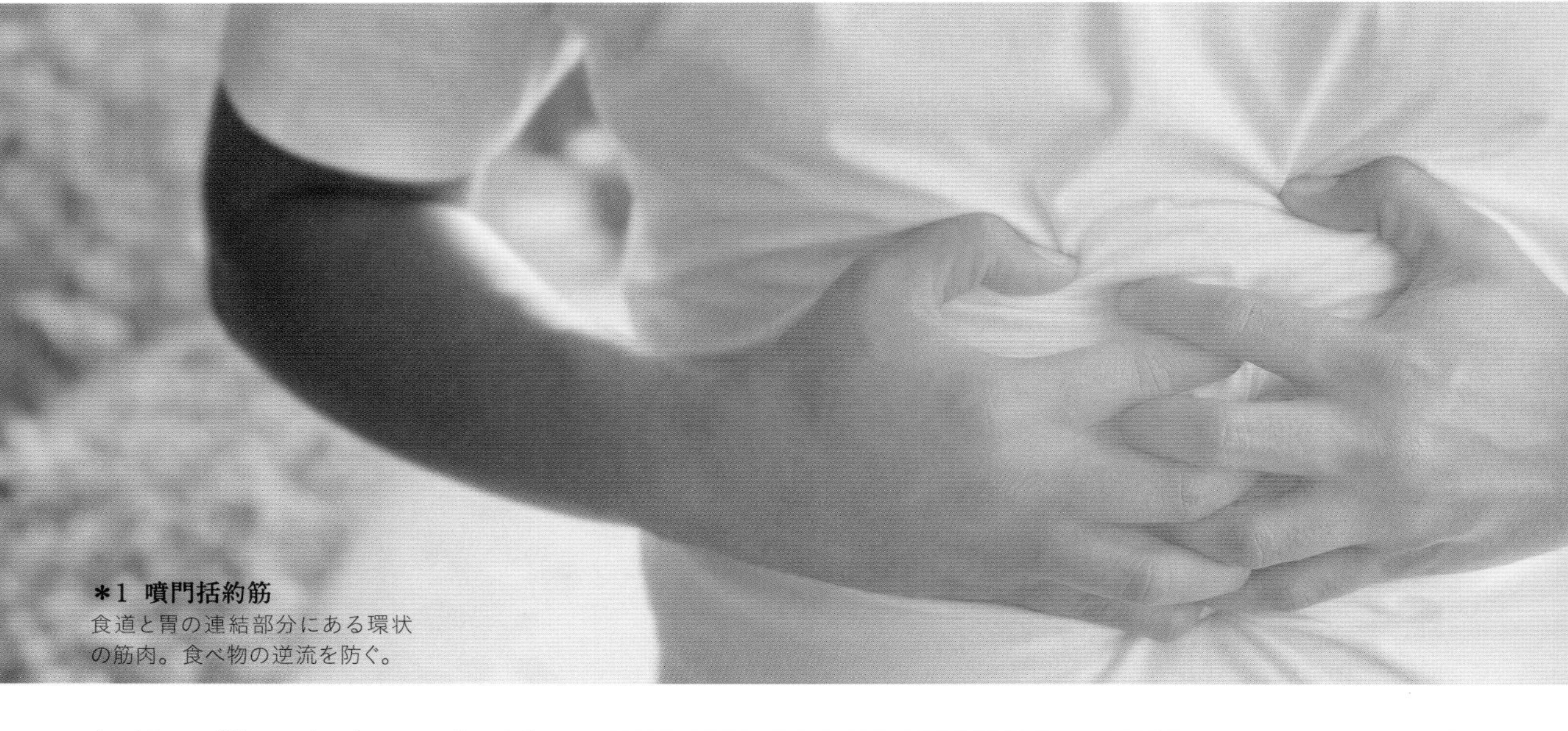

＊1 噴門括約筋
食道と胃の連結部分にある環状の筋肉。食べ物の逆流を防ぐ。

ぽっこりお腹は胃下垂が原因?

胃下垂は、胃が正常な位置よりも垂れ下がっている状態のこと。女性に多く見られ、やせすぎなどによって、腹部の圧力が低下することで起こりやすくなると考えられています。また、暴飲暴食、過労、不安、ストレスなども原因になるようです。

胃下垂になると食べたものが胃の中に正常より長く溜まるようになり、胃に負担がかかります。過度に熱い食べ物や、刺激物は避けるなど、胃に負担をかけない食事を心がけるとよいでしょう。

正常　不調

貯蔵庫で食物が腐らないのは?

胃は小腸へ一気に食べ物を送らないよう、一時的に貯蔵するという大きな役割も担っています。食べ物が胃の中に滞在するのは3～4時間ほど。温度は37℃で水もたっぷり、食べ物と一緒に入ってきた雑菌が繁殖するにはもってこいの環境ですが、それを許さないのが胃酸の存在。胃酸の強い殺菌力で食べ物は殺菌され、腐ることなく、順次ゆっくりと腸へ送られます。

粘膜筋板
粘膜下層
粘膜
固有筋層
食道
胃
十二指腸
潰瘍

胃酸とストレス

胃の動きや胃液の分泌は自律神経によってコントロールされていて、胃粘膜を守る粘液と、胃酸などの消化液とのバランスをとることで、胃の健康を保っています。ストレスを受けると、緊張時に働く交感神経が優位になり、胃の血管が収縮し血流が減り、胃を守る粘液の分泌が少なくなります。リラックス時に働く副交感神経の役割は、胃酸の分泌と蠕動運動の管理。緊張の合間にときどき優位になり、そのとき胃酸を一気に分泌させます。粘液が少なく、胃酸の攻撃に弱い状態になった粘膜に、胃酸の波状攻撃が押し寄せることで、胃の粘膜が荒れて急性胃炎となり、胃が痛くなるのです。

嘔吐はどうして起こるの？

嘔吐は脳の延髄（I-42ページ参照）にある嘔吐中枢が刺激され、自律神経が胃に働きかけることによって起こります。胃と腸の境目が閉じられると、胃がねじれ、筋肉の収縮によって食べたものが上に押し戻され、嘔吐が起こります。基本的に毒素などを体内から排出する働きで悪いことではありませんが、なんらかの病気の影響によるものもあるので、嘔吐が続く場合はかかりつけの病院で診てもらいましょう。

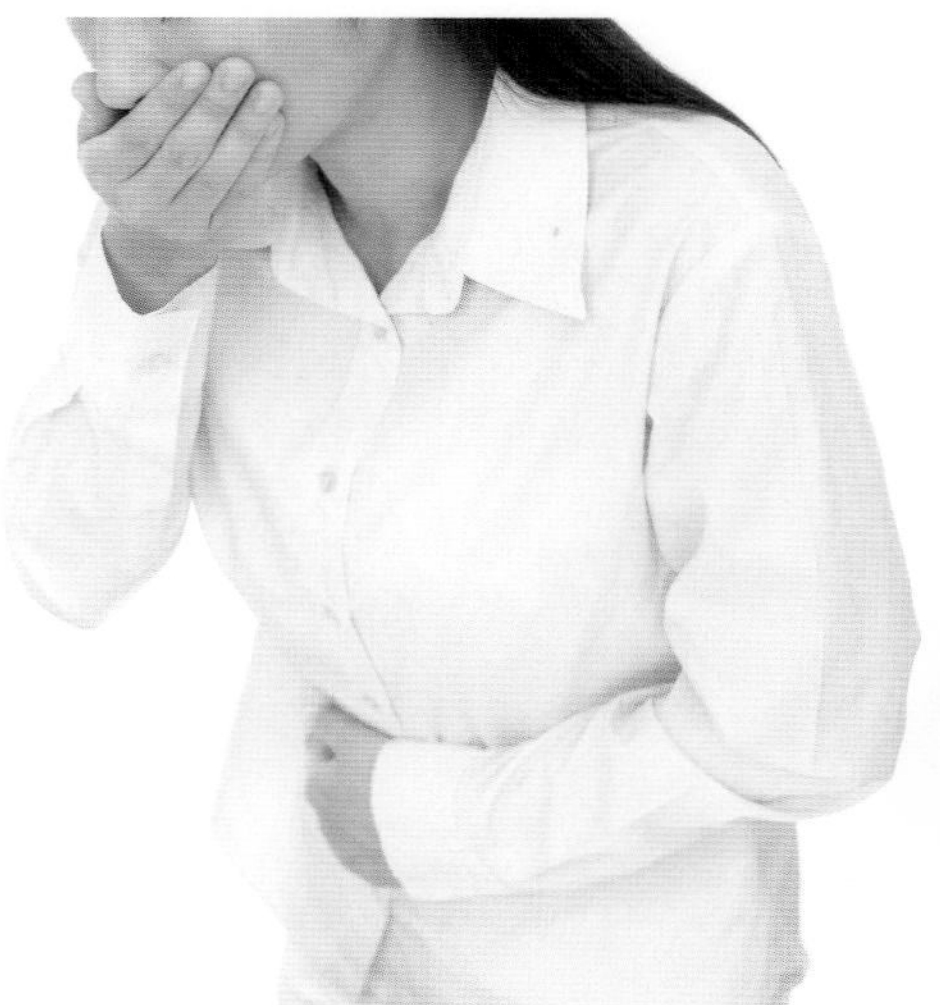

別腹は本当にあるの？

「食後のデザートは別腹！」といいますが、本当に「別腹」は存在するのでしょうか？

胃袋の容量がいっぱいになり、血糖値が上昇すると、大脳の中枢神経は「満腹だ」と認識します。しかし、デザートを目の前にして「食べたい！」と感じると、大脳がそれに反応してオレキシンというホルモンを分泌。大脳から指令を受けた胃は、なんとか食べ物の一部を小腸へ送り出し、食べ物を受け入れるスペースを作るのです。

これが「別腹」ができる仕組みなのです。

お腹がグーグー鳴るのは？

食事のときに無意識に飲み込んだ空気は胃に溜められ、食べ物の消化が終わると、幽門から十二指腸へと押し出されます。このときに押し出された空気がグーと鳴るのです。この空気が口から出るとげっぷ、お尻から出るとおならになります。

音を鳴らしているのは、十二指腸のセンサー細胞から出るモチリンというホルモン。胃から腸までをしぼるような動きを起こし、食物残渣（ざんさ）や菌類、はがれた古い粘膜細胞などを一気に掃除するためとされます。ヒトと同様にイヌでも分泌されるので、イヌのお腹もよく鳴ります。

漢方 「胃」は「脾」と表裏関係

「胃」は「脾」と経絡でつながっており、表裏一体をなしていて、それぞれの生理活動や病理は関連しあっている。漢方における「脾」は五臓のひとつで、消化器系の機能をさしており、解剖生理学でいう「脾臓」は「脾」の一部であるが「脾」そのものではない。「脾」の主な働きは「運化」「生血と統血」「昇清」。飲食したものを消化して血を作り、それをコントロールしながら「心」や「肺」に届けて、全身を養うということ。「脾」の気が上昇することで、ほかの臓腑が下垂するのを防ぐ働きも併せ持っている。「脾」の変調は筋肉や手足、口、唇、涎に表れる。「胃」は六腑のひとつ。漢方での胃の働きは「受納・腐熟」「通降」(あるいは和降)。受納は飲食物を受けとることで、その初歩的な消化を腐熟と呼ぶ。かゆ状になった飲食物を小腸に送る機能が通降。受納機能が弱くなると胃の気が衰弱し、物が食べられなくなる。胃気は食欲、舌苔、顔色、脈などで判断される。「胃」と「脾」は協力関係にあり、互いにバランスがとれているときは、消化吸収機能が正常に行われている。

おすすめ漢方薬

安中散／神経性胃炎、慢性胃炎
平胃散／胃もたれ、消化不良、食欲不振
補中益気湯／食欲不振、胃下垂、夏やせ
六君子湯／食欲不振、逆流性食道炎
半夏瀉心湯／神経性胃炎、胸焼け
胃苓湯／急性胃腸炎、冷え腹
大建中湯／冷え腹、腹部膨満感
黄連解毒湯／胃炎
人参湯／胃腸炎、胃腸カタル、胃拡張
半夏厚朴湯／胃下垂、神経性胃炎

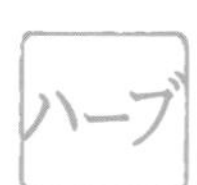

おすすめハーブ

ジャーマンカモミール、ウスベニアオイ／胃炎
ペパーミント、バジル／食欲不振

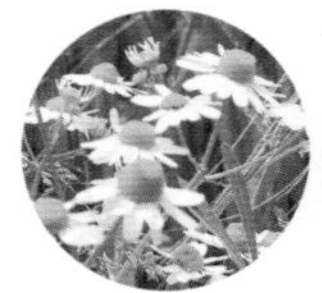
ジャーマンカモミール

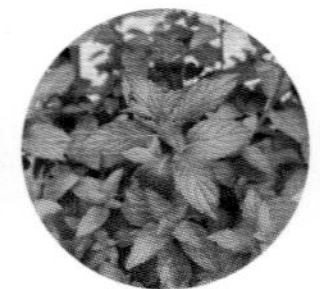
ペパーミント

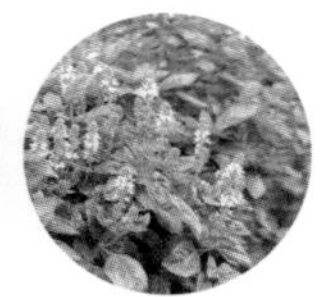
バジル

市販の胃薬の働き

胃の不快な症状にはいくつかの種類があり、改善のためには症状にあった成分を含む胃薬を選ぶことが必要です。主な薬は次の5つのタイプに分けられ、製薬メーカーが独自の配合をして商品化しています。
①制酸薬（出すぎた胃酸を中和する）
②粘膜保護薬・粘膜修復薬（荒れた胃粘膜を修復するとともに粘液の分泌を促し、胃酸から胃を守る）
③消化薬（消化不良を改善）
④健胃薬（刺激を与え、胃液の分泌を盛んに／苦味健胃薬と芳香性健胃薬がある）
⑤ H_2 ブロッカー（胃酸分泌を抑制）

胃もたれと胸焼け

胃もたれとは、胃の許容量をオーバーした食物が入ってきて消化が追いつかないときや、消化しにくいものがたくさんあり、消化に時間がかかるときに起こる症状です。また、ストレスや加齢によって胃の働きが低下して、胃の中に食べ物が長くとどまることでも起こります。

胸焼けとは、胃酸が上がってくるような感覚や、胸全体の違和感のこと。寝ているとき、朝起きたときに起こる胸焼けは、逆流性食道炎の可能性もあります。その際は一回に食べる量を調節したり、食べてすぐ横にならないようにしたりしますが、長く続くようなら、専門医に受診を。

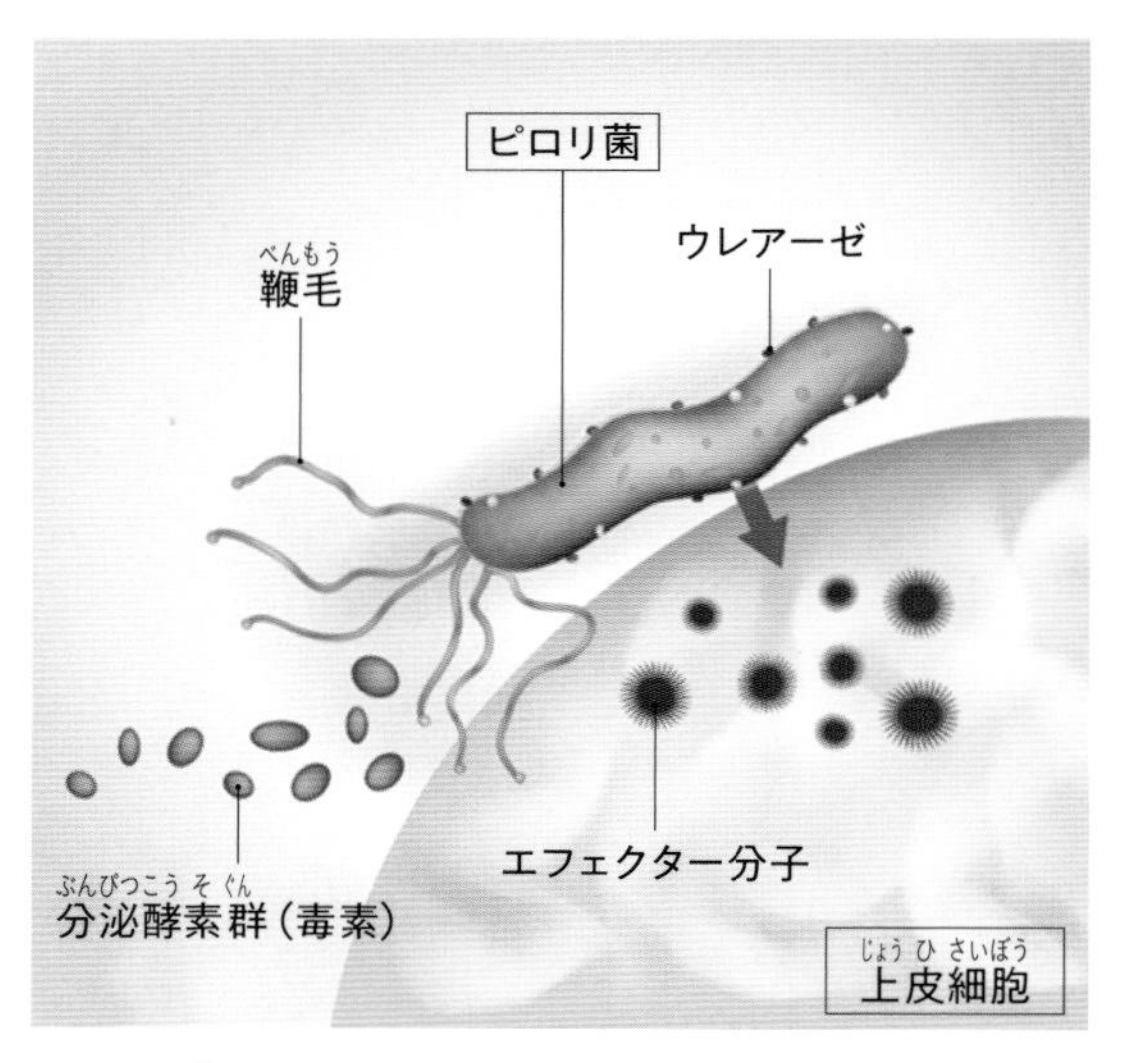

ピロリ菌

ピロリ菌の正式名称は「ヘリコバクター・ピロリ」といい、胃の粘液中で生きている菌です。「ヘリコ」とはヘリコプターの「ヘリコ」と同じで「らせん」という意味。数本あるひげをヘリコプターのようにくるくる回して移動します。胃酸があるため普通の細菌は胃の中で生きられませんが、ピロリ菌はウレアーゼという酵素を持ち、これによって胃の中の尿素という物質からアンモニアをつくりだします。アルカリ性のアンモニアで胃酸を中和し、強酸性の胃の中でも生息することができます。ピロリ菌が作る毒素やエフェクター分子が、上皮細胞の癌化に関わっていると考えられています。このように、ピロリ菌に長く感染していると、慢性胃炎や胃潰瘍・十二指腸潰瘍の引き金となったり、胃がんにかかりやすくなるほか、多くの病気の原因となります。

最近、ピロリ菌が胃炎を起こす仕組みが解明されて、抗生剤によらない新しい治療法が期待されます。

胃に不調をかかえる人のための食事習慣

胃の不調は不規則な生活習慣が原因で起こることも多いです。まずは食事習慣を見直し、胃に負担をかけない食べ方を心がけましょう。ただし、痛みなどの症状がひどい場合は、無理をして食べず、絶食して胃を休ませることも必要です。

胃が非常に弱い人が胃への負担を減らすには

・食物繊維が多い食品は控える
たけのこ、きのこ、海藻類などは食物繊維が多い食材

・脂肪が多い食品を控える
脂身が多い肉や魚より、鶏のささみや白身魚がおすすめ

・調理方法を工夫する
食材を小さく切る、やわらかくなるまで煮込む、油は消化のよい乳化脂肪（バター）を使用し、量は控え目にする。肉・魚は煮すぎると硬くなって消化が悪くなるので加熱しすぎないようにする。

・胃酸の分泌を高めるものは避ける
香辛料、甘みが強いもの、塩辛いもの、酸味が強いもの、アルコールや濃いコーヒー、炭酸など刺激が強いものなど

◆ **ゆっくりとよく噛んで食べる**
◆ **一食の量を減らし、1日4～5食に分けて食事をするのもよい**
◆ **熱すぎるものや冷たすぎるものを飲まないようにする**

胃によい成分

EPA、ビタミンC、ビタミンE、ビタミンU、β-カロテン、アミラーゼ、粘質性物質

胃によい食材

食べ方の工夫
消化吸収に優れた白身魚、牛乳、豆腐等のたんぱく質と、粘膜を強くする緑黄色野菜をバランスよく食べることで、胃に負担がかかりにくくなる。

大根
大根に含まれる消化酵素のジアスターゼ（アミラーゼ）は、消化の手助けをする。

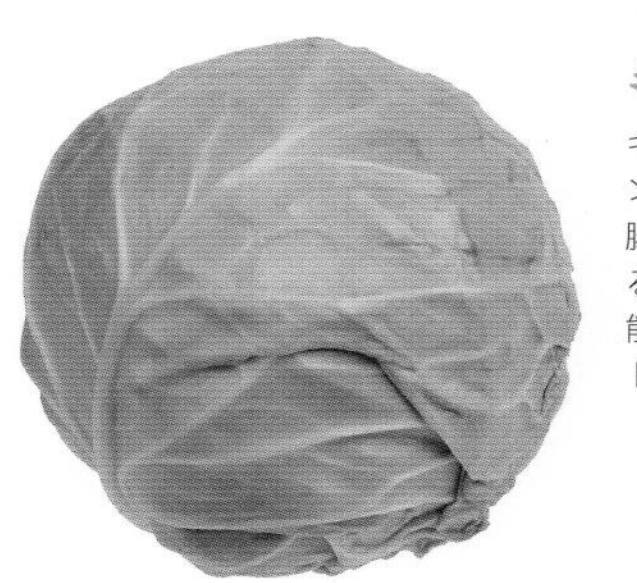

キャベツ
キャベツに含まれるビタミンU（キャベジン）には胃腸を丈夫にする働きがある。また、キャベツには機能性成分イソチオシアネートも豊富に含まれている。

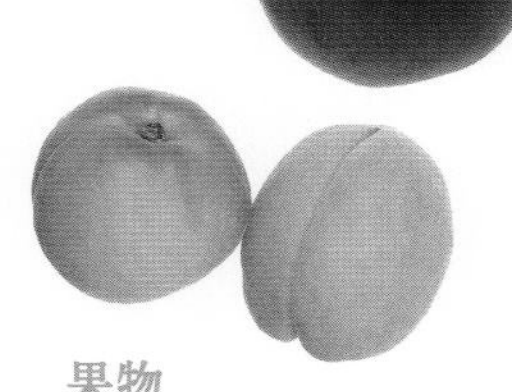

果物
あんず、りんごなど、多くの果物はビタミンCが豊富。ただし、酸味が強すぎるものはかえって胃液の分泌を高めるので避けること。

ヤマノイモ、なめこ
胃粘膜の損傷を補うには、粘液質を多く含んだ里芋、ヤマノイモ、なめこなどがよい。

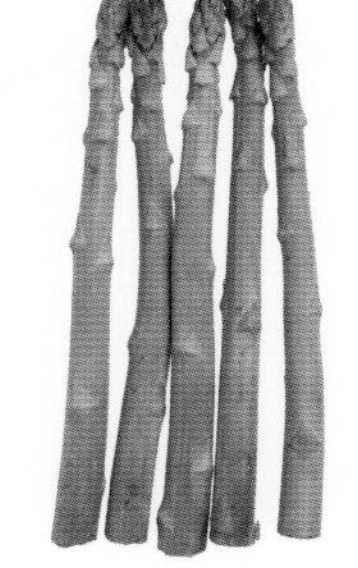

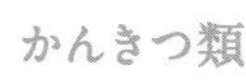

かんきつ類
毛細血管を強くし、胃壁の傷を守るヘスペリジンを含むのは、かんきつ類。

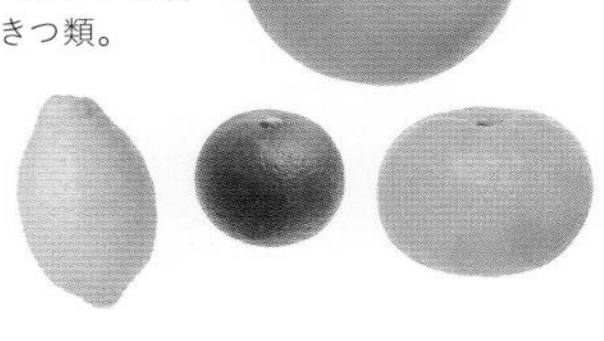

アスパラガス
血管を強化するルチンを含むそばやアスパラガスなどもよい。

栄養素の基本

すべての活動の源は、食べ物から得るエネルギー

光合成をして自らエネルギーを作り出せる植物と違い、動物であるわたしたち人間は、食べ物からエネルギーを取り入れています。歩いて移動したり、スポーツをしたりといった、能動的な活動にエネルギーが必要なのはもちろんですが、呼吸をしたり、腸が蠕動運動をしたり、心臓が鼓動したり、脳の神経細胞が働いたりといった、自分の意識ではコントロールできない活動にも、多くのエネルギーが必要になります。生命活動を維持するためには、生まれてから死ぬまでの間ずっと、エネルギーを摂取し続けなければいけないというわけです。

わたしたちを取り巻く食環境は、これまでの歴史でかつてないほど豊かであると同時に、そのあまりの選択肢の多さから、自らの意思で必要十分な栄養を摂取することが大変難しくなっているといえるでしょう。広告などによって過度に食欲をあおられた結果、食べすぎてしまったり、「やせていることが美しい」という価値観から、間違ったダイエット法に走ってしまったりと、偏った情報が病気や生活習慣病に直結しているのです。

さまざまな情報があふれるなかで健康な食生活を維持するためには、基本的な栄養素の知識が役立ちます。目先の欲求や根拠のない健康ブームに振り回されないためにも、食べ物から摂取した栄養素が体の中でどのように利用されているのかを知り、日々の食生活で実践していくことが大切です。

5大栄養素とその役割

食べ物にはさまざまな物質が含まれますが、そのうち、体に必要不可欠なものを「栄養素」といいます。

体内に取り込まれたあと、エネルギーとして使われるのが「糖質」「脂質」「たんぱく質」の「3大栄養素」です。さらに、これらの3大栄養素が体内でスムーズに利用されるために欠かせないのが「ビタミン」「ミネラル」で、この2つを加えた5つの栄養素を「5大栄養素」と呼びます。

糖質

ご飯、パン、麺などのでんぷん質の多い食品や、菓子類などの甘い食品に多く含まれる栄養素で、1g当たり4kcalのエネルギー源となります。同じくエネルギー源となる脂質やたんぱく質に比べて体内での分解・吸収が早く、即効性のあるエネルギー源といえます。

摂取エネルギーが不足すると、肝臓に貯蔵してある糖質（グリコーゲン）を使ってエネルギーを生み出します。それを使い切ると、体脂肪を分解し、さらに体内のたんぱく質を分解してエネルギーを補おうとするため、筋肉量の減少を招くおそれがあります。

一方、糖質が過剰になると、インスリンというホルモンの働きにより余った糖質が脂質として脂肪細胞に貯蔵され、肥満へとつながります。また、慢性的な糖質の摂りすぎは、インスリンの働きを低下させ、糖尿病のリスクを高めます。

脂質

植物性の油や動物の脂などに多く含まれる栄養素で、1g当たり9kcalと、同じくエネルギー源となる糖質やたんぱく質と比べて2倍以上も多くのエネルギーを持ちます。体内ではエネルギー源となるほか、脳や神経の細胞の構成成分や、ホルモン合成の材料などにも利用されます。また、脂溶性ビタミン（ビタミンA・D・E・K）の吸収を助ける働きもしています。

極端な食事制限などで脂質が不足すると、エネルギー不足によって疲れやすくなったり、細胞の材料が不足するため免疫力が低下したりする可能性があります。

ただ、現代の食生活では不足よりもむしろ摂りすぎのほうが問題で、肥満や脂質異常症（高脂血症）の原因になります。

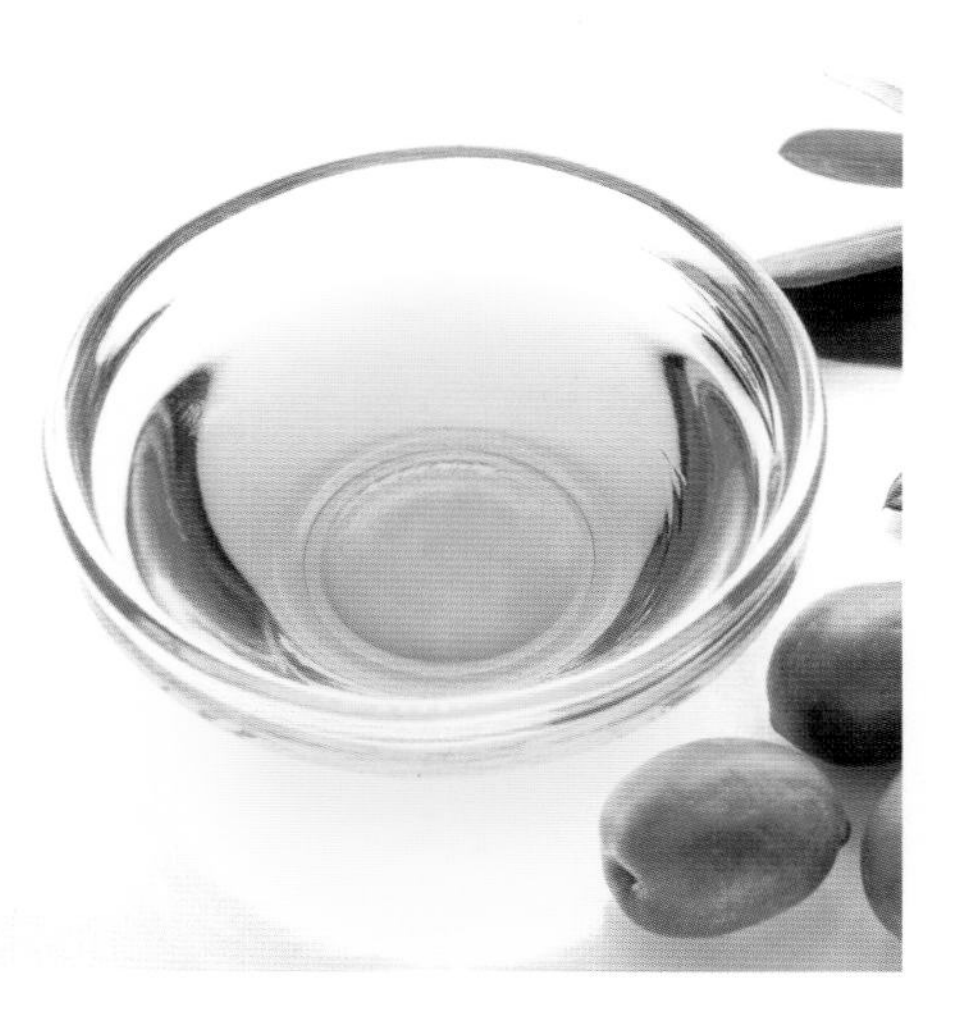

たんぱく質

肉や魚、卵、乳・乳製品などの動物性食品、豆類などに多く含まれる栄養素で、1g当たり4kcalのエネルギー源にもなりますが、体内では主に細胞の構成成分として利用されます。エネルギー源として使われるのは主に糖質と脂質ですが、それらが不足したときに、たんぱく質がエネルギー源として利用されるのです。

たんぱく質が不足すると、細胞の材料が不足するため、体力や免疫力が低下します。必要量は生活スタイルや体格などのさまざまな要因によって変化しますが、激しい運動をする人や、感染症や外傷がある場合は特に多くのたんぱく質が必要となります。

過剰に摂取したたんぱく質は、糖質や脂質のようにすべては貯蔵されず、尿から排出されますが、摂りすぎは尿のろ過装置である腎臓に負担をかけます。腎臓の働きが低下している方は、注意が必要です。また、動物性たんぱく質の摂取量が多いと、尿中に溶け出すカルシウム量が増加し、骨粗しょう症のリスクを高めるともいわれています。

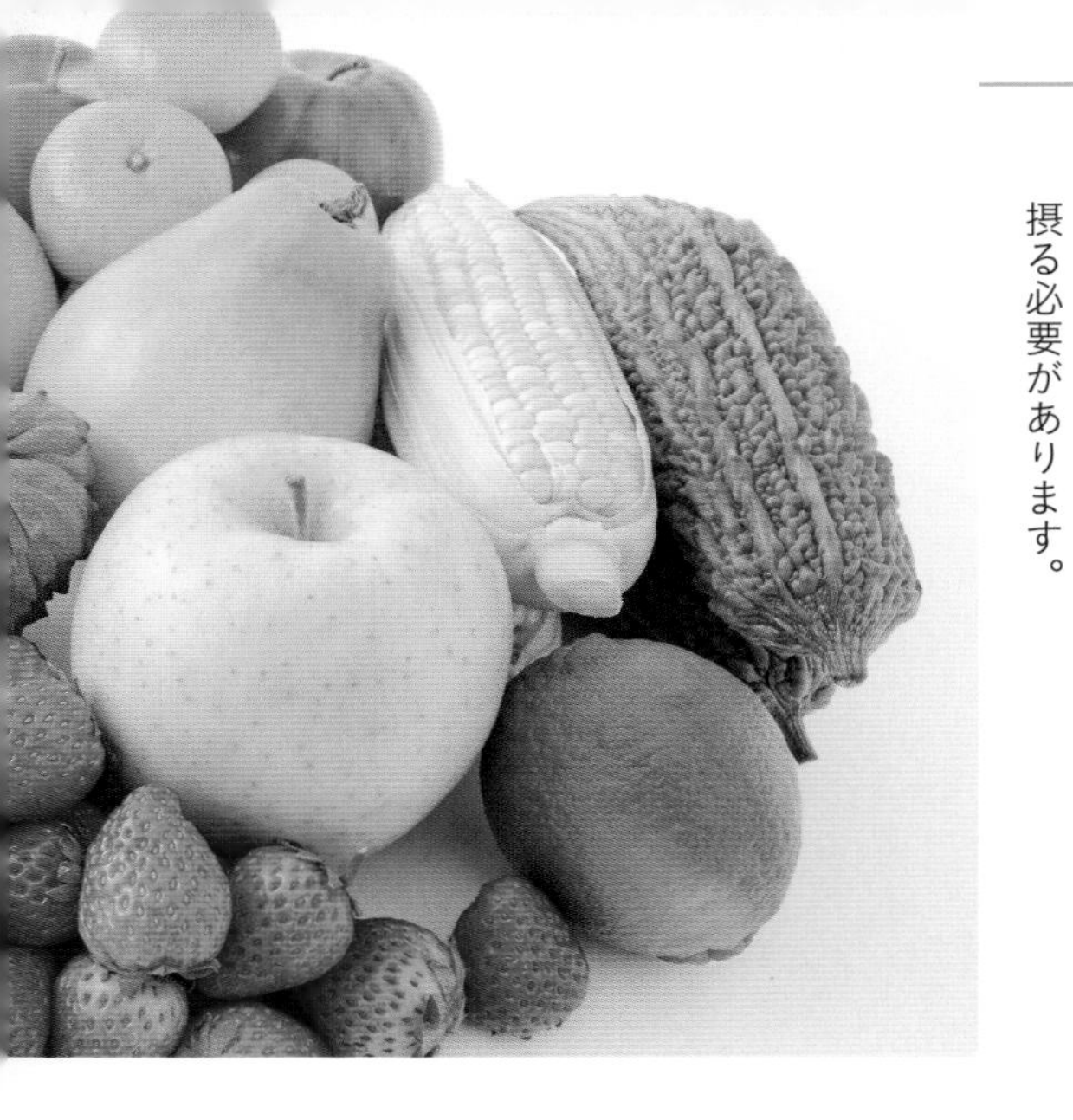

ビタミン

ビタミンは、体を作り、エネルギー源となる糖質・脂質・たんぱく質の働きをサポートし、体の調子を整える働きをしています。必須ビタミンには13種類あり、油脂やアルコールに溶ける「脂溶性ビタミン」と、水に溶ける「水溶性ビタミン」のどちらかに分類されます。

まず、脂溶性ビタミンは、ビタミンA・D・E・Kの4種類です。食事から摂る際は、油とともに調理することでより吸収されやすくなります。

水溶性ビタミンは、8種のビタミンB群（B_1・B_2・ナイアシン・B_6・B_{12}・葉酸・パントテン酸・ビオチン）とビタミンCの9種類です。水に溶けやすいため、一度にたくさん摂取しても尿から排出されてしまうので、毎日こまめに摂る必要があります。

ビタミンA

脂溶性ビタミン。目、喉、鼻などの粘膜の健康を保ち、皮膚を丈夫にする。抗酸化作用や視機能改善効果があることもわかっている。

ビタミンD

脂溶性ビタミン。カルシウムの吸収を高め、骨への沈着を促す効果がある。紫外線を浴びることによって体内で合成できるため、太陽のビタミンとも呼ばれる。

ビタミンE

脂溶性ビタミン。若返りのビタミンとも呼ばれ、血管や肌、細胞などの老化を防止し、血行を促進するなど、生活習慣病の予防に効果がある。

ビタミンK

脂溶性ビタミン。出血を止める働きがあることから「止血のビタミン」とも呼ばれる。カルシウムが骨に沈着する際の補酵素としても働くため、骨の健康にも深く関わっている。

ビタミン B_1

水溶性ビタミン。疲労回復ビタミンとも呼ばれ、エネルギー産生を助けたり神経や筋肉の働きを正常に保ったりする。

ビタミン B_2

水溶性ビタミン。成長促進ビタミンとも呼ばれ、エネルギー産生を助けたり、たんぱく質の合成をサポートして細胞の再生や新生を促したりする。

ナイアシン

水溶性ビタミン。糖質・脂質・たんぱく質の代謝やアルデヒドの分解を助け、アルコール代謝にも関わっている。また、脳神経を正常に作用させる働きを持つ。

ビタミン B_6

水溶性ビタミン。たんぱく質の分解・合成を助け、皮膚や粘膜の健康維持に役立つ。神経伝達物質の合成に関わるため、精神状態を安定させたり、ホルモンバランスを整えたりする働きもある。

ビタミン B_{12}

水溶性ビタミン。DNAやたんぱく質合成に関わっている。赤血球合成に関わり、悪性貧血の予防や神経細胞内のDNAやたんぱく質合成を促すなど、神経の正常な働きには欠かせない。

葉酸

水溶性ビタミン。ビタミンB_{12}とともに赤血球の形成を助けることから、造血ビタミンとも呼ばれる。胎児の正常な神経系の発育に寄与する栄養素としても重要な働きを担っている。

パントテン酸

水溶性ビタミン。エネルギーの代謝を助け、全身の細胞で健康維持のために働いており、抗ストレス効果や動脈硬化予防の効果があるといわれている。

ビオチン

水溶性ビタミン。人間の腸内で善玉菌によって合成され、皮膚や髪の毛を健康に保ったり、筋肉痛を和らげたりする効果がある。皮膚への作用から、アトピー性皮膚炎を改善する効果も期待できる。

ビタミンC

水溶性ビタミン。細胞と細胞をつなぐコラーゲンの合成を促し、血管や骨、皮膚の健康に役立つほか、抗酸化作用も期待できる。免疫力を高めて風邪をひきにくくしたり、ストレスに対する抵抗力を高めたり、鉄の吸収を促したりなど、さまざまな働きを持つ。

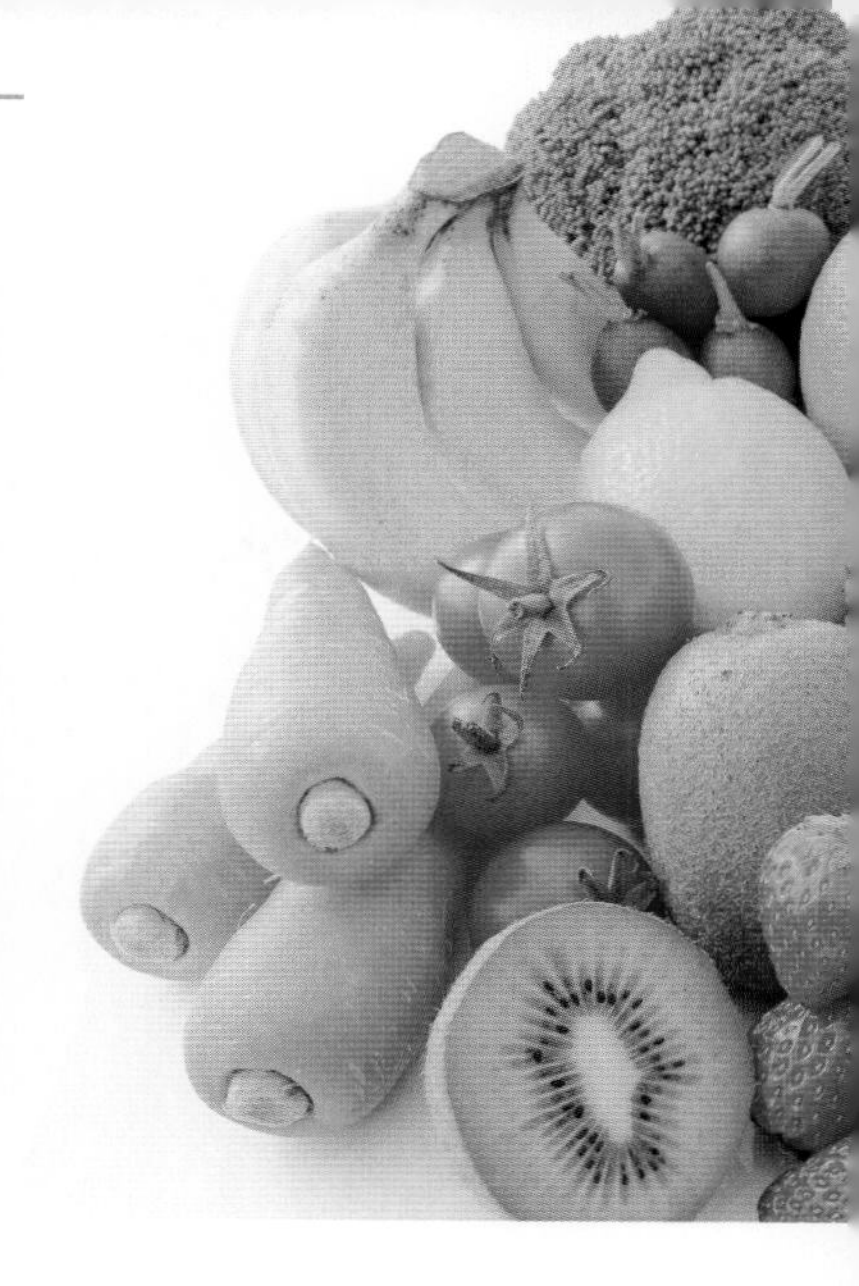

ミネラル

ミネラルは体の構成成分となったり、機能を調整したりする元素で、健康を維持するために不可欠な必須ミネラルは16種類です。

ミネラルのうち、体内に比較的多く存在するカルシウムやリン、マグネシウムなどは、骨や歯など、体の組織の構成成分となっています。そのほかのミネラルも、体内のpHバランスの調整、神経伝達機能の保持、代謝の促進など、さまざまな働きを担っています。

ミネラルは体内で合成することができないため、毎日の食事から適量摂取する必要があります。しかし、適正な摂取量の幅が狭いため、過剰症や欠乏症に注意が必要です。摂りすぎの傾向にあるのは、ナトリウムやリンなどで、不足しがちなのは、カルシウムや鉄、亜鉛などです。ナトリウムの摂りすぎは高血圧から動脈硬化の危険性を高め、リンの摂りすぎはカルシウムの吸収を阻害します。カルシウムの欠乏は骨粗しょう症のリスクがあります。生活習慣病予防の意味でも、ミネラルの適量な摂取は重要です。

硫黄

食事からは、肉・魚・卵・牛乳・大豆に含まれるたんぱく質として摂取しており、普通の食生活で不足することは少ない。皮膚や骨、髪、爪などの構成成分となる。

カリウム

ナトリウムを排出し、血圧を下げる働きがある。幅広い食品に多く含まれている。むくみを予防するほか、筋肉を正常に保つ効果もある。

リン

体内ではカルシウムの次に多く存在するミネラル。カルシウムやマグネシウムと結合して骨や歯を形成するほか、エネルギーの貯蔵や細胞の生命活動に関わっている。

カルシウム

人体内にもっとも多く含まれるミネラルで、骨や歯の構成成分となる。骨粗しょう症の予防や、ストレスやイライラの解消に役立つ。

鉄

赤血球を構成する成分で、全身の細胞や組織に酸素を運ぶ働きがある。現代の食生活で不足しがちなミネラルだが、貧血の予防に重要な栄養素のため、積極的に摂取する必要がある。

マグネシウム

カルシウムと密接な関わりがあり、骨や歯の形成に欠かせない働きを持つ。多くの体内酵素の正常な働きを助けエネルギー産生を補助するとともに、血液循環を正常に保つ作用がある。

ナトリウム

体の機能を調節する生命活動の維持に必須のミネラルで、食事からは主に食塩として摂取される。体内の水分量の調整による血圧の調整や、体液のpHの調整を行う。また、神経系や筋肉の機能を維持する。

塩素

食事からは、ナトリウムとともに食塩として摂取しているため、普通の食生活で不足することはない。血液のpHバランスや体液の浸透圧を調節する作用がある。胃液中の胃酸の構成成分でもある。

クロム

血糖値、血圧、コレステロール値を下げる働きがあり、体内のあらゆる代謝に関わっている。特に、血糖値を調整するインスリンというホルモンの働きを助けている。

マンガン

骨や肝臓の酵素の働きを助ける作用があり、脂質、炭水化物の代謝に重要な役割を果たしている。体内の不要な窒素を尿素にかえて排泄する作用もある。

銅

赤血球の形成に関わっているほか、多くの体内酵素の正常な働きと骨の形成を助ける働きがある。貧血予防や動脈硬化予防、免疫力の向上にも役立つ。

亜鉛

たんぱく質・核酸合成に関わる酵素の成分で、味覚を正常に保つ作用や、傷の修復や成長促進作用がある。ミネラルの中でも不足しがちなため、意識して摂取する必要がある。

コバルト

ビタミンB_{12}の構成成分で、赤血球の生成に関与している。悪性貧血を予防するほか、神経の機能を正常に保つ働きがある。

モリブデン

肝臓、腎臓に存在し、主に糖質や脂質の代謝に関わっている。ほかに、貧血や痛風を予防する効果があるとされる。

セレン

抗酸化作用があり、ビタミンEと一緒に摂ることでさらなる効果が期待できる。病気や老化から体を守るほか、がんを抑制する効果もあるとされる。

ヨウ素

ヨードとも呼ばれる。甲状腺に多く存在し、甲状腺から分泌されるホルモンの重要な構成成分となっている。基礎代謝を高めたり、成長を促進したりする効果がある。

十二指腸

胃で消化された食べ物を
さらに消化する役割を担う器官

漢方における解説「小腸」に含まれる。
一般的な不調や疾病　十二指腸潰瘍

十二指腸はC字形になっており、胃の出口から小腸の始まりまでの部分で、指を横に12本並べたぐらいの長さというのが名前の由来ともいわれています。実際には25～30㎝ぐらいの長さで、小腸の一部です。

胃で消化された食べ物が十二指腸に送られてくると、さまざまなホルモンが分泌され、胆嚢と膵臓に働きかけ、胆汁と膵液の分泌を促進させます。この胆汁と膵液が食べ物の消化を進め本格的に消化が行われます。ただし、ここではほとんど吸収はされず、十二指腸の先にある小腸で行われる吸収のための準備をします。

十二指腸には「ファーター乳頭」[*1]という穴があり、ここから、膵液や胆汁などの消化液が十二指腸に流入します。膵液の分泌は1日で500～1000㎖です。膵液には胃酸で酸化された消化物を中和する働きがあります。さらに、膵液は消化液の中でも多種類の消化酵素を含んでいます。たとえば、たんぱく質を分解するトリプシンやキモトリプシン、糖質を分解する膵アミラーゼ、脂肪を分解するリパーゼなどです。

十二指腸はストレスの影響を受けやすく、また十二指腸潰瘍はピロリ菌（24ページ参照）が主な原因とされています。

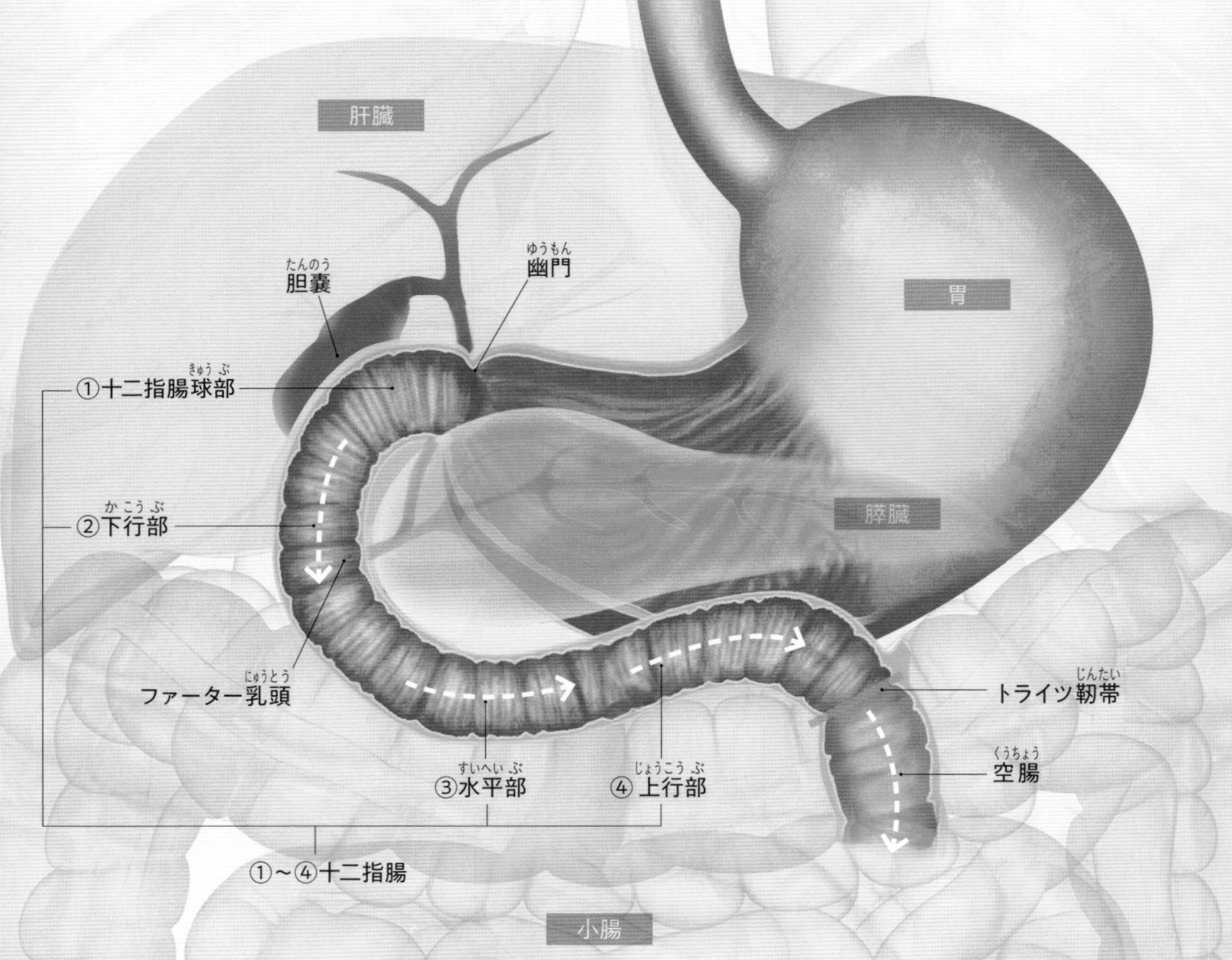

＊1　ファーター乳頭
肝臓で作られる胆汁と膵臓で作られる膵液の十二指腸管内への流入口。

胆嚢管（たんのうかん）
胆嚢（たんのう）
総胆管（そうたんかん）
膵臓
胆汁（たんじゅう）
ファーター乳頭
膵管（すいかん）

かけがえのない臓器

十二指腸は、消化液として重要な膵液と胆汁を分泌する場所。膵液は、強い酸性の食べ物を中和するほか、炭水化物・たんぱく質・脂質のすべてに働く消化酵素を含み、胆汁は脂質の分解を助けます。

食べ物を小腸へ送る下準備の場所として十二指腸はなくてはならない器官。胆汁・膵液を分泌する部分も非常に緻密な作りになっていて、外科的に再建するのが難しいのです。そのため、胃は手術で全摘出できても、十二指腸はなるべく温存する方向で治療されます。

3大栄養素は形を変えて吸収される！

糖質、たんぱく質、脂質は3大栄養素と呼ばれ、生命維持や体の活動に欠かせないエネルギー源です。

しかし、食べ物から取り込んだ栄養素は残念ながら、そのままでは体内に吸収されません。消化の過程でいくつかの要素に分解・合体されて新たな成分になり、すぐに役立つものもあれば、貯蔵されて必要なときに利用されるものもあります。たとえば、たんぱく質の一種コラーゲンは肌をプルプルにするといわれていますが、コラーゲンを含んだ食べ物を摂取してもそれがすぐに肌のプルプルにつながるわけではありません。分解されてペプチドになり、さらに細かく分子の状態に分解されてアミノ酸になってはじめて吸収されるのです。ちなみにこの3大栄養素にビタミン、ミネラルを加えて5大栄養素と呼びます。

十二指腸潰瘍とは

十二指腸の粘膜が胃酸によりただれて傷ついて炎症を起こす病気で主な原因はピロリ菌。ストレスや薬などで粘膜の機能が低下すると発症しやすいといわれています。

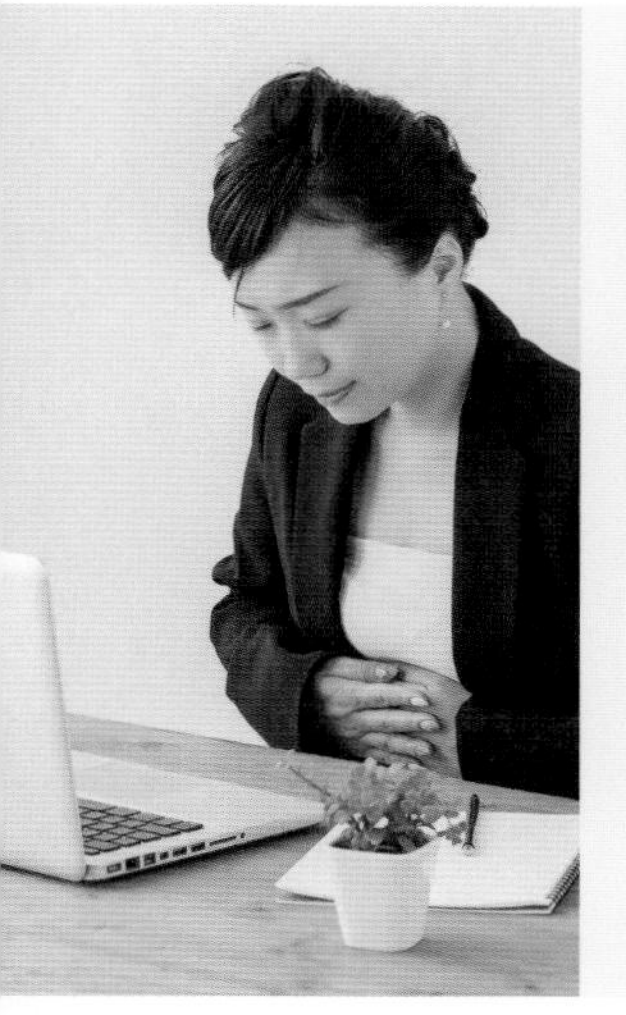

ハーブ　ストレスが原因の胃腸の不調にハーブティーを

不安を静め、気持ちを穏やかにするパッションフラワー、消炎作用があるジャーマンカモミール、痛みや不安感を抑えるペパーミントなどがあります。単品で飲みにくい場合は、ほかのハーブティーとのブレンドで。

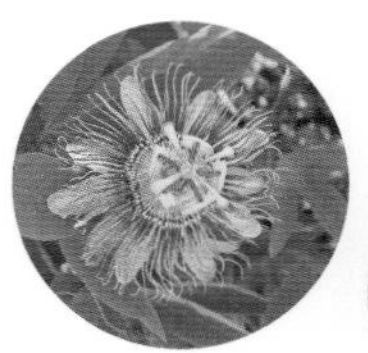

パッションフラワー

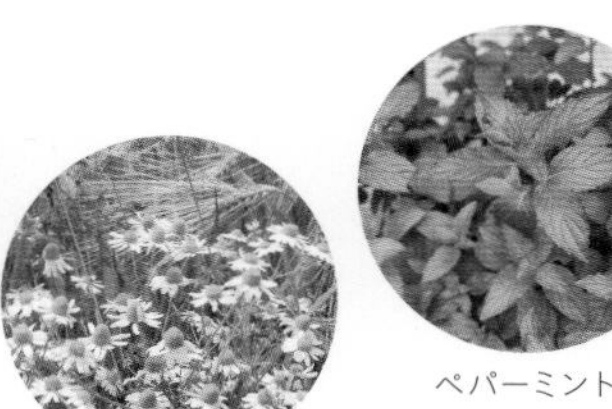

ジャーマンカモミール

ペパーミント

市販の整腸薬の働き

乳酸菌や酪酸などの生菌成分の働きを利用し、腸内環境を整えるのが整腸薬。下痢にも便秘にも有効な薬です。ビフィズス菌、フェーカリ菌、宮入菌、納豆菌などの菌に、お腹の張りを解消するための消泡成分を加えてあります。さらに、センブリやゲンノショウコといった生薬配合のものも。

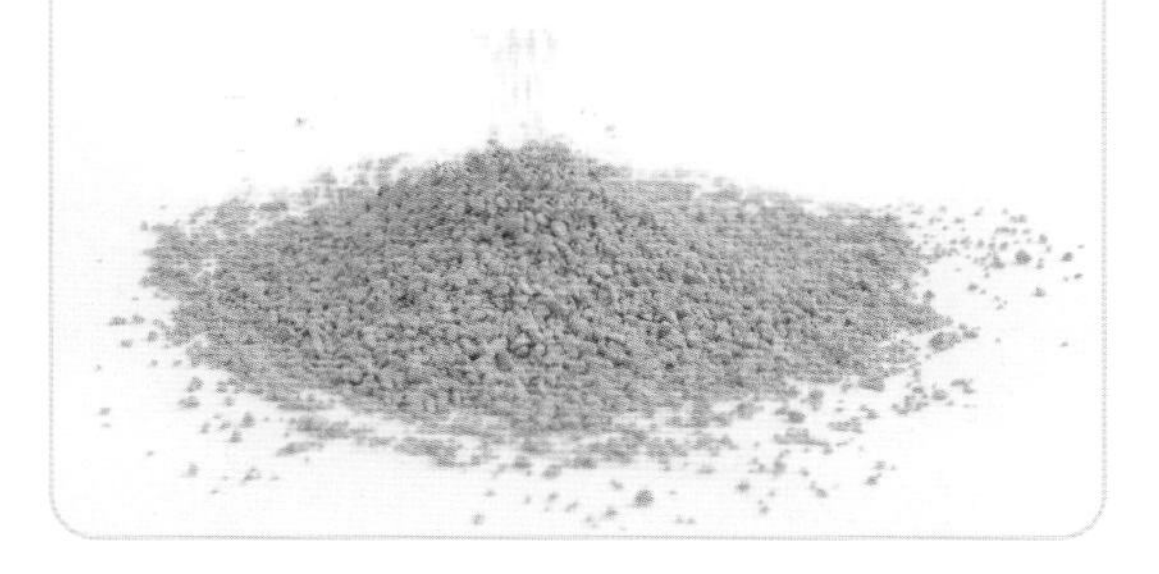

小腸

小腸は体内の臓器でもっとも長く、直径約2～3cmで、伸ばすと6～7mにもなります。その内壁には無数のひだがあって表面は絨毛(じゅうもう)というたくさんの小突起に覆われ、その全表面積はテニスコート約2面の広さに相当します。

絨毛の長さは約1㎜でその中には毛細血管網と1本のリンパ管が通っており、栄養を吸収し、運びます。小腸は食べ物に含まれる栄養分のほとんどを吸収しますが、水分も小腸で吸収されます。人間が1日に摂取する水分量は2ℓで、消化液（体内）は7ℓ、合計9ℓにも及びますが、その約80％がこの小腸で吸収されています。

食べ物が小腸に届くと、消化酵素の働きで栄養分が消化吸収しやすいサイズまで細かくなります。

膵臓から分泌される主な消化酵素は、アミラーゼとトリプシン、リパーゼ。食べ物は空腸、回腸と進むうちに糖質はアミラーゼによって麦芽糖になり、たんぱく質はトリプシンによりアミノ酸になります。

そして脂質はリパーゼによって脂肪酸とモノグリセリド（油脂）に分解され、栄養分のほとんどが、この小腸の絨毛で吸収されるわけです。

体内でいちばん長い器官で消化・吸収を行います

漢方における解説「小腸」は「心」と表裏関係。
一般的な不調や疾病 腸閉塞、冷え腹、食あたり、膨満感、過敏性腸症候群

肝臓
胃
十二指腸
小腸
空腸
回腸
回盲部

小腸壁の構造

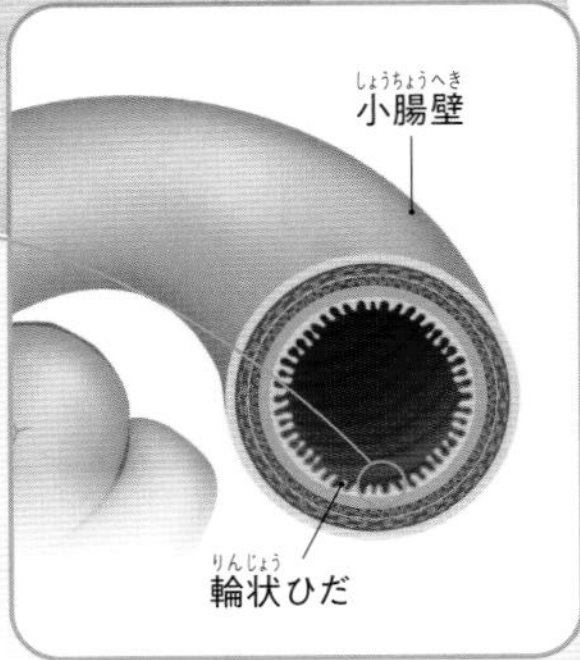

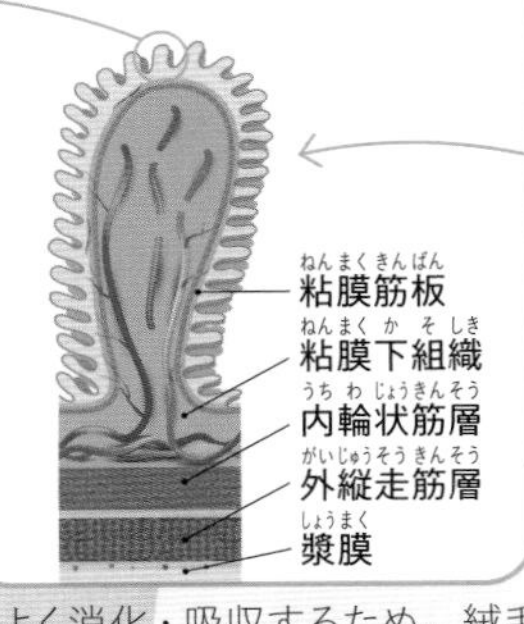

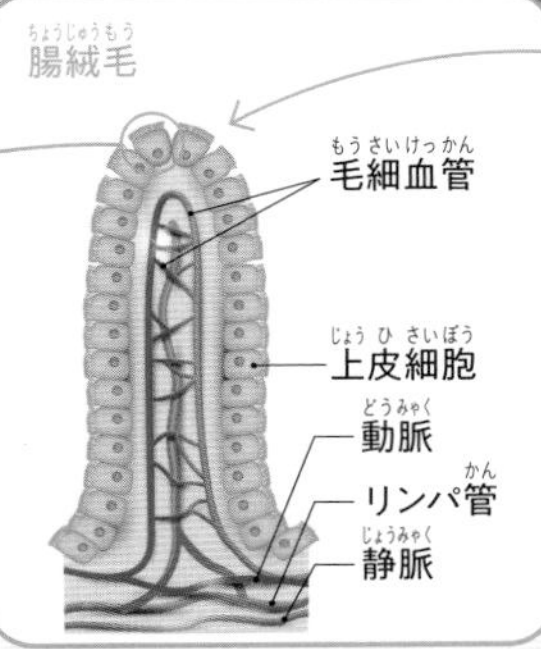

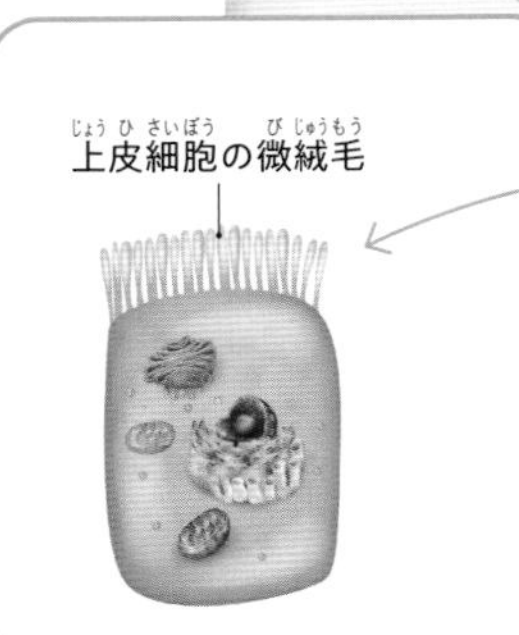

小腸の内壁は無数の絨毛に覆われているが、これは食べ物を効率よく消化・吸収するため。絨毛の表面には、水分や栄養分を吸収する吸収上皮があって、栄養分を取り込む。この栄養分が毛細血管やリンパ管から吸収される。

腸はデリケートな器官 不調が続くようなら、早めの受診を

下痢はお腹のトラブルのなかでもつらいものですが、下痢の多くの原因が感染症によるものです。手や食べ物についた細菌やウイルスが腸内に侵入し、それを感じ取った腸の細胞がこれらを早く体外に排出しようとして起こる反応ですが、腹痛を伴い、嘔吐や発熱するケースもあります。このようなときは、腸内の毒素や異物を早く出し切るために、無理に下痢を止めないほうがいいといわれています。

しかし、そうでない場合は体力を消耗し、脱水症状を起こすこともあるので、適切に薬を服用し、止めたほうがいいケースもあります。また、下痢は感染症以外でも暴飲暴食や腸内環境が悪いときに起こる場合もあります。

急な下痢は基本的には数日で治りますが、1か月以上下痢が続く場合や、便に血が混じっている、排便後にも腹痛が続くときなどはなんらかの病気の可能性も考えられます。

たとえば、大腸がんは便秘だけでなく、下痢も起こします。潰瘍性大腸炎や胃や肝臓の病気などでも下痢になります。

「冷え腹」とは?

冷えが原因で起こる腹痛のこと。体が冷えると血液の流れが悪くなり、胃腸の働きも弱くなります。そのため、消化が不十分となり、未消化のものが腸内に送り込まれることに。その結果、腹痛や下痢が起こったり、腸の蠕動運動が停滞するため、便秘やガス溜まりを生じたりすることがあります。痛みのある部分を中心に温め、安静にして対処しましょう。温かいものを食べたり、湯船にゆっくり浸かったりするのもよいでしょう。

漢方 「小腸」は「心」と表裏関係

漢方における「小腸」は六腑のひとつ。十二指腸、空腸、回腸を含む。主な働きは「受盛化物（じゅせいかぶつ）」と「清濁分別（せいだくぶんべつ）」。「受盛化物」とは、消化されてきた飲食物を胃から受け入れ、さらに消化する機能のこと。「清濁分別」は栄養物質である「清」と残り物の粕である「濁」を分別すること。清は吸収されて脾に、濁は大腸に、不要な水液は膀胱へ送られる。「小腸」は「心」と経絡でつながっており、表裏一体をなしていて、それぞれの生理活動や病理は関連しあっている。それぞれが正常に働いている場合、「心」は「小腸」の消化吸収を助け、「小腸」は栄養物質によって「心」を養う。逆に、「小腸」の機能が弱ると、動悸や不眠が起こることも。

おすすめ漢方薬

大建中湯／冷え腹、腹部膨満感
当帰湯／腹部膨満感
大柴胡湯／胃腸カタル、便秘、痔疾
柴胡桂枝湯／十二指腸潰瘍、緊張による心下部の疼痛
桂枝茯苓丸／冷え症、腹部膨満感
胃苓湯／冷え腹、腹痛
真武湯／消化不良、慢性腸炎、下痢
人参湯／急性・慢性胃腸カタル、胃潰瘍

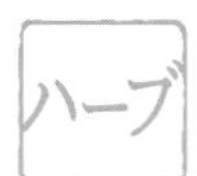

おすすめハーブ

フェンネルシード／お腹の張り
ラズベリーリーフ／下痢

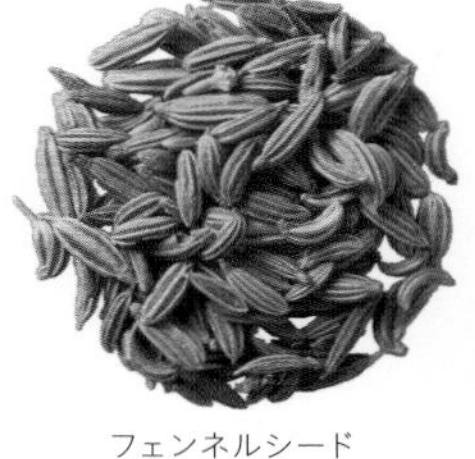
フェンネルシード

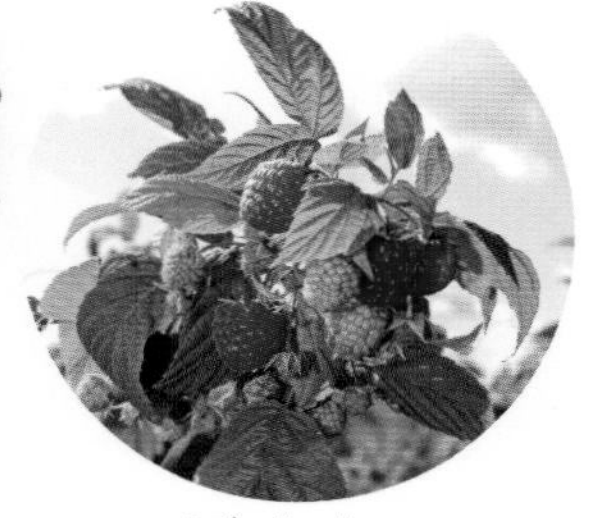
ラズベリーリーフ

止瀉薬（ししゃやく）ってなに？

止瀉薬とは下痢止めのことで、分泌性と浸透圧性の2つのタイプがある。分泌性は腸内に炎症がある場合に使い、浸透圧性は腸内の水分バランスが乱れている場合に使う。このほかに、センブリやケイヒ、アセンヤク、ゲンノショウコといった生薬を配合してあるものも。

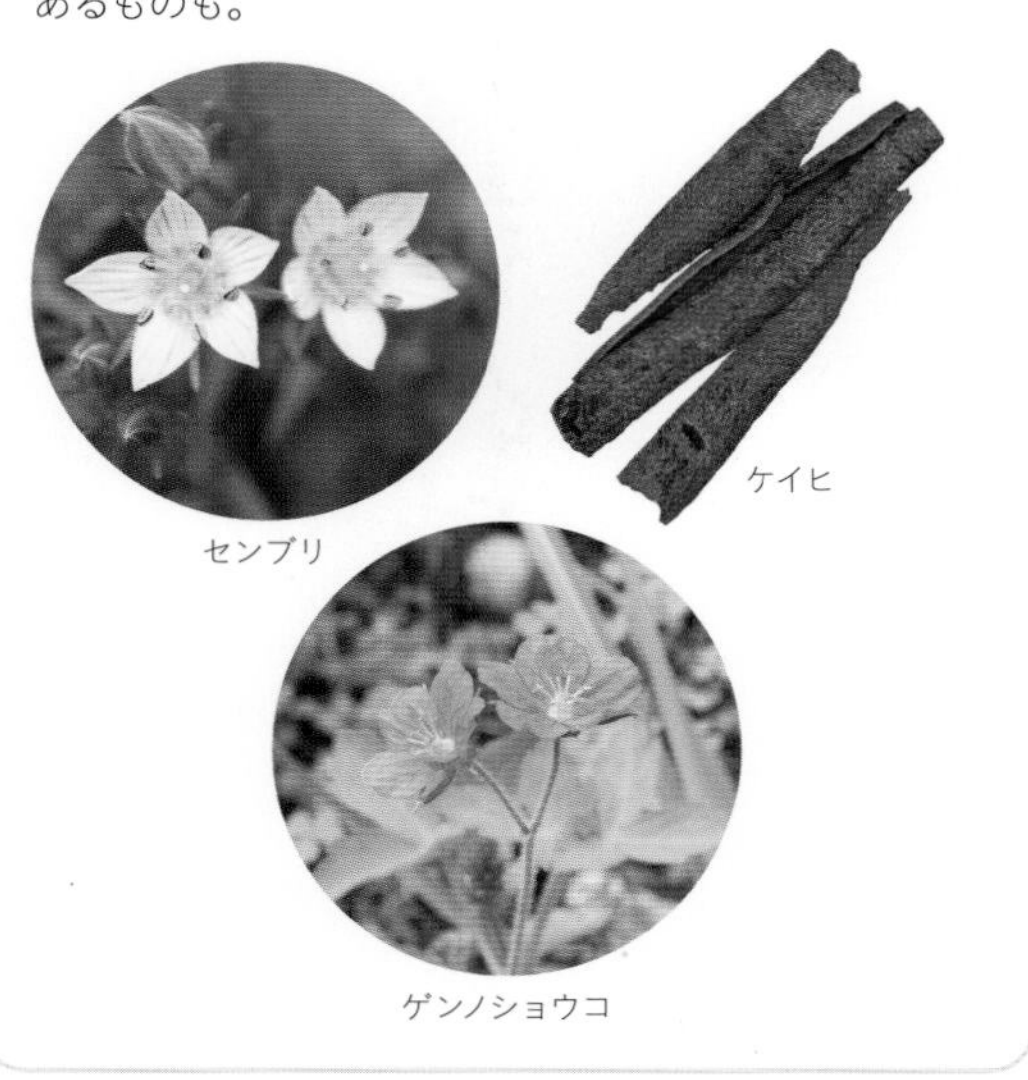
センブリ
ケイヒ
ゲンノショウコ

大腸

大腸は食道、胃、小腸に続いて消化の最終の働きを担っています。

長さは約1.5mあり、盲腸、結腸、直腸の3つに分けられますが、結腸はその向きによってさらに上行結腸、横行結腸、下行結腸、S状結腸と呼ばれています。

盲腸は小腸からつながる部分で退化した器官。特別な働きをしていないといわれています。

結腸は小腸で消化されなかった繊維質やたんぱく質などを分解・吸収したり、水分を吸収して便を作ったりします。結腸はくびれと膨らみのある蛇腹状の形をしていますが、この膨らみに内容物を溜めて蠕動運動をすることで、消化物から水分を吸収しやすくしています。

直腸はS状結腸と肛門を結ぶ約15～20cmの器官で消化・吸収の機能はなく、結腸から運ばれてきた便を一時的に溜める役割をしています。直腸に便が溜まると、粘膜が刺激され、便意が起こります。

そして、腸の一部や筋肉などが収縮し、肛門が開いて排便されるのです。

水分を吸収し、便を作るのが大腸の主な役割です

漢方における解説「大腸」は「肺」と表裏関係。

一般的な不調や疾病 過敏性腸症候群、ポリープ、大腸炎、虫垂炎、潰瘍性大腸炎、便秘（機能性と器質性）、下痢

大腸の構造

大腸では栄養分の吸収はほとんど行われません。小腸で吸収されなかった水分を吸収し、不要なものを固形化して便を作り、排出。大腸で吸収される水分は約1.2ℓといわれ、残りの0.1ℓくらいは便として排出されています。

大腸の壁は粘膜層、粘膜筋板、粘膜下層、固有筋層、漿膜（臓器などを覆う薄い半透明の膜）からできていて腸間膜でお腹に固定されています。大腸と腸間膜はほかの臓器と一緒に腹膜で覆われています。

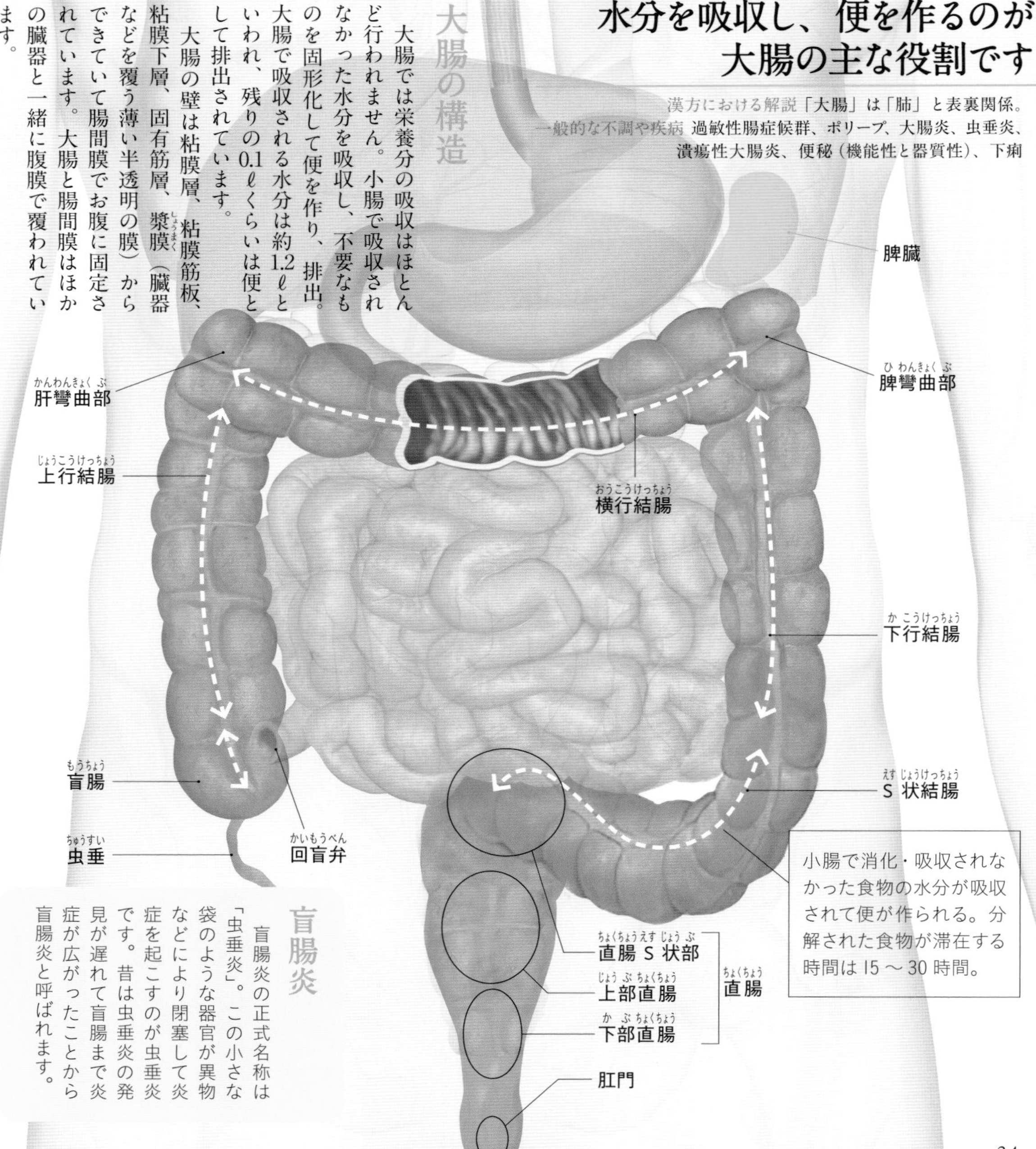

盲腸炎

盲腸炎の正式名称は「虫垂炎」。この小さな袋のような器官が異物などにより閉塞して炎症を起こすのが虫垂炎です。昔は虫垂炎の発見が遅れて盲腸まで炎症が広がったことから盲腸炎と呼ばれます。

大腸内視鏡検査

大腸全体を隅々まで観察できる

肛門から内視鏡を挿入し、直腸から盲腸までの大腸全体を観察する検査。大腸内の炎症、潰瘍、ポリープ、がん細胞の有無や、進行の程度がわかる。病変が見つかった場合、組織の一部を採取して生体検査を行うこともできる。

便潜血検査

大腸がんを早期に発見する

便を採取し、血液の混入がないかどうかを調べる検査。大便に血が混じっている場合は、大腸ポリープ、大腸がん、痔などの疑いがある。また、食道や胃、十二指腸、小腸などの消化器官に病気がある場合も、大腸に血が混じる可能性がある。

異常なし	異常
陰性（－）	陽性（＋）

大腸のひだ

大腸は蛇腹のようにくびれ、内側は粘膜組織でひだ状。このひだを使って便を前後させながら肛門へ押し進め、消化物の水分を吸収している。

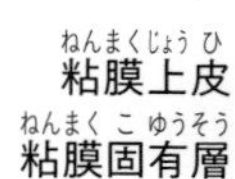
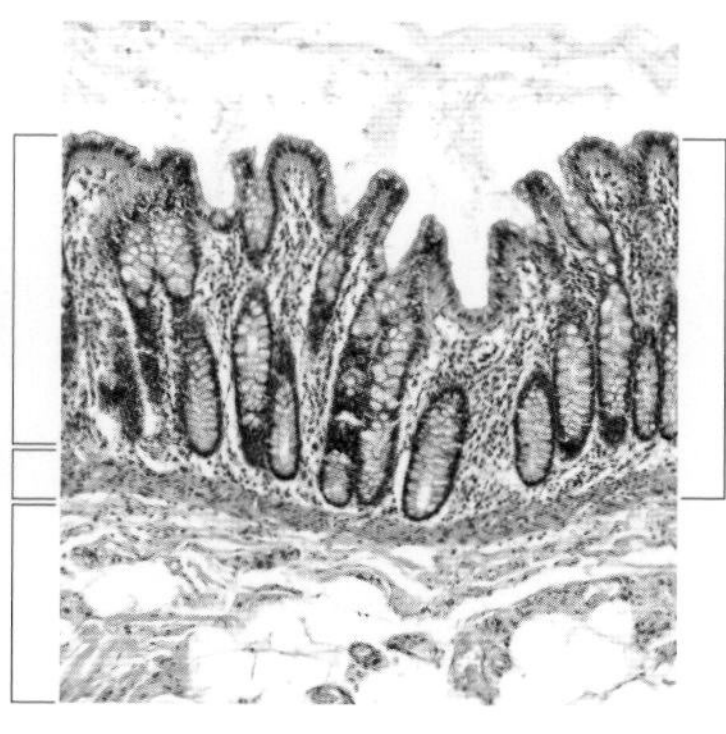

過敏性腸症候群とは？

腸に異常がないにもかかわらず、腹痛を伴った下痢や便秘を繰り返します。20〜40歳に多く、自律神経のバランスや精神的なストレスが主な原因と考えられていますが、ほかにも食べすぎや多量の飲酒、偏食、喫煙、睡眠不足なども原因になることがあります。食事や睡眠、生活習慣などを見直すとともに、生活のリズムを整えることが大切といえます。

便秘薬のいろいろ

便秘を防ぐには食物繊維が多い食べ物を積極的に食べて、水分を十分に摂るようにし、腸の蠕動運動を活発にします。適度な運動も行うとより効果的。薬を使う場合は緩下作用がある成分を使います。蠕動運動を促進するマグネシウム、腸内で水分を吸収して膨らむプランタゴ（オオバコの一種）の種皮を使った便秘薬はよく知られています。センナやアロエ、ダイオウといった植物に由来する緩下剤を利用した便秘薬は多く、また、効き目が穏やかな漢方薬も人気です。

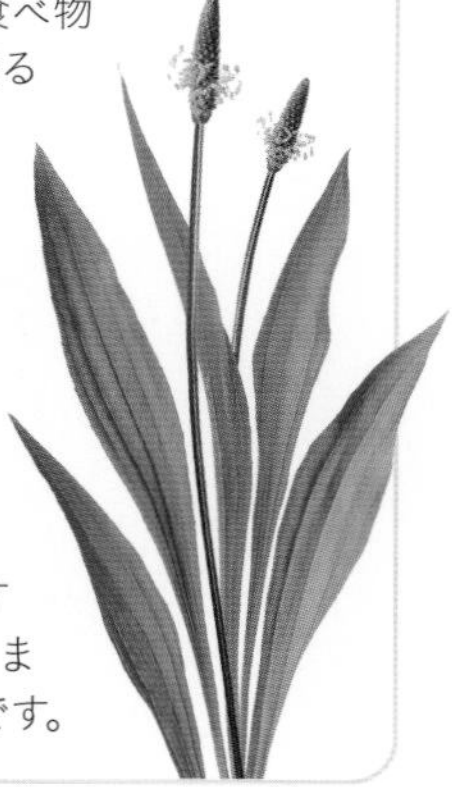

腸内マイクロビオータ

腸内細菌フローラ、腸内細菌叢（ちょうないさいきんそう）とも呼ばれ、腸管内に住み着く1000種、100兆個に及ぶ細菌群（微生物相）のこと。腸内細菌に関して最近研究が進んでいるゲノム解析は、いろいろな病気の原因究明と予防・治療に結びつくと期待されています。

便秘について

便を直腸まで送る動きが鈍いと、便が何日も大腸の中にとどまることになります。すると水分が過剰に吸収されて便が硬くなり、排便しにくくなるのが便秘。便秘は原因によっていくつかの種類に分けられます。

❶機能性便秘
大腸の運動が低下して、便が長くとどまるため、便が硬くなる。いちばん多いタイプで、運動不足、水分不足、食物繊維不足、筋力の低下などが原因。

❷痙攣（けいれん）性便秘
神経の興奮によって腸が緊張してしまい、便がうまく送られなくなる。ウサギのような硬くて小さな便になり、便秘と下痢を交互に繰り返すことも多い。ストレスや、過敏性腸症候群などが原因。

❸直腸性便秘
直腸まで便が来ているのに、排便の反射が起こらず、直腸でとどまってしまう。高齢者や寝たきりの人、排便を我慢する習慣のある人に多い。

❹器質性便秘
大腸がんなどの器質的な原因のため、便の通過障害が起こっている。
ほかにも、咳止めの薬や降圧薬などの薬剤が原因で腸の運動が抑制されて起こる場合もある。

女性が便秘になりやすい主な理由は男性よりも腹筋が弱いため、大腸が便を押し出す力が弱いからです。さらに女性ホルモンのひとつ黄体ホルモン（273ページ参照）が体内に水分や塩分を溜め込むように指示を出すため大腸の壁から水分が吸収されて便が硬くなります。特に生理前や妊娠初期に便秘になりやすいといわれています。また、無理なダイエットも便秘の一因。食事の量が減ると、便の量も減り、何日も便が出なくなります。

おならの正体は空気とガス 我慢すると悪影響

大腸に送り込まれた食べ物は腸内細菌によって分解、発酵します。このときにさまざまな種類のガスが発生し、飲み込んだ空気も腸に進みます。

腸内で発生したガスや空気は腸管に吸収されますが、大量に発生して吸収できなくなるとおならになります。つまり、おならの正体は空気とガスなのです。

おならの主な成分は窒素、水素、二酸化炭素などですが、においは食べたものによって変わります。たとえば、肉やにおいのきついものを食べた場合、においが強いアンモニアやインドール[*1]などを多く発生させるため、臭いおならになります。また、便秘で排便がないと、便とガスが腸内に溜め込まれる時間が長くなり、腐敗が進むため、においのきついおならになります。

おならを我慢すると、血液中のガス（二酸化炭素、メタン、硫化水素など）が増え、肝臓で無臭化できずに、呼気として出ます。そのため口臭が強くなることもあるので気をつけましょう。

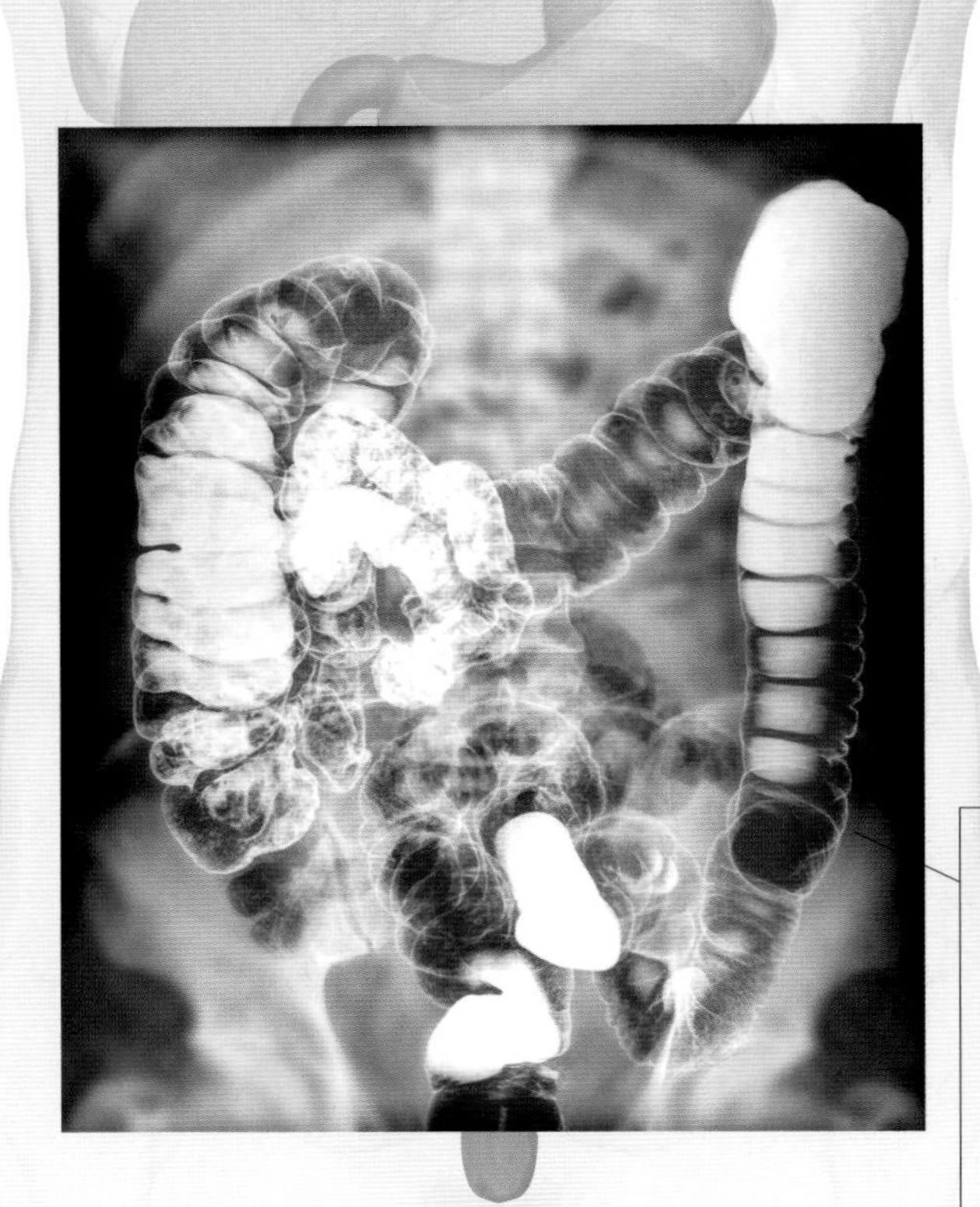

注腸検査の映像

かつては大腸検査の主役だった。食事制限と下剤により腸の中を空っぽにしてバリウムと空気を肛門から入れる。腸に病気があると、そこだけバリウムがはじかれたり、たまったりする。

＊1 インドール
たんぱく質の腐敗によって生じる化合物。哺乳類の排泄物に含まれる。

漢方 「大腸」は「肺」と表裏関係

漢方における「大腸」は六腑のひとつ。「大腸」には結腸と直腸を含む。主な働きは「糟粕の伝導」。「糟粕」とは残り物（カス）を意味し、これを排泄する機能を持つ。併せて水分を吸収する働きがあり、糞便の形成に関わっている。水分吸収が不調だと、下痢や便秘に。「大腸」は「肺」と経絡でつながっており、表裏一体をなしていて、それぞれの生理活動や病理は関連しあっている。「肺」の粛降機能の調子が排便に影響を与えるし、大腸の伝導機能の不調が原因で、呼吸器系の疾患が起こる。

おすすめ漢方

大黄甘草湯、防風通聖散、大承気湯、麻子仁丸／便秘
大黄牡丹皮湯／便秘による下腹部痛
桂皮加芍薬大黄湯／下痢と便秘を繰り返す

便秘に用いられる生薬

センナ
緩下よりも強い瀉下作用があるため、急性の便秘に使われる。刺激が強いので、使用の量や期限については、専門家のアドバイスに従って。
ダイオウ（大黄）
緩下作用があり、漢方便秘薬の主成分として知られる。
アロエ
ゼリー状の多糖類を豊富に含み、食用にもされるアロエ。瀉下作用があり、アロエ入りヨーグルトなども人気。使用量に注意すること。

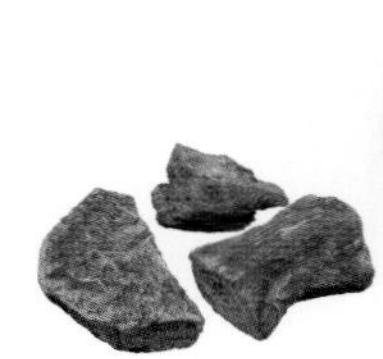
ダイオウ

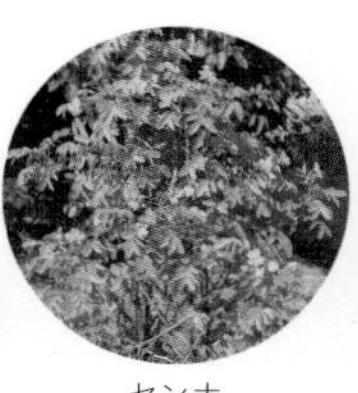
センナ

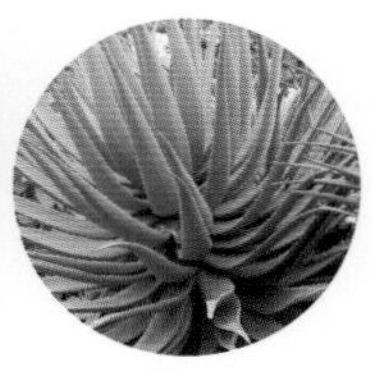
アロエ

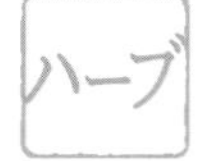

おすすめハーブ

ペパーミント／お腹の張り、過敏性腸症候群
パッションフラワー／過敏性腸症候群
ドクダミ、ごぼう、タンポポ／便秘

よい食材と食べ方

ごぼう茶とタンポポ茶

食物繊維を多く含む、野菜や果物、海藻類を積極的に摂りましょう。水溶性食物繊維は便をやわらかくし、不溶性食物繊維は便量を増やす働きがあります。また、腸の蠕動運動を活発にして腸内環境を整えるビフィズス菌や乳酸菌などを摂るとよいでしょう。ごぼうが食物繊維の宝庫であることはよく知られています。手軽に飲めるごぼう茶にも便通を促すイヌリンや粘液質が多く含まれています。また、タンポポの根のお茶にもイヌリンや粘液質が含まれ、ごぼう同様に緩下作用があるほか、肝機能を改善する作用もあります。ほろ苦さがあり、焙煎したものは「タンポポコーヒー」とも呼ばれています。

腸内環境は善玉菌と悪玉菌のバランスが大事

大腸には約1000種類、100兆を超える腸内細菌が住んでいて重さは約1～2Kg。また、体内に住む細菌の約90%が腸に住んでいるともいわれます。

腸内に住んでいる細菌は菌ごとの塊で腸壁に隙間なく張りついています。この状態が花畑のように見えることから､「腸内フローラ」と呼ばれています（正式名は「腸内細菌叢」）。

腸内フローラの主な菌は善玉菌、悪玉菌、日和見菌。その割合は、善玉菌約20%、悪玉菌約10%、日和見菌約70%。日和見菌の多くは未知の細菌だともいわれていますが、個人によりその組成に差があります。

善玉菌は腸内で食物繊維や糖などを食べて発酵活動を行い、乳酸菌などを作って腸内環境を弱酸性に整えます。腸内が酸性に傾くと、悪玉菌は増殖できなくなります。また、外から進入してくる悪玉菌の多くがアルカリ性の環境を好むので、腸内環境を弱酸性に維持しておけば、たとえ腸内に侵入しても増殖できません。

悪玉菌が優勢になり、腸内環境のバランスが崩れると、便秘や下痢が起こったり、おならが臭くなったりする原因になります。

宿便デトックスは都市伝説

便秘解消や腸内のデトックスをうたった商品の広告には、何年も腸壁に溜まった「宿便」というものがあり、その「宿便」を排出することが、美容や健康につながると主張するものがあります。しかし実際には、「宿便」というものは存在しません。腸壁は日々新陳代謝が行われており、古くなった腸壁はどんどんはがれ落ちて排出されるので、便がいつまでも腸壁に溜まっているということはあり得ないのです。

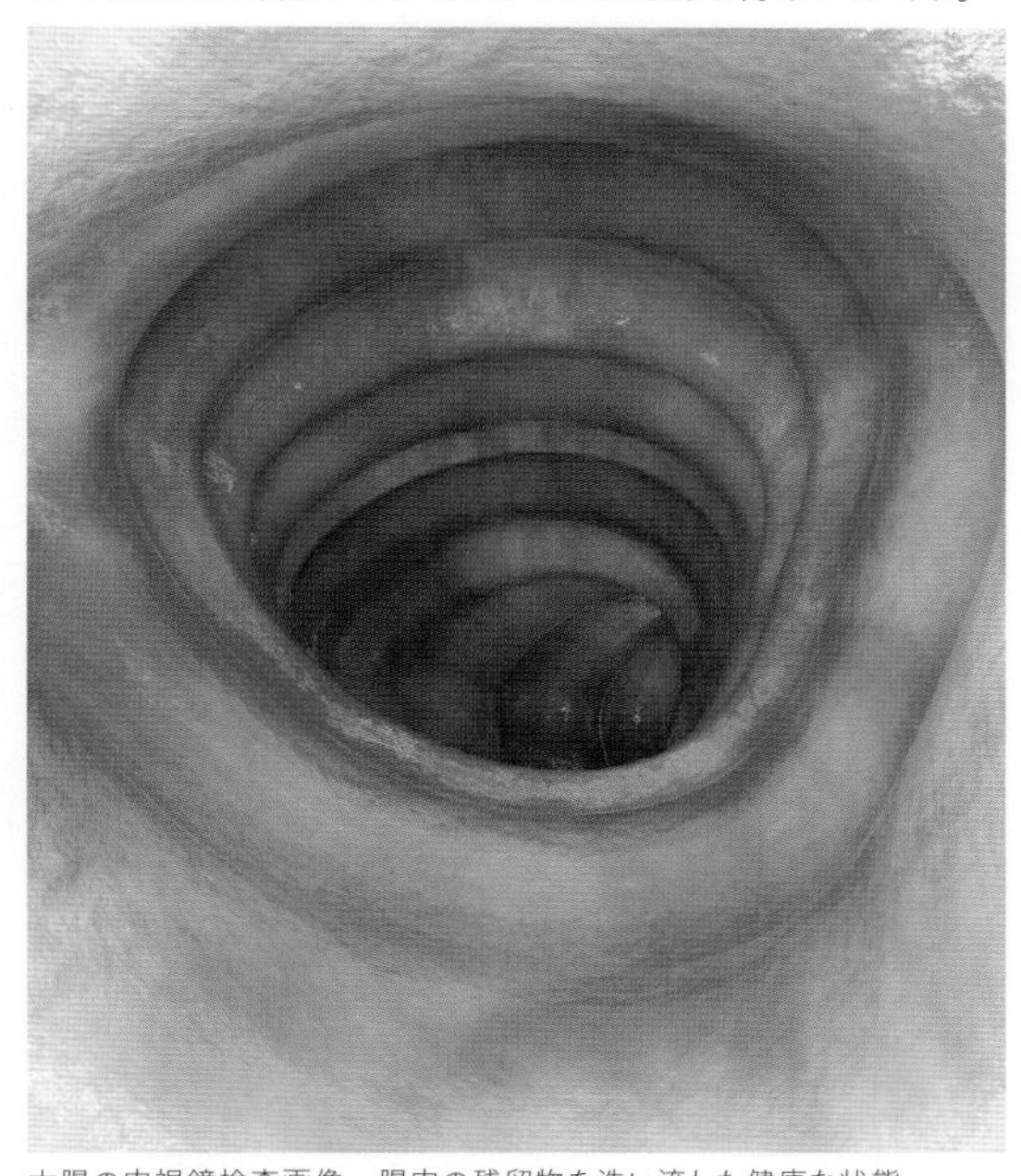
大腸の内視鏡検査画像。腸内の残留物を洗い流した健康な状態。

腸内環境

腸内環境は細菌のバランスがカギ

わたしたちの腸内には、100兆個もの細菌が住んでいます。人間の体を形成する細胞は約37兆個といわれていますが、それをはるかに超える数の腸内細菌を、お腹の中に飼っているのです。腸内細菌は、その働きによって大きく3つに分類され、人間にとってよい働きをするものを「善玉菌」、悪い働きをするものを「悪玉菌」、そのどちらでもないものを「日和見菌」といいます。「腸内環境がいい」というのは、善玉菌が悪玉菌よりも優勢になっている状態のこと。悪玉菌は下痢や便秘を引き起こしたり、種類によってはがんの原因になったりするものもありますが、人間にとって必要な役割も担っていて、ゼロにするのがよいというわけではありません。大切なのは、腸内細菌の均衡が保たれていることなのです。

腸の健康は全身の健康につながる

腸内環境が整うと、排便や肌の調子がよくなるだけでなく、体全体の免疫機能も向上します。免疫機能の向上は、風邪や病気の予防、がんリスクの低下、花粉症などのアレルギー症状の緩和にもつながります。腸は「第二の脳」といわれ、セロトニンやドーパミンなどの脳内物質の前駆体を作る働きがあることもわかっています。「幸福感」や「高揚感」など、わたしたちの心の問題にも、腸の働きが大きく関わっているのです。つまり、腸内環境の改善は、うつ病などのメンタルヘルスの問題解決にも役立つというわけです。また、肥満や糖尿病などの生活習慣病にも腸内細菌が関わっているといわれています。

このように、腸内環境は、体全体の健康と深く関わっています。便秘や下痢など、腸に問題を抱えている人はもちろん、そうでない人にとっても、腸内環境の改善を意識した生活が、一層健康な状態をもたらしてくれるでしょう。

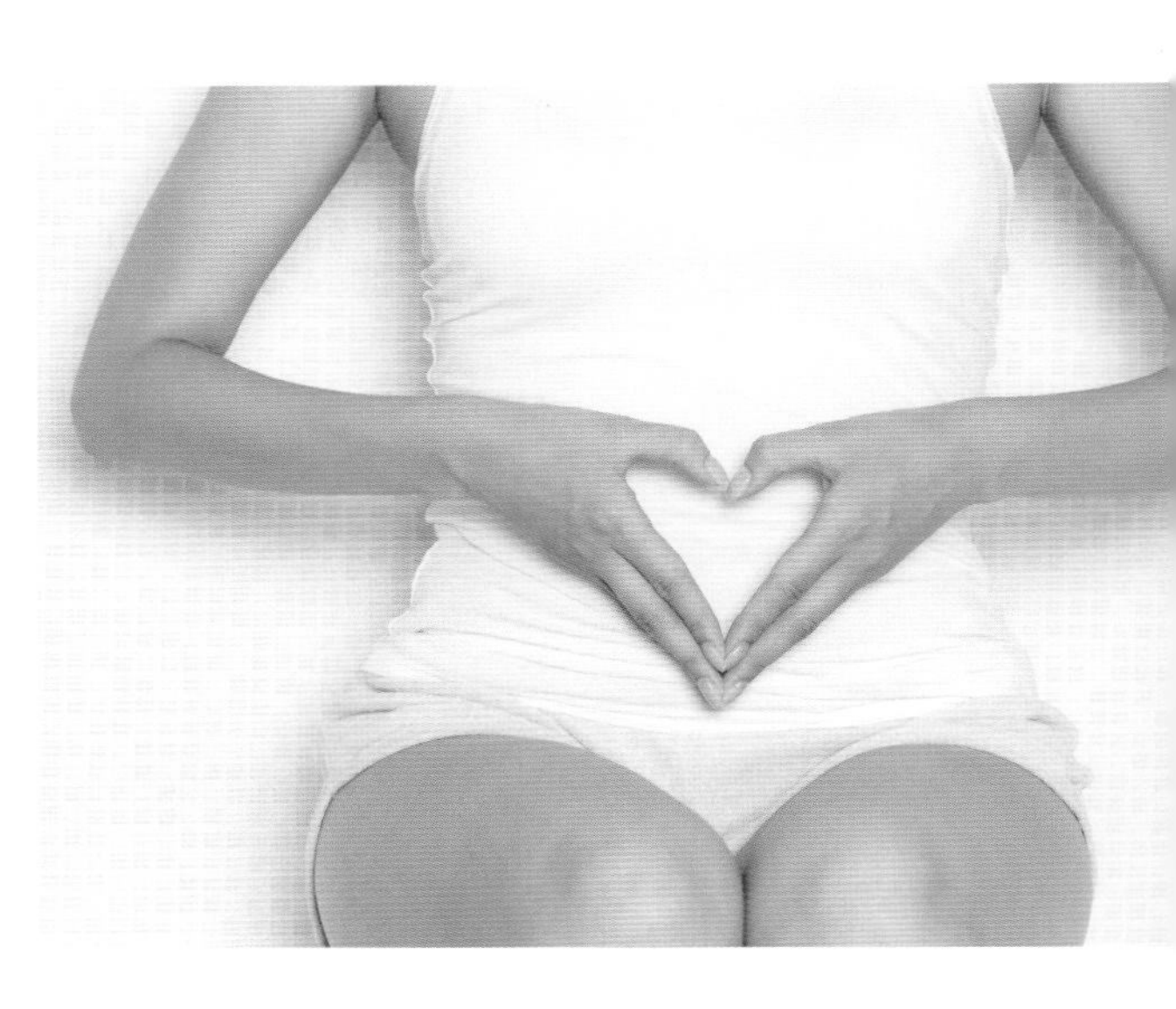

腸内環境を整える食習慣

腸内細菌は、腸に運ばれてきた食べ物から栄養を摂取して活動しています。わたしたちが食べた食事は、細菌たちの食事でもあるわけです。腸内細菌には種類によって食の好き嫌いがあるようです。善玉菌が好む食事を積極的に食べ、悪玉菌が好む食事を控えることで、腸内環境は改善されていきます。

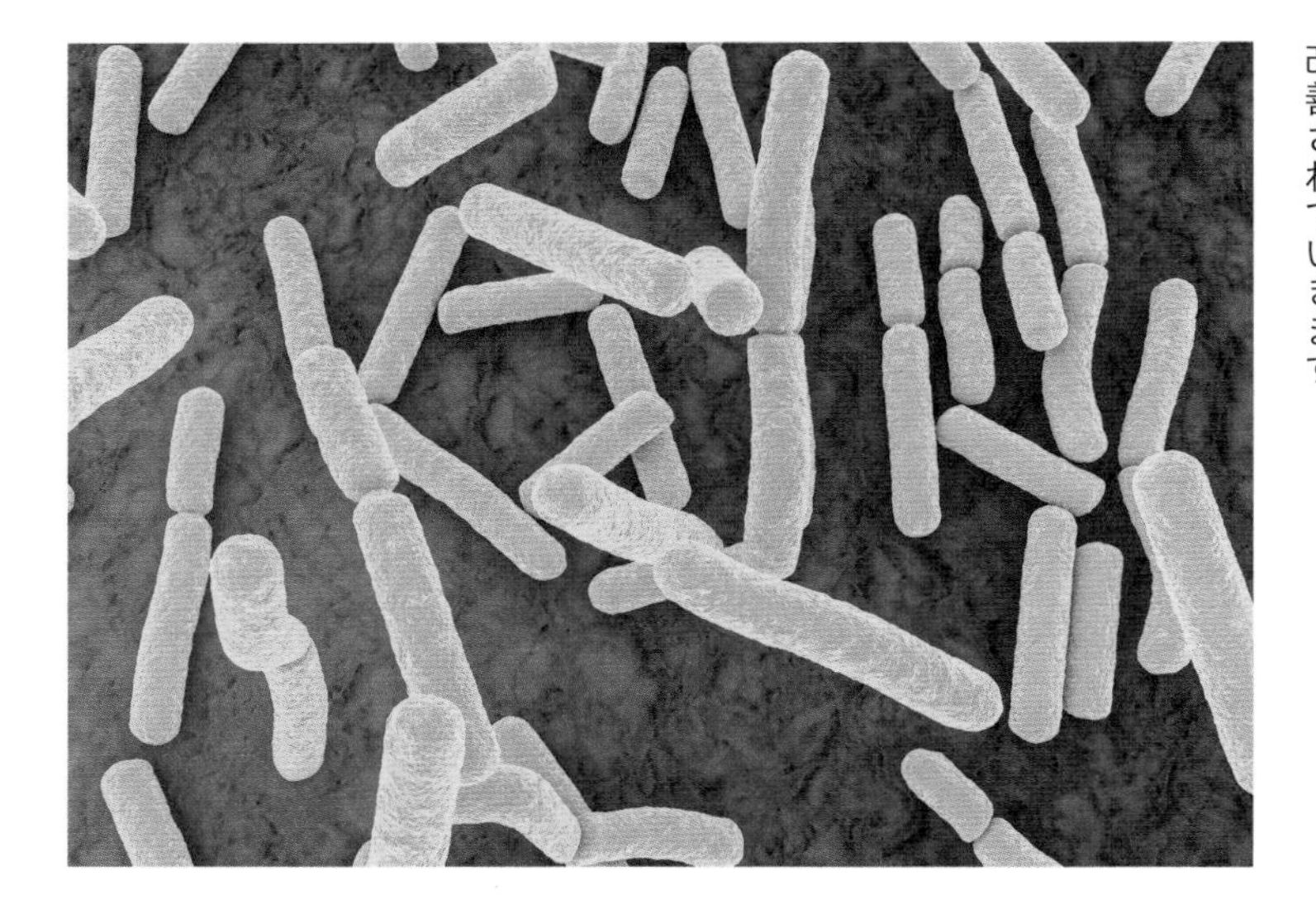

食物繊維

　食物繊維には、水に溶ける水溶性食物繊維と水に溶けない不溶性食物繊維があり、水溶性食物繊維に腸内の善玉菌を増やし、悪玉菌を減らす働きがあります。
※水溶性食物繊維が豊富な食べ物
完熟果物、芋類、（キャベツ・大根などの）野菜類、海藻類、大豆、大麦・ライ麦等の麦類
※不溶性食物繊維が豊富な食べ物
ごぼう、小麦ふすま、穀類、豆類、完熟野菜類、きのこ

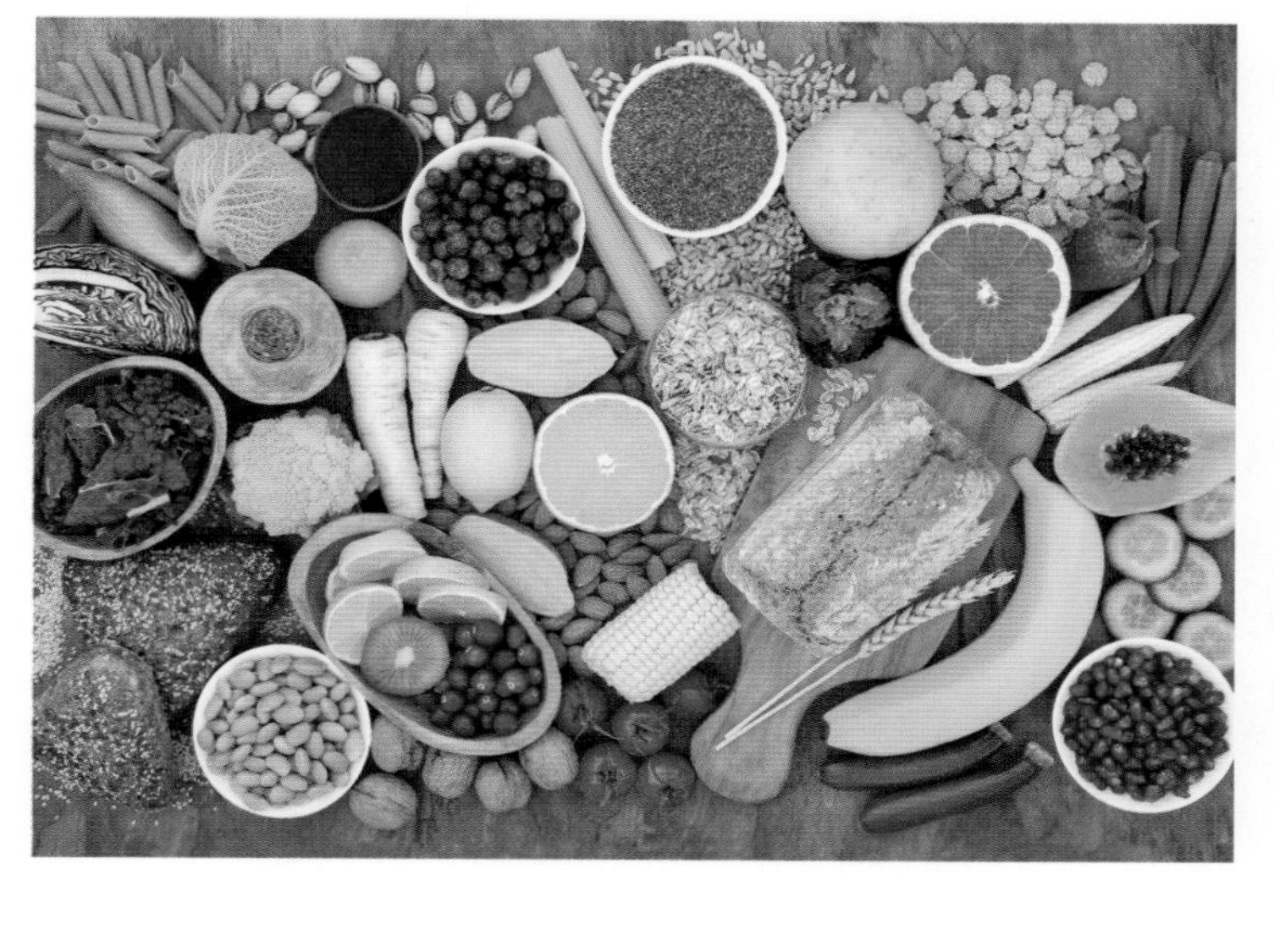

発酵食品

　善玉菌は食事から摂取することもできます。生命力が強く、生きたまま腸に到達しやすいのは、漬け物などに含まれる動物性・植物性の乳酸菌。ヨーグルトなどに含まれる動物性の乳酸菌は、ほとんどは胃酸で死滅してしまいますが、その死骸が善玉菌のエサになります。
※発酵食品
ぬか漬け、キムチ、納豆、みそ、甘酒、ヨーグルト、チーズ

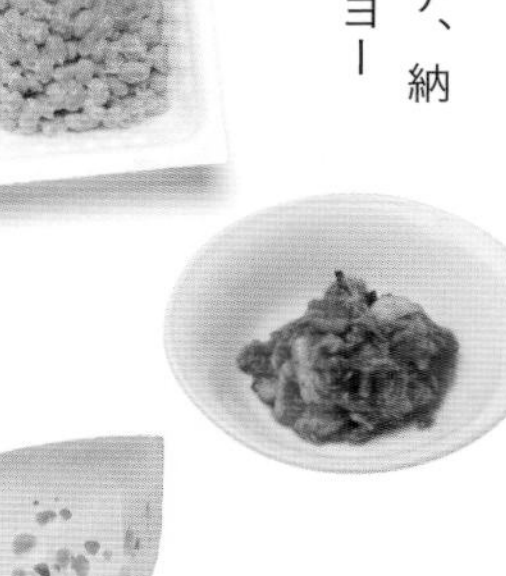

オリゴ糖

　オリゴ糖は善玉菌のエサとなって腸内環境を改善します。ダイエット志向から無糖のヨーグルトが人気ですが、腸内環境のためには、市販のオリゴ糖やオリゴ糖を含む果物を添えて食べるのがおすすめです。
※オリゴ糖を豊富に含む食べ物
たまねぎ、ごぼう、ねぎ、にんにく、アスパラガス、バナナ、りんご、大豆

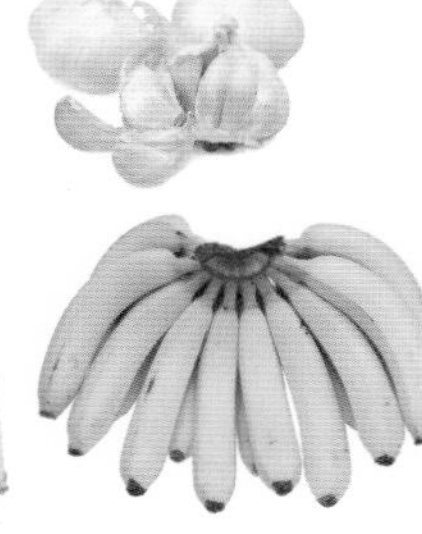

腹式呼吸で腸活！

　腸の動きは、腹筋運動や横隔膜が上下する動きによっても活発になります。ですから、日頃からよく歩いたり、笑ったりすることも、腸内環境の改善につながるのです。

　腸内環境をよくする習慣として、いつでも手軽にできるのが腹式呼吸です。腹式呼吸には自律神経を整える効果があるため、リラックスしたいときにもおすすめ。家事や仕事の合間を利用して、1時間に1回くらい意識して行うとよいでしょう。集中して行えば、その後の仕事の効率もアップします。

正しい腹式呼吸のしかた

1 骨盤を座面にしっかりと立てるようにして椅子に座る。骨盤から背骨をひとつひとつ積み上げるような感覚で背筋をまっすぐに伸ばし、軽く胸を開く。肩や首などの余分な力を抜いてリラックスする。
2 口を軽く閉じ、鼻からゆっくりと静かに息を吸い入れてお腹を風船のように膨らます。
3 鼻からゆっくりと息を吐く。おへその下あたりにある筋肉を内側に引き入れるようにしながら、すべての息を吐ききる。
4 お腹の力を緩め、鼻から自然に入ってくる呼吸でお腹を風船のように膨らます。
5 ゆったりとした気分で、3、4を10回ほど繰り返す。

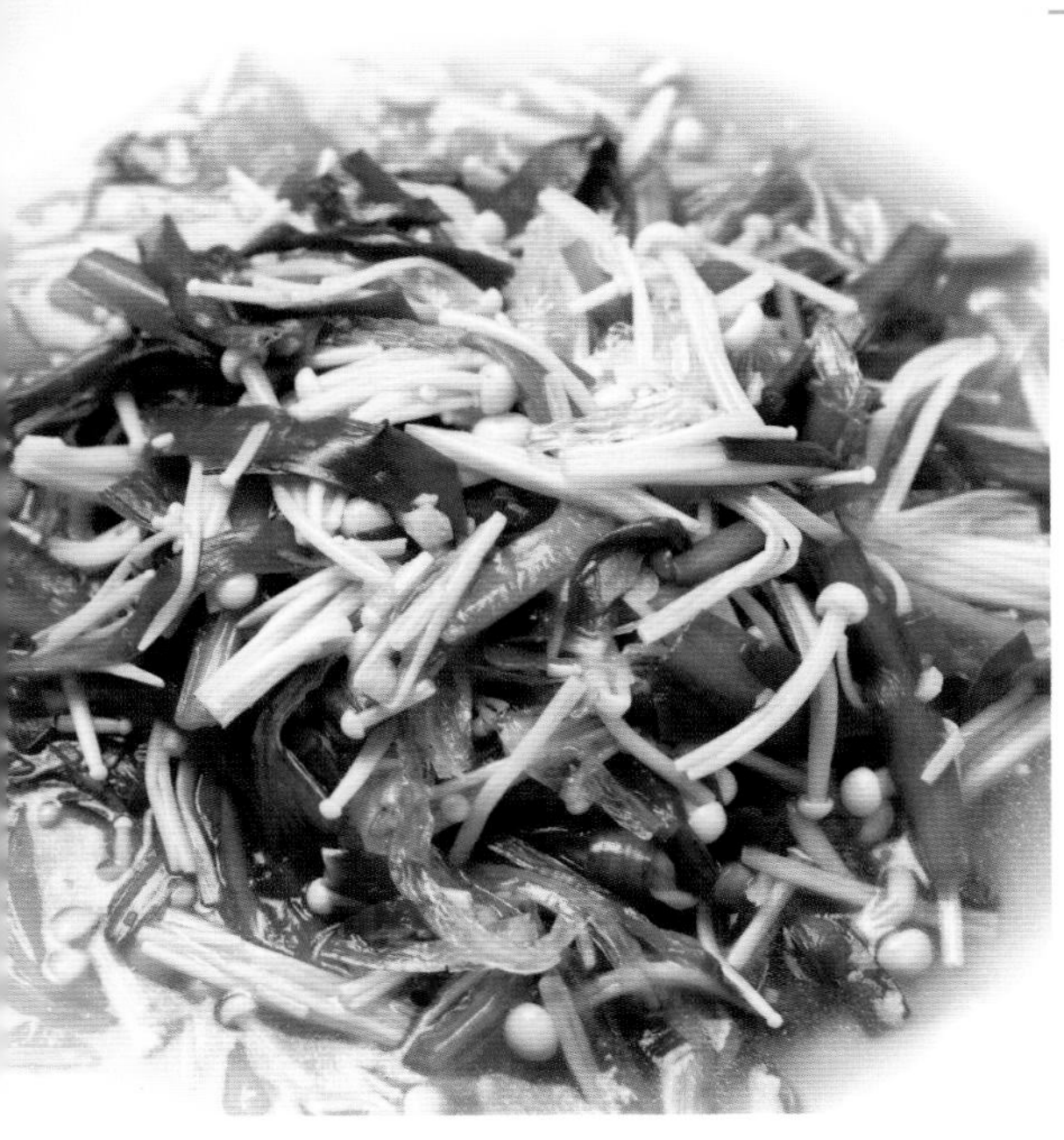

糸寒天は食物繊維豊富で
どんな料理にも使えて便利

糸寒天のピリ辛炒め

栄養価はすべて1人分の数値

エネルギー	104 kcal
糖質	5.4 g
食塩相当量	1.0 g
食物繊維	7.1 g

材料（2人分）

糸寒天（乾燥）…10g
えのきだけ…1袋
にら…1束
ごま油…大さじ1
A 赤とうがらし（小口切り）…1本
　にんにく・しょうが（各みじん切り）
　　…各大さじ1
B 湯…カップ1/2
　しょうゆ…大さじ1/2
　酢…小さじ1/3
　砂糖…小さじ1/2
　酒…大さじ1/2
　鶏がらスープの素…小さじ1/2

作り方

1 糸寒天は戻して水けをよく絞り、3cm長さに切る。えのきだけは根元を切り落として3cm長さに切る。にらは3cm長さに切る。
2 フライパンにごま油を熱し、Aを炒めて香りが立ったらえのきだけ、にらを加えてさっと炒め、混ぜ合わせたBを加えて煮立て、糸寒天を加えて全体を混ぜる。

食物繊維たっぷり
作り置きとしてもおすすめ

焼ききのこのおひたし

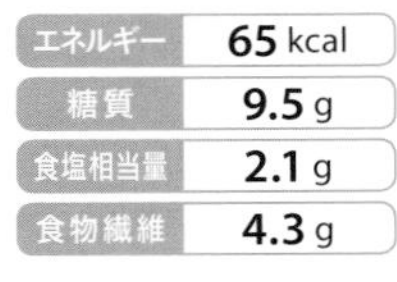

エネルギー	65 kcal
糖質	9.5 g
食塩相当量	2.1 g
食物繊維	4.3 g

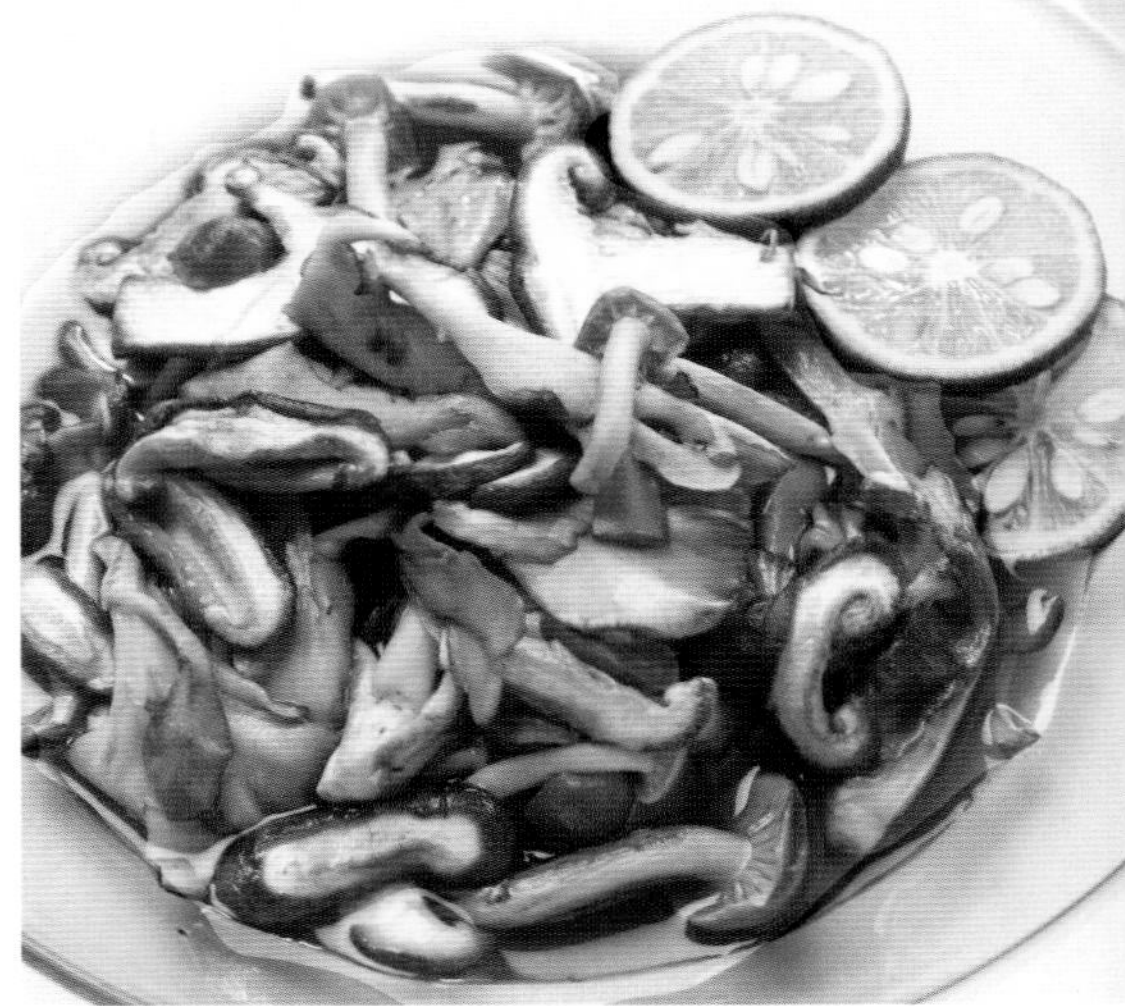

材料（2人分）

しいたけ…4個
まいたけ…1パック
しめじ…1株
A だし…カップ1
　しょうゆ…大さじ1と1/2
　酢…大さじ2
　みりん…大さじ1
　砂糖…小さじ1
　塩…少々
すだち…2個

作り方

1 鍋にAを入れてひと煮立ちさせ、粗熱を取る。
2 しいたけは薄切りにし、まいたけとしめじは大きめにほぐす。すだちは薄切りを3枚とり、残りは搾って1に加えてひたし汁にする。
3 フライパンを熱し、油をひかずに2のきのこを焼く。よい香りがし、焼き色がついたら熱いうちに2のひたし汁に入れ、30分ほどおく。仕上げにすだちの薄切りを飾る。

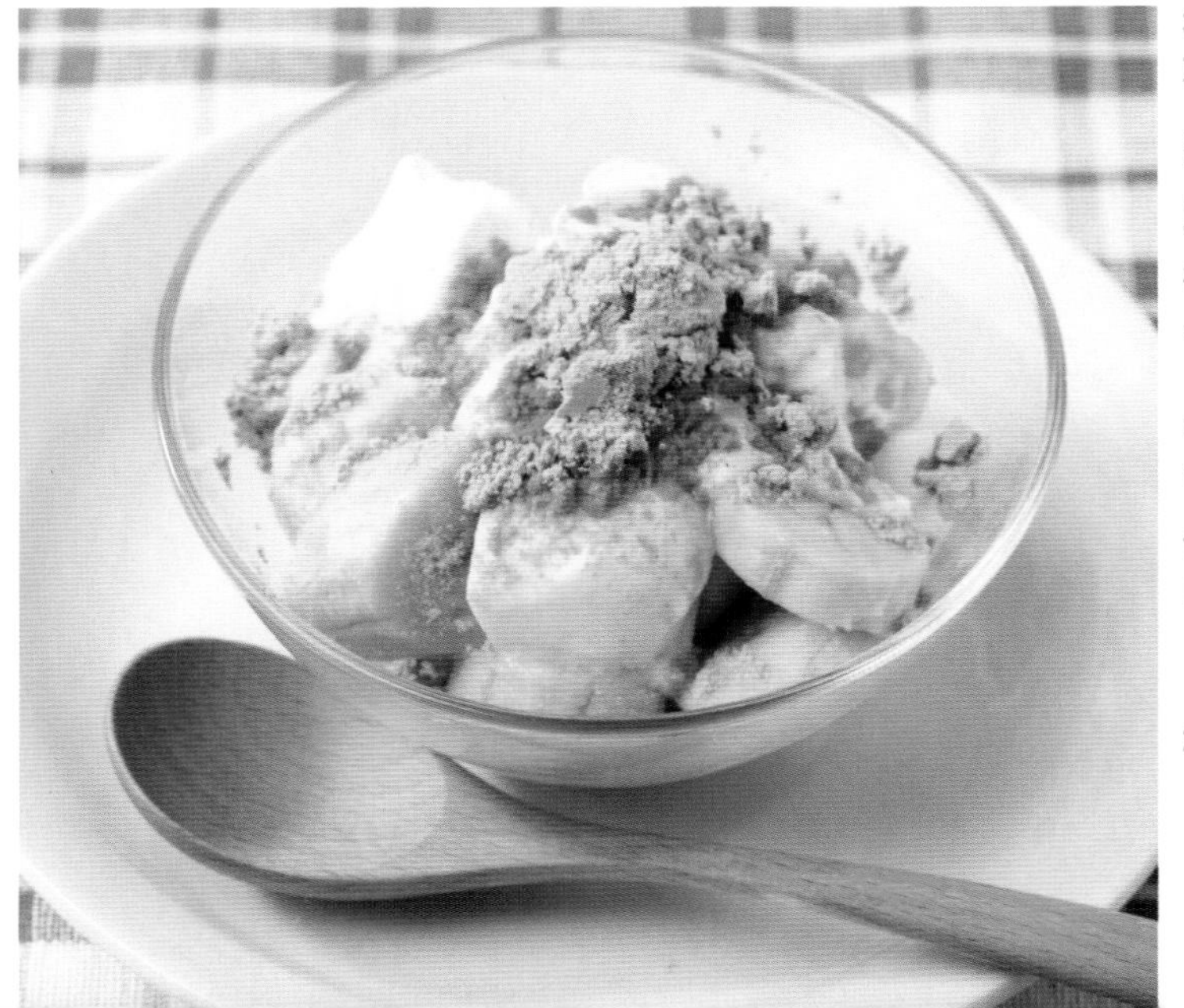

材料がシンプルだから
朝食にもぴったり

きな粉バナナヨーグルト

エネルギー	73 kcal
糖質	14.1 g
食塩相当量	0.0 g
食物繊維	1.1 g

材料（2人分）

バナナ…1本
レモン汁…少々
ヨーグルト…大さじ2
きな粉…少々

作り方

1 バナナは皮をむいて2cm幅の輪切りにし、レモンの搾り汁少々をかけてバットに並べて冷凍庫で2時間以上凍らせる。
2 器に1とヨーグルトを盛り、きな粉をふって混ぜながら食べる。

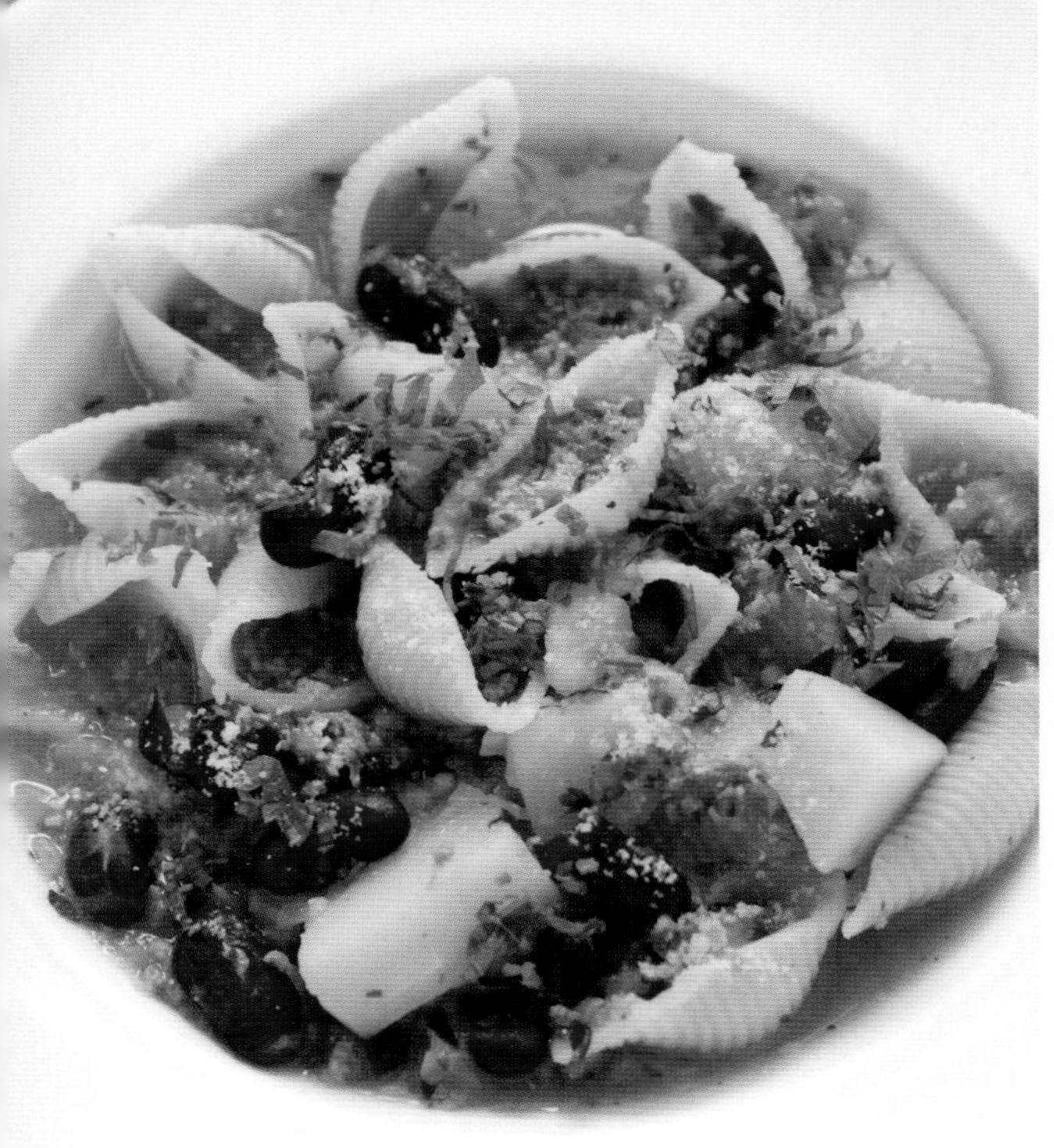

豆は食物繊維たっぷりの
たんぱく源

豆のマカロニパスタ

エネルギー	457 kcal
糖質	48.6 g
食塩相当量	0.6 g
食物繊維	10.6 g

材料（2人分）

金時豆（缶詰）…120g
たまねぎ…1/4個
セロリ…1/2本
じゃがいも…1個
豚ひき肉…50g
オリーブ油…大さじ2
水…カップ4
ローリエ…1枚
タイム・塩・こしょう…各適量
シェルマカロニ… 80g
粉チーズ…大さじ3
パセリ…適量

作り方

1 たまねぎ、セロリはみじん切りにして、じゃがいもは2cm角に切る。
2 鍋にオリーブ油を熱し、ひき肉を炒める。パラパラになったら、たまねぎ、セロリを入れてしんなりするまで炒める。
3 2に水、金時豆、ローリエ、タイム、じゃがいも、塩少々を加えてふたをし、弱火で30分煮る。
4 豆の半量を取り出してミキサーでピューレ状にする。残りの3にマカロニを加え、火が通るまで煮る。ピューレを戻してから、塩、こしょうで調味し、粉チーズ、刻んだパセリを散らす。

エネルギー	65 kcal
糖質	3.1 g
食塩相当量	1.5 g
食物繊維	5.3 g

レンジで簡単に作れる
腸活レシピ

きのこのマリネ

材料（2人分）

えのきだけ…1袋
エリンギ…2本
しいたけ…4〜5個
しめじ…1株
マッシュルーム…4〜5個
オリーブ油…小さじ2
塩…小さじ1/2

作り方

1 きのこ類は1〜2cm幅に切り、塩をまぶして耐熱皿に入れる。
2 1をラップをかけずに電子レンジに5分間かけ、水けをとばす。
3 2にオリーブ油を加えて混ぜ、冷蔵庫でひと晩おく。

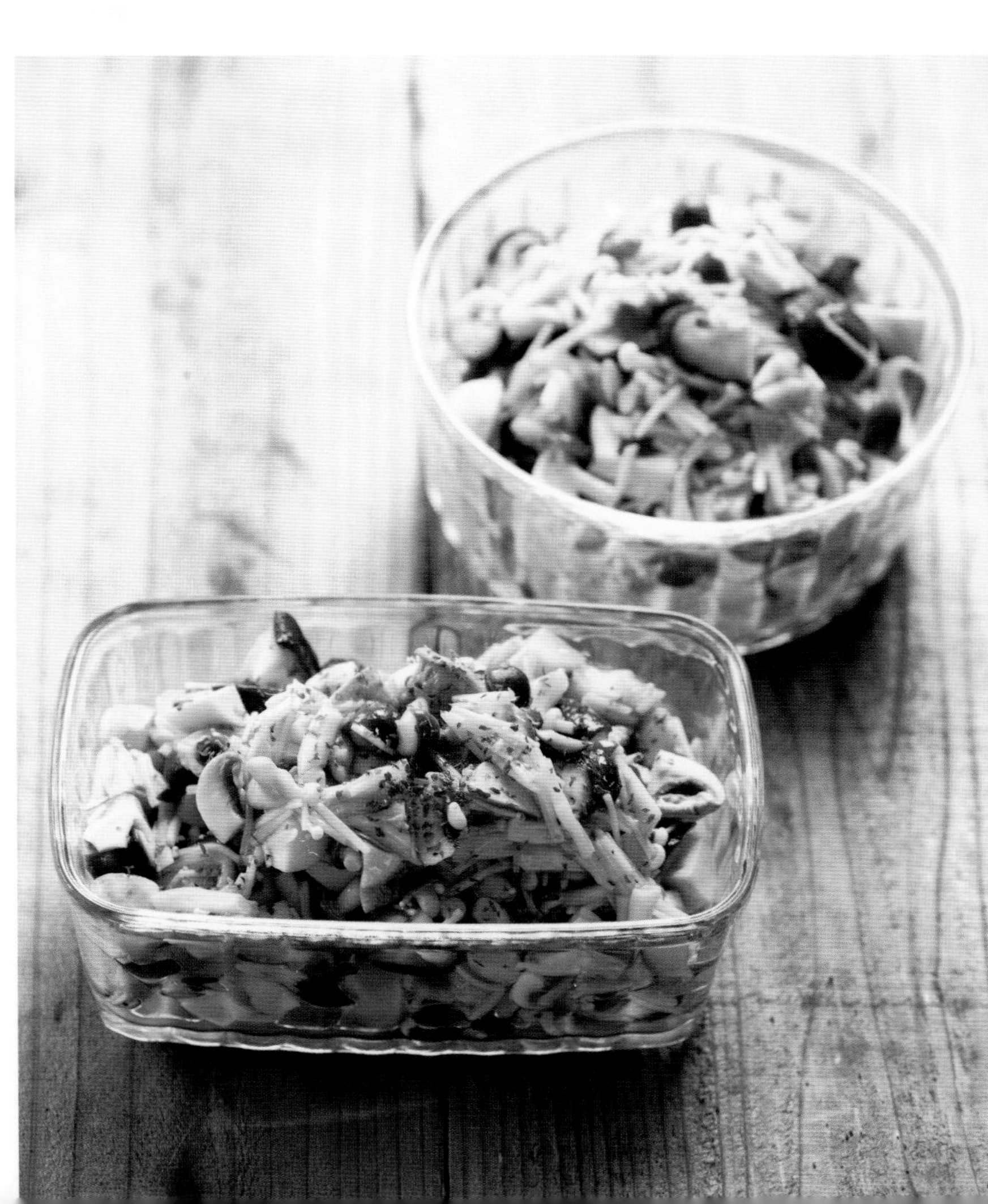

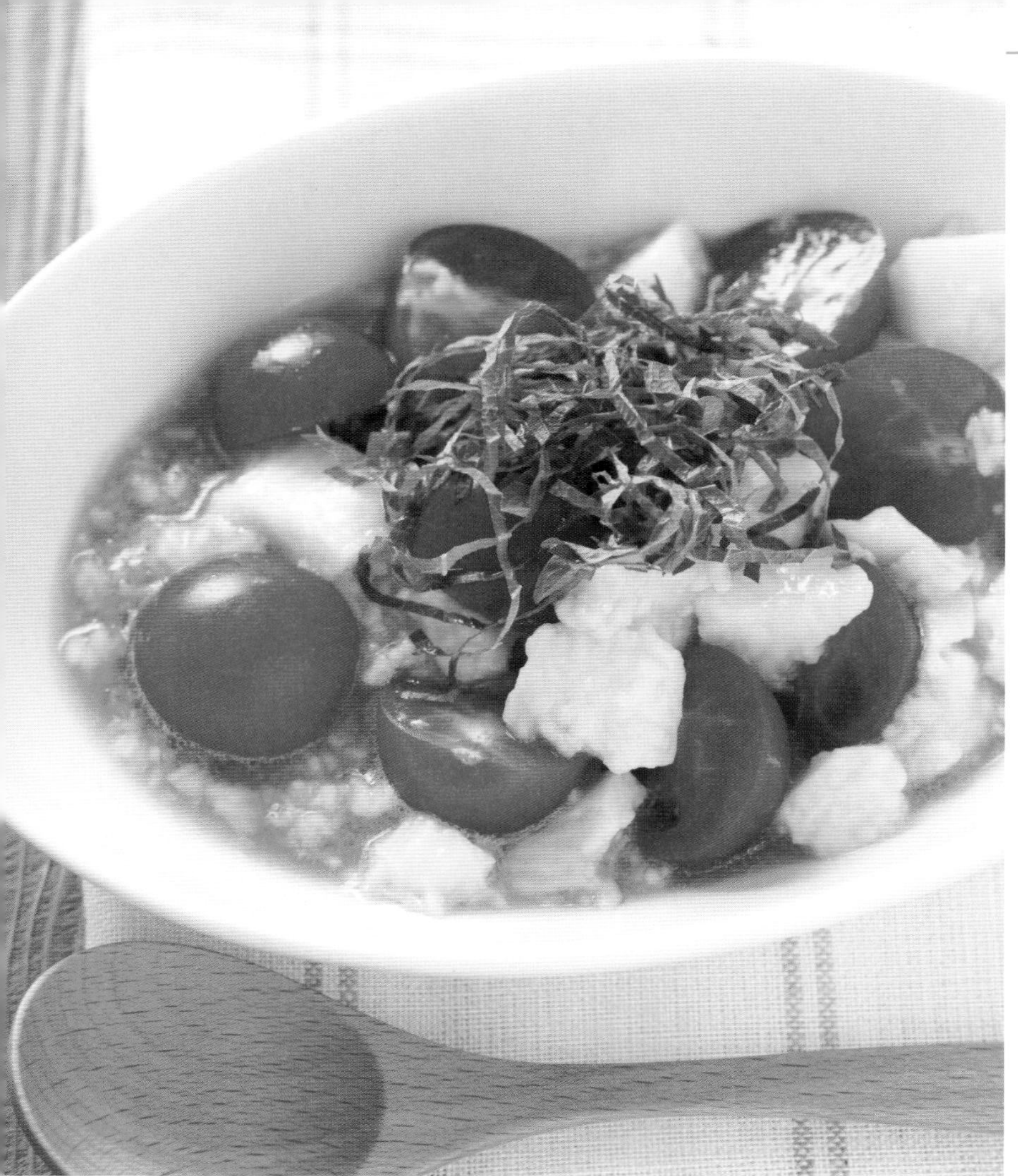

エネルギー	65 kcal
糖質	9.3 g
食塩相当量	0.4 g
食物繊維	1.1 g

長芋のネバネバが
腸内環境を整える

長芋とミニトマトの中華風サラダ

材料（2人分）
長芋…100g
ミニトマト…5個
青じそ…3枚
A ごま油・酢…各小さじ1
　しょうゆ・オリゴ糖…各小さじ1

作り方
1 長芋は皮をむき、ポリ袋に入れてめん棒などで食べやすい大きさにたたく。ミニトマトは半分に切る。Aはよく混ぜ合わせておく。
2 1をボウルに入れて混ぜ合わせ、器に盛ってせん切りにした青じそをのせる。

食物繊維たっぷりで
満足感のあるおかず

れんこんと鶏肉のピリ辛甘酢炒め

エネルギー	237 kcal
糖質	15.3 g
食塩相当量	2.6 g
食物繊維	2.6 g

材料（2人分）
れんこん…小1節
鶏肉…100g
ししとうがらし…6〜8本
ごま油…大さじ1
A 酢・水…大さじ1
　豆板醤…小さじ1
　オリゴ糖・酒…各大さじ1/2
　かたくり粉・鶏がらスープの素…各小さじ1/2

作り方
1 れんこんは皮をむいて乱切りにし、水にさらして水けをきる。鶏肉はひと口大に切る。ししとうがらしは種を取り、3等分に切る。
2 フライパンにごま油を中火で熱し、鶏肉とれんこんを加えて炒める。れんこんが透き通ってきたら混ぜ合わせたAを加えて味を調え、よく炒め合わせる。

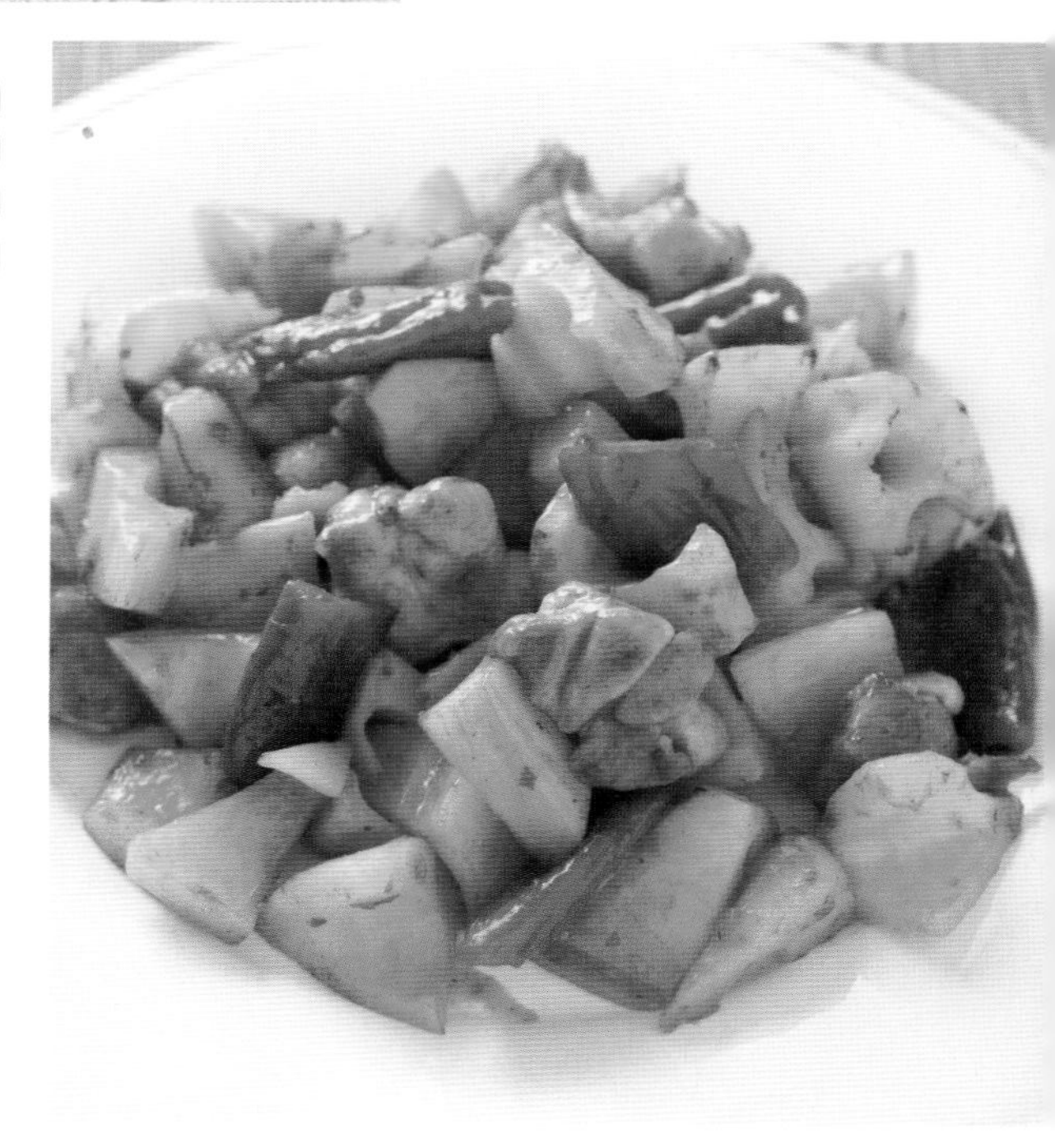

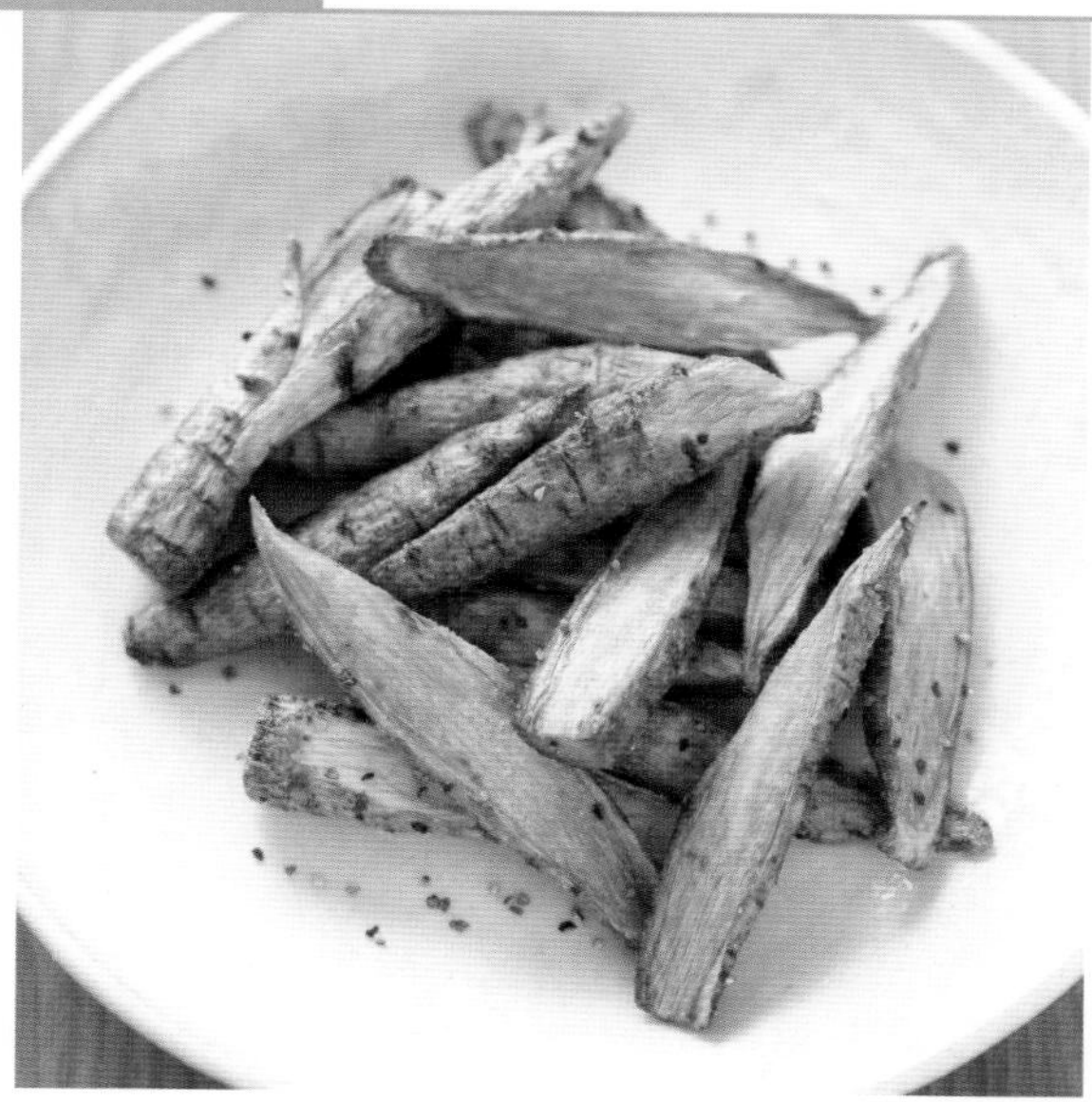

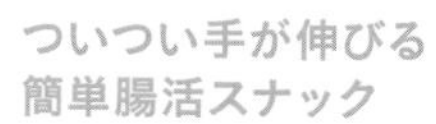

ついつい手が伸びる
簡単腸活スナック

ごぼうのフライ

エネルギー	123 kcal
糖質	8.8 g
食塩相当量	0.1 g
食物繊維	5.1 g

材料（作りやすい分量）

ごぼう…200g
揚げ油…適量
塩・粗びき黒こしょう…各適量

作り方

1 ごぼうはよく洗って水けを取り、乱切りにする。
2 1を170℃に熱した揚げ油でしっかりと揚げ、油をきって、塩、粗びき黒こしょうをまぶす。

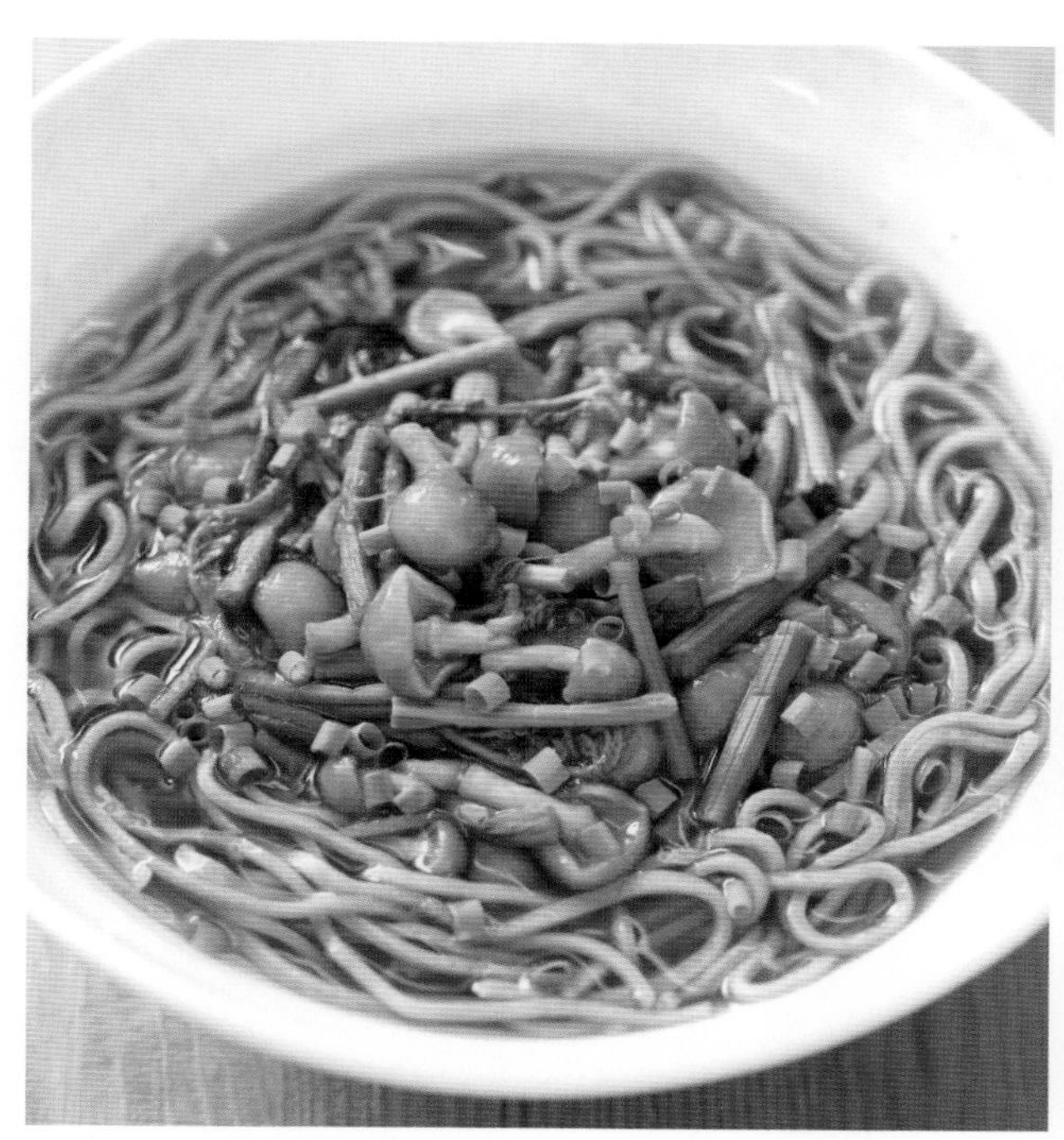

なめこには不足しがちな
水溶性食物繊維が豊富

なめこと山菜のとろろ昆布そば

エネルギー	235 kcal
糖質	41.3 g
食塩相当量	3.3 g
食物繊維	6.7 g

※塩分が多いので、汁は残して

材料（2人分）

なめこ…1袋
山菜（水煮）…100g
青ねぎ…3本
とろろ昆布…5g
A 水…カップ1と1/2
　めんつゆ（3倍濃縮）…カップ1/2
　しょうがのすりおろし…1/2かけ分
そば…2人分

作り方

1 なめこ、食べやすく切った山菜はさっとゆで、ざるに上げる。ねぎは小口切りにする。
2 鍋にAを入れて温め、とろろ昆布を加えて全体に溶け込ませる。
3 そばは袋の表記通りにゆで、ざるに上げて水にさらし、水けをきって器に盛り、2をかけて1をのせる。

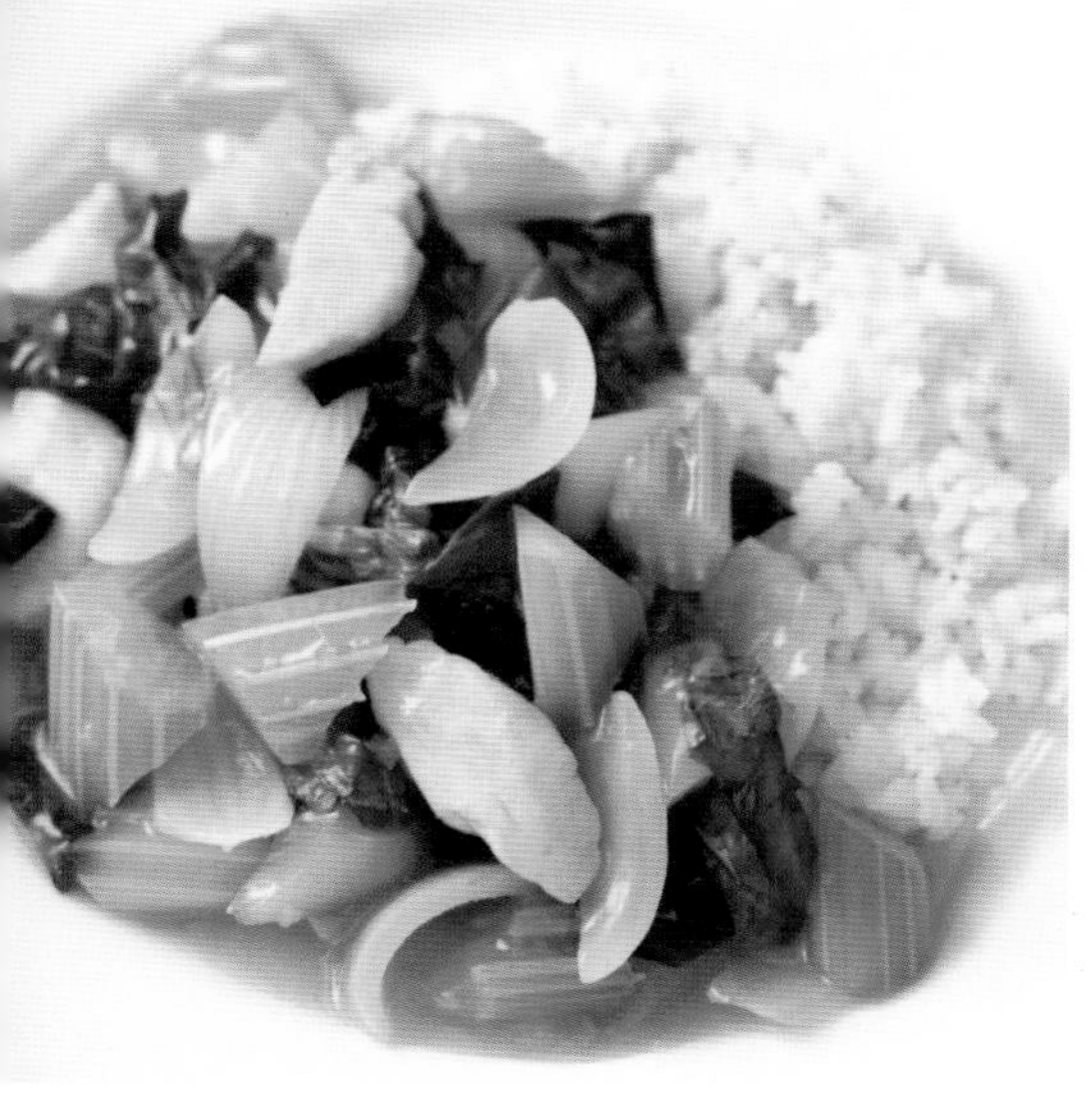

丼ものには
野菜をたっぷりと使って

セロリのあんかけ丼

エネルギー	380 kcal
糖質	53.2 g
食塩相当量	1.9 g
食物繊維	5.9 g

材料（2人分）

セロリ…1本
鶏ささみ…2本
たまねぎ…1/2個
きくらげ（乾燥）…5g
ごま油…大さじ1/2
A 水…カップ1
　酒…大さじ2
　中華スープの素…小さじ2と1/2
　しょうがのすりおろし…小さじ1
　かたくり粉…大さじ1
雑穀ご飯…茶碗2杯分

作り方

1 セロリの茎は乱切りに、葉はざく切りにする。ささみはひと口大に切る。きくらげは水で戻してざく切りにする。たまねぎは乱切りにする。
2 フライパンにごま油を中火で熱して1を加えて炒め、肉の色が変わったら混ぜ合わせたAを加え、煮立たせてとろみをつける。
3 器にご飯を盛り、2をかける。

野菜の食物繊維とヨーグルトの
乳酸菌が腸内環境を整える

ヨーグルトポトフ

エネルギー	365 kcal
糖質	39.9 g
食塩相当量	1.9 g
食物繊維	6.0 g

材料（2人分）

ウインナー…4本
たまねぎ…1個
じゃがいも…小2個
にんじん…1/2本
キャベツ…1/4個
A 水…カップ2
　固形ブイヨン…1個
プレーンヨーグルト
　…カップ1
塩・こしょう…各適量

作り方

1 たまねぎは皮をむいてくし形切りにする。じゃがいもはよく洗って切り目を入れる。にんじんは縦に四つ割りにする。キャベツは半分に切る。
2 鍋にA、1、ウインナーを入れて中火で加熱し、煮立ったら弱火にして野菜がやわらかくなるまで15分ほど煮る。ヨーグルトを加えて混ぜ、火を止めて塩、こしょうで味を調える。

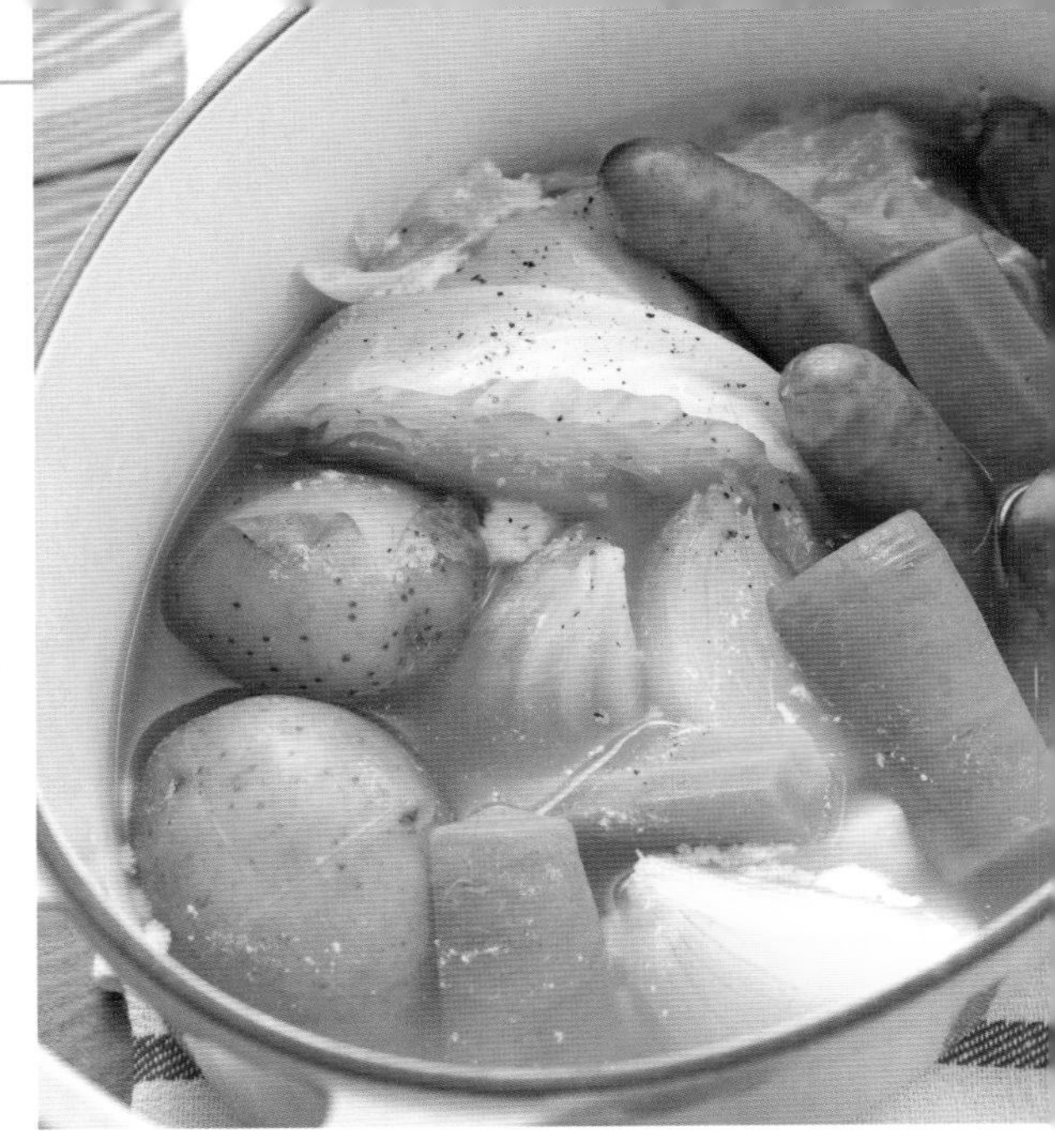

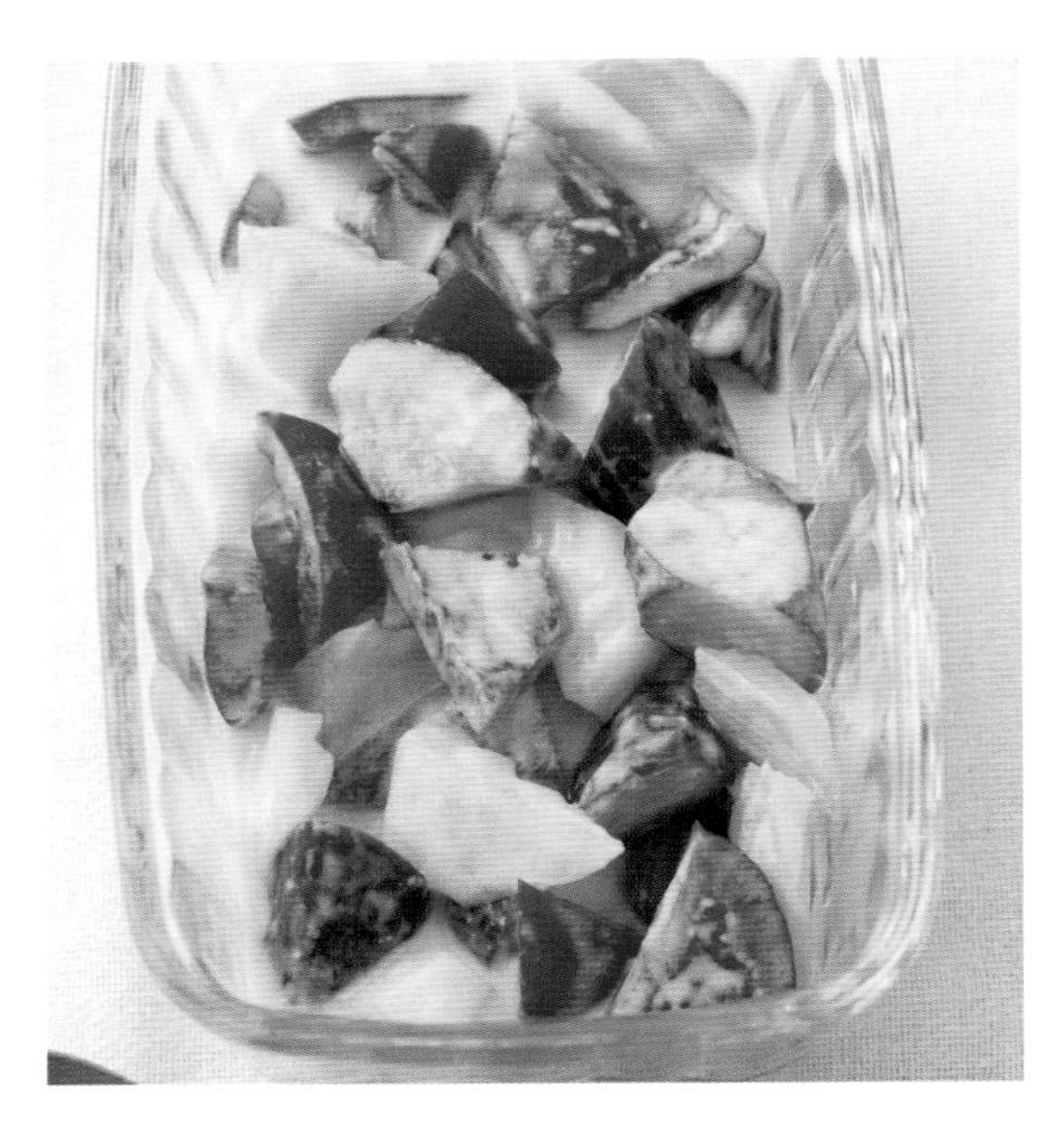

腸にうれしい
簡単漬け物

野菜のヨーグルト塩麹漬け

エネルギー	70 kcal
糖質	12.3 g
食塩相当量	2.6 g
食物繊維	1.3 g

材料（作りやすい分量）

パプリカ（赤）…1/2個
セロリ…1/2本
きゅうり…1本
A 塩麹…大さじ2
　プレーンヨーグルト…カップ1/4

作り方

1 パプリカ、セロリ、きゅうりは乱切りにする。
2 ポリ袋にAを入れて1を加えて手でよくもみ、空気を抜いて密封して冷蔵庫でひと晩置き、味をなじませる。冷蔵庫で2〜3日保存可能。

納豆には腸内の
悪玉菌を減らす効果が

玄米納豆チャーハン

エネルギー	482 kcal
糖質	59.3 g
食塩相当量	2.7 g
食物繊維	6.1 g

材料（2人分）

炊いた玄米…茶碗2杯分
牛切り落とし肉…50g
ごぼう…15cm
にんじん…1/3本
青ねぎ…4本
納豆…1パック
卵…1個
ごま油…大さじ1
A 鶏がらスープの素…小さじ1
　しょうゆ…大さじ1と1/2
　塩・こしょう…各適量

作り方

1 牛肉は粗く刻む。ごぼう、にんじんは5mm角に切る。ねぎはみじん切りにする。
2 フライパンにごま油半量を熱し、納豆と溶き卵を加えて炒め、卵がふわりとしたら取り出す。
3 2のフライパンに残りのごま油を熱し、1を加えて炒め、玄米、2を加えて米がパラパラになったらAで味を調える。

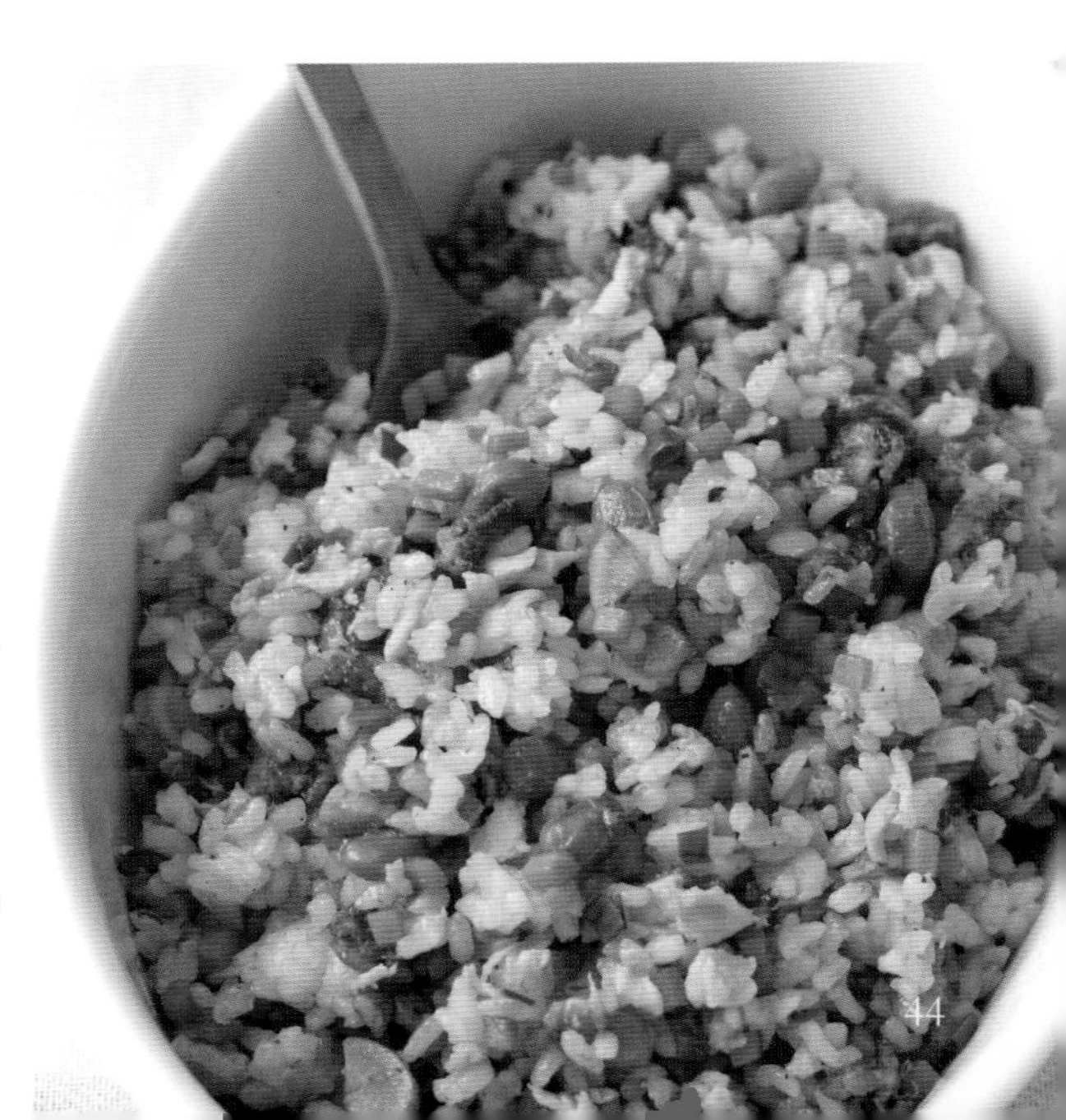

玄米には白米の約5倍の
食物繊維が含まれる

玄米とにんじんのスープ

エネルギー	284 kcal
糖質	30.7 g
食塩相当量	1.3 g
食物繊維	2.0 g

材料（2人分）

炊いた玄米…100g
にんじん…1/2本
たまねぎ…1/4個
バター…10g
固形ブイヨン…1個
牛乳…カップ2
塩・こしょう・粗びき黒こしょう
…各適量

作り方

1 にんじんは5mm厚さの半月切りにする。たまねぎは薄切りにする。
2 鍋にバターを溶かし、1、玄米を加えて炒める。野菜にバターがなじんだらひたひたの水（分量外）、ブイヨンを加えて野菜がやわらかくなるまで煮る。
3 2をミキサーに入れて牛乳を加え、なめらかになるまで攪拌（かくはん）したら、鍋に戻し入れて火にかけ、塩、こしょうで味を調える。
4 器に3を盛り、粗びき黒こしょうをふる。

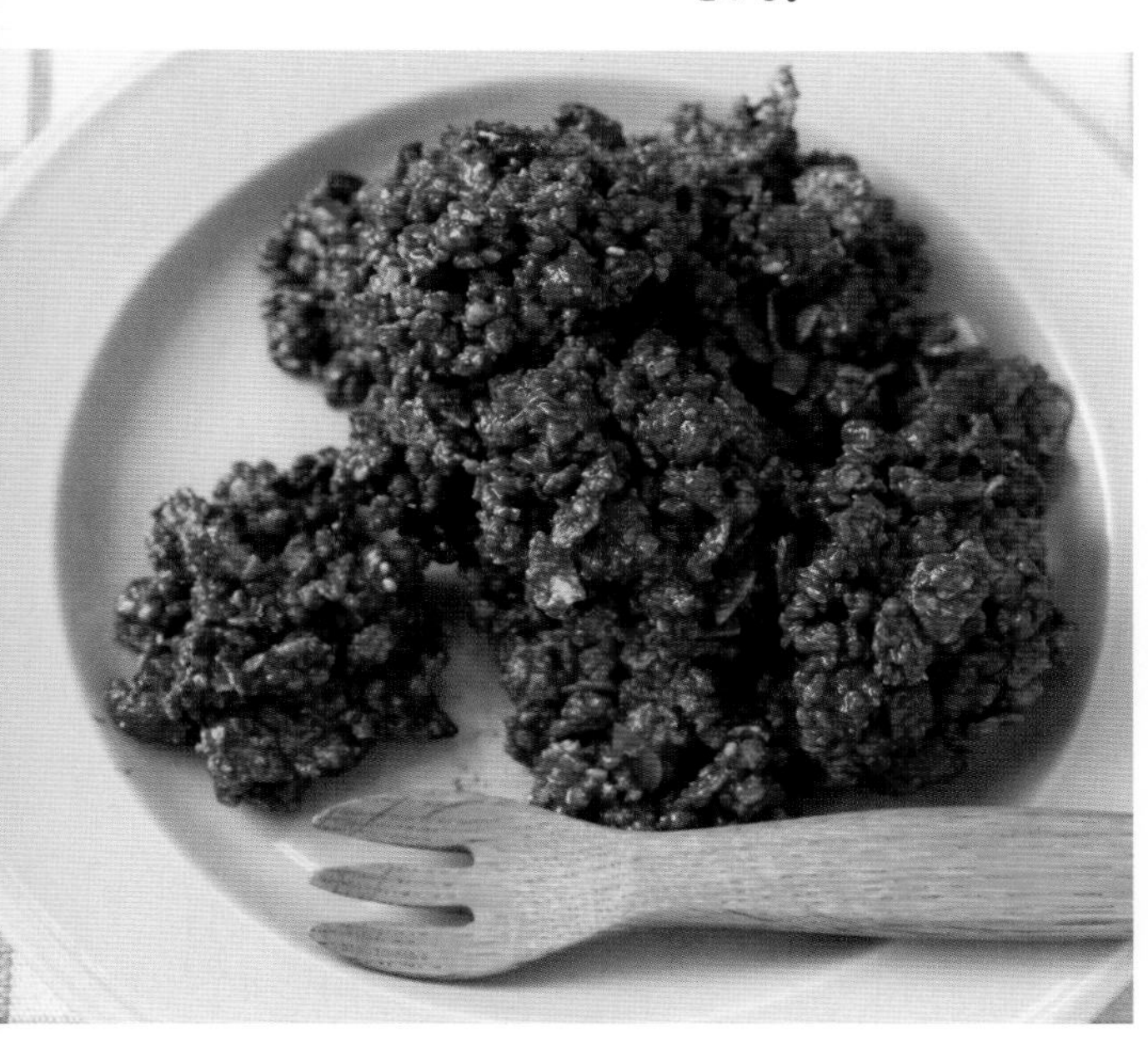

簡単に作れる
食物繊維たっぷりのおやつ

チョコグラノーラ

エネルギー	464 kcal
糖質	54.1 g
食塩相当量	0.4 g
食物繊維	4.2 g

材料（4人分）

チョコレート…160g
グラノーラ（市販品）…150g
ドライフルーツ…50g
玄米フレーク…30g

作り方

湯せんで溶かしたチョコレートにグラノーラと刻んだドライフルーツ、玄米フレークを加えてよく混ぜ合わせ、ひと口大ずつクッキングペーパーにのせる。冷蔵庫で冷やし固める。

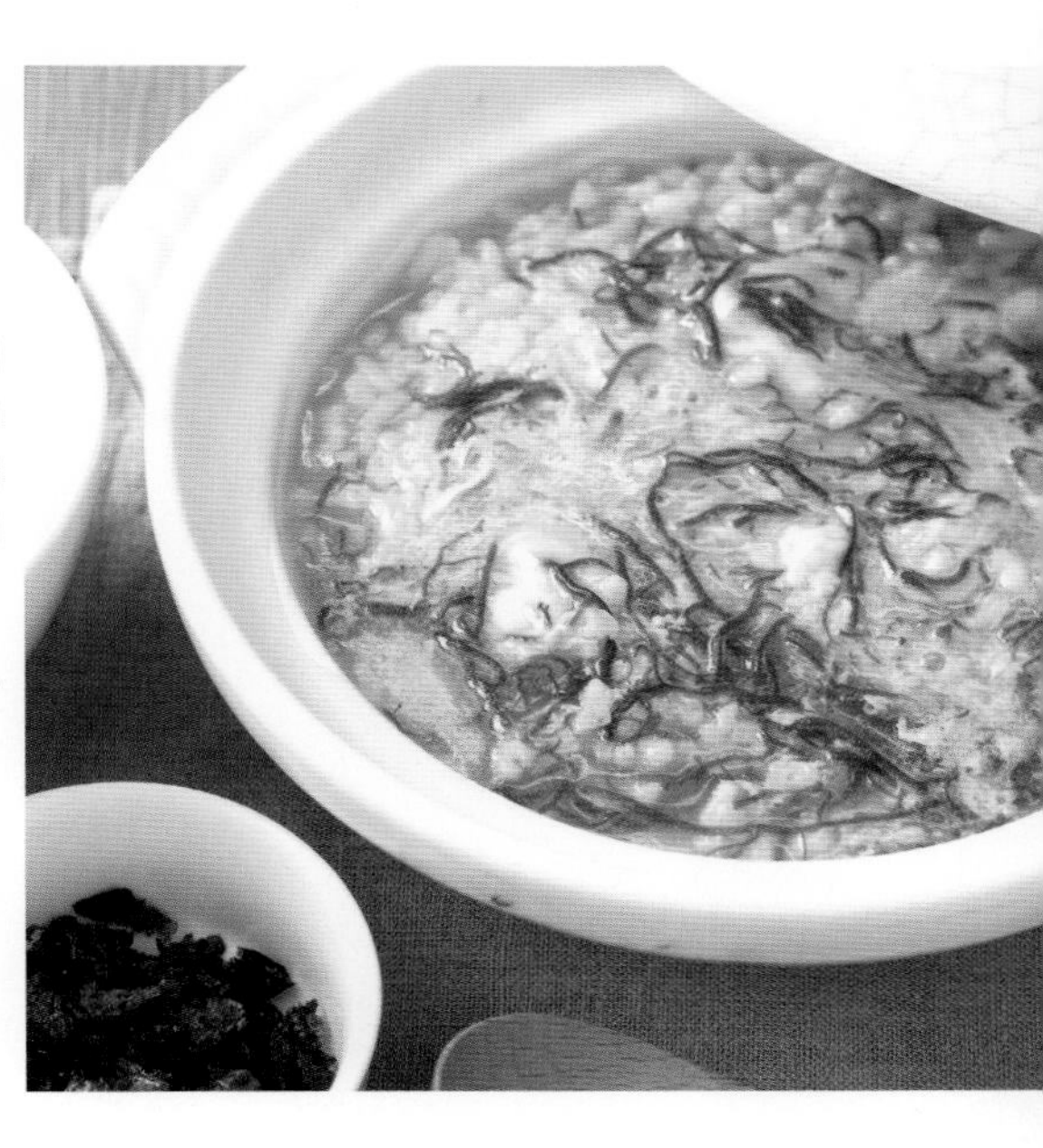

食物繊維たっぷりで
満足感がある

もずく雑炊

エネルギー	174 kcal
糖質	28.9 g
食塩相当量	0.8 g
食物繊維	1.0 g

材料（2人分）

もずく…70g
ご飯…150g
卵…1個
A だし…カップ3/4
しょうゆ・酒・みりん…小さじ1
塩…少々
しょうがのすりおろし…少々
もみのり…適量

作り方

1 鍋にA、ご飯を入れて中火にかける。
2 沸騰したら弱火にし、ご飯がやわらかくなったらもずく、しょうがを加えて全体を混ぜる。溶き卵を回し入れ、30秒ほぐしたら火を止めてふたをし、卵を半熟にする。器によそって、食べる直前にのりをのせる。

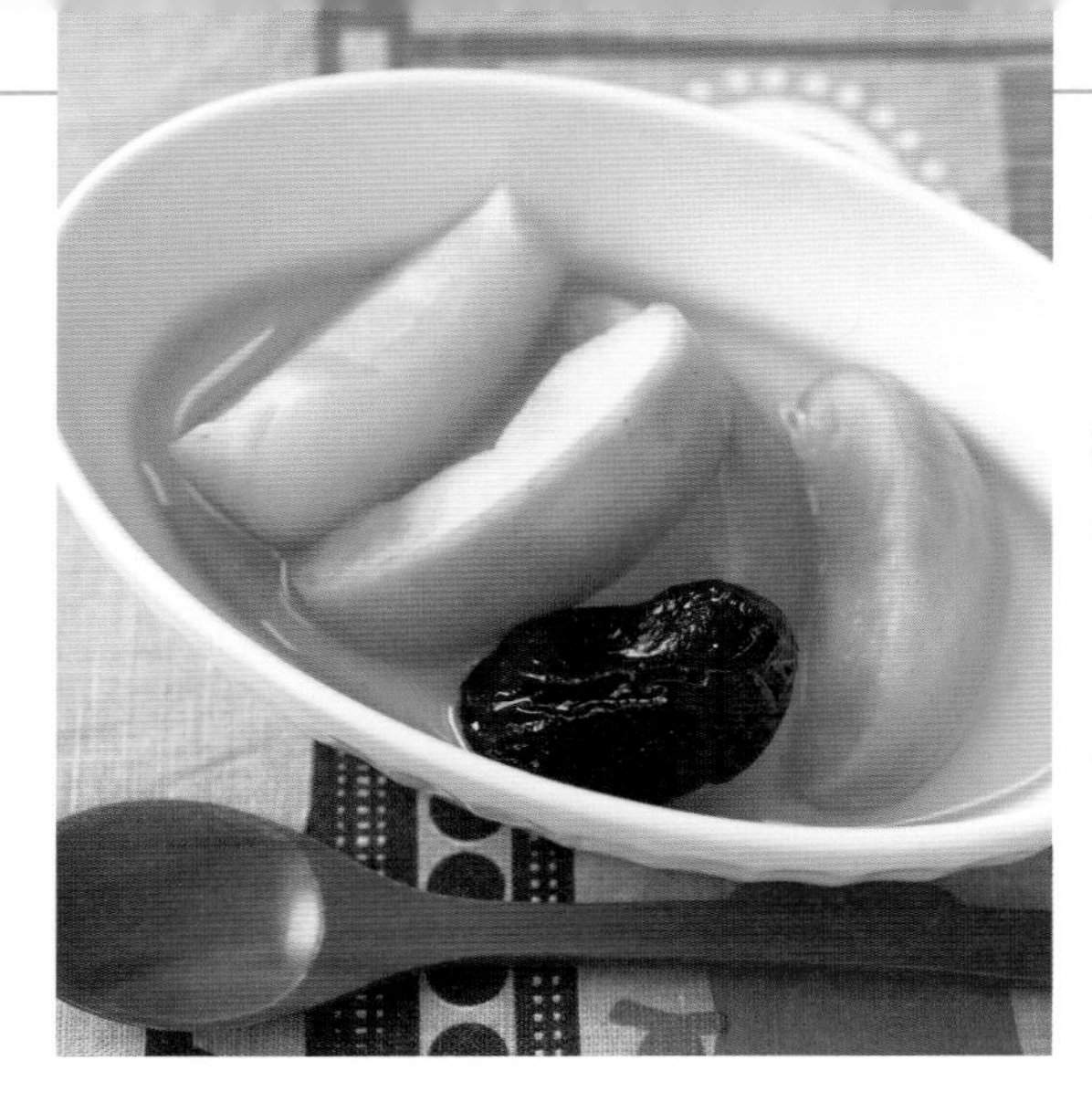

プルーンはフルーツの中でも
トップクラスの食物繊維量

りんごとプルーンのコンポート

エネルギー	212 kcal
糖質	45.0 g
食塩相当量	0.0 g
食物繊維	2.7 g

材料(2人分)
りんご…1個
プルーン…2個
白ワイン…大さじ6
オリゴ糖…大さじ4

作り方
1 りんごは皮付きのまま縦に八つ割りにし、芯を除く。
2 1とプルーンを耐熱容器に入れ、白ワインとオリゴ糖を加え、ラップをふんわりかけて電子レンジに4分かける。粗熱が取れたら冷蔵庫に入れて冷やして食べる。

バナナには整腸作用のある
オリゴ糖が含まれる

バナナのココナッツぜんざい

エネルギー	436 kcal
糖質	74.4 g
食塩相当量	0.1 g
食物繊維	2.6 g

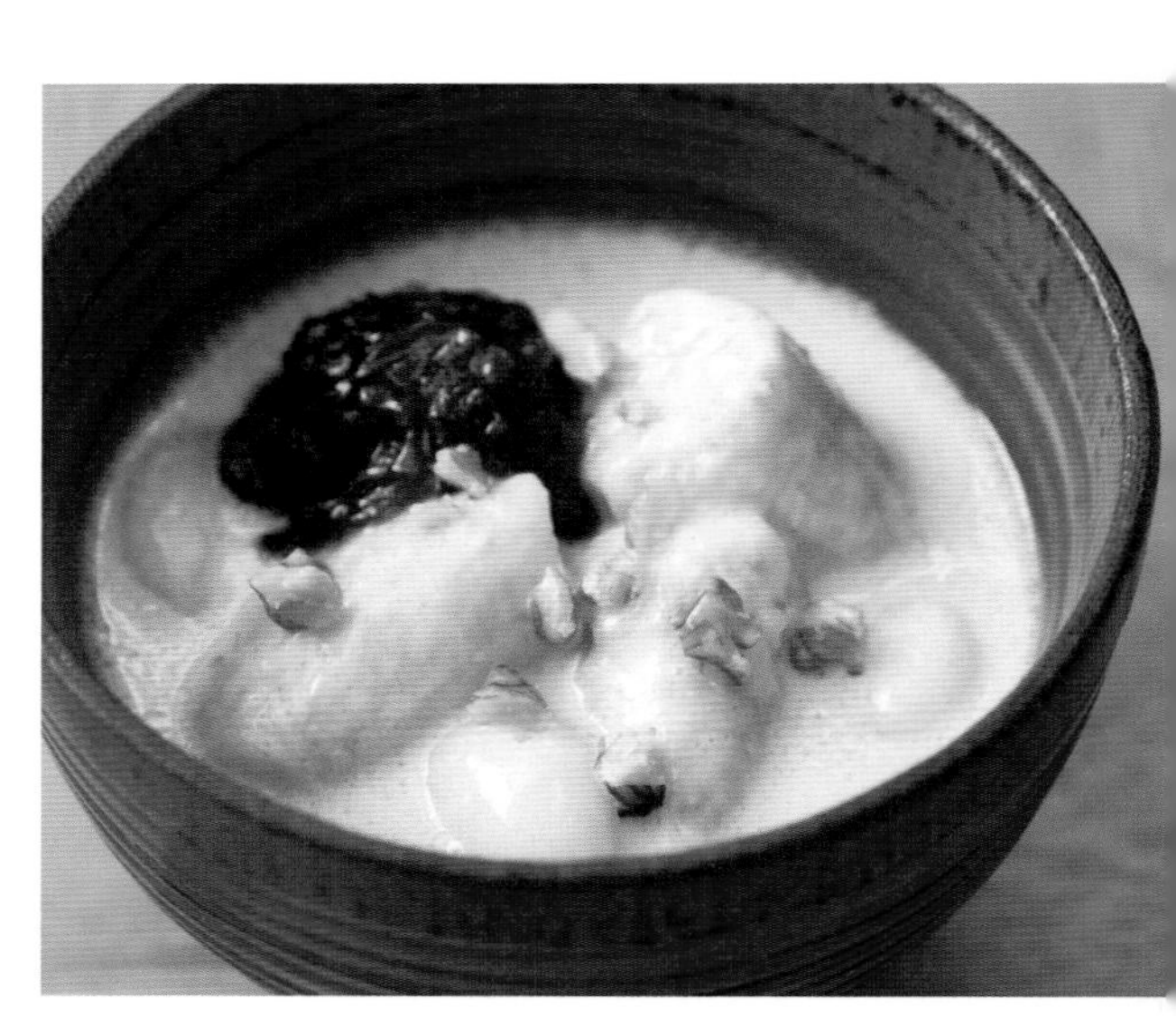

材料(2人分)
白玉粉…50g
バナナ…2本
ココナッツミルク
…カップ1/2
牛乳…カップ1/4
コンデンスミルク
…大さじ3
あんこ(市販品)…大さじ2
好みのナッツ…適量

作り方
1 白玉10個を白玉粉の袋の表記通りに作る。バナナは皮をむいて4等分に切る。
2 鍋にココナッツミルク、牛乳、コンデンスミルク、バナナを入れ、バナナが温かくなるまで煮て白玉を加える。器に盛り、白玉、あんこを添え、好みのナッツを散らす。

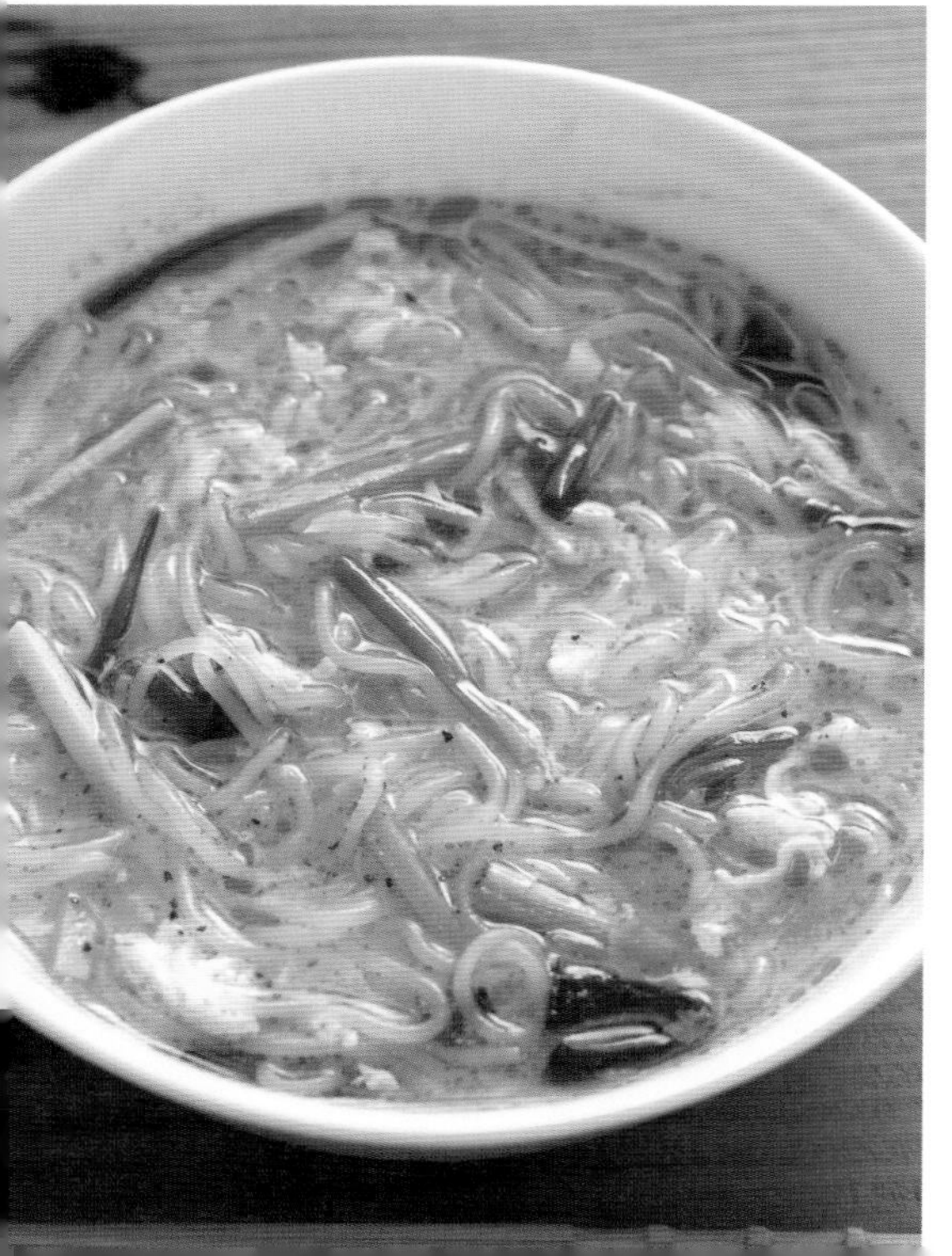

食物繊維豊富な食材が
たっぷり摂れる

糸こんにゃくの酸辣湯(サンラータン)風

エネルギー	129 kcal
糖質	9.5 g
食塩相当量	2.4 g
食物繊維	3.0 g

材料(2人分)
糸こんにゃく…80g
鶏ささみ…1本
にんじん…1/4本
きくらげ(乾燥)…3g
たけのこ(水煮)…50g
青ねぎ…3本
A 水…カップ3
　鶏がらスープの素…大さじ1
B しょうゆ…小さじ1
　酒…大さじ1
　塩・こしょう…各適量
C 水・かたくり粉…大さじ1
卵…1個
酢…大さじ3
ラー油…適量

作り方
1 糸こんにゃくは熱湯でゆで、ざるに上げて、食べやすい長さに切る。ささみは筋を除き、斜め薄切りにする。にんじんはせん切り、きくらげ、たけのこは細切り、ねぎは食べやすい長さに切る。
2 鍋にAを入れて火にかけ、煮立ったら1を加えて3～4分煮込み、Bで味を調える。混ぜ合わせたCでとろみをつけて火を弱め、溶き卵、酢を加えて再び火を強め、卵が半熟になったら大きくかきまぜてラー油を加える。

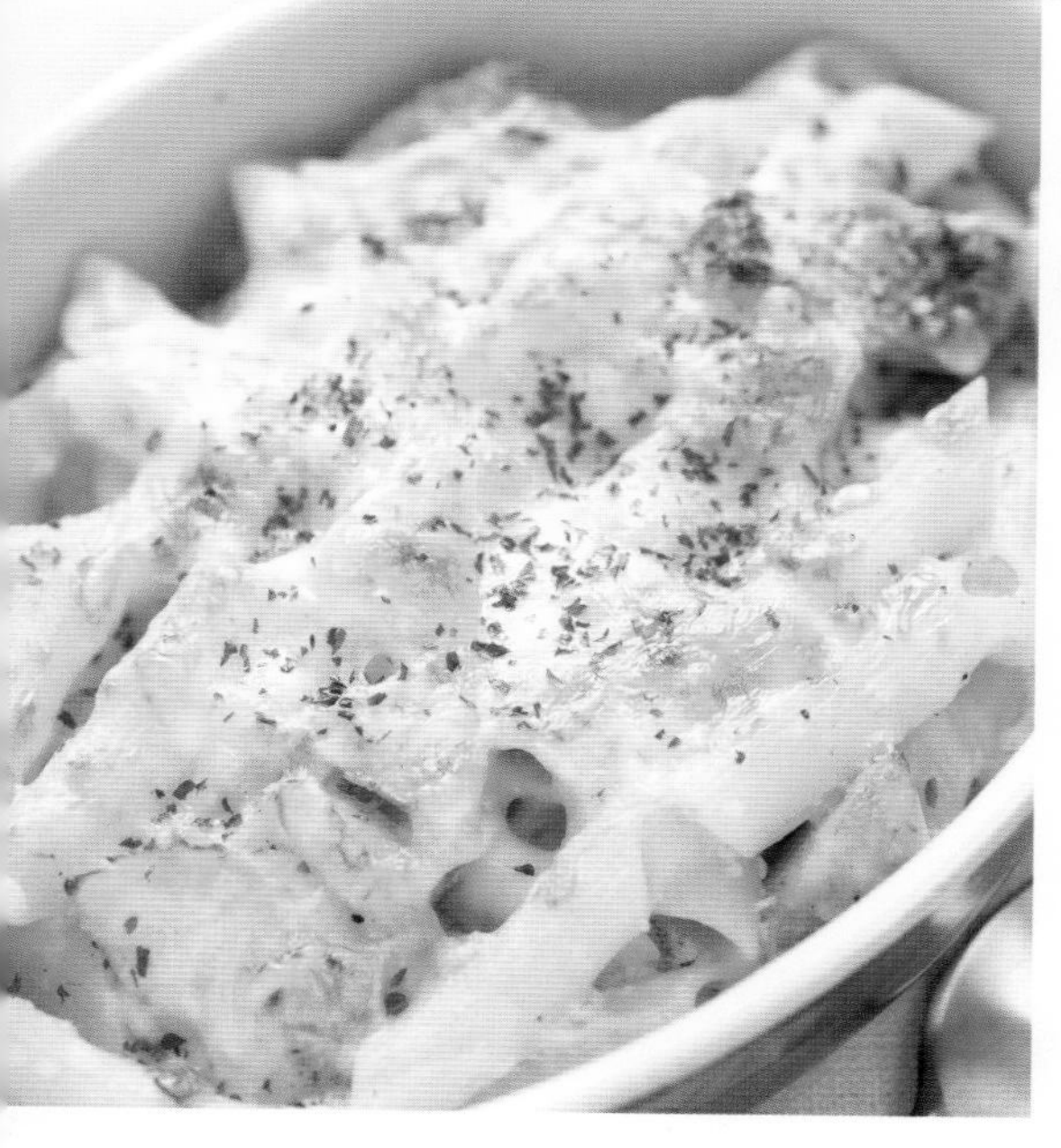

酒粕に含まれる成分が
腸内の善玉菌を増やす

酒粕のホワイトソースグラタン

エネルギー	836 kcal
糖質	72.7 g
食塩相当量	1.4 g
食物繊維	4.6 g

材料（2人分）

- 生さけ…2切れ
- たまねぎ…1/2個
- ペンネ…150g
- 塩・こしょう…各少々
- オリーブ油…小さじ2
- 白ワイン…大さじ1
- 酒粕…50g
- A 牛乳…カップ1と1/2
  - 塩…少々
  - 白みそ…大さじ1
- ピザ用チーズ…50g
- ドライパセリ…適量

作り方

1. さけは5、6等分に切り、塩、こしょうをまぶす。たまねぎは薄切りにする。ペンネは袋の表記通りにゆでる。
2. フライパンにオリーブ油を熱し、さけを両面こんがりと焼いて白ワインをかけ、取り出す。同じフライパンにたまねぎを入れて炒める。
3. 2にちぎった酒粕を入れ、Aを加えて弱火で混ぜながらとろみが出るまで煮詰め、ペンネとさけを戻して混ぜる。
4. 器に3を入れてチーズを散らし、220℃に熱したオーブンで8分ほど焼く。仕上げにドライパセリを散らす。

切り干し大根には
食物繊維とうまみがたっぷり

切り干し大根のソース炒め

エネルギー	344 kcal
糖質	22.0 g
食塩相当量	2.5 g
食物繊維	7.2 g

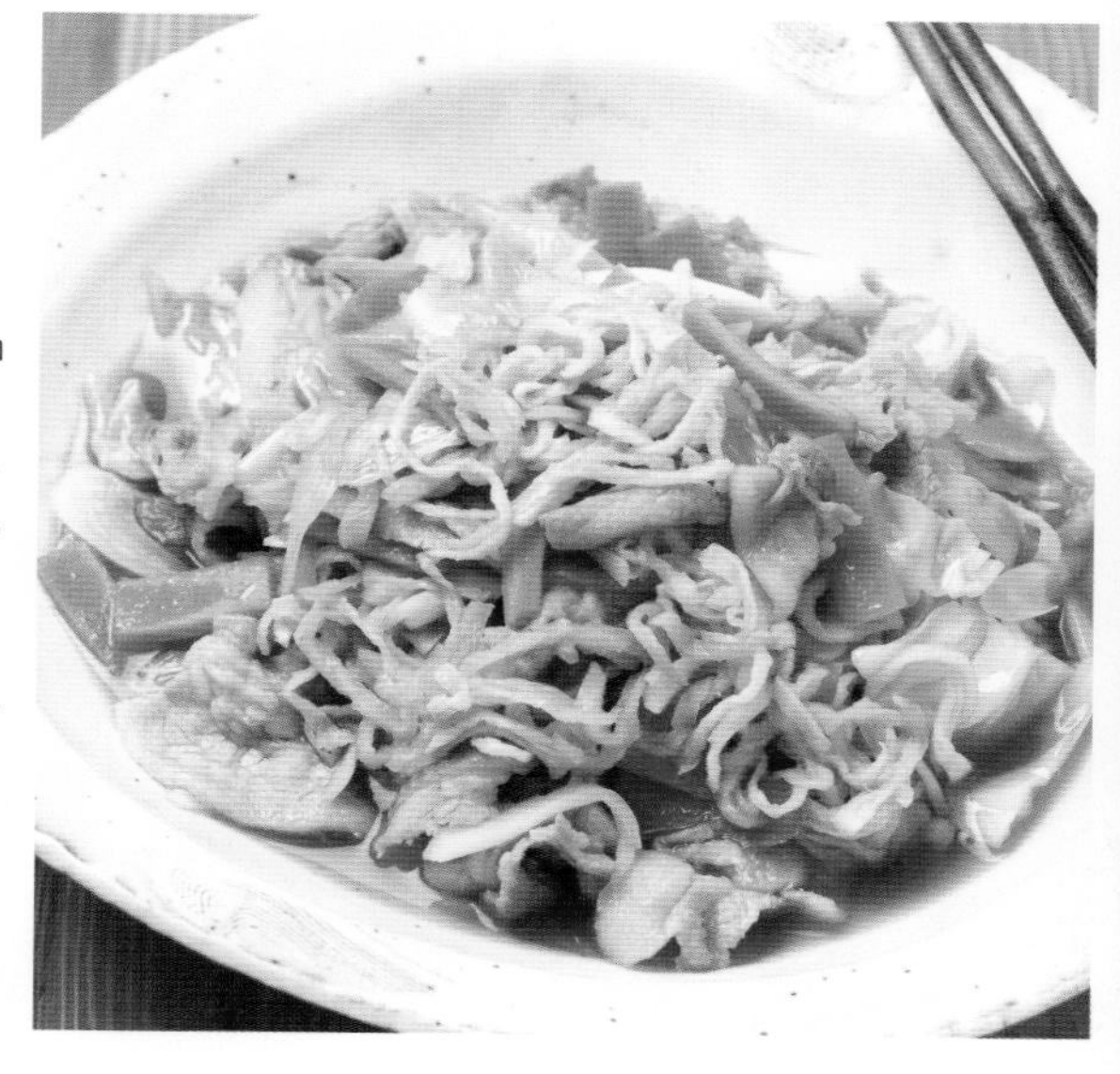

材料（4人分）

- 切り干し大根…80g
- 豚薄切り肉…300g
- 長ねぎ…1本
- にんじん…1本
- キャベツ…1/4個
- しょうゆ…小さじ2
- ごま油…大さじ1
- 水…カップ1と1/2
- A ウスターソース…大さじ4
  - オイスターソース…大さじ1

作り方

1. 切り干し大根はさっと洗い、3〜4cm長さに切る。
2. 豚肉は食べやすく切り、しょうゆをもみ込む。長ねぎは斜め切りに、にんじんは半分の長さの拍子木切りに、キャベツはざく切りにする。
3. フライパンにごま油を熱し、2を入れてよく炒め、1を加えてさらに炒める。
4. 3に分量の水を加え、ふたをして蒸し焼きにする。にんじんがやわらかくなったらAを加えて炒める。

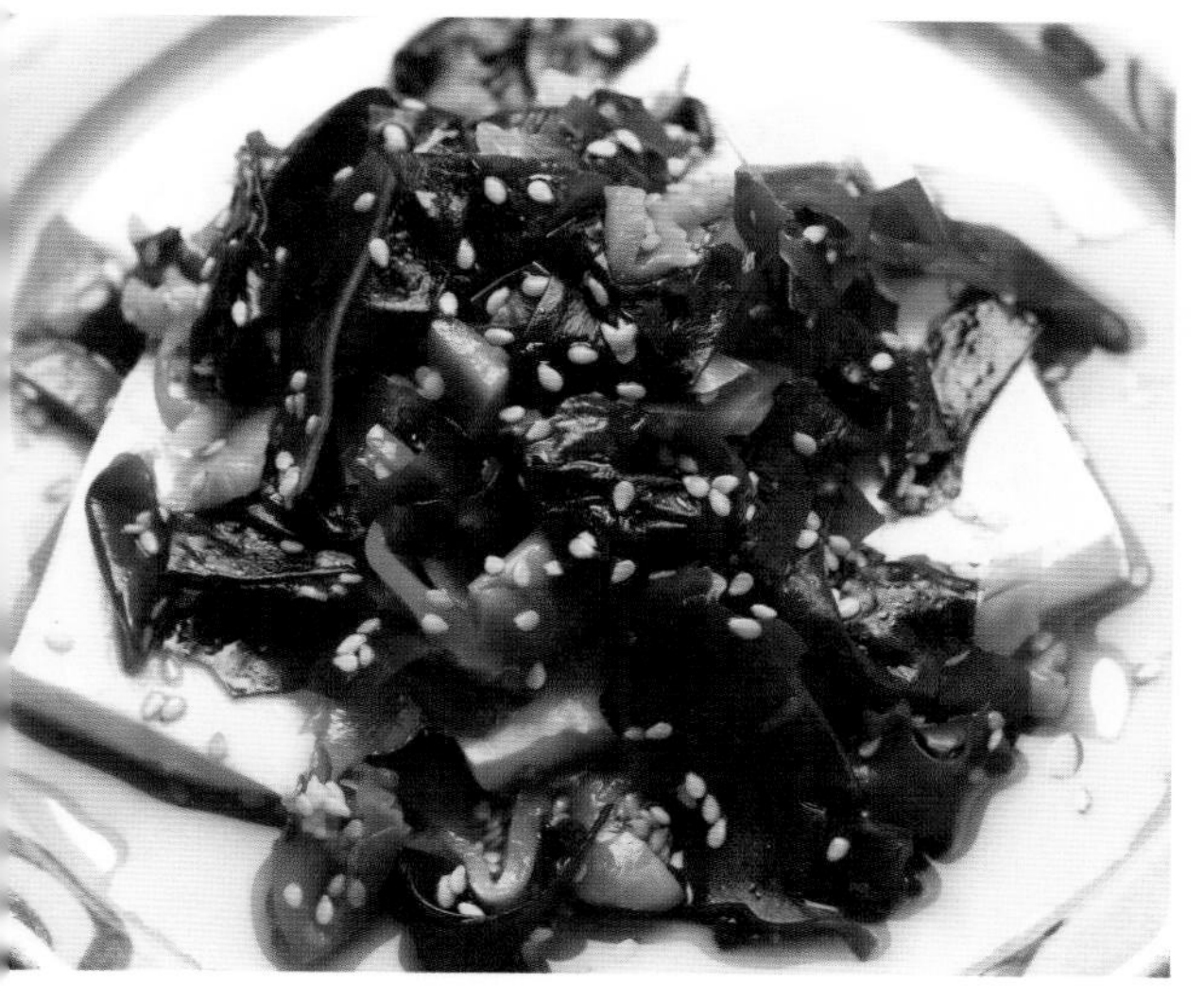

ナムルを多めに作って
作り置きおかずにしても

わかめのナムルのせ豆腐

エネルギー	185 kcal
糖質	2.0 g
食塩相当量	2.6 g
食物繊維	7.2 g

材料（2人分）

- わかめ（乾燥）…戻して50g
- ザーサイ（市販）…20g
- 木綿豆腐…1丁
- ごま油…小さじ1
- A ごま油…小さじ2
  - 塩…小さじ1/3
  - 白すりごま…大さじ1
  - にんにくのすりおろし…少々
- 白いりごま…適量
- ラー油・しょうゆ…各適量

作り方

1. フライパンにごま油を熱し、わかめ、ザーサイ、よく混ぜ合わせたAを入れて炒め、わかめがやわらかくなったら火を止めてごまを散らす。
2. 豆腐は熱湯で3〜4分ゆで、半分に切って器に盛り、1をのせて好みでラー油としょうゆをまわしかけ、白ごまをふる。

肛門

肛門は直腸からつながっていて、直腸に溜められた便を排泄する消化器官のゴール地点です。

肛門には「内肛門括約筋」と「外肛門括約筋」の2種類があります。内肛門括約筋は腸の筋肉の一部で、肛門を意識して締めなくても自律神経の働きによって肛門を締める平滑筋。一方外肛門括約筋は手足の骨格筋（200ページ参照）と同じで、自分で締めることができる骨格筋です。

結腸で水分を吸収し、固形になった便は結腸の最後にあるS状結腸にしばらくとどまります。その後、直腸に送られ、直腸の壁が刺激されると排便反射*1が起こります。

この指令を出しているのが、脊髄の最下部にある「仙髄」。これが自動的に便を排出するよう、直腸と内肛門括約筋に指令を伝達すると、筋肉が緩み、排便が起こるのです。これらの情報を伝えているのが副交感神経。また、脳も関係しています。

内肛門括約筋はふだんは閉じていますが、直腸に便が溜まると、脳から肛門括約筋を開くように指令が出て便意が生じます。しかし、便意が生じてもすぐにトイレに行けない場合は脳が排便反射をある程度抑制するのと、内肛門括約筋の外側にある外肛門括約筋の働きのおかげで我慢できるのです。

肛門の内と外の筋肉の働きにより排便をコントロール

一般的な不調や疾病

裂肛（切れ痔）、痔核（いぼ痔）、痔ろう

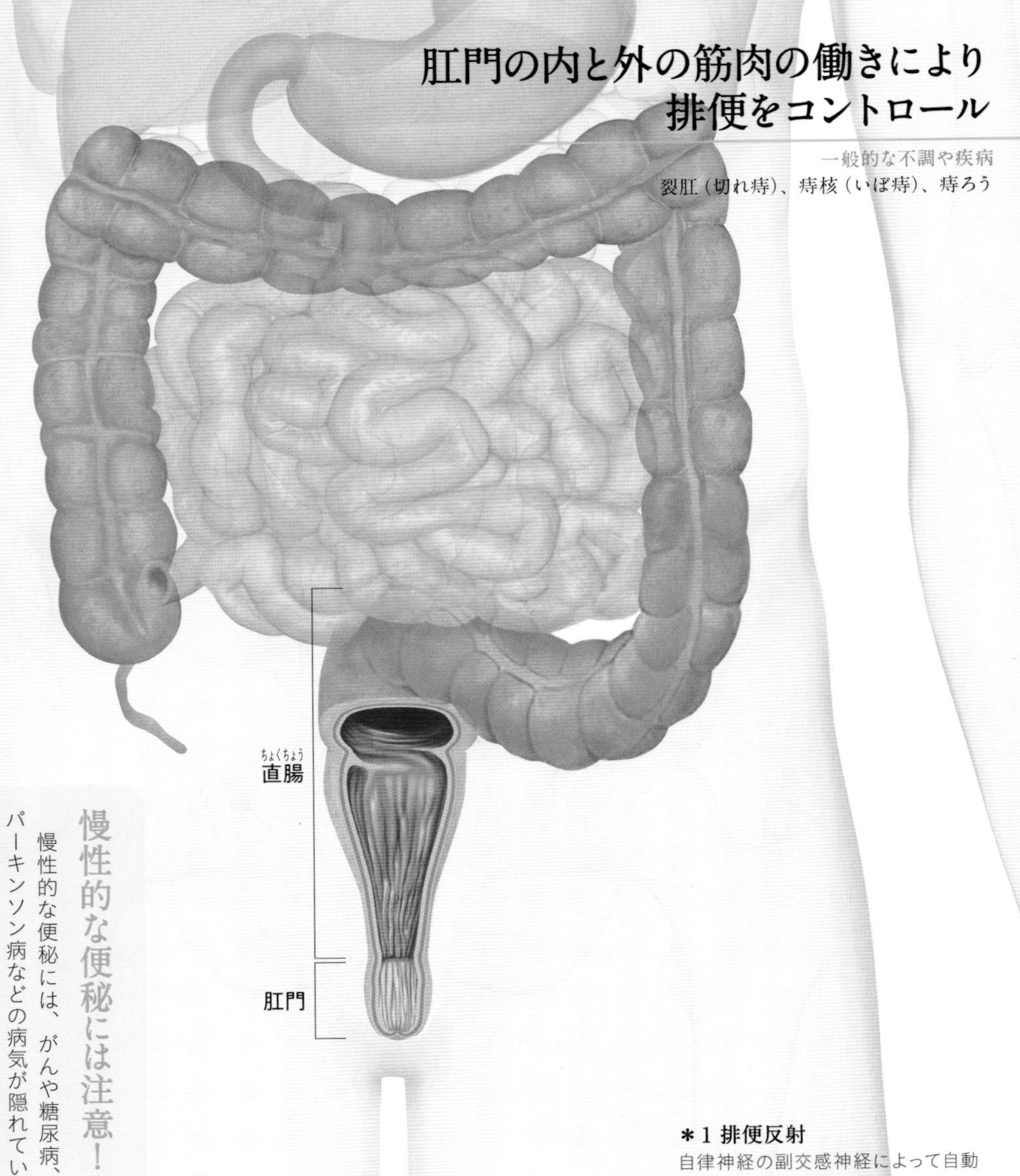

慢性的な便秘には注意！

慢性的な便秘には、がんや糖尿病、パーキンソン病などの病気が隠れている可能性もあります。また、加齢に伴う腹筋力や肛門括約筋の低下が一因の場合もあります。便に血が混じる、排便のときに激しい腹痛があるときは、迷わず病院に行きましょう。

＊1 排便反射
自律神経の副交感神経によって自動的に行われ、意識的にはできない。

便の量もにおいも食べたものによって異なります

便は約70％が水分。残りの30％は小腸で吸収されなかった食物繊維などの食べ物のカスが固まったものです。

便には腸内細菌や胃腸からの分泌物、体内で不要になったカルシウムや鉄分、マグネシウムなどが含まれています。

食事をしてから、便になって排出されるまで24～72時間ぐらいかかり、1日の排便量は100～200g。もちろん、食事内容や食べた量によっても違ってきますが、食物繊維を多く摂取した場合、消化されない残りカスが増え、便の量も多くなります。また、腸管への刺激も強くなるので排便の回数が増えることも。このことからも、便秘予防には食物繊維の摂取が大切なことがわかります。

便の色はビリルビン（50ページ参照）の影響を受けます。そのほか、善玉菌が優勢になり酸性に傾くと黄褐色、悪玉菌が優勢になりアルカリ性に傾くと黒っぽくなります。

においの元は、たんぱく質が腸内細菌によって分解されてできるインドール（36ページ参照）などの物質によるもの。腸の動きがよいときはにおいは弱くなり、便が長くとどまっているとにおいはきつくなります。

ちなみに便の形と硬さは大腸を移動する時間と関係し、早く移動すると緩い便に、ゆっくり移動すると硬い便になります。

漢方 痔によい漢方

おすすめ漢方薬

乙字湯／裂肛、いぼ痔
桂枝茯苓丸、十全大補湯、大柴胡湯、大黄牡丹皮湯／痔
補中益気湯、当帰建中湯／痔、脱肛
紫雲膏／痔核による痛み、肛門裂傷

乙字湯と紫雲膏

どちらも日本の漢方医によって創作された漢方薬です。痔の薬として有名な乙字湯は便秘傾向にある痔の痛みやかゆみ、軽い出血に使われます。紫雲膏は、ごま油、ミツロウ、豚脂、トウキ、シコンを配合した軟膏で、痔の痛みや裂傷のほか、ひび、あかぎれ、しもやけ、やけど、外傷、ただれなどに使われる万能薬です。

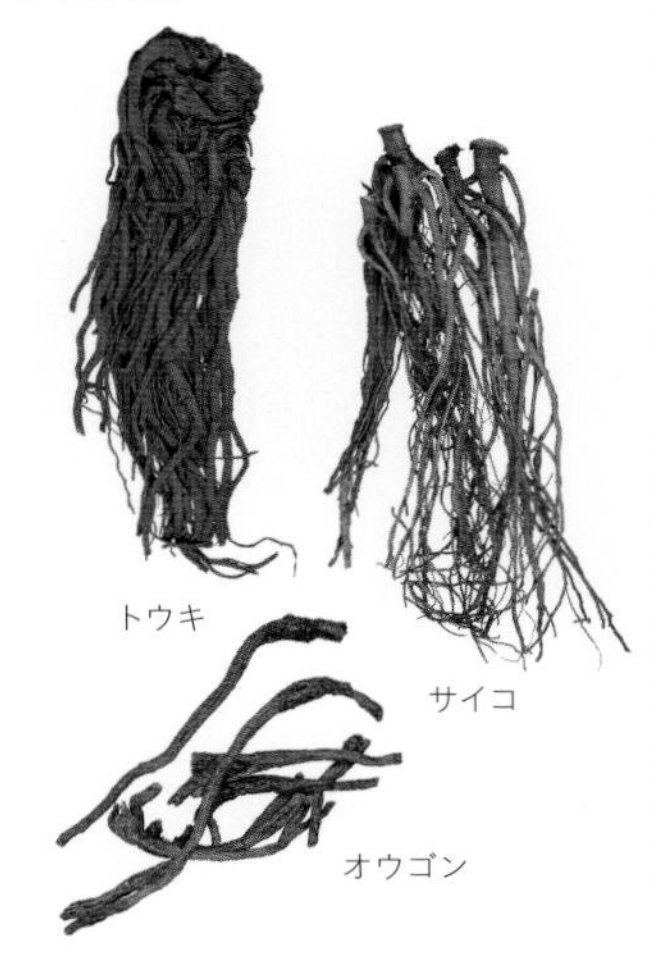

痔の外用薬と内服薬

痔の外用薬には軟膏タイプと注入タイプ、坐薬があるので、痔のある位置に応じて使い分けましょう。腫れや出血を抑える抗炎症成分、痛みを緩和する成分、血管収縮成分、止血成分、血行促進成分などが配合されています。内服薬は即効性はありませんが、痔になりにくい体質に改善する目的で服用する薬。生薬配合のものが多く、外用薬との併用も有効。乙字湯は和式トイレだった時代に日本で生まれた漢方薬。便をやわらかくして、スムーズな排便を行うことができます。

洗いすぎに注意

肛門に軽いかゆみがあるときなどに、清潔にしようと強い勢いの温水で洗ったり、石けんで洗ったりするのは、逆効果。皮脂がなくなって皮膚のバリア機能が衰え、ますますちょっとした刺激でかゆくなり、悪化する可能性があります。紙で強くこすって拭くのも、同じ理由で要注意。

便秘の際に水勢を最大にして肛門を刺激しようとするケースがありますが、それもNG。肛門の内側に水が入ると粘膜の粘液がはがれ、余計に便が出にくくなります。

痔の種類

痔は肛門と肛門周辺の病気で排便のときに力みすぎたり、長時間座りっぱなしでいたりすると、肛門に負担がかかりなりやすいといわれています。痔にはいくつか種類があり、いちばん多いのが痔核（いぼ痔）です。痔核には肛門の内側にうっ血によるふくらみができる内痔核と肛門の外にふくらみができる外痔核があります。ほかにも肛門の皮膚が切れたりする裂肛（切れ痔）やなんらかの原因により炎症が起こって膿の通り道ができ、化膿を繰り返す痔ろう（穴痔）があります。穴痔を治療するには手術が必要です。いずれの症状も自己判断せず、専門の医療機関を受診しましょう。

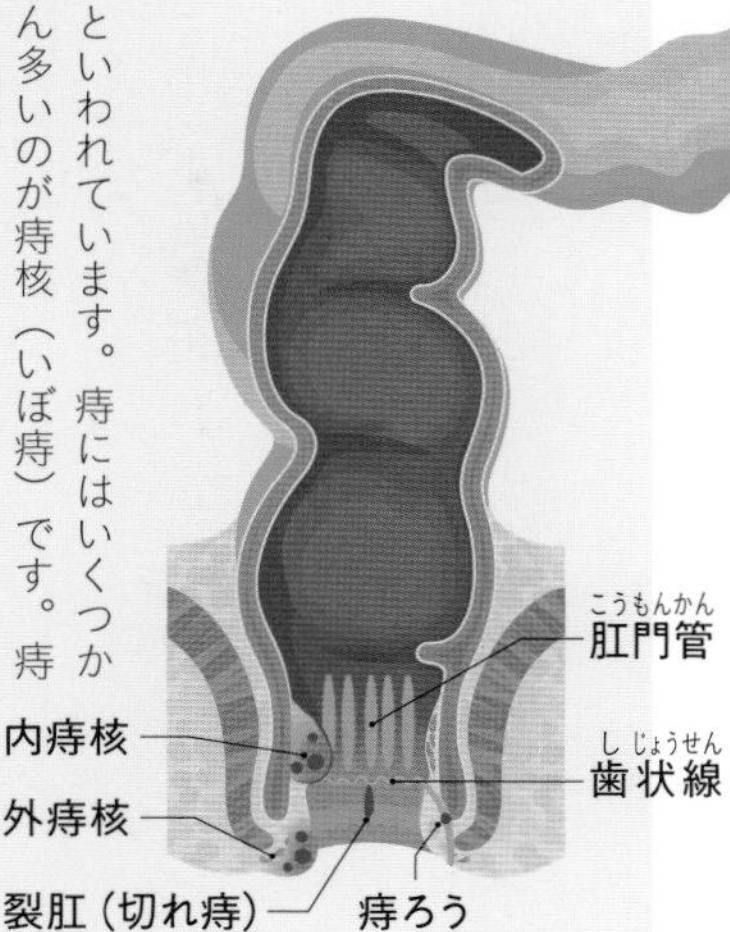

肝臓

肝臓は500以上の化学反応を行う、体でもっとも大きい臓器。成人男性で約1.5kg、成人女性で約1.3kgあり、これは体重の約50分の1にあたります。

肝臓は、異常があっても自覚症状がなく、そのため「沈黙の臓器」ともいわれ、不調に気づきにくいので、気づかないうちに病状が進行していることもあります。

肝臓は血液をたくさん含んだ臓器で、血液を送り込む血管が2種類あります。ひとつは腸や脾臓から送り込まれる門脈、もうひとつは大動脈から分かれている肝動脈で肝臓に酸素を運ぶ役割を担っています。

血液が肝臓に入ってくると、枝分かれした血管を通って肝臓の細胞に栄養分と酸素をまんべんなく行き渡らせます。そして肝静脈から血液が送り出され、下大静脈を通って心臓に戻ります。

肝臓と十二指腸をつなぐ胆管の途中に、肝臓で作られた「胆汁[*1]」を蓄え濃縮する「胆嚢（たんのう）」があります。飲食などの刺激で胆嚢は収縮します。

胆汁は胆管を通って十二指腸に流れ込み、そこで脂肪の消化酵素である「リパーゼ」の働きを助けます。また、赤血球成分のヘモグロビンが分解されてできる「ビリルビン[*2]」は、胆汁の中に流れ出て、胆汁と一緒に十二指腸に送られ、多くは小腸で再吸収され再利用、一部は便として排出されます。

生命維持に欠かせない人体で最大の臓器です

漢方における解説 漢方では「肝」。全身の気機をスムーズに流す。精神活動の調整。生殖機能の調節。血液の貯蔵と量の調整。「胆」と表裏関係。胆は判断や決断と関わる。

一般的な不調や疾病 肝機能障害（飲みすぎ、食べすぎ）、肝炎、肝硬変、黄疸、胆石

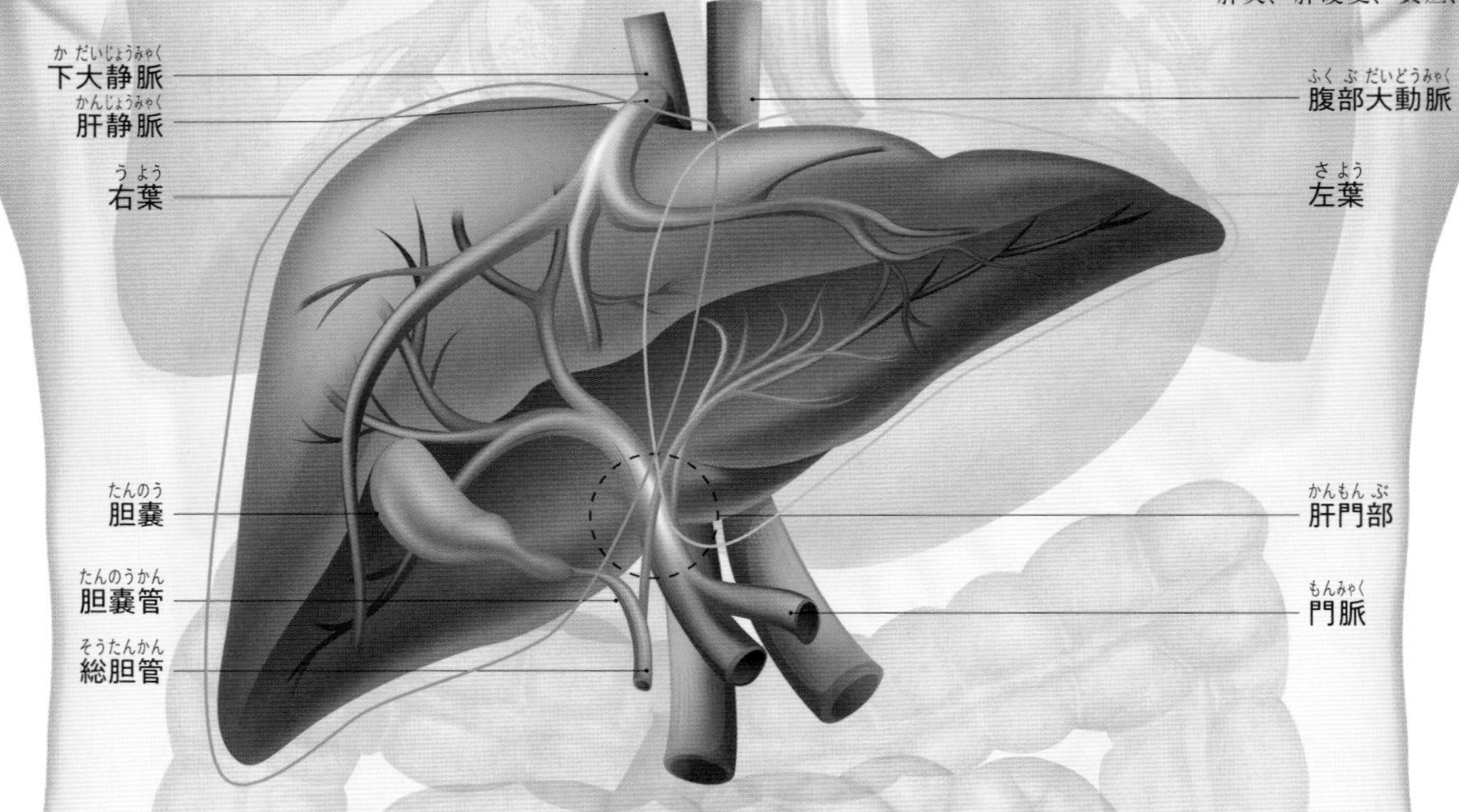

＊1 胆汁
脂肪を消化するのに欠かせない液体。肝臓で1日1ℓ作られているといわれていて成分の90%以上は水分。

＊2 ビリルビン
赤血球が壊れるときにできる成分で、肝臓機能を示す数値のひとつ。高すぎると黄疸の疑いがある。ビリルビンには間接ビリルビンと直接ビリルビンの2種類があり、合わせて総ビリルビンと呼ぶ。

AST（GOT）/ALT（GPT）

肝機能障害を調べる

ASTは、心臓、筋肉、肝臓に多く存在する酵素で、ALTは肝臓に多く存在する酵素。採血によってその数値を測定し、ともに基準範囲より高い場合は、急性肝炎、慢性肝炎、脂肪肝、肝臓がん、アルコール性肝炎などが疑われる。ASTのみが高い場合は、心筋梗塞、筋肉疾患などが考えられる。

	基準範囲	要注意	異常
AST	30以下	31～50	51以上
ALT	30以下	31～50	51以上

（単位：U/L　ユニットパーリットル）

γ（ガンマ）-GTP（γ-GT）

アルコールの摂りすぎなどで数値が上がる

γ-GTPはたんぱく質を分解する酵素で、肝臓や胆道の異常によって数値が上昇する。採血により測定し、数値が高い場合は、アルコール性肝障害、慢性肝炎、胆汁うっ滞、薬剤性肝障害が疑われる。特にアルコール性肝障害のある人に高く出やすいことから、飲酒による肝障害を見つけ出す検査として知られている。

基準範囲	要注意	異常
50以下	51～100	101以上

（単位：U/L　ユニットパーリットル）

ALP

肝機能や胆道の障害を調べる

体内のほとんどの臓器に含まれる酵素で、採血によって測定する。γ-GTP、ALPがともに高値の場合は肝臓・胆道系の疾患が疑われ、γ-GTPが正常でALPのみが高値の場合は、それ以外（骨疾患など）が疑われる。

基準範囲	軽度異常	要再検査	要精密検査
96～300	95以下	301～349	350以上

（単位：U/L　ユニットパーリットル）

総たんぱく

アルブミンとグロブリンからなる
肝機能の指標

採血をして、血液中のたんぱく量を調べる検査。肝臓のたんぱく合成能力を調べ、肝機能などに問題がないかをみる。血液中の総たんぱく量が低い場合は、栄養障害、ネフローゼ症候群、がんなどが、高い場合は、自己免疫疾患、肝硬変、多発性骨髄腫、脱水などが疑われる。

異常	要注意	基準範囲	要注意	異常
6.1以下	6.2～6.4	6.5～7.9	8.0～8.3	8.4以上

（単位：g/dL）

胆汁の主な働き

食べ物に含まれている脂肪を溶かして乳化させ腸内のリパーゼが作用しやすいようにしたり、腸の運動を促進し、食べ物の流れをスムーズにしたりする働きがあります。

肝臓と血液との関係

肝臓は血液の中にある赤血球を作るために必要な葉酸、ビタミンB_{12}を貯蔵しておき、骨髄がそれを必要になったときに送り込みます。古くなった赤血球を分解して再利用したり、血液を凝固させる成分を作ったりするのも肝臓の役割です。

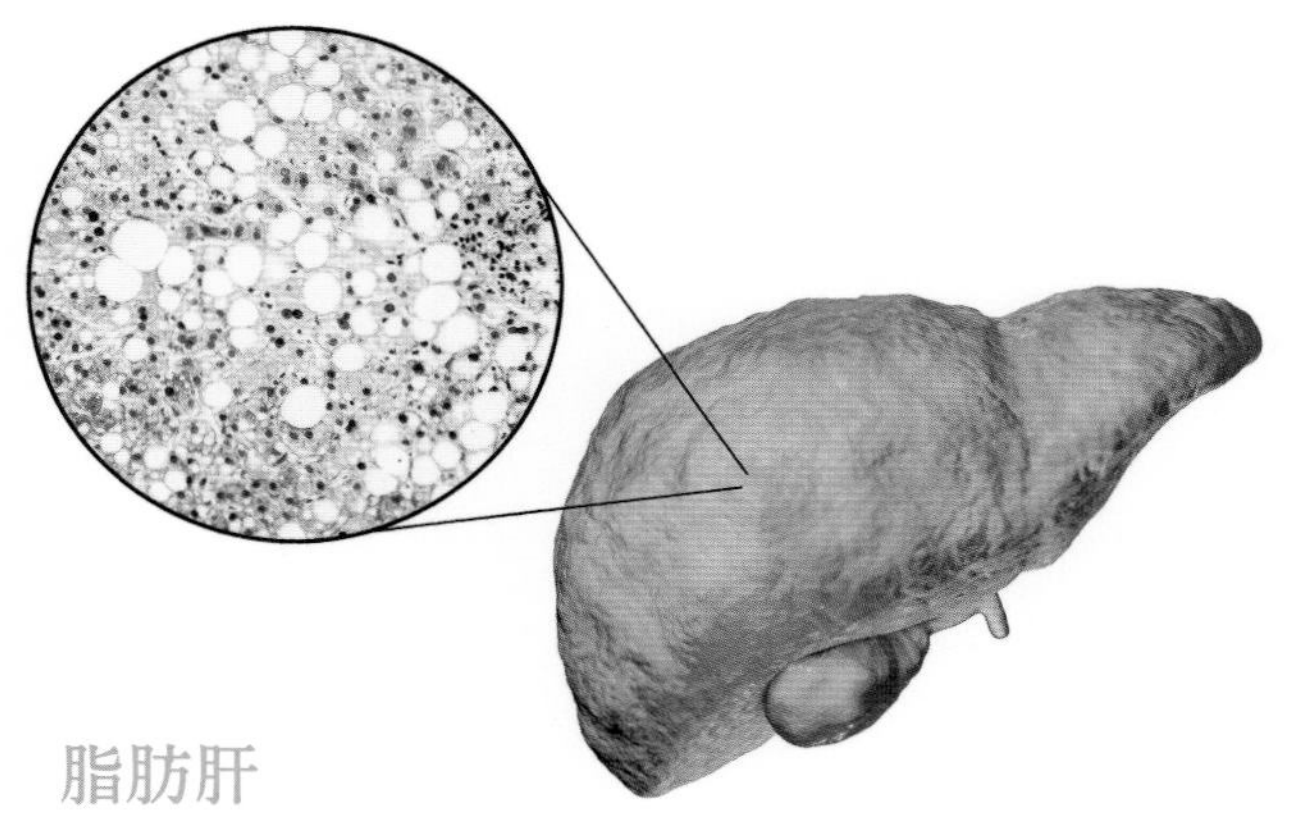

脂肪肝

肝細胞が脂肪でいっぱいになると、肝臓の代謝に障害が起こり、肝機能が次第に低下してくる。健康な肝臓に含まれる脂肪（中性脂肪やコレステロールなど）は約3%だが、全肝細胞の30%以上が脂肪化すると、脂肪肝と呼ばれる。

「肝臓が疲れている」とは？

自覚症状の出にくい臓器ですが、肝臓が疲れると、本来解毒されるはずの老廃物がろ過できなくなり、そのまま体内に残ります。また、エネルギーとして代謝しきれなかった栄養が中性脂肪となり蓄積されます。

不要なものが溜まり、エネルギーが作れなくなってしまうことで、体を動かすことがつらくなってしまいます。

- お酒をおいしく感じなくなった
- 食欲低下（特に脂っこいものを欲しなくなった）
- 足がむくむ
- お腹が張る

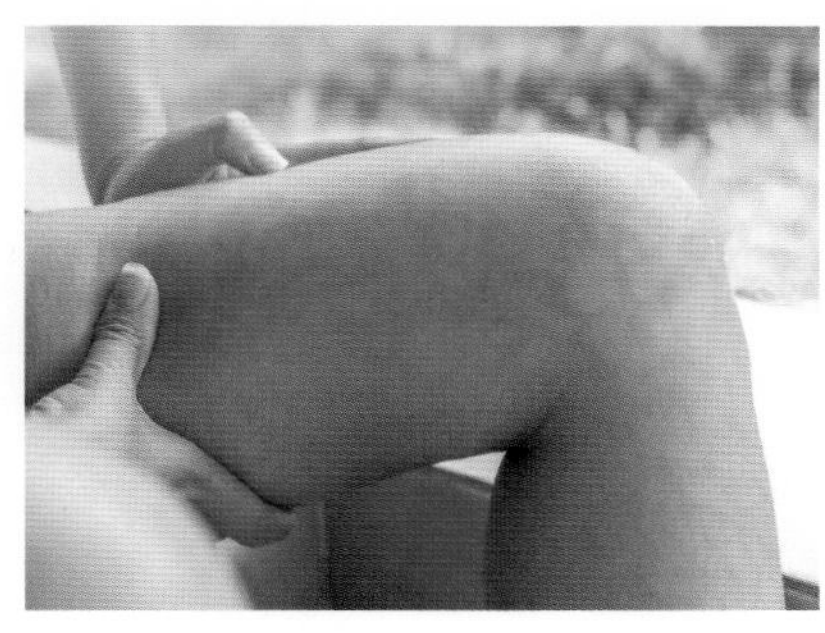

肝機能低下は、風邪などと症状が似ているため気づかないことも多いので、医療機関での検診を心がけましょう。

肝臓は細胞のエネルギーを安定的に供給しています

肝臓の働きは非常に多岐にわたりますが、糖、脂肪、たんぱく質といった3大栄養素の代謝と貯蔵、有害物質の解毒・分解、食べ物の消化に必要な胆汁の生成と分泌という生命の維持に不可欠な3つの働きに大別されます。

なかでも重要なのが栄養分の化学処理です。たとえば、腸で吸収された糖は肝臓に運ばれ、エネルギー源として再利用できるぶどう糖に分解されます。このとき余ったぶどう糖はグリコーゲンとして貯蔵され、この貯蔵されたグリコーゲンは体がエネルギーを必要としているときにぶどう糖に戻され、血液中に流されます。全身に37兆個あるといわれる細胞のエネルギーを安定的に供給しているのが肝臓なのです。

肝臓は有毒物質やアルコールを毒性の低い物質に変える働きがあります。腸内で分解されたアミノ酸を肝臓でたんぱく質に合成します。このときに有害なアンモニアが発生しますが、肝臓がこれを尿素に変え、血流で腎臓に運ばれてろ過され、さらに膀胱から尿として排出されます。

体内に入ったアルコールは胃で20%、小腸で80%吸収され、血管を通り、肝臓に集められて酵素によってアセトアルデヒド＊1という物質に分解されます。これはホルマリンと同じように有毒物

吸収
胃 20%
小腸 80%
アルコール
アルコール脱水素酵素（ADHなど）
アセトアルデヒド
アルデヒド脱水素酵素（ALDH1・ALDH2）
酢酸
水
二酸化炭素
肝臓
胃
小腸

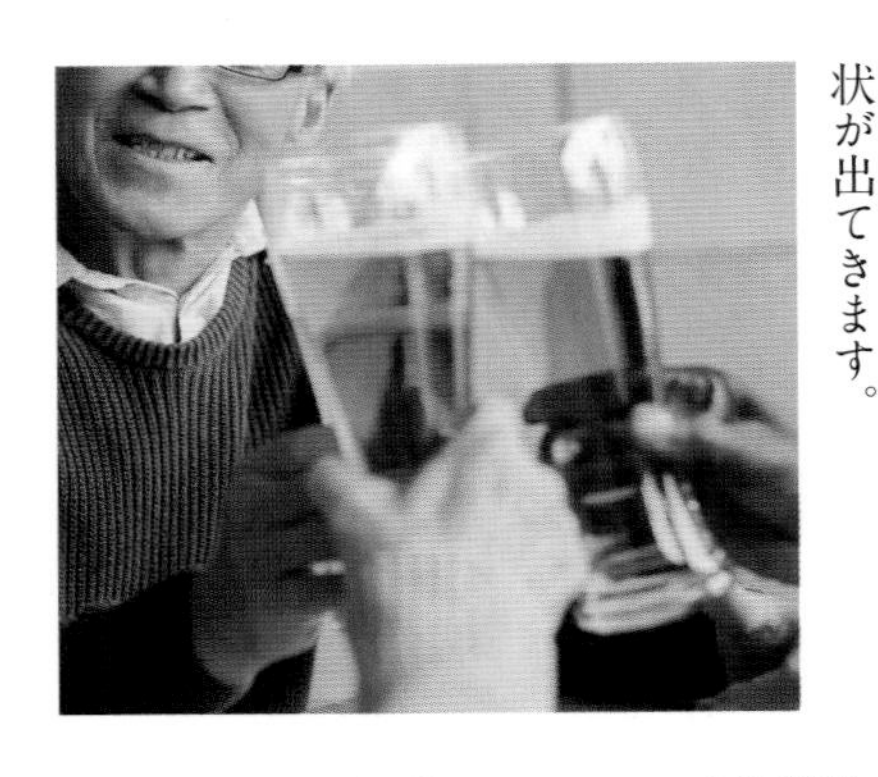

お酒に強い人と弱い人の差は？

アルコールの代謝物を分解するアルデヒド脱水素酵素をどのぐらい持っているかによって、お酒に強いかどうかが決まります。日本人は欧米人に比べ、この酵素の量が少ない人が多いので、お酒があまり強くない民族といわれています。

この酵素をまったく持っていない人は下戸です。また、アセトアルデヒドが蓄積しやすい人はその影響で飲むと顔が赤くなります。ちなみに二日酔いは大量の飲酒により、肝臓がアセトアルデヒドを十分に処理できずに起こります。血液中のアセトアルデヒドの濃度が高くなり、吐き気や頭痛、胸やけなどの症状が出てきます。

＊1 アセトアルデヒド
吐き気や呼吸の乱れなどを引き起こす有害物質。血液中のアルコールが肝臓のアルコール脱水素酵素によって分解されてできる。

＊2 胆汁酸
胆汁の主成分。水に溶けない脂肪酸、脂溶性のビタミン、コレステロールなどの成分と結びついて水となじませることで油脂成分の吸収を助けている。

質ですが、肝臓で二酸化炭素と水分に分解して体外に排出します。
　胆汁は肝臓の中で作られ分泌されていますが、小腸での脂肪の消化・吸収を助けます。また、コレステロールを体外に排出するときにも重要な物質です。胆汁の成分は水、胆汁酸[※2]、ビリルビン、コレステロール、リン脂質などですが、肝臓に支障をきたし、胆汁の流れが悪くなると、血液中にビリルビンが増え、まず、白目が黄色くなり、皮膚に黄疸の症状が表れます。
　また、これらの消化・吸収に関係している成分のうち胆汁酸は、再利用されますが、そのほかの多くは不要物として体外に排出されます。

アルブミン

栄養不足や肝臓・腎臓病の指標になる

アルブミンは、血液中のたんぱく質の6～7割を占める成分。採血して濃度を測定することで、肝細胞内のたんぱく合成能力を調べる。肝機能障害などでたんぱく合成機能が低下すると、アルブミン数値が低くなる。栄養状態の評価にも使われ、低値で肝機能障害、栄養不足、ネフローゼ症候群などが疑われる。

基準範囲	要注意	異常
3.9 以上	3.7 ～ 3.8	3.6 以下

（単位：g/dL）

HBs 抗原・HCV 抗体

ウイルス別の感染の有無を調べる

血液を採取して、肝炎ウイルスへの感染や経過を調べる。HBs 抗原は B 型肝炎ウイルス、HCV 抗体は C 型肝炎ウイルスに感染することで作られる。

① HBs 抗原が陽性＝ B 型肝炎ウイルスの感染
② HCV 抗体が陽性＝ C 型肺炎に現在感染中（もしくは治った状態）

基準範囲	異常
陰性（－）	陽性（＋）

しじみのオルニチンは肝臓をいたわる

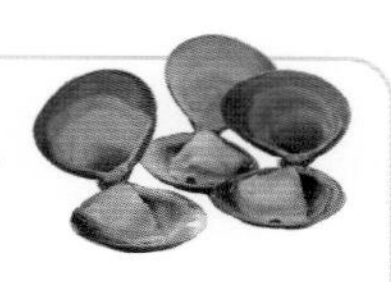

　オルニチンはもともと体内に存在する非必須アミノ酸の一種で肝臓の働きをサポートし、疲労を回復する効果があります。
　オルニチンは血液中に溶け込み体内を循環、肝臓で有害なアンモニアの解毒を行います。
　オルニチンの健康効果は広く知られていますが、しじみの場合、一度冷凍してから調理すると生のしじみに比べて、オルニチンの量が7～8倍に増加するということがわかっています。ほかにも、チーズ、ひらめ、パンなどの食材にも含まれています。

よい食材と食べ方

肝機能のセルフチェックを

　肝機能が正常に働いているかを、生活習慣でチェックしてみましょう。チェックが多いほど要注意。

①毎日お酒を飲んでいる
②太っている（18 歳時より 10kg 以上増えている）
③夜食を摂る習慣がある
④早食い、大食い、まとめ食いをする
⑤偏食がある
⑥甘いもの、脂っこいもの、こってりしているものが好き
⑦塩分を摂りすぎている
⑧適度な運動をしていない
⑨不規則な生活をしている

　肝機能を低下させないためには、卵、牛乳、チーズ、青魚、さけ、脂肪分の少ない肉類、大豆・大豆製品などの良質たんぱく質や種実類と、エネルギー生成の補酵素となるビタミンB群を摂るとよいです。

肝臓によい成分：ビタミン A、ビタミン C、ビタミン E、ビタミン B1、ビタミン B12

肝臓によいおすすめ食材：ウコン、よもぎ、ブロッコリー、キャベツ、ほうれんそう、小松菜、春菊、にら、チンゲンサイ、しいたけ、ゆず、りんご、いちご、みかん、梅、レモン、アボカド、しじみ、まぐろ、あなご、いか、たこ、えび、かに、あわび、昆布、ひじき

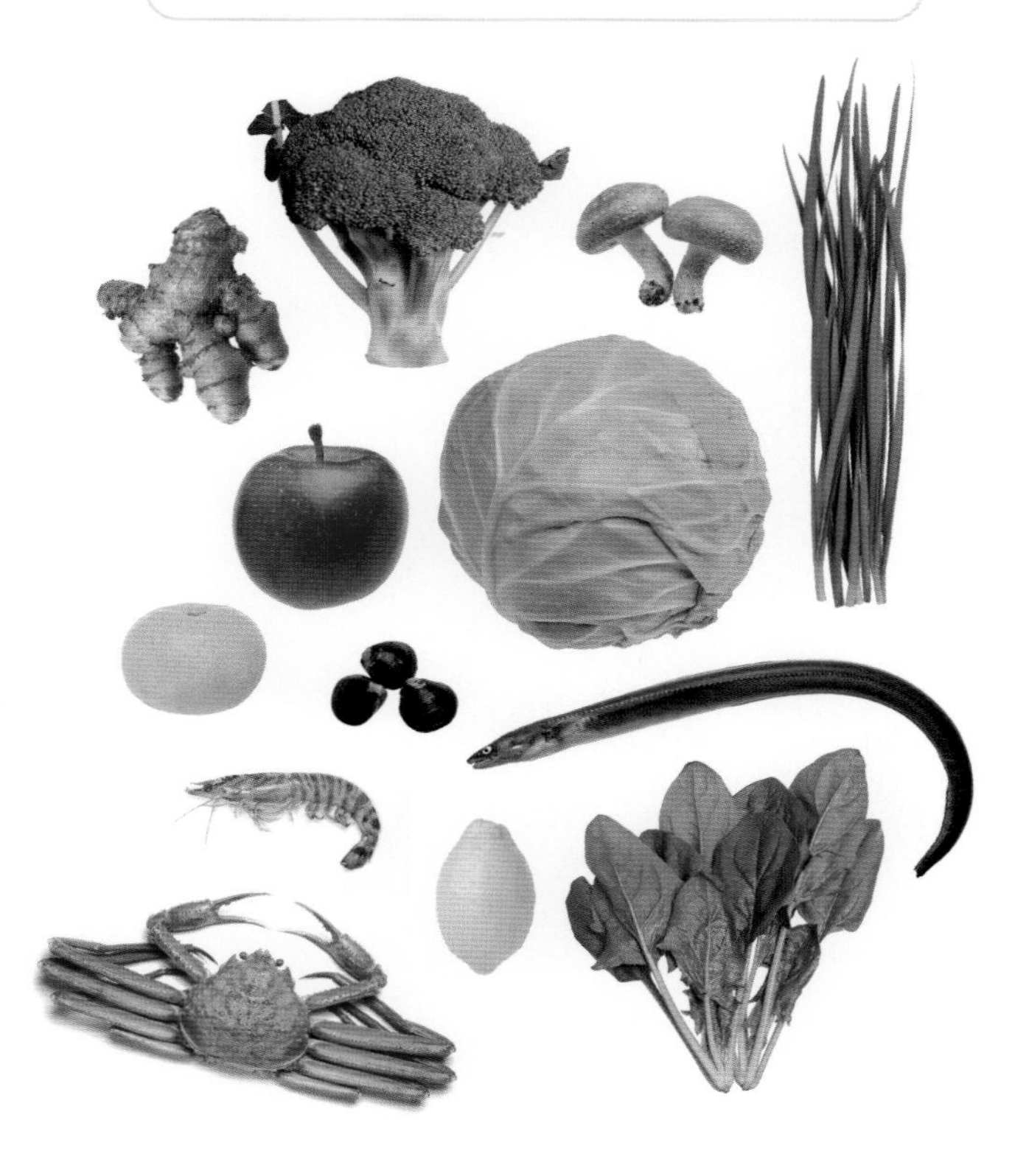

漢方　全身の気をスムーズに流す「肝」判断を担う「胆」と表裏関係

漢方における「肝」は五臓のひとつで、横隔膜とへその間の上腹部にあり、現代解剖学の肝臓と同じ位置にある。「肝」の主な働きは「疏泄」と「蔵血」。疏泄は全身の気を調整し、スムーズに流れる状態を維持する機能で、蔵血は血液の貯蔵と血流量の調節をする機能のこと。気が滞りなく流れるということは、臓器の機能が正常に働き、全身の生命活動が安定することに通じる。「肝」と「胆」は経絡でつながっており、表裏一体をなしていて、それぞれの生理活動や病理は関連しあっている。「胆」は六腑のひとつで、胆汁の貯蔵や排泄を行うほか、決断や判断をつかさどる精神的活動をするため、人の勇気と関係すると考えられている。なお、胆は「奇恒の腑」(p.98) のひとつともされている。「肝」の変調は目や爪、筋に表れる。また、怒りの感情は「肝」の動きと関わっているとされる。

薬膳「肝」によい食材

大根、大豆、とうもろこし、ウコン、くず、かき、こい、しじみ、のり

おすすめ漢方薬

大柴胡湯、小柴胡湯、茵陳蒿湯、柴胡桂枝湯／肝機能障害

ハーブ　肝機能を高めるハーブ3種

アーティチョークやダンデライオン（西洋タンポポ）の苦みには肝機能強化や胆汁の分泌促進作用がある。ハーブの中でも、いちばん苦く、作用が強いのがミルクシスル（マリアアザミ、オオアザミ）。サプリメントでも入手可能。

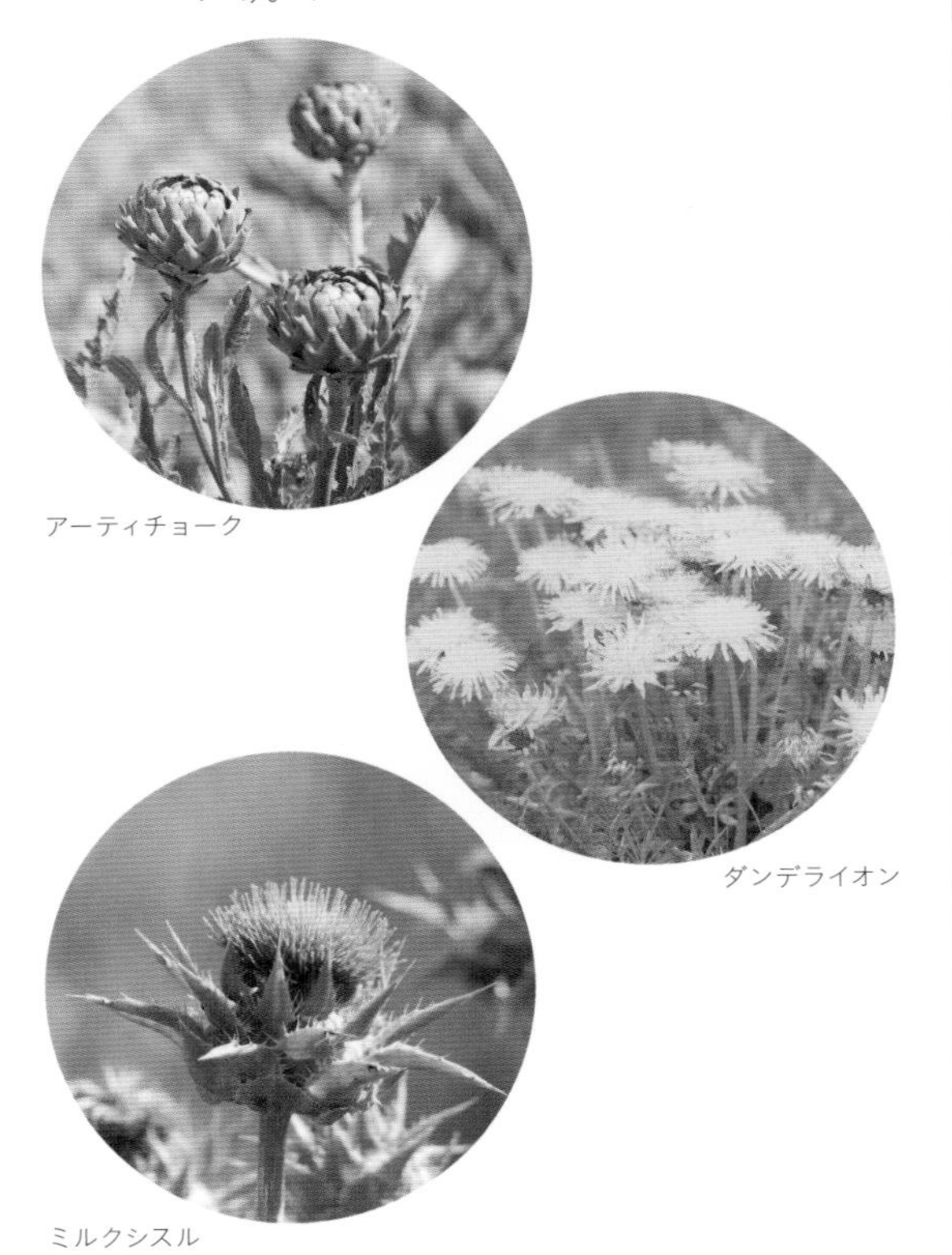
アーティチョーク
ダンデライオン
ミルクシスル

肝臓の再生の仕組み

肝臓には、手術などで一部を切除しても再生するという、ほかの臓器にはない能力があります。ギリシア神話には、鷲についばまれたプロメテウスの肝臓が夜のうちに再生し、そのためにこの拷問が3万年も続けられたという話がありますから、古代から再生能力が知られていたということでしょう。

肝臓にはたくさんの種類の免疫細胞があり、切除などのストレスをきっかけに、再生を促すさまざまな伝達物質を分泌。すると肝細胞は強い増殖能力を発揮して元に戻ろうとします。

病気のない肝臓であれば、3分の2を切除しても、48時間をピークとして増殖し、1週間ほどで元の大きさに。肝炎などの病気にかかった肝臓の場合は、切除後の回復に時間がかかりますが、3〜6か月ほどでほぼ元に戻ります。

胆嚢

胆汁は、じつは胆嚢で作られているわけではない。胆汁は肝臓がつねに作り出していて、十二指腸が空っぽのときは、胆嚢に溜められて濃縮されている。つまり胆嚢は、胆汁を一時的にストックしておく袋のようなものといえる。十二指腸に入ってきた食べ物に脂肪の成分があると、それが刺激になって胆嚢が収縮し、十二指腸に胆汁が排出される仕組みになっている。

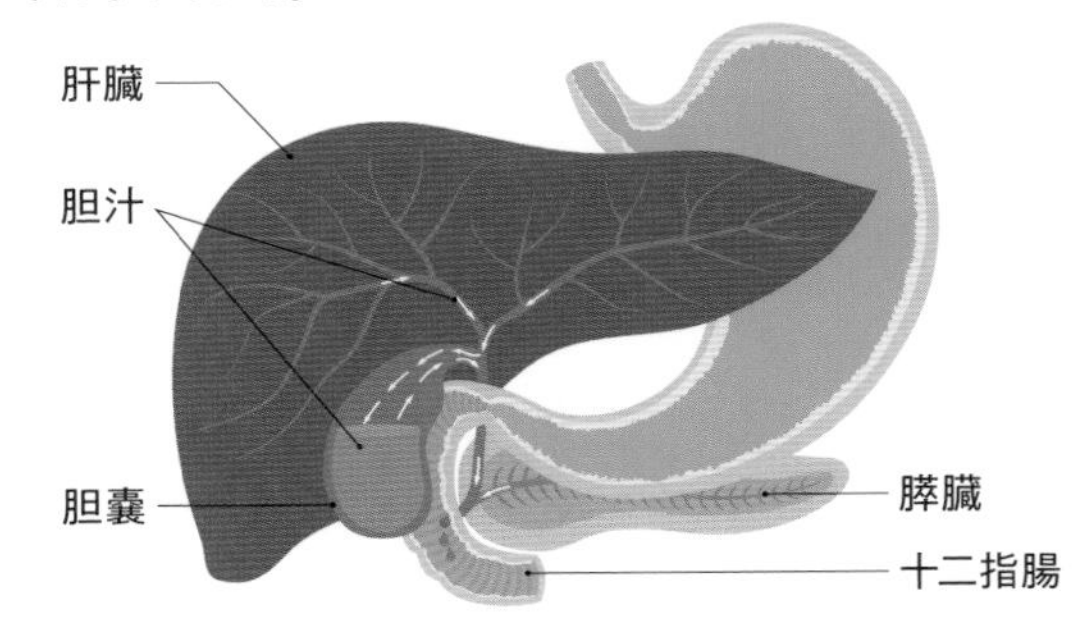

胆石とは？

胆石は自覚症状がないことが多く、そのため「サイレントストーン」とも呼ばれ、暴飲暴食やストレスなどが主な原因と考えられています。胆石には「コレステロール胆石」と「ビリルビン胆石」があります。コレステロール胆石は文字通り、コレステロールの過剰摂取により、胆汁で溶かしきれずに石化するものです。ビリルビン胆石は胆汁の中のビリルビンが細菌などによってビリルビンカルシウムに変化したものが石化したものです。

主な消化酵素の分泌部位とその働き

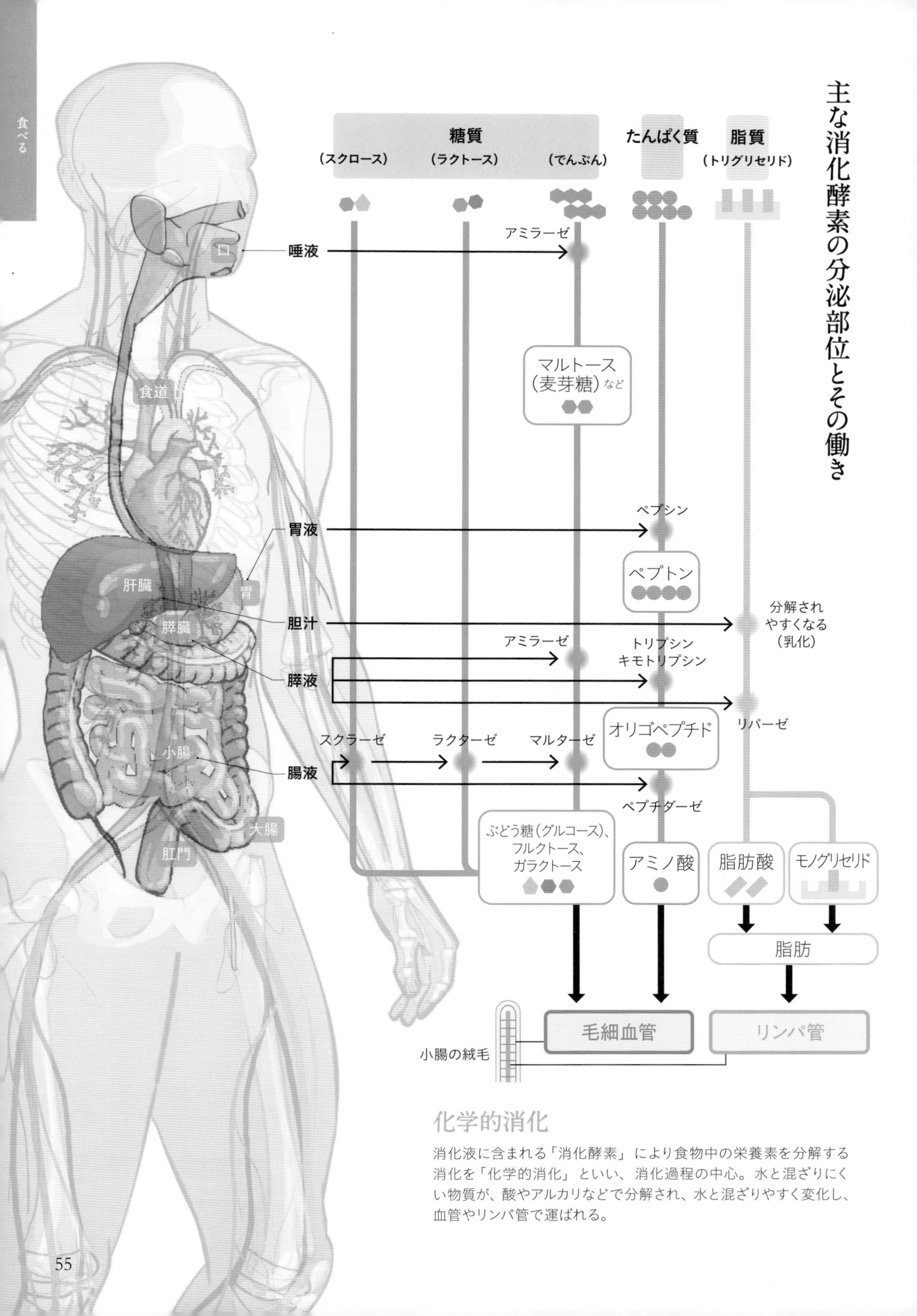

化学的消化

消化液に含まれる「消化酵素」により食物中の栄養素を分解する消化を「化学的消化」といい、消化過程の中心。水と混ざりにくい物質が、酸やアルカリなどで分解され、水と混ざりやすく変化し、血管やリンパ管で運ばれる。

膵臓

膵臓は胃の裏側にあり、十二指腸に抱え込まれるように位置しています。長さは約15cmで重さは約60g。右側が大きく、左側が細くなったオタマジャクシのような形をしています。太い部分を「膵頭部」、細い部分を「膵尾部」といい、この2つの間を「膵体部」と呼びます。

膵臓の大きな役割は3大栄養素を消化する膵液を作ること、血糖値の調整に欠かせないインスリンなどの大切なホルモンを分泌することです。

膵液には3大栄養素を消化するアミラーゼ（12ページ参照）やトリプシン[*1]、リパーゼなどさまざまな酵素が含まれています。膵管を通って十二指腸に送られ、消化を行います。また、胃液で酸性になった食べ物を中和する働きも担っています。膵液の消化酵素は酸性では働かないため、このような工夫がされているのです。膵液は弱アルカリ性の透明な液体で1日に500～800mℓ分泌します。

膵臓にはランゲルハンス島[*2]という細胞が集まっていて、その中のアルファ細胞ではインスリンが、ベータ細胞ではグルカゴンなど糖の代謝に必要なホルモンが分泌されます。

インスリンは食後に血糖値が上昇すると、それに反応して膵臓から分泌され、血液中のぶどう糖を全身の細胞に取り込むように働きかけるホルモンです。余ったぶど

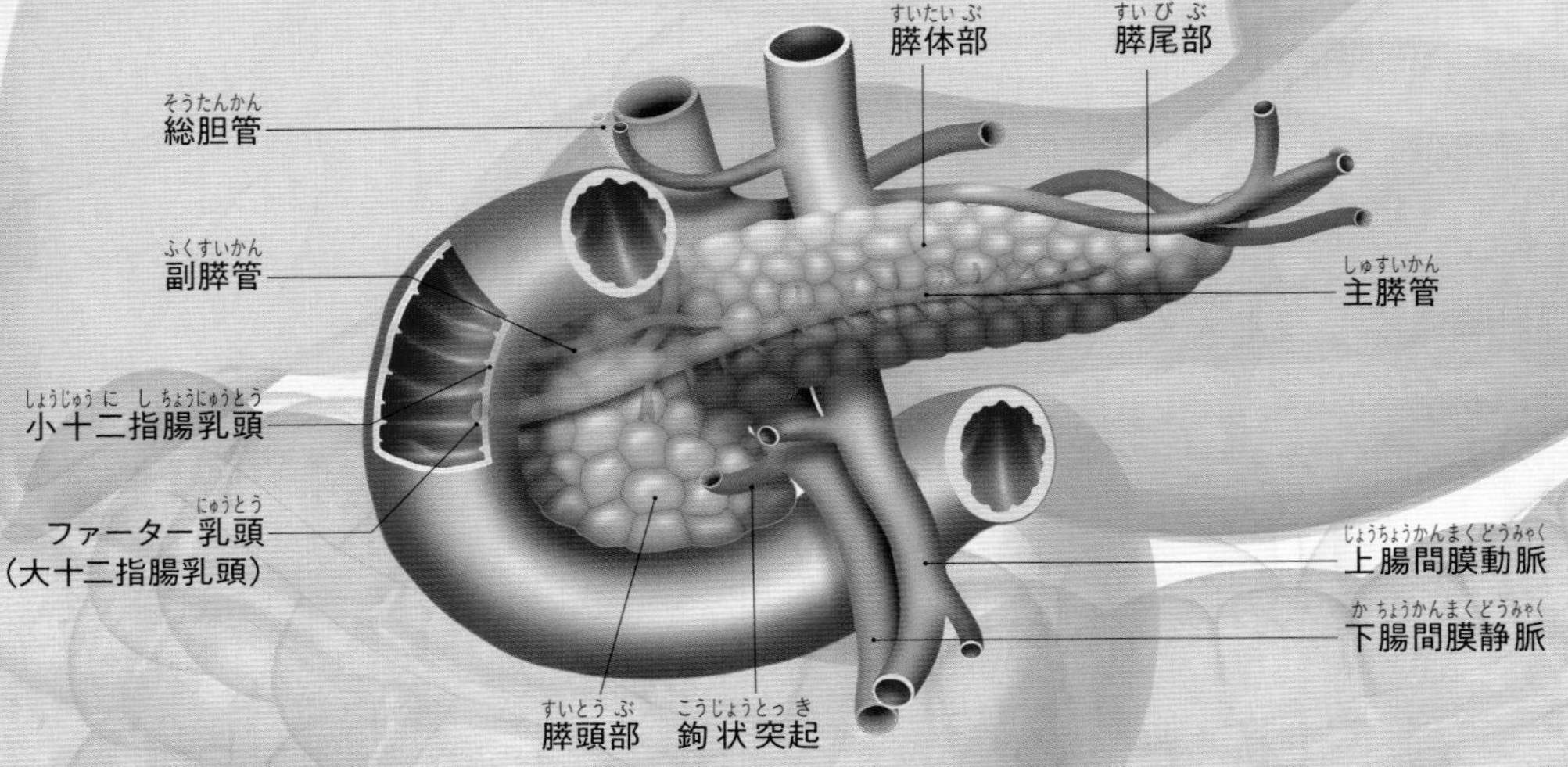

膵体部（すいたいぶ）
膵尾部（すいびぶ）
総胆管（そうたんかん）
副膵管（ふくすいかん）
主膵管（しゅすいかん）
小十二指腸乳頭（しょうじゅうにしちょうにゅうとう）
ファーター乳頭（にゅうとう）
（大十二指腸乳頭）
上腸間膜動脈（じょうちょうかんまくどうみゃく）
下腸間膜静脈（かちょうかんまくどうみゃく）
膵頭部（すいとうぶ）
鉤状突起（こうじょうとっき）

消化液の生成と血糖値のコントロールを行います

漢方における解説「脾」に含まれる
一般的な不調や疾病 **糖尿病**

膵液が膵臓自身を消化しないのは？

膵液は強力な消化液ですが、なぜ膵臓自身を消化しないのでしょうか？ 膵液に含まれる消化酵素が十二指腸に送られるまで活性化しないからなのです。しかし、アルコールの多量摂取や胆石などが原因で膵液が膵臓内で活性化し急性膵炎になることもあります。

＊1 トリプシン
膵臓から分泌される消化酵素のひとつ。膵臓ではトリプシノーゲンという未熟な消化酵素だが、十二指腸に流れて十二指腸にある酵素と反応するとトリプシンに変化。そこではじめて消化酵素として本来の働きをする。

＊2 ランゲルハンス島
膵臓の中に島のように点在している細胞群。発見者であるドイツの病理学者ランゲルハンスの名がつけられている。1個の島の直径は0.1～0.2mm。

う糖はグリコーゲンや中性脂肪に合成されて蓄えられます。この合成を促すのもインスリンの役割です。

　グルカゴンはインスリンとは反対の働きで、血糖値が下がりすぎると、肝臓にぶどう糖を作らせます。空腹で血中へのインスリンの分泌が減ると、グルカゴンが分泌されます。この2つのホルモンが反対の働きをするおかげで体内の血糖値が正常に保たれるのです。

　インスリンが正常に分泌されず数が足りなくなったり、その働きが悪かったりすると、ぶどう糖は血液中に溜まってしまいます。この状態を「高血糖」といいます。高血糖が続くと糖尿病とされます。

膵臓から小腸に分泌される消化酵素3兄弟

　アミラーゼは別名をジアスターゼといいます。脂肪の摂りすぎやお酒の飲みすぎなどで膵細胞が壊されると、アミラーゼが血中に大量に出てその数値が高くなります。数値が特に高いときは、急性・慢性膵炎、膵臓がんなどの病気が疑われます。

　トリプシンはたんぱく質の中のペプチドの結合を切断します。リパーゼはアミラーゼ同様、膵細胞が壊されると、血中に大量に出て数値が上昇。リパーゼは膵臓以外の病気の影響を受けにくいので、リパーゼの数値が高い場合は膵臓の病気の可能性が高いといわれています。

糖尿病とヘモグロビンA1cとは?

　糖尿病では血糖値を安定させることが大切なのですが、近年はヘモグロビンA1cを改善することがより重要視されてきています。

　ヘモグロビンA1cは赤血球に含まれるヘモグロビンと血液中の糖が結合した糖化たんぱく質です。

　血液中のヘモグロビンA1cがどのぐらいあるのか、その割合によって糖尿病の疑いがあるかどうかがわかります。赤血球の寿命は約4か月といわれていますが、血液中のヘモグロビンA1cの値は赤血球の寿命の約半分に当たる時期の血糖値の平均を反映するため、血液検査をすると、その日から1〜2か月前までの血糖の状態を推定できるので、糖尿病の早期発見に役立ちます。

膵アミラーゼ

膵臓機能の異常を調べる

膵臓が分泌する消化酵素のひとつで、糖質の分解に関わっている。血液中の膵アミラーゼの数値に異常があると、膵臓などになんらかの障害が生じていることが疑われる。検査法や検査機関によって正常値が異なることが多い。

異常なし	軽度異常	要再検査	要精密検査
18〜53	9〜17／54〜62	8以下／63〜74	75以上

（単位：U/L　ユニットパーリットル）

インスリンの本当の働き

　食事のあと、腸を経由して血液の中に糖分が吸収されはじめると、上がるのが血糖値。血糖値の上昇をきっかけにインスリンが膵臓から大量に出て、血糖値が下がります。これはインスリンが糖を分解したわけではなく、まったく別の仕組みによるものです。

　インスリンは、筋肉などの細胞に糖分を運びこむための「通路」を作ります。通路ができると、糖分は筋肉細胞に取り込まれ、エネルギー源として使われます。血糖値が下がるのはその結果で、インスリンの本当の働きは「通路」を作ることにあります。

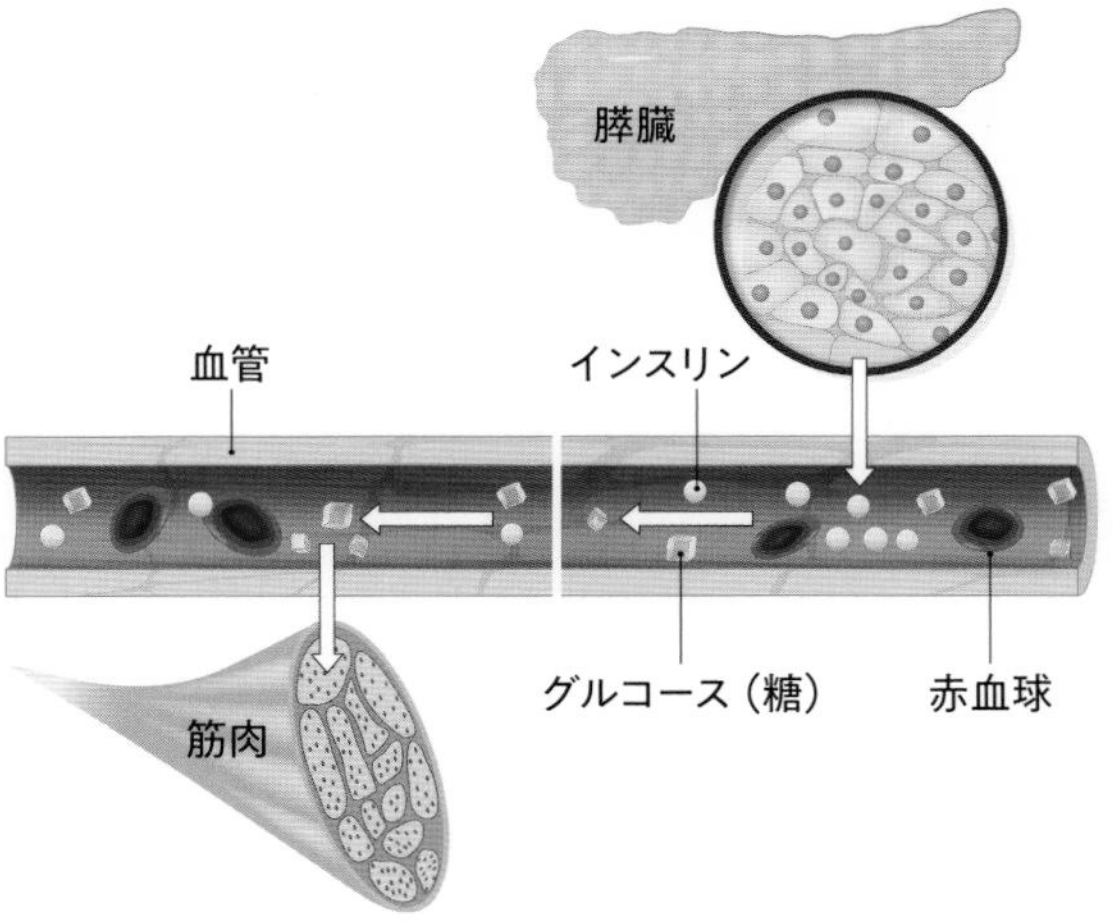

膵臓
血管
インスリン
グルコース（糖）
赤血球
筋肉

漢方　「脾」の一部と理解する

解剖生理学でいう膵臓に当たる臓器は漢方では存在せず、「脾」の一部に含んでいると解釈されている。「脾」の働きは飲食したものの中から必要なものを取り込み、それを体の上部へ送ること。それによって、体にとって基本となる物質の原料を供給している。

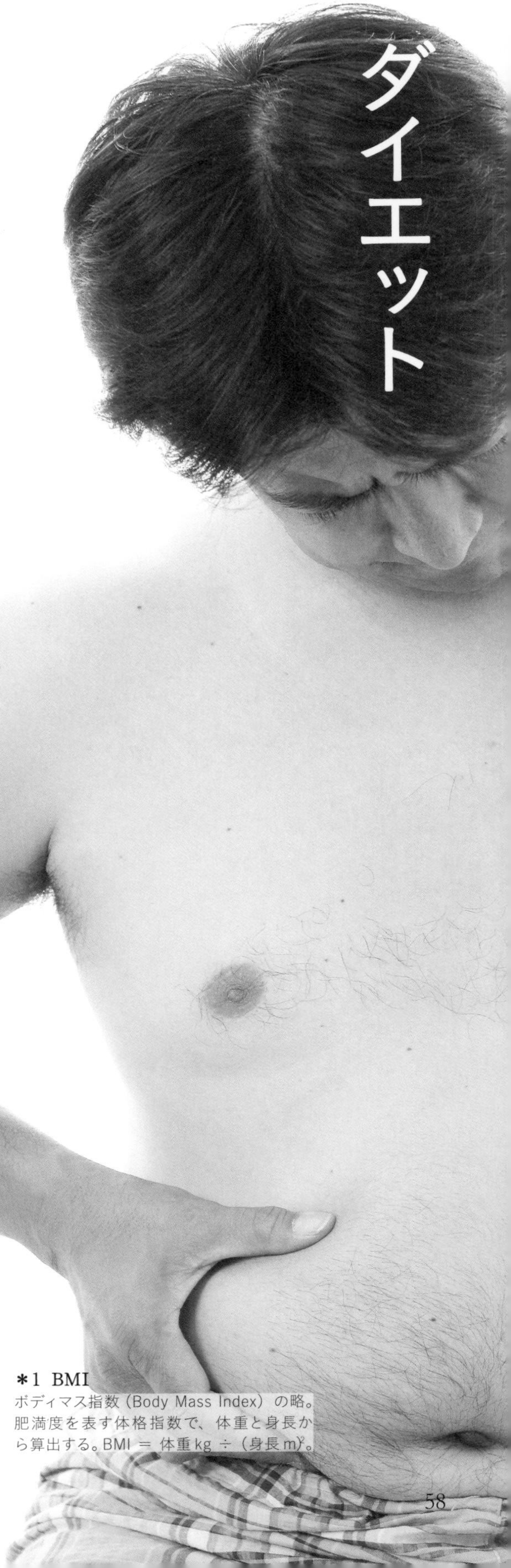

ダイエット

ダイエットという言葉の意味を正しく理解しましょう

「ダイエット」という言葉にどんな印象を持っていますか？「食べる量を減らす」「糖質や脂質をカットする」「間食をガマンする」など、体重を減らすために食事に「制限」を設けるイメージではないでしょうか。しかしそれらのイメージは、ダイエットの本来の意味とは少しニュアンスが異なります。

ダイエットの語源は、生活習慣や食習慣を表す「δίαιτα（ディーエター）」という古代ギリシア語です。現代のダイエットには、「毎日習慣的に食べるもの」「習慣的な栄養の摂取」という意味があります。つまり、ダイエットの本質は、「制限」よりも「習慣」にあるのです。

「ダイエット」をより正確に言い換えるのであれば、「健康や美容のために日々続ける食事」という表現がよいでしょう。ダイエットの目的は減量だけではありません。たとえば、BMI[*1]18.5未満の低体重の人が、健康に支障をきたさない範囲まで体重を増やすことを目的とした食事も「ダイエット」です。

目的が何にしろ、ダイエットをするうえで大切なのは「この食習慣を続けられるか？」ということです。炭水化物をまったく食べなかったり、何か特定の食材ばかりを食べ続けたりする生活を果たして続けられるでしょうか？ 一時的にはガマンできても、長く続けるのがつらいと感じたら、それは「ダイエット」ではなく単なる「食事制限」で、はじめから手を出すべきではありません。

「ダイエット」は、その意味を正しく理解したうえで実践すれば、とても楽しく、すばらしいものです。まずは、自分がなぜダイエットをするのか、目的を明確にしましょう。健康になりたい、キレイになりたい、若々しくありたい、など、どんな目的であれ、それはポジティブな動機に基づくものであるはずです。ポジティブな動機に基づいて食べるものを改善すれば、食事を準備する時間、食べている時間、食べたものが体の中でエネルギーとして使われる時間が、これまでよりも確実にポジティブなものになっていきます。つまりダイエットは、単なる食事から始まり、最終的には生きる時間すべての意味をポジティブに変換していくものなのです。

＊1 BMI
ボディマス指数（Body Mass Index）の略。肥満度を表す体格指数で、体重と身長から算出する。BMI ＝ 体重kg ÷（身長m）^{2}。

太っていることの何が問題なのでしょう？

肥満とは、必要以上に脂肪が蓄えられすぎた状態です。BMIが25以上だと肥満と判定されますが、筋肉量が多い場合は、BMIの数値が高くても肥満ではありません。

　肥満は、骨格や関節、心臓に負担をかけ、また、インスリンの働きが低下することによって、糖尿病や高脂血症、高血圧をもたらし、動脈硬化を促進させます。関節への負担は体重が重いことそのものが原因になりますが、肥満による本当の問題は、脂肪の増えすぎが命に関わる生活習慣病を促進させることなのです。

　「どれだけ脂肪がついているか」だけでなく、「どこに脂肪がついているか」も問題です。病気との因果関係が深いのは、下腹部や腰の周り、太ももなど、下半身を中心に脂肪が蓄積する「洋ナシ型肥満（皮下脂肪型肥満）」よりも、内臓の周りに脂肪が蓄積して腹部が張り出すように膨らむ「リンゴ型肥満（内臓脂肪型肥満）」だといわれています。この、内臓脂肪型肥満を背景に、脂質異常症や糖尿病、高血圧などの生活習慣病が重なると「メタボリックシンドローム」と診断され、ダイエットを始めとした生活習慣全体の見直しが必要になります。

　逆にいえば、これらの条件を満たさないのであれば、無理に体重を減らす必要はないということになります。より健康な状態を目指してダイエットをする場合は、急に摂取エネルギーを減らしたり、特定の食材や栄養素を避けたりせずに、まずは「必要な栄養素を過不足なく摂れているか？」というところから、食生活の見直しを始めましょう。

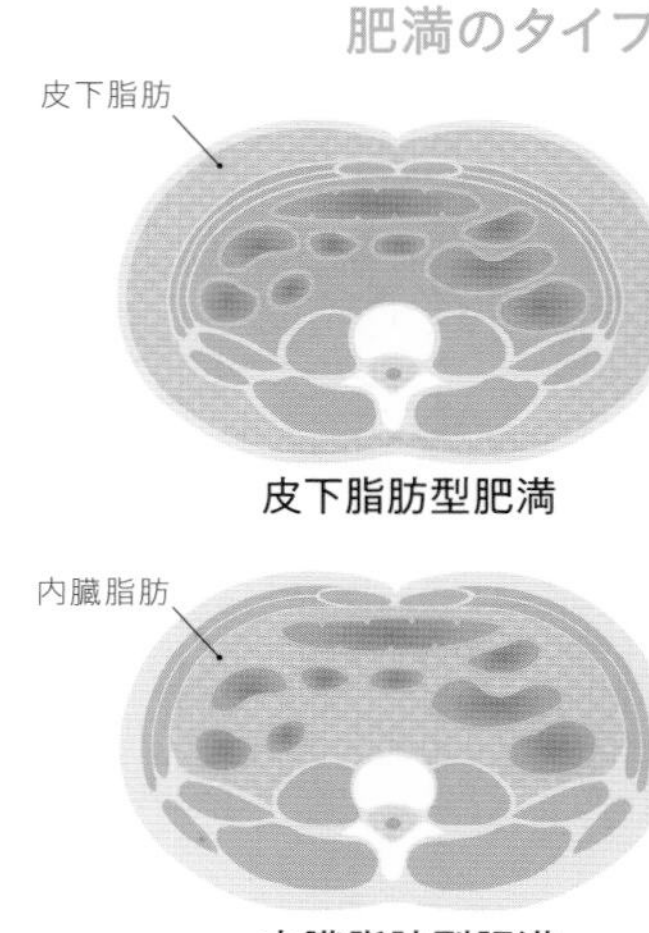

「やせる」ってどういうことですか？

ダイエットをするときに「体重を減らすこと」を目標にしてはいけません。なぜなら、太っていることの問題は、脂肪がつきすぎていることであって、体重が重いことではないからです。体重を指標にしてダイエットをすると、間違った習慣を続けてしまい、結果的に健康を損なうことにもつながりかねません。本来目標にすべきなのは、「体脂肪を減らすこと」なのです。

　では、体重を減らすことを指標とした場合、どんな弊害が考えられるでしょうか？

　一つ目は、水分が減ったことをやせたと勘違いすることです。水分は、糖質制限をしたり、食事量を減らしたりすることで簡単に減らすことができます。肝臓や筋肉に存在するグリコーゲンという成分は、水分を保持する性質があるので、糖質の摂取量を減らせば水分の保持能力が下がり、すぐに体重が減少します。糖質制限ダイエットで効果が感じられやすいのはこのためです。また、食事量を減らせば、食べ物から摂取する水分量が少なくなるので、体重が減るのは当然です。どちらの場合も、脂肪が減るどころか、栄養が不足することによって代謝が下がり、さらにやせにくい状態になってしまいます。

　2つ目は、骨格筋の減少をやせたと勘違いすることです。たとえば、運動を行わず、過度な食事制限のみでダイエットを行った場合、脂肪も減るかもしれませんが、同時に筋肉や骨の量も減少します。ガマンを伴う極端な食事制限は当然長続きしません。すると、再びダイエット前と同じ食事に戻したときに、以前より骨格筋が減って代謝が下がっているため、さらに太りやすくなってしまうのです。

　では、体脂肪を減らすにはどうしたらよいかというと、食事から十分な栄養を摂取することと、適度な有酸素運動です。「食べすぎによって太ったから食べる量を減らす」という考えは間違っています。多くの場合は、栄養バランスに偏りがあり、代謝に必要な栄養素が十分でなかったから太っているのです。それから、体脂肪の燃焼には運動が欠かせません。運動をせずにやせようと思うのは、乗らない車のガソリンが減るのを祈っていることと同じです。どちらも地味で当たり前なことのように思えますが、この2つを継続していくことが、健康的にやせるいちばんの近道なのです。

ダイエット中の食事の基本

今よりも100gでもやせたいと思っているのであれば、食事から摂取するエネルギーよりも、消費するエネルギーを大きくすること。これは、基本中の基本です。ただ、食べたものすべてのカロリーを計算することはとても大変なことですし、自分が一体何kcal消費しているかを厳密に知ることはできません。それに、エネルギーばかりに気をとられていると、必要な栄養素を摂ることにも罪悪感を覚えるようになってしまうでしょう。

そこで、面倒なエネルギー計算なしでやせるにはどのような食事をすればよいか、心に留めておきたいポイントを3つまとめました。

野菜・肉・魚・豆の おかずをしっかり食べる

糖質と脂質の摂取量に対し、良質たんぱく質と食物繊維の量が不足した状態は、太りやすい食生活の典型です。自分の食生活を振り返り、良質たんぱく質と食物繊維がしっかり摂れているかチェックしてみましょう。定食のように、必ず肉や魚、豆類などが入った良質たんぱく質のおかずと野菜のおかずを含む食事なら問題ありませんが、ラーメンだけ、パスタだけ、丼ものだけ、パンだけ、といった、糖質がメインの食事が多いと、良質たんぱく質と食物繊維が十分に摂取できていない可能性があります。

良質たんぱく質と食物繊維には、ダイエット中の天敵ともいえる食欲の暴走を防ぐ作用があります。まず、良質たんぱく質には、食事の満足度を上げて糖質の摂りすぎを防ぐ効果があります。特に、朝食にしっかり良質たんぱく質を摂っておけば、日中から夜間にかけての食べすぎ防止にもつながります。

3食きちんと食べているにもかかわらず耐え難い空腹感に襲われる主な原因は、血糖値の乱高下です。食物繊維には、血糖値を安定させる作用があるため、野菜や果物、穀類から積極的に摂取するとよいでしょう。

※良質たんぱく質が豊富な食材：
肉類、魚類、大豆製品、
卵、乳・乳製品

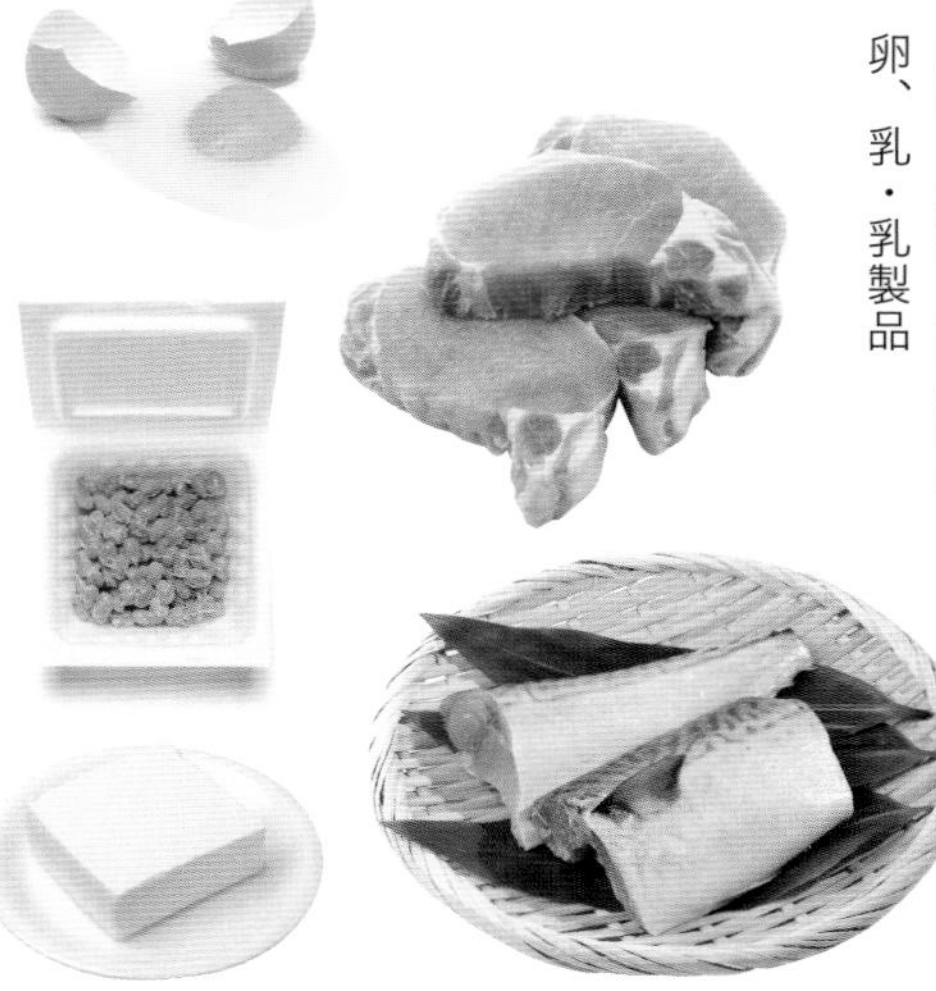

※食物繊維が豊富な食材：
葉菜、根菜、玄米、雑穀、果物

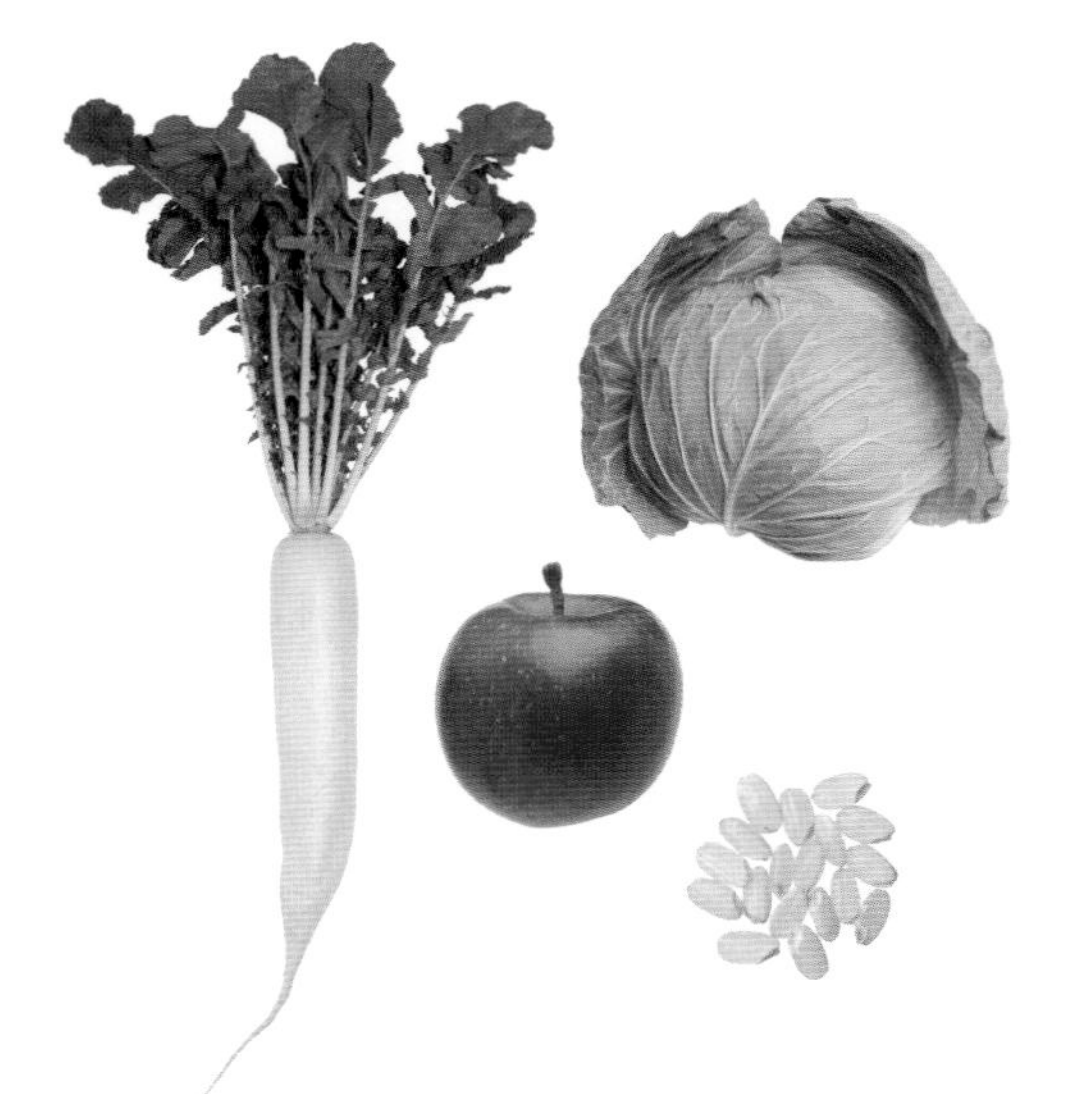

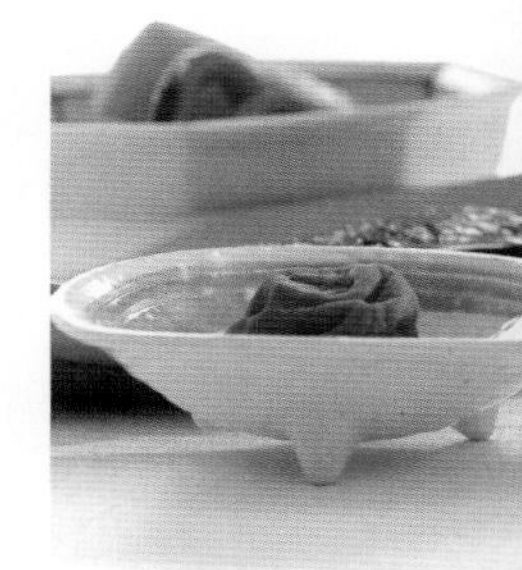

糖質は血糖値を上げにくいものにかえる

食事から糖質を摂ると、上がった血糖値を下げようとしてインスリンというホルモンが分泌されます。インスリンには、糖質を脂肪として蓄える働きがあるので、たくさん分泌されるとその分脂肪が増えやすくなるのです。しかし、インスリンに脂肪を蓄える働きがあるからといって、糖質を完全に避けたり、極端に摂取量を減らしたりするのはよくありません。インスリンには筋肉にアミノ酸を届け、発達させる働きもあるため、糖質をまったく摂らないと代謝が下がり、より太りやすくなってしまうのです。

また、脂肪の燃焼には、糖質の働きが必要になります。せっかく摂取エネルギーを減らし、運動量を増やしても、糖質不足で脂肪を燃やすことができなければ意味がありません。摂りすぎにはくれぐれも注意しつつ、十分な量の糖質を食事から摂るよう、心がけましょう。成人の場合、1日の摂取エネルギーのうち、50～65％を糖質から摂ることが望ましいとされています。1日1800kcalのエネルギーを摂取するとすれば、そのおよそ半分と考えると900kcal、白いごはんに換算すると、約530gが1日に摂取する糖質量の目安になります。

摂取量とともに意識したいのは、食後血糖値の上がりやすさを表す「GI値」という指数です。同じ量のエネルギーでも、GI値が高いほど食後の血糖値上昇が大きいため太りやすく、GI値が低いほど血糖値上昇は緩やかで太りにくいといえるのです。たとえば、砂糖や小麦などの精白されたものはGI値が高く、玄米や芋類など、自然に近い形のまま食べるものはGI値が低い傾向にあります。

ダイエットを考えているなら、まずは、白米を玄米や雑穀ご飯にかえる、おやつのチョコレートをさつまいもにするなど、「高GI→低GI」の置き換えから始めるのが効果的で、リバウンドのリスクも減らすことができます。

1日の糖質摂取量の目安……ご飯茶碗およそ3杯半

100kcalの糖質ってどのくらい？

おにぎり
半分

砂糖
大さじ3

さつまいも
中サイズ1/3本

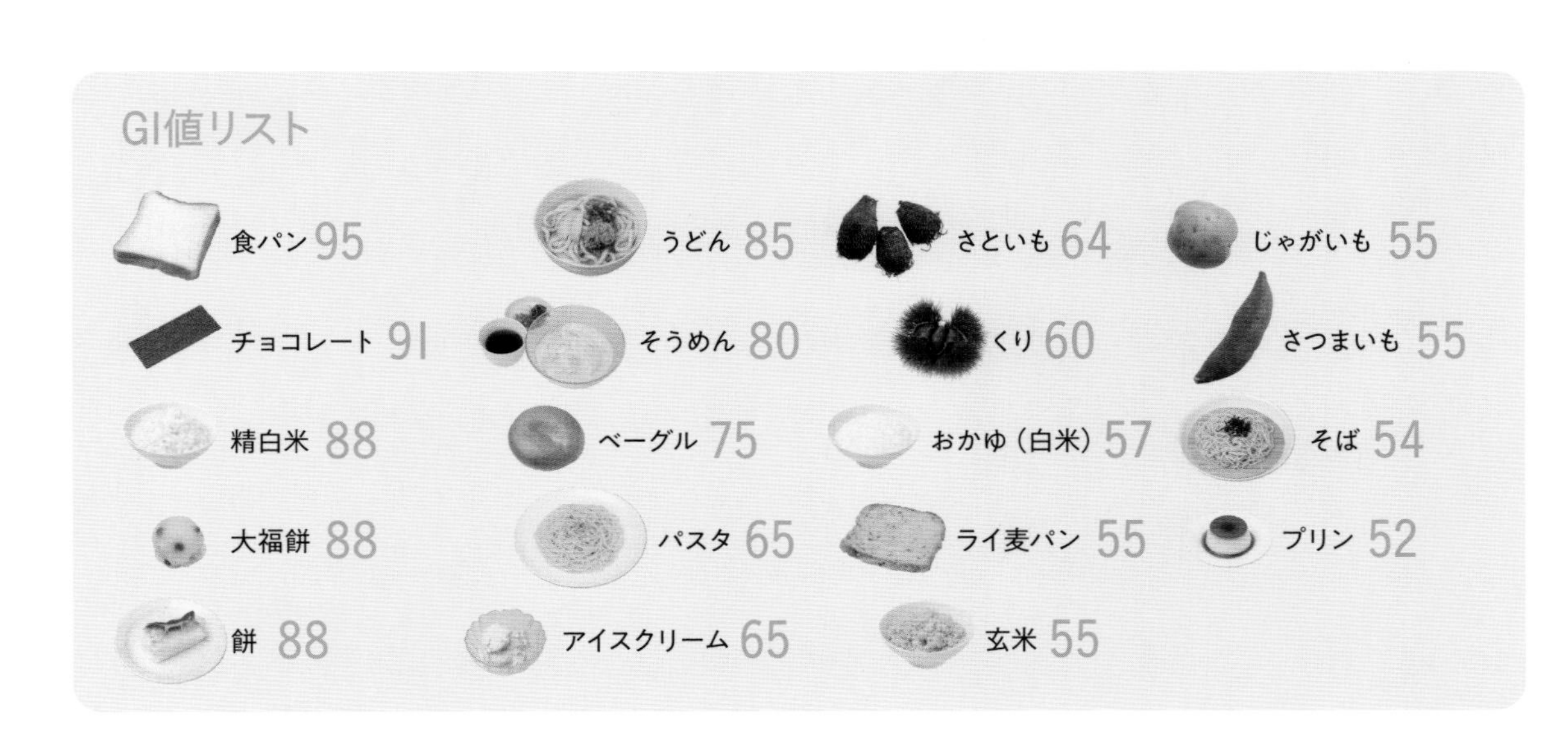

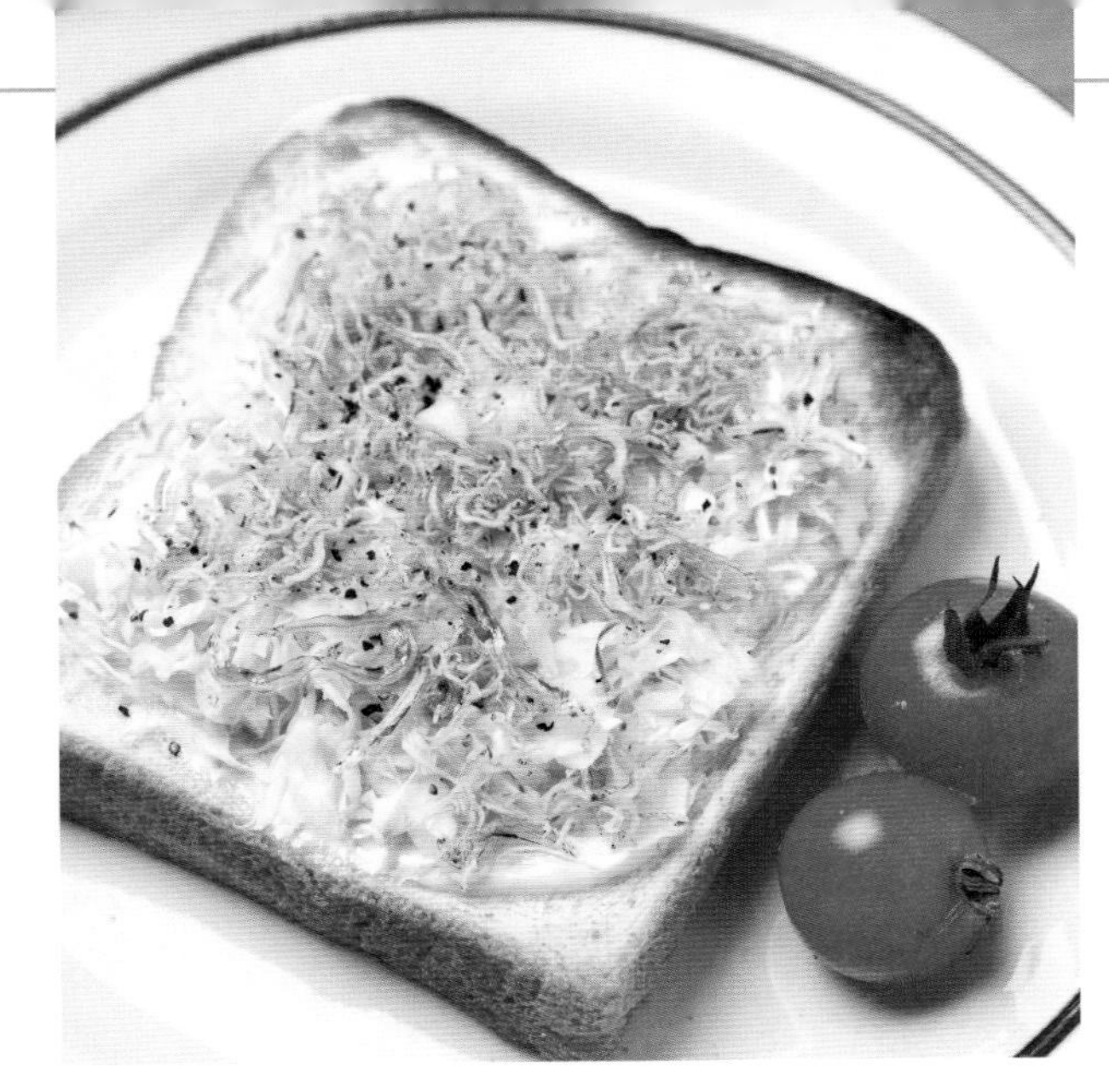

栄養価はすべて1人分の数値

食パンはたっぷり具材をのせて
血糖値の上昇を抑える

じゃことキャベツのトースト

エネルギー	228 kcal
糖質	22.7 g
食塩相当量	2.6 g

材料（2人分）

ちりめんじゃこ…10g
食パン（8枚切り）…2枚
キャベツ…1/8個
塩…小さじ1/2
マヨネーズ…大さじ2〜3
粗びき黒こしょう…適宜

作り方

1 キャベツはせん切りにし、塩でもんでしんなりさせる。
2 食パンにマヨネーズを塗り、1をのせてその上にちりめんじゃこをのせ、粗びき黒こしょうをたっぷりふる。
3 オーブントースターで2をこんがり焼く。

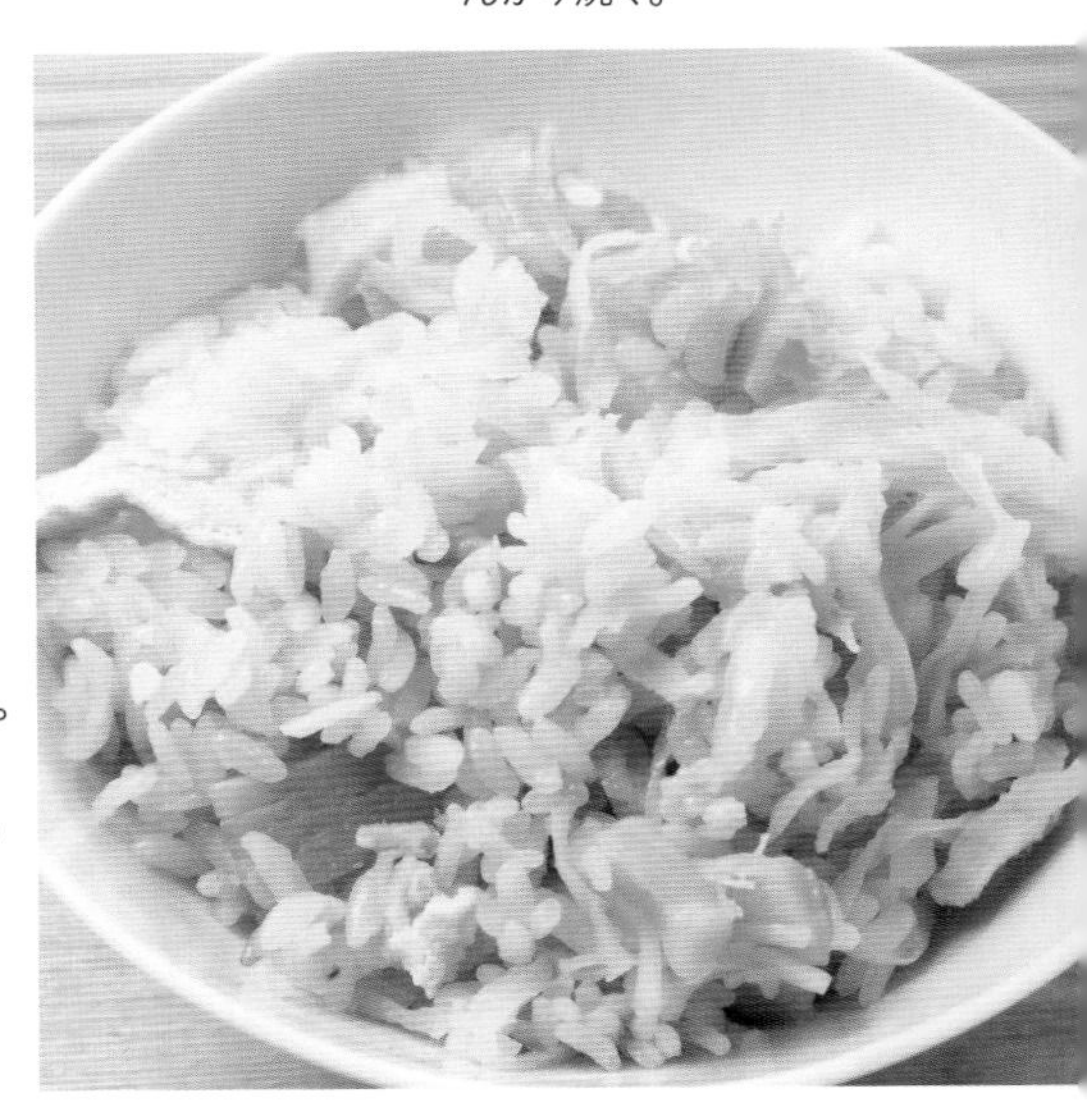

貝柱のうまみがたっぷりの
ヘルシーおかず

切り干し大根と干し貝柱のご飯

エネルギー	328 kcal
糖質	61.9 g
食塩相当量	2.7 g

材料（4人分）

切り干し大根（乾燥）…戻して100g
干し貝柱（戻してほぐしたもの）…2個
干し貝柱の戻し汁…カップ1/4
白米…2合
油揚げ…1枚
A だし…カップ1と3/4
　酒…大さじ1と1/2
　しょうゆ…大さじ1と1/2
　塩…小さじ1

作り方

1 米は研いでざるに上げ、混ぜ合わせたAに入れて30分以上置く。切り干し大根は2〜3cm長さに切る。油揚げは縦に半分に切って3mm幅に切り、熱湯をかけて油抜きする。
2 炊飯器にすべての材料を入れ、普通に炊く。

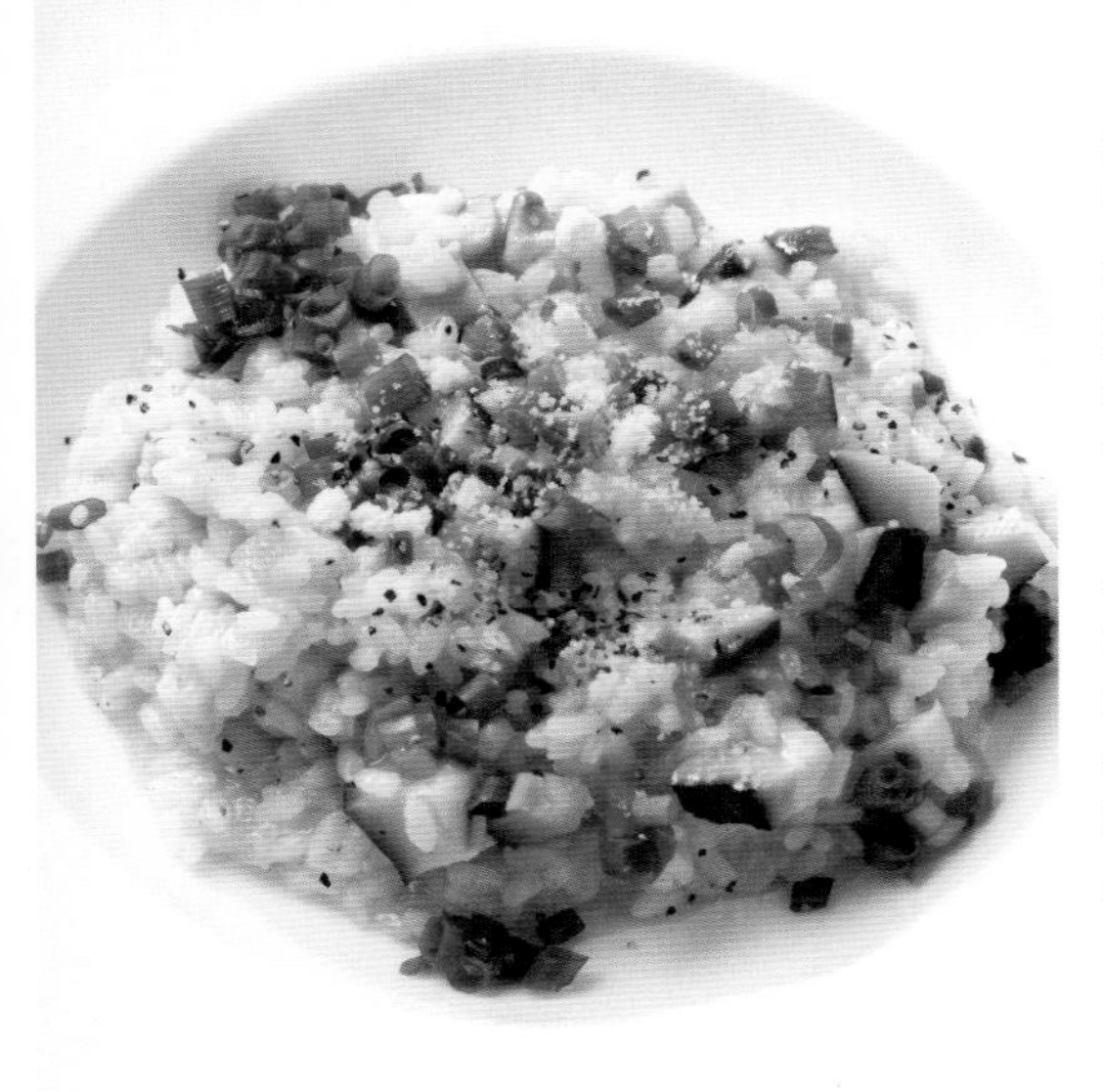

リゾットは白米に比べて
血糖値の上がり方が緩やか

干ししいたけのリゾット

エネルギー	212 kcal
糖質	30.8 g
食塩相当量	1.8 g

材料（4人分）

干ししいたけ…2枚
たまねぎ…1/4個
白米…1合
水…カップ1/2
チキンスープ
　…カップ4と1/2
バター…大さじ2
白ワイン…カップ1/4
塩…小さじ1
粉チーズ…適量
塩・こしょう…各適量
A あさつき（小口切り）
　　…少々
　粗びき黒こしょう
　　…適量

作り方

1 耐熱容器に干ししいたけと分量の水を入れ、ラップをして電子レンジに2分かけたら戻し、みじん切りにする。たまねぎはみじん切りにする。
2 1のしいたけの戻し汁にチキンスープを混ぜ合わせる。
3 フライパンにバターを溶かし、たまねぎがしんなりするまで炒め、米を研がずに加えて4〜5分炒め、干ししいたけ、白ワインを加えてさらに炒める。2をカップ3と塩を加えて中火で水分が少なくなるまで混ぜながら煮る。米が硬いようなら2をカップ1/2ずつ足し、米の芯が少しあるくらいで、粉チーズを加える。
4 3の米がちょうどよい硬さになったら塩、こしょうで味を調え、火を止める。
5 器に4を盛り、粉チーズとAを散らす。

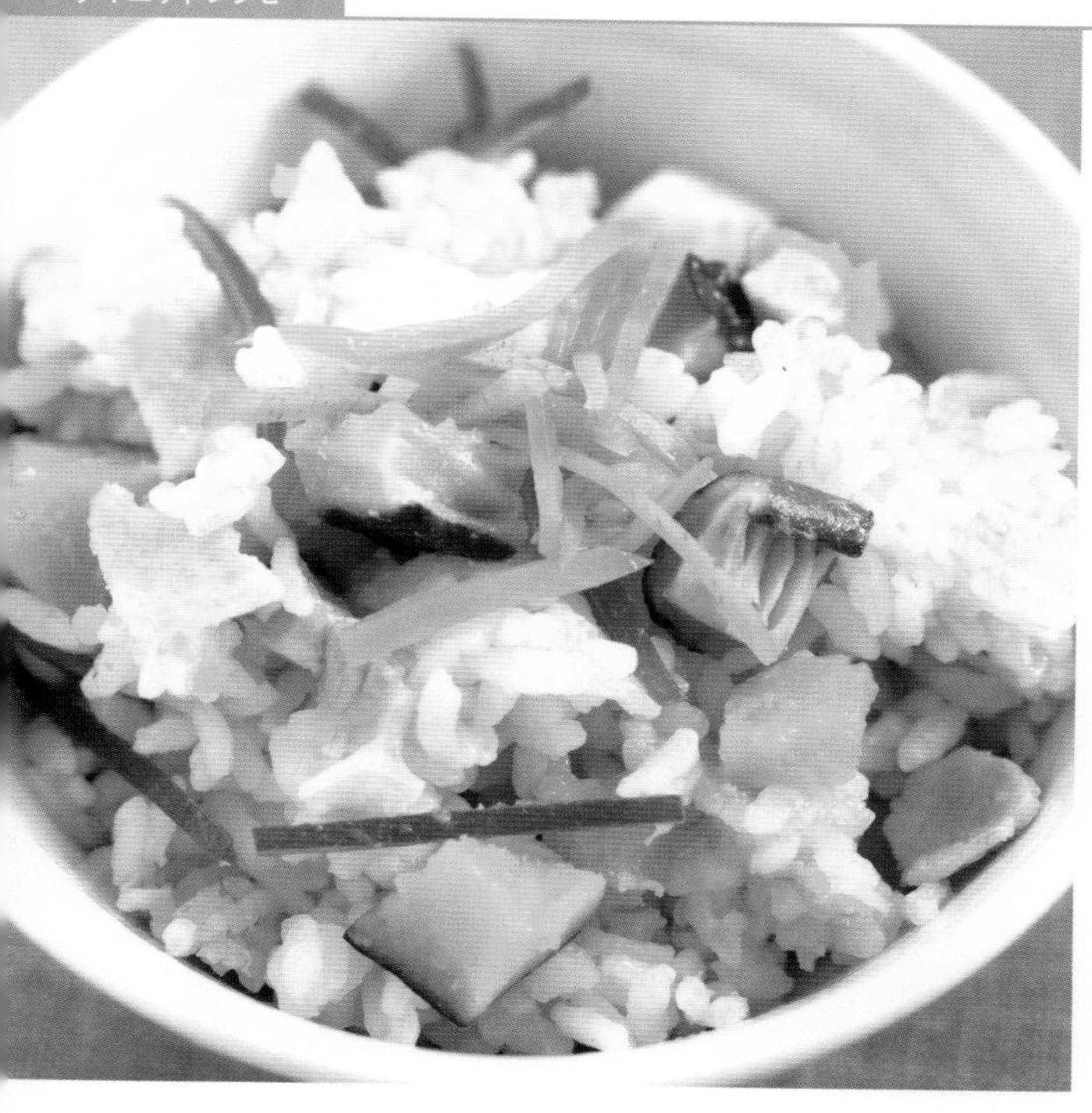

具だくさんの炊き込みご飯は
ダイエットの味方

かぼちゃの炊き込みご飯

エネルギー	377 kcal
糖質	54.7 g
食塩相当量	1.1 g

材料（4人分）
かぼちゃ…1/8個
米…1.5合
豚ばら薄切り肉…100g
干ししいたけ…1枚
昆布…3cm
A 塩…小さじ1/2
　酒・みりん…各大さじ1/2
紅しょうが…少々
かまぼこ…40g
にんじん…1/4本

作り方
1 米は洗ってざるに上げ、30分置く。
2 豚肉は1cm幅に切る。しいたけは水で戻して石づきを取り、かぼちゃ、かまぼこ、にんじんとともに1cm角に切る。
3 炊飯器に米とAを入れ、目盛りまで水を加える。2と昆布をのせて普通に炊く。
4 昆布を取り出してせん切りにし、炊飯器に戻してさっくりと混ぜる。仕上げに紅しょうがをのせる。

コーンのシャキシャキ食感で
満足感がある

スイートコーンの和風リゾット

エネルギー	335 kcal
糖質	52.6 g
食塩相当量	1.5 g

材料（2人分）
とうもろこし
　（缶詰／ホールタイプ）…1缶（130g）
長ねぎのみじん切り…10cm分
米…100g
バター…大さじ1
酒…大さじ2
だし（熱いもの）…カップ2と1/2
みそ…大さじ1
粉チーズ・粗びき黒こしょう…各少々

作り方
1 鍋にバターを熱し、長ねぎをさっと炒め、缶汁をきったとうもろこし、洗っていない米を加えてひと炒めする。
2 酒、半量のだしを加え、混ぜながら煮る。水分がなくなったら残りのだしを足して、弱火で20〜25分煮る。
3 みそを加え、粉チーズと粗びき黒こしょうをふる。

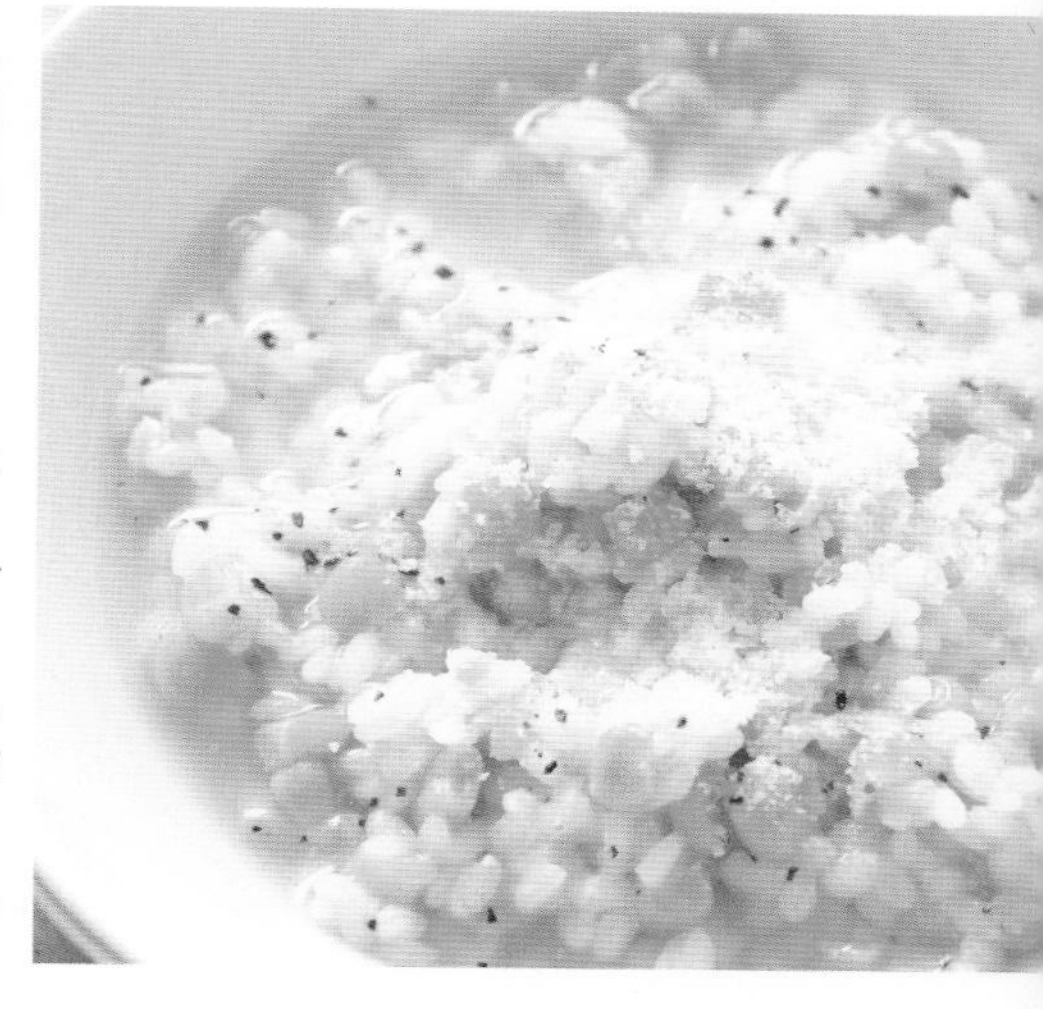

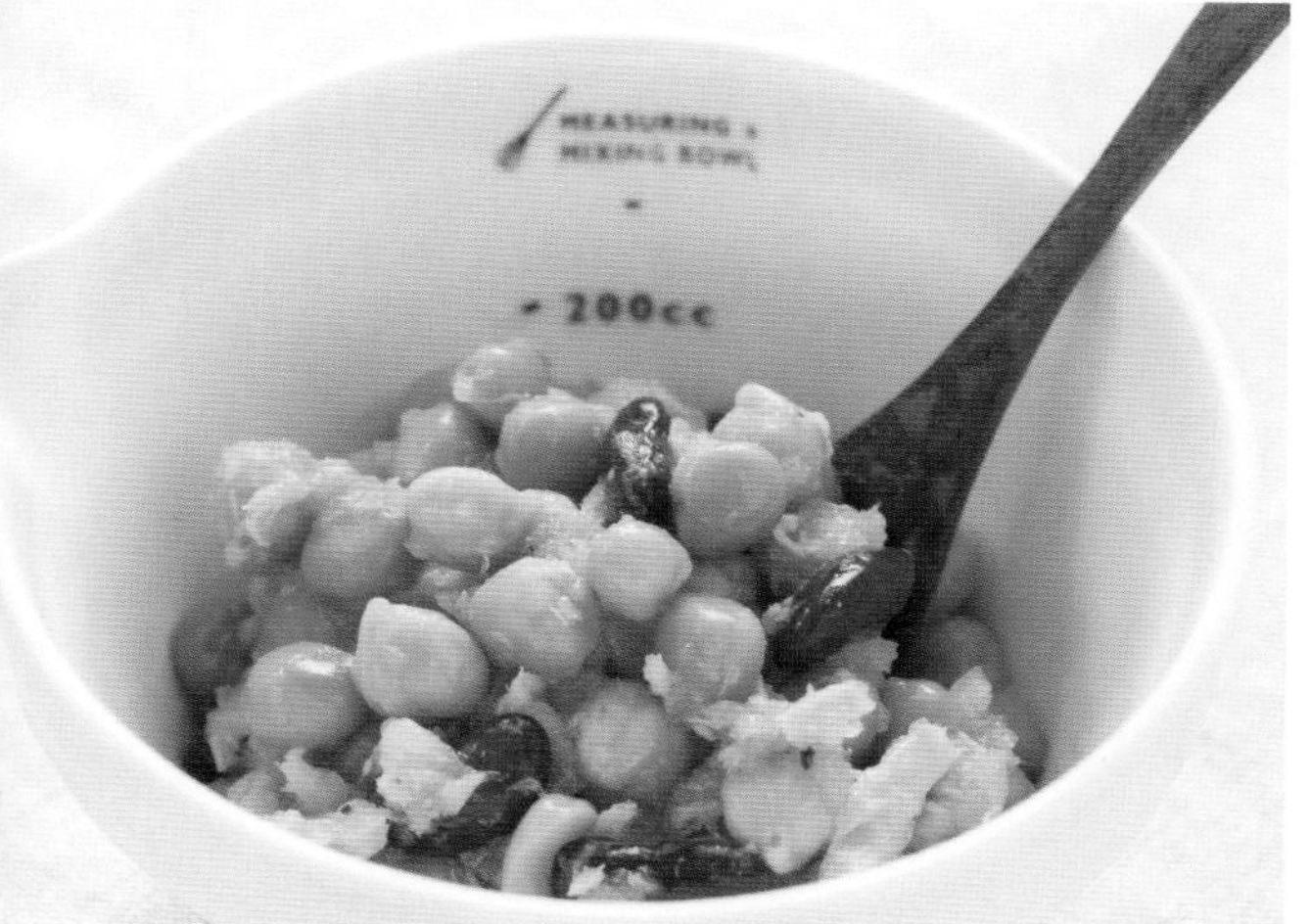

ミックス豆の缶詰で
パパっと作れる

ミックス豆とツナのサラダ

エネルギー	176 kcal
糖質	14.3 g
食塩相当量	1.0 g

材料（2人分）
たまねぎ…1/2個
ミックスビーンズ（缶詰）…120g
ツナ缶…1/2缶
すし酢…大さじ1
しょうゆ…小さじ1/2

作り方
1 たまねぎは細かいみじん切りにして水にさらし、水けをきる。
2 1と缶汁をきったミックスビーンズ、ツナ缶、すし酢を和える。最後にしょうゆを加えて混ぜる。

エネルギー	186 kcal
糖質	18.9 g
食塩相当量	1.0 g

低脂質・高たんぱくの豆類は
積極的に取り入れたい

ひよこ豆のトマトソテー

材料（2人分）

ひよこ豆（缶詰）…120g
しょうが…1/2かけ
たまねぎ…1/2個
ピーマン…2個
サラダ油…大さじ1/2
カレー粉…小さじ1/2
コンソメスープの素（顆粒）…小さじ1
トマトソース（市販）…カップ1/2
粗びき黒こしょう…小さじ1/2

作り方

1. しょうが、たまねぎはみじん切り、ピーマンはひよこ豆の大きさに合わせて角切りにする。
2. フライパンにサラダ油を熱してしょうがを炒め、たまねぎを加えて炒め合わせる。カレー粉、スープの素を加えて2〜3分炒め、トマトソース、ひよこ豆を入れてなじむまで炒める。
3. 2にピーマンを加えて1、2分炒め、こしょうをふる。

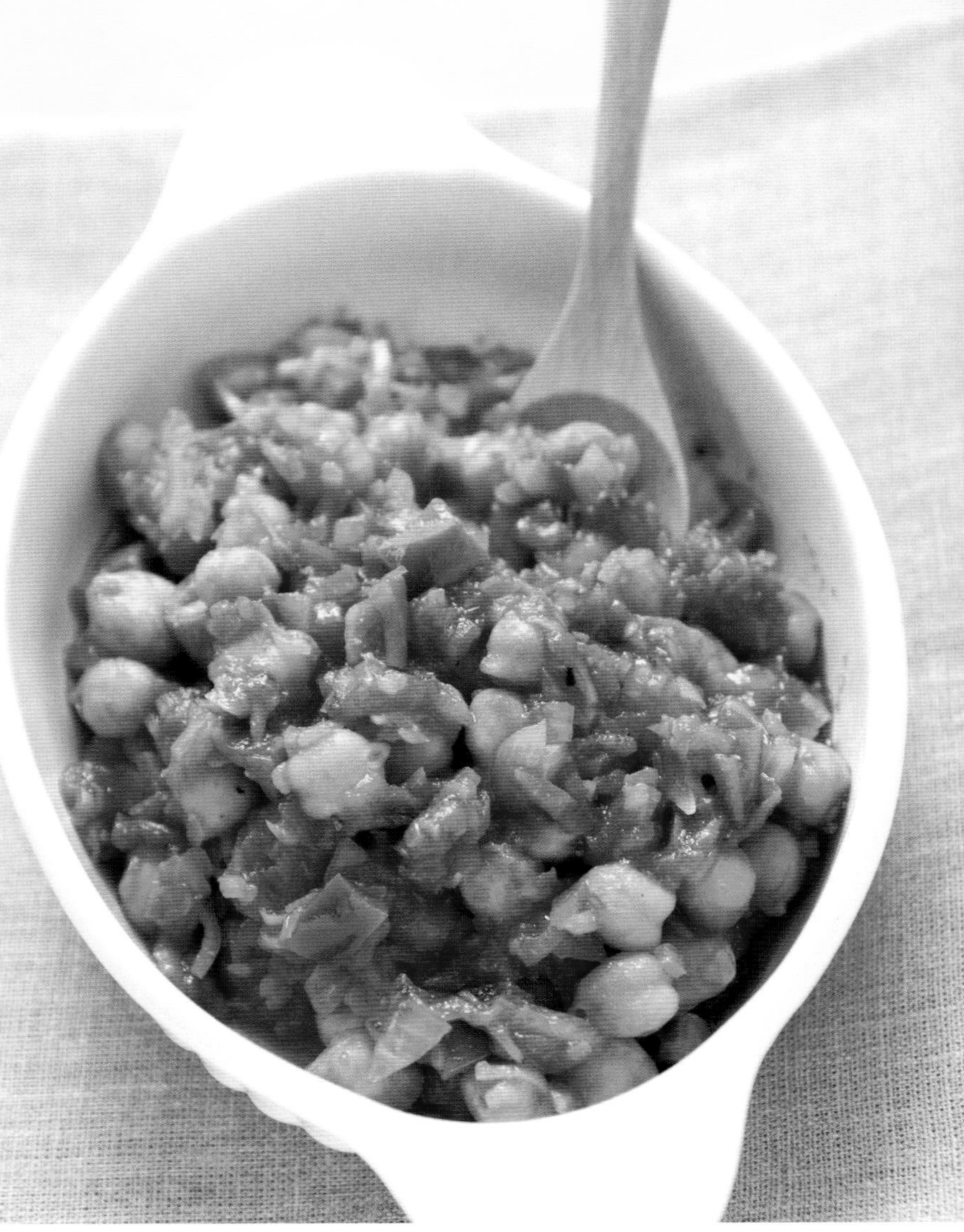

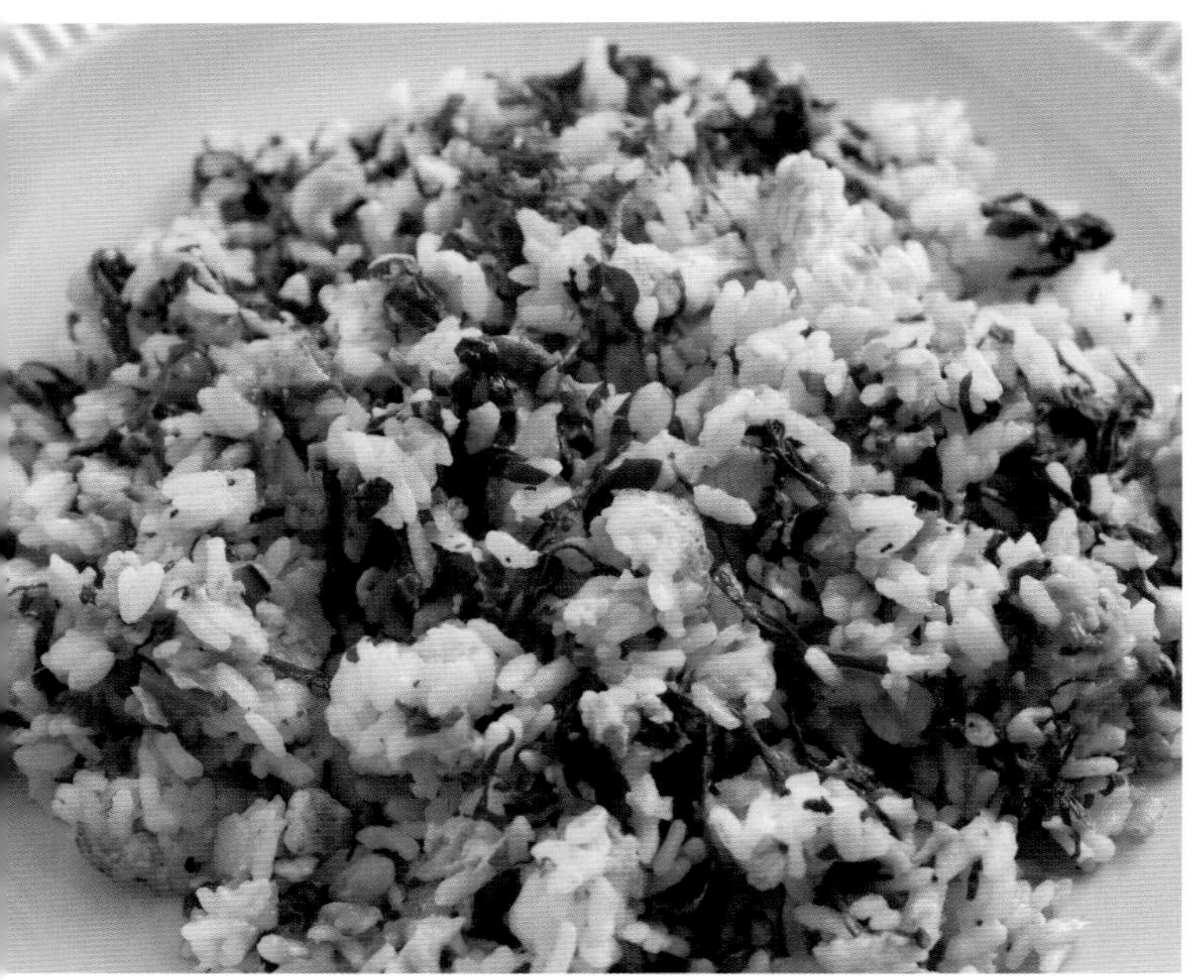

エネルギー	520 kcal
糖質	56.6 g
食塩相当量	0.8 g

ほうれんそうは油で炒めることで
栄養素の吸収率が上がる

たっぷりほうれんそうの焼き飯

材料（2人分）

ほうれんそう…1/2ワ
卵…2個
ご飯…300g
サラダ油…大さじ3
塩…小さじ1
粗びき黒こしょう・中華スープの素…各少々

作り方

1. ほうれんそうは根元を切って水洗いし、茎も葉も細かいみじん切りにする。
2. 鍋を熱してサラダ油を入れてなじませ、溶きほぐした卵を流して炒める。
3. 卵が半熟になったらご飯を加えてほぐし、卵と混ぜ合わせる。塩、こしょう、中華スープの素で調味し、ほうれんそうを加えて手早く炒め合わせる。

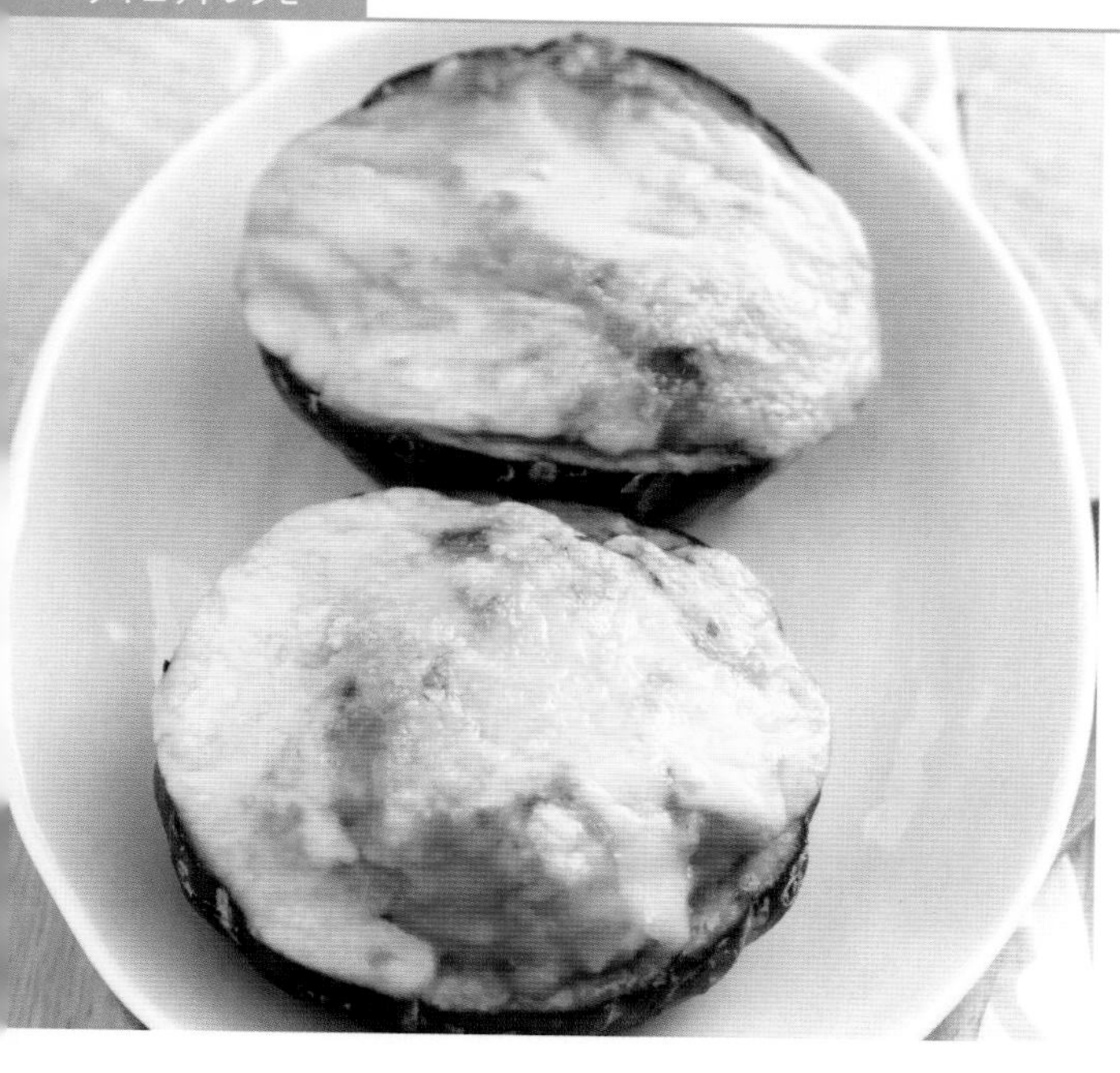

ダイエット中の
おもてなし料理にもおすすめ！

エネルギー	215 kcal
糖質	26.1 g
食塩相当量	1.0 g

丸ごとかぼちゃのミートソースドリア

材料（作りやすい分量）

ミニかぼちゃ…1個（300g）
A ご飯…大さじ3程度
　塩・こしょう…各少々
　ホワイトソース（市販）…大さじ4
　ミートソース（市販）…大さじ2
溶けるチーズ…適量

作り方

1 かぼちゃは半分に切ってタネを取る。ラップをふんわりかけ、やわらかくなるまで電子レンジに4～5分かける。
2 かぼちゃの果肉をスプーンでかき出して軽くつぶし、Aと混ぜ合わせておく。
3 中身をくりぬいたかぼちゃの中に2を入れ、上にチーズをのせ、オーブントースターで焼き色がつくまで焼く。

大根葉にはビタミンや
ミネラルがたっぷり含まれる

エネルギー	343 kcal
糖質	56.4 g
食塩相当量	1.2 g

大根葉のガーリックライス

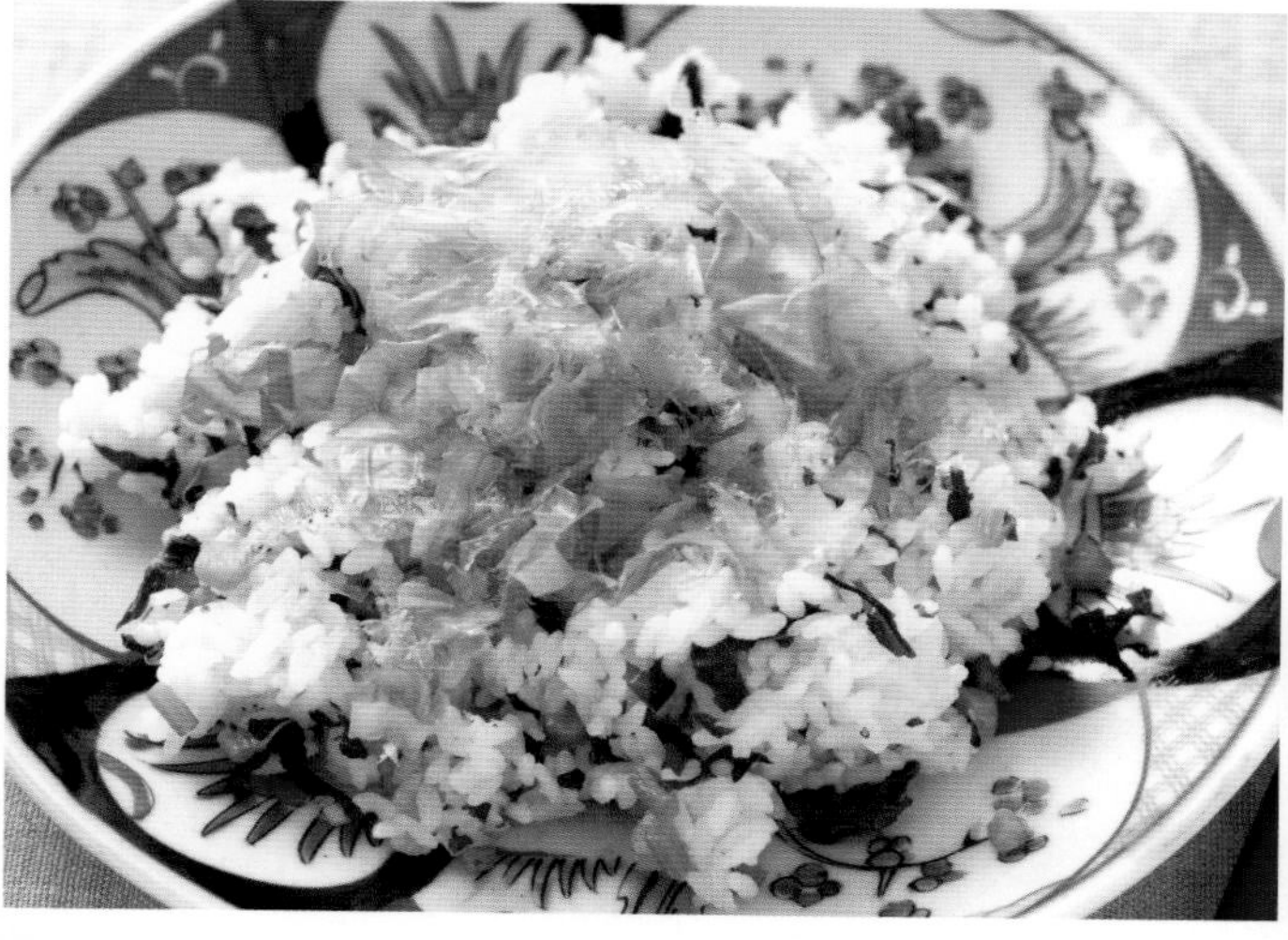

材料（2人分）

大根の葉…100g
塩…適量
にんにく…1かけ
サラダ油…適量
ご飯…茶碗2杯分
バター…大さじ1
塩・こしょう…各少々
削り節…適量

作り方

1 大根の葉は塩を加えた熱湯でゆでて冷水にとり、固く絞って小口切りにする。にんにくはみじん切りにする。
2 フライパンにサラダ油とにんにくを入れて弱火で炒める。ご飯、バターと塩、こしょう、大根の葉を加えて炒め合わせ、器に盛って削り節をかける。

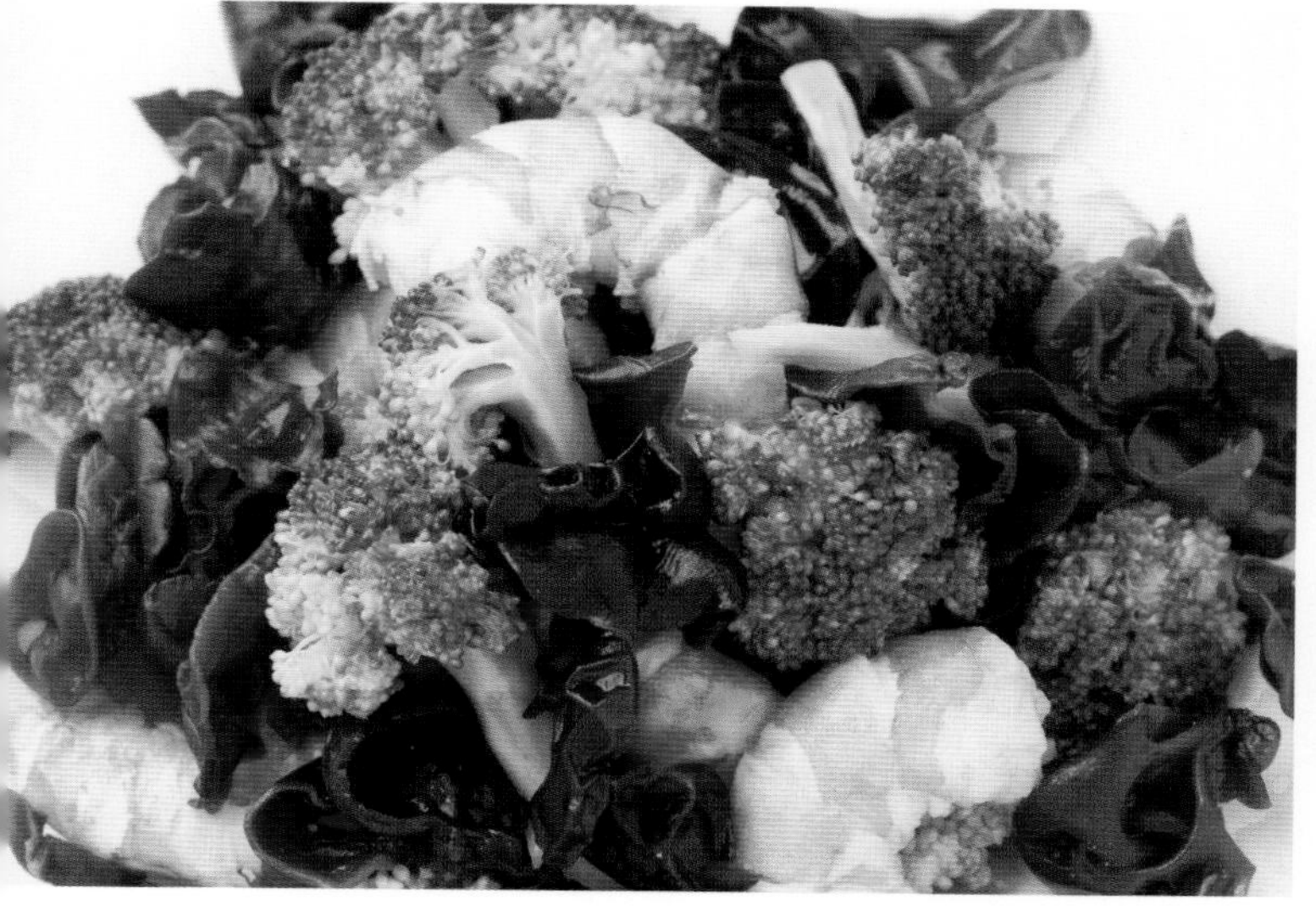

低脂質・高たんぱくの
ヘルシーおかず

エネルギー	78 kcal
糖質	3.4 g
食塩相当量	1.5 g

きくらげとえびの和え物

材料（2人分）

きくらげ（乾燥）…5g
えび…4匹
ブロッコリー…1/2房
A しょうゆ…大さじ1
　酢…大さじ1と1/2
　砂糖…小さじ1/2
　ごま油…小さじ1
　からし…小さじ1/2

作り方

1 きくらげは戻して食べやすい大きさに切る。えびは背わたをとって下ゆでし、殻をむいて食べやすい大きさに切る。ブロッコリーは小房に分けて下ゆでし、水けをきる。
2 ボウルにAを入れてよく混ぜ、1を加えて和える。

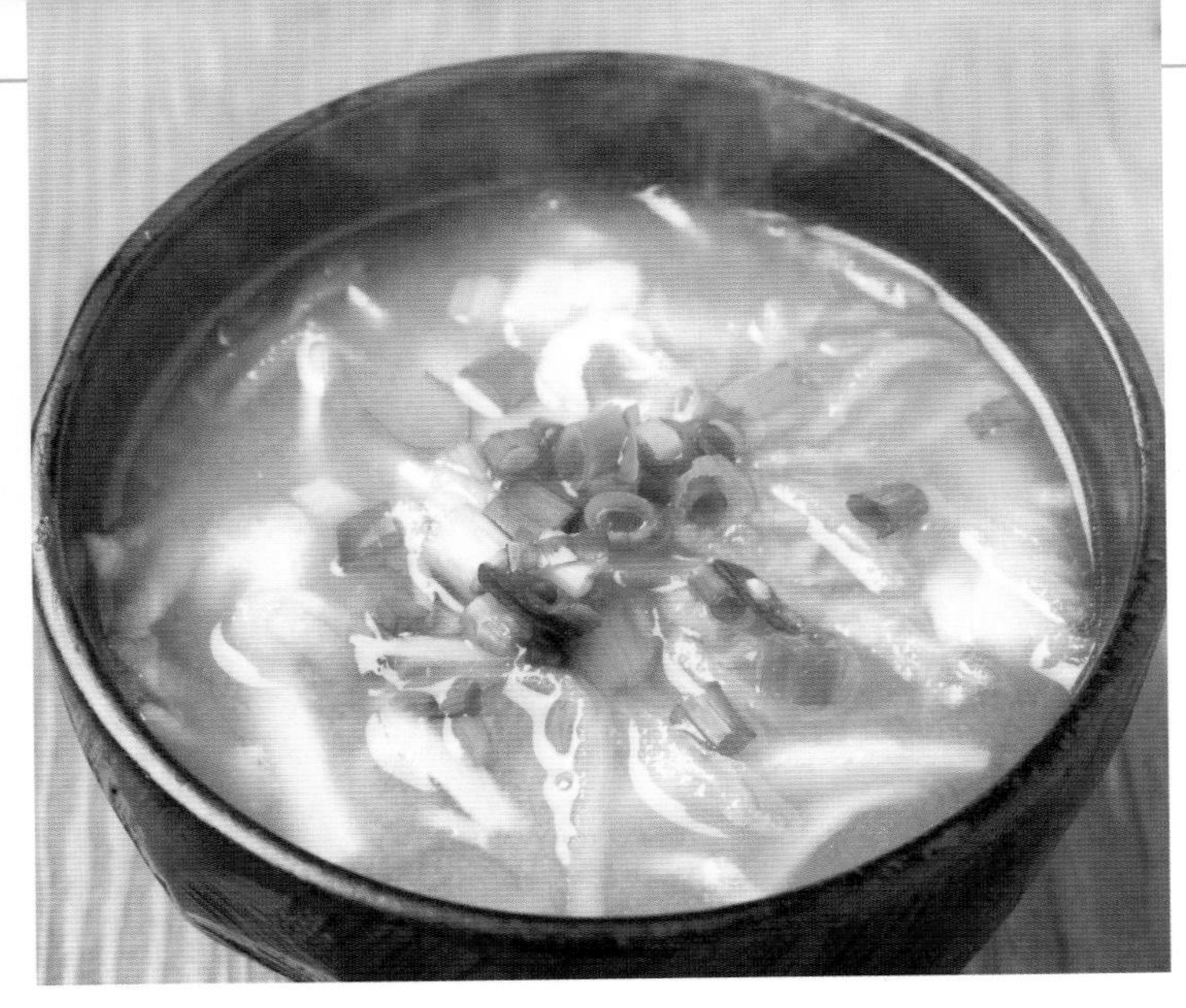

切り干し大根から出る
うまみを生かす

即席大根と油揚げのみそ汁

エネルギー	53 kcal
糖質	3.9 g
食塩相当量	1.1 g

材料（1人分）

切り干し大根（乾燥）…5g
油揚げ…1/4枚
水…カップ3/4
みそ…大さじ1/2

作り方

1 切り干し大根は水でさっと洗い、3〜4cm長さに切る。油揚げは熱湯をかけて油抜きし、細切りにする。
2 1を分量の水とともに鍋に入れ、中火にかける。煮立ったら弱火にして2分ほど煮てみそを溶き入れる。

いかは低脂質・高たんぱくだから
ダイエットにぴったり

きゅうりといかの炒めもの

エネルギー	128 kcal
糖質	5.9 g
食塩相当量	1.9 g

材料（2人分）

きゅうり…2本
しょうが…1かけ
いかの胴…1杯分
A 塩…少々
　酒・かたくり粉…各小さじ1
B 中華スープの素…小さじ1
　砂糖…小さじ1/2
　塩…小さじ1/3
　酒…大さじ1
　水…1/4カップ
C かたくり粉…小さじ1/2
　水…小さじ1
サラダ油…大さじ1

作り方

1 いかは食べやすい大きさに切り、Aの塩と酒をふってかたくり粉をつける。
2 きゅうりは縦半分に切ってから4〜5mm厚さの斜め切りに、しょうがはせん切りにする。BとCはそれぞれ合わせる。
3 フライパンにサラダ油を温め、強火でいかを炒める。色が変わったら、きゅうり、しょうがを加えて炒め、Bを加える。煮立ったら弱火で1分ほど煮て、Cを加えてとろみをつける。

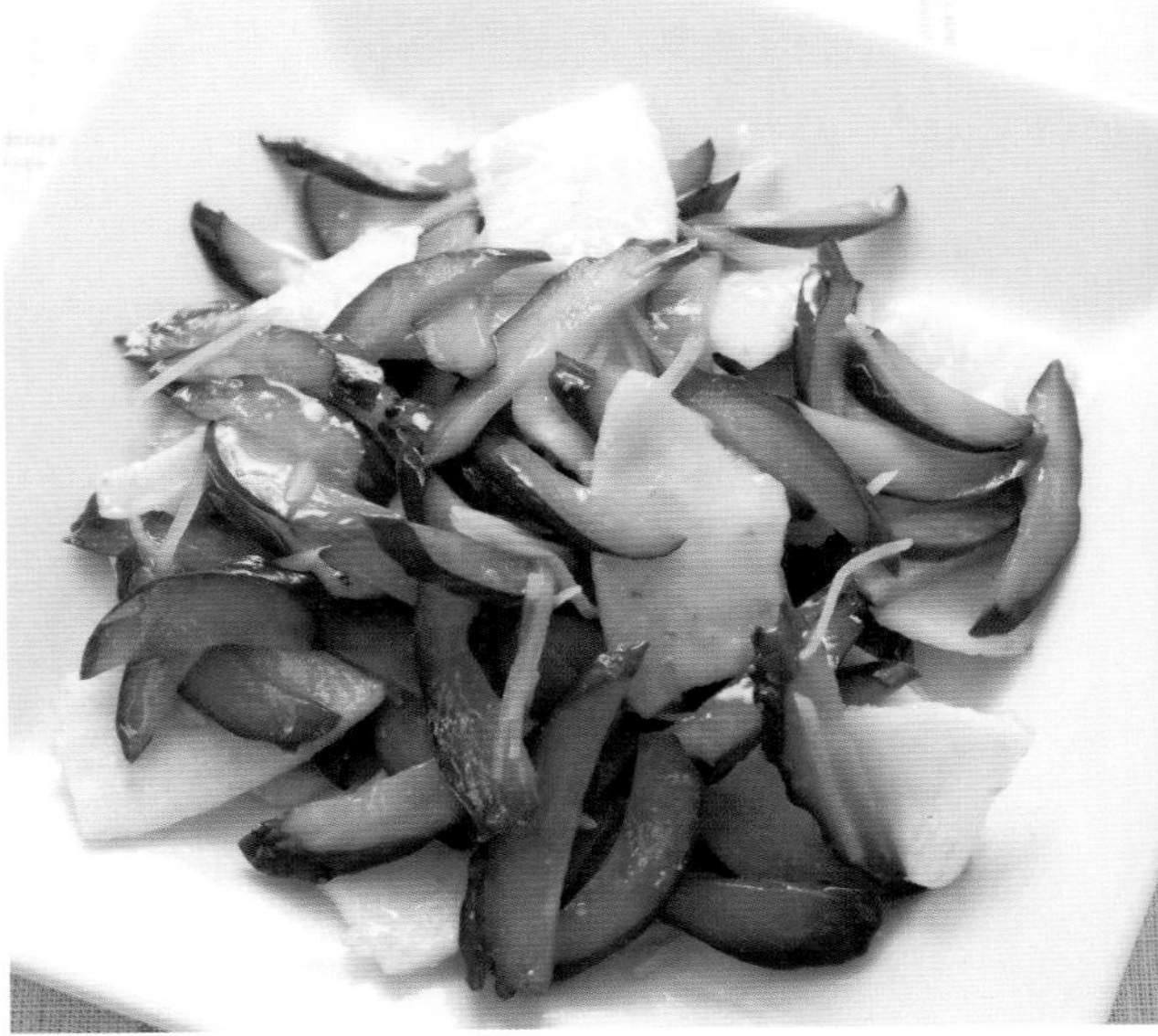

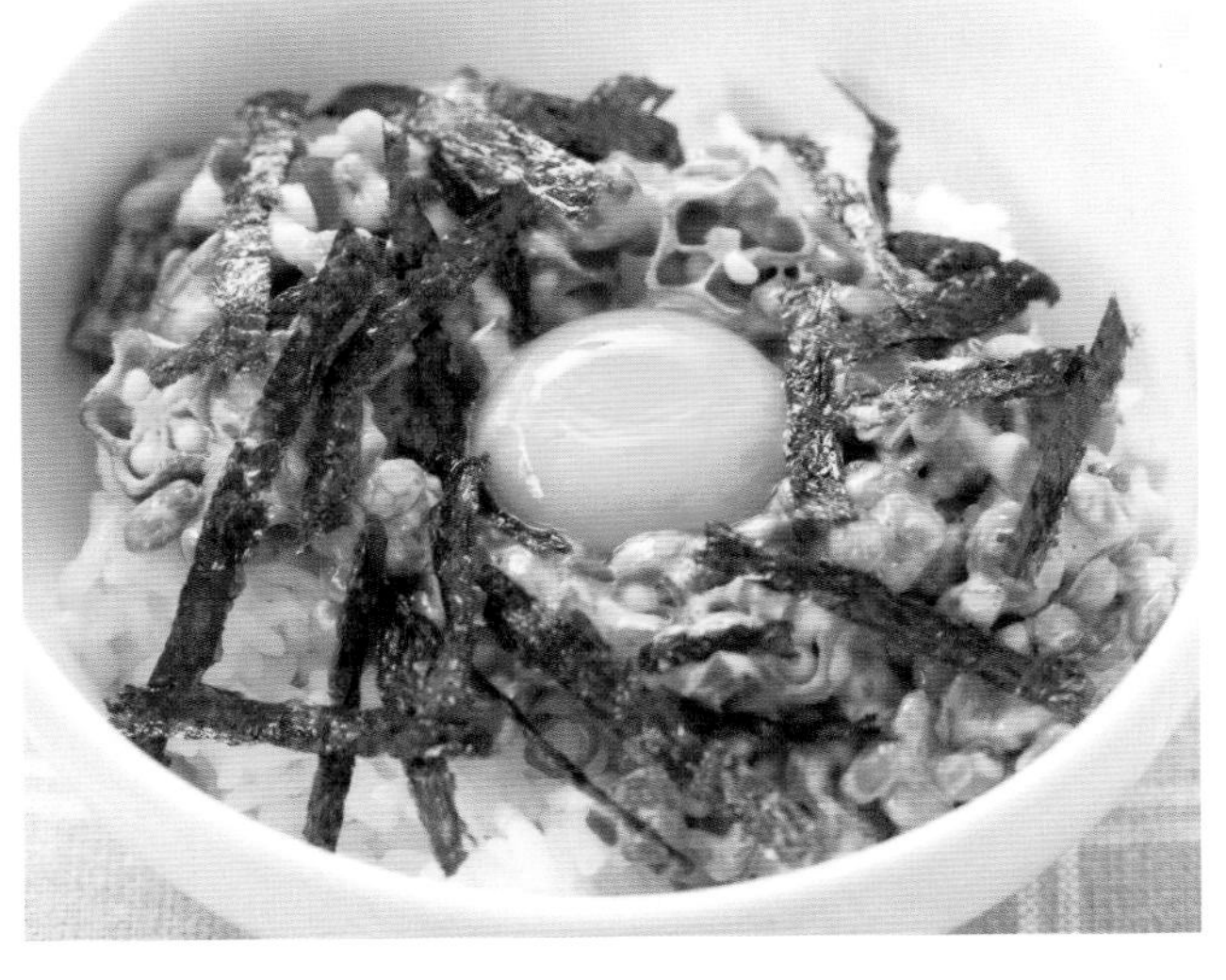

火を使わずパパッと作れる
ヘルシー丼

オクラのマヨ納豆丼

エネルギー	479 kcal
糖質	58.9 g
食塩相当量	0.5 g

材料（1人分）

納豆…1パック
細ねぎ…1本
オクラ…2本
マヨネーズ…大さじ1
しょうゆ・みりん・練りがらし…各少々
削り節…適量
卵黄…1個
のり…適量
ご飯…茶碗1杯分

作り方

1 納豆に刻んだ細ねぎ、オクラの輪切り、マヨネーズ、しょうゆ、みりん、練りがらし、削り節を加え、よく混ぜ合わせる。
2 炊きたてのご飯に1をのせて真ん中に卵黄をのせ、切ったのりを散らす。

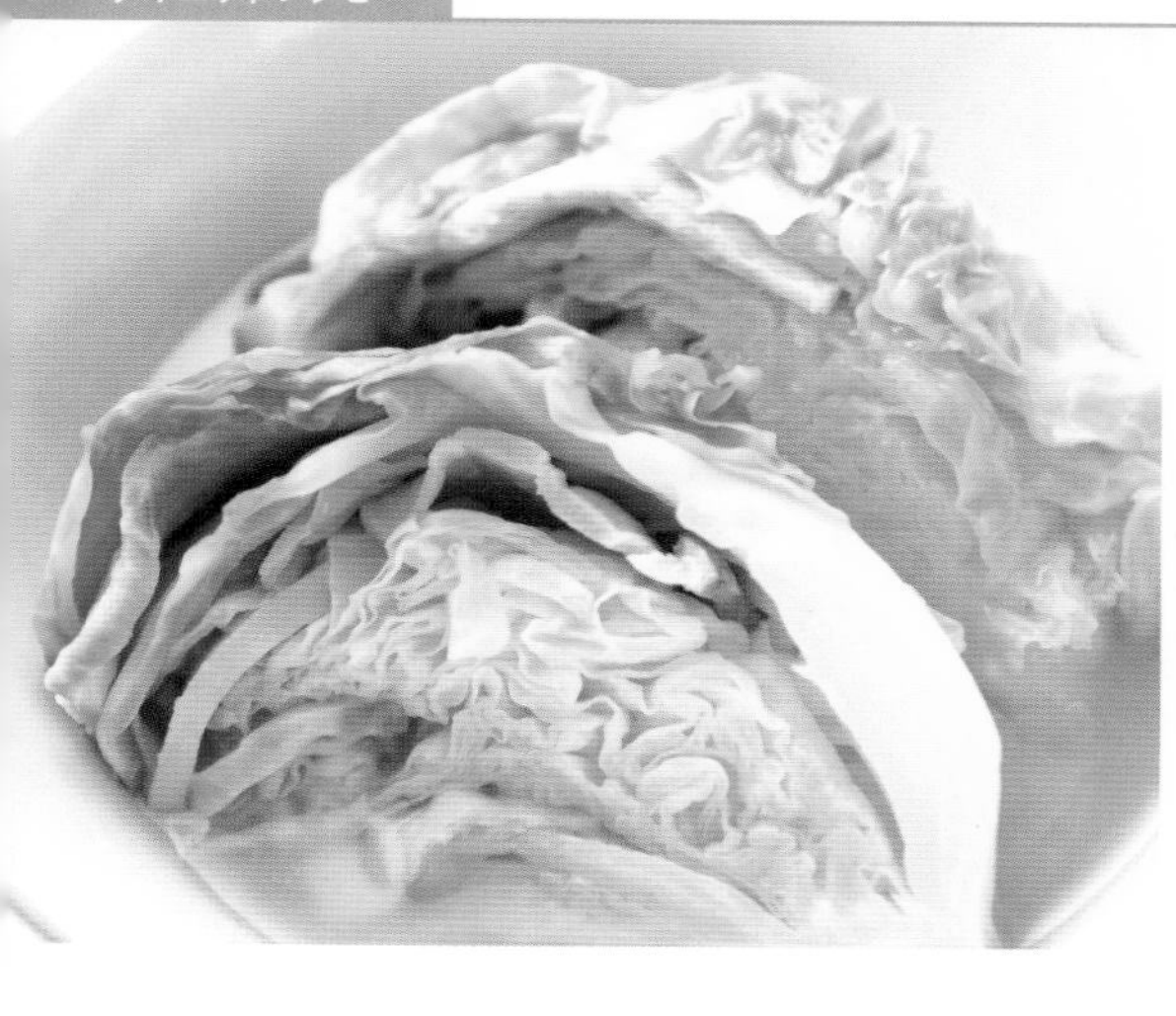

じっくり蒸し煮にした
キャベツの甘みがおいしい

キャベツのベーコン重ね蒸し

エネルギー	174 kcal
糖質	11.9 g
食塩相当量	2.9 g

材料（2人分）
キャベツ…1/4個
厚切りベーコン…50g
固形スープの素…1個
水…カップ1と1/2
こしょう…少々

作り方
1 キャベツは縦に2等分する。ベーコンは3mm厚さに切り、キャベツにはさみ重ねる。
2 鍋に砕いたスープの素、水を入れて火にかけ、1を入れてふたをする。やわらかくなるまで蒸し煮にする。仕上げにこしょうをふる。

脂質高めの牛肉は
たっぷりの食物繊維と一緒に

牛肉と糸こんにゃくのレタス包み

エネルギー	307 kcal
糖質	10.7 g
食塩相当量	1.9 g

材料（2人分）
レタス…1/2個
牛切り落とし肉…100g
糸こんにゃく…100g
たけのこ（ゆでたもの）…50g
干ししいたけ…2〜3枚
ピーマン…1個
長ねぎ…1/2本
A 砕糖…大さじ1
　しょうゆ…大さじ1
　酒…大さじ1/2
　オイスターソース…大さじ1/2
　こしょう…適量
サラダ油…大さじ1
細ねぎ…少々

作り方
1 牛肉は細切りにし、しょうゆ、砂糖各少々（分量外）をもみ込む。糸こんにゃくは下ゆでする。たけのこは薄切り、干ししいたけは水で戻して薄切り、ピーマンは細切り、長ねぎは斜め切りにする。
2 鍋にサラダ油半量を熱し、たけのこ、干ししいたけを強火で炒める。ピーマンを加えて炒め、取り出す。
3 2の鍋に残りのサラダ油を熱し、長ねぎ、牛肉、糸こんにゃくを炒める。牛肉に8割がた火が通ったら2を戻し入れ、Aを加えて強火で炒め合わせる。1枚ずつはがしたレタスに包み、小口切りにした細ねぎを散らす。

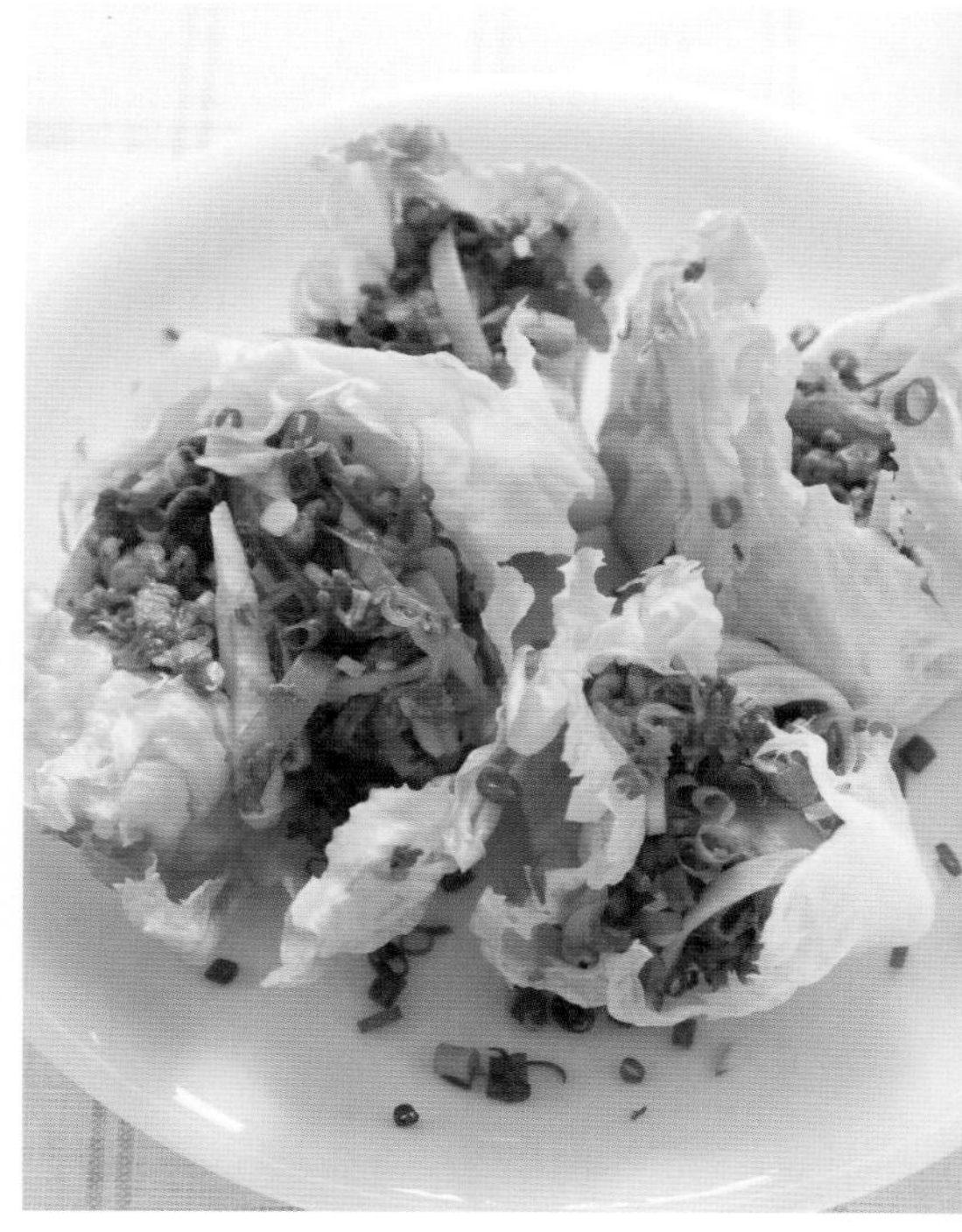

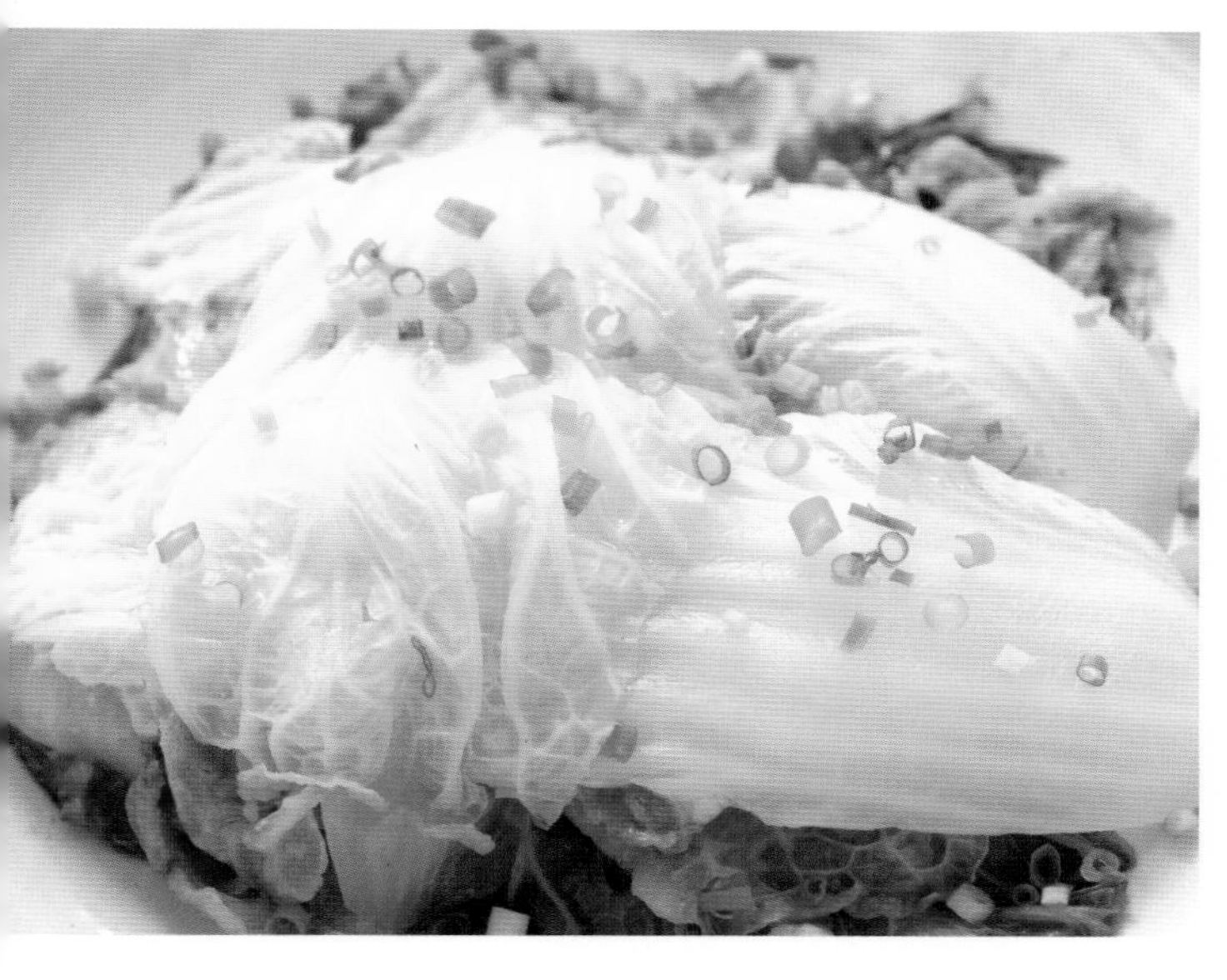

ボリュームたっぷりの白菜を
さっぱりとポン酢で食べる

白菜と豚の蒸し煮

エネルギー	265 kcal
糖質	4.3 g
食塩相当量	0.1 g

材料（2人分）
白菜…1/4個
豚ロース肉（しゃぶしゃぶ用）…200g
酒…カップ1/4
細ねぎ…適量

作り方
1 白菜は葉を1枚ずつはがす。鍋に白菜と豚肉を塩小さじ1/3（分量外）を少しずつふりながら重ね入れる。上から酒をふり、ふたをして10分ほど煮る。
2 蒸し上がりに小口切りにした細ねぎを散らす。好みでポン酢（分量外）などにつけて食べる。

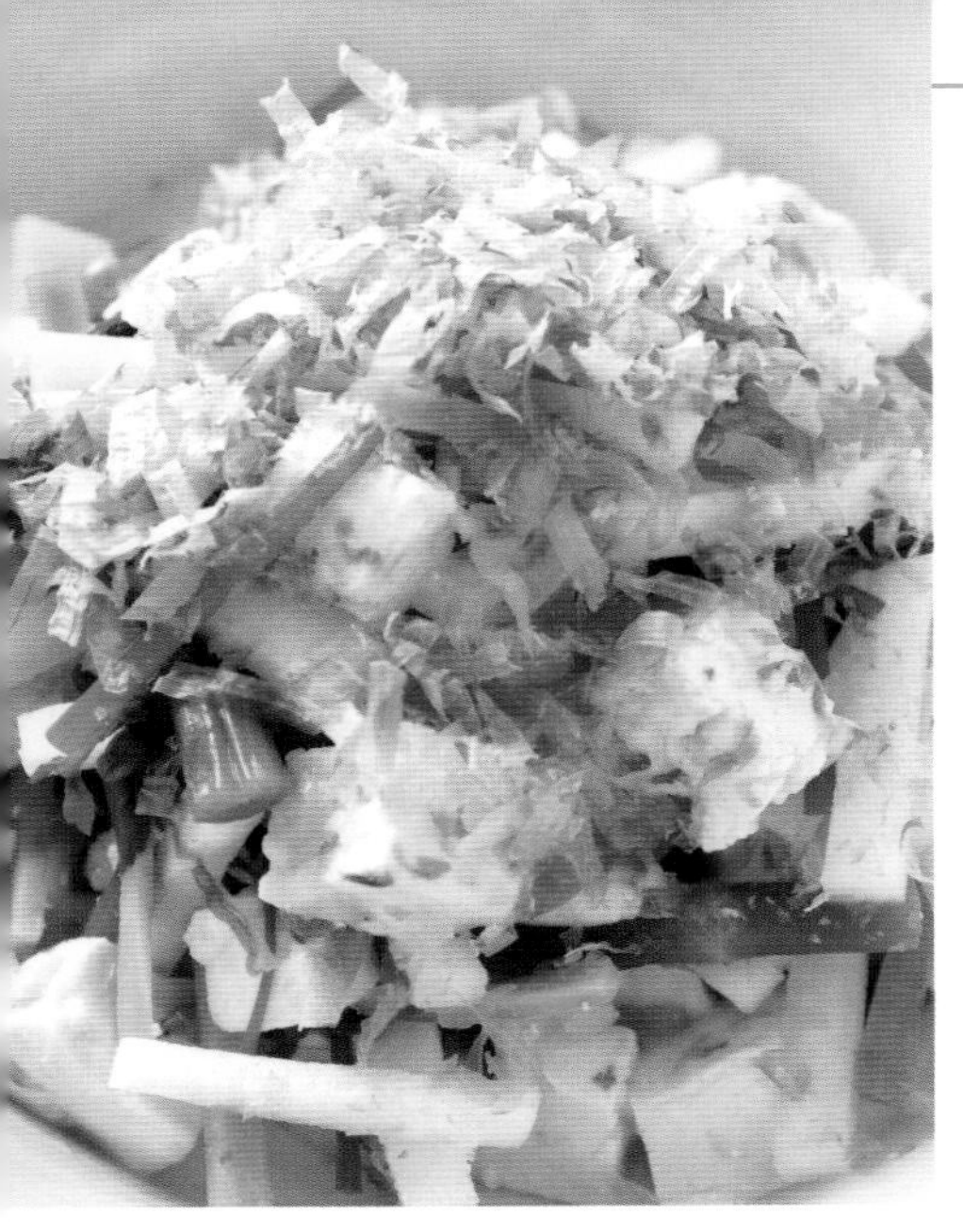

少量の油はせりとにんじんの
βカロテンの吸収を助ける

エネルギー	176 kcal
糖質	8.7 g
食塩相当量	1.3 g

せりと大根と豆腐のさっぱりサラダ

材料（2人分）
せり…1/2ワ
大根…7cm
にんじん…7cm
木綿豆腐…1/2丁
〈鰹節ドレッシング〉…大さじ1と1/2
削り節…適量

作り方
1 せりは7cm長さに切り、さっとゆでる。大根は皮をむき、5mm角の拍子木切りに、にんじんは皮をむき、細い拍子木切りにする。
2 豆腐はさいころ状に切り、ペーパータオルを敷いた皿に広げ、レンジに1分ほどかける。
3 1、2を合わせ、〈鰹節ドレッシング〉で和える。最後に削り節をふりかける。

鰹節ドレッシングの作り方
材料
削り節…カップ1/2
白ごま…大さじ2
しょうゆ…大さじ3
サラダ油…大さじ4
作り方
材料をすべて混ぜ合わせる。

もやしの豊富な栄養は
炒め料理で損失を抑える

エネルギー	220 kcal
糖質	1.6 g
食塩相当量	0.9 g

もやしと豆腐のチャンプルー

材料（2人分）
もやし…1/4袋
木綿豆腐…1/2丁
豚バラ肉（薄切り）…50g
ごま油…大さじ1
塩・こしょう…各少々
酒…大さじ1/2
しょうゆ…小さじ1/2
細ねぎ・花がつお…各適量

作り方
1 もやしはひげ根を取る。豆腐はひと口大にくずし、レンジで加熱して水けをきる。豚肉は食べやすい大きさに切る。
2 フライパンにごま油を熱し、豚肉を炒める。肉の色が変わったら塩、こしょうをし、もやしを加えて炒める。
3 豆腐を入れて炒め、酒、しょうゆで調味する。皿に盛り、小口切りにした細ねぎ、花がつおを散らす。

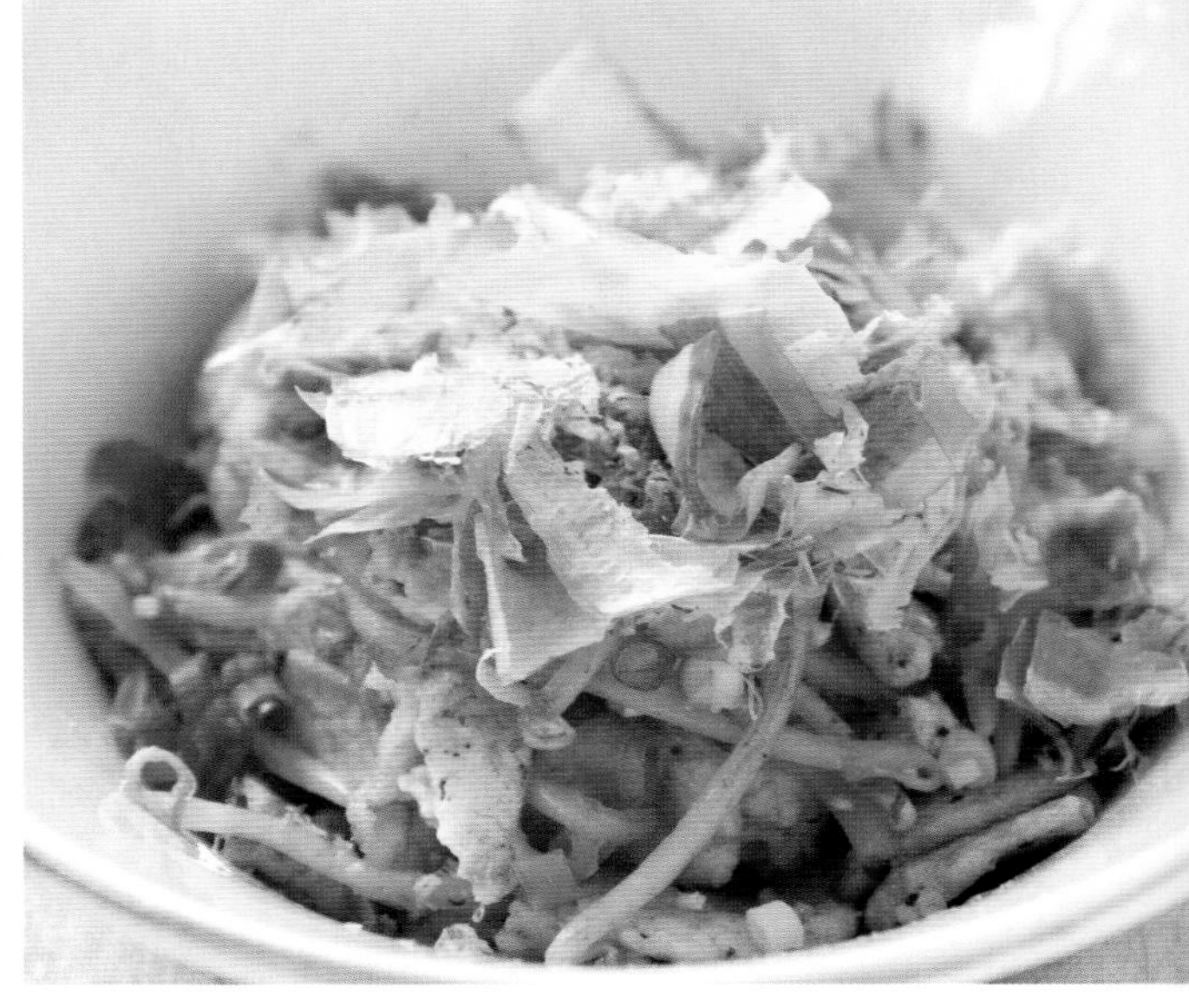

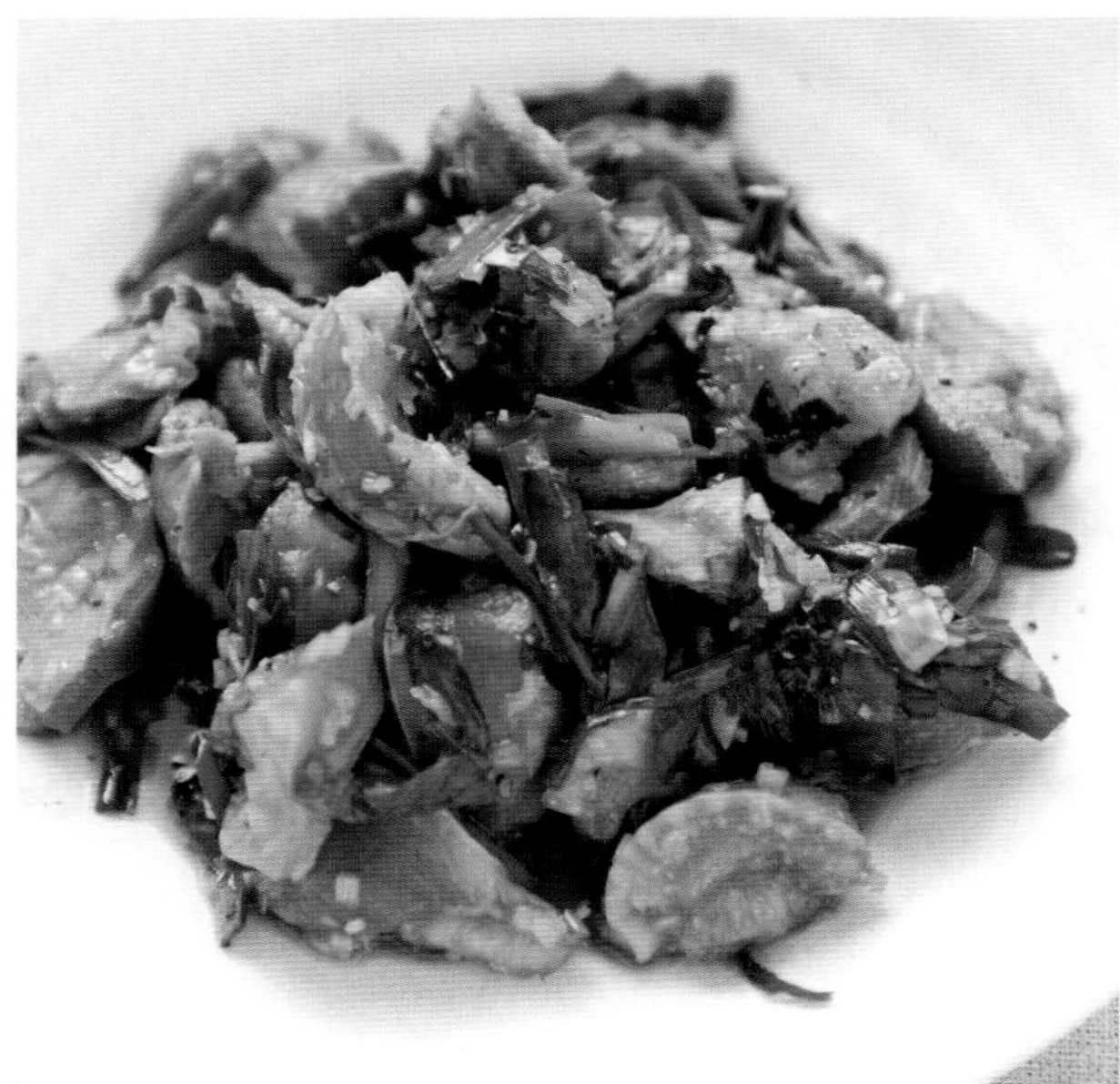

砂肝は低脂質・高たんぱくで
ダイエットにぴったりの食材

エネルギー	126 kcal
糖質	3.7 g
食塩相当量	2.2 g

砂肝のにら炒め

材料（2人分）
砂肝…150g
にら…8本
しょうが…1かけ
長ねぎ…1/2本
サラダ油…適量
A ナムプラー・オイスターソース…各小さじ2
こしょう…適量

作り方
1 砂肝は食べやすい大きさに切り、さっとゆでる。にらは細かく刻み、しょうが、ねぎはみじん切りにする。
2 フライパンにサラダ油をひき、しょうが、ねぎを弱火で炒める。砂肝を加えて炒め、Aを加えて調味する。
3 にらを加えてさっと炒め合わせる。皿に盛り、こしょうをふる。

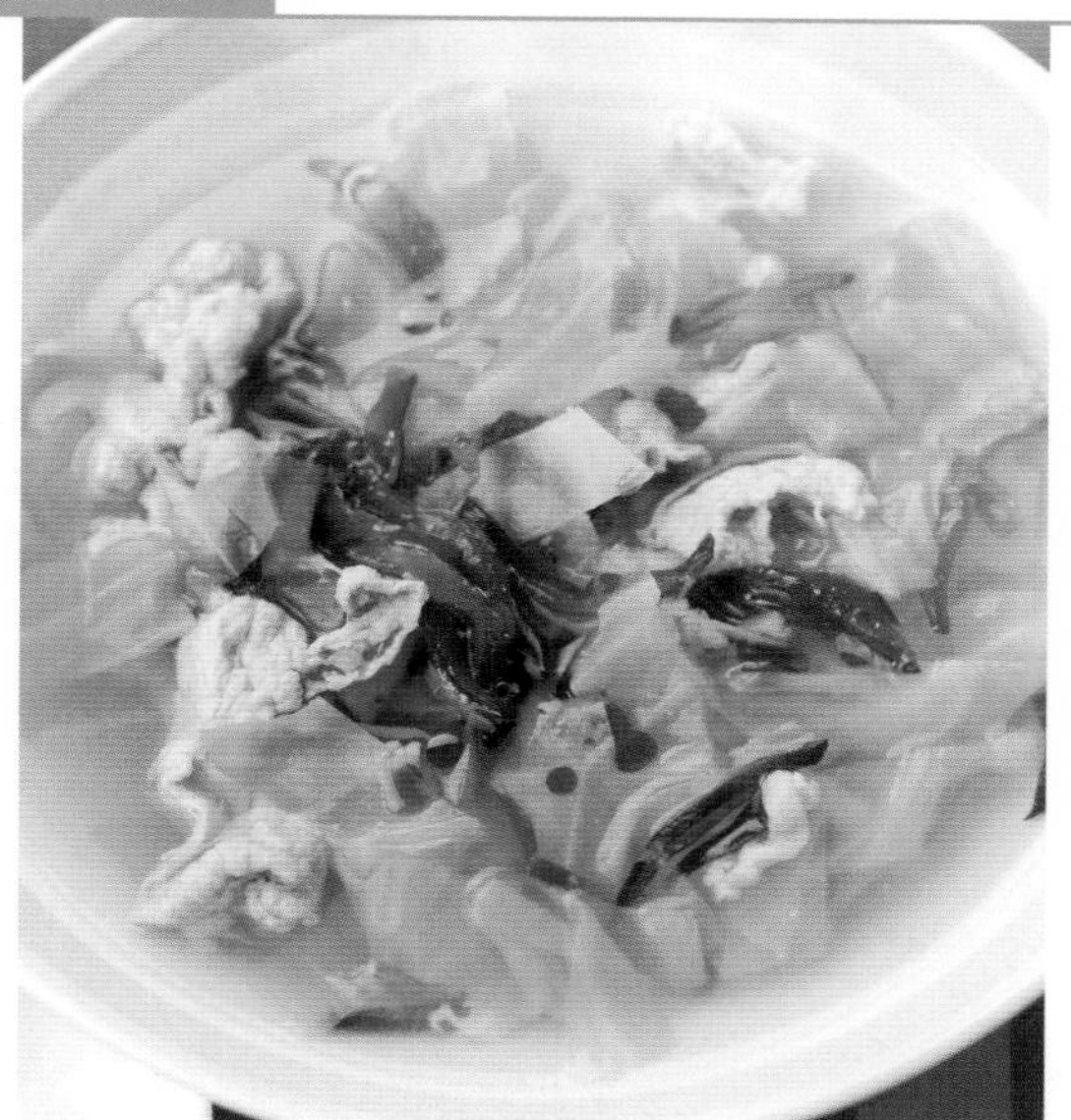

たっぷりのキャベツで
満足感のあるスープ

キャベツと豚肉のサンラータン風

エネルギー	119 kcal
糖質	3.1 g
食塩相当量	0.4 g

材料（4人分）

豚もも肉（薄切り）…200g
キャベツ…300g（6枚）
きくらげ…8枚
しょうが…1かけ
鶏がらスープ…カップ3
酢…大さじ2
塩・ラー油…各適量

作り方

1. きくらげをたっぷりの水で戻す。
2. キャベツは1cm幅の短冊切りにする。豚肉は3cm幅に切り、塩少々をふる。しょうがはみじん切りにする。
3. 鍋に鶏がらスープとキャベツを入れて中火にかける。キャベツに火が通ったら、豚肉ときくらげ、しょうがを加える。
4. 豚肉に火が通ったら塩と酢を加え、好みでラー油をかける。

エネルギー	115 kcal
糖質	4.8 g
食塩相当量	0.7 g

牛乳よりも脂質の少ない
豆乳を使って

ほうれんそうとかきの豆乳スープ

材料（4人分）

かき（むき身）…180〜200g
ほうれんそう…1ワ
しめじ…1/2株
酒…大さじ2
ごま油…大さじ1
しょうが…1かけ
鶏がらスープ…カップ2
豆乳…カップ2
みそ…大さじ1/2
塩…少々

作り方

1. ほうれんそうは4cmの長さに切り、しめじは石づきを除き、手でほぐす。
2. かきは塩少々をふり、水の中で軽く洗ってざるに上げる。
3. 沸騰したお湯に酒を加えてかきを入れる。身がふっくらしたらすぐに冷水につけて冷まし、水きりする。
4. 鍋にごま油を熱し、ほうれんそう、しめじを炒め、鶏がらスープとしょうがを加え、ひと煮立ちさせる。
5. 豆乳とみそを加え、最後に3を加えてさっと煮る。

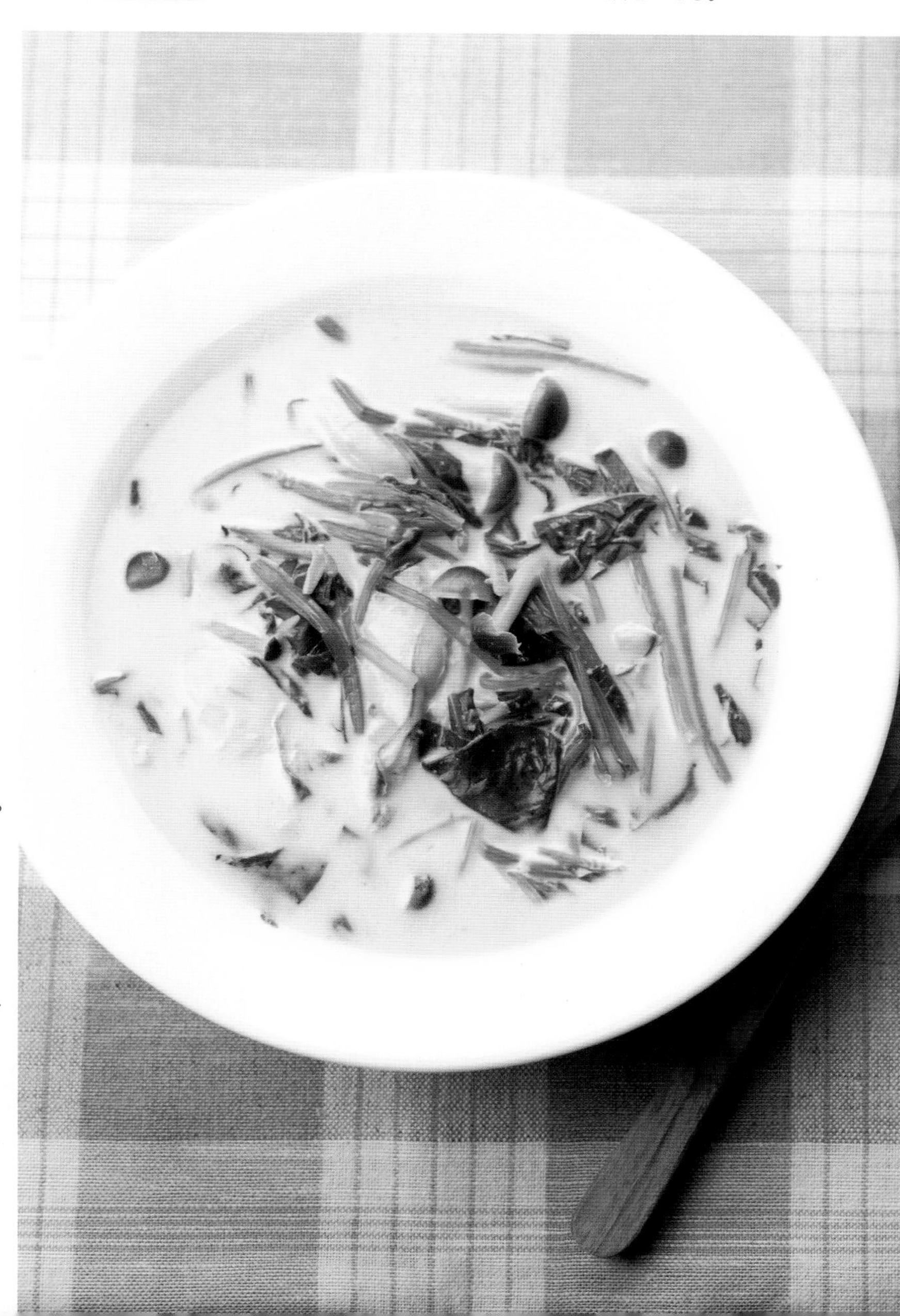

里芋は芋類のなかでも
血糖値が上がりにくい

里芋とひき肉の みそしょうが炒め

エネルギー	324 kcal
糖質	29.5 g
食塩相当量	0.8 g

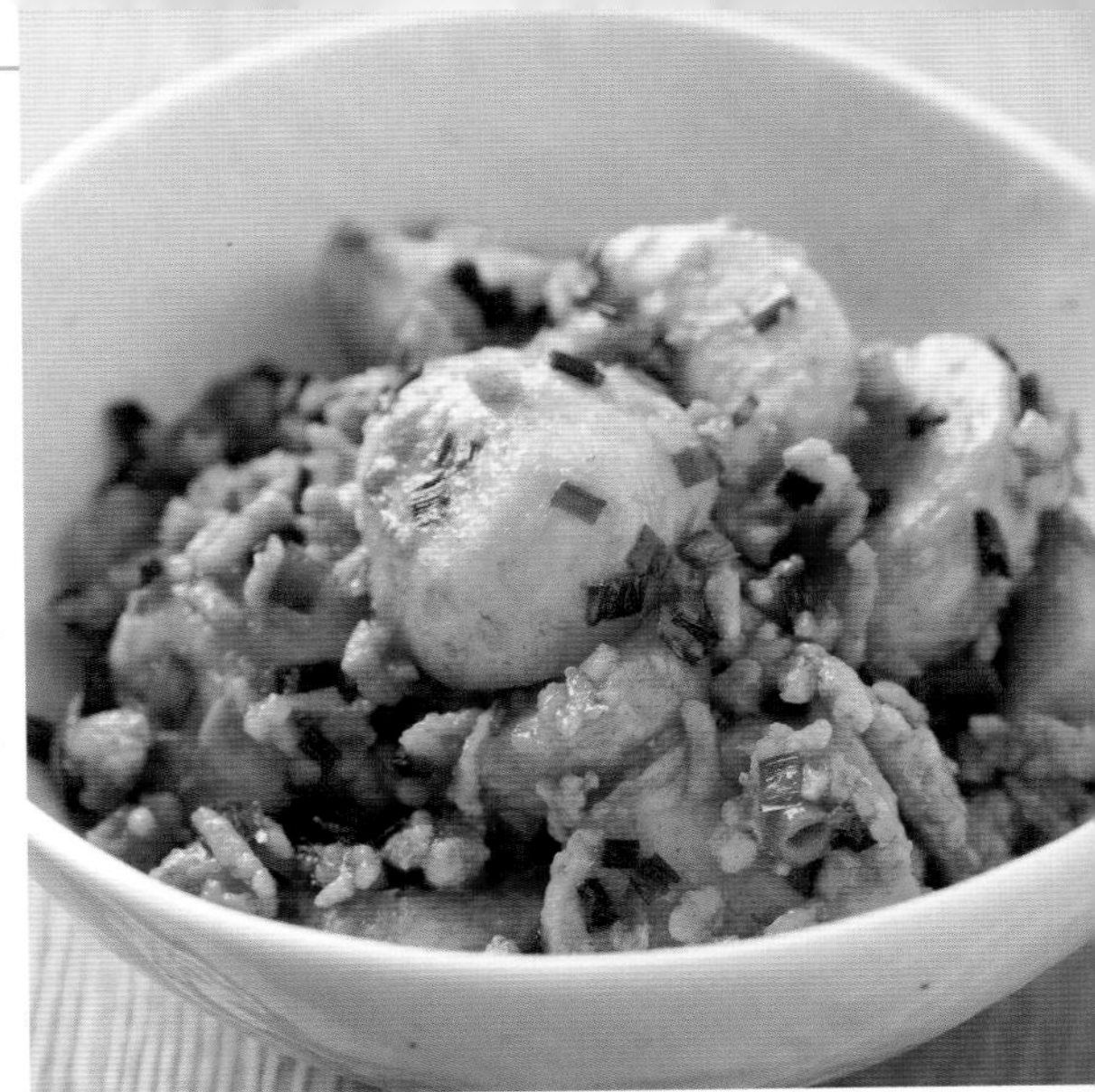

材料（2人分）

里芋…6〜8個
鶏ひき肉…100g
にら…1/3ワ
しょうが…10g
にんにく…1かけ
長ねぎ…5cm
ごま油…大さじ1
A みりん…大さじ1
　コチュジャン…大さじ1〜2
　オリゴ糖…大さじ1

作り方

1 里芋は20分蒸して皮をむき、ひと口大に切る。にら、しょうが、にんにく、長ねぎはみじん切りにする。
2 フライパンにごま油を熱し、長ねぎ、しょうが、にんにくを加えて炒め、香りが立ったらひき肉を加えて炒める。肉の色が変わってきたらにら、Aを加えて全体がなじんだら里芋を加え、全体を炒め合わせる。

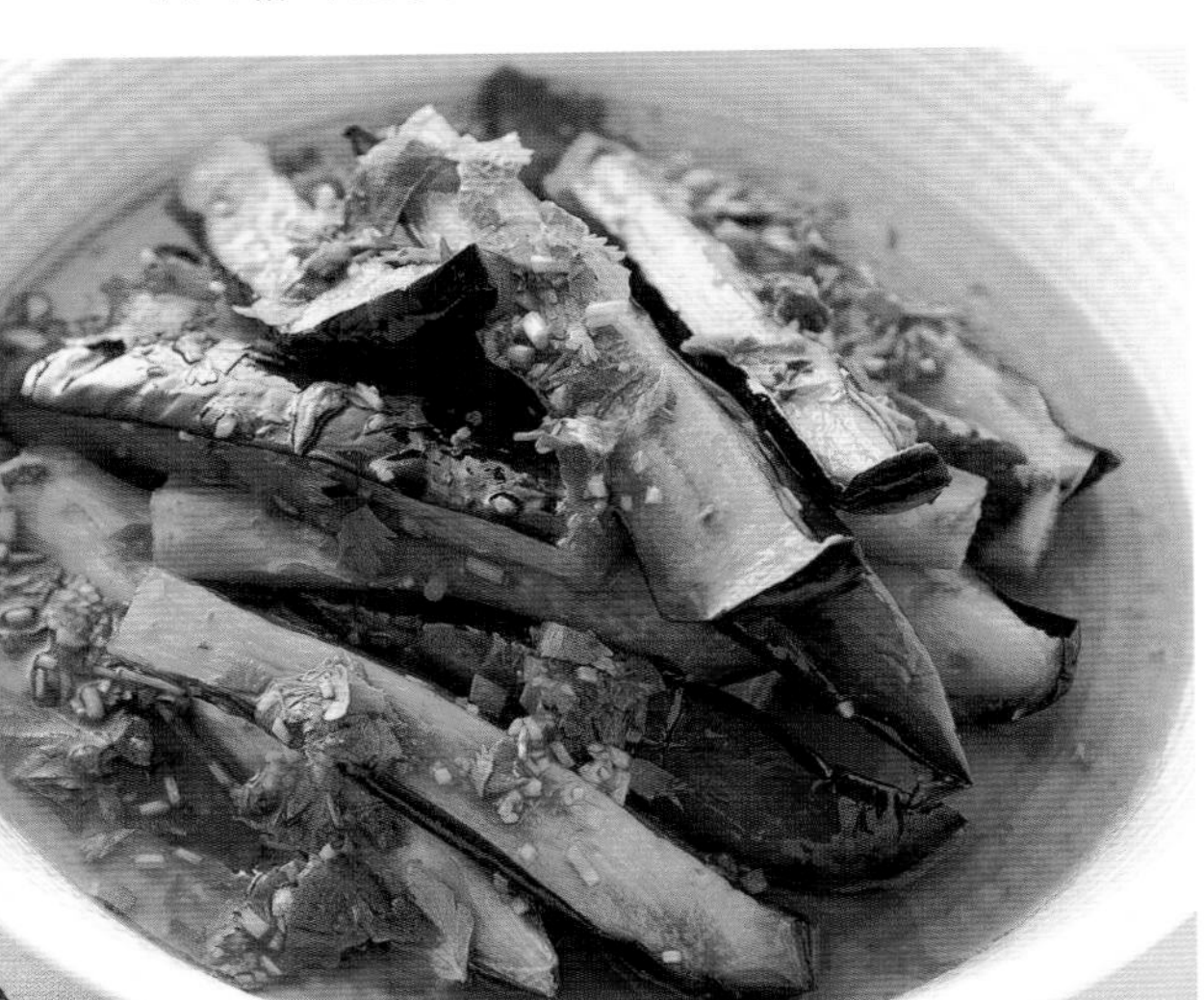

野菜だけを使った
食べごたえのあるメインおかず

なすの揚げ浸し中華風

エネルギー	221 kcal
糖質	12.0 g
食塩相当量	3.2 g

材料（2人分）

なす…4個
A ごま油…小さじ1
　豆板醤…小さじ1
　しょうゆ…大さじ2と1/2
　酢…大さじ2と1/2
　酒…大さじ2と1/2
　砂糖…小さじ2
　青じそ（粗くちぎる）…5枚
　にんにくのすりおろし…1かけ分
　しょうがのすりおろし…1かけ分
揚げ油…適量

作り方

1 なすは縦4つに切り、水につける。
2 バットによく混ぜ合わせたAを入れる。
3 なすをペーパータオルで包みよく水けをきり、170〜180℃の油で揚げる。
4 こんがり色がついたら油をきり、熱いうちに2に浸す。

食物繊維が
たっぷり摂れる

野菜とチキンの ヘルシーポトフ

エネルギー	510 kcal
糖質	14.3 g
食塩相当量	0.8 g

材料（4人分）

鶏もも骨つき肉…4本
長ねぎ…1/2本
にんじん…小1本
じゃがいも…2個
かぶ…1個
ベーコン…2枚
A ローリエ…1〜2枚
　固形ブイヨン…1個
　水…カップ8
　粒こしょう…小さじ1/2
　白ワイン…カップ1
塩・こしょう…各適量

作り方

1 ねぎ、にんじんは食べやすい大きさに切る。じゃがいもとかぶとベーコンは半分に切る。
2 鍋に鶏肉、ねぎ、にんじん、Aを入れ、強火で煮立ててアクをとり、少しずらしてふたをし、弱火で50分ほど煮込む。じゃがいも、かぶを加えてさらに20分ほど煮込み、塩、こしょうで味を調える。

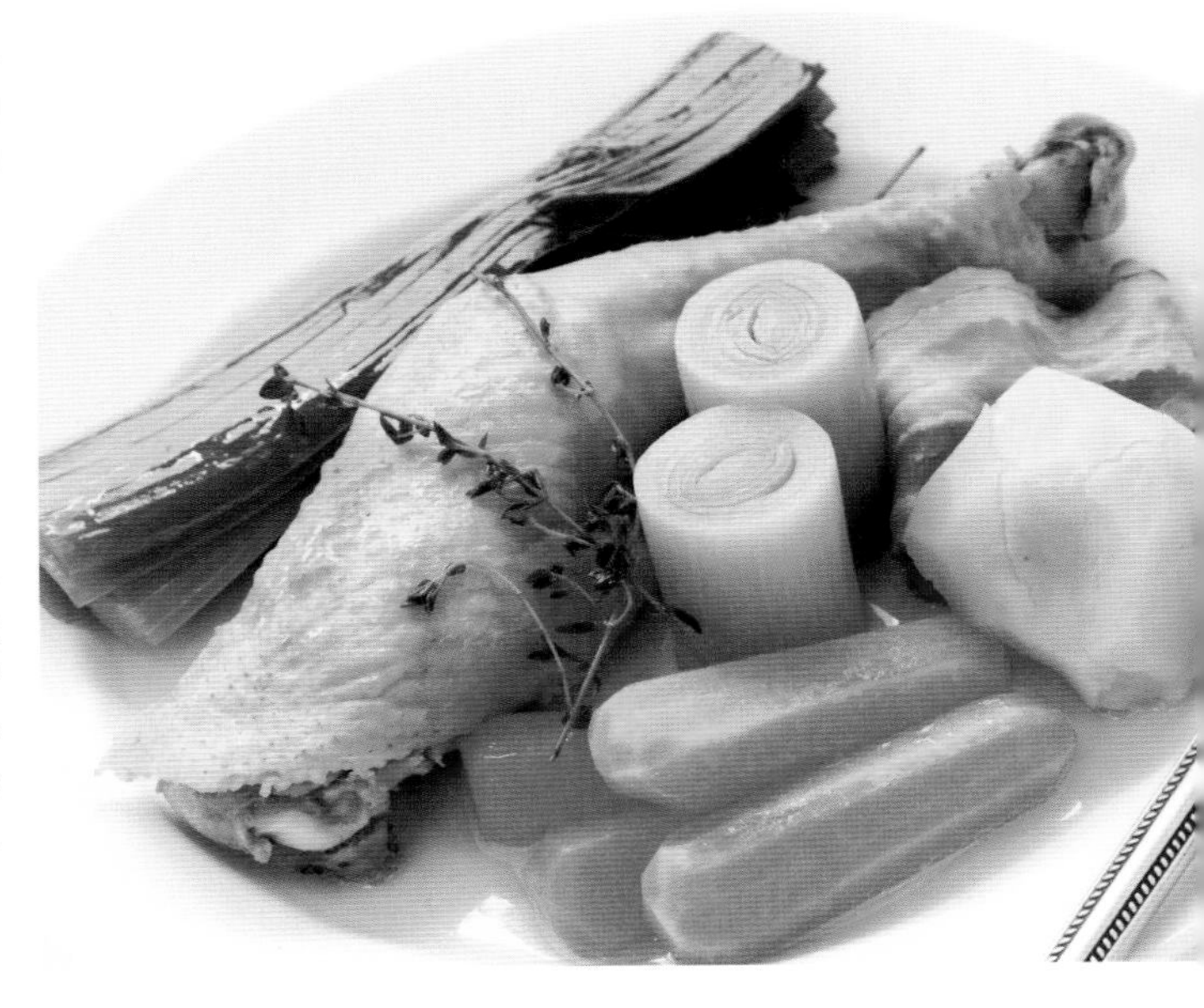

粗みじん切りのれんこんを
混ぜ込んでヘルシーに

れんこんバーグ

エネルギー	264 kcal
糖質	13.0 g
食塩相当量	1.4 g

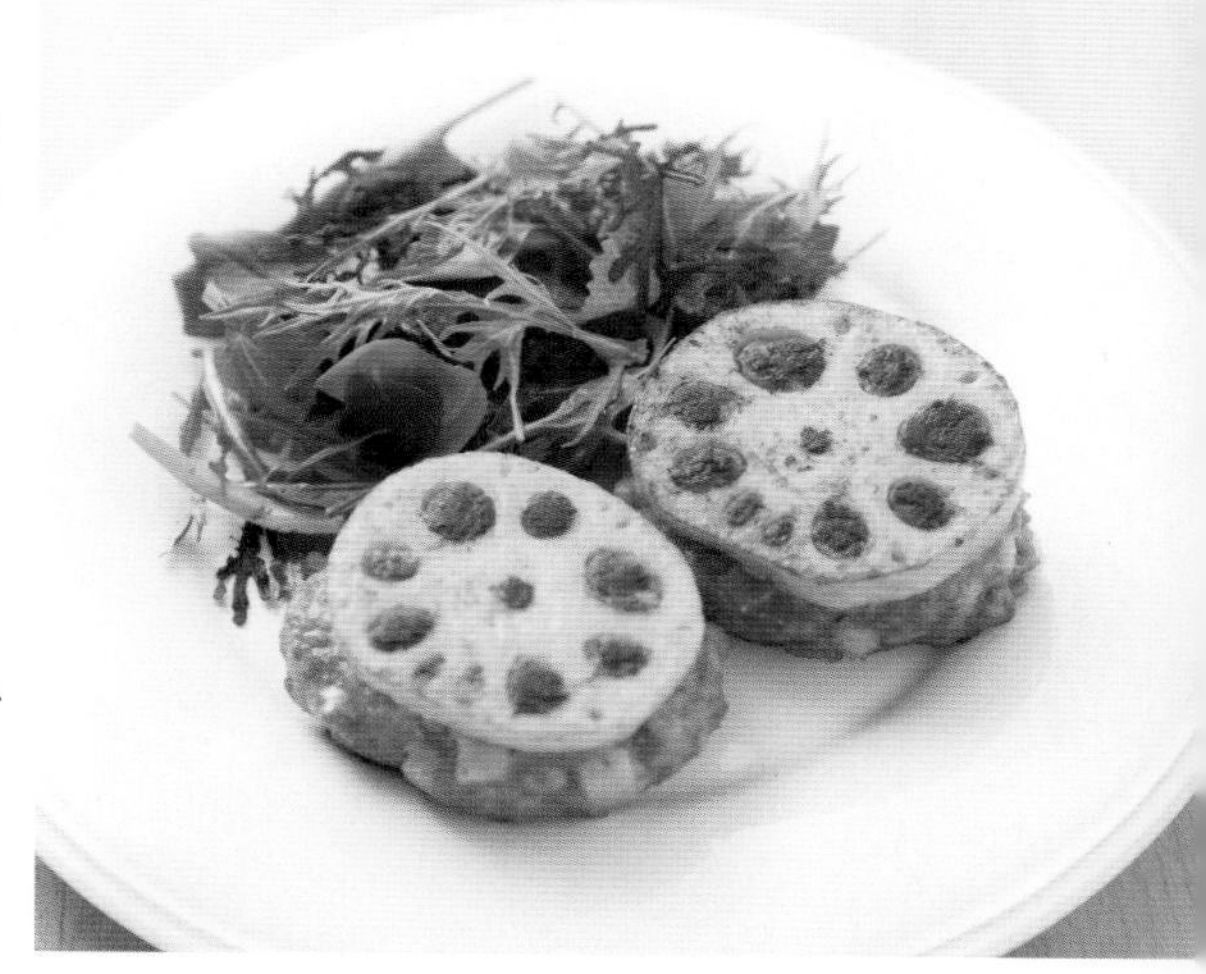

材料（2人分）
れんこん…約4cm
豚ひき肉…150g
A かたくり粉…大さじ1
　しょうゆ・みりん
　　…各大さじ1
　塩…少々
サラダ油…少々
ベビーリーフ…適量

作り方
1 れんこんは5mm厚さの輪切りを4枚とり、残りは皮をむいて粗みじん切りにする。
2 ボウルにひき肉を入れ、Aを加えて粘りが出るまで練る。粗みじん切りのれんこんを入れて混ぜ、4等分にして形を整え、1のれんこんをのせる。
3 フライパンにサラダ油を熱し、2を入れて両面に焼き色がつくまで焼く。火が通ったら皿に盛り、ベビーリーフを添える。

こんにゃくに下味をつけるから
食べごたえがある

こんにゃくカツレツ

エネルギー	414 kcal
糖質	18.4 g
食塩相当量	2.9 g

材料（1人分）
こんにゃく…1/2枚
豚もも肉（薄切り）…100g
しょうゆ…大さじ1
みりん…大さじ2/3
小麦粉・溶き卵・パン粉…各適量
サラダ油…適量
サラダ菜…適量
レモン…適量

作り方
1 こんにゃくは熱湯で2分ゆでて水けをきり、縦2等分にして厚さを半分に切る。
2 1をしょうゆ、みりんを合わせた中に30分ほどつける。水けをふいて豚肉で巻き、小麦粉、溶き卵、パン粉の順につける。
3 フライパンに1cmほどのサラダ油を温め、2をこんがり揚げ焼きにする。器に盛り、レモンとサラダ菜を添える。

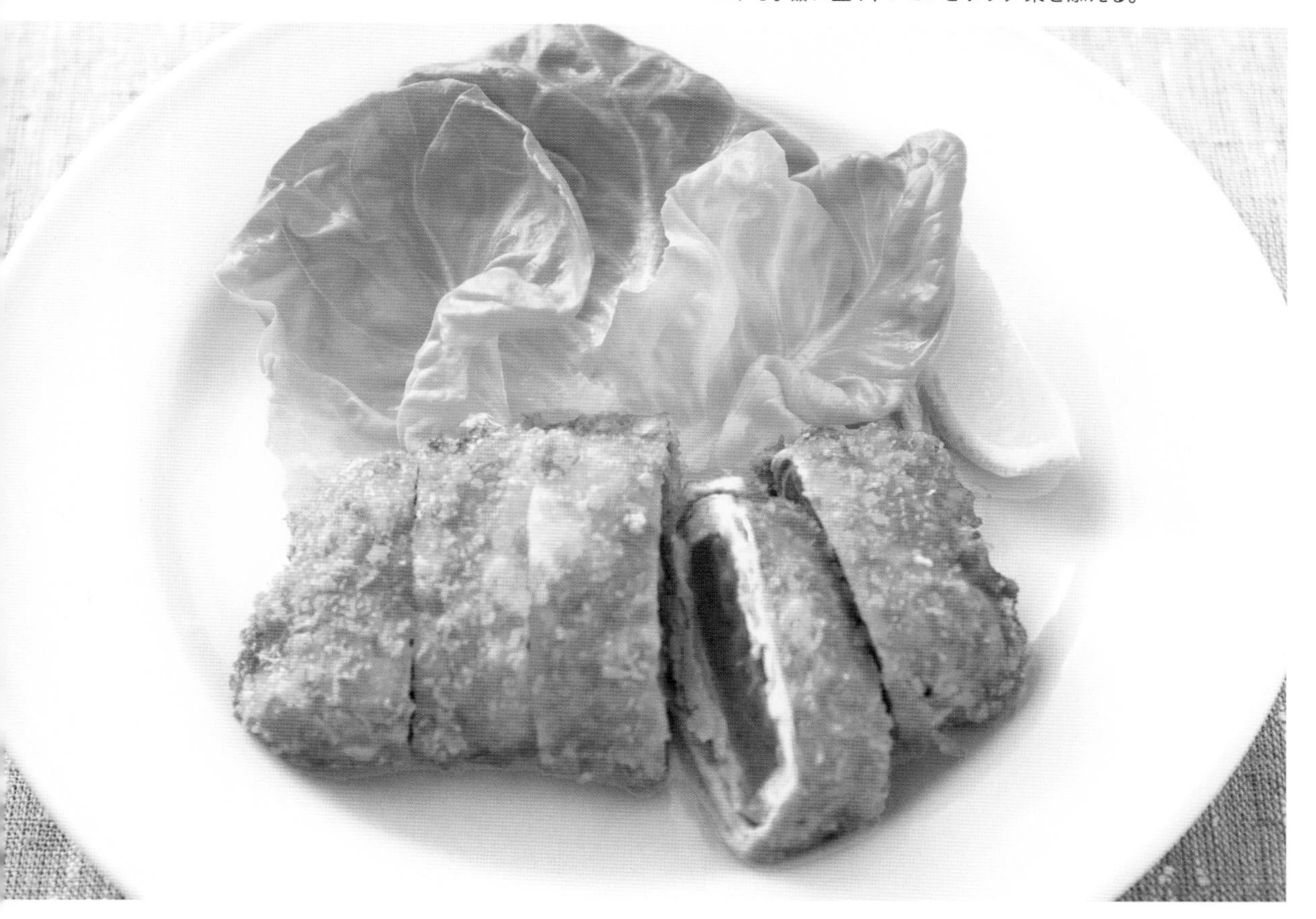

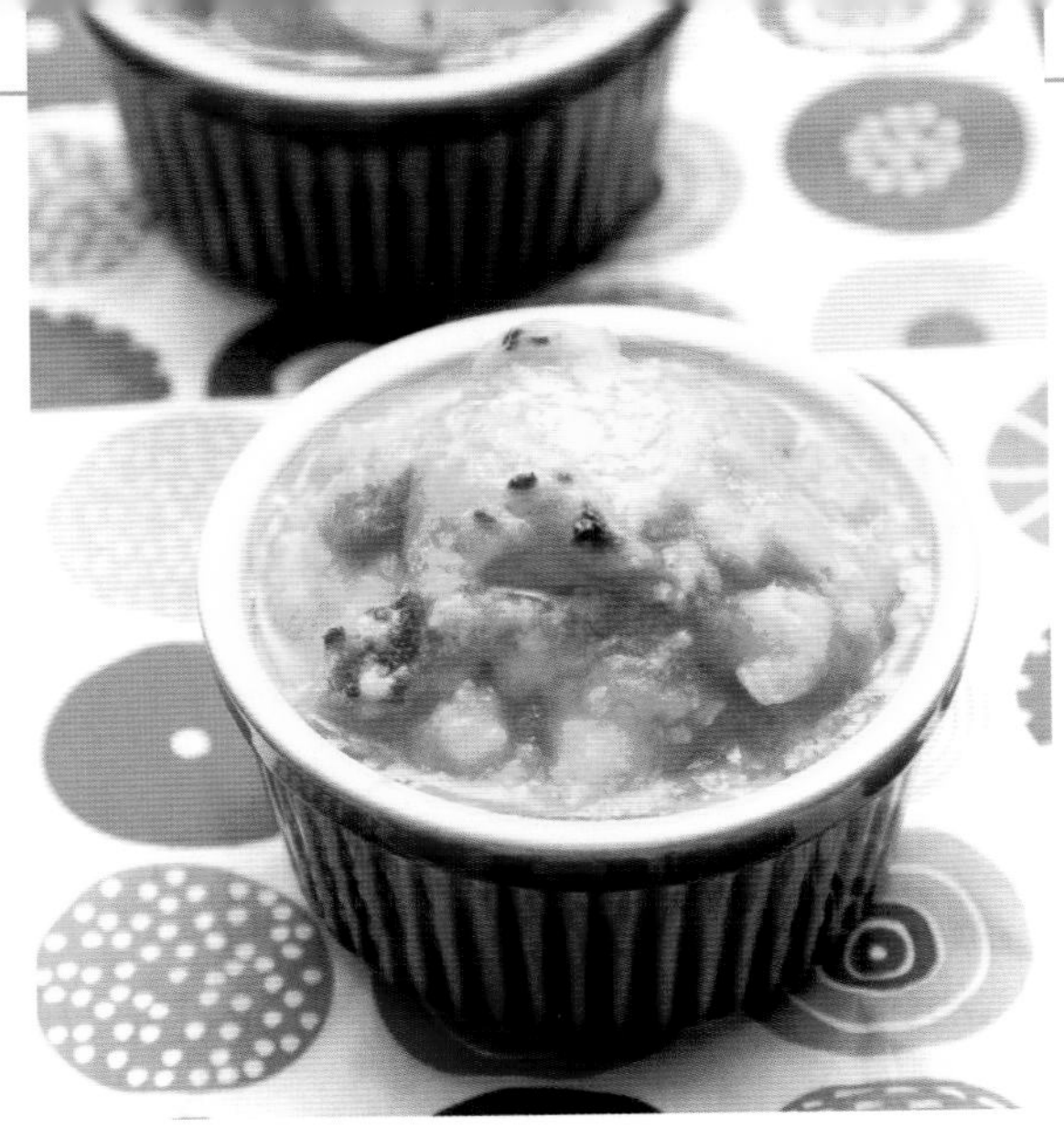

シンプルな材料で作れる
食物繊維たっぷりのおやつ

ごろごろスイートポテト

エネルギー	434 kcal
糖質	56.9 g
食塩相当量	0.4 g

材料（2人分）
さつまいも…大1本
砂糖…40g
バター…30g
卵…1個
牛乳…大さじ1
A 卵黄…1個
牛乳…小さじ1

作り方
1 さつまいもを蒸し器で蒸す。
2 熱いうちに皮をむき、すりこぎで軽くつぶす。砂糖とバターを入れて混ぜ、溶いた卵と牛乳を加えて混ぜる。
3 耐熱容器に入れ、Aの牛乳で溶いた卵黄を表面に塗って艶出しをする。オーブントースターで色づくまで焼く。

暑い夏にぴったりの
冷たいおやつ

梅酒の寒天ゼリー

エネルギー	116 kcal
糖質	24.0 g
食塩相当量	0.0 g

材料（2人分）
梅酒の梅…2個
粉寒天…2g
水…大さじ8
ハチミツ…大さじ2
梅酒…大さじ4
レモン汁…小さじ1

作り方
1 梅酒の梅は種を取り、粗みじん切りにする。
2 鍋に粉寒天、分量の水を入れて混ぜ、中火にかけて1分ほど煮立てる。ハチミツを加えて混ぜ溶かし、梅酒、レモン汁を加えて混ぜ合わせる。
3 2に1を加え、鍋底を冷水で冷やしながら粗熱をとる。容器に流し入れ、冷蔵庫で冷やし固める。

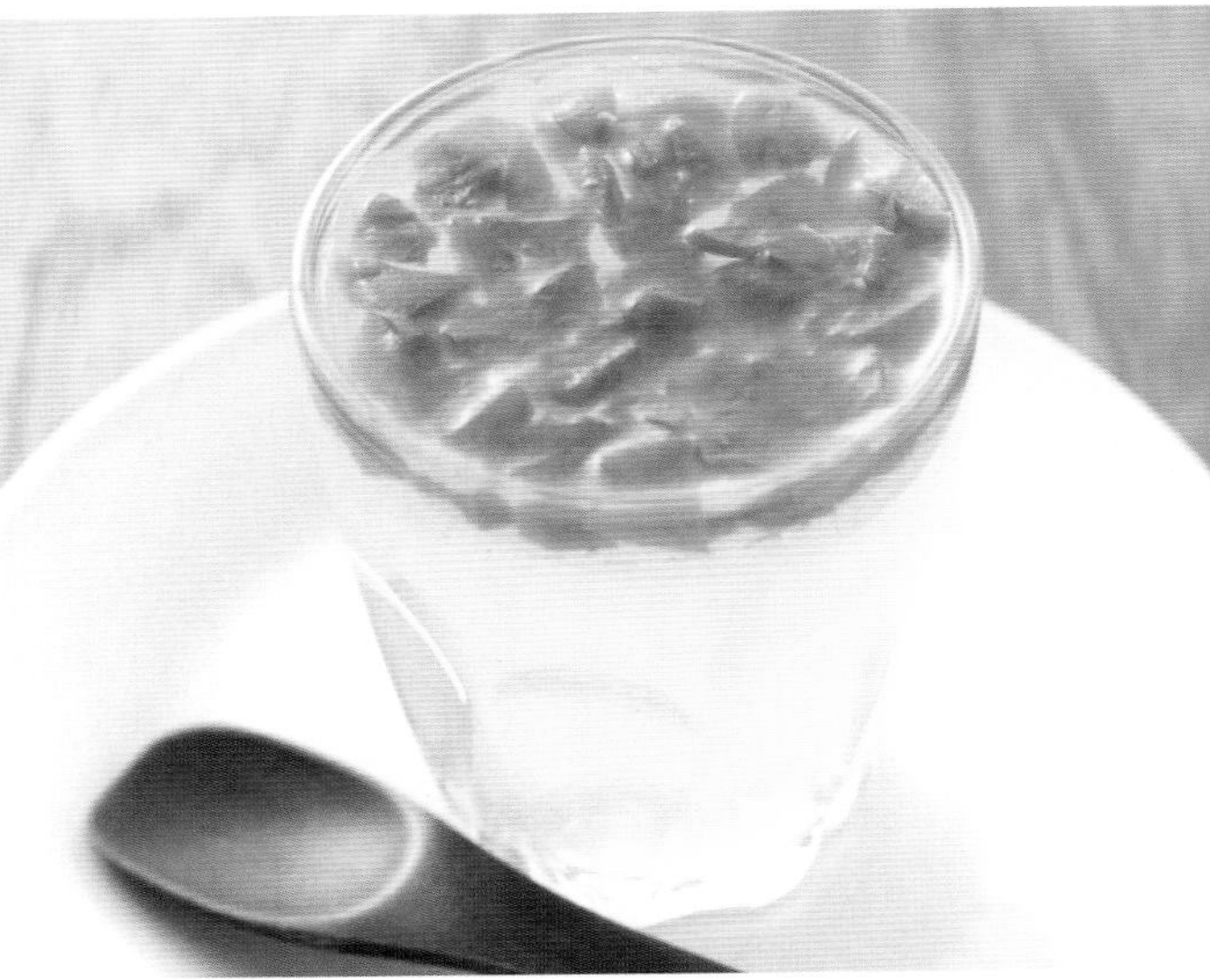

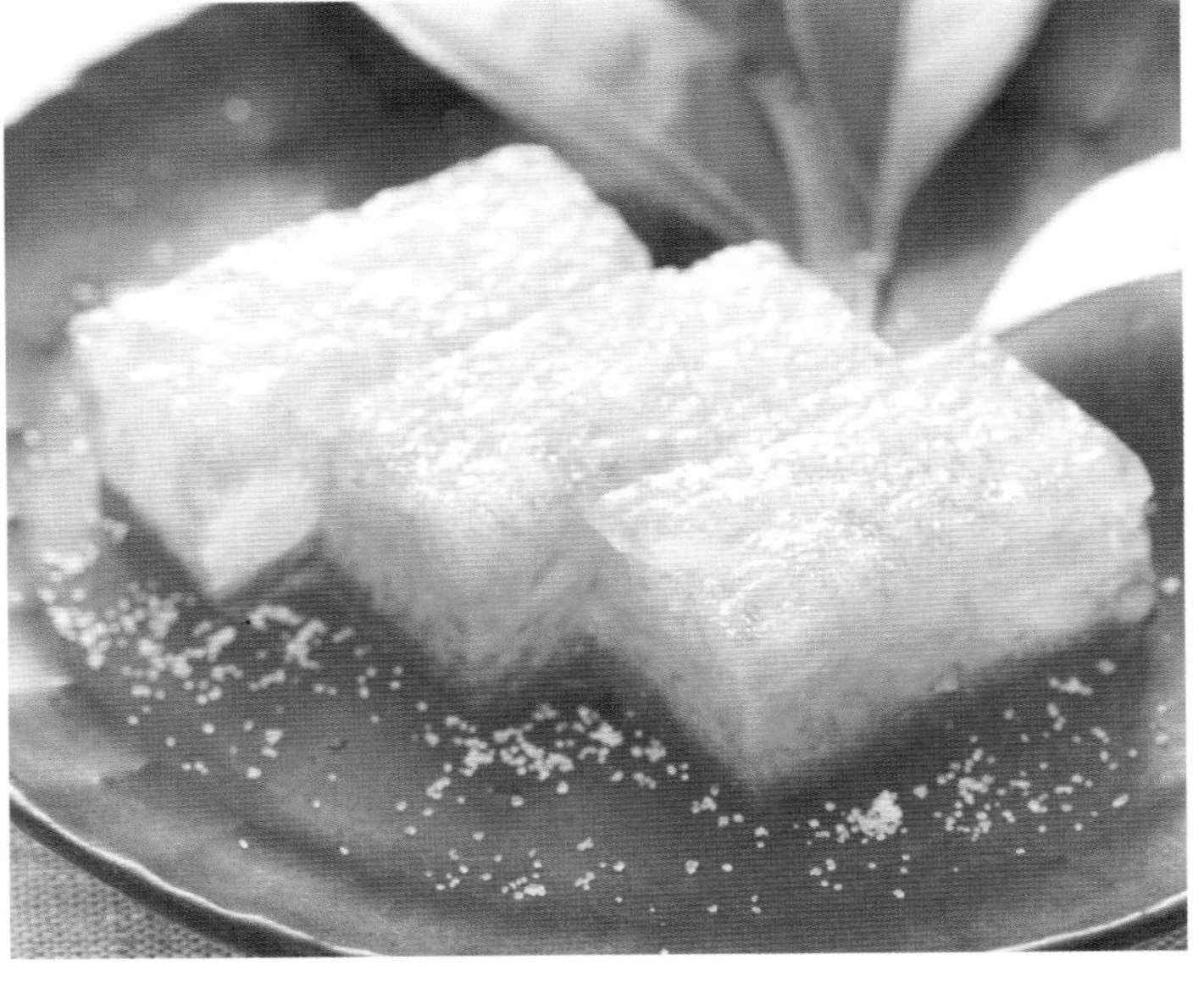

お好みのジャムで
作ってもOK

りんごジャムの寒天寄せ

エネルギー	190 kcal
糖質	48.1 g
食塩相当量	0.0 g

材料（作りやすい分量）
りんごジャム…150g
寒天…3g
水…カップ1と1/2
砂糖…200g
グラニュー糖…適量

作り方
1 水カップ1と1/2に対する分量の寒天を袋の表記通りに分量の水でふやかし、弱火にかけて砂糖を加える。
2 砂糖が溶けたらりんごジャムを入れ、手早く混ぜて火を止める。
3 型に流し入れ、粗熱がとれたら冷蔵庫で冷やし固める。
4 切り分けて皿に盛り、グラニュー糖をふる。

第2章
息をする

呼吸

ふだん当たり前のように、息を吸って吐くという呼吸をしています。息を吸うときを「吸気時」、吐くときを「呼気時」といい、呼吸はこれがペアになった状態です。

呼吸は、体内の細胞を活動させ、生きていくのに必要な酸素を得るために行います。また、酸素を取り込むと同時に、栄養分がエネルギーに換わるときにできる二酸化炭素を吐き出すために行うのです。

安静時に成人は1分間に15～20回ぐらいのペースで呼吸しており、1回の呼吸で吸う空気の量は400～500㎖で、コップ2杯分ほどです。

空気は鼻の穴から入り、鼻腔、咽頭、喉頭を通って気管に入ります。そして気管支を経て肺の奥深くへと入っていきます。

気管支の末端には肺胞と呼ばれるぶどうのような袋が無数にあり、大人の肺には約3～6億個もあると考えられています。その肺胞には毛細血管が張り巡らされていて、ここで酸素と二酸化炭素の入れ替えがなされるのです。

空気の通り道である鼻腔や気管、気管支などでは、肺に汚れた空気が入らないように、気管や気管支では壁から粘液を出して汚れを吸着し、気管支の表面にある線毛で排出し、鼻では鼻毛が鼻腔への異物侵入を防いでいます。

鼻呼吸と口呼吸

鼻の内部は空気清浄器であり、加湿器でもあります。本来の自然な呼吸である「鼻呼吸」の

1回の呼吸で吸う空気の量は成人でどのぐらい？

漢方における解説「気」の概念について。
「気」は人体の生命活動を支える根本物質。
呼吸で体に取り込むのは「清気（空気）」。

一般的な不調や疾病
急性気管支炎、咳、痰、くしゃみ、しゃっくり

呼気と吸気の成分の違い

1回の呼吸で吸い込む空気は、安静時で500㎖ほど。その成分は大気と同じで、窒素が約78％、酸素が21％、二酸化炭素が0.03～0.04％です。

一方、吐き出すほうの呼気では酸素が約16％、二酸化炭素が約4％。吸い込んだ酸素の5％が使われ、体内から出された二酸化炭素は、吸気のおよそ100倍にもなります。

場合は、鼻毛や線毛で多くの異物を取り除き、適度な湿気を与え、体温くらいの温度まで温めたうえで、喉や肺へ空気を送ります。肺や喉は冷やされることなく、適正に免疫機能を働かせることができます。また、鼻の奥は脳の底と近く、脳のオーバーヒートを防ぐクーラーの役目も果たしています。

「口呼吸」は、息苦しいときには楽に肺に酸素を送ることができますが、異物の混ざった冷たいままの空気が、直接喉や肺に届くことになります。すると細菌やウイルスに感染するリスクが高くなり、免疫機能も働きにくくなります。また、口の中が乾燥するため、歯肉炎や虫歯になりやすくなるのです。子どもの頃から口呼吸になれてしまうと、アゴの発達が悪くなって歯並びに影響が出ることもあります。

生き物の呼吸

呼吸のしかたは、生き物によってさまざまです。魚、貝、かになどの水中に住む生き物の多くはえら呼吸。昆虫は、体中に張り巡らした気管によって呼吸します。ミミズは肺も気管も持たず、皮膚で呼吸します。両生類のカエルは肺呼吸ですが、皮膚でも呼吸を補っています。爬虫類は肺呼吸で、ヘビの多くは細長い体形に合わせて、片方の肺だけが長く伸びて機能しています。鳥類は肺のほかに「気嚢」という袋をいくつか持っていて、そこも呼吸に使っています。

呼吸運動は自律神経に支配されています

正確な呼吸が無意識に行えるのは呼吸器が自律神経の支配を受けて働いているからです。ただ、肋間筋や横隔膜は意識的に収縮させたり、弛緩させたりすることもできます。たとえば、声楽家がビブラートをきかせたり、自分で息を止められたりするのは横隔膜を意識的に操っているからです。

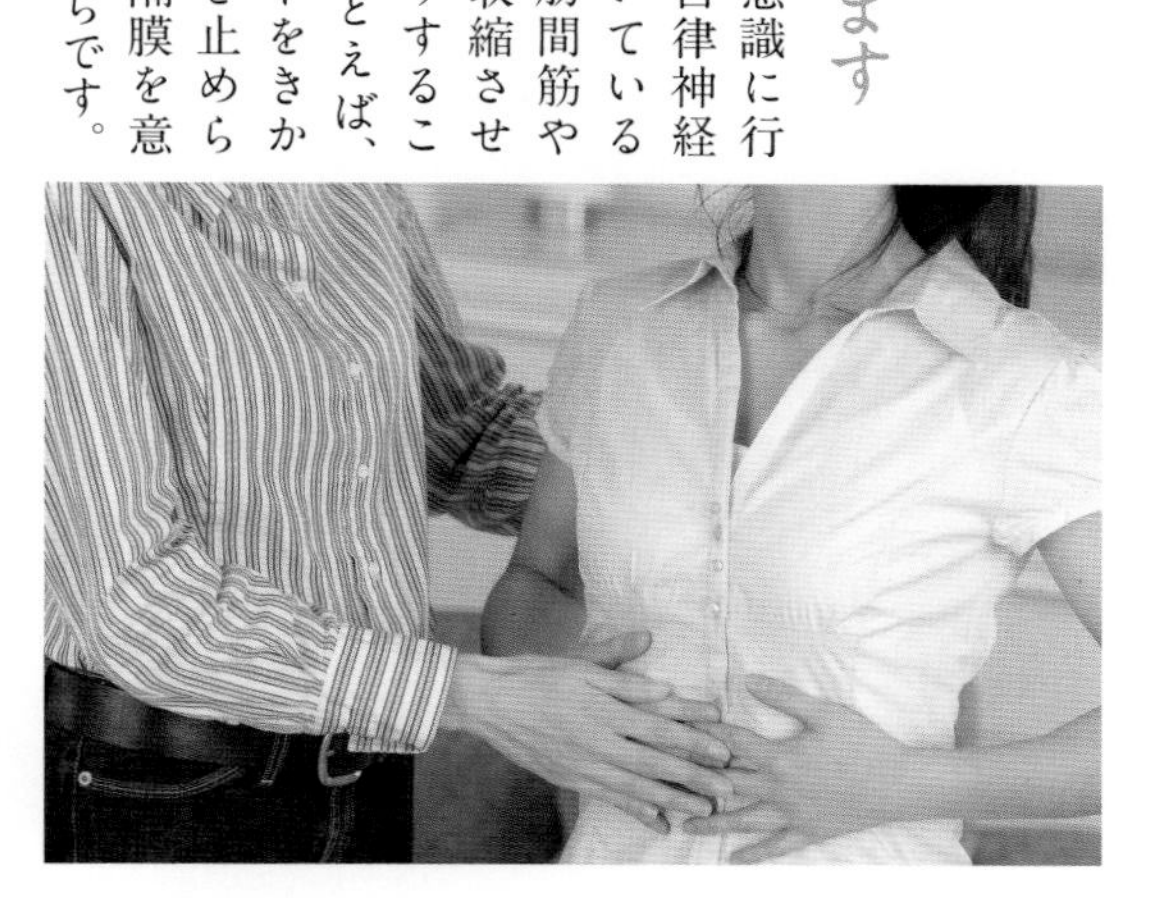

＊1 睡眠時無呼吸症候群
眠っている間に呼吸が止まる病気。空気の通り道である上気道が狭くなって起こる閉塞性タイプが大半だが、呼吸中枢の異常による中枢性タイプもある。

呼吸機能検査

呼吸器系疾患の有無を調べる

息を大きく吸ったり吐いたりすることで、呼吸機能を評価する検査。％肺活量は、年齢や性別、身長から算出された予測肺活量に対し、実際の肺活量が何％かを調べる。基準値より低い場合は、間質性肺炎が疑われる。1秒率は、最大に息を吸い込んでから一気に吐き出すときの最初の1秒間に、何％の息を吐き出しているかを調べる。基準値以下では気管支喘息や肺気腫などが疑われる。

％肺活量

基準範囲	異常
80.0 以上	79.9 以下

（単位：％）

1秒率

基準範囲	異常
70.0 以上	69.9 以下

（単位：％）

いびきの仕組み

いびきは、睡眠中などに軟口蓋という上アゴの奥のやわらかい部分の筋肉の緊張が緩んで、震えて出る音です。また、口蓋垂（喉ちんこ）が緩むと喉の奥に落ち込み、そのため、空気の通り道が狭くなり、震えていびきになります。太った人やアゴが小さい人、軟口蓋が大きい人、口呼吸をする人などは、呼吸するときに空気の通りが悪くなるため、いびきをかきやすくなります。また、枕が高すぎたり、あおむけだったりすると空気の通り道がさらに狭くなり、いびきをかく原因に。低い枕にしたり、横向きに寝たりすると空気の通り道が広がって呼吸がラクになり、軟口蓋の震えも小さくなります。このような対処でいびきをかかなくなったり、小さくなったりする場合はほとんど心配はいりませんが、睡眠中に10秒以上呼吸が停止する場合は、睡眠時無呼吸症候群*1の可能性が高いので、早めに専門医に受診するのが賢明です。

空気の流れ

正常な睡眠時の呼吸

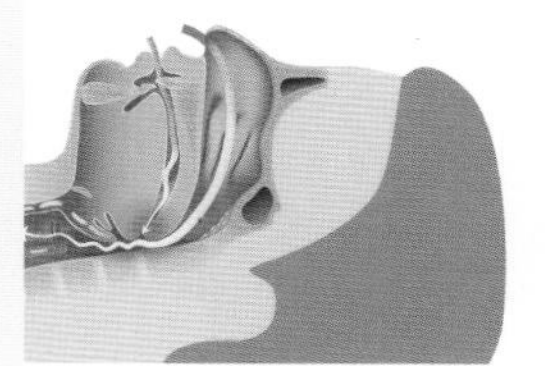

いびき発生時の気道の状態

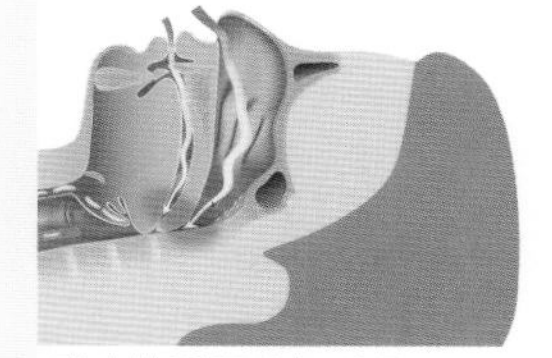

閉塞性睡眠時無呼吸

呼吸は肋間筋の働きや横隔膜により行われています

肺自体には筋肉はなく、自分で伸縮しません。そのため、周囲の骨格筋や横隔膜などの伸縮によって胸郭が伸縮し、胸郭に沿って肺が動き、空気が送られます。

呼吸は大きく分けて「胸式呼吸」と「腹式呼吸」の2種類あり、動かす筋肉が違いますが、人の呼吸はこの2つが複合して行われています。

胸式呼吸は文字通り胸の周辺で行う呼吸です。肋骨と肋骨の間にある肋間筋を使います。肋骨は体の上方へ動きやすいため、胸腔が広がって空気が取り込みやすい状態になるのです。

一方の腹式呼吸は横隔膜を使います。息を吸うときに横隔膜が下がって胸部が広がります。息を吐くときは横隔膜が上がって胸部が狭くなります。

加齢によって筋力が低下すると肋間筋や横隔膜の働きも低下して呼吸がスムーズに行えなくなることがあります。

内呼吸とは

ヒトの体は37兆ほどの細胞でできています。健康な体が維持されているのも、37兆の細胞すべてが休まず24時間活動している結果なのです。37兆もの細胞が活動するためのエネルギーは、酸素が深く関わって作り出されています。

細胞の中には「ミトコンドリア」と

胸式呼吸と腹式呼吸の仕組み

呼吸は、肋間筋と横隔膜の運動に伴って肺が伸縮して行われている。胸式と腹式のバランスはからだの置かれている状態によって異なり、運動しているときは胸式呼吸が大きく、リラックスしているときは腹式呼吸が大きくなる。

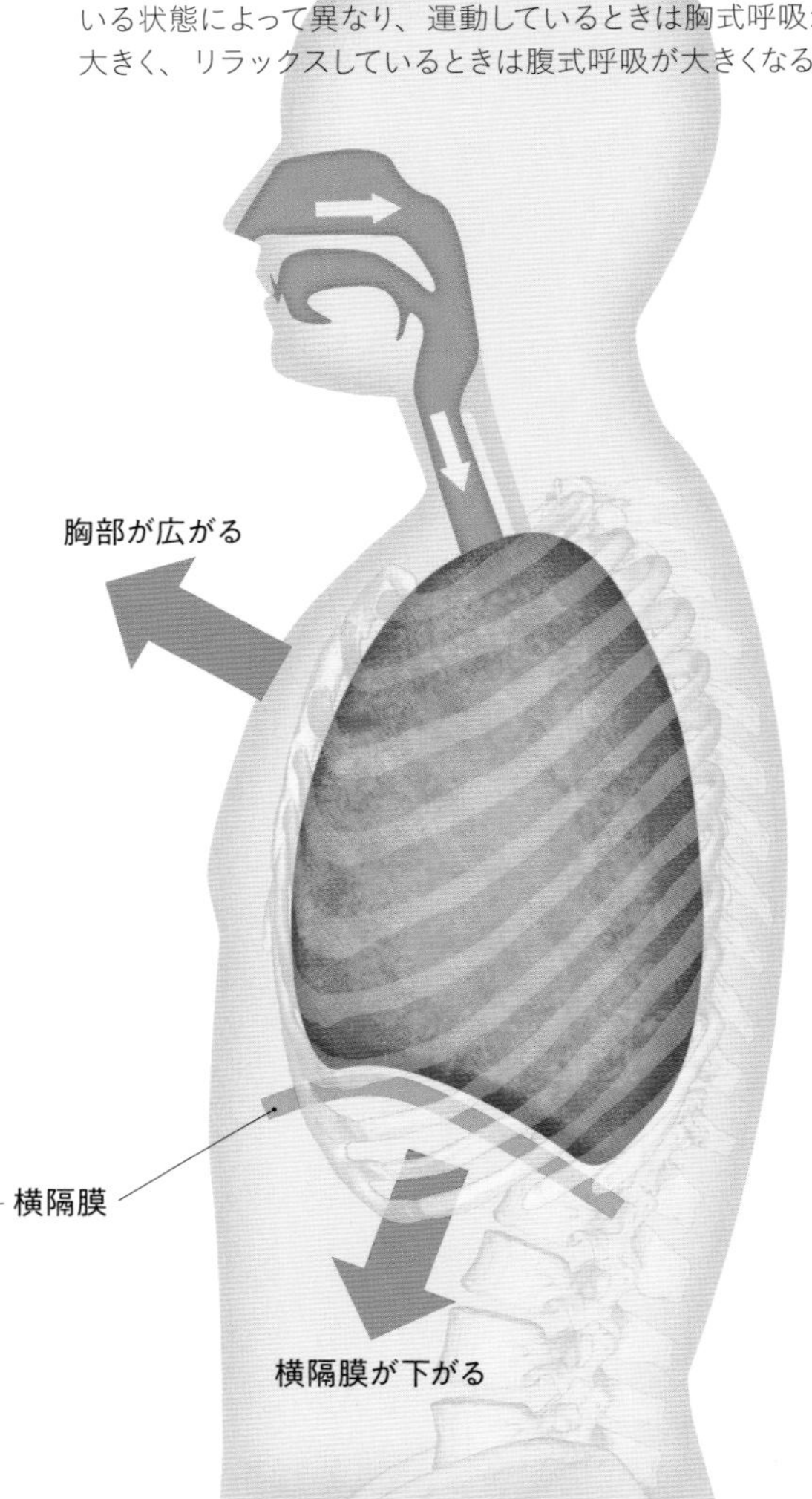

いうエネルギー工場がたくさんあります。ここではぶどう糖を分解して燃焼させ、エネルギーを作り出しています。分解するときに必要なのが酸素で、わたしたちが息をするのは、ミトコンドリアという工場に燃料を届けるためなのです。

　エネルギーを取り出す過程で、燃えかすとして出るのが二酸化炭素と水。水はそのまま細胞内で利用されますが、二酸化炭素は不要なガスとして外に出されます。

　このように細胞が血液中から酸素を取り入れてぶどう糖を燃やし、二酸化炭素を血液中に排出することを「内呼吸」といいます。

漢方　呼吸で取り込む「清気」も「気」のひとつ

人体が生命活動を維持するための基本物質のひとつが「気」で、「気」は体のいたるところに巡り流れている。「気」には生まれたとき両親から与えられた「先天の気」と、生まれた後に獲得する「後天の気」があり、「後天の気」は呼吸によって取り込まれる「清気」（空気）と、飲食物によって作り出される「水穀の精微」がある。「気」は絶えず運動していて（＝気機）、それによって体の生理活動がなりたっている。また、「気機」によって体内で起こる変化（＝気化）によって体内で代謝が調整されている。「気」の働きは、「推動・調控」（血や津液の流れの促進と抑制）、「温煦・涼潤」（体温管理）、「防御」（外邪からの防御）、「固摂」（液体物質の漏れ防止）、「栄養」の５つ。「気」の流れが滞る、足りなくなるなど、「気」の失調はさまざまな症状を引き起こす。

おすすめ漢方薬

葛根湯／風邪の初期、肩こり

麻黄湯／インフルエンザの初期、喘息

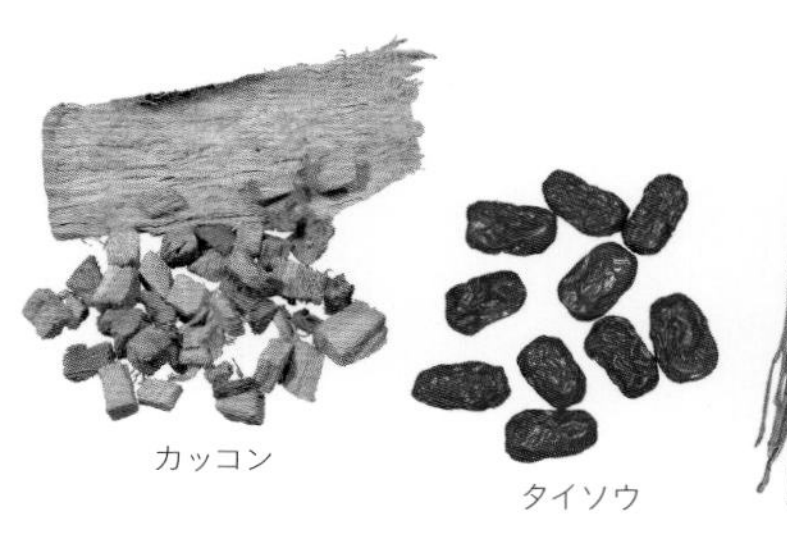
カッコン

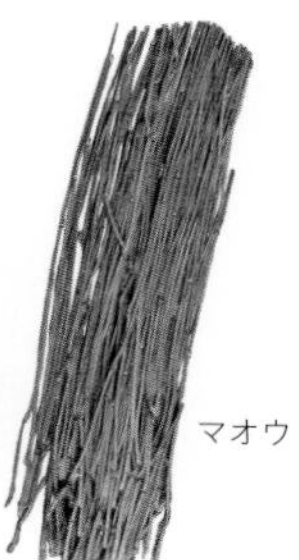
タイソウ

マオウ

葛根湯と麻黄湯

　風邪のひきはじめにおすすめの葛根湯はもっともよく使われている漢方薬として知られています。悪寒や発熱、頭痛があるけれども、発汗はそれほどでもなく、首の後ろがこわばる感じがあるときに使います。また、意外と知られていませんが、肩こりにも有効です。

　麻黄湯は感冒に伴う寒気、頭痛、関節痛、咳、喘息を和らげるための漢方薬。麻黄に含まれるエフェドリンという成分の、中枢神経や交感神経の興奮作用による、発汗や気管支拡張作用があるので、スポーツ競技におけるドーピング検査の禁止成分でもあります。

マインドフルネスと呼吸

「マインドフルネス」とは、仏教の瞑想法にヒントを得たストレス対処法で、現在欧米を中心とした世界各国の医療施設などで、広く行われている健康増進法のひとつです。宗教色をまったく取り除いたプログラムとして、マサチューセッツ工科大学の研究者によって作られました。

　忙しさとストレスのために、わたしたちがおちいりがちな「心ここにあらず」というような状態から抜け出す手段としても注目され、IT企業を中心に社員研修に取り入れられています。

　方法はとてもシンプルで、静かに座ってゆっくり呼吸を繰り返し、「今、ここで自分がしている呼吸」のみに集中する、というもの。

1 背筋を伸ばして座り、軽く目を閉じます。
2 息を吸い込み、自分のお腹や胸が膨らむことを体感します。
3 息を吐き出し、お腹や胸が縮むことを体感します。
4 これを繰り返します。呼吸は自分のいちばんやりやすいリズムで、やりたいように行いましょう。
5 ほかのことに注意がそれ、それに気づいたときは、その時点で呼吸に意識を戻しましょう。
6 これを10分ほど行います。慣れてきたら時間を増やします。

　すっきりと落ち着いた気持ちになり、仕事のパフォーマンスが上がることが期待され、疼痛や不安などのコントロールにも役立つことが臨床的にも確認されています。

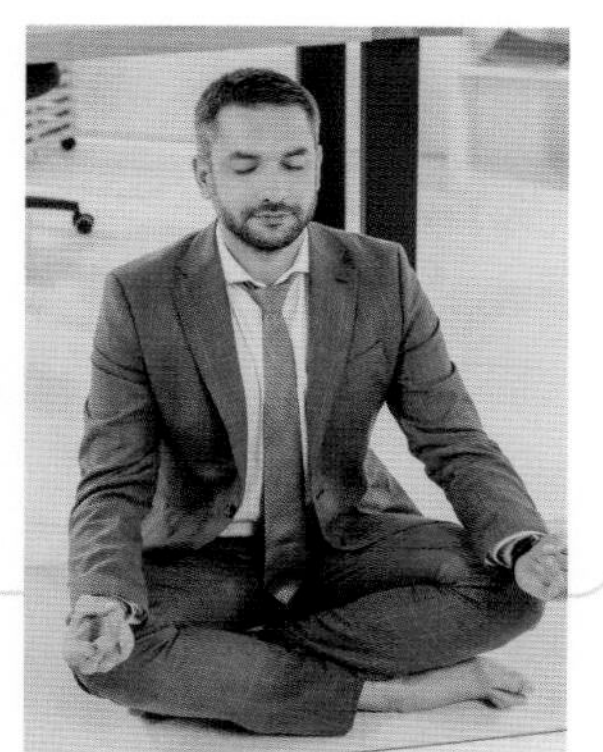

しゃっくりが出るのはナゼ？

　しゃっくりは自分の意思に関係なく、一定の間隔で起こる横隔膜の痙攣です。でも、そのメカニズムははっきりとはわかっていません。しゃっくりを止める方法として「深呼吸を繰り返す」「冷たい水を数回に分けて飲む」などがあります。多くはすぐに止まるので問題はありませんが、48時間以上続くようであれば、なんらかの病気のサインの可能性もあるので、早めに受診しましょう。

喉

喉は「咽頭」と「喉頭」の2つの器官からできています。咽頭は気道につながっていて空気が体内に入る道のスタート地点です。また、食べ物の通り道でもあります。

声帯は喉頭の左右の壁から張り出した2枚のひだで、呼吸をしているときには声帯が開き、声を出すときは閉じます。

咽頭は上咽頭、中咽頭、下咽頭の3つに分かれています。鼻のつきあたりの部分が上咽頭で、吸った空気はここを通過し、喉頭や気管へと送られます。

口腔の奥の部分が中咽頭です。空気や食べ物の通り道で、食べ物を飲み込む嚥下や発音を助ける役割を果たしています。中咽頭には上アゴの奥にある軟口蓋という筋肉でできた部分があり、呼吸をするときは緩んで気道を確保し、食べ物を飲み込むときには食べ物が鼻へ逆流しないように喉の後ろをふさぎます。

喉頭の上部にある喉頭蓋にも似たような働きがあり、食べ物が通過するときは気管支の入り口をふさぎ、呼吸をするときには上に上がって気道を確保します。

気管や食道につながる部分が下咽頭で、喉頭のすぐ裏側にあり、食べ物を食道へと送る役割があります。

「喉ごし」は喉の味蕾？

ヒトには味を感じる感覚器「味蕾」が、約8000あります。そのうちの約25％は咽頭・喉頭など、喉のエリアに存在しています。

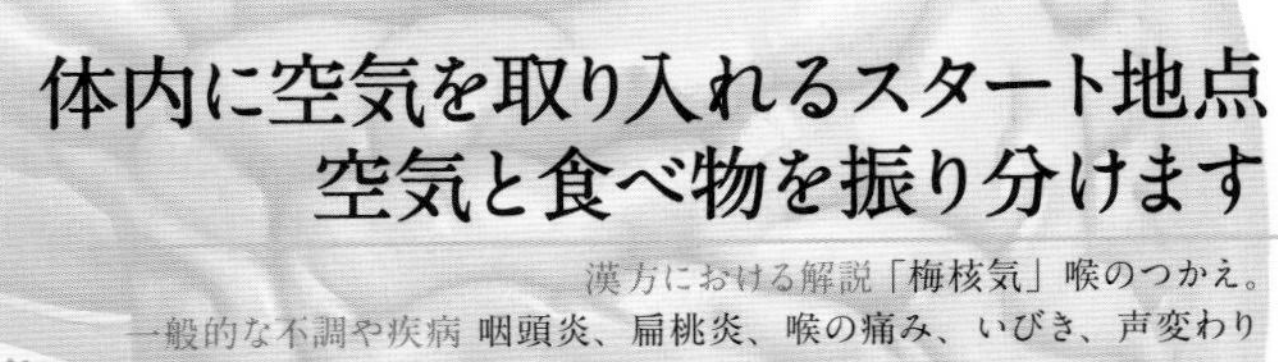

体内に空気を取り入れるスタート地点 空気と食べ物を振り分けます

漢方における解説「梅核気」喉のつかえ。
一般的な不調や疾病 咽頭炎、扁桃炎、喉の痛み、いびき、声変わり

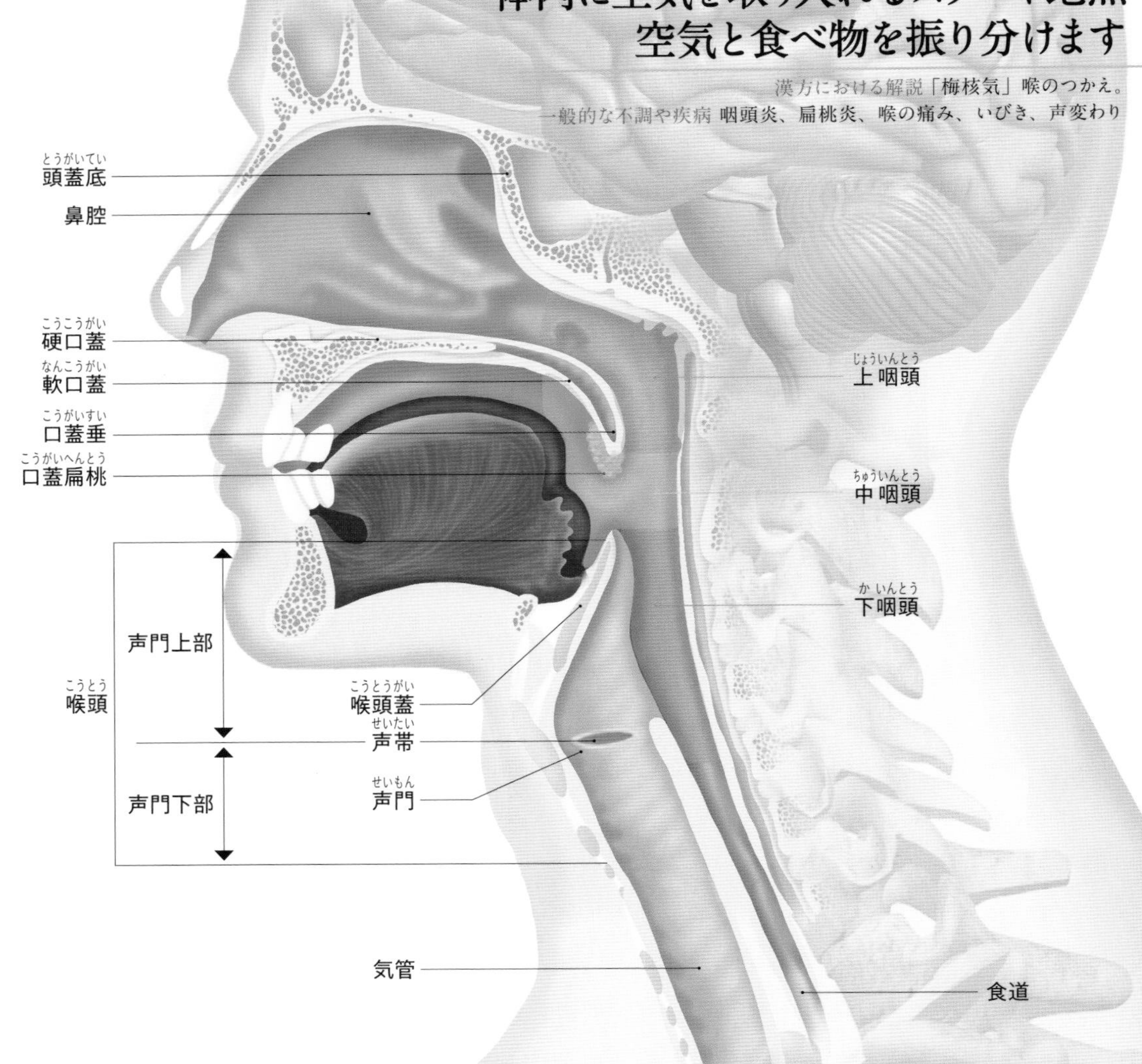

喉にある味蕾は、舌にある味蕾のように味の刺激に対してそれほど敏感ではありませんが、水やアルコール刺激に対してよく反応し、うまみや脂肪酸にも敏感という特徴があります。このような、喉の味蕾の特性が、いわゆる「喉ごし」や「こく」に関係し、複雑な味覚を生み出している可能性があるのです。

声帯

声は、肺から出た呼気が声帯を震わすことによって生まれた音。

声帯は喉頭の喉仏のあたりに位置する2本のひだで、中に靱帯があり、動かすことができます。声を出していないとき、ひだはリラックスしていて、ひだの間の空間は三角形に開いています。声を出すときはひだが緊張し、狭いスリットを残して閉ざされます。そのスリットを呼気が通る際に声帯を震わすことで、音が生まれるのです。

声帯で生まれた音は、喉や口、鼻の中で共鳴して大きな音声となり、唇や舌などの働きでさまざまな特徴が加えられます。

風邪をひいたときに声がかすれるのは、咽頭の炎症によって声帯の粘膜が充血して腫れ、声帯がぴったりと閉じなくなるため。喫煙で声がかすれるのは、ニコチンなどが原因で喉頭や声帯の粘膜が常に炎症を起こしている状態になるためです。

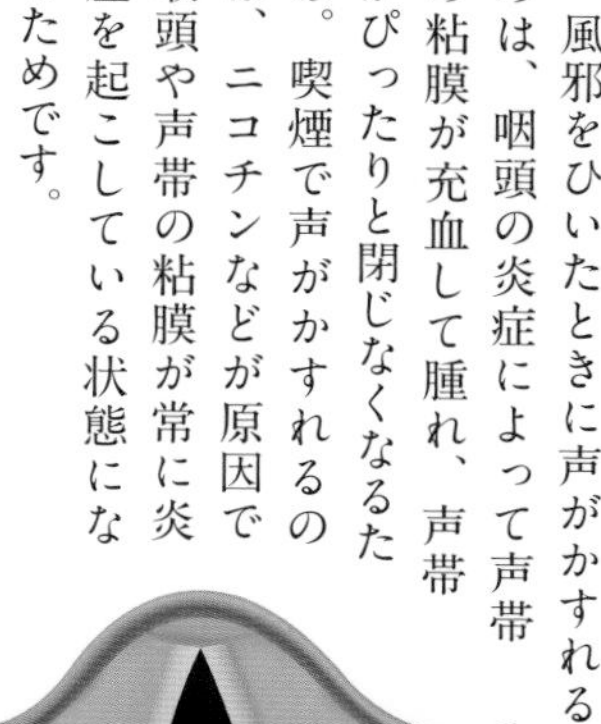

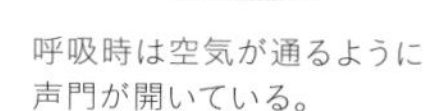

呼吸時は空気が通るように声門が開いている。

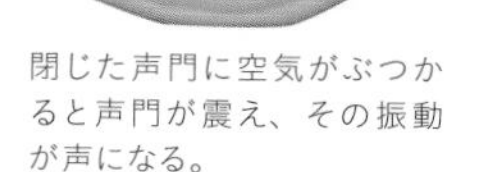

閉じた声門に空気がぶつかると声門が震え、その振動が声になる。

扁桃腺ってナニ？

扁桃腺は舌の付け根の両側にあるコブのようなリンパ組織です。ウイルスや細菌などから体を守る免疫の役割を果たしています。空気中のウイルスや細菌は鼻や喉、扁桃腺に付くことが多く、扁桃腺に付着したウイルスなどが増えて炎症を起こすことで扁桃腺が腫れます。これが扁桃炎です。高熱が出ることが多いですが、薬などで腫れを取ると治りが早いといわれています。ただ、炎症が耳にまで達すると中耳炎になることもあるので気をつけましょう。

年齢とともに変わる声

若い頃に比べて声が低くなった、逆に高くなったと感じたら、声の老化かもしれません。

声は、喉頭の中央部が盛り上がった筋肉のひだである声帯が震えることによって出ます。加齢によって手足の力が弱くなってくるのと同じように、声帯を動かす筋肉が弱くなったり、喉の粘膜の潤いが減ったりすると、声が変わってきます。

女性の場合は、閉経後に女性ホルモンが減ると、声帯がむくんで声が太く、低くなります。男性の場合は声帯の筋肉が硬くなって萎縮するために、高くなることがあります。

発声練習や口回りのトレーニングによって、ある程度は声を保つことができます。

漢方　梅核気

喉が「つかえる」「しめつけられる」「異物感がある」といった違和感（いわゆる咽喉頭異常感症）を漢方では「梅核気（ばいかくき）」あるいは「咽中炙臠（いんちゅうしゃれん）」と呼ぶ。「気」が逆上し、喉をふさいでいるという症状で、梅の種が喉につかえているようだと考えられたためこの名がついた。「気」の流れが滞っていることが原因であり、漢方では「気」の巡りをよくして改善する。梅核気は嚥下機能の低下や更年期障害、糖尿病、ストレス、不安などが引き金となって起こることが多い。

おすすめ漢方薬

半夏厚朴湯／不安やストレスからくる喉のつかえ
銀翹散／喉の痛み、腫れ
柴朴湯／気分がふさいで喉に異物感があるとき

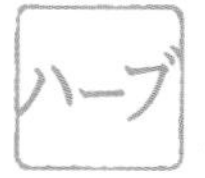

おすすめハーブ

タイム／殺菌
セージ、ジャーマンカモミール／消炎
ウスベニアオイ／粘膜保護
ペパーミント／清涼感
リコリス（甘草）／消炎、去痰、鎮咳

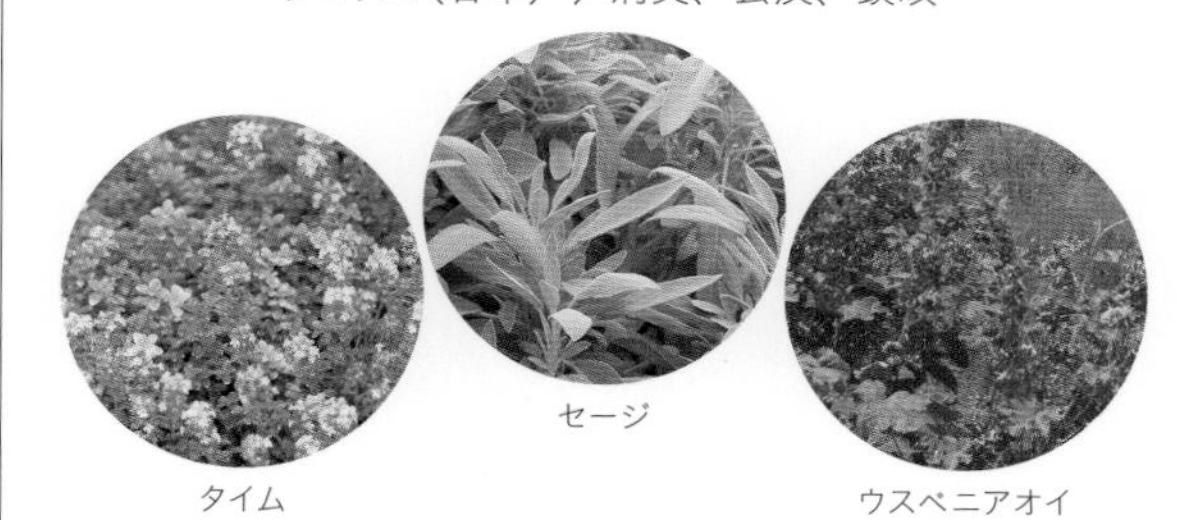

タイム　セージ　ウスベニアオイ

喉が痛いときのハーブ

市販のトローチやキャンディには、殺菌成分や炎症を抑える成分が含まれています。これらの成分を口の中の粘膜から吸収できるよう、ゆっくりと溶かすことが大切。

気管支

鼻から入った空気は咽頭、喉頭を通り、その先にある気管に送られます。気管は10cmほどの管状の器官で、食道と接している背中側は平滑筋でできていますが、胸側はU字形の気管軟骨でできています。そのため、弾性があり、潰れて息ができなくなることがないような構造をしています。内側は粘膜組織で、細かい線毛がびっしり生えています。空気とともに入ってきたちりやほこりなどの異物は、粘膜から分泌される粘液に包まれて痰となり、この線毛によって押し返されて、排出されるのです。

第4～5胸椎のあたりで気管は左右に枝分かれし、左主気管支と右主気管支となります。左右を比べると、右側の気管支のほうが少し太く、左側の気管支のほうが少し細長くなっていますが、これは心臓の位置と関係しています。

気管支は肺の入り口である肺門から肺に入り、さらに分岐を続けます。気管支は必ず2つに分かれるため、空気はいつも二叉路を通って運ばれるというわけです。こうして、17～19回の分岐を続け、肺胞まで到達します。そして、最終的に肺胞の壁を通して、ガス交換が行われるというわけです。

気管支の構造も気管とほぼ同じ。軟骨と筋肉でできた蛇腹状の管で、その内面は粘膜組織に覆われており、表面は粘液でいつも潤っています。

蛇腹状のホースを伸ばして肺に空気を送り届けています

一般的な不調や疾病 気管支炎、気管支喘息

気道とは？

空気の通り道を気道といいます。鼻、咽頭、喉頭を「上気道」、気管、気管支を「下気道」といいます。いずれも粘膜で覆われている部分で、上気道が炎症などにより粘液の分泌が過剰になった症状を、「上気道カタル」と呼びます。

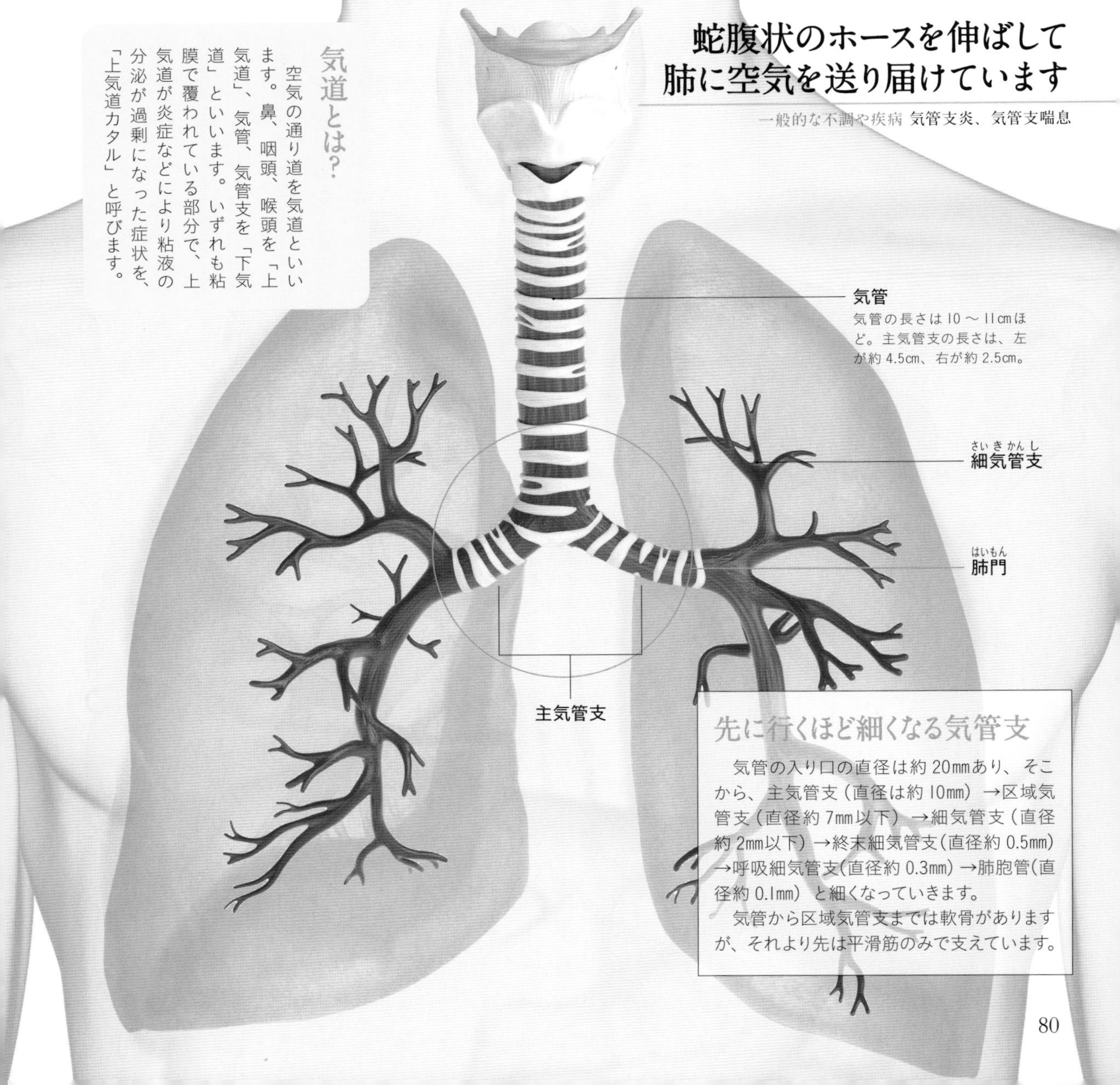

気管

気管の長さは10～11cmほど。主気管支の長さは、左が約4.5cm、右が約2.5cm。

細気管支（さいきかんし）

肺門（はいもん）

主気管支

先に行くほど細くなる気管支

気管の入り口の直径は約20mmあり、そこから、主気管支（直径は約10mm）→区域気管支（直径約7mm以下）→細気管支（直径約2mm以下）→終末細気管支（直径約0.5mm）→呼吸細気管支（直径約0.3mm）→肺胞管（直径約0.1mm）と細くなっていきます。

気管から区域気管支までは軟骨がありますが、それより先は平滑筋のみで支えています。

喀痰検査

細菌の感染やガンの有無を調べる

肺や気管支、気管などの分泌物や老廃物が集まった痰の検査で、細菌の感染やがんがないかをみることができる。細菌や真菌が混じっている場合は（細菌検査）、それに対する治療を行い、痰に混じった細胞からがん細胞が見つかれば（細胞診）、精密検査を受ける必要がある。

漢方 気管支によい漢方

おすすめ漢方薬

麦門冬湯／鎮咳、気道粘膜の湿潤
麻杏甘石湯、小青竜湯／気管支喘息、気管支炎
小柴胡湯／気管支炎、気管支喘息

気管支のトラブルには麦門冬湯

乾いた咳が出る、喉に不快感がある、そんな症状には麦門冬湯がよいでしょう。喉を潤し、張り付くような痰を出しやすくします。

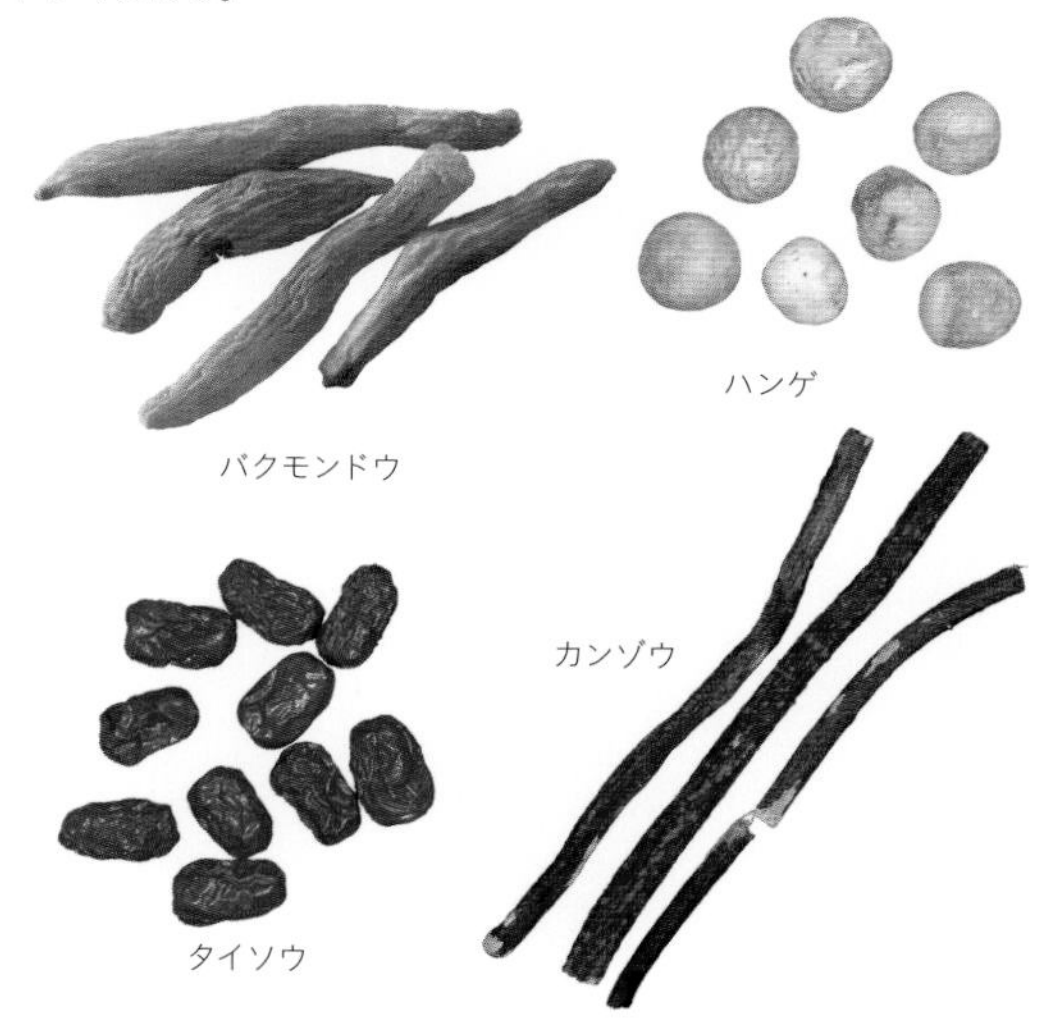

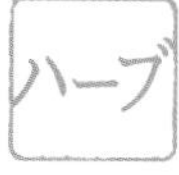

フェンネルに含まれるトランスアネトールという成分や、マテに含まれるカフェインには気管支拡張作用があるので、咳止めにおすすめ。また、マレインには粘液質とサポニンが含まれるので、去痰作用がある。ハチミツや黒糖を加え、とろみが増したものをゆっくり飲むと、なおよい。

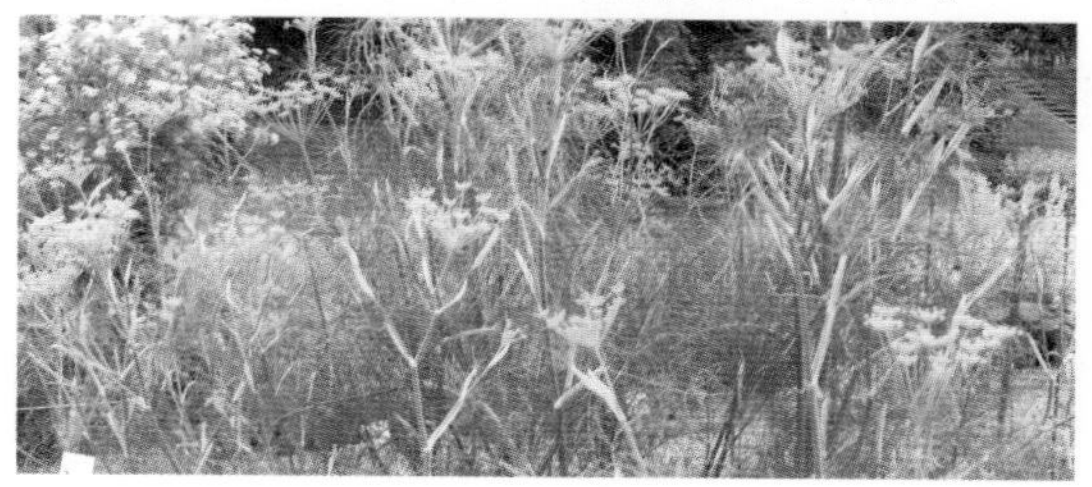

急性気管支炎の症状

気管支炎には急性と慢性があります。急性気管支炎は風邪やインフルエンザに引き続いて起こることが多く、ウイルスや細菌などによって気管支に炎症が起こっている症状のことをいいます。はじめは空咳が多く、やがて少量の痰が出るようになります。次第に強く咳き込むようになると、胸や腹部の筋肉痛も起こります。

一方、慢性気管支炎は、炎症が慢性化している状態で、咳や痰が長期間続きます。体質的な原因もありますが、喫煙、大気汚染などが影響していると考えられています。

咳とくしゃみ

咳とくしゃみは、どちらも体内に入ろうとする異物を外に出すための、体の防御反応です。空気中には、小さなほこりやちり、花粉、ウイルスや細菌が漂っています。それを吸い込んだときに、鼻の粘膜が刺激されて出るのがくしゃみで、気管や気管支の粘膜が刺激されて出るのが、咳です。

くしゃみは、短く息を吸い込んだあとに一気に大量の息を吐き出して、異物を外に出します。くしゃみの速度はおよそ時速 300km にもなるといわれています。

咳は大きく息を吸い込んだあと、一時的に声門を閉じて中の圧力を高め、次に喉を大きく開いて一気に息を吐き出すことで、異物を排出します。咳の速度は時速 200km ほど。

気道の表面にはミクロの毛がたくさん生えていて、その動きによってほこりやウイルスなどは常に肺から喉へ運ばれ、多くは食道から胃に運ばれて消化されます。粘液で包まれたウイルスなどの異物は、痰となって口から吐き出されます。

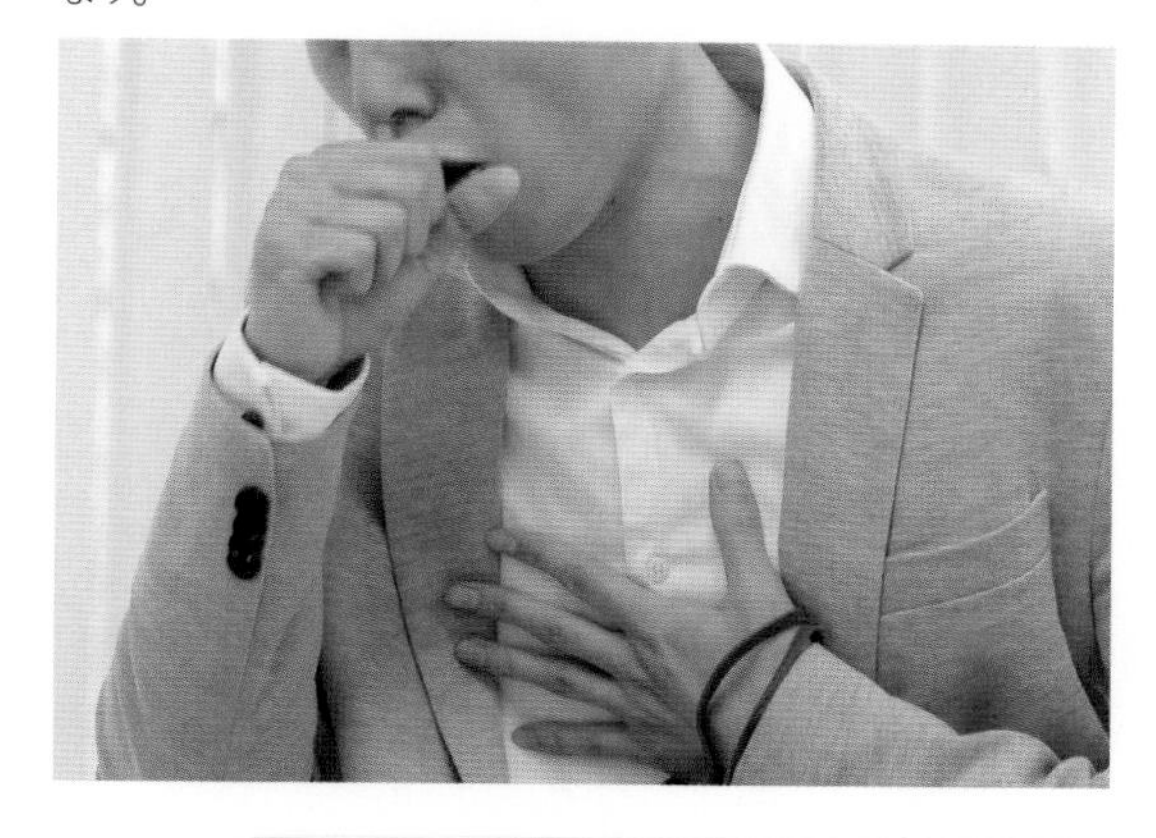

誤嚥性肺炎は右肺に多い

右主気管支は左主気管支に比べて太く短く、そして下降する傾斜が急であるため、気管に入った異物は右側に落ちやすい傾向があります。そのため誤嚥性肺炎は右の肺に多い傾向があるのです。

肺

肺は呼吸をつかさどる気管で1日に1万ℓもの空気が送り込まれています。脊椎、肋骨、胸骨の中にあり、横隔膜の上に位置し、左右にあります。右の肺は上葉、中葉、下葉の3つに分かれている一方、左の肺は上葉と下葉のみです。左の肺の近くに心臓があるため、右の肺よりも少しだけ小さいのです。

肺の重要な役割は酸素と二酸化炭素の交換をすること。気管を通じて空気を取り込んで、心臓から送られてくる血液に酸素を渡し、それと引き換えに二酸化炭素を受け取り、体外に排出します。酸素と二酸化炭素の交換が行われるのは気管支の末端部分にある肺胞です。

酸素と二酸化炭素が入れ替わり、血液を運ぶ手助けをしているのが赤血球のヘモグロビンと呼ばれるたんぱく質。ヘモグロビンは酸素や二酸化炭素と結合したり、放出したりする性質があります。この性質を生かして、酸素と二酸化炭素の交換を行っているのです。

ヘモグロビンに含まれるヘムという鉄と酸素がくっつくと赤くなり、二酸化炭素とくっつくと紫色になります。動脈が赤く、静脈が赤黒っぽく見えるのはこのためです。

肺は酸素と二酸化炭素の交換が行われる場所です

漢方における解説 漢方では「肺」。生命活動を維持する「気」をつかさどる。水液代謝を行う。「心」の補佐として血行を助ける。「大腸」と表裏関係。

一般的な不調や疾病 風邪、咳、肺炎、慢性閉塞性肺疾患、息切れ、過換気症候群

肺胞は直径 0.1mm ほどの風船状の袋で、3～6 億個あるといわれている。肺胞の周囲を毛細血管が網目状に取り巻いている。

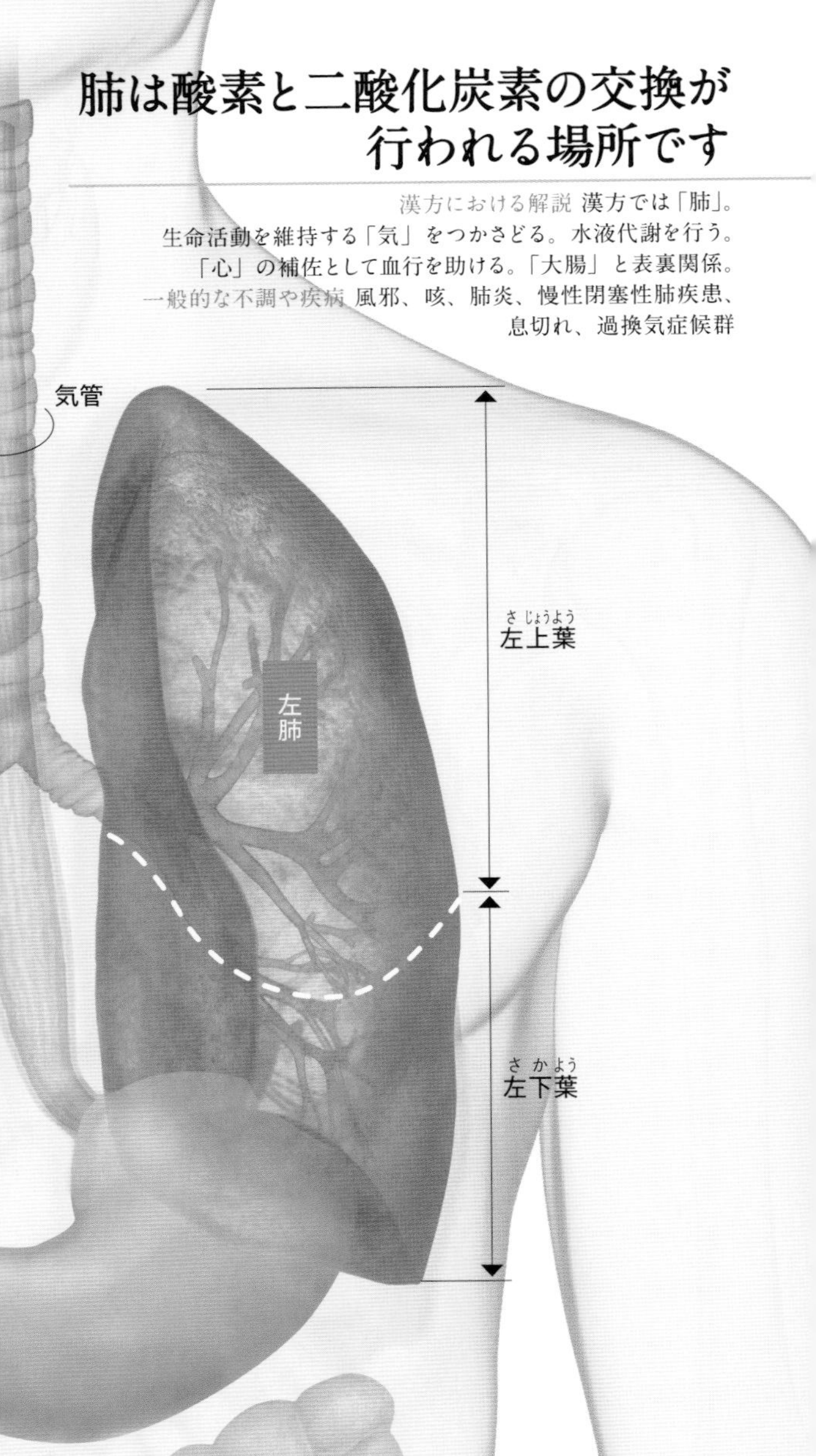

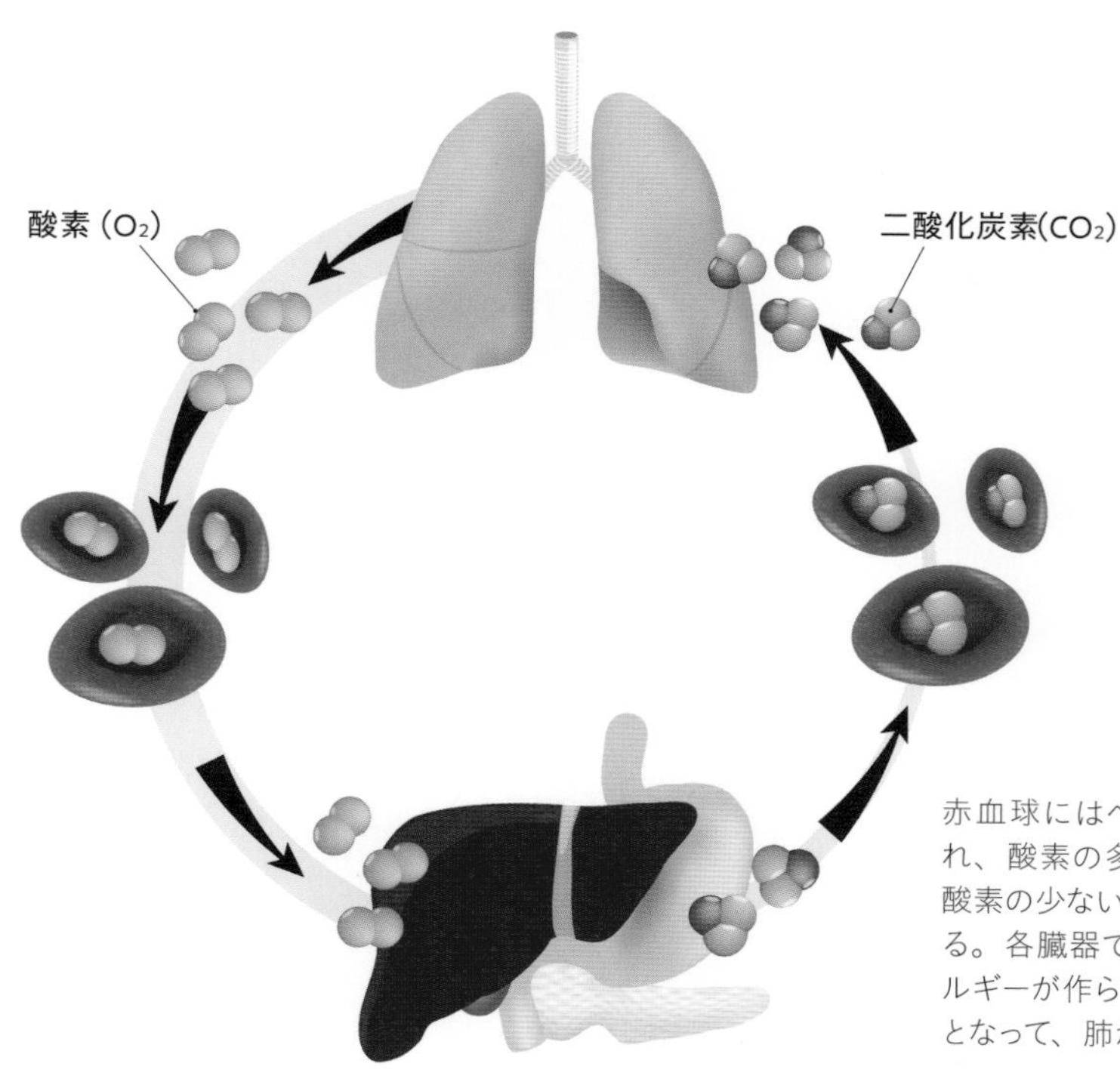

ガス交換の仕組み

酸素と二酸化炭素が交換される場所が肺胞です。肺胞に送られた酸素は肺胞の壁の中にある毛細血管に送られて赤血球に受け取られます。赤血球を含んだ血液が心臓を経て全身の細胞に送られ、酸素を届ける代わりに二酸化炭素を受け取り、肺胞で二酸化炭素を放出して口や鼻から吐き出します。

赤血球にはヘモグロビンという物質が含まれ、酸素の多いところでは酸素と結びつき、酸素の少ないところでは酸素を離す性質がある。各臓器では酸素（O_2）が使われ、エネルギーが作られたあとには二酸化炭素（CO_2）となって、肺から体の外へと放出される。

漢方 「気」をつかさどる「肺」は「心」の補佐も行う

漢方における「肺」は五臓のひとつで、臓腑の中でいちばん高い場所に位置し、他の臓腑を覆うふたのような形状をしている。「肺」の主な働きは「宣発（せんぱつ）」と「粛降（しゅくこう）」。宣発は発散散布させて全身に行き渡らせるという意味で、粛降は自然界の清気（空気）を吸い込んで、体の上方から下方へおろすということ。この２つの作用によって呼吸を行っている。また、体内の汚れた気を外へ排出する働きも行っている。「肺」は全身の気の働き（気機）にも関わっている。また、津液（水分）を全身に巡らす役割も併せ持つ。「肺」と「大腸」は経絡でつながっており、表裏一体をなしていて、それぞれの生理活動や病理は関連しあっている。さらに「肺」の状態は、呼吸に関係する「鼻」や「皮毛」（皮膚）の状態に影響を及ぼす。

おすすめ漢方薬
清肺湯／鎮咳、去痰
半夏厚朴湯／喉のつかえ
麦門冬湯、五虎湯／咳、気管支炎、気管支喘息
麻杏甘石湯／小児喘息、気管支喘息
桂枝湯／風邪の初期症状
葛根湯や麻黄湯（p.77）のほか、麻黄附子細辛湯、小柴胡湯もそれぞれ風邪の症状に対応している。

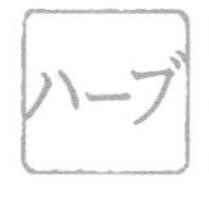

おすすめハーブ
エルダーフラワー／発汗
エキナセア／免疫力アップ
ペパーミント／鼻づまりなどの改善

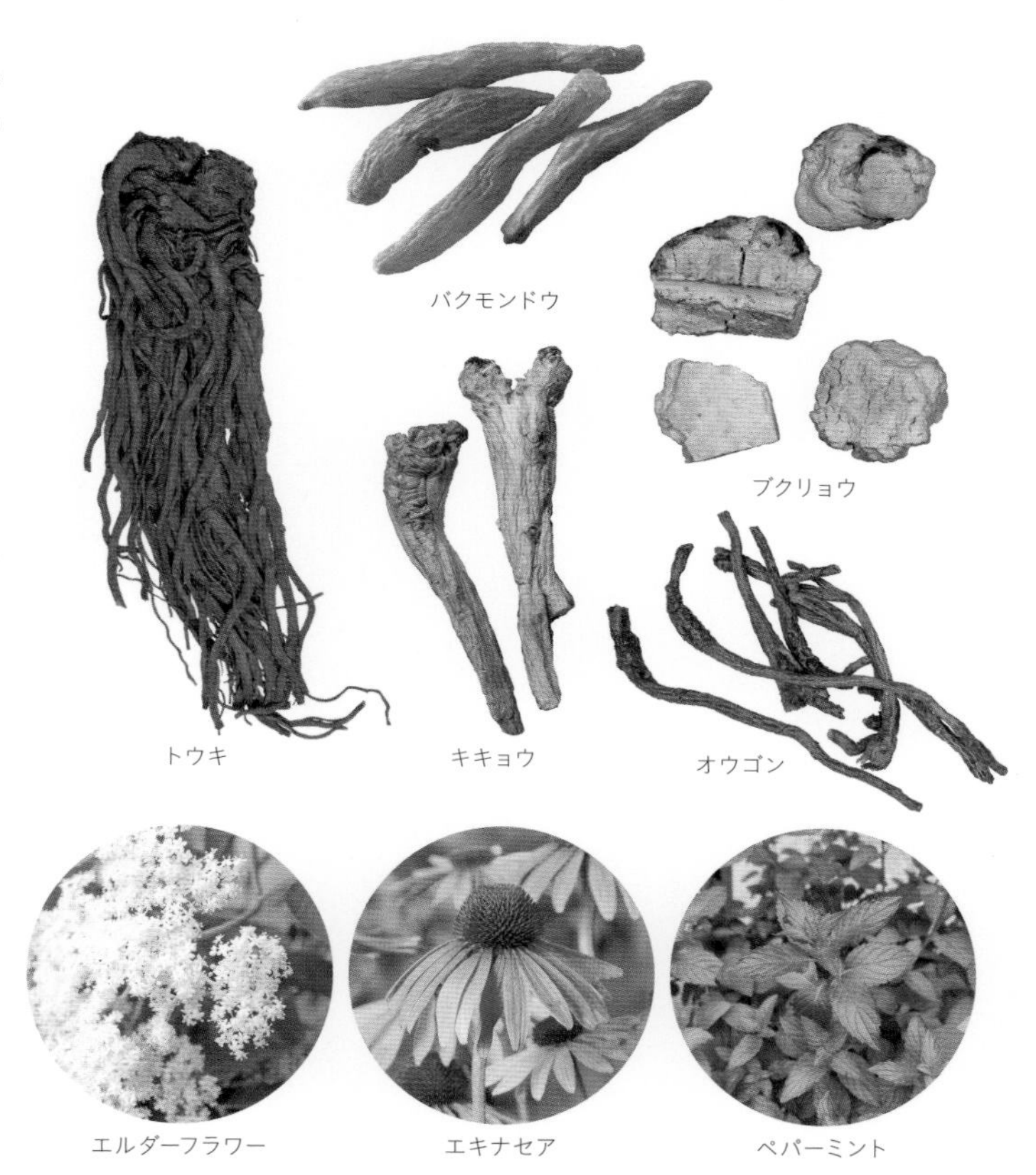
バクモンドウ
ブクリョウ
トウキ
キキョウ
オウゴン
エルダーフラワー
エキナセア
ペパーミント

呼吸器に起こる息切れや過喚気症候群など呼吸のトラブルの対処法

激しい運動のあとや坂道、階段の上り下りで息が切れるなど、呼吸にまつわるトラブルはさまざまです。ほかにも動悸やめまい、体の震え、ひどい場合は倒れてしまう「過喚気症候群」などがあります。

主な原因として、呼吸器はもとより循環器の病気、極度の緊張やストレスからくる精神的なことなども考えられますが、いずれも早めに病院で診察を受けることが大切です。

過喚気症候群の場合、多くの息を吐くことで血液中の二酸化炭素を排出しすぎるため、正常時には弱アルカリ性の血液がアルカリ性に傾く「アルカローシス」という状態になってしまいます。そんなときはゆっくりとした落ち着いた呼吸を繰り返すと、症状が徐々に改善されていきます。

以前は紙袋などを当てて吐いた空気を吸うという方法がとられていましたが、逆に二酸化炭素が多くなりすぎるリスクがあるので現在は推奨されていません。

また、睡眠中に喘息の発作が起こった場合、上半身を起こして横隔膜を下げやすくし、腹式呼吸をするとよいでしょう。さらに、口をすぼめ、ゆっくりと息を吐くと、新鮮な空気を取り入れやすくなります。

風邪とは一体どんな病気？

私たちがもっともよくかかる「病気」のひとつが「風邪」。じつは風邪は病気ではなく、発熱、くしゃみ、鼻水、喉の痛み、咳といった症状をまとめた呼び名で、「感冒」とも呼ばれます。

風邪は主にウイルスが原因で起こります。市販の風邪薬は、鼻炎や発熱、喉の痛みといった複数の症状に対応できるよう、解熱、抗炎症、鎮咳、去痰、抗ヒスタミンなどの成分が少しずつ配合されています。抗生物質はウイルスには効果がありません。また、ウイルスにはたくさんの種類があり、その中のインフルエンザウイルスが原因で起こるのがインフルエンザ。一般的な風邪を引き起こすウイルスとは別のものです。インフルエンザに対応できるのが、タミフルやリレンザなどの抗インフルエンザ薬です。

高濃度酸素で疲労回復はできない

「酸素カプセル」などは、気圧の高い空間で高濃度酸素を吸うことで、疲労回復やアンチエイジング効果があるとされ人気のサービスです。しかし、科学的にはそれが疲労回復につながるという証明はされていません。日常的な疲れと血中酸素濃度はほぼ無関係、必要以上に血中酸素濃度を上げると、「活性酸素」が増え、病気や老化のリスクが高まることさえあります。一酸化炭素中毒や脳梗塞の医療行為としての「高気圧酸素療法」が有効な場合はありますが、健康な人の場合、ほぼメリットがないといえます。

タバコを吸っていると肺が黒くなる？

タバコを長年吸うことと、肺が黒くなることの因果関係は、じつははっきりしていません。しかし喫煙にはさまざまな弊害があることは明確で、害を及ぼす3大成分が「タール」「ニコチン」「一酸化炭素」なのです。

タールは発がん性物質を含み、肺や咽頭に害を及ぼします。ニコチンは血管を収縮させるため、その結果血圧が上昇します。また、悪玉コレステロールを増やすので血管を傷つけ、血栓ができやすくなります。一酸化炭素は赤血球のヘモグロビンにくっつくため、赤血球の酸素を運ぶ力が落ちてしまうのです。

このような状態で手術を受けると、合併症が起こるリスクがはね上がるため、手術が決まると禁煙を命じる医師が多いのです。また、直接喫煙していない場合でも受動喫煙により、煙を吸い込んだ他人が同じリスクを負うことになります。

人間ドックの目的と数値

胸部X線検査

胸部のさまざまな病変を発見・診断する

胸部にX線を照射することで、肺炎、肺がん、肺気腫、胸水、気胸など、胸部のさまざまな疾患の有無やその程度を調べることができる。

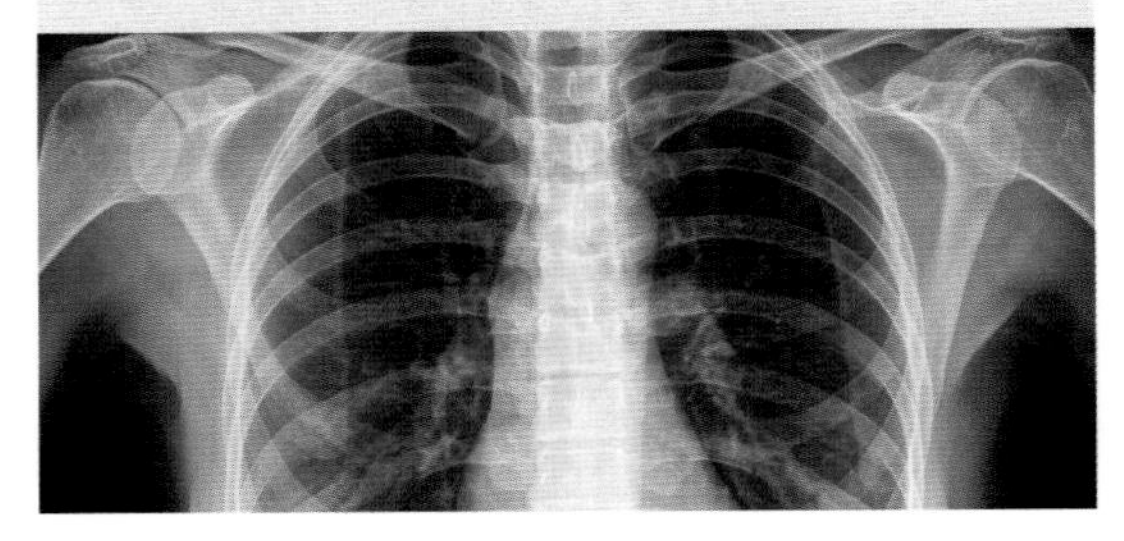

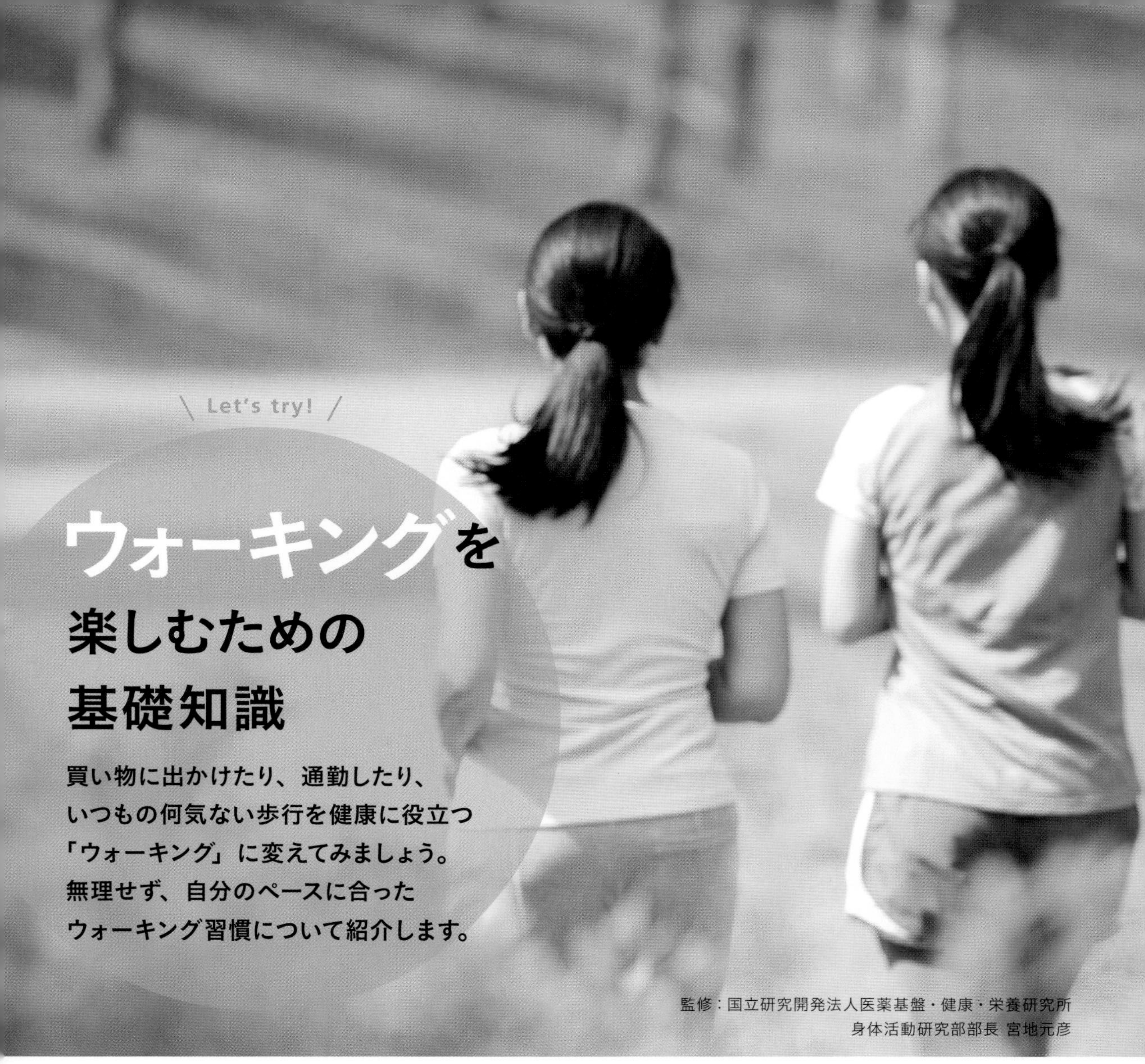

＼ Let’s try! ／

ウォーキングを楽しむための基礎知識

買い物に出かけたり、通勤したり、いつもの何気ない歩行を健康に役立つ「ウォーキング」に変えてみましょう。無理せず、自分のペースに合ったウォーキング習慣について紹介します。

監修：国立研究開発法人医薬基盤・健康・栄養研究所
身体活動研究部部長 宮地元彦

ウォーキング習慣で免疫力を高める

いつまでも健康でいるために、適度な運動が推奨されています。中高年にとっては体に負担が少なく、生活習慣病などのリスクを減らす運動をするのがよいでしょう。

特別な道具が必要なく、いつでもどこでもできるのが「ウォーキング」です。激しい運動をいきなり行うのは、中高年の体にとって大きなストレスになりますが、その点、ウォーキングはちょうどいい運動強度で、誰にでも手軽に実践しやすい運動といえます。

いくつかのポイントを意識しながら、日々の習慣に取り入れるようにしましょう。

有酸素運動で得られる主な効果

ウォーキングは、酸素を取り入れながら行う有酸素運動です。

有酸素運動とは、筋肉を動かすエネルギーが酸素を使って供給されるものをいいます。ウォーキングのほか、ジョギングや水泳、サイクリング、エアロビックダンスなど、強い負荷はかけずに、ある程度の時間をかけながら行う運動が代表的です。

有酸素運動をすると、血中の中性脂肪や内臓脂肪が燃焼し、減らせることが期待できるため、

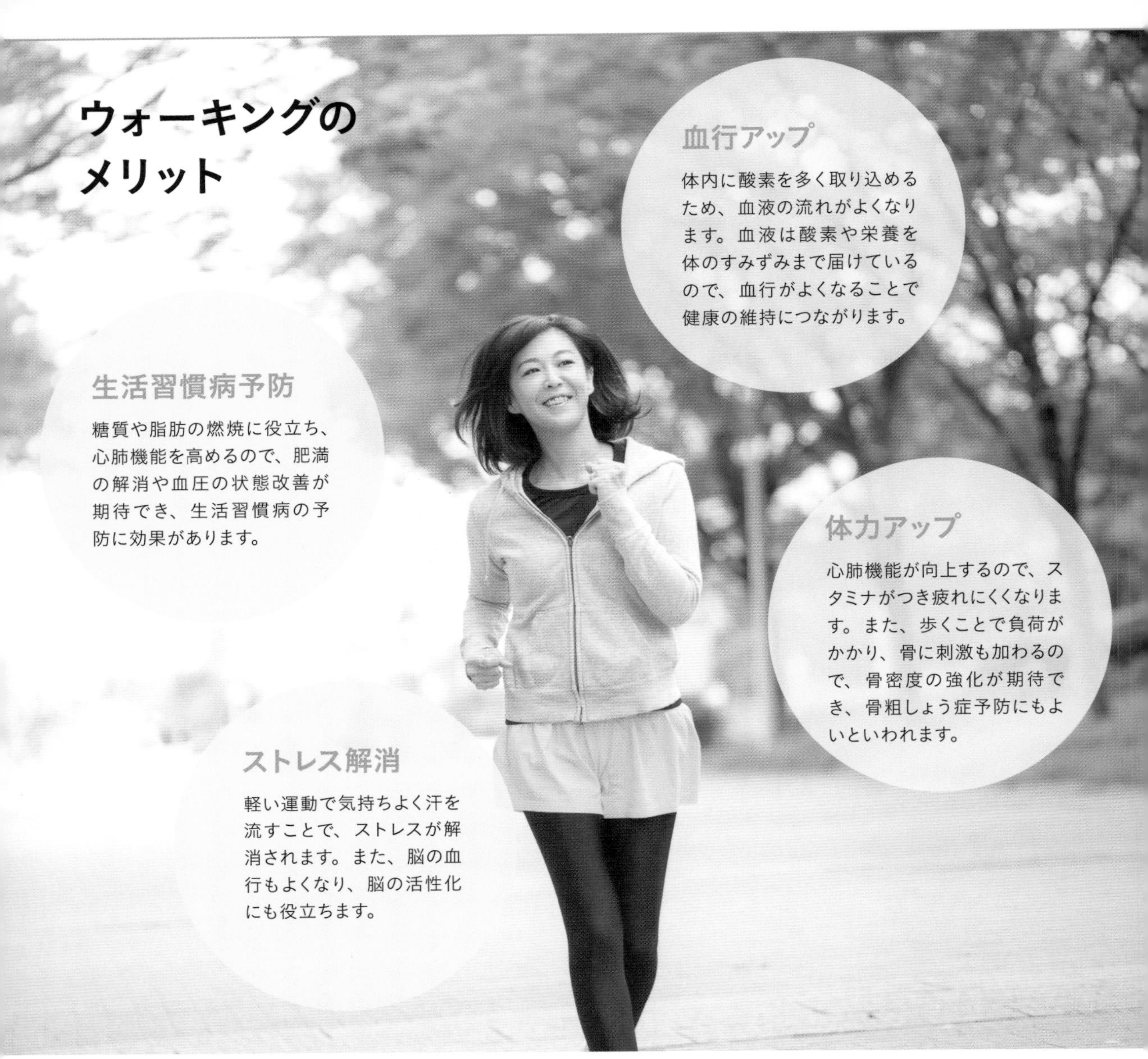

ウォーキングのメリット

血行アップ

体内に酸素を多く取り込めるため、血液の流れがよくなります。血液は酸素や栄養を体のすみずみまで届けているので、血行がよくなることで健康の維持につながります。

生活習慣病予防

糖質や脂肪の燃焼に役立ち、心肺機能を高めるので、肥満の解消や血圧の状態改善が期待でき、生活習慣病の予防に効果があります。

体力アップ

心肺機能が向上するので、スタミナがつき疲れにくくなります。また、歩くことで負荷がかかり、骨に刺激も加わるので、骨密度の強化が期待でき、骨粗しょう症予防にもよいといわれます。

ストレス解消

軽い運動で気持ちよく汗を流すことで、ストレスが解消されます。また、脳の血行もよくなり、脳の活性化にも役立ちます。

生活習慣病などの予防に効果があります。また心肺機能も高まるので、疲れにくい体づくりにも役立ちます。

さらに、全身の血行もよくなるので、冷えに悩む人にもおすすめの運動です。心地よい疲労感も得られるので、質の高い睡眠をあと押ししてくれるでしょう。

楽しみながら運動すれば免疫力がさらにアップ

通勤や通学はもちろん、買い物に出かけたり、近所を散歩したりするなど、歩行を伴う行動は誰でも毎日のようにしています。

ただ、その歩行を無意識にダラダラと行うか、全身運動を意識して行うかによって、運動効果は変わってきます。せっかく歩行をするのですから、正しい姿勢を意識して、より効果が出やすいウォーキングを心がけましょう。

また、運動はいやいや行うのではなく、楽しく続けることが大切。「楽しいな」「気持ちいいな」という気持ちで運動をすることで免疫力も上がってきます。楽しく続けるためには、「毎日歩く」「1時間以上歩く」といった厳しいノルマを設けず、自分に合った強度で行うことも必要です。

季節に応じて歩くコースを変えてみたり、週末は景色を楽しめる郊外に出かけてウォーキングをしたりするなど、楽しく続ける工夫もしてみましょう。

週5ペースで30分～1時間歩こう

運動強度の単位として「メッツ」があります。これは身体活動の量を表し、身体活動の強度（メッツ）に身体活動の実施時間（時）をかけたものです。

1メッツの運動を1時間続けると「1メッツ時」。4メッツのウォーキングを30分行うと、4メッツ×0.5時間＝2メッツ時となります。内臓脂肪を減少させるためには、週に10メッツ時以上の身体活動が必要といわれています。

楽しくニコニコペースのウォーキング30分を週5回で10メッツ時。下の表を活用しながら、自分に合ったペースで週10メッツ時を目指しましょう。

ウォーキングの速度と効果の違い

ウォーキングは脚全体を使って地面を蹴る「振り子運動」です。時速4kmの少し遅めのウォーキングでも3メッツに相当し、30分毎日行えば、週1・0・5メッツ時になります。

さらに、時速6km以上の速歩（88ページ・がんばり歩行）を行えば、太ももの前と後ろの筋肉や、すねの筋肉などを鍛えることができます。下半身の筋肉を鍛えることで、筋肉量の向上はもちろん、心肺機能のアップ、脂肪の燃焼が期待できるでしょう。

メッツごとの各種移動運動のペース

メッツ	ウォーキング (km／時)	スロージョギング (km／時)	スロージョギング ターン (m)	ベンチステップ (回) 台高 20cm
3	4	2	1.5	10
4	5	3	2	15
5	6	4	2.5	20
6	-	5	3	25
7	-	6	3.5	30

肥満の人や運動習慣のない人は無理をしない

ただし、目標の運動量を確保するためにまとめて長時間歩くのは避けたいもの。運動習慣のない人は特に、急に長時間歩くのは問題です。

肥満のある人は足腰に負担がかかりやすく、ひざを痛めるなどの不調が出ることもあります。

また、中高年の人が気をつけたいのは心臓への影響です。持病がなくても、運動の強度が上がりすぎると体に悪影響を及ぼす危険もあります。運動習慣のない人は、無理のない程度から始め、徐々に強度を上げていくようにしましょう。

ウォーキング・基本フォーム

通常速度（時速5㎞）で歩く場合のフォームを紹介します。アゴはやや上げて、気道に酸素が通りやすいようにします。視線を少し先にすると、自然に背筋も伸びます。

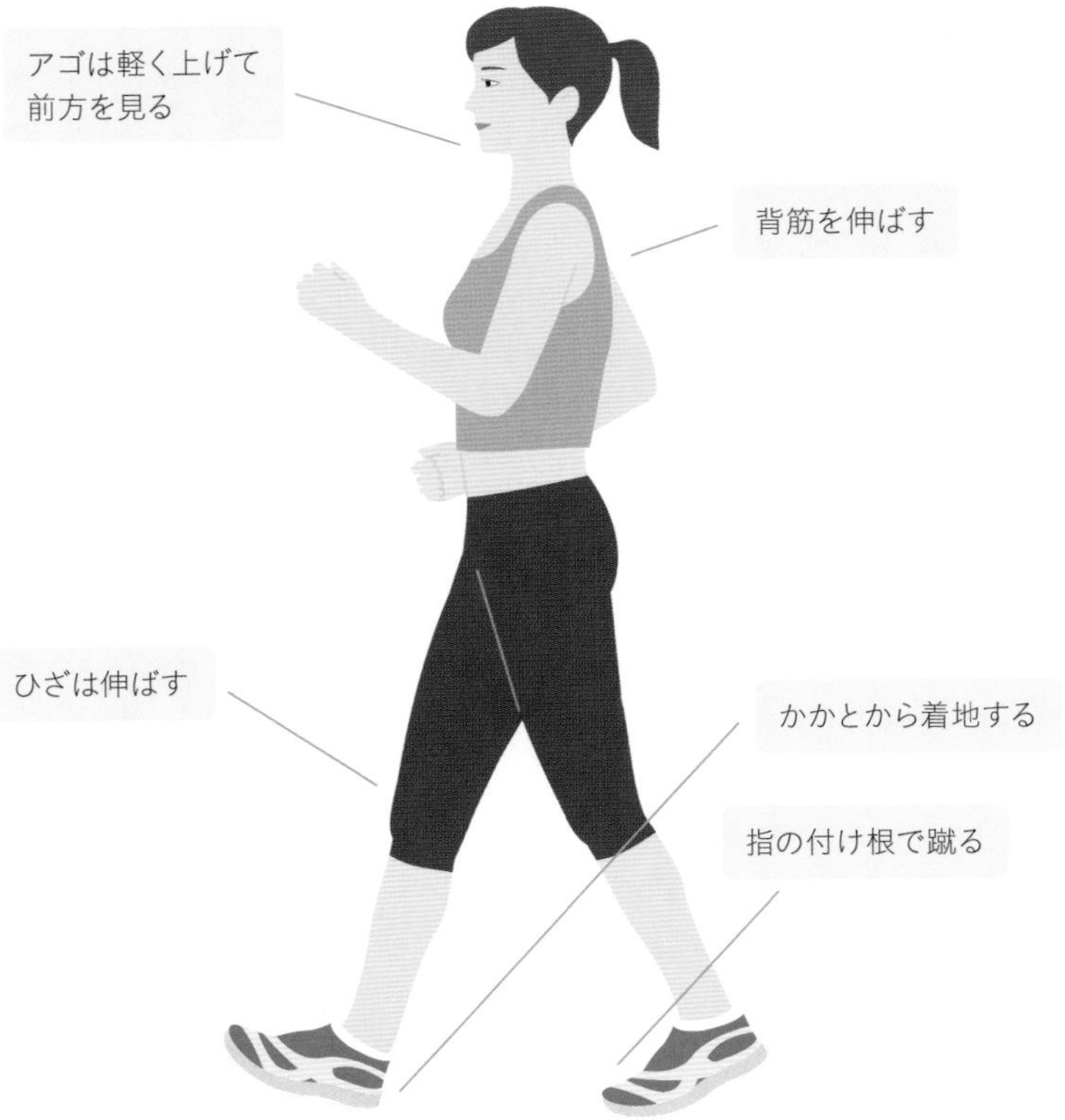

アゴは軽く上げて前方を見る

背筋を伸ばす

ひざは伸ばす

かかとから着地する

指の付け根で蹴る

体力に応じたスピードの調整

自身の体力に応じてスピードを調整しましょう。特に運動習慣がなく、体力に自信がない人は「ゆっくり歩行」から始めましょう。

ゆっくり歩行

（時速約4㎞）

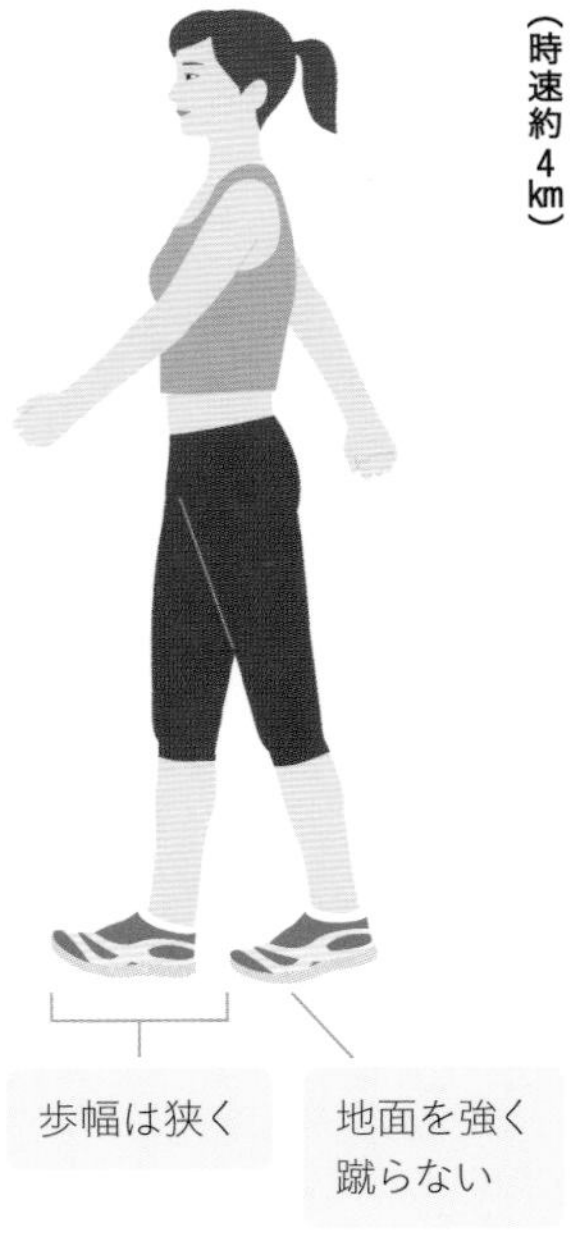

歩幅は狭く

地面を強く蹴らない

物足りないくらいのスピードで歩きます。地面は強く蹴らずに歩幅も大きくせず、平たんな道を選びましょう。休憩を挟みながらでも構いません。

がんばり歩行

体力がついてきた人向け（時速約6㎞）

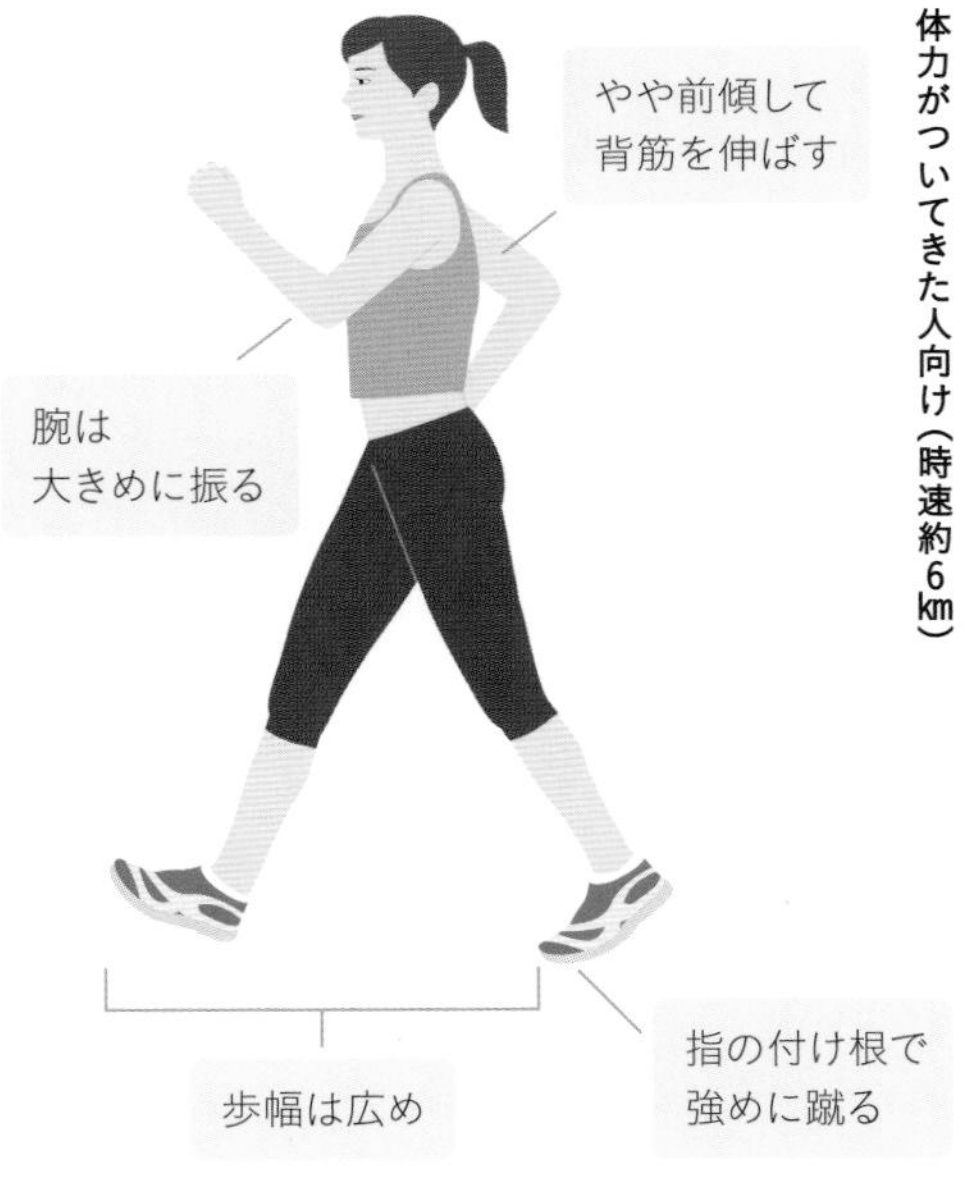

やや前傾して背筋を伸ばす

腕は大きめに振る

歩幅は広め

指の付け根で強めに蹴る

通常歩行では「楽すぎる」と感じる人向けです。すべて速歩にするのではなく、1～3分程度「ややきつい」と感じるぐらいで歩き基本に戻す、をくり返すほうが心理的な負担感がなく、続けやすくなります。

「カッコよく」を意識して歩行の質を高める

歩行時の速さや運動強度などをあれこれ考えなくても、ウォーキングの歩数が増えれば、もちろん消費エネルギーは増えます。ですから、目的地の一駅手前で降りて歩く、自動車を使わずに徒歩で買い物に行くなど、日常生活の工夫でウォーキングをする時間を捻出することも大切です。

そうはいってもなかなか時間を作るのが難しいという人に、消費エネルギーを増やすコツがあります。

それは歩行の質を上げることです。質の高いウォーキングをすることで、歩数を増やさなくても身体活動量を増やすことができるのです。

ポイントは正しい姿勢で歩くこと。猫背で歩くと歩幅が狭くなり、腕も正しく振れないので、歩行の質が落ちてしまいます。まずは、88ページで紹介したウォーキングの基本フォームをマスターしましょう。

肩甲骨を引き寄せて胸を開くようにすると、背筋も伸び、若々しい印象で歩くことができます。

また、呼吸を意識することも大切です。呼吸が浅くなったと感じたら、肩や腕に入っている余計な力を抜き、自然な呼吸で歩けるようにしましょう。

そして、いつもより少し速く歩くこと。「きつい」「つらい」と感じない程度にペースアップすれば、メッツが1段階程度上がります。

Check!

いつもの歩行を見直そう

□ 背筋を伸ばす

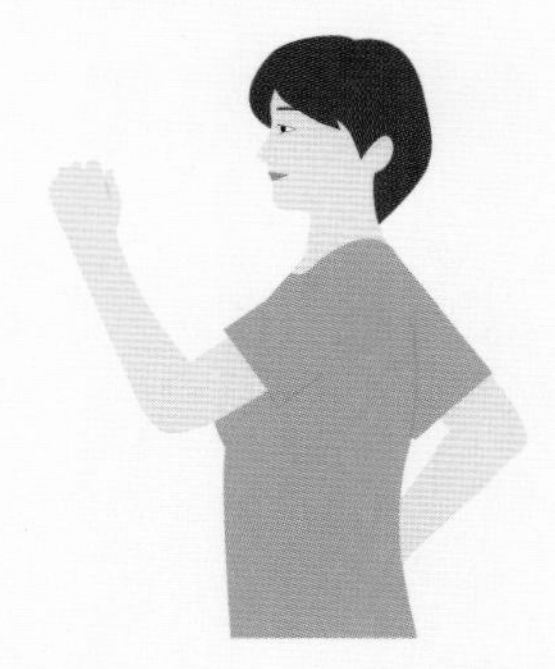

猫背にならないように肩を後ろに引くようにし、下腹部に力を入れて上半身を支えましょう。

□ 呼吸を意識

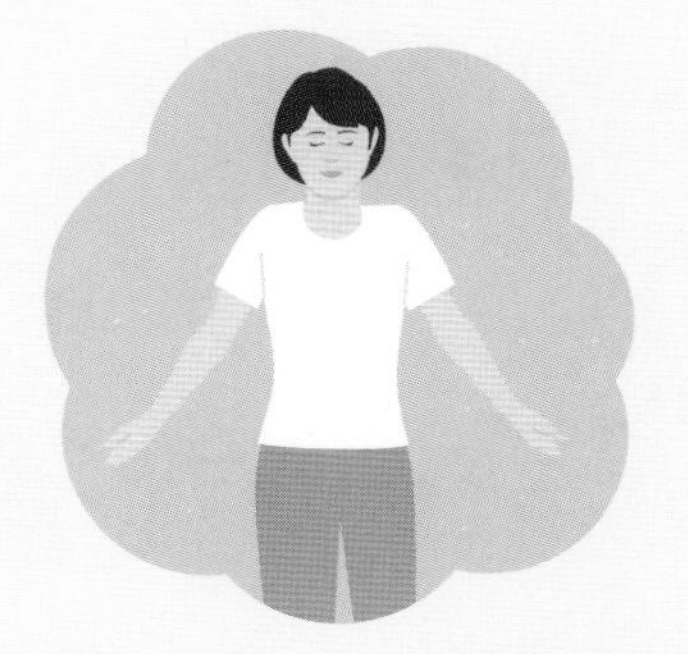

浅い呼吸になっていないか確認を。体をほぐすと呼吸がしやすくなります。

□ 足裏をしっかり使う

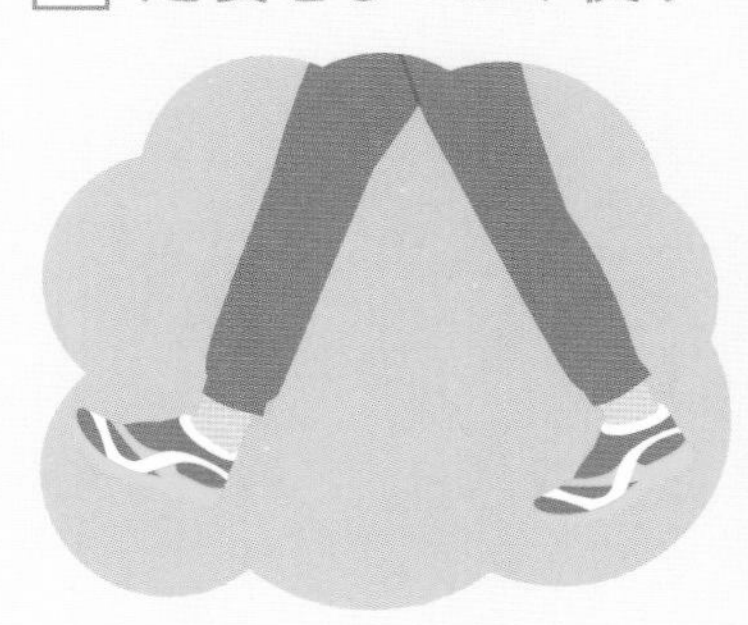

かかとから着地し、指の付け根でしっかり地面を蹴りましょう。

□ いつもより少し速く

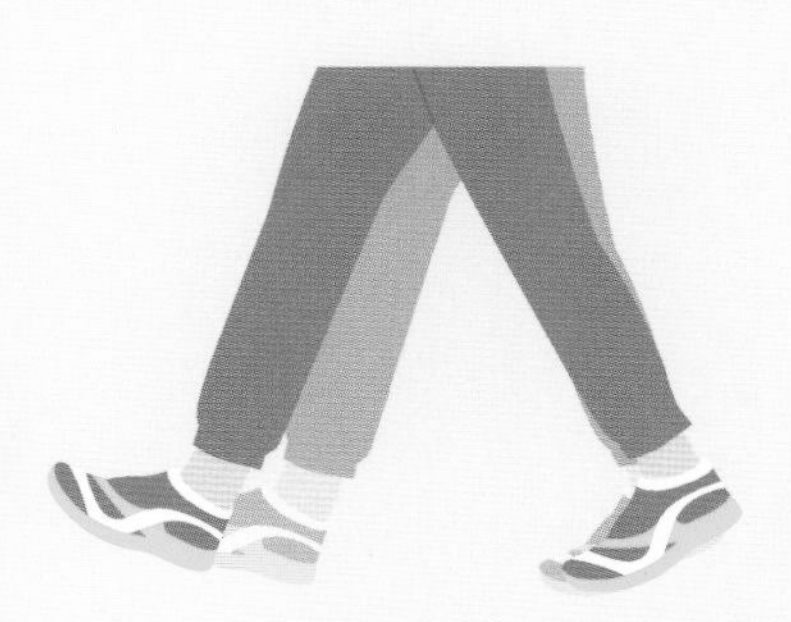

ふだんよりかかと1つ分（約7cm）大股で、速く歩くと消費エネルギーがアップ。

準備体操をして歩行の質を高めよう

足首やひざなど関節回りのこわばりをほぐしてからウォーキングを始めましょう。冬場の寒い時期や体の硬い人は特に念入りに。

足首回し

足首を8～10回ほど、左回り、右回りと回します。

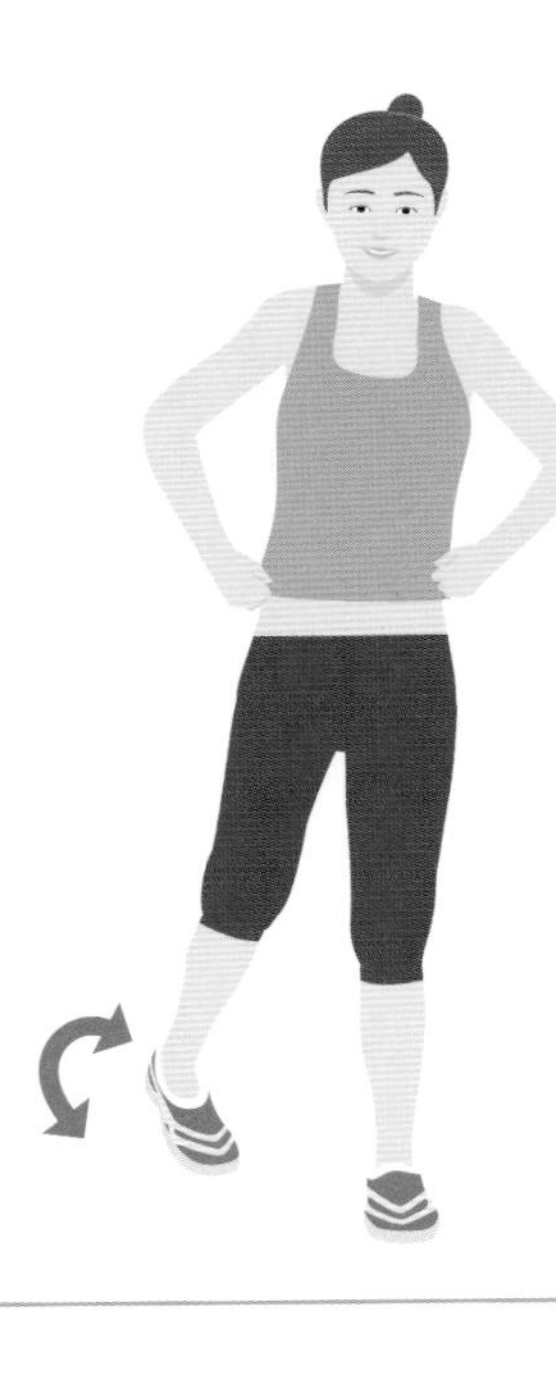

屈伸

ひざの曲げ伸ばしをゆっくりと8～10回行います。

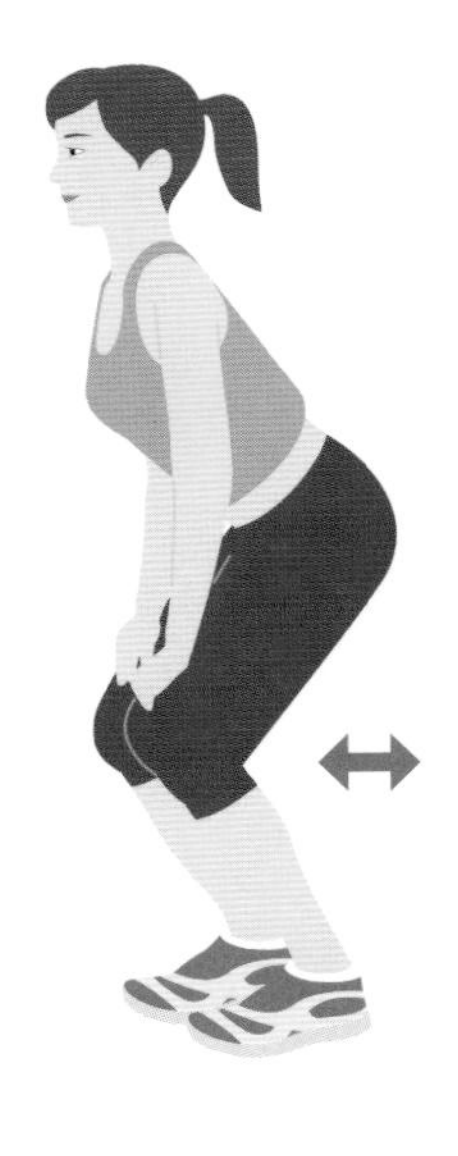

ウォーキング後は整理体操で筋肉をリラックス

筋肉や関節をゆっくりと伸ばしたまま15～20秒静止して、ストレッチをしましょう。伸ばしている部位が伸びている感覚を意識して。

太ももの裏

片脚を前に出し、つま先を上げて太ももの裏側を伸ばします。15～20秒静止します。左右交互に行います。

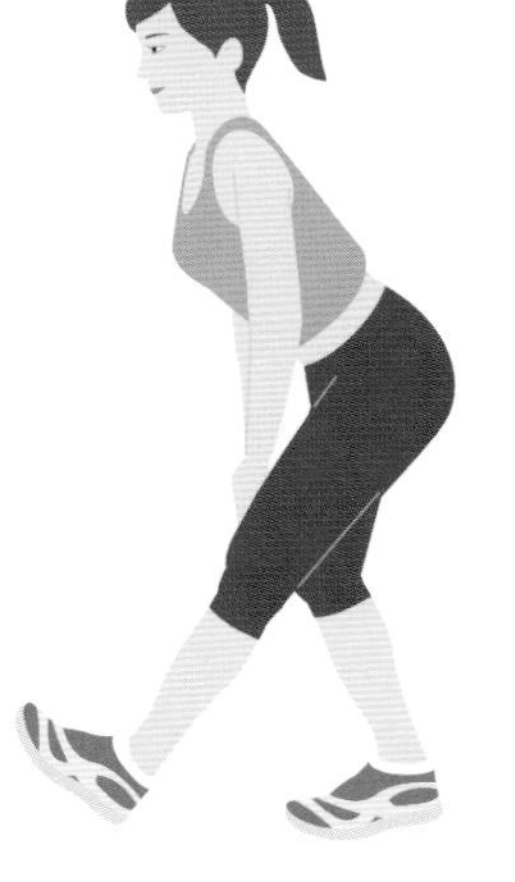

太ももの前

片脚立ちをして、反対側の足を同じ側の手で持ち、太ももの前側を伸ばします。不安定にならないよう、壁に手をつくなど体を支えながら行うとよいでしょう。

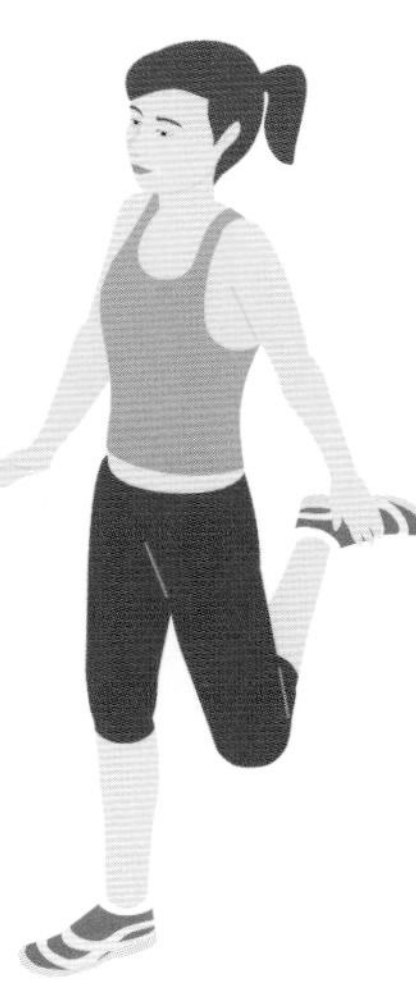

体側（たいそく）

両腕を伸ばして頭上で組み、左右に体のわきを伸ばします。

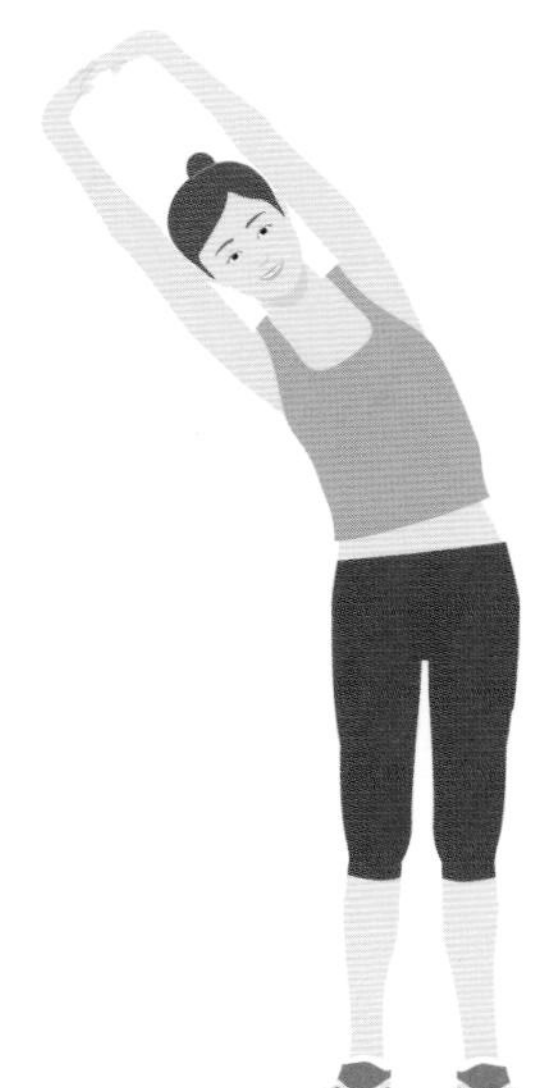

ふくらはぎ

片脚を前に出し、反対側のふくらはぎを伸ばします。左右行います。

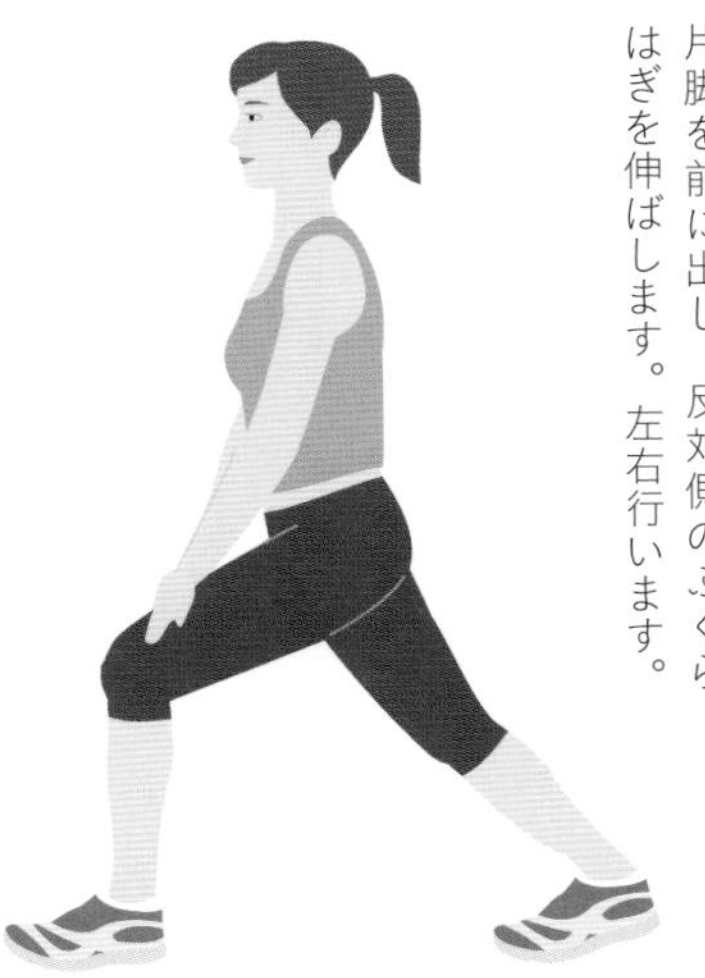

体力に自信のある人はゆっくりペースのジョギングにチャレンジ

ウォーキングに物足りなさを感じる人は、スロージョギング®（一般社団法人日本スロージョギング協会®の登録商標）を取り入れるのもよいでしょう。通常のジョギングは時速7㎞を超えるので、体力が衰えている人にとっては負担の大きい運動です。一方、スロージョギングの運動強度は同じ速度で歩くウォーキングの約2倍になりますが、きつさの程度はウォーキングと同程度。苦しさを感じず、楽に走りながらも、しっかりエネルギーを消費し、体力アップができる運動といえます。

また、ひざなどの関節への負担も少ない走法なので、中高年以降の年代でも気軽に始めることができるでしょう。

スロージョギングのポイント

ニコニコ笑顔を保ちながら、おしゃべりもできるペースで、歩幅を小さく、足の指の付け根「フォアフット」で着地するのがポイントです。

歩幅 20〜40cm

ピッチ（1分あたりの歩数）
1分間に180歩（15秒間に45歩）〜

フォアフットで着地
かかとではなく、
足の指の付け根で着地。

スロージョギング・基本フォーム

通常速度（時速3〜4㎞）で走る場合のフォームを紹介します。アゴはやや上げて、視線を少し遠くにすると、自然に背筋も伸び、足が上がりやすくなります。

スピードの調整について

ニコニコと笑顔が保てるペースが基本です。息が弾んだり、キツイと感じたりしたらペースを落としましょう。逆に慣れてきて、時速4㎞では楽すぎると感じたら、時速4〜6㎞の範囲で調整してみます。180歩／分のリズムは変えず、歩幅をやや広げて40〜60㎝程度で走ってみましょう。

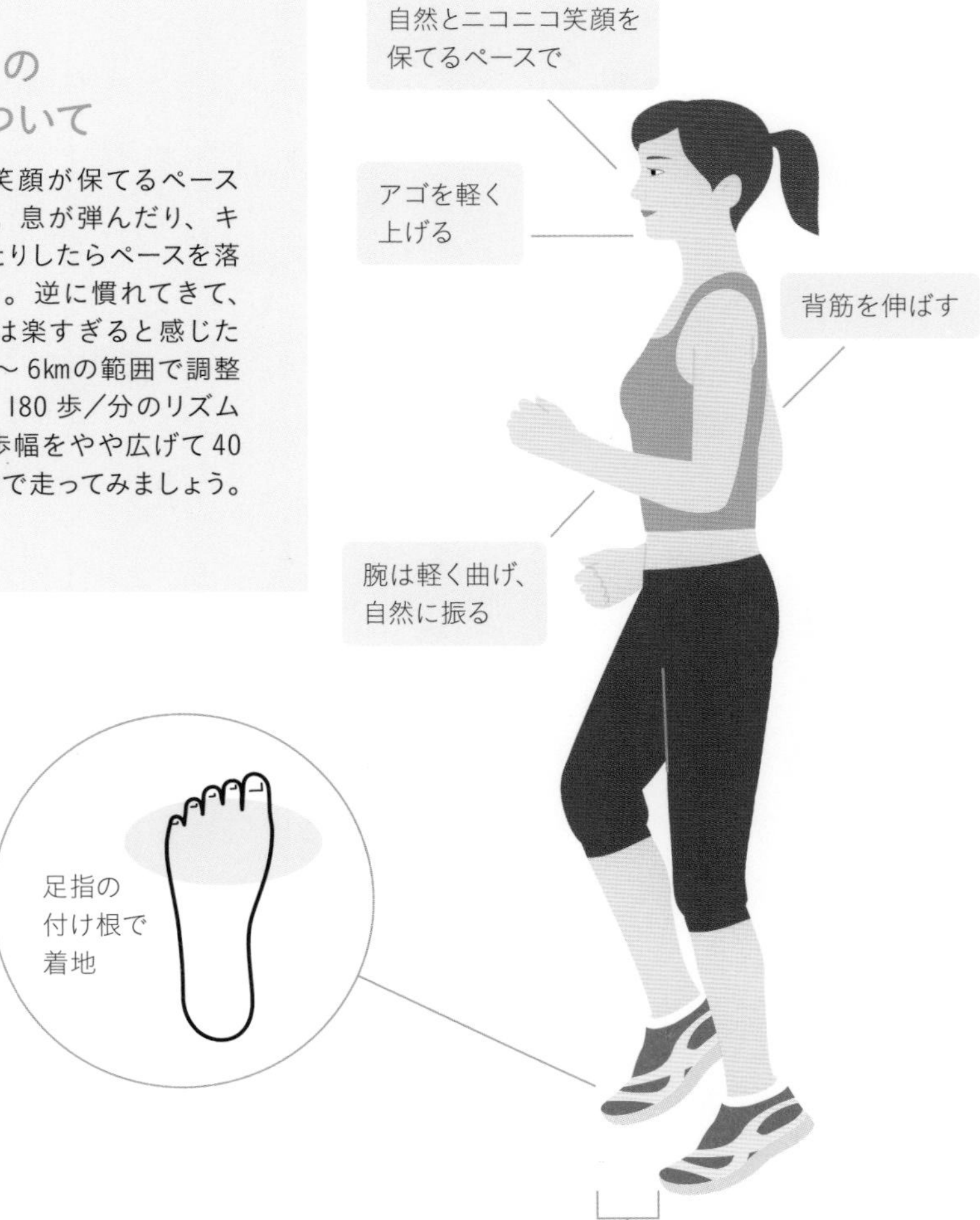

雨の日、真夏日などにおすすめ 屋内でできる歩行運動

天候に関係なく、屋内でもできる運動を紹介します。いくつかの有酸素運動を組み合わせることは、特定の部位に負荷がかかってしまうリスクを分散するメリットもあります。

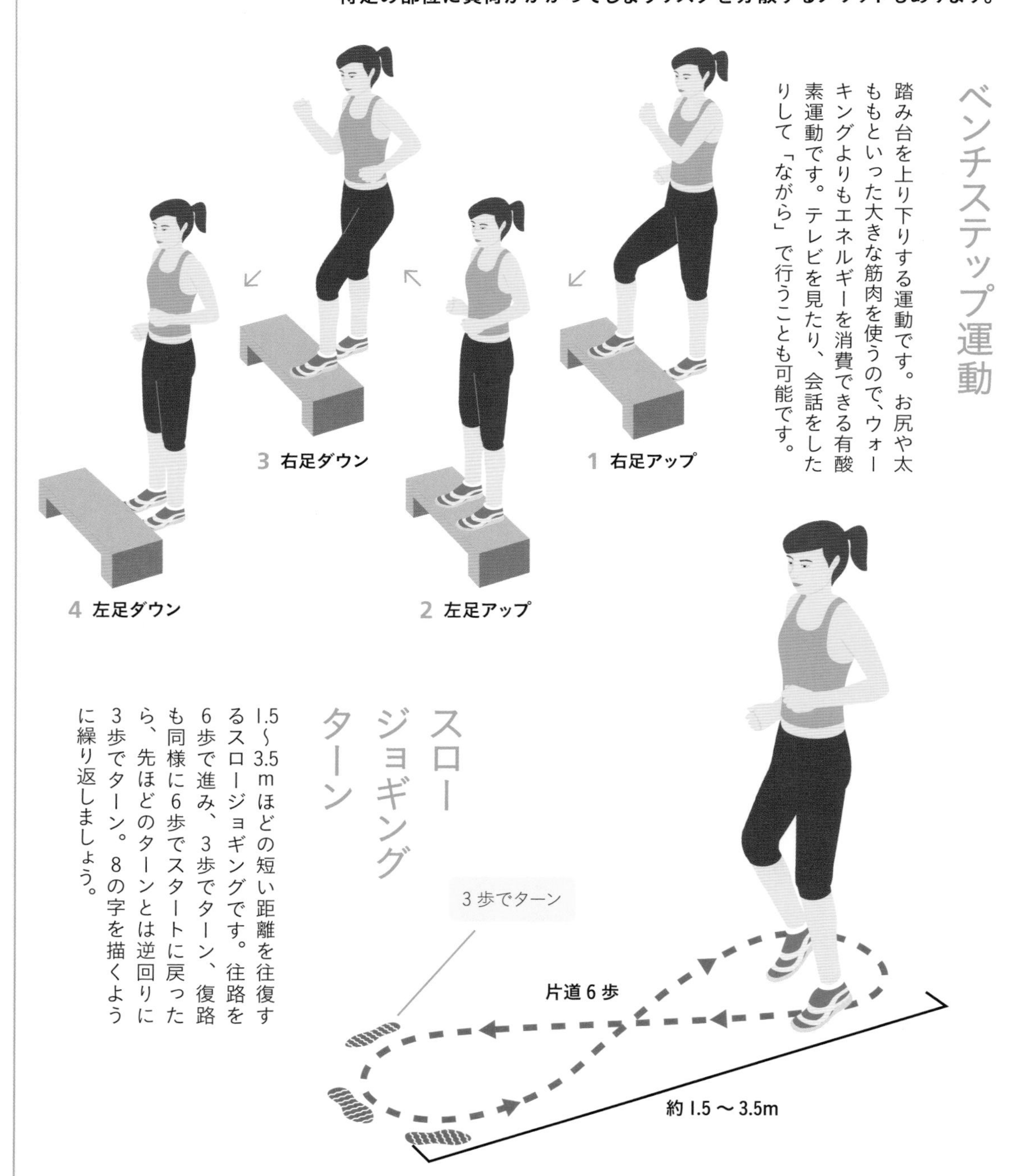

ベンチステップ運動

踏み台を上り下りする運動です。お尻や太ももといった大きな筋肉を使うので、ウォーキングよりもエネルギーを消費できる有酸素運動です。テレビを見たり、会話をしたりして「ながら」で行うことも可能です。

スロージョギングターン

1.5～3.5mほどの短い距離を往復するスロージョギングです。往路を6歩で進み、3歩でターン、復路も同様に6歩でスタートに戻ったら、先ほどのターンとは逆回りに3歩でターン。8の字を描くように繰り返しましょう。

第3章 血が巡る

血液と血管

血液は心臓から送り出されて動脈を通り、全身に酸素と栄養素を運びます。血液の成分は「血漿」という液体成分と「血球」という細胞成分からできています。血漿は淡黄色をしており、約9割は水分ですが、栄養素や二酸化炭素、老廃物などを運搬、排出する役割を果たしています。

血球には「赤血球」「白血球」「血小板」の3種類があり、それぞれ役割が異なります。赤血球は血球の成分の約95%を占める細胞で、赤い色素を持つヘモグロビンが、酸素と二酸化酸素の交換を行っています。

白血球は赤血球よりも大きく無色で、体内に侵入した細菌やウイルスなどから体を守る働きをしています。「免疫」とは一般的にこの働きのことを指します。

血球の中でいちばん少ないのが血小板。ケガなどで破れた血管をふさいで、出血を止める働きをしています。

血球は骨髄にある「幹細胞」という1つの細胞が分化してできます。赤血球ははじめ核を持っていますが、細胞分裂の過程でこの核は抜けてしまい、骨髄から出てきた赤血球には核は原則ありません。白血球は細胞分裂を繰り返して、「好中球」*1「リンパ球」*2（B細胞、T細胞）」「好酸球」「好塩基球」など

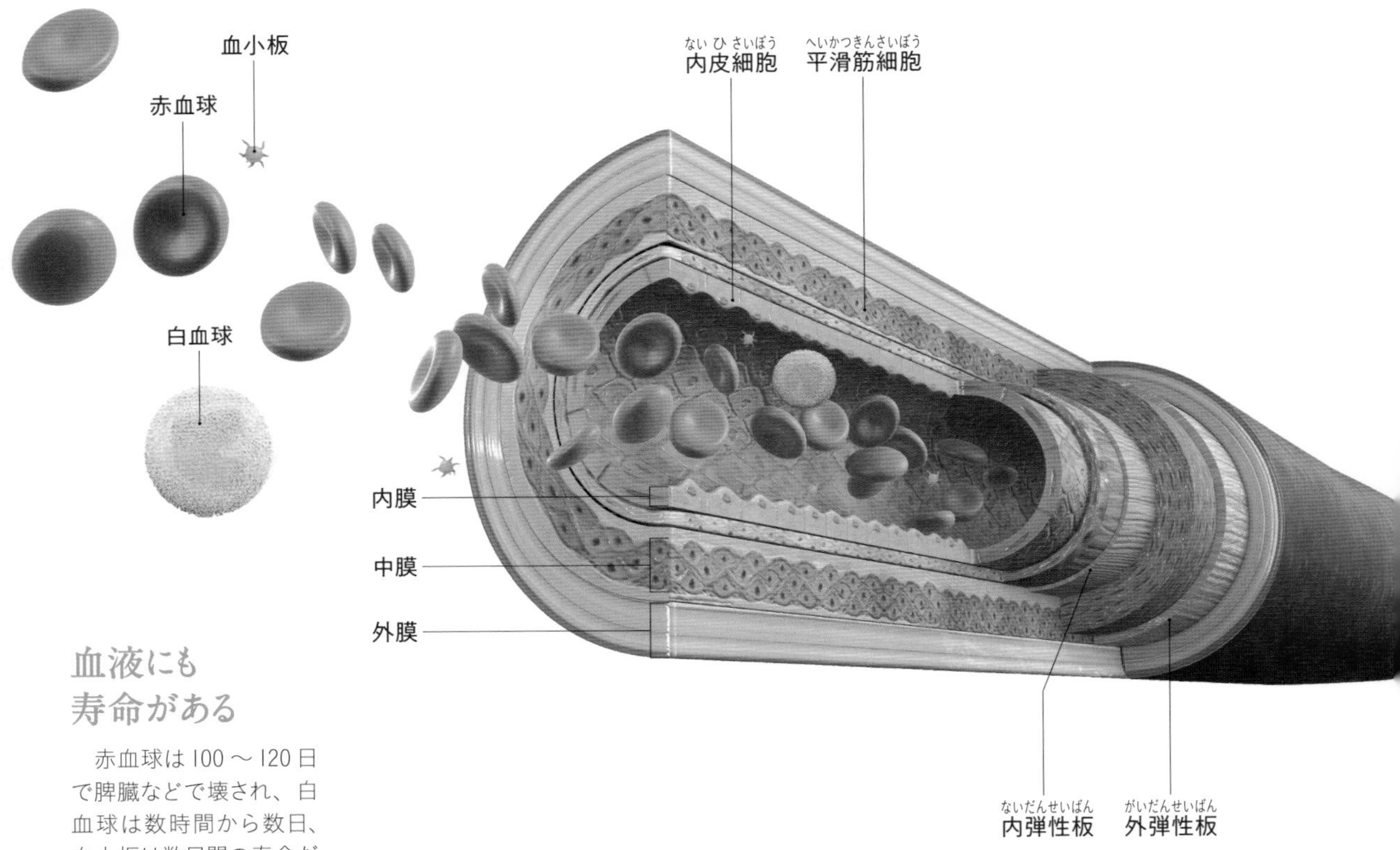

血液にも寿命がある

赤血球は100～120日で脾臓などで壊され、白血球は数時間から数日、血小板は数日間の寿命だといわれています。

＊1 好中球
白血球の一種で体内に侵入してきた細菌やウイルスと戦い、殺菌を行って感染を防ぐ働きをしている。白血球は好中球、リンパ球、単球、好酸球、好塩基球の5種類。

＊2 リンパ球
白血球の成分の一種で、白血球の約25%を占めている。骨髄で作られ、多くはリンパ管を通って血液中に入る。

全身を循環しながら、酸素や栄養素を運搬します

漢方における解説「血」の概念。全身に栄養を与える。元気を作り、精神状態をコントロール。「脈」は心がつかさどる機能。

一般的な不調や疾病 こぶ「瘤」と詰まり「栓」／動脈瘤、静脈瘤、血栓症、塞栓症、動脈硬化、エコノミー症候群、高血圧、高血糖、貧血、内出血

いくつかに分かれていきます。血小板は骨髄の中でもっとも大きな巨核細胞の一部から生成されています。

骨の内部にある骨髄腔には「骨髄」が詰まっていて、この組織で血球が作られています。ただ、リンパ球のうちT細胞は胸腺を通ることで形成されます。骨髄には約1兆個の細胞があるといわれていますが、その中で赤血球は約2000億個、白血球は1000億個、血小板は約1億個、これだけの数が、毎日作られているのです。

ちなみに新生児は全身の骨格で血液を作っていますが、成人になるにつれて、骨盤、椎骨、胸骨など限られた場所でしか作られなくなります。

名称	赤血球	白血球	血小板
形・大きさ	・無核 ・直径 7 〜 8 μm	・有核 ・直径 10 〜 15 μm	・無核 ・直径 2 〜 4 μm
1 μL中の数	男性：約 500 万個 女性：約 450 万個	4000 〜 9000 個	15 万〜 40 万個
働き	・酸素の運搬 ヘモグロビンというたんぱく質を含む	・異物処理 細菌を貪食して殺す ・免疫機能	・止血作用 傷口で血液を凝固させる
寿命	100 〜 120 日	数時間〜数日 種類によっては数か月〜数年	数日程度
作られる場所	骨髄 白血球のうち、一部はリンパ組織の中で作られる		
壊される場所	脾臓、肝臓、リンパ組織		

かさぶたができるのは血小板の働き

すりむいたり、刃物などで切ったりして血管が傷つくと出血しますが、しばらくすると血は止まります。血液中には 13 種類もの血液を固める凝固因子が含まれていて、出血すると、この凝固因子が血小板と協力し、血液を固めて止血し、かさぶたにするのです。血小板や血液凝固因子が不足すると、出血が止まらなくなります。

血圧

血圧が高い状態は生活習慣病を促進する

血圧を測定することで、生活習慣病につながる高血圧症の発見とその重症度を調べる。高血圧状態が続くと動脈硬化が進行し、脳梗塞や心筋梗塞のリスクが高まる。逆に、基準値より低い場合は、低血圧症や自律神経障害が疑われる。

	基準範囲	要注意	異常
収縮期血圧	129 以下	130 〜 159	160 以上
拡張期血圧	84 以下	85 〜 99	100 以上

（単位：mmHg ミリメートルマーキュリー）
（＊基礎疾患がある場合は、基準が変わる）

赤血球

酸素を運ぶ赤血球の数を調べる検査

赤血球には、肺で取り入れた酸素を全身へ運び、二酸化炭素を回収する働きがある。採血によってその数を測定することで、貧血の有無や重症度が調べられる。少なければ貧血、多ければ多血症が疑われる。

ヘモグロビン

貧血の有無と重症度を測る検査

ヘモグロビンは、酸素の運搬役を果たす赤血球の主成分。採血によってこの量を測定することで、貧血かどうかを調べる。基準値より低い場合は貧血、多い場合は多血症が考えられる。

	男性	女性
異常	12.0 以下	11.0 以下
要注意	12.1 〜 13.0	11.1 〜 12.0
基準範囲	13.1 〜 16.3	12.1 〜 14.5
要注意	16.4 〜 18.0	14.6 〜 16.0
異常	18.1 以上	16.1 以上

（単位：g/dL）

ヘマトクリット

貧血の種類を推測する

ヘマトクリット値とは、血液全体に占める赤血球の割合のこと。採血によってこの数値を測定することで、貧血の有無や重症度が調べられる。赤血球、ヘモグロビン、ヘマトクリットの値から、赤血球恒数（MCV ／ MCH ／ MCHC）が計算され、貧血の種類を類推できる。

全身をくまなく巡る血管。心臓から送り出された血液を体中に送ります

成人の全血管の重さは体重の約3%、長さは9万mもあるといわれ、「動脈」「静脈」「毛細血管」の3つに分けられます。心臓から送り出された血液は動脈から枝分かれして、毛細血管に流れ、そこから細胞に酸素と栄養素を渡し、代わりに二酸化炭素と老廃物を受け取り静脈に流れて、再び心臓に戻ります。全身に送られる血液の約15%が、脳に送られています。

動脈と静脈の血管壁は「内膜」「中膜」「外膜」の三層構造になっていて、毛細血管は内膜だけで構成されています。内膜はその名の通り、血管のいちばん内側を覆っている膜で、血液をスムーズに流すためにとても薄くてなめらかです。中膜は血液からの圧力（血圧）に耐えられるように弾力性と伸縮性があります。外膜はこれらの膜を覆っているいちばん外側の膜です。

動脈は「大動脈」から「中動脈」「小動脈」「細動脈」へと枝分かれし、「毛細血管」まで血液を送ります。静脈の壁は動脈に比べて中膜の平滑筋が少なく、弾力がありません。このため、周囲の筋肉が伸縮の手助けをしています。また、手足の太い静脈には血液が逆流するのを防ぐため、弁がついています。

血液は約1分で全身を1周する

血液は体重の約13分の1を占めています。たとえば、体重60kgの人の場合、血液の量は約4.6ℓとなります。心臓が1分間に送る血液の量は約5ℓなので、約1分で全身を1周していることになります。

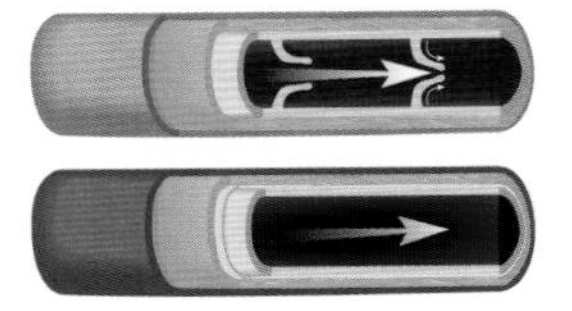

静脈の弁

分厚くて弾力のある丸い形の動脈とは異なり、血圧のかからない静脈は、弾力の少ない平べったい形をしている。それが重力にさからって心臓へ血液を戻すのに、都合のよい形だから。心臓より上の血液は重力によって自然に心臓に戻ってくるが、心臓より下の血液を戻すにはそのための仕組みが必要となる。脚の筋肉を伸び縮みさせる「筋肉ポンプ」がそれで、脚の筋肉が縮むと静脈を押しつぶし、血液を心臓へ送る。血液が逆流して戻らないように脚の静脈の中には弁があり、筋肉と静脈弁の連携によって、血液が上へ移動する。

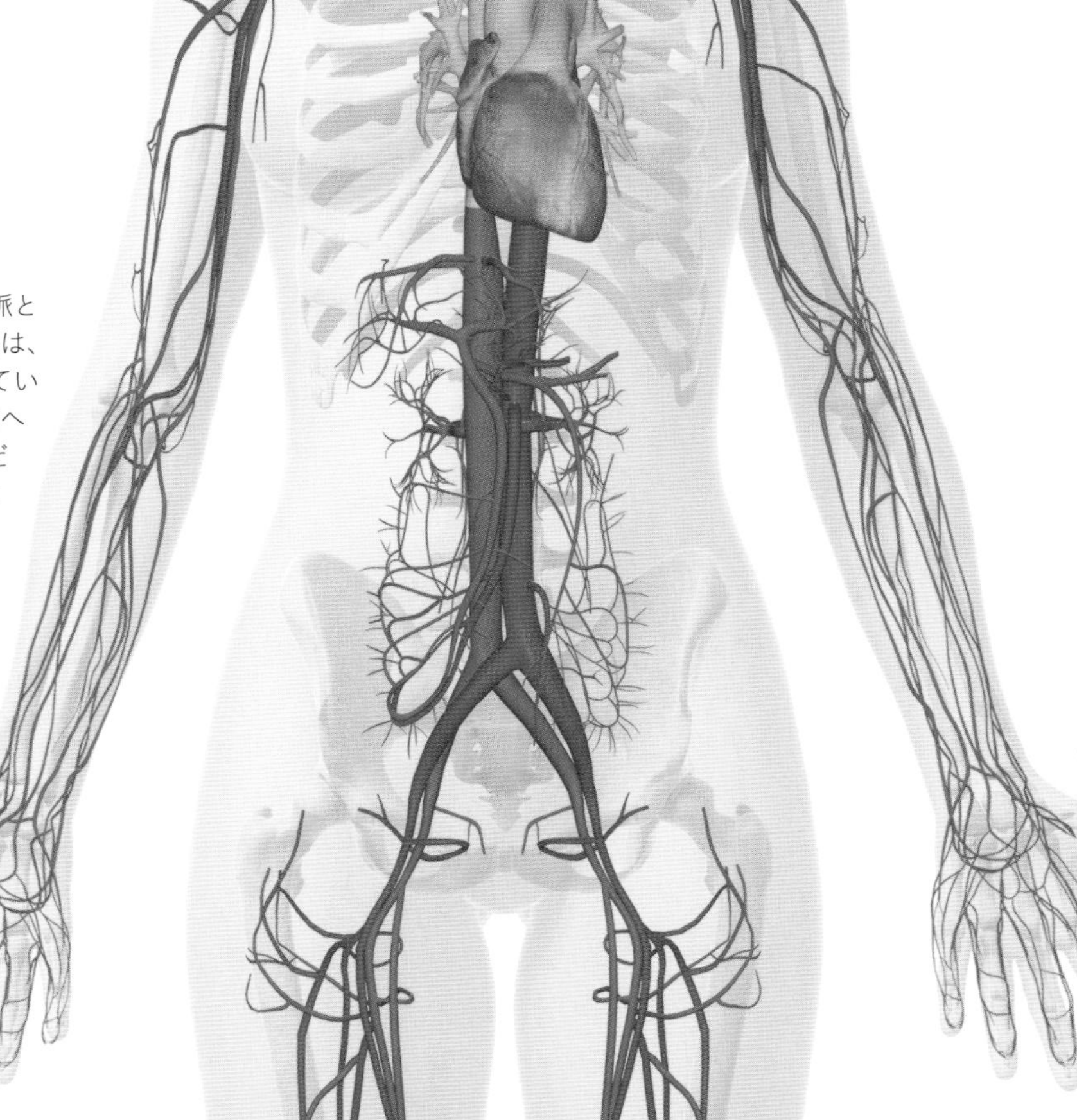

白血球数

感染症などの炎症や腫瘍で増減、白血病の指標にも

採血によって血液中の白血球の数と種類を調べる検査。細菌などから体を守る働きのある白血球が高値だと、細菌感染症や炎症、腫瘍が疑われる。喫煙者も高値になりやすい。低値の場合、ウイルス感染症、薬物アレルギー、再生不良性貧血などが疑われる。

異常	基準範囲	要注意	異常
3.0 以下	3.1 ～ 8.4	8.5 ～ 9.9	10.0 以上

（単位：$10^3/\mu L$）

血小板

止血能力や肝臓病の指標になる

採血によって、出血を止める役割を持つ血小板の数を調べる検査。その数値が高い場合は血小板血症が、低い場合は再生不良性貧血、特発性血小板減少性紫斑病、肝硬変などが疑われる。

異常	9.9 以下
要注意	10.0 ～ 14.4
基準範囲	14.5 ～ 32.9
要注意	33.0 ～ 39.9
異常	40.0 以上

（単位：$10^4/\mu L$）

よい食材と食べ方

血管強化や血流促進によい食材

血液サラサラ成分としてよく知られているのは、たまねぎ、納豆、n-3 系オイル。

貧血予防には、レバーやひじきがよいでしょう。

血管年齢を若い状態で保つには、抗酸化作用がある野菜や果物、血中脂質低下作用があるＥＰＡを含む魚油を積極的に摂りましょう。

塩分の排出を積極的に行い、血圧をコントロールする「ＤＡＳＨ食」もおすすめです。

ＤＡＳＨ食とは高血圧の改善のためアメリカで推奨されている食餌法で、血圧上昇を抑える「カリウム」「カルシウム」「マグネシウム」の３つのミネラルと食物繊維を多く摂り、塩分（ナトリウム）を排出させるという方法。

さらに、正常な赤血球を作るために、葉酸とビタミン B_6 と B_{12} の摂取も大切です。

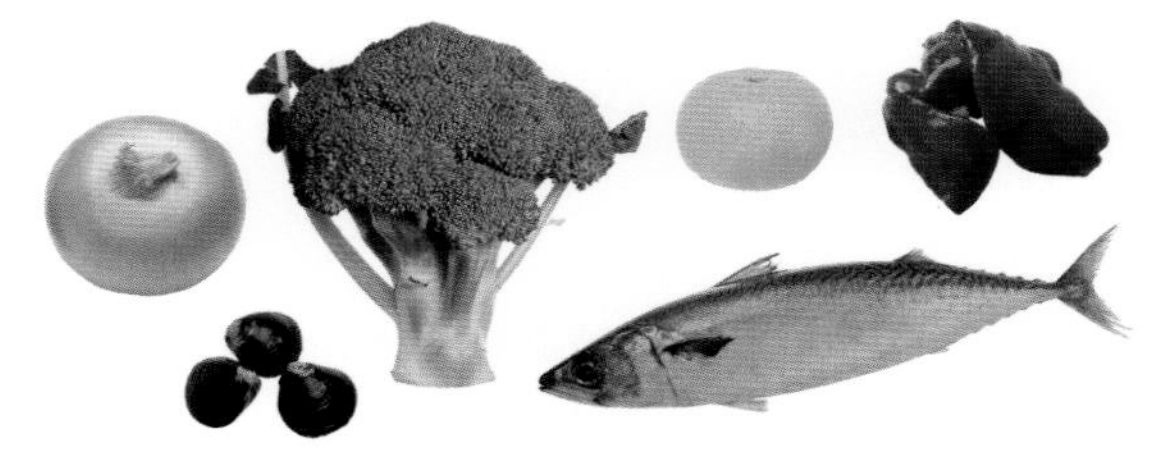

毛細血管の壁はさらに薄く、毛細血管を通して組織との間で栄養素やガスの交換を行っています。

血管にかかる血液の圧力が血圧ですが、よく耳にする最高血圧（収縮期血圧）は心臓が収縮して血液を送り出したときの血圧の値です。一方最低血圧（拡張期血圧）は心臓が拡張したときの値です。

血管は加齢に伴い、影響が出やすい器官です。血圧が上がるのは、なんらかの理由で細動脈の筋肉が収縮して血液がスムーズに流れず、血管に大きな圧力がかかるためで、若い頃に比べて血圧が高くなります。一方で、最低血圧は下がります。最高血圧と最低血圧の差を「脈圧」といいますが、この差が大きい場合は動脈硬化が進行していると考えられています。

血行不良の原因は？

全身に酸素がうまく行き渡らないため、筋肉が硬くなり、血の巡りが悪くなる血行不良。肩こりや肌荒れなどを引き起こす原因になるほか、心筋梗塞や脳梗塞など、命に関わる病気につながることもあります。特に飛行機などの窮屈な座席で長時間同じ姿勢でいると、下肢の静脈にできた血栓が肺に飛んで肺の血管をふさいでしまう、「エコノミークラス症候群」になるリスクが高くなります。血中の酸素濃度が急激に低下するため、息が苦しくなり、失神することもあり、ときには死亡するケースもある恐ろしい病気です。足をこまめに動かしたり、水分をしっかり摂ったりするなどして、血行をよくすることが大切です。

ゴースト血管

体の全細胞に酸素や栄養を届け、二酸化炭素や老廃物を回収するのが毛細血管の働き。約１００億本あり、体全体の血管の99％を占めています。

血流が悪くなり、末端の毛細血管まで血液が届きにくい状態が続くと、毛細血管はなくなってしまいます。これが「ゴースト血管」で、40歳代から目立ってくる現象といわれています。

毛細血管がなくなると、そのエリアの細胞には酸素や栄養が届かなくなるため、老化が起こりやすくなります。また免疫細胞も運ばれなくなるため、免疫力も低下するのです。

ゴースト血管を防ぐには、血液の流れをよくしておくことが大切。適度な運動と、高血圧や高血糖、高脂血症にならない食事を心がけましょう。

漢方　「血」は元気の源　「脈」は「心」がつかさどる

「血」とは脈管の中を流れる赤い液体物質で、人体を構成し、生命活動を維持するための基本物質のひとつ。解剖生理学の血液と似ているが、生成や作用は異なる。「血」は飲食物のエネルギーと呼吸で取り込んだ「清気」によって生成され、全身を循環する。このように「血」の生成には、「脾」「胃」「心」「肺」「腎」「肝」の作用が関わっている。「血」には各臓腑に栄養を与える作用と、精神状態をコントロールする作用がある。「血」の量が足りない状態を「血虚」といい、動悸や月経不順、不眠などの症状が表れやすくなる。「血」が滞る状態を「瘀血」といい、神経痛や血栓の発生などが起こりやすくなる。「血」の熱がこもる状態が「血熱」で、発熱や出血、乾燥などの症状が出る。「脈」は「奇恒の腑」のひとつで、「血脈」と「経脈」を表している。「奇恒の腑」とは「脳」「髄」「骨」「脈」「胆」（六腑でもある）「女子胞（子宮）」の６つの臓器を指す。奇恒とは「通常ではない」という意味で、五臓と似た機能を持ちながら、六腑と似た形状をしていると考えられている。「血脈」は血管のことで、血液の通り道。全身に血液を循環させるポンプの役割のことを指す。「血脈」は「心」と深く関わっている。顔には血管がたくさん集まっているため、顔色を見ると「心」の機能が正常に働いているかどうかを判断できる。「経脈」は「気」の通る比較的太い道で、主に体の縦方向に走っている。

おすすめ漢方薬
釣藤散／高血圧
四物湯、温清飲、桂枝茯苓丸、当帰芍薬散／血の道症、月経不順、更年期の諸症状
十全大補湯、帰脾湯／貧血

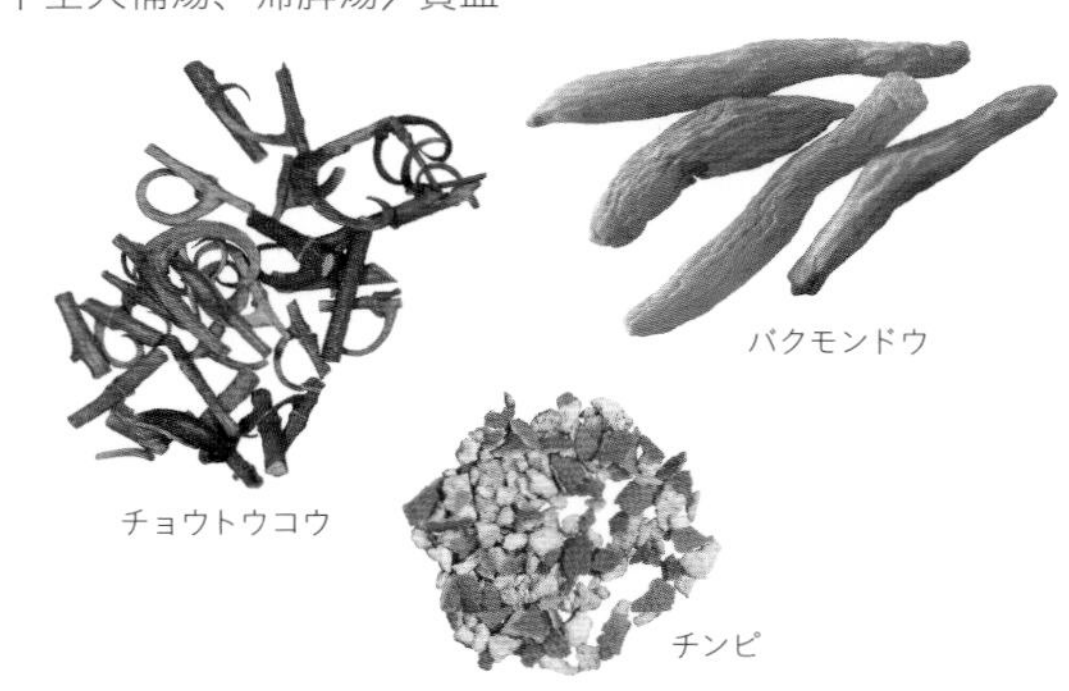
バクモンドウ
チョウトウコウ
チンピ

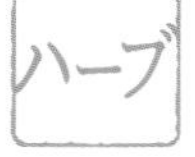

おすすめハーブ
ローズマリー、ホーソン／血行促進
ネトル／血管強化、造血

血管強化ならネトル

ネトルには血管強化、血流促進、浄血といった作用があるほか、クロロフィルや葉酸、ミネラルを豊富に含んでいるのも特徴。体質改善も期待できるので、春先の花粉症対策にも取り入れられています。

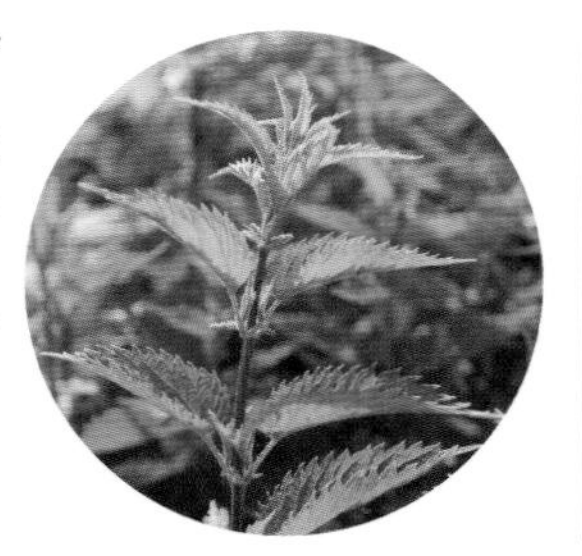

動脈硬化

「動脈硬化」とは、動脈の壁がかたくなって、弾力がなくなることをいいます。

高血圧などによって血管の内膜が傷つくと、悪玉コレステロールがその傷から内膜の中に入り込んで、酸化します。すると体内のパトロール隊であるマクロファージが、それを食べに集まってきます。寿命がつきたマクロファージの死骸もそこに蓄積され、血管の内側にどろどろのかゆ状のこぶができます。こうなると血管が狭く、硬くなり、動脈硬化となるのです。

「血栓」は、硬くなった血管の内膜が部分的にはがれると、それを修復するために血小板がこぶの周辺に集まって固まるためにできるかたまりです。狭くなった血管をさらに狭くふさぎ、時々、一部がちぎれてほかの臓器へ飛んでいくこともあります（塞栓症）。

「動脈瘤」は、動脈硬化で弱くなった血管の一部が血圧によって風船のように膨らんだ状態をいいます。初期の頃は大きくなりにくいですが、大きくなり始めると加速度的に膨らんでしまうのです。

赤血球
健康な血管
喫煙・肥満などによりプラークが発生
プラーク（コレステロールなどのかたまり）
内壁が狭くなり血液の流れが悪くなる

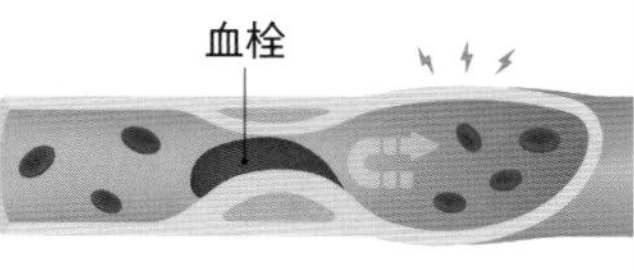

血圧が低すぎるのもよくない？

高血圧と違って低血圧には確定的な定義はありませんが、一般的には収縮時血圧が１００ｍｍＨｇ以下の場合に低血圧と呼ばれています。特に原因となる病気がない場合もありますが、心疾患や呼吸器疾患、内分泌疾患などが原因でなる場合もあります。疲れやすい、だるい、やる気が出ないなど日常生活に支障をきたす場合は早めに受診しましょう。

心臓

心臓は全身に血液を送り出すポンプの役目をしており、重要な臓器のひとつです。心臓は握りこぶしよりやや大きめで、成人で200～350gの重さがあります。「左心室」「左心房」「右心室」「右心房」の4つの部屋に分かれ、それぞれ壁で仕切られていて、心房と心室の間には弁があります。ちなみにハート形はこの4室を合わせた輪郭からきています。

心臓は「心筋」という特殊な筋肉でできており、この心筋の力によってポンプ作用が起こり、全身に血液を送り出します。左心室から送り出された血液が全身を巡って右心房へ戻るルートと、右心室を出て肺を通り、左心房に戻るルートがあります（100ページ参照）。

心臓はポンプのように拡張と収縮を繰り返しており、これを「拍動」と呼びます。この命令を出すのは脳ではありません。心臓内の右心房にある「洞房結節」[*1]から始まり、心臓全体に広がった電気刺激により、心臓が動いています（心臓の刺激伝導系）。自律神経の働きは、この刺激伝導系に大きく影響します。脳の機能が停止しても、心臓機能は維持されているという、いわゆる脳死の状態が存在するのはこのためです。

また、心臓は1回の収縮で約60mlの血液を送り出し、1分間に60～100回の拍動を繰り返しています。

心電図検査

心臓機能の異常を発見する

心臓の筋肉に流れる電流を体表面から測定することで、心臓疾患を早期に発見する検査。波形の異常から、狭心症、心筋梗塞、心肥大、不整脈、電解質の濃度異常など、多くの心臓病の兆候が発見できる。

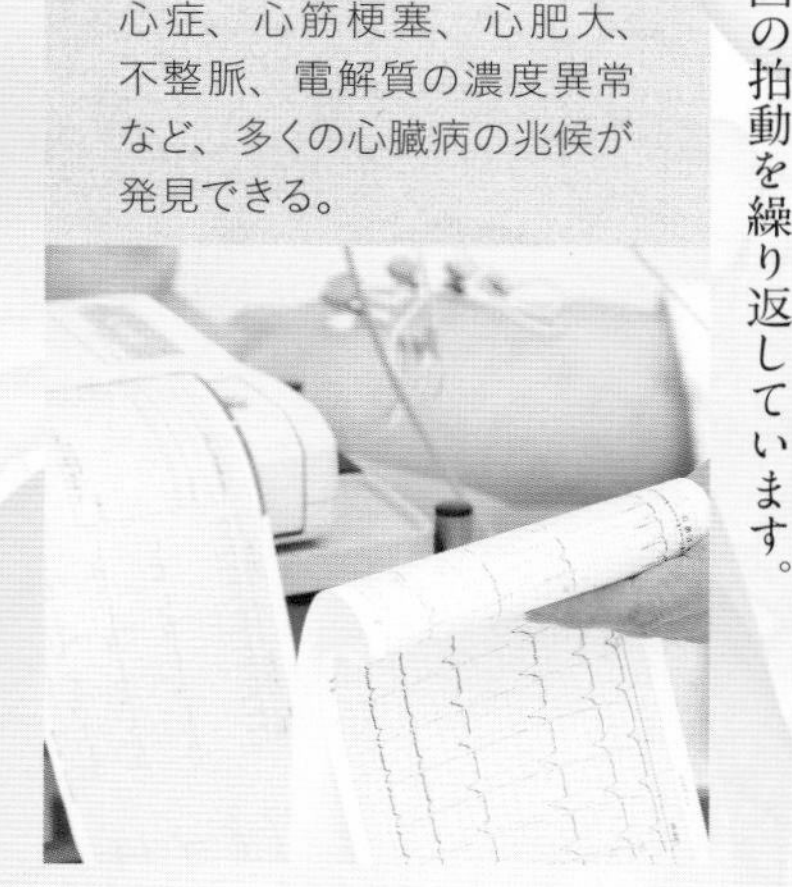

不眠不休で全身に血液を送り出す精巧なポンプ

漢方における解説「心」は血液を巡らし、全身へ送る。造血。精神活動を主宰。「小腸」と表裏関係。

一般的な不調や疾病 不整脈、動悸、息切れ、心不全、心筋梗塞、狭心症

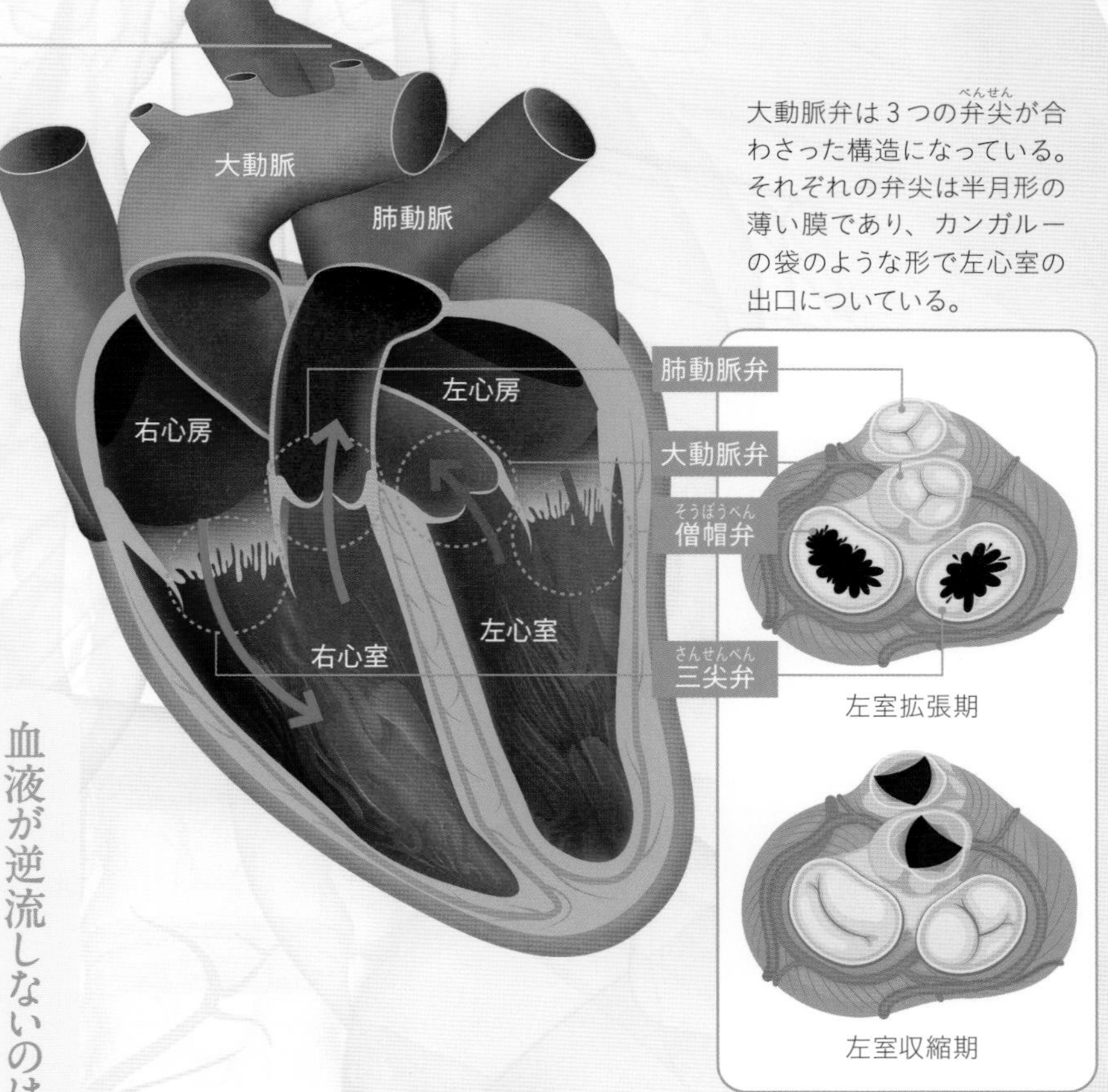

大動脈弁は3つの弁尖（べんせん）が合わさった構造になっている。それぞれの弁尖は半月形の薄い膜であり、カンガルーの袋のような形で左心室の出口についている。

＊1 洞房結節
心筋に「動け」と命令を出している部分でペースメーカーの役割を果たしている。右心房付近にある。

血液が逆流しないのは弁のおかげ！

弁は心臓の4つの部屋の出口についており、この弁のおかげで血液が一方向にだけ流れ、逆流しないようになっているのです。これらの弁が狭くなったり、閉じなくなったりする病気を「心臓弁膜症」といいます。主な症状は息切れや動悸、倦怠（けんたい）感などです。

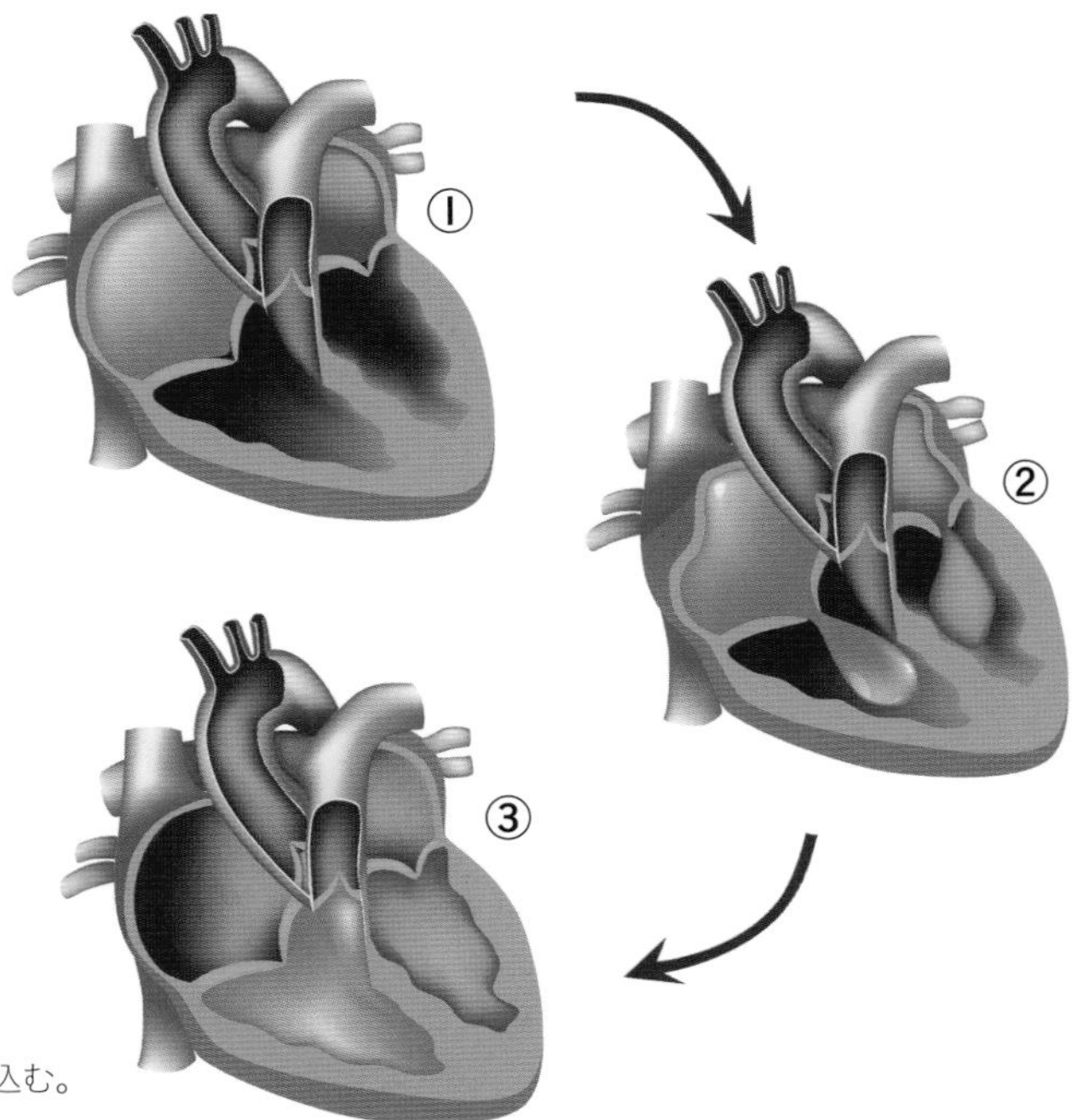

拍動の仕組み

①右心房と左心房は血液で満たされている。
　4つの弁は閉じている状態。
②左右の房室弁が開き、右心室と左心室に血液が流れ込む。
③右心室と左心室に血液が満たされる。
④左右の心室が縮み、血液を肺と全身へ押し出す。
　左右の心房に次の血液が流れ込む。

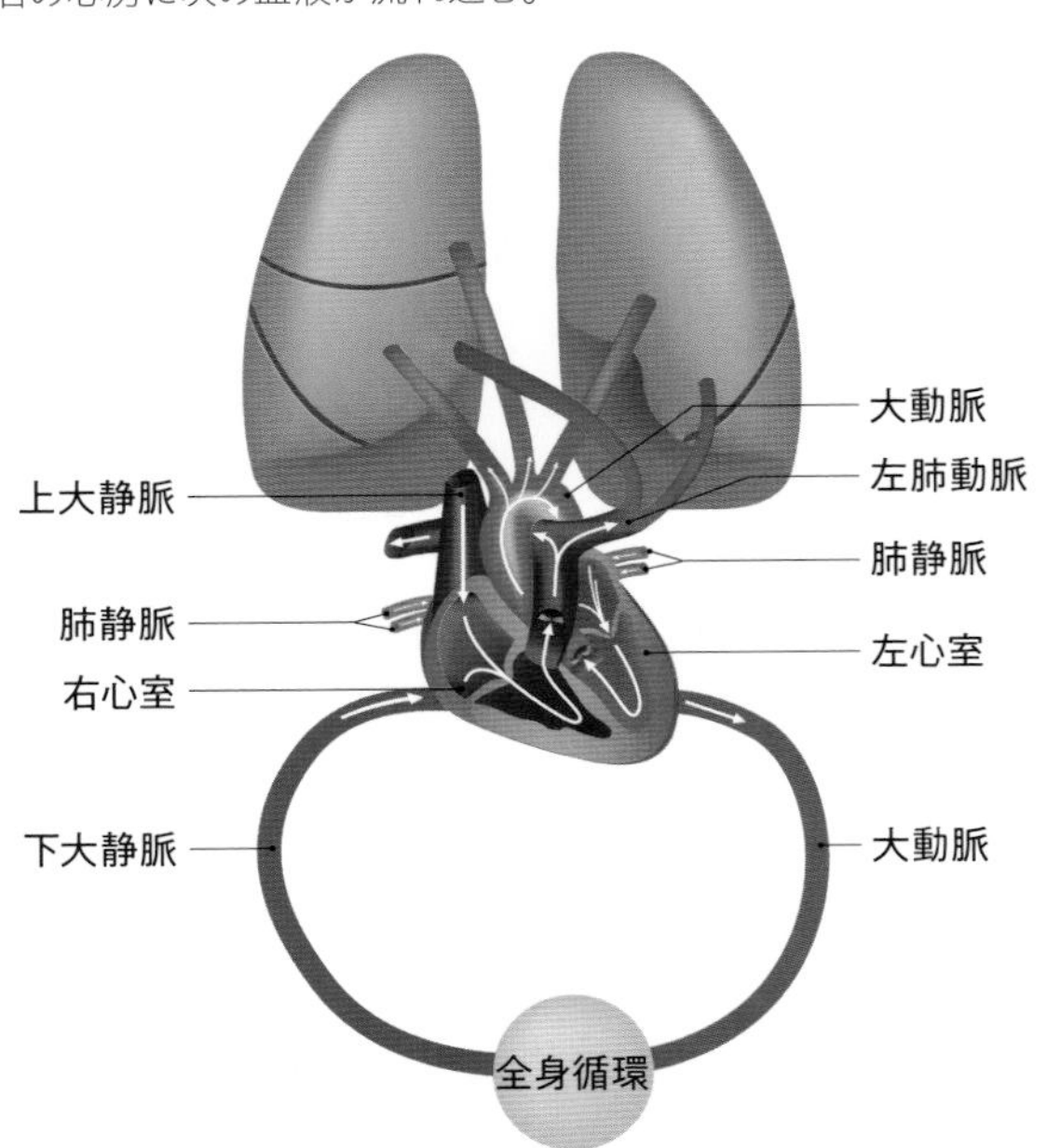

全身の血液の循環の仕組み

心臓から送り出された血液は、2通りのルートを経て再び心臓に戻ってきます。左心室を出て全身に酸素や栄養素を届け、不要になった二酸化炭素（CO_2）や老廃物を受け取り、右心室に戻るルートが「体循環」。つまり、左心室⇒大動脈⇒動脈⇒毛細血管⇒静脈⇒大静脈⇒右心房⇒右心室という循環です。

体循環から戻ってきた血液は酸素が少なく、エネルギー代謝によって生じた二酸化炭素を含んでいます。この血液が右心室から出て肺を循環し、肺静脈から左心房へ戻るルートが「肺循環」です。右心室⇒肺動脈⇒肺⇒肺静脈⇒左心房（⇒左心室へ）と循環します。

動悸がするとき

心臓の異常が原因ではなく、自律神経の乱れ、強い不安、甲状腺機能亢進、貧血、発熱などが原因の可能性もあります。

不整脈

拍動のリズムが乱れたり、脈拍数が多くなったり少なくなったりすることを、不整脈といいます。脈拍が1分間に100以上もあるときは頻脈、50以下のときは徐脈と呼ばれます。健康な人でも、ストレスや疲労、加齢などが原因で起こることが多く、必ずしも心臓の異常が原因とは限りません。

心不全

心臓のポンプ機能が低下し、十分な血液を送り出すことができないため、全身に行き渡らなくなった状態を心不全といいます。急性と慢性があり、さらに、左右どちらの心室の機能が低下しているかによって、左心不全、右心不全と分けられます。

脈と動悸

脈をはかるときには、手首や首に指を当てて、動脈の拍動を感じ取ります。心臓から離れた場所で脈がはかれるのは、動脈の持つ弾力のため。心臓が縮んで血液を動脈に押し出すと、動脈はその圧で膨らみます。心臓が膨らむ（心臓が血液で満たされる）ときは圧がなくなり、動脈は自分の弾力によって元に戻ります。

このように、心臓の拍動に合わせて、動脈も「膨らんでは戻る」動きを繰り返していて、その仕組みによって血液を移動させています。手首や首には皮膚のすぐ下を動脈が通る場所があり、拍動をキャッチしやすいのです。

心臓は自立して動いていますが、自律神経によって脳ともつながっていて、心拍数や血圧をコントロールされています。不安や緊張によってドキドキするのはそのため。特に女性の場合、更年期障害で自律神経が不調になり、動悸を感じるケースがあります。検査では異常が認められないケースがほとんどなのですが、おかしいと思ったら動悸の起こり方や持続時間を確認したうえで、受診するとよいでしょう。

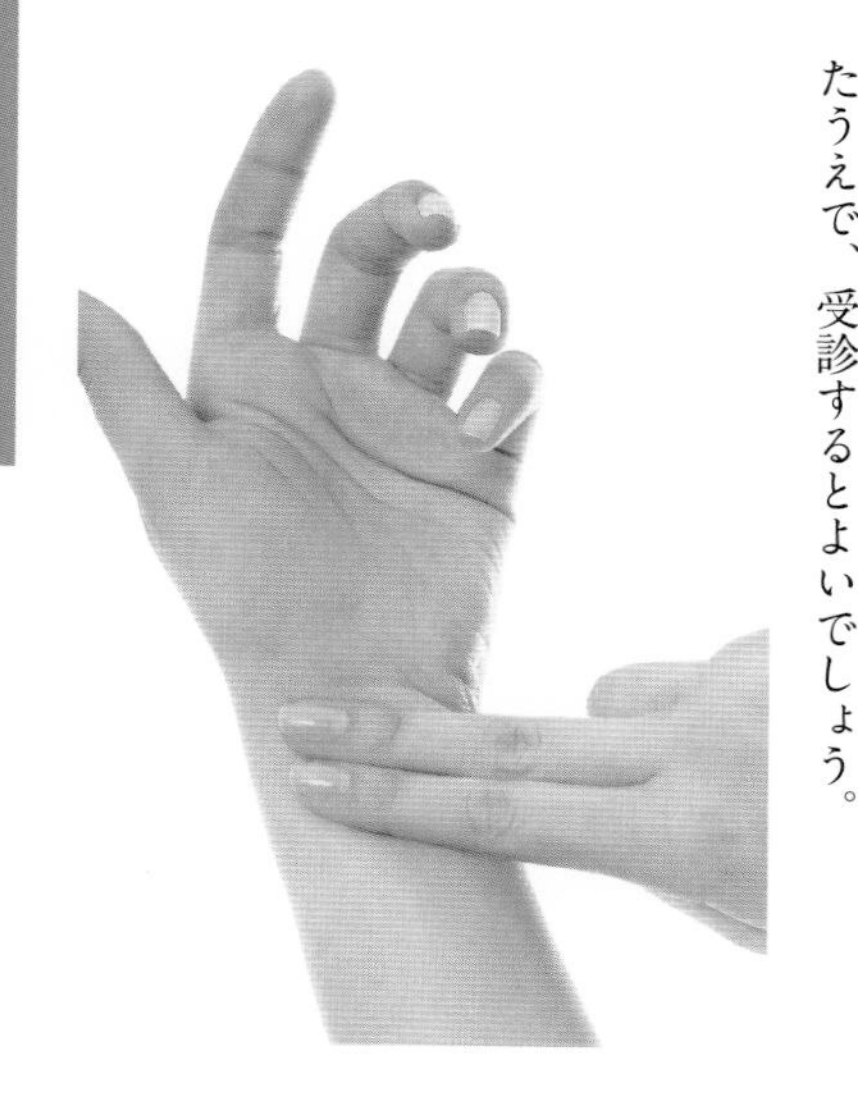

漢方 「心」は血流と精神をつかさどる

漢方での「心（しん）」は五臓のひとつで、みぞおちより上に位置し、解剖生理学でいう心臓と同位置にある。「心」の主な働きは「血脈」と「神志」をつかさどること。血脈とは血液の運行すなわち血流のことで、全身を巡って各部位を滋養する作用がある。神志とは精神のことで、「神」は精神活動を行ううえで中心となる。漢方では思考や意思などは「心」がコントロールしていると考えられている。「心」の変調は顔の色艶や舌に表れる。また、汗が多い少ないなどの異常は「心」の状態と関連している。「心」と「小腸」は経絡でつながっており、表裏一体をなしていて、それぞれの生理活動や病理は関連しあっている。また、「心」の状態は「楽しい」「愉快」といった感情とつながっている。喜びの感情は「心」の動きを活発にし、血行を促進するが、逆に悲しみの感情が生まれると、心神に変調が起こる。

おすすめ漢方薬
当帰芍薬散、桂枝人参湯／動悸
苓桂朮甘湯、炙甘草湯／動悸、息切れ
黄連解毒湯、真武湯、柴胡加竜骨牡蠣湯／心悸亢進
苓甘姜味辛夏仁湯／心臓衰弱

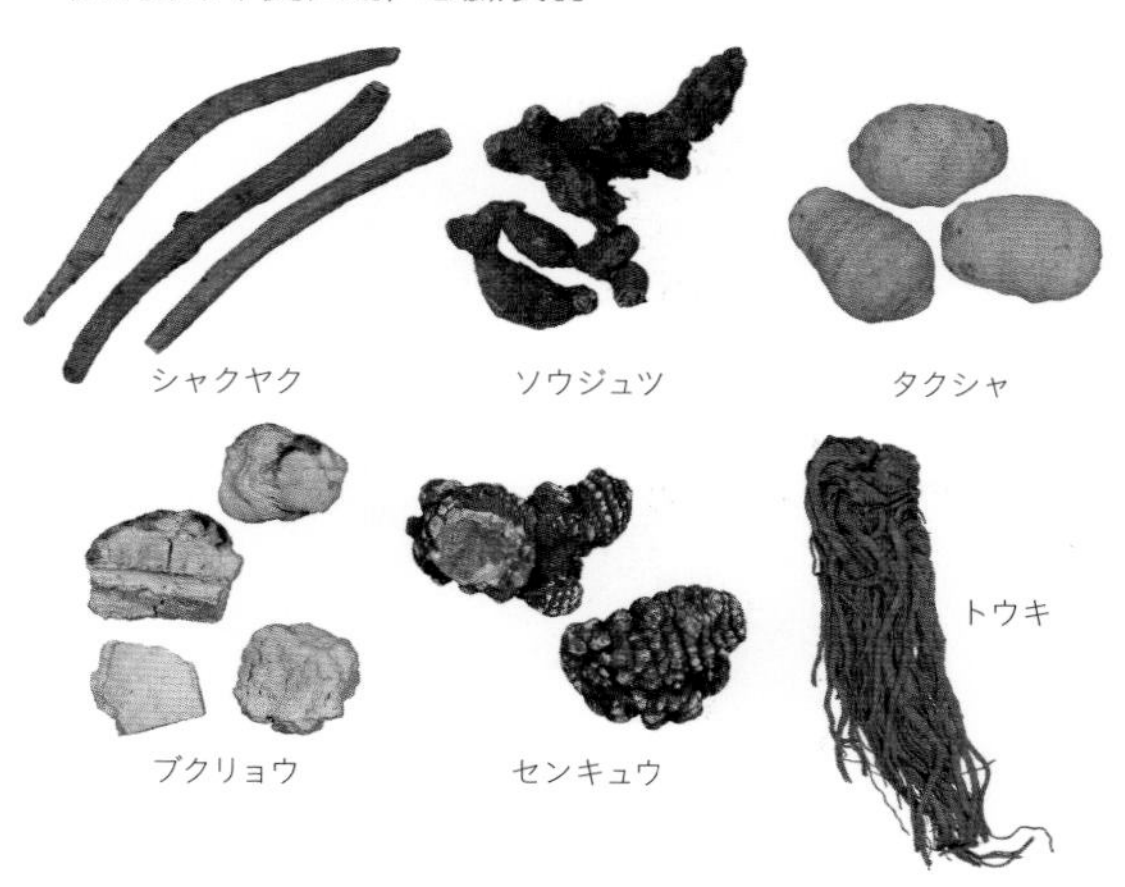

ペースメーカーについて

心臓の拍動は、右心房で発生した電気信号が正しく伝わることで起こります。なんらかの原因でこの信号がうまく伝わらず、脈が遅くなることがあり、ペースメーカーはこのような症状に適用されます。

多くの場合、鎖骨下の皮膚の下に機械を入れるポケットを作り、鎖骨に沿って走る静脈の中にリード線を入れて心臓まで通します。手術は局所麻酔で2～3時間ほどで終わり、機械のサイズは4～5cm四方で、電池の寿命は5～10年です。

ハーブ

おすすめハーブ
ホーソン／動悸や息切れ、心臓部の圧迫感などに効果があるとされ、心臓によいハーブとして知られている。

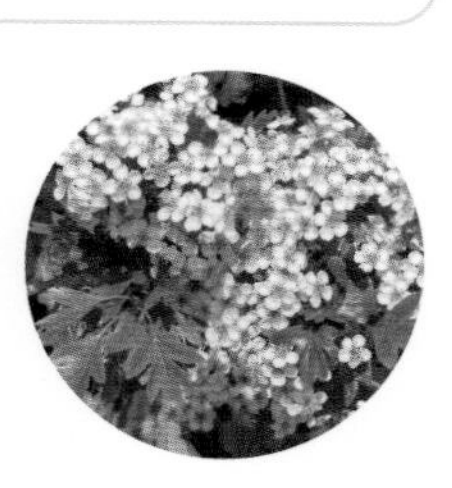

狭心症と心筋梗塞

心臓の筋肉に血液を送り込み、酸素と栄養を届けているのが冠状動脈。この冠状動脈が、動脈硬化によって硬くなったり細くなったりして、酸素が十分に送れなくなるのが狭心症です。胸が締め付けられるような痛みや、押さえつけられるような痛みが繰り返し起こります。

動脈硬化が起こって細くなった冠状動脈に、血栓（血のかたまり）が詰まって流れなくなってしまうのが心筋梗塞です。酸素がまったく送れなくなるので、発作を起こすとそのまま命を落とすことも少なくありません。胸の中央付近の深いところから胸全体に激痛が起こります。

高血圧

高血圧はさまざまな病気の引き金に

わたしたちの体に張り巡らされた血管は、ポンプのように収縮と膨張を繰り返して全身に血液を送り届けています。血圧を測った際、「上の血圧」と呼ばれるのは、血管が収縮したときの圧力、「下の血圧」は、膨張したときに血管を押す圧力のことです。血圧は、心臓が血液を送り出す力と血管の抵抗で決まるため、運動などで激しく動けば高くなり、睡眠中などで活動レベルが下がれば低くなるのが普通です。健康上問題とされる高血圧は、通常は血圧が低くなる安静時でも基準値以上の数値から下がらない状態のことです。

高血圧が問題視されるのは、命に関わるさまざまな病気の危険性を高めるからです。血圧が高い状態が続くと、血管や心臓に負担がかかって動脈硬化や心肥大などが進行し、その結果、脳卒中や心筋梗塞、心不全、動脈瘤などの循環器系の疾患を引き起こします。高血圧の原因として考えられているのは、遺伝のほか、肥満や運動不足、塩分過多の食事、アルコールの摂りすぎ、喫煙などです。そのため、血圧値の正常化には、食習慣の見直しや減量、アルコール制限、禁煙などが効果的と考えられています。

食生活で気をつけたいポイント

高血圧の改善には生活習慣全体の立て直しが必要ですが、なかでも重要なのが食生活の見直しです。濃い味付けや脂っこい料理の摂りすぎ、野菜や果物などが不足した食習慣は高血圧のリスクを高めます。また、肥満は高血圧の大きな原因のひとつ。食べすぎに注意しながら以下のポイントを意識した食生活を取り入れて、将来的な病気のリスクを減らしましょう。

野菜や果物をたっぷりと

野菜や果物は、血圧のバランスをとるカリウムやマグネシウムを多く含みます。また、食物繊維にも血圧やコレステロールを下げる働きがあります。いつもの食事に野菜料理を一品増やすなどして、少しでも多く食べるよう心がけましょう。また、乳製品に含まれるカルシウムも、血圧降下によいとされています。動脈硬化の原因となるコレステロールの摂りすぎを避けるため、牛乳なら低脂肪乳、ヨーグルトなら無脂肪のものがおすすめです。

食塩はひかえめに

塩分には、体内のミネラルバランスを保ち、神経を正常に機能させるなど、生命維持に欠かせない働きがありますが、高血圧の場合は摂りすぎに注意が必要です。血液中のナトリウム量が増えると、濃度を一定に保とうとして水分量が増え、血管への圧力を増やしてしまうからです。

健康な人の1日の塩分摂取量は男性7.5g未満、女性6.5g未満が目安ですが、高血圧の人の場合は6g以下とされています。しょうゆやみそなどを中心に味付けをする日本人の食事は、塩分過多になりやすい傾向にあるので、味付けを薄めにするなどの工夫をするとよいでしょう。

適量の良質な油を

動脈硬化の進行を抑えるためには、悪玉コレステロールのもととなる飽和脂肪酸の摂りすぎを避け、不飽和脂肪酸を積極的に摂るのがよいとされています。飽和脂肪酸は乳製品や肉の脂身などの動物性の食品に、不飽和脂肪酸は植物性の油や魚などに含まれます。不飽和脂肪酸のなかでも、特に不足しやすいオメガ3脂肪酸は、あまに油やくるみ油、青魚などに豊富に含まれています。しかし、どの種類の脂肪酸も1gあたり約9kcalと高エネルギーなので、摂りすぎには注意が必要です。

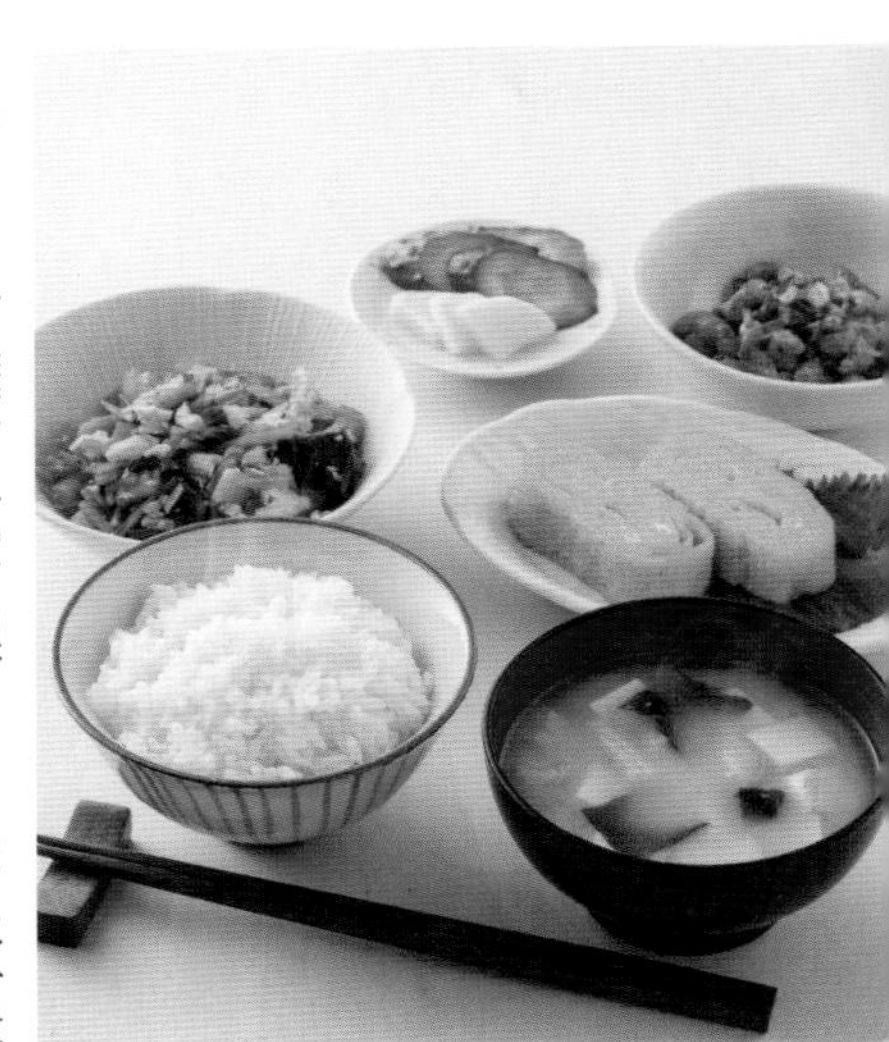

おいしい減塩生活のコツ

ひとくちに減塩といっても、単に調味料の量を減らすだけでは物足りなさを感じて長続きしないでしょう。一度にどれだけ塩分量を減らすかというよりも、おいしく感じられる範囲で塩分を抑え、長く継続していくことが大切です。

食材のうまみを利用する

うまみを上手に利用することで、塩分量を減らした際の物足りなさをカバーすることができます。うまみ成分はどんな食材にも多少は含まれますが、特に豊富に含むのは、鰹節や昆布、トマト、たまねぎ、きのこ類、貝類などです。和風だしや洋風・中華のスープに使われる食材には、うまみ成分が多く含まれていると覚えておくとよいでしょう。ただし、市販の顆粒だしやスープの素には、塩分が加えられているものが多いため、減塩には不向きです。

たとえば鰹節は、手軽に料理に加えることができて便利。ゆでた青菜にそのまま混ぜ込んで、少量のしょうゆを垂らせば簡単におひたしができます。トマトは意外にも和食との相性がよく、肉じゃがやみそ汁に加えれば、しょうゆやみその量を少し減らしてもおいしく仕上がります。

酸味を加える

物事のちょうどよい加減を表す熟語「塩梅（あんばい）」は、塩の塩味と梅酢の酸味の絶妙なバランスで、よい味付けになることから生まれた言葉です。この語源のとおり、酢の酸味には塩味を引き立てて味をよくする働きがあります。たとえば、しょうゆ味の煮物の料理の隠し味に酢を少し加えるだけで、ぐっと味わい深くなります。

さらに、酸味のほかに香りの効果もあるかんきつ類は、高血圧の人は積極的に取り入れたい食材です。焼き魚や揚げ物に、レモンやすだちなどを少し搾って食べれば、味付けが薄めでもおいしく食べられます。

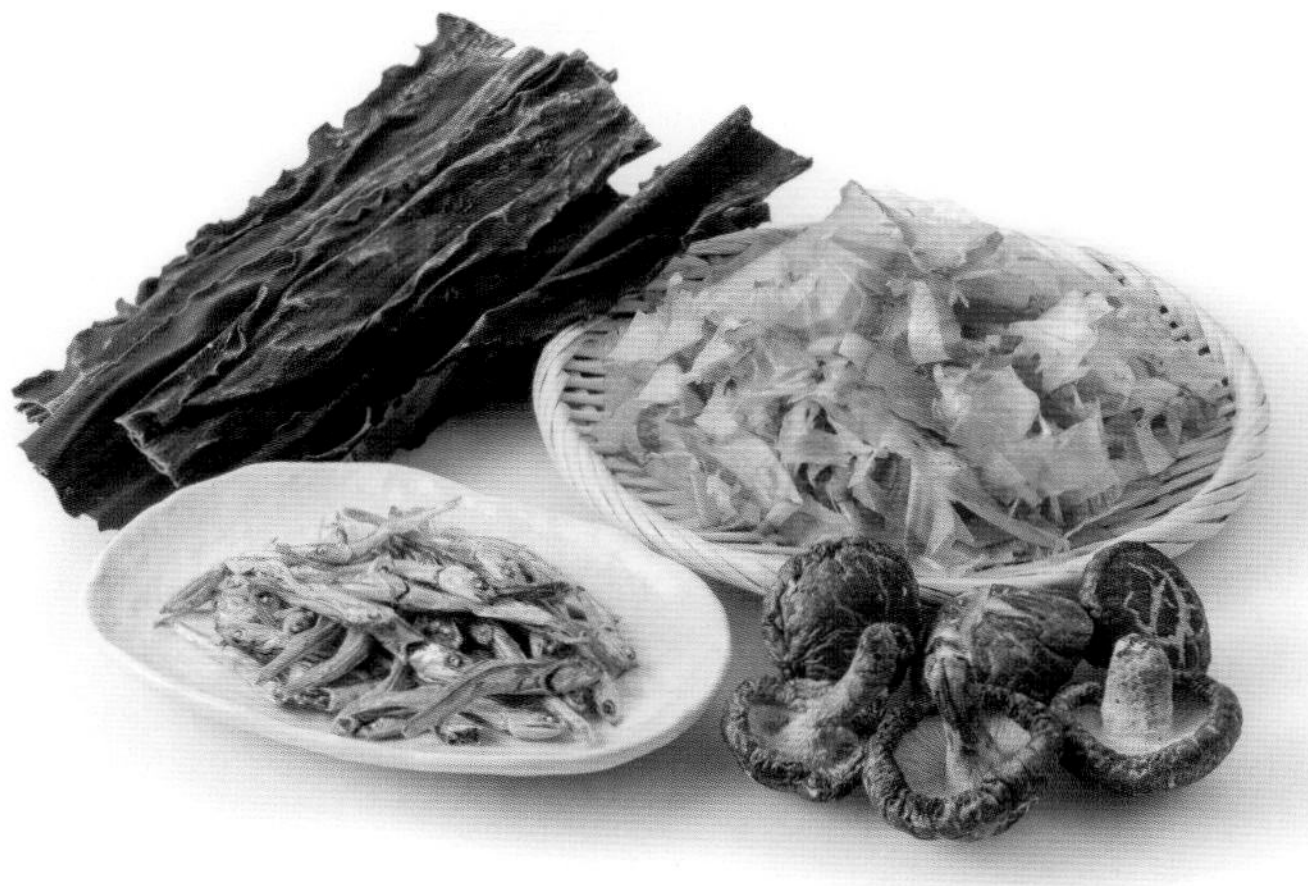

香りを生かす

スパイスやハーブなどの香りの高い食材を使うと、少ない塩分でも満足感を得やすくなります。炒め物にこしょうやカレー粉、みそ汁に七味、洋風のスープや煮込みにはバジルやローリエなど、いろいろ試しながら自分の好みを探してみましょう。みょうがや青じそ、三つ葉など、和の食材にも香りの強いものはたくさんあります。植物の持つ香り成分には、抗酸化力の高いものが多いため、生活習慣病全般の予防のためにも積極的に取り入れるとよいでしょう。

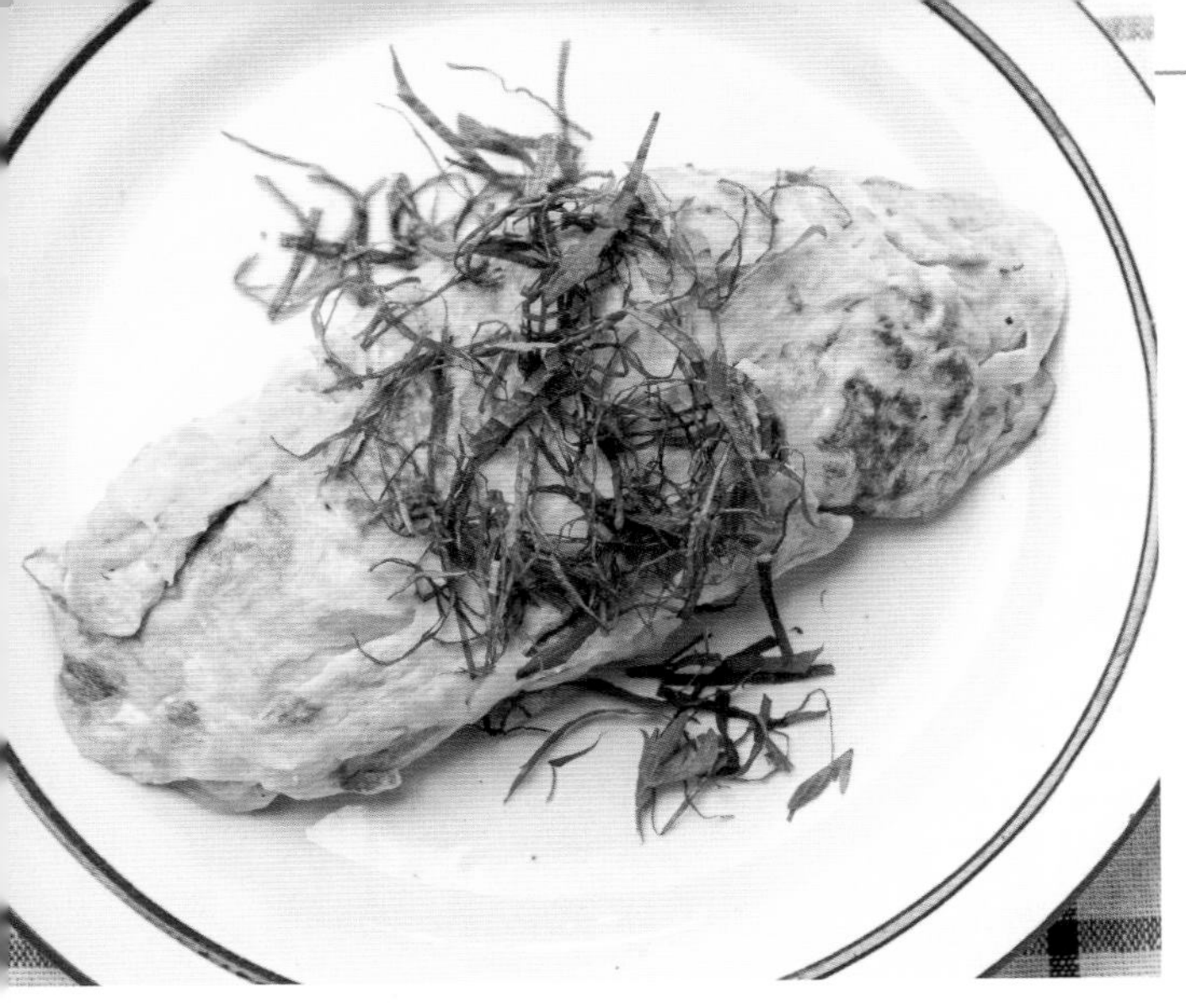

栄養価はすべて1人分の数値

とろろ昆布のうまみを生かして
塩の量を減らす

とろろ昆布オムレツ

エネルギー	320 kcal
糖質	3.5 g
食塩相当量	0.6 g

材料（2人分）

とろろ昆布…5g
牛乳…カップ1/2
長ねぎ…10cm
卵…3個
塩…ひとつまみ
こしょう…適量
オリーブ油…大さじ1

作り方

1 とろろ昆布は細かく切り、牛乳に混ぜておく。長ねぎは斜め切りにする。
2 ボウルに1、卵を割り入れて混ぜ、塩、こしょうで味を調える。
3 フライパンにオリーブ油を熱し、2を入れ、好みの硬さに焼く。

わかめには
血圧を安定させる成分が含まれる

お手軽わかめスープ

エネルギー	10 kcal
糖質	0.7 g
食塩相当量	1.1 g

材料（2人分）

わかめ（乾燥）
…戻して50g
ザーサイ（市販）…10g
A しょうゆ…小さじ 1
水…大さじ2
にんにく・しょうがのすりおろし
…各小さじ1/4
白ごま…適量
水…カップ1と1/2
ごま油…小さじ1

作り方

1 フライパンにごま油を熱し、わかめ、ザーサイ、Aを入れて炒め合わせ、わかめがやわらかくなったら火を止めてごまを散らす。
2 鍋に水と1を入れて火にかけ、ひと煮立ちさせたらしょうゆ適量（分量外）を加えて火を止める。

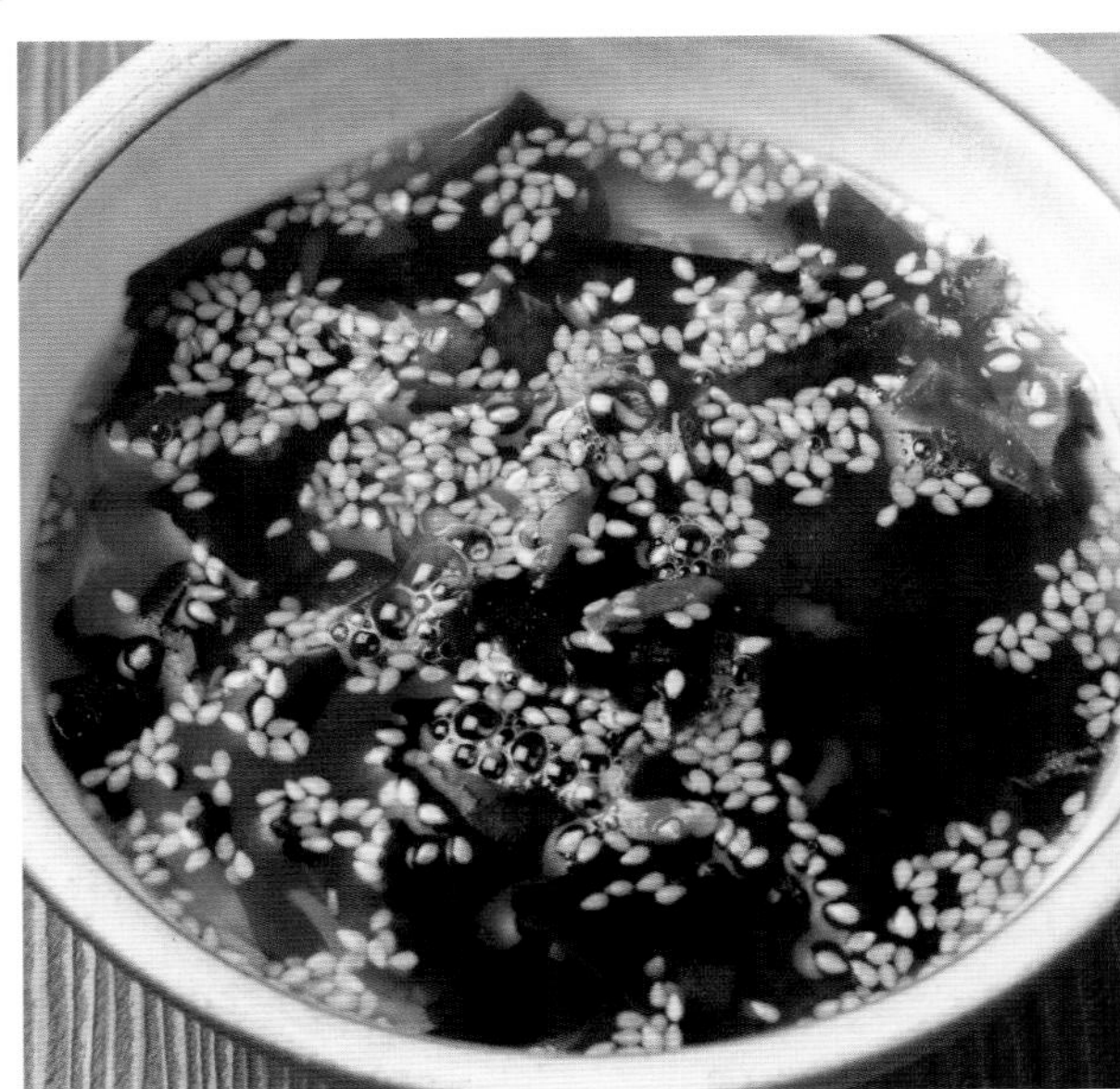

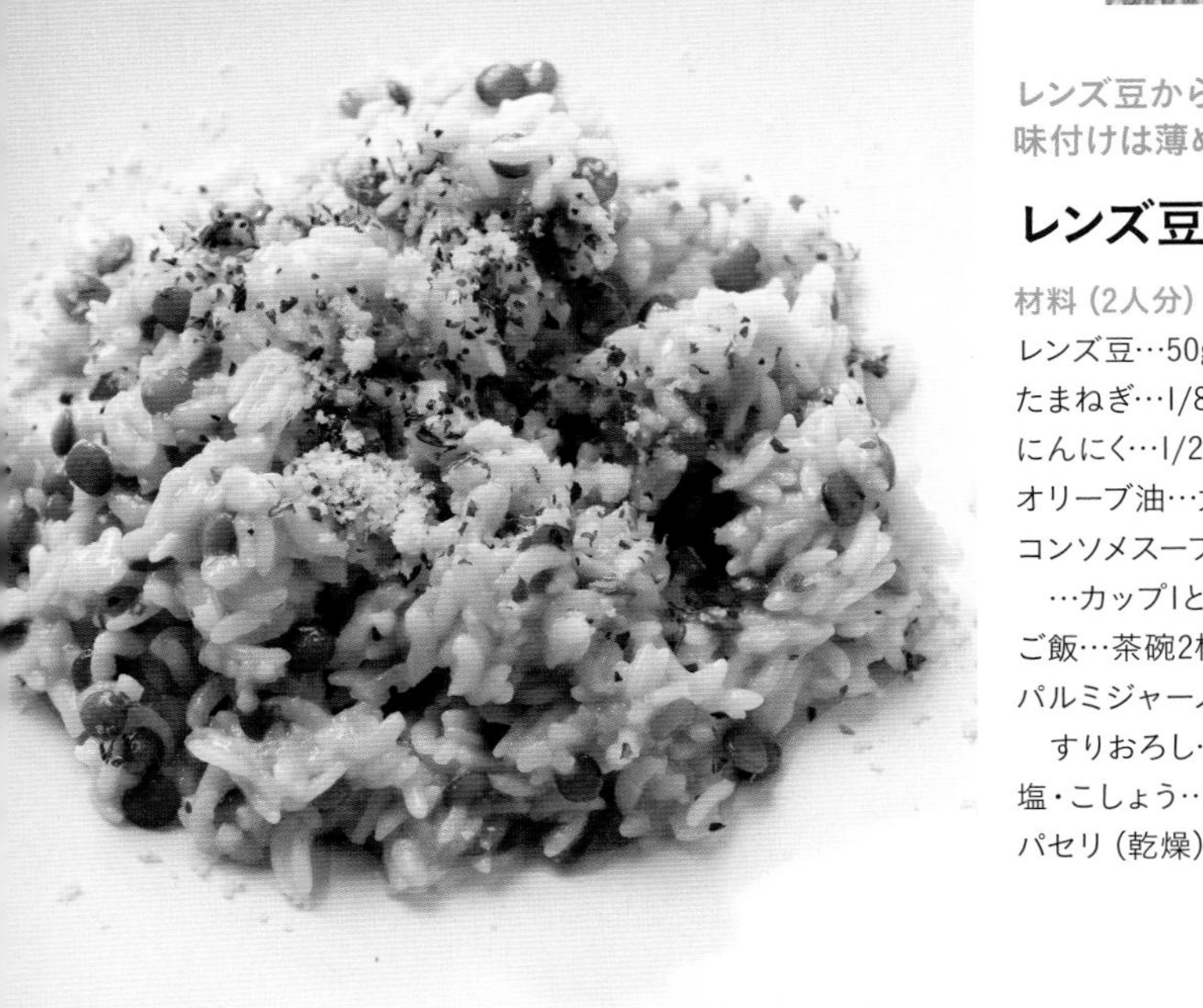

レンズ豆からもうまみが出るから
味付けは薄めがおいしい

レンズ豆のクイックリゾット

エネルギー	493 kcal
糖質	67.8 g
食塩相当量	0.9 g

材料（2人分）

レンズ豆…50g
たまねぎ…1/8個
にんにく…1/2かけ
オリーブ油…大さじ2
コンソメスープ
…カップ1と1/4
ご飯…茶碗2杯分弱
パルミジャーノチーズの
すりおろし…大さじ2
塩・こしょう…各少々
パセリ（乾燥）…適量

作り方

1 たまねぎとにんにくはみじん切りにする。
2 鍋にオリーブ油とにんにくを入れて中火にかけ、香りが立ったらたまねぎを加える。たまねぎに火が通ったら温めたコンソメスープを加え、煮立ったらレンズ豆を加えて5分ほど煮、ご飯を加える。さらに5分ほど煮、チーズ大さじ1、塩、こしょうを加えて味を調える。
3 器に2を盛り、パセリと残りのチーズを散らす。

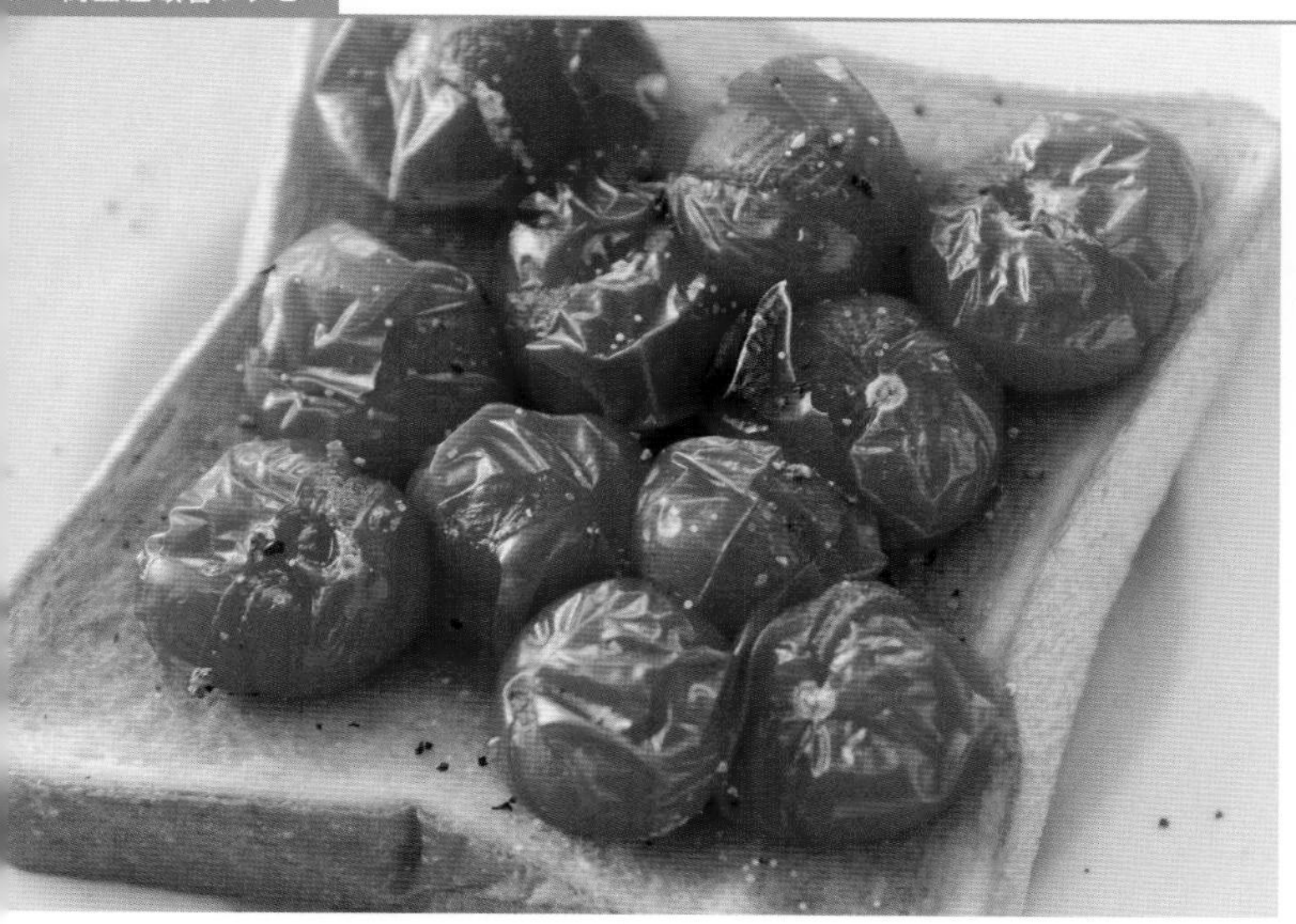

トマトはオーブンで
水分をとばして
うまみを凝縮させる

エネルギー	187 kcal
糖質	32.3 g
食塩相当量	1.0 g

トマトトースト

材料（1人分）
ミニトマト…9〜10個
食パン（6枚切り）…1枚
塩・こしょう…各少々

作り方
1 ミニトマトは180℃のオーブンで20分焼き、水けをとばしてセミドライトマトにする。食パン1枚はオーブントースターでこんがり焼く。
2 トーストにトマトをのせ、塩・こしょうをふる。

あさりには血圧を安定させる
タウリンが豊富に含まれる

エネルギー	419 kcal
糖質	57.5 g
食塩相当量	1.8 g

わかめとあさりのクッパ

材料（2人分）
あさり（殻つき）…200g
わかめ（乾燥）…戻して100g
水…カップ2
にんにくのすりおろし…1かけ分
A しょうゆ・塩・こしょう・ごま油…各適量
卵…1個
ご飯…茶碗1〜2杯分
白すりごま…大さじ 1
青ねぎ…適量

作り方
1 あさりはよく洗って、水けをきる。
2 鍋に分量の水と1を加えて火にかけ、あさりの口が開いたら、わかめを加えてさっと煮てAで味を調え、溶き卵をまわしかけて火を止める。
3 器にご飯を盛り、2をかけてごまと小口切りにしたねぎを散らす。

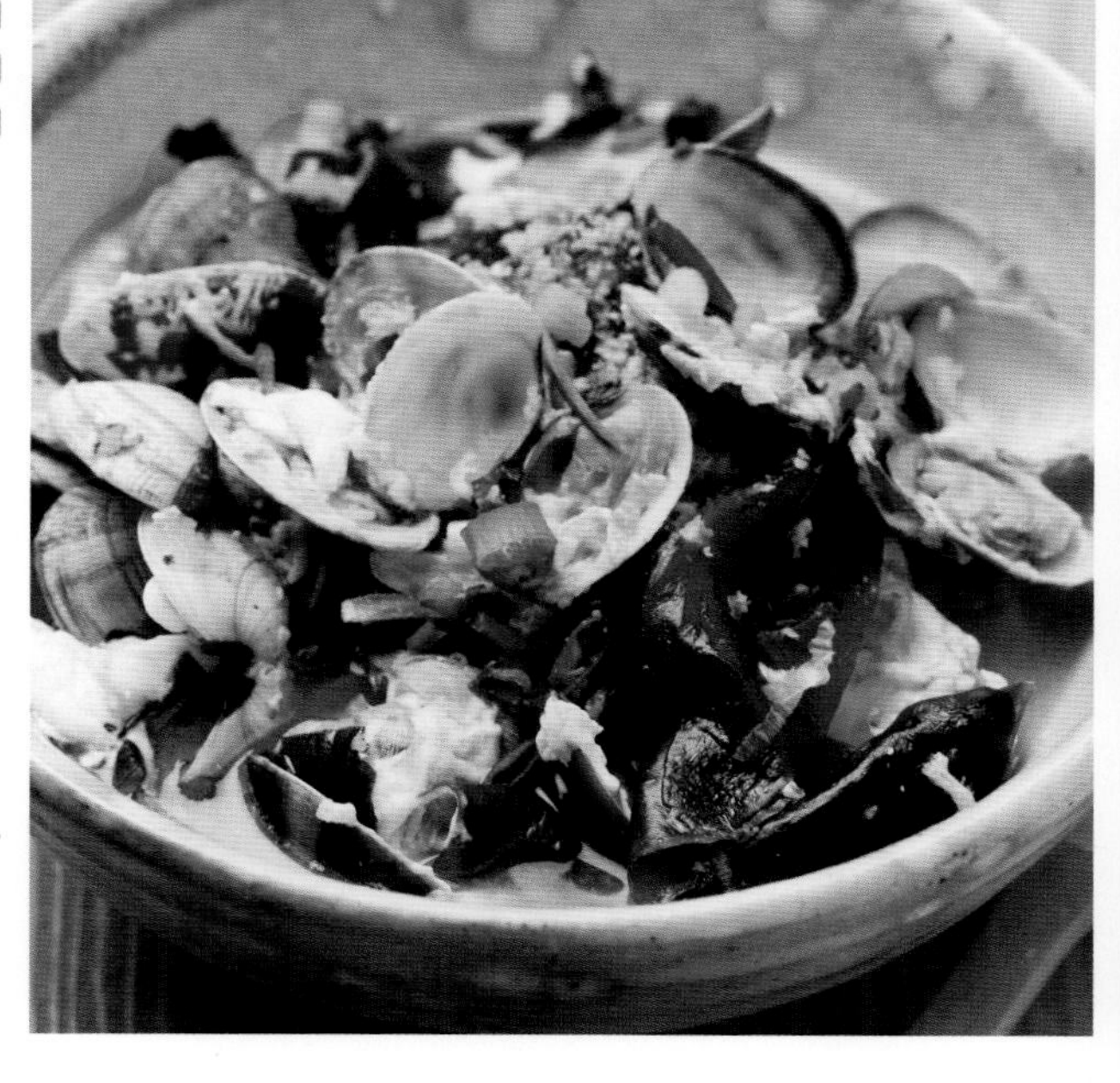

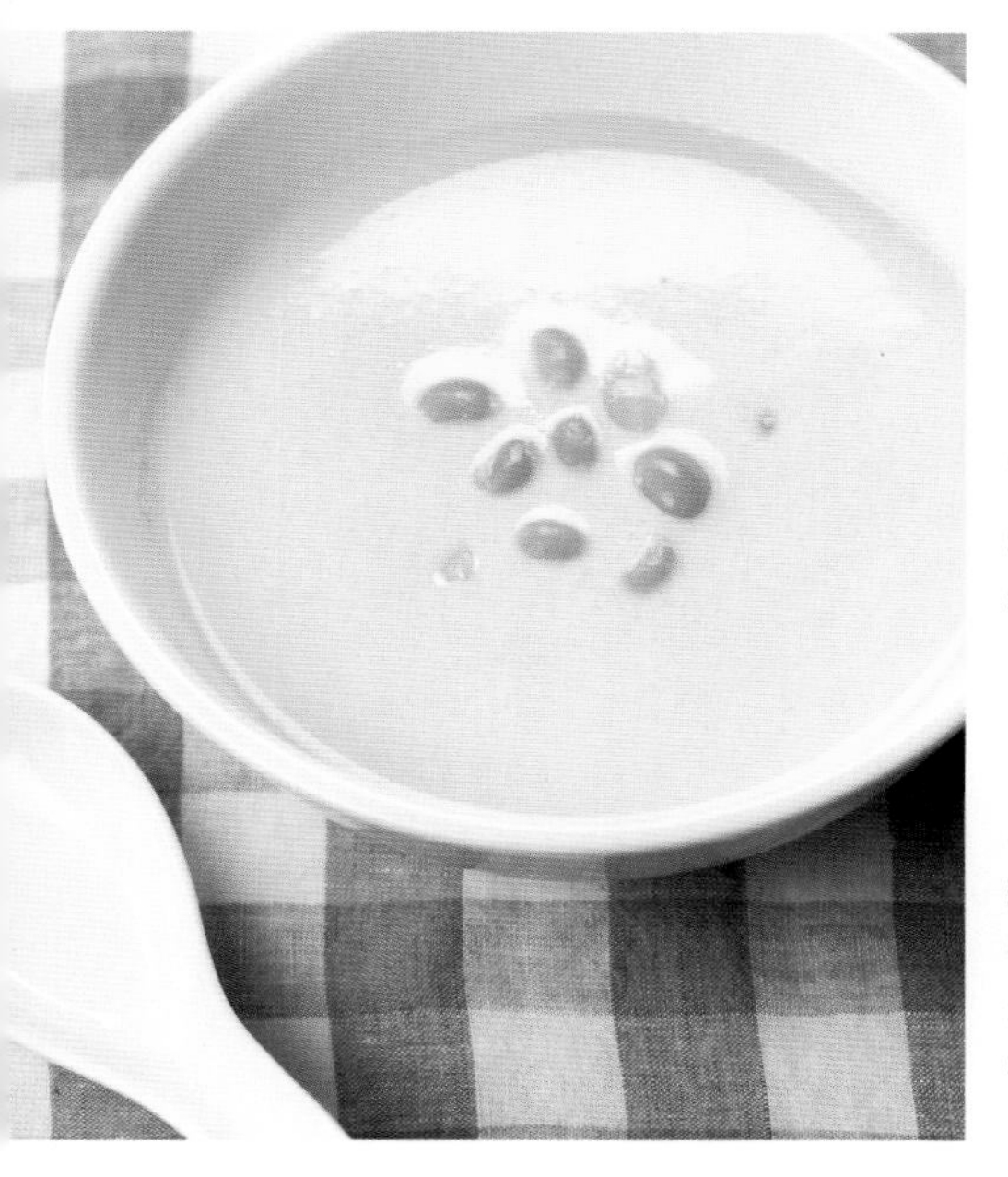

枝豆は塩ゆでにするよりも
スープにしたほうが減塩になる

エネルギー	281 kcal
糖質	7.7 g
食塩相当量	0.5 g

枝豆の和風冷製スープ

材料（2人分）
枝豆…300g（正味）
たまねぎ…1/2個
オリーブ油…小さじ1
だし…カップ1と1/2
みそ…小さじ1
絹ごし豆腐…1/2丁
牛乳…100mℓ
生クリーム…100mℓ
塩・こしょう…少々

作り方
1 枝豆はさやから豆を出して熱湯で軽くゆで、冷水につけて薄皮をむく。たまねぎは薄切りにする。
2 鍋にオリーブ油を熱し、枝豆（浮き実用に少し取っておく）、たまねぎ、塩少々を入れて炒める。
3 だしを加えて、60℃以下に冷ます。
4 ミキサーに移し、豆腐と牛乳、みそを加え、なめらかになるまで攪拌して鍋に戻す。
5 生クリームを加え軽く温め、塩・こしょうで味を調えて冷蔵庫で冷やす。
6 器に移し、枝豆を飾る。

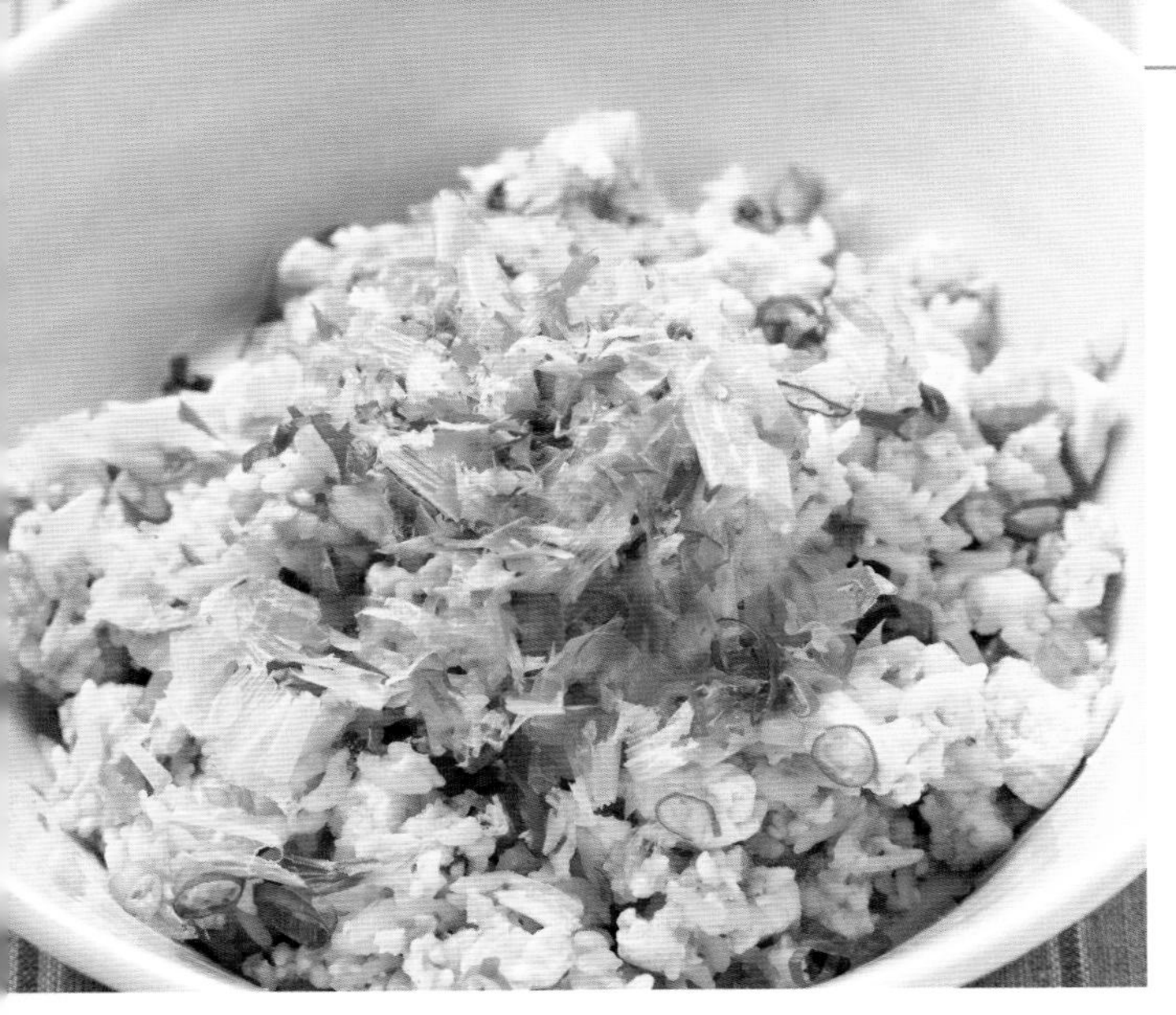

鰹節のうまみを生かして
調味料の量を抑える

鰹節と豆腐の炒飯

エネルギー	491 kcal
糖質	58.0 g
食塩相当量	1.1 g

材料（1人分）

鰹節…5g
ご飯…茶碗1杯分
木綿豆腐…1/2丁
長ねぎ…10cm
しょうが…大さじ1
青ねぎ…1/4ワ
ごま油…大さじ1
A しょうゆ…小さじ1
　塩・こしょう…適量

作り方

1 豆腐は水きりする。長ねぎとしょうがはみじん切り、青ねぎは小口切りにする。
2 フライパンにごま油としょうがを入れて熱し、香りが立ってきたら長ねぎ、鰹節の半量、ご飯、豆腐の順に加えて、その都度よく混ぜながら炒める。
3 全体がなじみ、ふんわりとしたらAをまわし入れる。器に盛り、残りの鰹節と青ねぎを散らす。

干物とトマトの相乗効果で
うまみがたっぷり

干物のトマトソース、バターライス添え

エネルギー	482 kcal
糖質	62.0 g
食塩相当量	1.6 g

材料（2人分）

干物（かますなど）…1枚
トマト…1個
たまねぎ…1/4個
A しょうゆ・酢…各大さじ1
　オリーブ油…大さじ1と1/2
ご飯…茶碗2杯分
バター…大さじ1
こしょう…適量
バジル…適量

作り方

1 干物は焼いて、皮と骨を除いて粗くほぐす。
2 トマトは皮をむき、ひと口大に切る。たまねぎはスライサーで薄切りにし、塩水にさらして軽く絞る。
3 フライパンにバターを熱し、溶けたところにご飯を加えて広げるようにして焼きつけながら炒める。全体にバターがまわったら、こしょうをふって火を止める。
4 器に1、トマト、たまねぎを盛り、混ぜ合わせたAをかけ、3を添えて、ちぎったバジルをのせる。

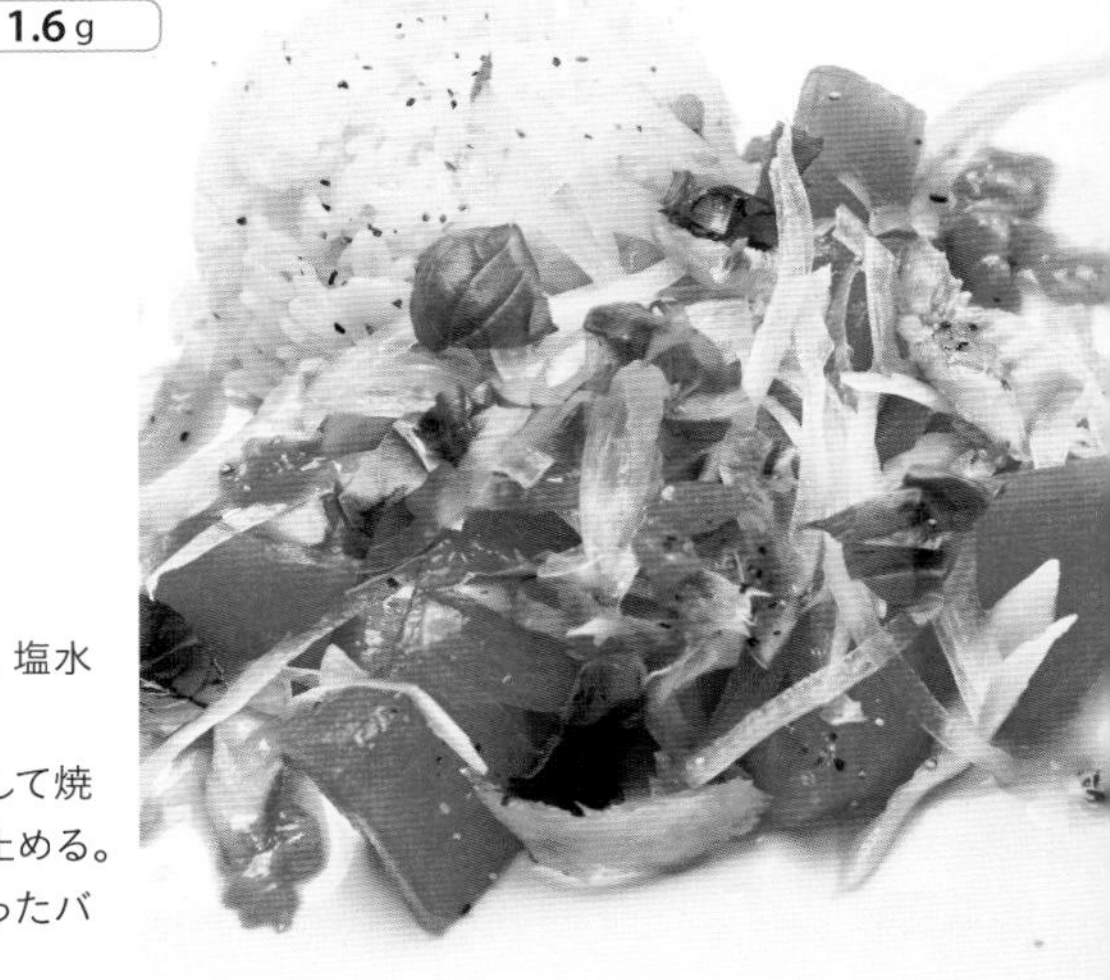

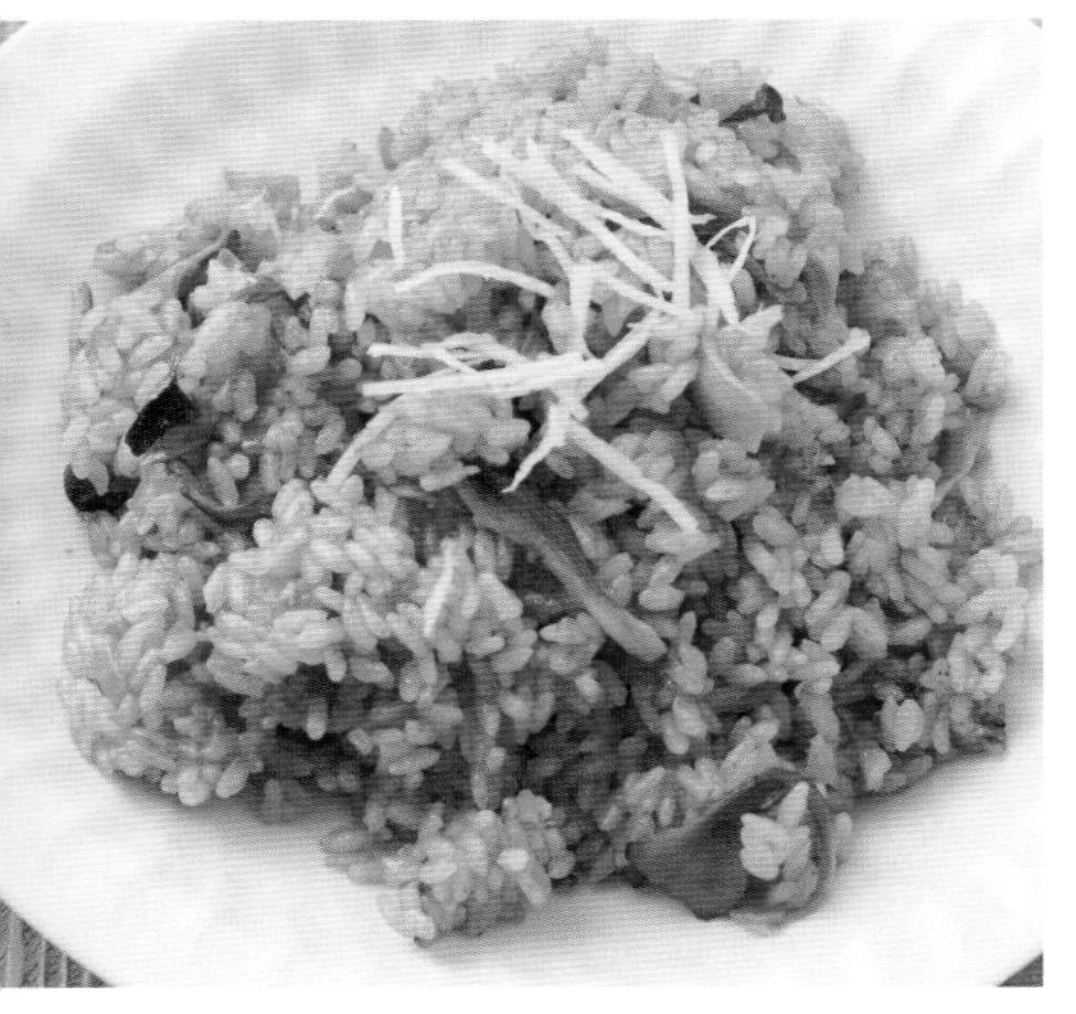

トマトペーストのうまみが
味の決め手

干ししいたけのジンジャーライス

エネルギー	349 kcal
糖質	63.3 g
食塩相当量	2.3 g

材料（2人分）

干ししいたけ…3枚
米…1合
ぬるま湯…カップ3/4
オリーブ油…大さじ1/2
A たまねぎ（みじん切り）…1/4個分
　しょうが（みじん切り）
　　…1かけ分
B トマトペースト…大さじ1/2
　酒…カップ1/4
　しょうゆ…大さじ1
　塩…小さじ1/3

作り方

1 干ししいたけは分量のぬるま湯につけて戻し、水けをきって細かく刻む。戻し汁はとっておく。
2 フライパンにオリーブ油を熱し、Aを炒めて香りが立ったところにBを加える。煮立ったら火を止め、1の干ししいたけを加えて冷まし、具と煮汁に分ける。
3 2の煮汁に1の戻し汁を合わせてカップ1にする。
4 炊飯器に研いだ米と2の具を入れ、3を注ぎ炊く。

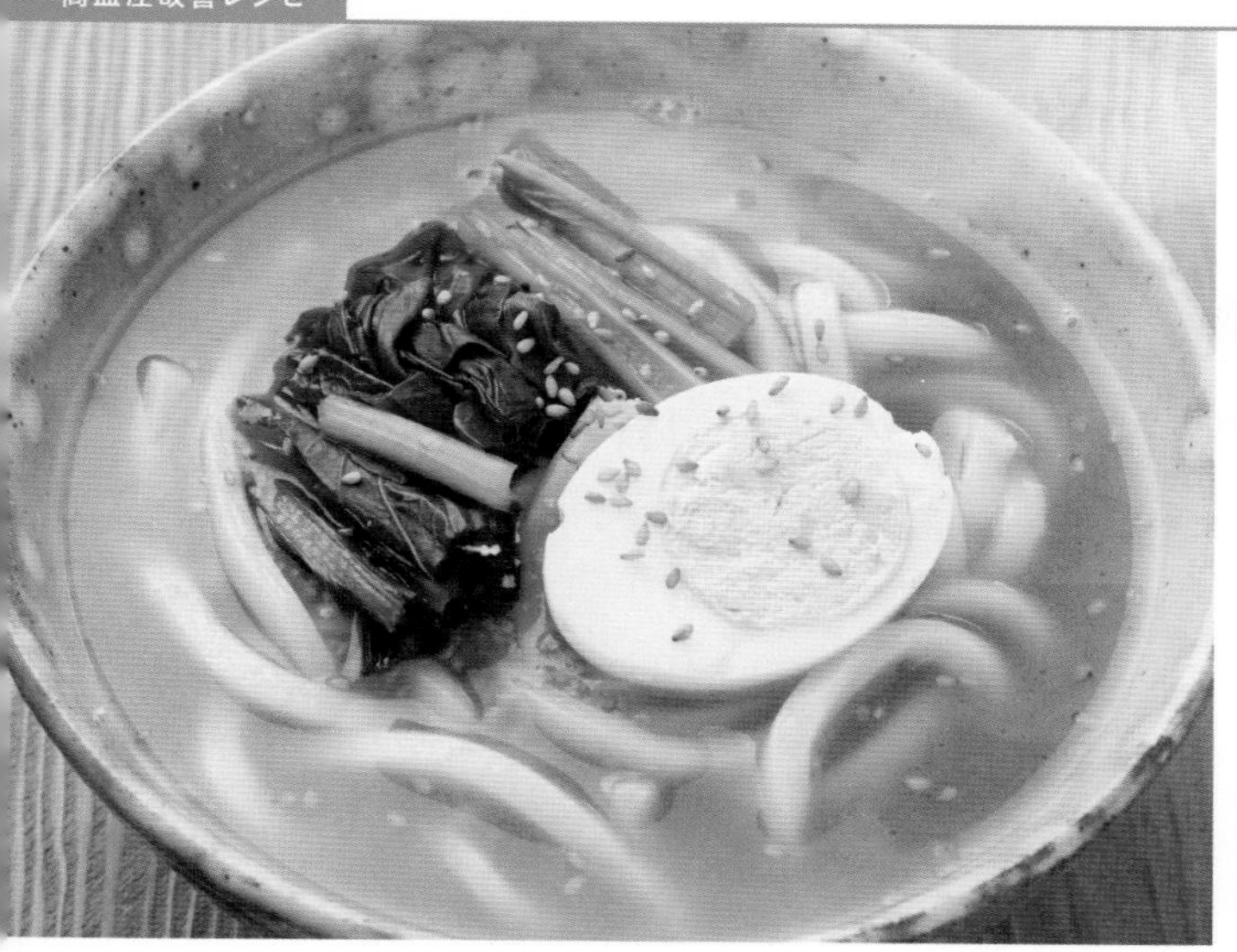

練りごまのコクがおいしい

簡単練りごま汁うどん

エネルギー	369 kcal
糖質	46.8 g
食塩相当量	3.9 g

※ 塩分が多いので、汁は残して

材料（1人分）

うどん…1玉
白練りごま…各大さじ3
しょうゆ…大さじ1
酒…大さじ 2
塩・こしょう…各適量
だし…カップ2

作り方

1 だしを火にかけて沸騰させ、練りごま、しょうゆ、酒を加えて、塩、こしょうで味を調える。
2 うどんを袋の表示どおりにゆでて器に盛り、1をかける。好みでゆで卵や青菜（分量外）をトッピングする。

トマトに含まれるカリウムが塩分の排出を促す

トマトラーメン

エネルギー	307 kcal
糖質	41.6 g
食塩相当量	3.1 g

※ 塩分が多いので、汁は残して

材料（2人分）

インスタントラーメン（しょうゆ味）…2人分
トマト（中玉）…4個
長ねぎ…1/3本
チャーシュー…適量

作り方

1 トマトは半分に切る。ねぎは小口切りにする。
2 インスタントラーメンは表示通りに作り、途中でトマトを加えて軽く煮る。
3 器に盛り、チャーシュー、長ねぎをのせる。

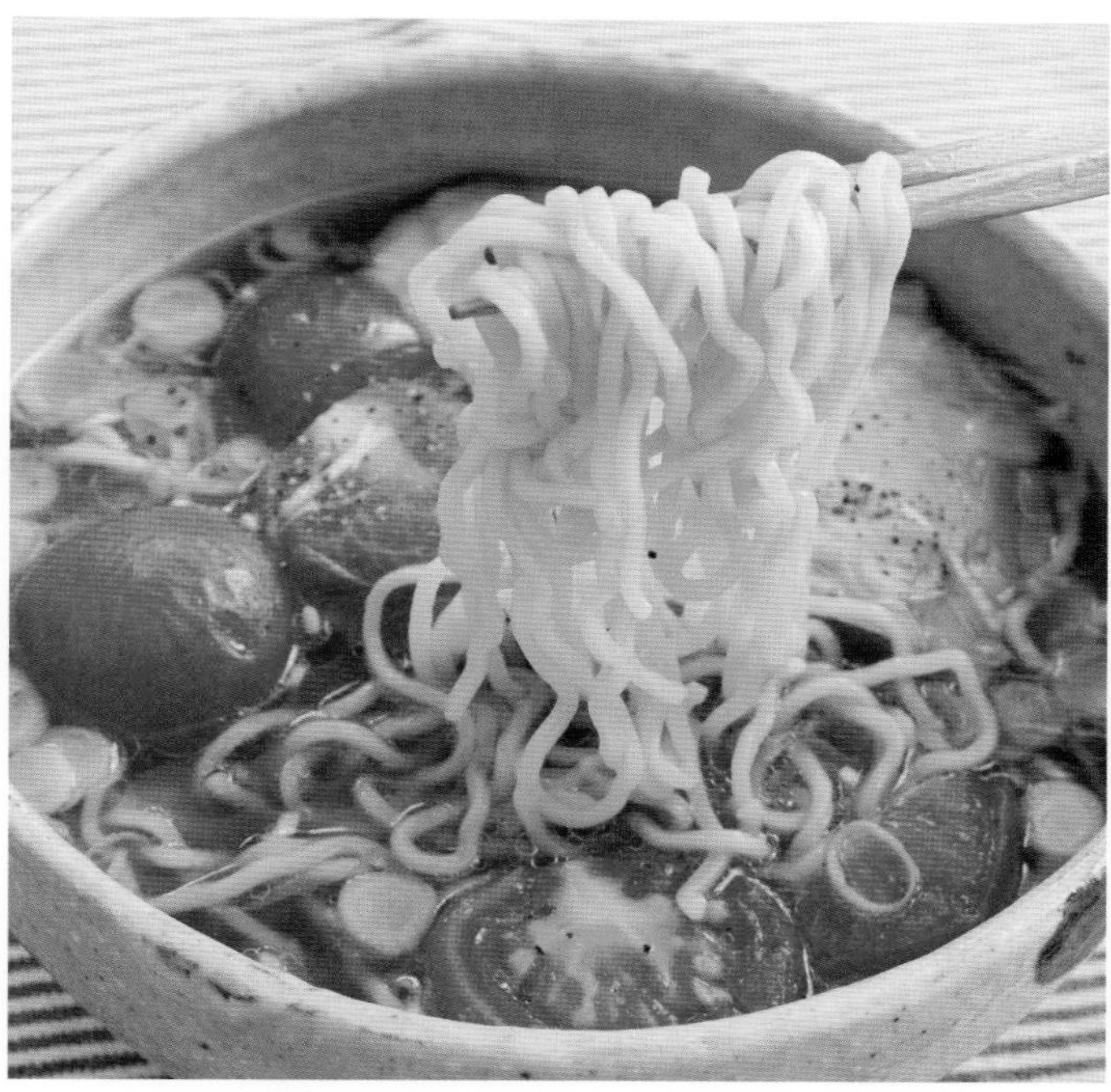

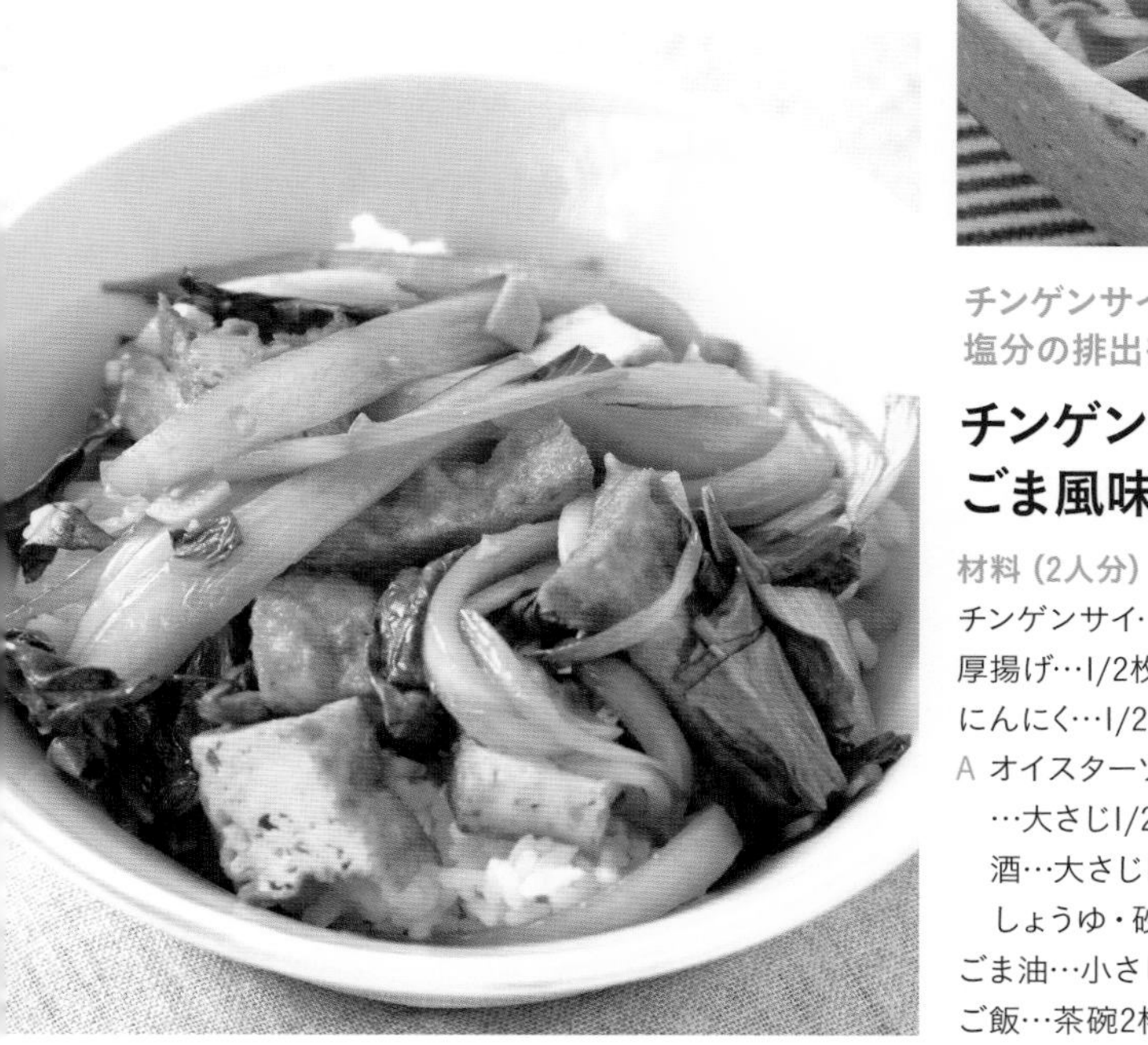

チンゲンサイには塩分の排出を促すカリウムが豊富

チンゲンサイと厚揚げのごま風味丼

エネルギー	358 kcal
糖質	57.7 g
食塩相当量	0.7 g

材料（2人分）

チンゲンサイ…1株
厚揚げ…1/2枚
にんにく…1/2かけ
A オイスターソース
　…大さじ1/2
　酒…大さじ1
　しょうゆ・砂糖…各少量
ごま油…小さじ1/2
ご飯…茶碗2杯分

作り方

1 チンゲンサイは、食べやすい大きさに、にんにくはみじん切り、厚揚げはひと口大に切る。
2 フライパンにごま油を熱し、にんにくを香りよく炒める。チンゲンサイと厚揚げを加えてひと炒めし、Aをまわし入れてふたをし、弱火で2、3分蒸し焼きにする。
3 器に盛ったご飯にのせる。

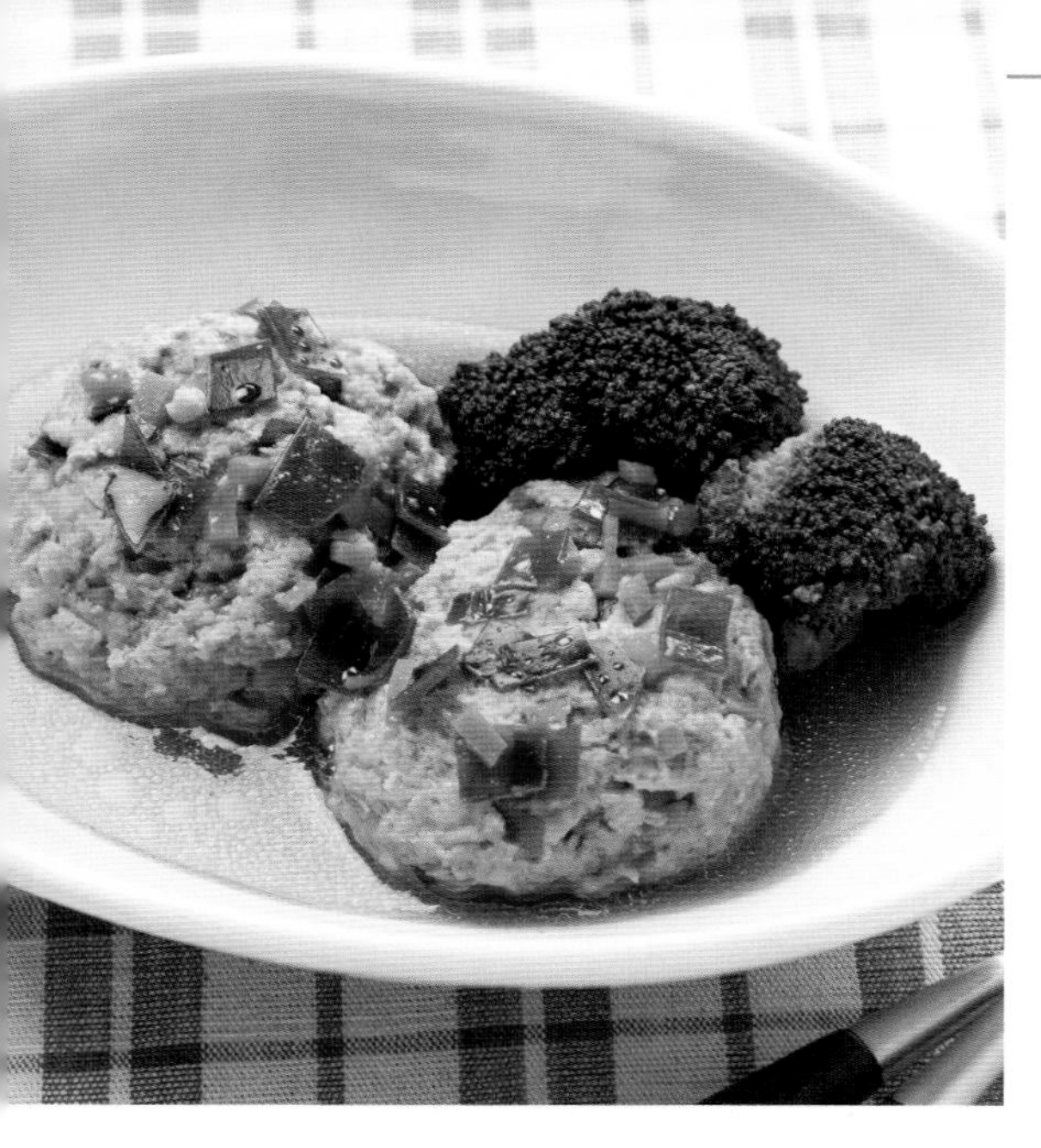

昆布のうまみを生かして
あっさりとした味付けに

昆布の煮込みハンバーグ

エネルギー	378 kcal
糖質	12.8 g
食塩相当量	2.2 g

材料（2人分）

昆布…15cm
水…カップ1と1/2
豚ひき肉…200g
にんじん…約1/3本
A こしょう…少々
　酒…大さじ2
　塩…小さじ1/3
　食パン…1枚（細かく刻む）
　サラダ油…大さじ1
しょうゆ…大さじ1/2

作り方

1 昆布は2cm幅に切り、分量の水とともに鍋に入れて20分置く。にんじんは粗みじん切りにする。
2 ボウルにひき肉と1のにんじんを入れ、Aを表記の順に入れてその都度よく混ぜ合わせ、4等分にしてだ円形に成形する。
3 1の鍋を火にかけて15分煮、2を加えてさらに20分ほど煮たらしょうゆで味を調える。好みでゆでたブロッコリー（分量外）を添える。

かぼちゃの甘みと
トマトのうまみは相性抜群！

かぼちゃとトマトのじゃこ煮

エネルギー	139 kcal
糖質	18.1 g
食塩相当量	2.6 g

材料（2人分）

かぼちゃ…1/8個
ミニトマト…6個
ちりめんじゃこ…40g
水…カップ3/4
しょうゆ…大さじ1
みりん…大さじ2

作り方

1 かぼちゃはひと口大に切って面取りをする。
2 フライパンにすべての材料を入れ、ふたをして火にかける。沸騰したら弱火にして10分ほど煮る。かぼちゃがやわらかくなったら出来上がり。

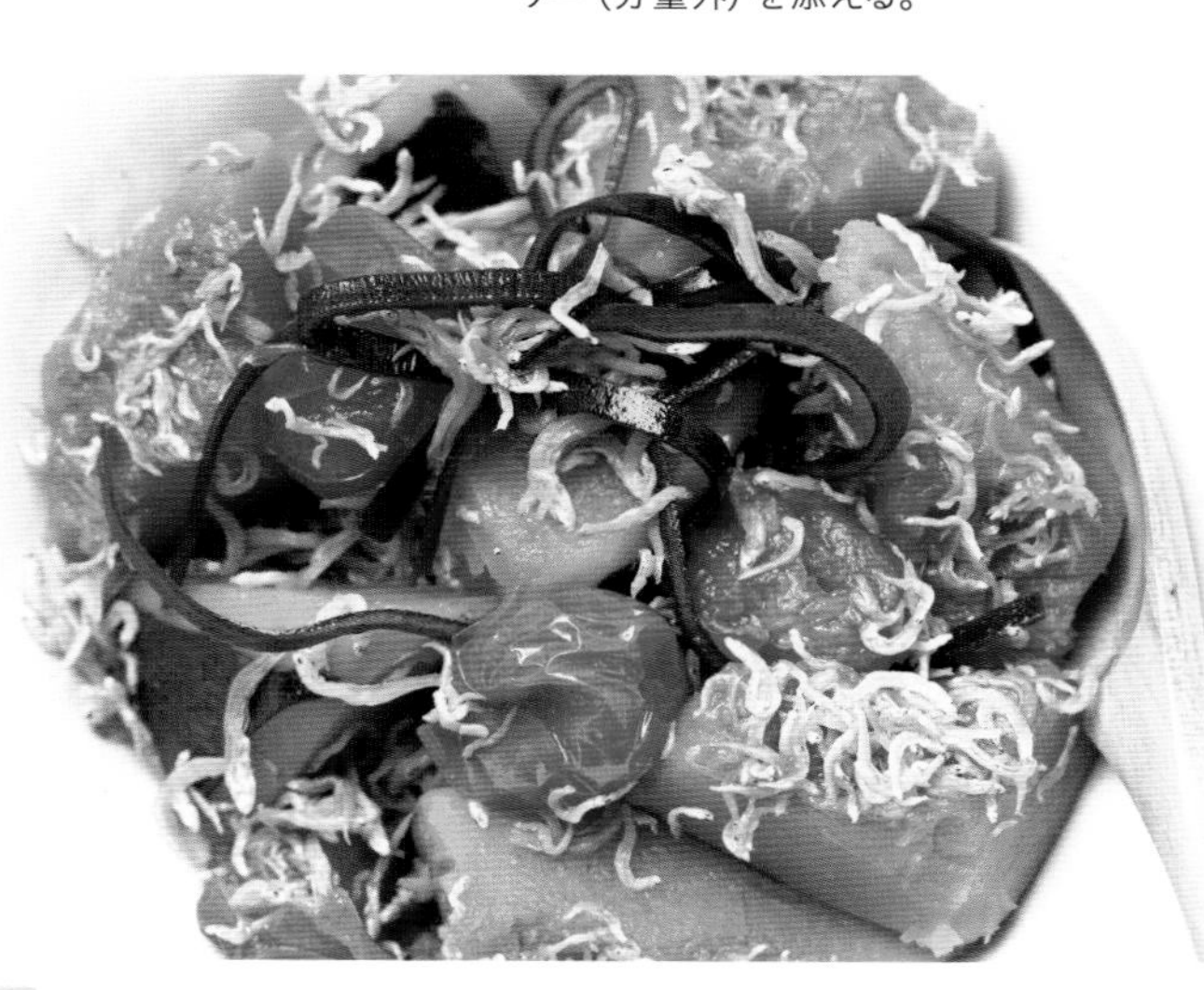

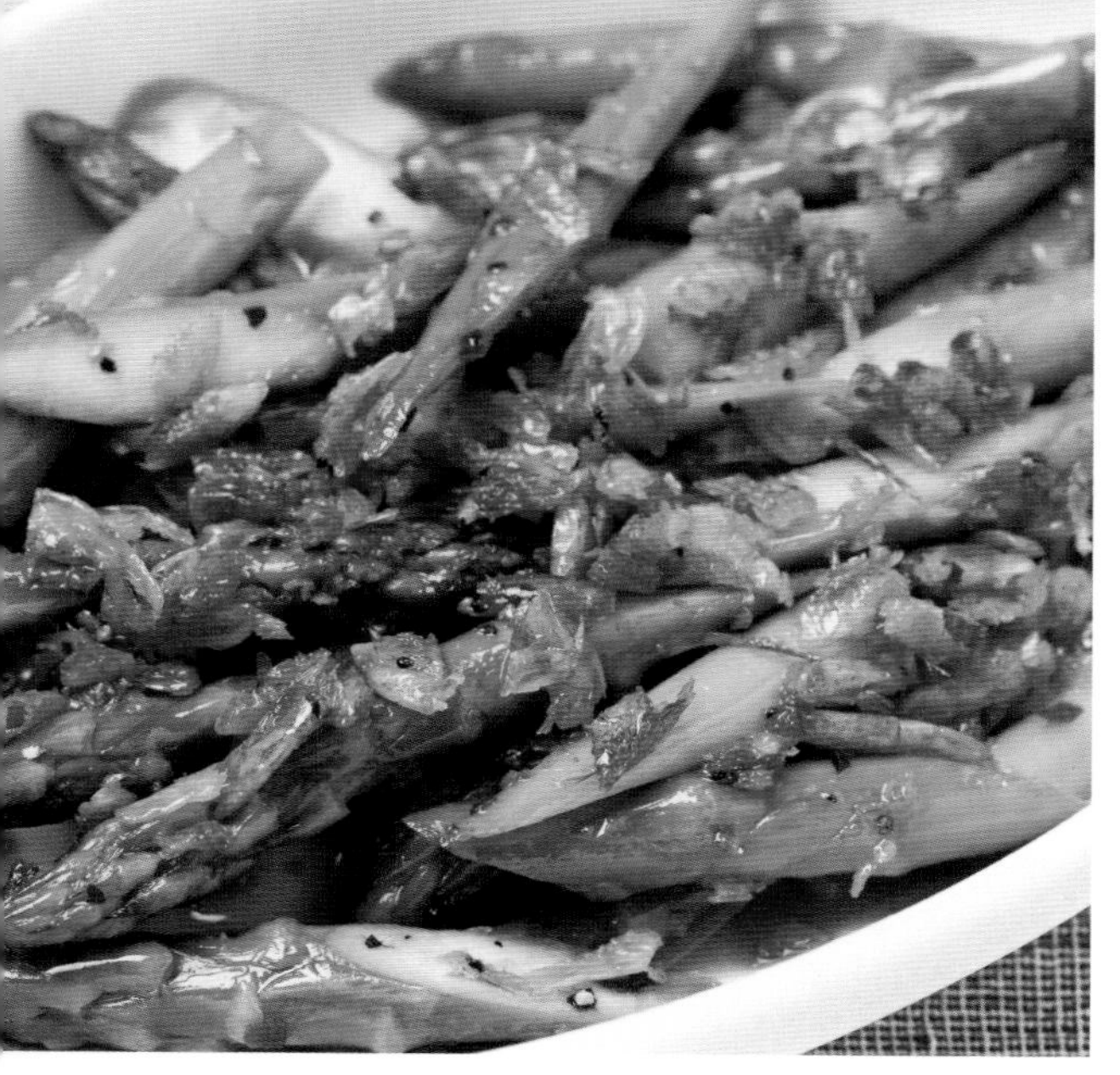

アスパラに含まれる
アスパラギン酸には
血圧を下げる働きが

干しえびとアスパラの炒めもの

エネルギー	129 kcal
糖質	1.9 g
食塩相当量	1.8 g

材料（2人分）

干しえび（乾燥）
　…大さじ3
アスパラガス…6本
A にんにくのみじん切り
　　…小さじ1/2
　ごま油…大さじ1と1/2
酒…大さじ1と1/2
B 塩…小さじ1/2
　こしょう…少々

作り方

1 干しえびは粗みじん切りにする。アスパラガスは根元を切り落とし、斜め切りにする。
2 フライパンにAを入れて、火にかけて香りが立ったら干しえびを加えてさっと炒め、アスパラガスを加えて色が変わるまで炒める。酒を加え、アルコールをとばし、Bで味を調える。

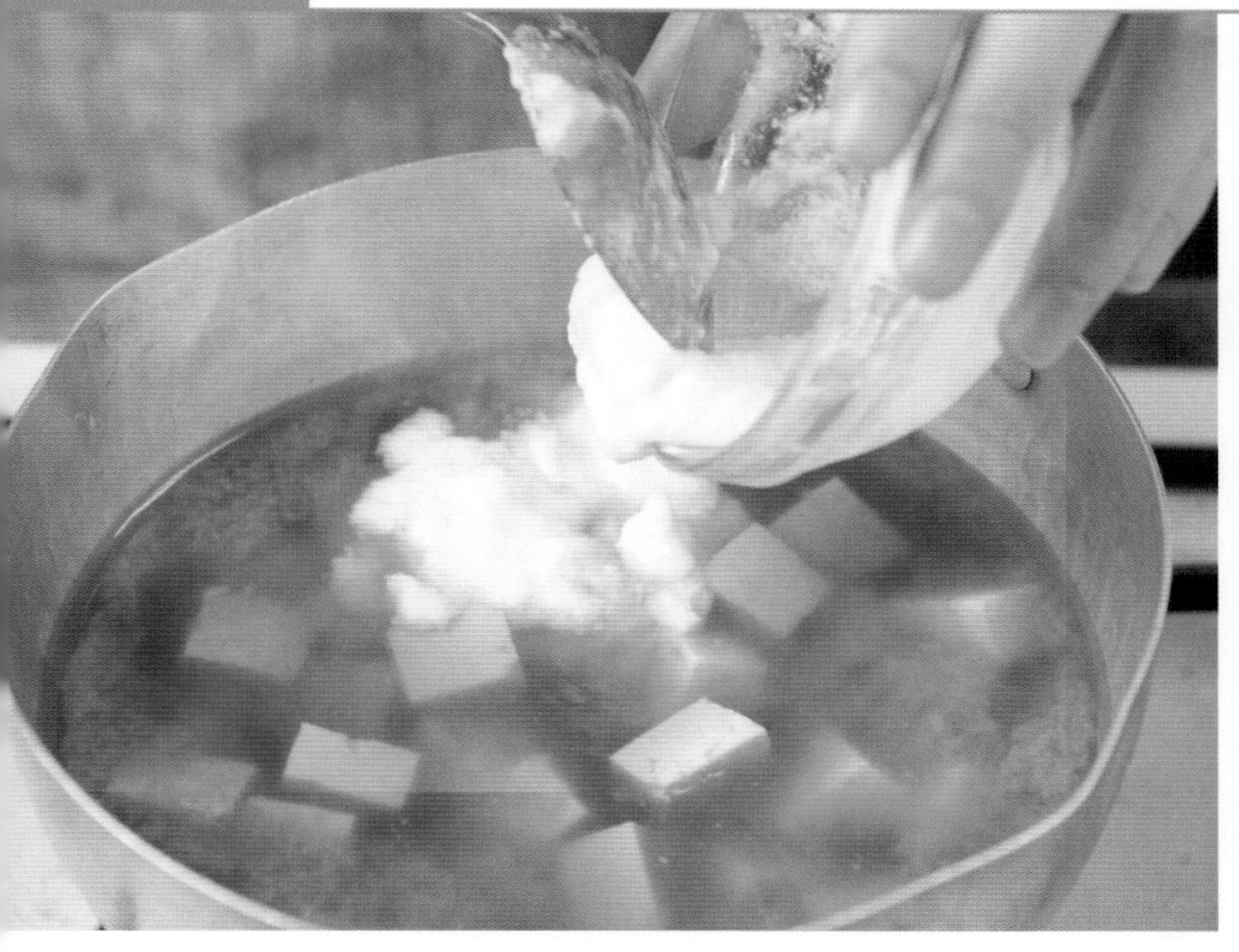

ヨーグルトの
コクと酸味で
塩分量を抑える

エネルギー	73 kcal
糖質	3.5 g
食塩相当量	1.2 g

ヨーグルトみそ汁

材料（2人分）
豆腐…1/2丁
だし…カップ1と1/2
みそ…大さじ1
プレーンヨーグルト…大さじ2
あさつき（小口切り）…適量

作り方
1 鍋にだしと角切りにした豆腐を入れて火にかけ、ひと煮立ちしたらみそとプレーンヨーグルトを加え、よく混ぜ合わせる。
2 器に盛ってあさつきを散らす。

青魚に含まれるDHA・EPAが
動脈硬化予防に役立つ

エネルギー	318 kcal
糖質	7.3 g
食塩相当量	1.8 g

さばとエリンギのみそ煮

材料（2人分）
さば（三枚におろす）…1尾分
エリンギ…2本
かたくり粉…小さじ1
赤とうがらし…2本
にんにく…1かけ
サラダ油…大さじ1
A みそ…大さじ1
　しょうゆ…小さじ1
　酒…カップ1/2

作り方
1 さばは1枚を2等分に切り、かたくり粉をまぶす。エリンギは乱切りにする。赤とうがらしは種を取り、粗くちぎる。にんにくはつぶす。
2 フライパンにサラダ油、にんにくを入れて火にかけ、香りが立ったら赤とうがらしを加えてさらに香りを出し、さばを入れて両面を焼く。エリンギを加えて炒め、混ぜ合わせたAを加えて煮立ったら弱火にし、ふたをして7〜8分煮る。

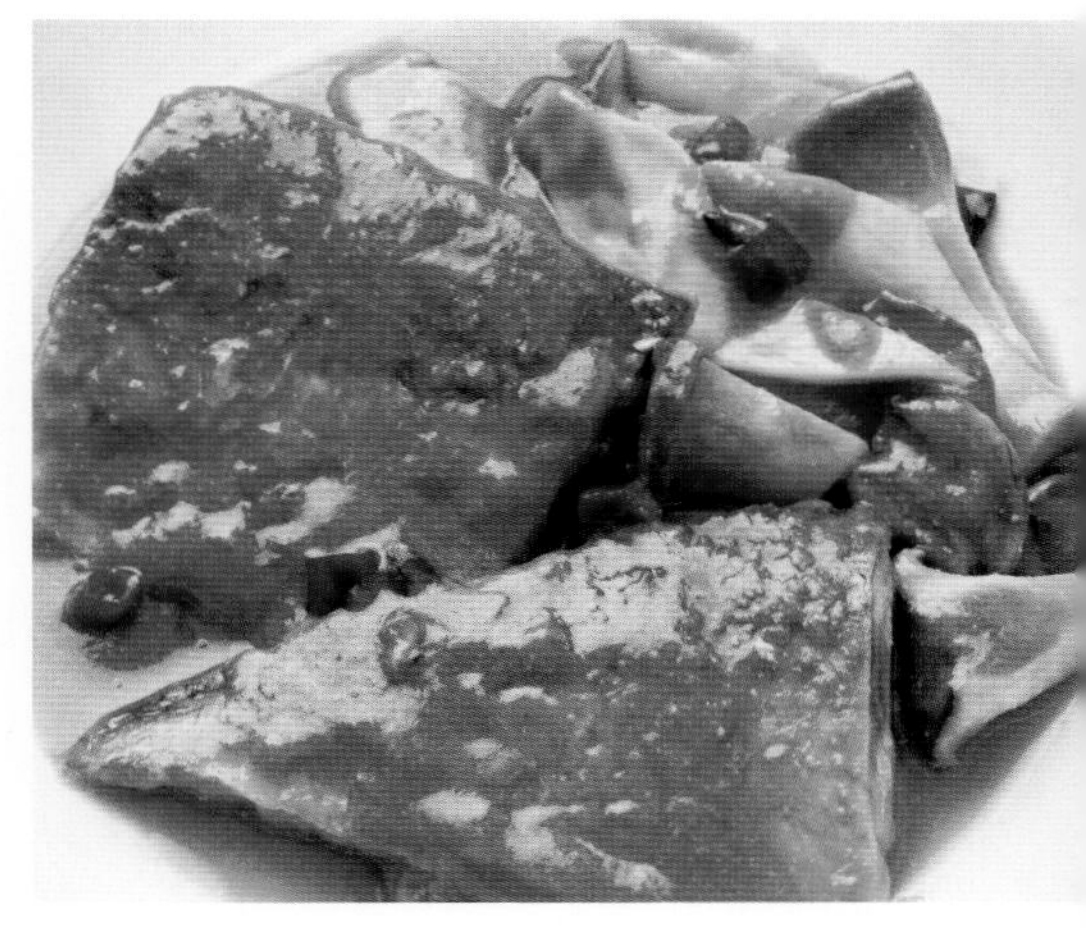

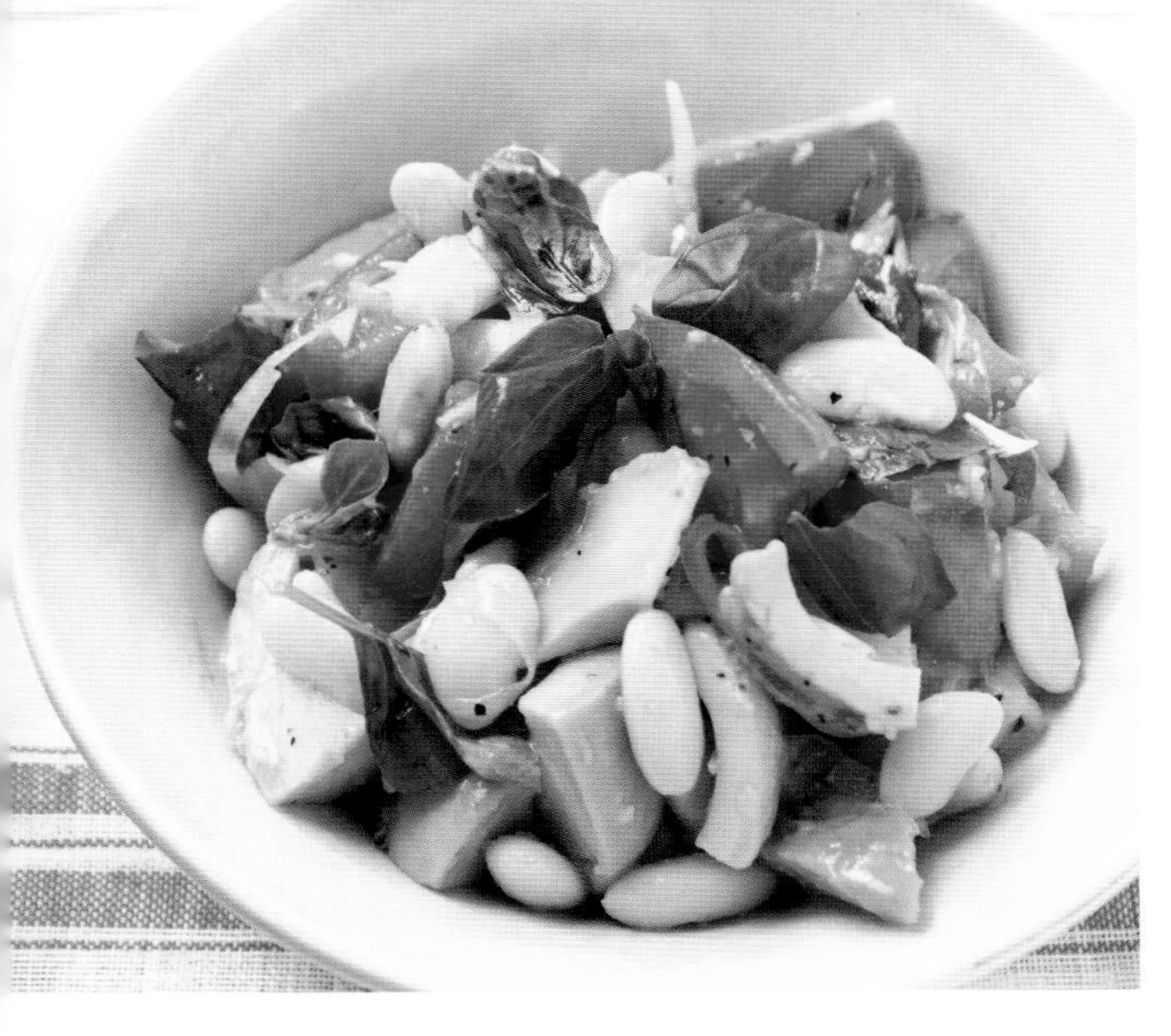

いんげんには
塩分の排出を促す
カリウムが豊富

エネルギー	372 kcal
糖質	14.0 g
食塩相当量	1.5 g

白いんげん豆の イタリアンサラダ

材料（2人分）
白いんげん豆（ゆで）…150g
アボカド…1個
トマト…1/2個
たまねぎ…1/4個
にんにく…1かけ
バジル…1枝
A レモンの搾り汁…1/2個分
　オリーブ油…大さじ2
　ホットペッパーソース…小さじ1
　塩…小さじ1/2
　こしょう…少々

作り方
1 アボカドとトマトはひと口大の乱切りにする。たまねぎは薄切りにして水にさらしておく。にんにくはすりおろす。バジルは葉を手でちぎる。
2 ボウルにAを入れてよく混ぜ、1と豆を加えて和える。

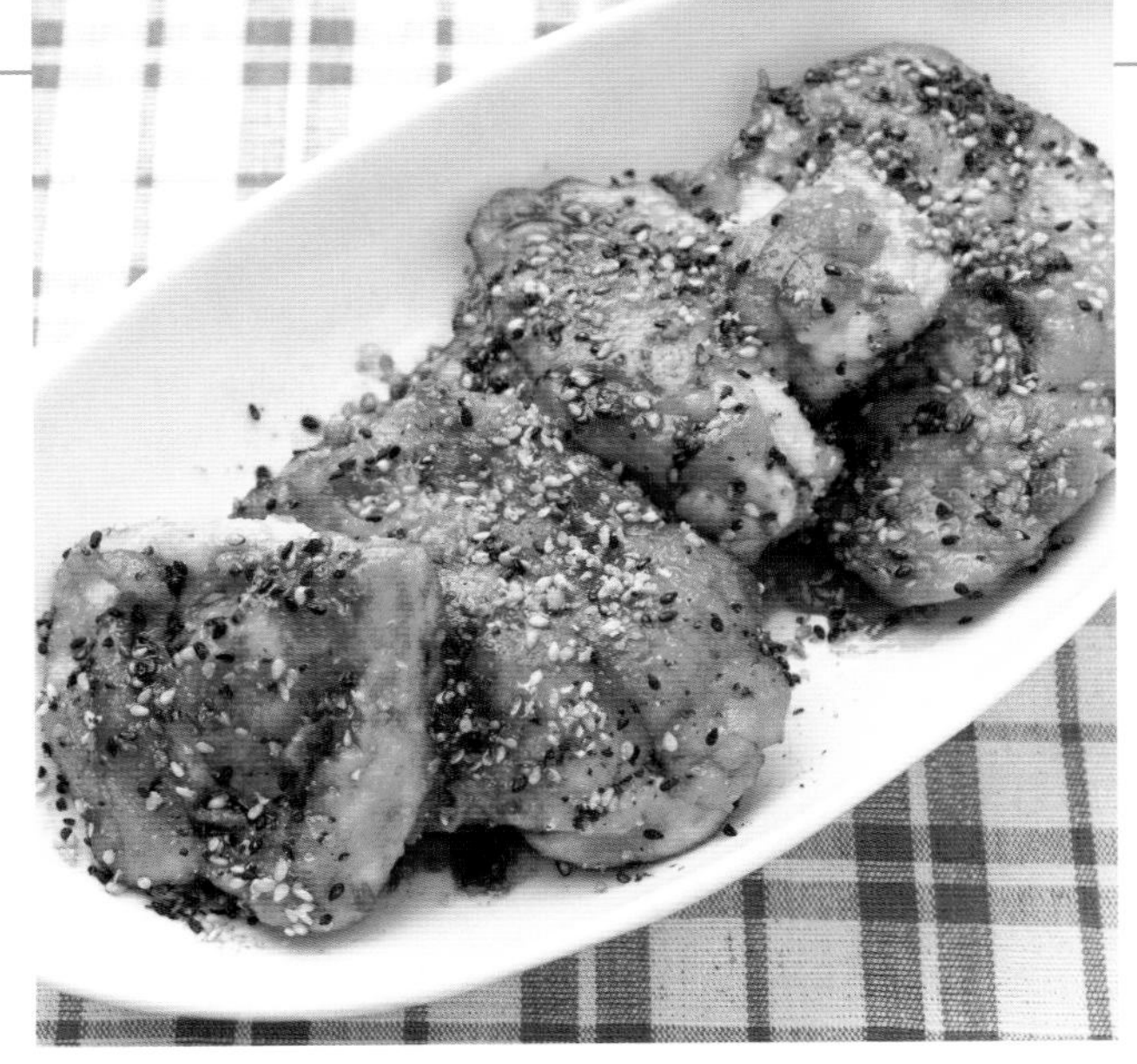

ごまの食感と香りで
食べごたえ抜群！

ごま照り焼き

エネルギー	288 kcal
糖質	5.3 g
食塩相当量	1.1 g

材料（2人分）

すりごま(白・黒)…各5g
鶏むね肉…1枚
塩…少々
小麦粉…適量
サラダ油…適量
A 黒酢…大さじ1
　みりん…大さじ1/2
　しょうゆ…小さじ1/2

作り方

1 鶏肉は食べやすい大きさのそぎ切りにして、塩をもみ込んだら小麦粉をまぶす。
2 フライパンにサラダ油を熱し、1をこんがりと焼き、混ぜ合わせたAに入れてよく絡め、ごまをたっぷりと全体にまぶす。

塩分を気にせず
汁ごとたっぷり
楽しめる

トマト鍋

エネルギー	412 kcal
糖質	28.4 g
食塩相当量	3.1 g

材料（2人分）

トマトソース（市販品）…カップ3
白ワイン（なければ水）…カップ1/2
しいたけ…4個
まいたけ…1/2パック
豚ばら肉…100g
あさり（殻つき）…200g

作り方

トマトソースと白ワインを土鍋に入れ、具材を加えて中火で煮る。ソースごと食べる。

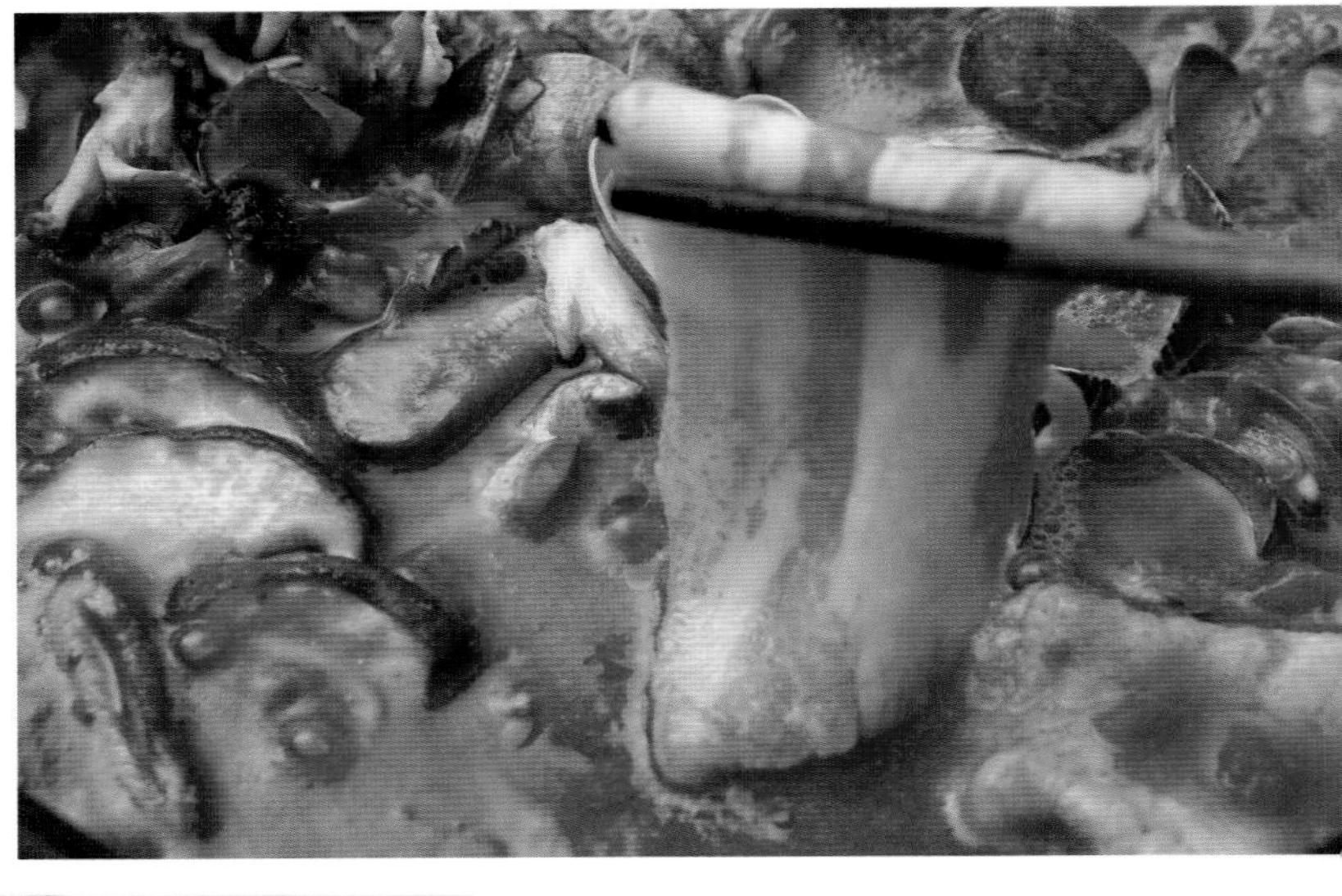

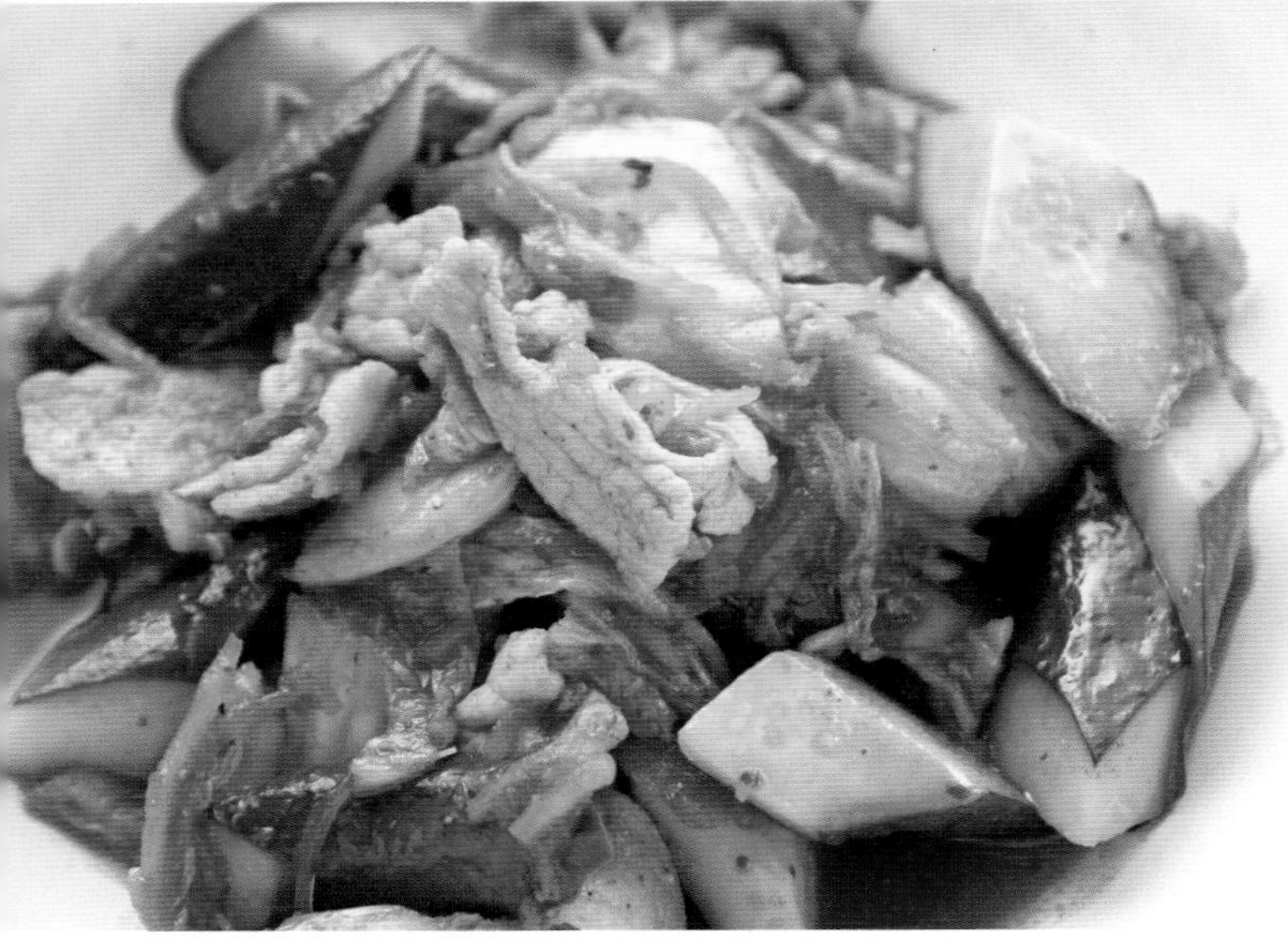

キムチの酸味と辛みで
味付けをするから
塩分控えめ

きゅうりと豚のキムチ炒め

エネルギー	251 kcal
糖質	5.6 g
食塩相当量	1.5 g

材料（2人分）

きゅうり…2本
豚肉（薄切り）…100g
塩・こしょう…各少々
キムチ…120〜140g
ごま油…少々
しょうゆ・みりん…各少々

作り方

1 きゅうりは大きめの乱切りにする。豚肉に塩、こしょうをふる。
2 フライパンにごま油を熱し、豚肉を炒める。火が通ったらキムチを加え、しょうゆ、みりんで調味する。
3 2にきゅうりを加え、手早く炒める。

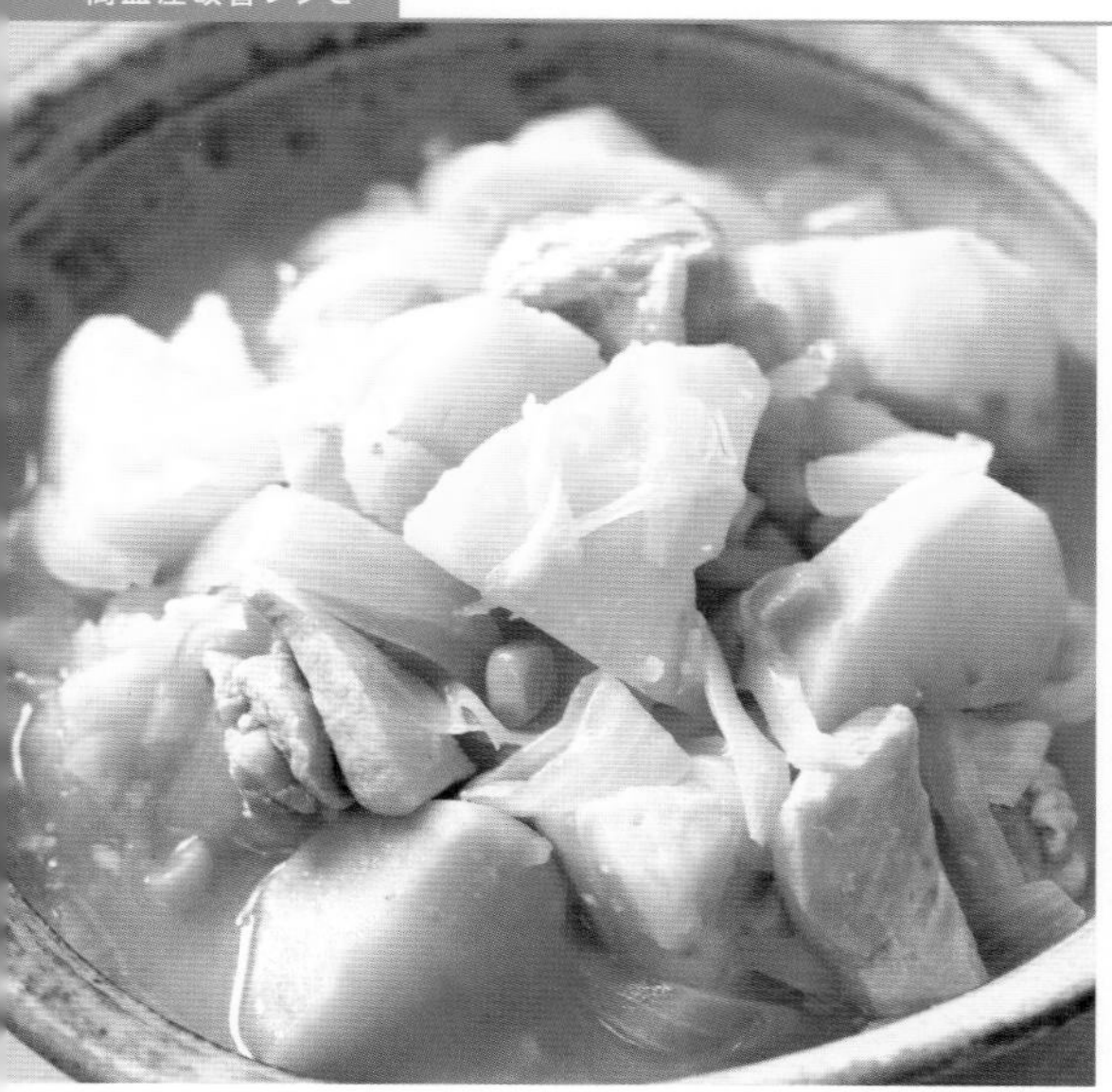

みそはしょうゆよりも少ない塩分で
満足感が得られる

みそ肉じゃが

エネルギー	330 kcal
糖質	33.9 g
食塩相当量	2.8 g

材料（2人分）

鶏もも肉…100g
じゃがいも…2〜3個
とうもろこし（缶詰）…大さじ2
たまねぎ…1個
バター…大さじ1
みそ…大さじ2
水…カップ3/4
顆粒コンソメスープの素…小さじ1/2
こしょう（白）…少々

作り方

1 じゃがいもと鶏肉はひと口大に、たまねぎは1cm幅に切る。
2 鍋にバターとたまねぎを入れて中火で炒め、鶏肉、じゃがいもを加えてさらに炒める。
3 全体がなじんだら、水とコンソメスープの素を加え、強火で煮る。煮立ったらアクをすくってみそを加え、ふたをして10分ほど煮る。
4 じゃがいもがやわらかくなったらとうもろこしを加え、こしょうをふる。

スパイスの香りを生かして
塩分を抑える

ブロッコリーと鶏肉のサブジ

エネルギー	212 kcal
糖質	1.1 g
食塩相当量	1.2 g

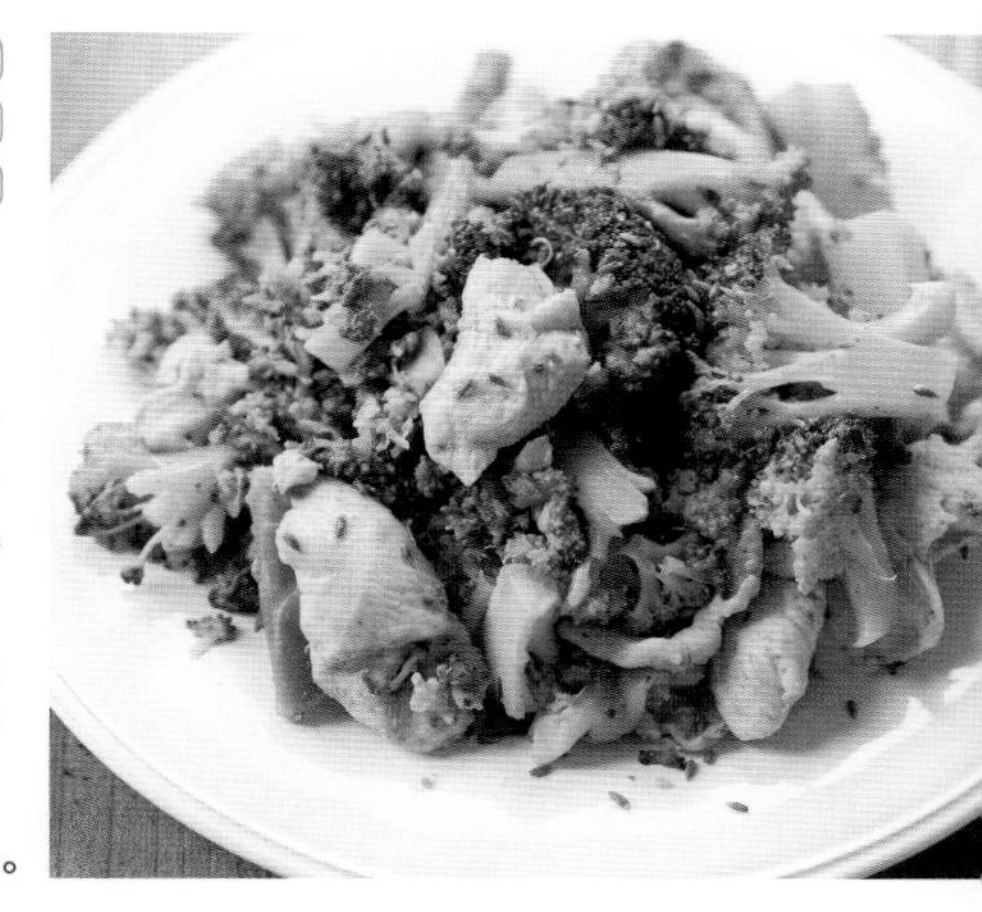

材料（2人分）

ブロッコリー（小房に分ける）…1株
鶏むね肉（皮を除く）
…250〜300g（大1枚）
クミンシード…小さじ1/2
コリアンダーパウダー…小さじ1
ガラムマサラ…大さじ1/2
塩…小さじ1/2
白ワイン…カップ1/4
オリーブ油…小さじ1/2

作り方

1 鶏肉は塩をすり込み、ひと口大に切る。
2 フライパンにオリーブ油を熱してクミンシードを入れ、香りが立ったら、1とブロッコリー、コリアンダーパウダーを加えて炒める。
3 鶏肉を一旦取り出してブロッコリーの上にのせるように並べ直す。白ワインを加えてふたをし、15分ほど蒸し焼きにする。
4 ガラムマサラを加え、全体を混ぜ合わせる。

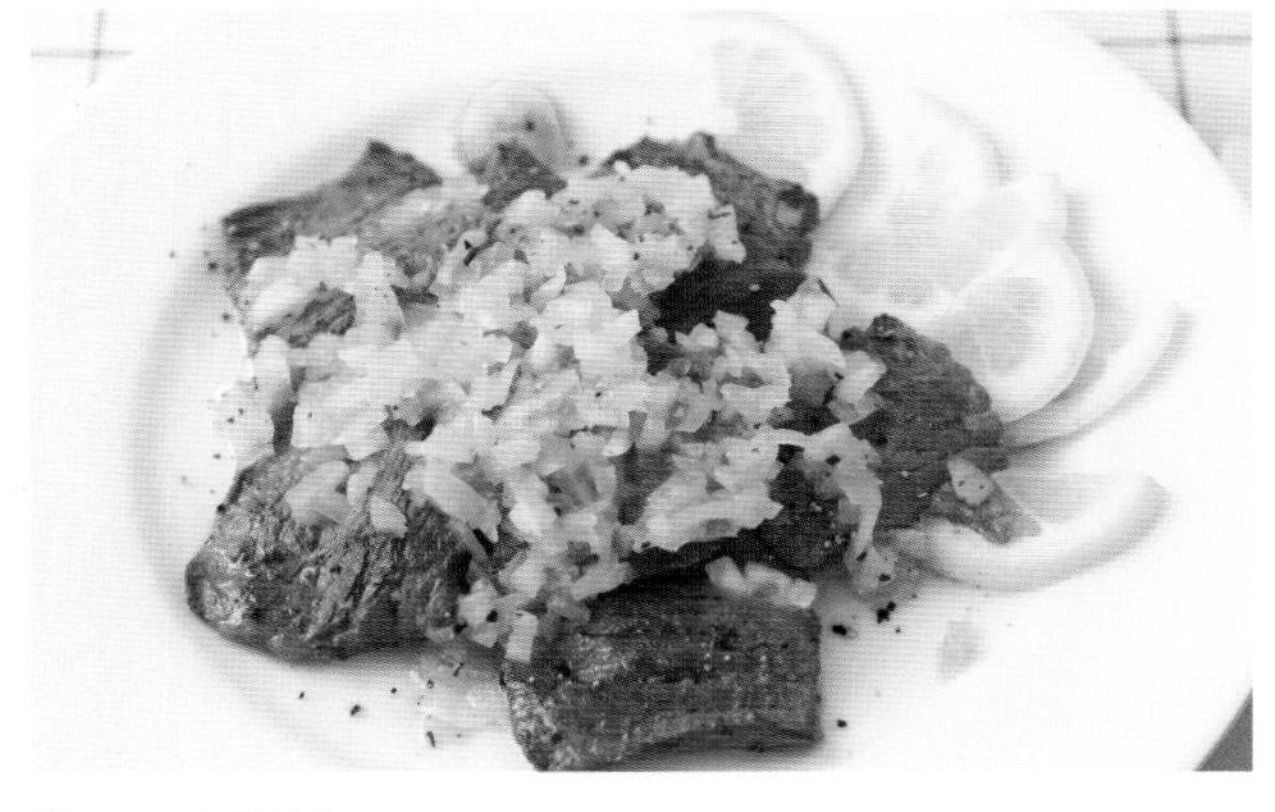

レモンの酸味が
牛肉のうまみを引き立てる

牛肉の塩レモンステーキ

エネルギー	491 kcal
糖質	2.4 g
食塩相当量	3.0 g

材料（2人分）

牛ハラミ肉…200g
〈塩レモン〉…小さじ1
こしょう…少々
にんにく…1/2かけ
サラダ油…大さじ1
A〈塩レモン〉…大さじ1/2
　たまねぎ…1/6個
　しょうゆ…小さじ1
粗びき黒こしょう…少々
レモン（薄切り）…適量

作り方

1 牛肉にみじん切りにした〈塩レモン〉をまぶし、こしょうをふる。にんにくは薄切りに、Aのたまねぎはみじん切りにする。
2 フライパンにサラダ油とにんにくを入れて火にかけ、香りが立ったらにんにくを取り出す。
3 2に1の牛肉を入れ、両面を香ばしく焼く。
4 器に盛り、合わせたAをかけて粗びき黒こしょうをふり、レモンの薄切りを添える。

塩レモンの作り方

材料

レモン（無農薬でワックスのついていないもの）…大3個（約500g）
塩…50g（レモンの重量の10%）

作り方

レモンは皮をよく洗い、水けをふく。へたを切り落とし、8等分のくし形切りにする。殺菌した保存びんにレモンを入れる。塩を加え、冷暗所に置いて保存する。

リンパ

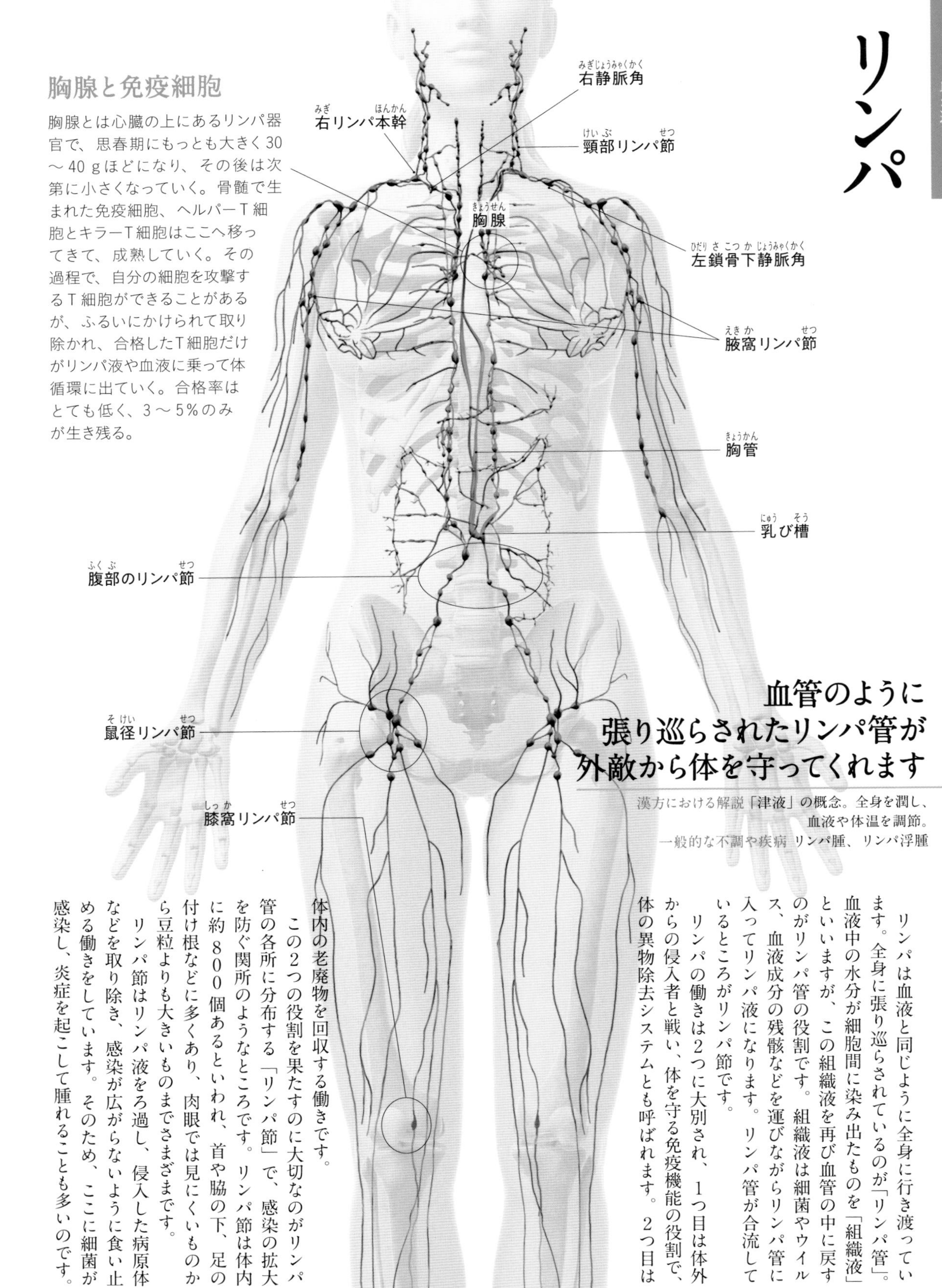

胸腺と免疫細胞

胸腺とは心臓の上にあるリンパ器官で、思春期にもっとも大きく30〜40ｇほどになり、その後は次第に小さくなっていく。骨髄で生まれた免疫細胞、ヘルパーＴ細胞とキラーＴ細胞はここへ移ってきて、成熟していく。その過程で、自分の細胞を攻撃するＴ細胞ができることがあるが、ふるいにかけられて取り除かれ、合格したT細胞だけがリンパ液や血液に乗って体循環に出ていく。合格率はとても低く、3〜5％のみが生き残る。

血管のように張り巡らされたリンパ管が外敵から体を守ってくれます

漢方における解説「津液」の概念。全身を潤し、血液や体温を調節。

一般的な不調や疾病 リンパ腫、リンパ浮腫

リンパは血液と同じように全身に行き渡っています。全身に張り巡らされているのが「リンパ管」。血液中の水分が細胞間に染み出たものを「組織液」といいますが、この組織液を再び血管の中に戻すのがリンパ管の役割です。組織液は細菌やウイルス、血液成分の残骸などを運びながらリンパ管に入ってリンパ液になります。リンパ管が合流しているところがリンパ節です。

リンパの働きは2つに大別され、1つ目は体外からの侵入者と戦い、体を守る免疫機能の役割で、体の異物除去システムとも呼ばれます。2つ目は体内の老廃物を回収する働きです。

この2つの役割を果たすのに大切なのがリンパ管の各所に分布する「リンパ節」で、感染の拡大を防ぐ関所のようなところです。リンパ節は体内に約800個あるといわれ、首や脇の下、足の付け根などに多くあり、肉眼では見にくいものから豆粒よりも大きいものまでさまざまです。

リンパ節はリンパ液をろ過し、侵入した病原体などを取り除き、感染が広がらないように食い止める働きをしています。そのため、ここに細菌が感染し、炎症を起こして腫れることも多いのです。

細菌やウイルスの体内への侵入を防ぐ働きをしています

リンパ節は細菌やウイルスの体内への侵入を防ぐための最後の砦です。傷口から細菌やウイルスが侵入すると、白血球のうちリンパ球や好中球が戦い、感染の拡大を防いでくれます。

しかし、細菌やウイルスがリンパ球との戦いに勝った場合、さらに戦いながら、リンパ管内の奥へ奥へと侵入していきます。そして、リンパ節に到達すると、リンパ節が腫れて痛むのですが、それはここでリンパ球が細菌やウイルスと戦っているから。この戦いにリンパ球が敗れると、細菌やウイルスが全身に広がってしまいます。

体内に侵入した病原体をリンパ球と好中球が退治すると、その後もリンパ球はこのときの病原体の抗原（免疫反応を引き起こす異物）を記憶し続け、新しく生まれてくるリンパ球にも伝達されます。このおかげで同じ病原体が再度侵入した場合は素早く発見して増殖する前に退治してくれるのです。はしかや水疱瘡など一度かかると、再びかからないのはこのためです。ただし、1回目が軽く済んでいて抗体（抗原を体外へ排除するためにつくられるたんぱく質の総称）が少ない場合は、まれに2度かかるケースもあります。

予防接種は病気にならない程度に微量の病原体を体内に入れたり（生ワクチン）、毒性のない病原体の成分だけを入れたりして（不活化ワクチン）抗体を作っておく方法です。

漢方 「津液」は全身を潤し、血液や体温を調節

体内に存在するすべての水液を総称して「津液」と呼ぶ。「津液」は人体を構成し、生命活動を維持するための基本物質のひとつ。リンパ液のほか、細胞液、唾液、胃液、汗、涙、尿なども含む。「津」は粘りがなくサラサラとした状態のもので、気血とともに全身を巡ることができる。主に皮膚や粘膜、筋肉、目、耳、鼻、口、肛門、陰部を流れている。一方、「液」は濃度があり、粘稠。流動性はなく、関節や骨髄、脳、臓腑などに溜まっている。

「津液」には体を潤すとともに栄養を与える作用と、血液の量や濃度を調整する作用、体温調節作用がある。「津液」が不足する「内燥」状態になると、肌や髪の乾燥や関節の不調などが起こりやすくなる。逆に、過剰になる「内湿」状態になると、むくみやめまい、吐き気などが起こる。さらに状態が進んで熱を帯びると「過湿」となり、多汗や肌荒れ、膀胱や大腸の異常などが起こることに。

おすすめ漢方薬

六味丸、五苓散、防已黄耆湯、木防已湯、牛車腎気丸／むくみ

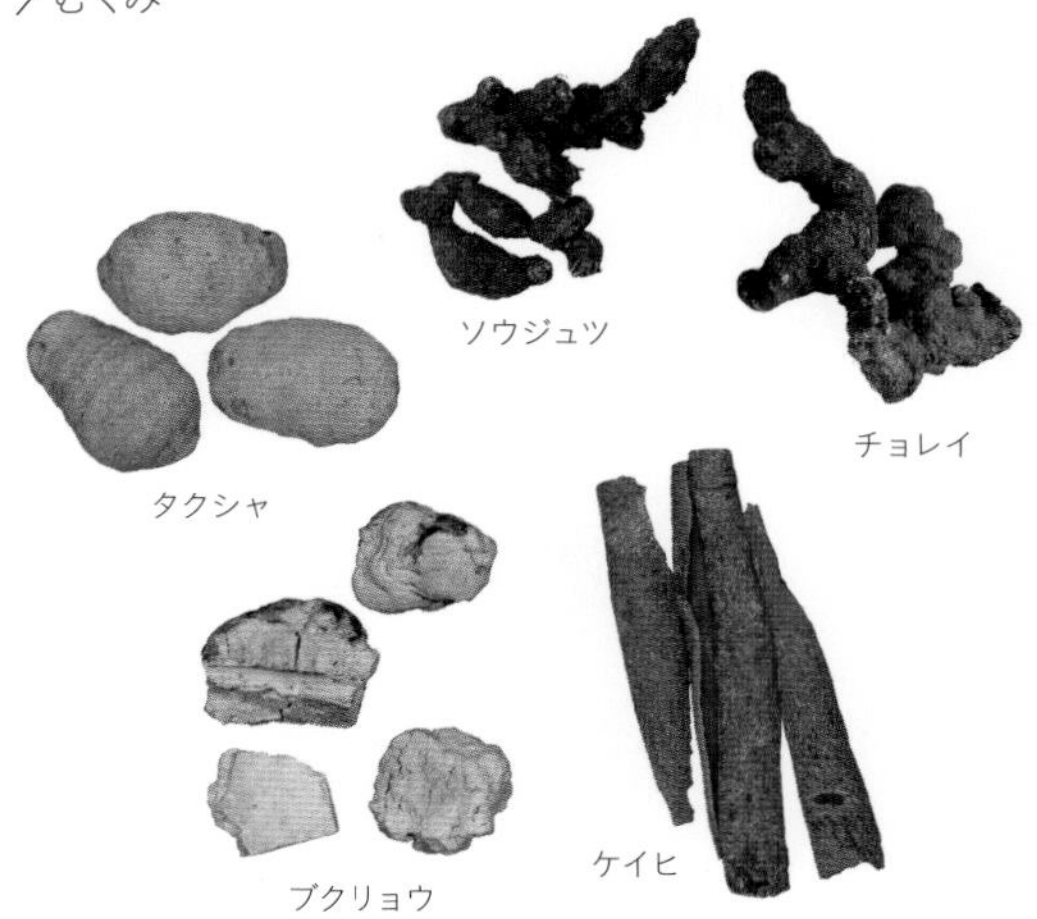

リンパドレナージュとは

リンパドレナージュとは、マッサージによってリンパ液の流れをよくすること。フランスやドイツの医療現場で行われてきた施術で、全身の機能バランスを整えることで自己治癒力を高めることを目的としています。ドレナージュとは耳慣れない言葉ですが、マッサージを意味します。体の老廃物を排出する働きを促すもので、むくみやたるみ、こりの改善に効果があるとされています。

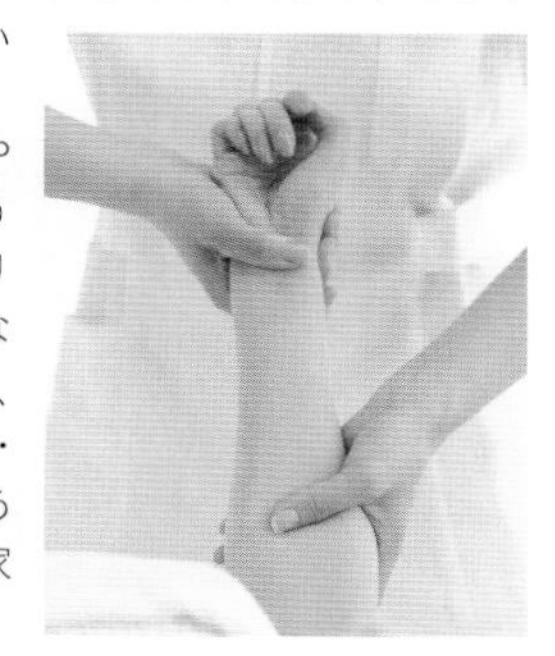

エステサロンなどで美容やリラクゼーションのために行う場合は、特に資格は必要ありません。一方、リンパ浮腫などの治療として行うためには、前提として医師・正看護師・理学療法士・作業療法士・あん摩マッサージ指圧師の国家資格が必要になります。

「むくみ」と「リンパ浮腫」の違い

立ち仕事や座りっぱなしなど1日中同じ姿勢でいると、夕方には足がむくみやすくなります。これは「起立性浮腫」といって女性に多い症状で、単なるむくみです。同じ姿勢でいるため血液の循環が悪くなり、むくむのですが、ほとんどは一晩寝れば治ります。日ごろからウォーキングなどでふくらはぎを鍛えておくと、むくみにくくなります。リンパ浮腫は、がんの治療や炎症などでリンパの流れが停滞し、腕や足がむくむ症状です。初期のリンパ浮腫は自覚症状が少ないので知らないうちに進行してしまうことがあります。少しでも違和感があるなら、早めに専門医を受診しましょう。

脾臓

古くなった赤血球を壊して血液の若さを保ちます

漢方における解説 漢方の「脾」に含まれる。

脾臓は握りこぶしぐらいの大きさで重さは約100gですが、加齢とともに萎縮します。腹部の左上、肋骨のすぐ下にあり、コーヒー豆に似た形をしていてスポンジのようにやわらかな臓器です。

脾臓は「赤脾髄」「白脾髄」の2種類の組織からできていて、赤脾髄には赤血球が集まっており、白脾髄にはリンパ球（94ページ参照）が集まっています。

赤脾髄は、赤血球を監視していて、古くなった赤血球を破壊し取り除きます。赤血球は酸素を全身の細胞に運ぶ働きをしていますが、その寿命は約4か月。古くなった赤血球は柔軟性が失われ、血管を通過することができなくなります。すると、赤脾髄は古い赤血球をろ過し、マクロファージによって処理させます。そして新たに生まれた赤血球を監視、また処理する、この繰り返しで血液の若さを保っているのです。

また、血小板を貯蔵する働きもあります。血小板はケガなどで出血したときに集まって傷口をふさぎ、止血しますが、赤脾髄は体内の血小板の3分の1を貯蔵できるといわれています。

一方、白脾髄は白血球の一部であるリンパ球を集めています。リンパ球はウイルスや細菌などの侵入から体を守ったり、特殊なたんぱく質を生成したりするなど、抗原に特異的に応答して反応する「免疫応答」という生体防御機構に関係しています。リンパ球の4分の1が集まっているといわれています。

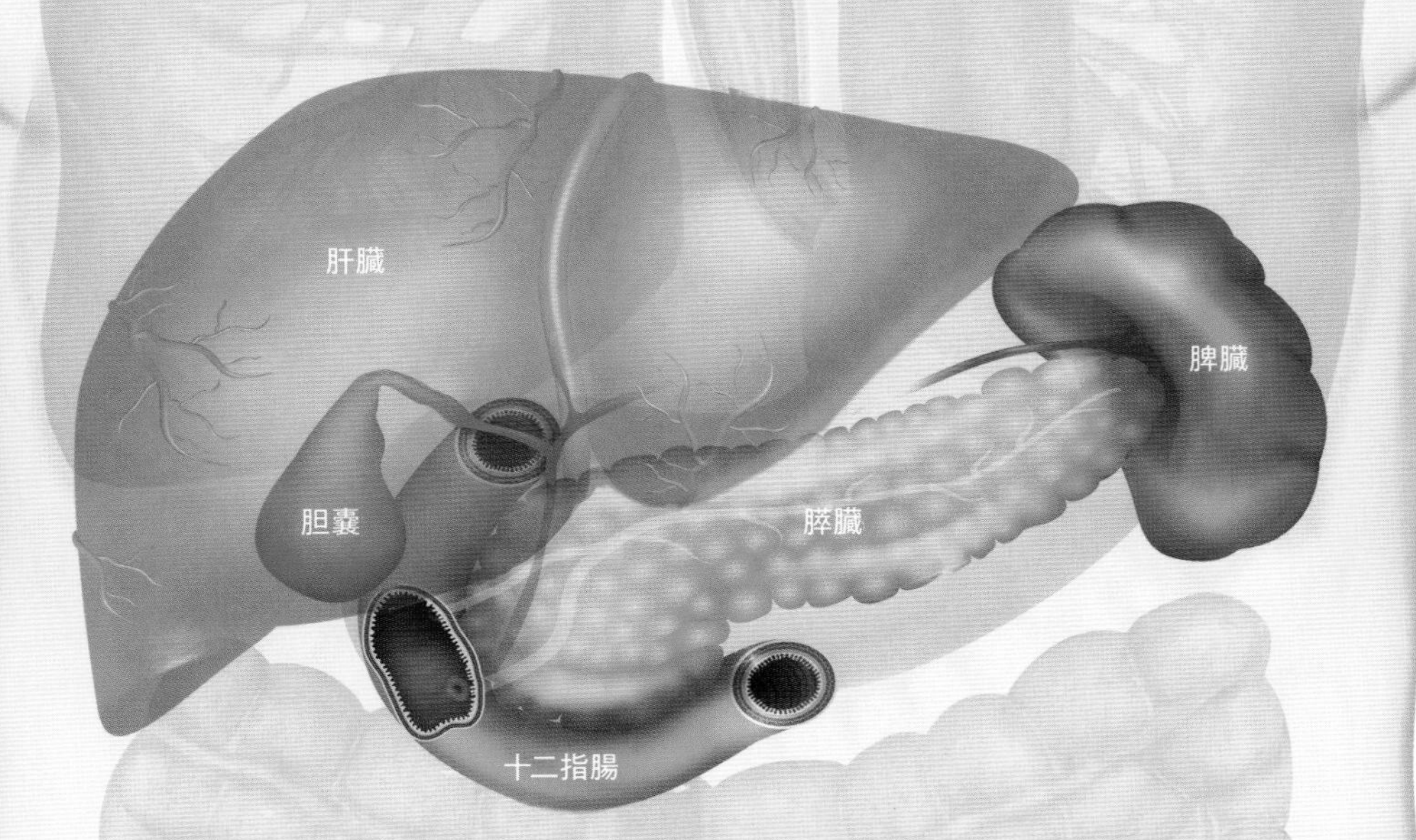

脾臓はやわらかい

脾臓は大変やわらかい臓器なので、胃のあたりを強打すると破裂するおそれがあります。事故などで脾臓が破裂すると、腹腔内で大出血が起こり、すぐに手術が必要となります。

腹部超音波検査

肝臓、胆道、膵臓、胆嚢、
脾臓、腎臓、大動脈の病気を調べる

腹部の皮膚表面に超音波を発信する装置を当てることで、多くの病気を発見できる。たとえば、肝臓、胆道、膵臓に腫瘍はないか、胆嚢には結石などがないかどうかを知ることができる。

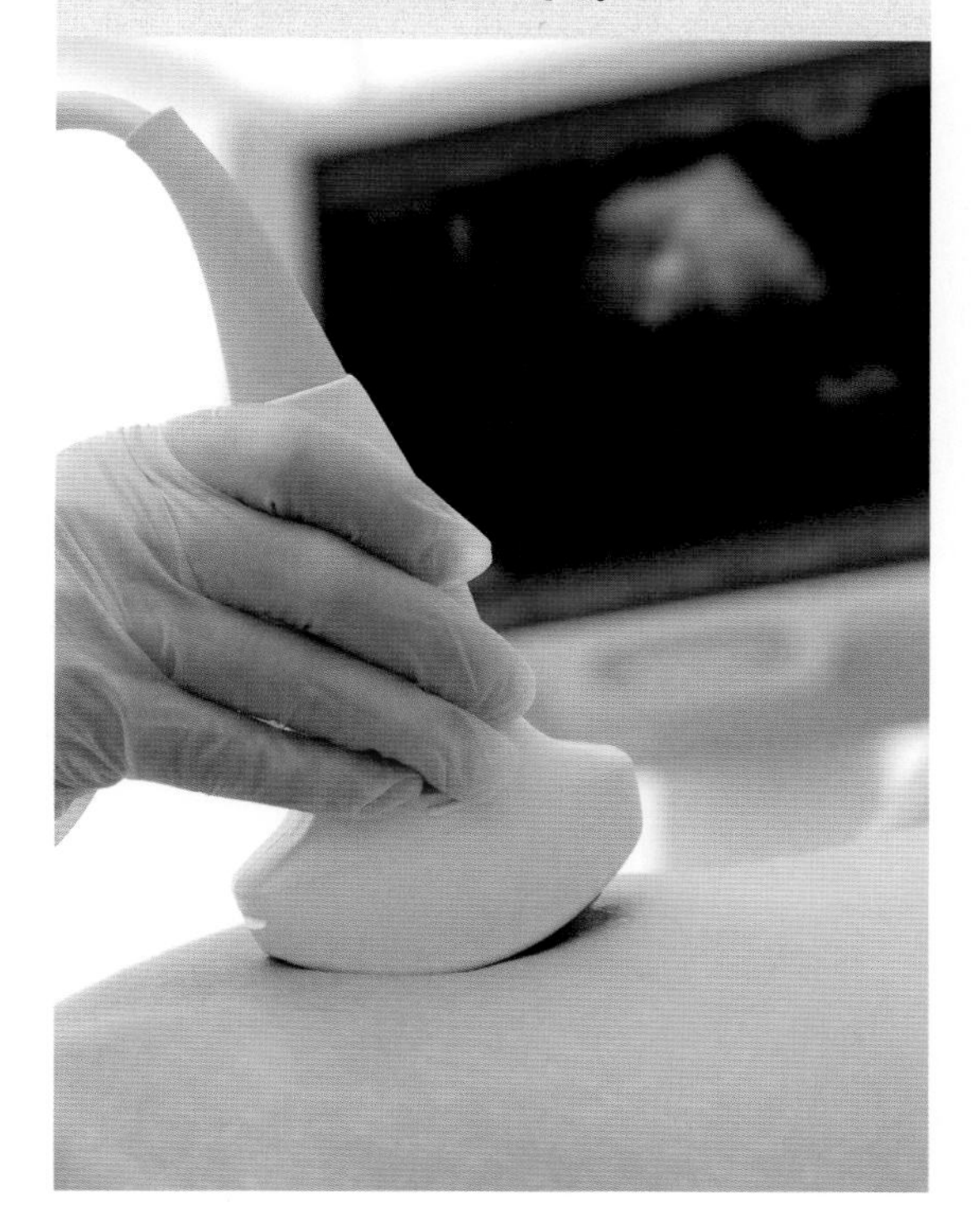

脾臓はなくなっても問題ない?

脾臓は、体の中でもっとも血管の多い臓器で、免疫や血液に関わる重要な役割を担っていますが、大人の場合は手術などで全摘出を行っても、大抵の場合は体に大きな不都合を生じることはありません。それは、骨髄をはじめとしたその他の臓器が、代わりに働いてくれるからです。ただし、大人でも重症感染症のリスクがあるため、摘出した場合はワクチン接種が推奨されています。

子どもの場合は、免疫機能の発達に脾臓が欠かせない存在となっているため、脾臓になんらかの疾患があっても全摘出せず、一部を温存するような工夫が必要となります。

脾臓の働きには解明されていない部分もあり、最近の研究では、がんに対する抗体を作り出す、逆に抗体を壊してしまうなど、さまざまな説が提唱され研究が行われています。

漢方　漢方では「脾」に含まれる

解剖生理学でいう脾臓にあたる臓器は漢方では存在せず、「脾」の一部に含まれていると解釈されている。

脾臓の構造

脾臓には脾動脈と脾静脈が通っています。心臓から脾臓へ血液を送るのが脾動脈。脾動脈は分岐すると、その一部が「脾洞」を通って脾静脈となり、脾静脈を流れる血液は門脈を通って肝臓へ運ばれます。

動脈と静脈の間に「脾洞」という特殊な毛細血管があります。この毛細血管は、古くなった赤血球に含まれるヘモグロビンの中から鉄分を取り出し、骨髄に送ります。鉄分は新しい赤血球を作るために使われています。また、脾臓でヘモグロビンの一部をビリルビンという物質に変えて、肝臓に送ります。ビリルビンは肝臓でグルクロン酸という物質と結合し、胆管を通り便の中へ排泄されます。

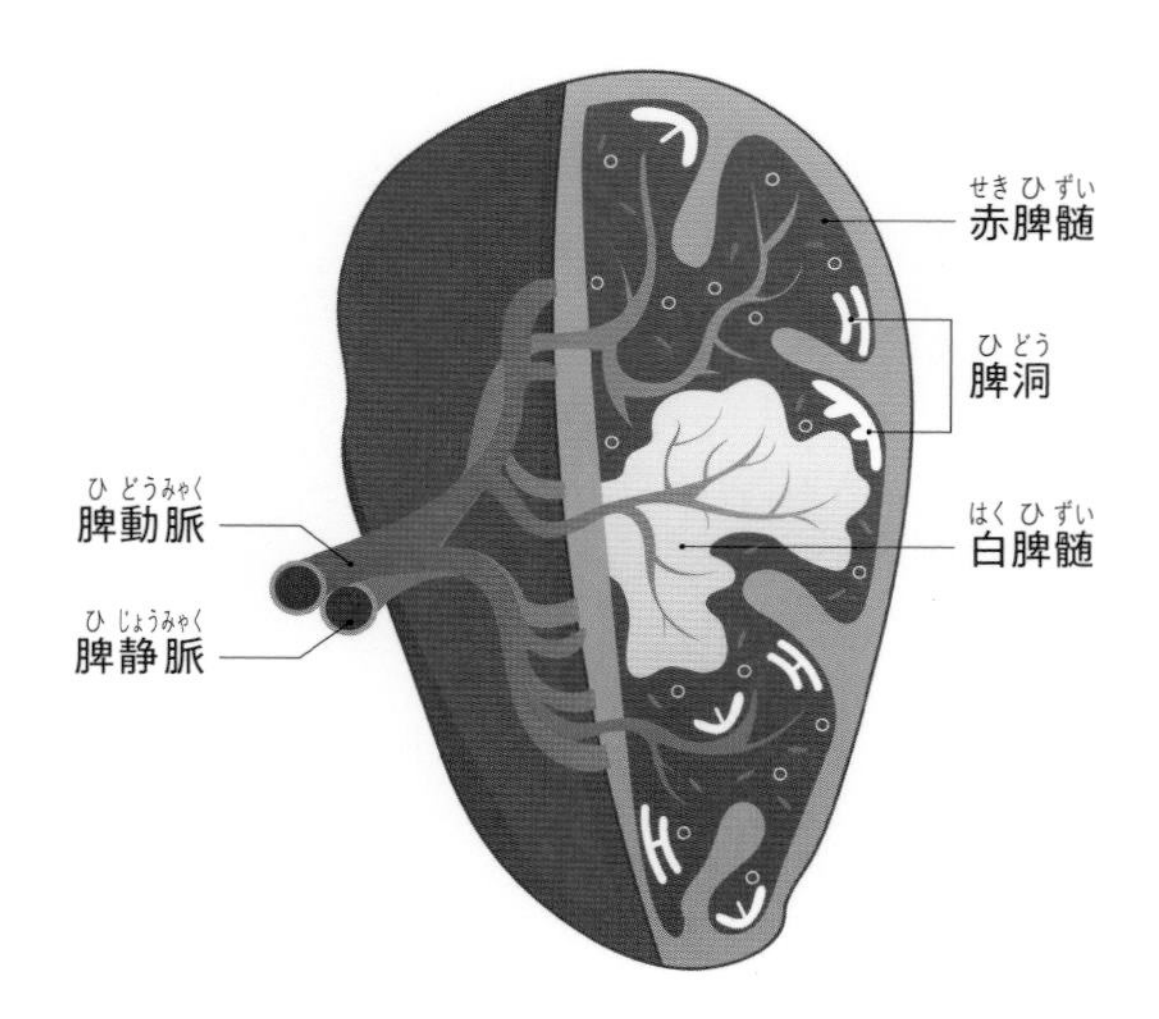

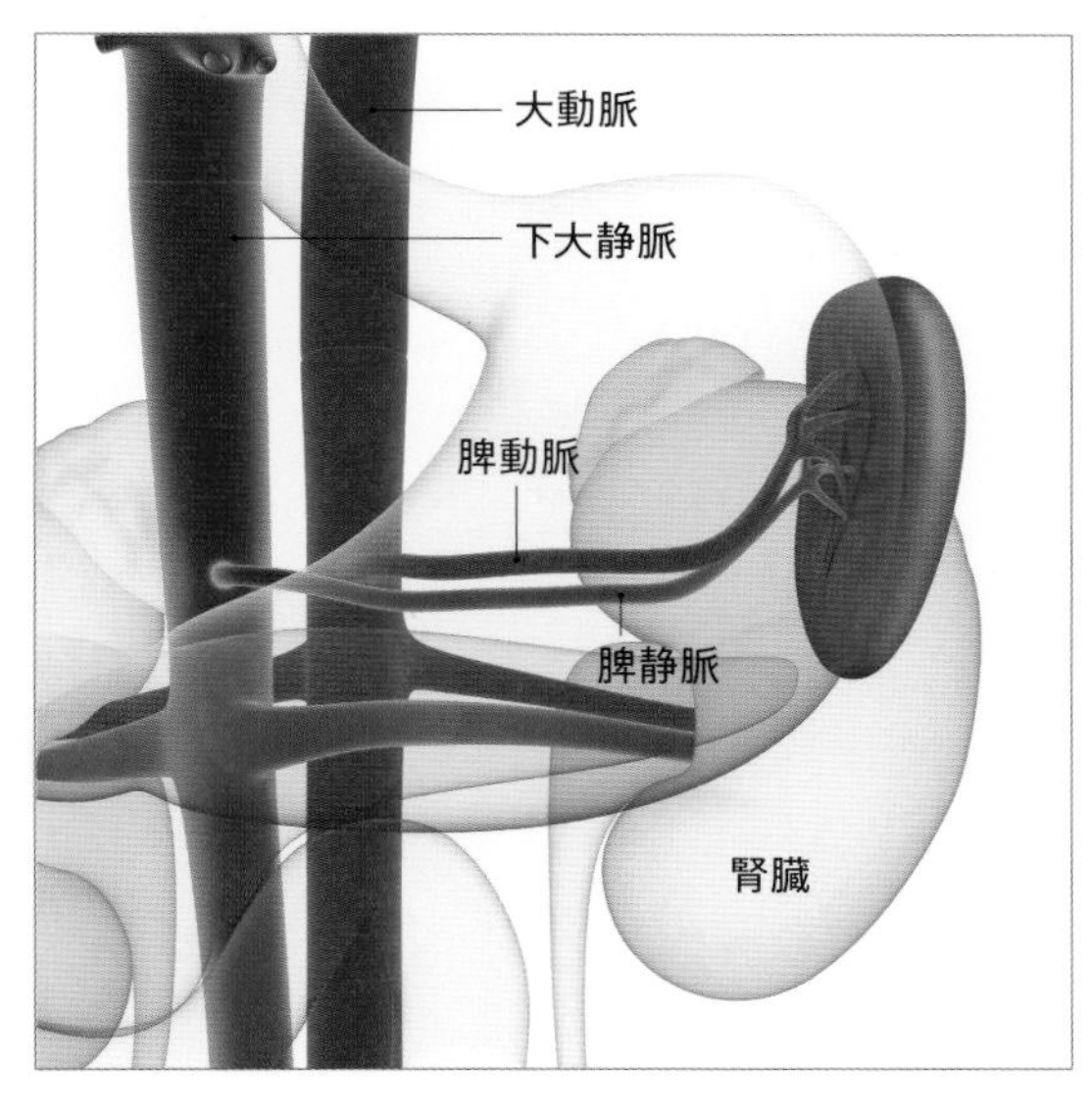

貧血

貧血は自覚しにくい不調の原因に

貧血とは、血液中のヘモグロビン濃度が低くなっている状態のことをいいます。全身に酸素を運ぶヘモグロビンが少なくなると、体のいろいろな器官が酸欠状態となり、血色不良や動悸、息切れ、疲労、倦怠感などを引き起こします。

貧血にはさまざまな種類がありますが、もっとも多いのは、体内の鉄が不足することで起こる「鉄欠乏性貧血」です。鉄欠乏性貧血の主な原因は、食事からの鉄の摂取不足。つまり、十分な鉄を含むバランスのとれた食事は、貧血の優れた予防策になるというわけです。

鉄欠乏性貧血になりやすいのは、月経のある女性、妊娠・出産・授乳期にある女性、それから、小学校高学年から中高生にかけての成長期です。出血や成長に伴って鉄の必要量が多くなると、それだけ不足しやすくなるのです。また、極端なダイエットなどによる栄養の偏りによっても、貧血は起こります。貧血というと女性の病気というイメージがありますが、仕事が多忙で食事習慣が乱れがちな男性も、貧血になる可能性は十分にあります。

原因不明の不調は「隠れ貧血」のせい？

一般的には、血液中のヘモグロビン濃度が基準値以下になることで貧血と診断されますが、ヘモグロビン濃度が基準値以上でも、体内の鉄貯蔵量が不足しているのが「潜在性鉄欠乏症」という状態。貧血と同様、全身倦怠感やめまい、やる気が出ないなどの症状が出るのが特徴です。不定愁訴の多くがこの潜在性鉄欠乏で説明がつくとして、「隠れ貧血」という別名とともに少しずつ認知が広がってきています。

潜在性鉄欠乏症は鉄の貯蔵や血清鉄濃度の維持を行うたんぱく質フェリチンの濃度の数値で診断します。症状が重い場合は専門の医療機関を受診して鉄剤を服用する必要がありますが、食事から十分な鉄を摂取することも、潜在性鉄欠乏症の改善に有効です。

食生活で気をつけたい3つのポイント

貧血の予防・改善の第一歩は、食事からしっかりと鉄を摂取することです。また、鉄が体内で効率よく利用されるためには、ビタミンの働きも重要になります。

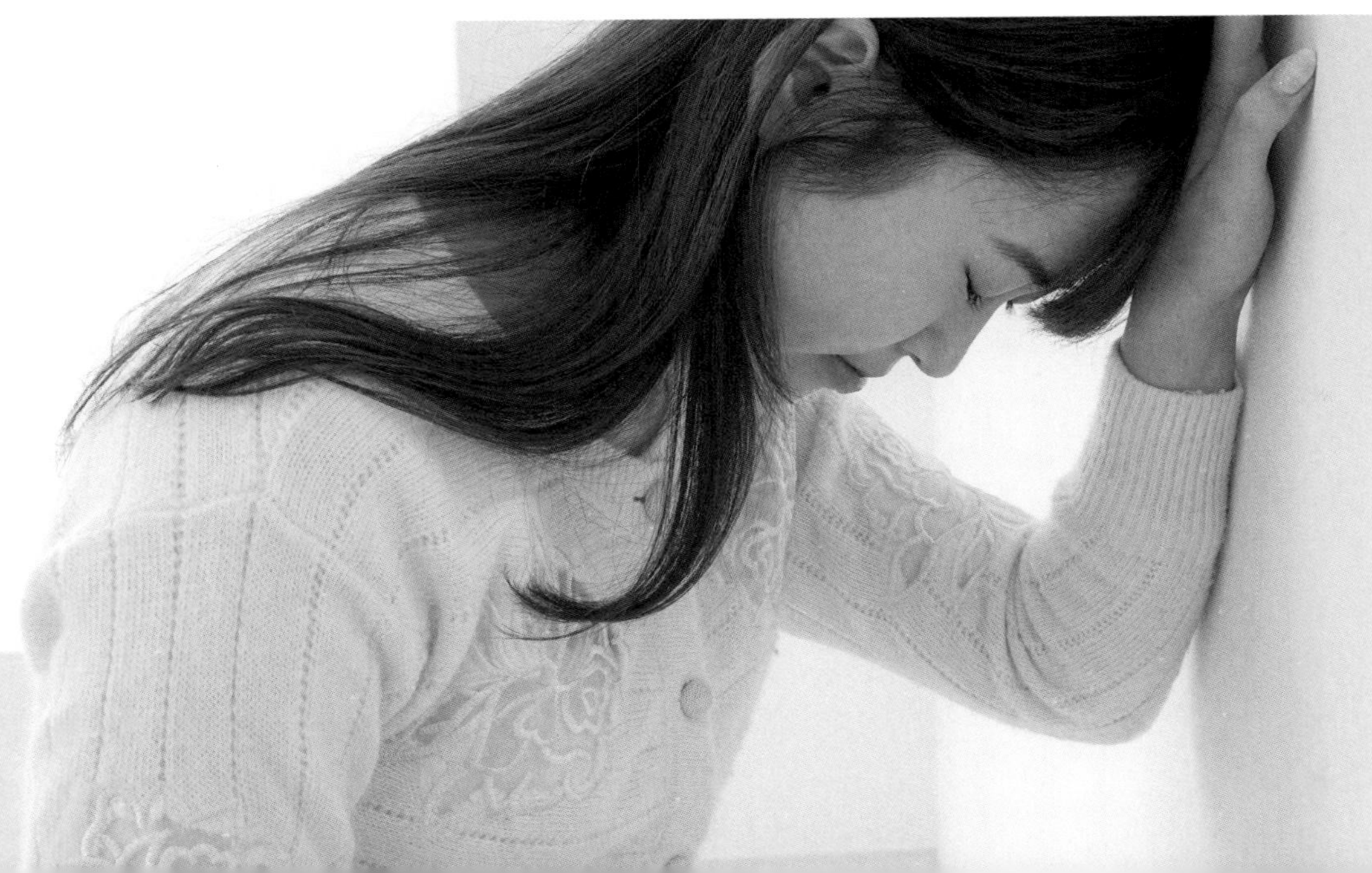

朝食をしっかり食べる

貧血を予防・改善するためには、朝食をしっかり食べることが大切です。パンと牛乳という簡単なものではなく、できれば、主食・主菜・副菜がそろったバランスのよい食事が理想です。貧血の原因は鉄やビタミンB_{12}など、造血に関わる栄養素の不足が原因なので、1日のうち1回食べなければ、それだけ栄養素を摂る機会が減ることになります。そもそも朝食を摂る習慣がない人は、少しでも何か食べることから始めましょう。

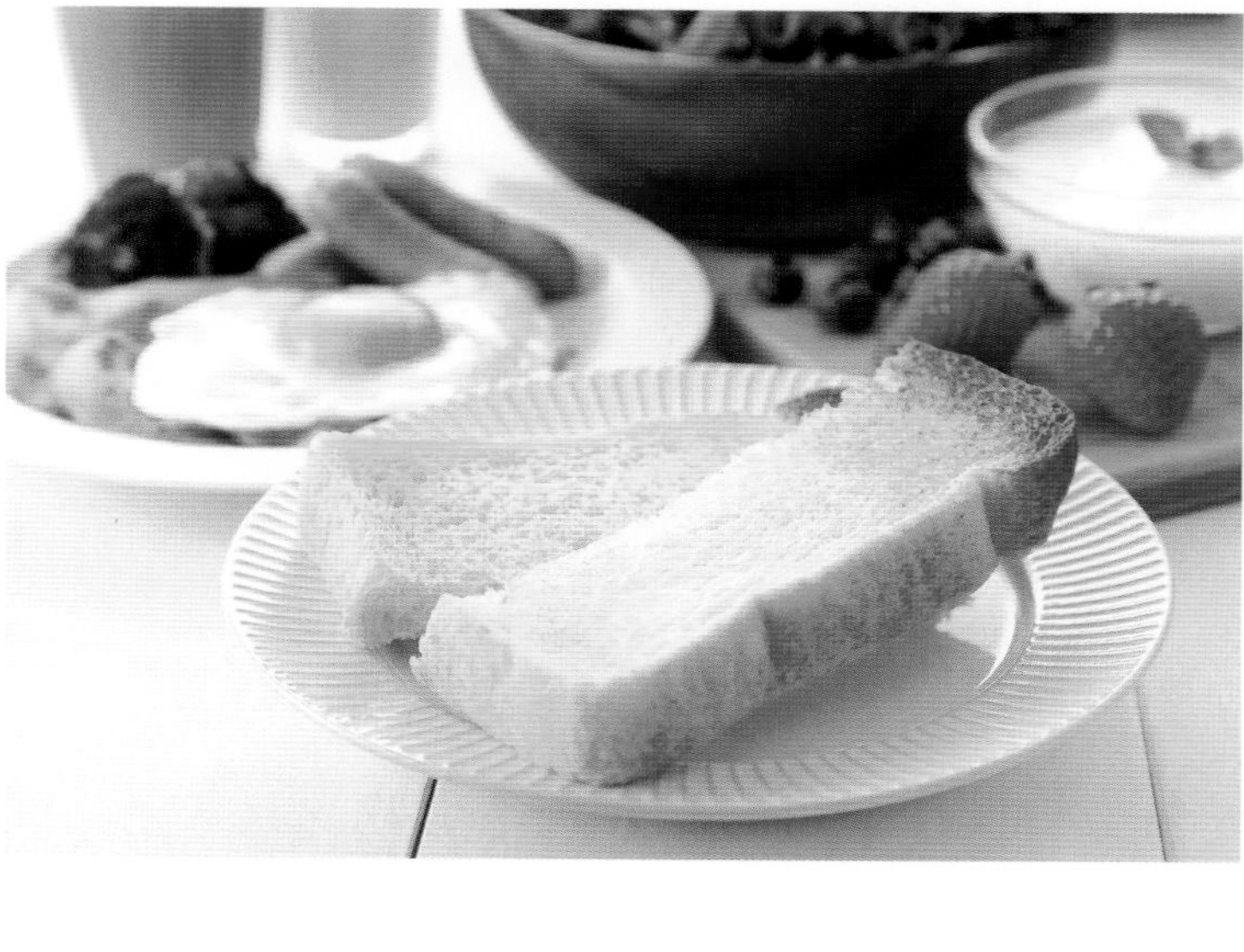

鉄を十分に摂る

積極的に摂りたい鉄は、動物性食品に含まれる「ヘム鉄」と植物性食品に含まれる「非ヘム鉄」の2種類に分けられます。ヘム鉄は、非ヘム鉄よりも体内で吸収されやすいのが特徴です。吸収率に劣る非ヘム鉄は、鉄の吸収を助けるビタミンCとともに摂取することで吸収されやすくなります。吸収率が高いからといって動物性食品ばかり食べるのではなく、どちらもバランスよく摂取することが大切です。

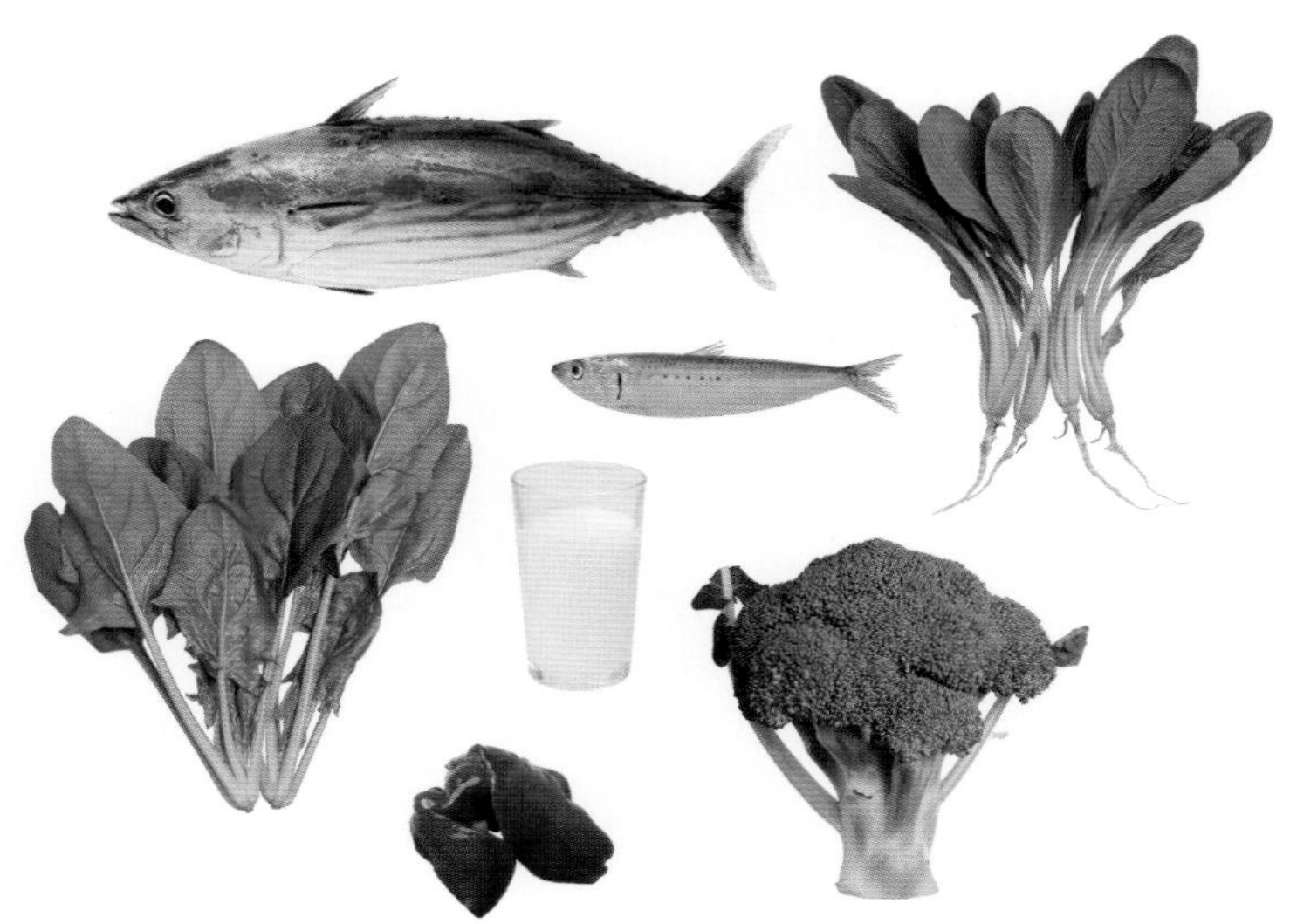

造血ビタミンを摂る

葉酸とビタミンB_{12}は「造血ビタミン」とも呼ばれ、血液の合成に重要な役割を担っています。葉酸は、水に溶けやすく熱に弱い性質があるので、長く水にさらしすぎない、加熱時間を短くする、野菜は生のまま食べるなどの工夫が必要です。ビタミンB_{12}は、納豆やみそ、しょうゆなどの発酵食品には含まれるものの、基本的に植物にはほとんど含まれないという特徴があります。1日に必要な摂取量は極微量ですが、厳格な菜食主義者は不足しないよう注意が必要です。

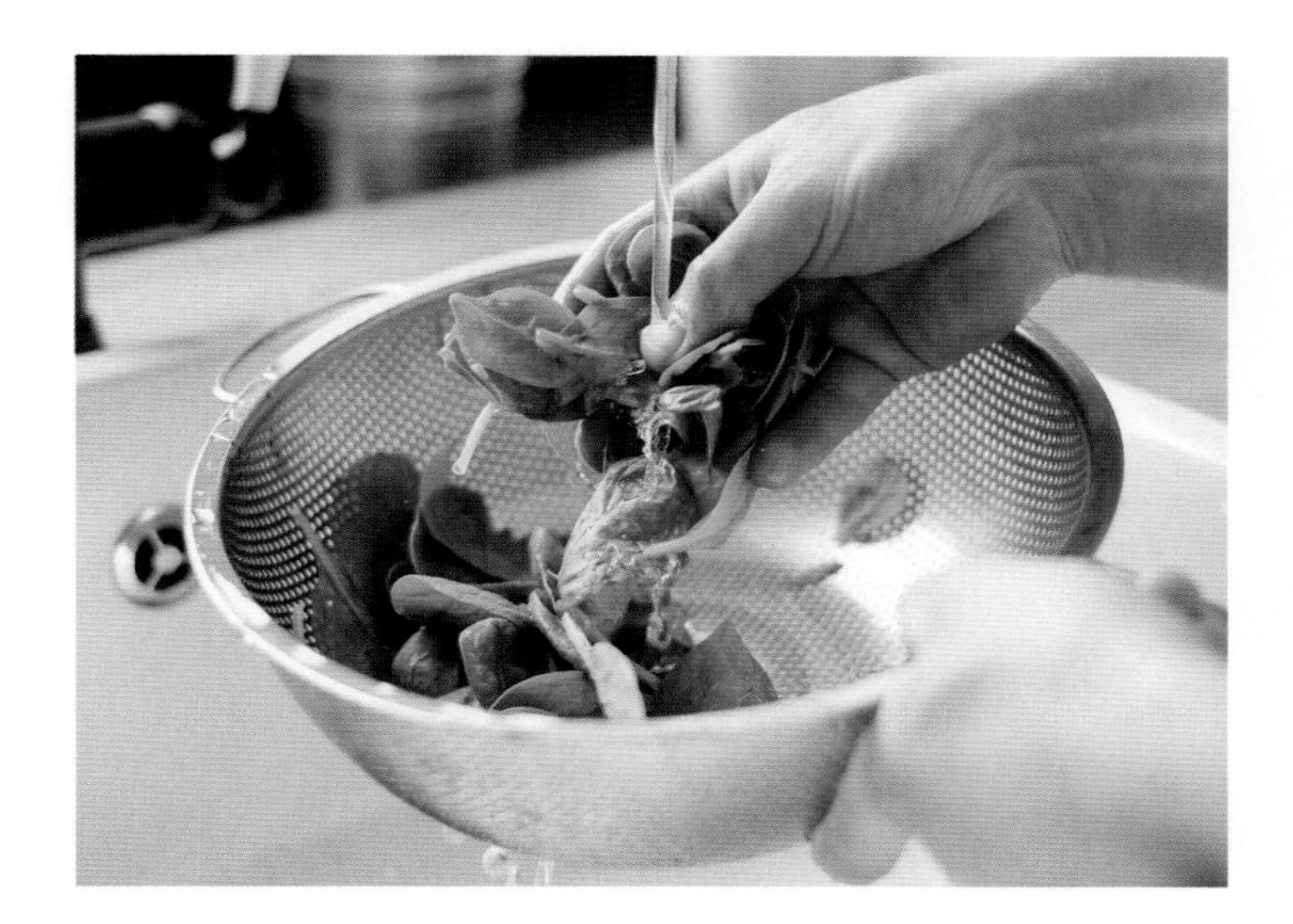

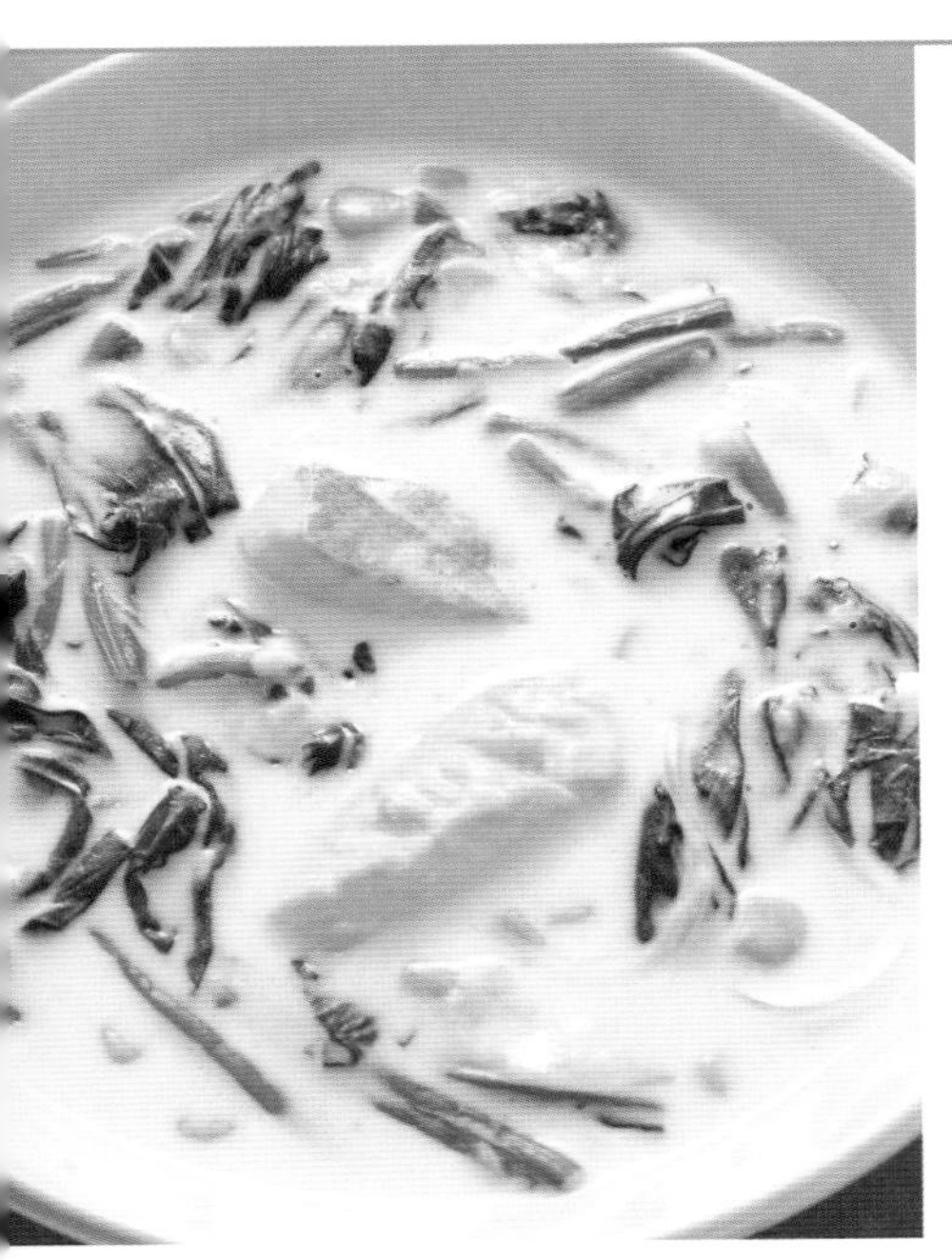

栄養価はすべて1人分の数値

鉄が豊富に含まれる
ほうれんそうを使って

ほうれんそうとさけのクリームシチュー

エネルギー	474 kcal
糖質	24.9 g
食塩相当量	2.3 g
鉄	2.1 mg

材料（2人分）
ほうれんそう…1/2束
生ざけ（切り身）…2切れ
たまねぎ…1/4個
とうもろこし（缶詰）…カップ1/3
バター…大さじ2
小麦粉…大さじ2
牛乳…カップ2と1/2
塩…小さじ1/2
こしょう…少々

作り方
1 ほうれんそうは根元を切って水洗いし、ラップで包んで電子レンジに約1分かけ、冷水にとってから水けを絞る。さけはひと口大のそぎ切りにして酒（分量外）をふりかける。たまねぎは薄切りにする。
2 フライパンを熱してバターを入れ、たまねぎを中火で炒める。しんなりしたら小麦粉をふり入れ、粉っぽさがなくなるまで炒める。牛乳を少しずつ加え、その都度手早く混ぜる。
3 1のほうれんそうとさけを加え、弱火にして5分ほど煮る。塩、こしょうで調味し、とうもろこしを加えてひと煮立ちさせる。

かきにはビタミンB_{12}と鉄が
豊富に含まれる

かきとほうれんそうのクリームソテー

エネルギー	257 kcal
糖質	2.1 g
食塩相当量	1.1 g
鉄	3.2 mg

材料（2人分）
ほうれんそう…1ワ
生がき（加熱用）…150g
ベーコン…50g
生クリーム…カップ1/4
オリーブ油…適量
塩・こしょう…各少々

作り方
1 ほうれんそうは食べやすい幅に、ベーコンは3cm幅に切る。かきは塩水で洗って水けをきる。
2 フライパンにオリーブ油を熱してベーコンを炒め、かきを加えて火が通ったらほうれんそうを加える。
3 ほうれんそうがしんなりしたら生クリームを入れ、塩、こしょうで味を調える。

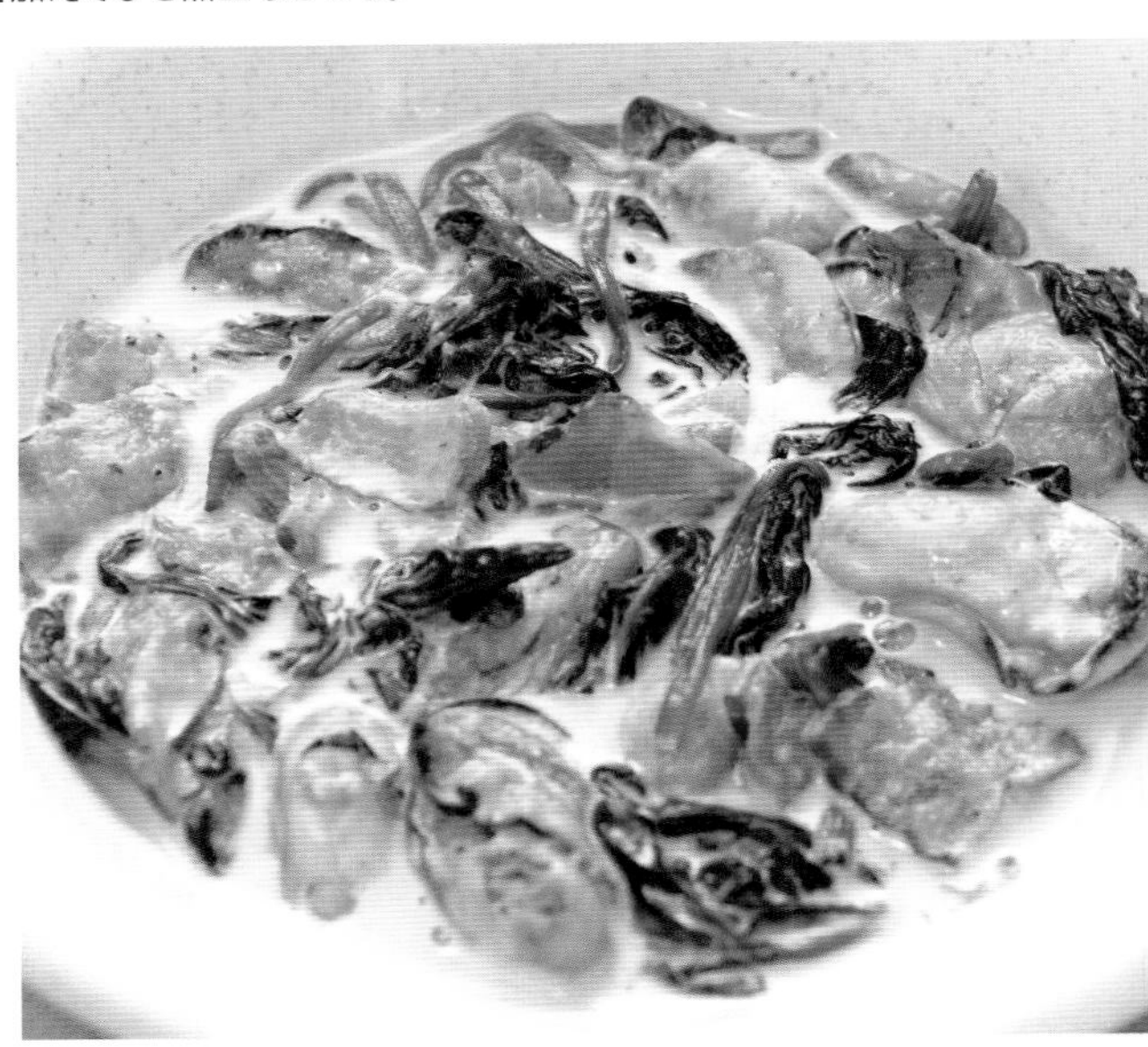

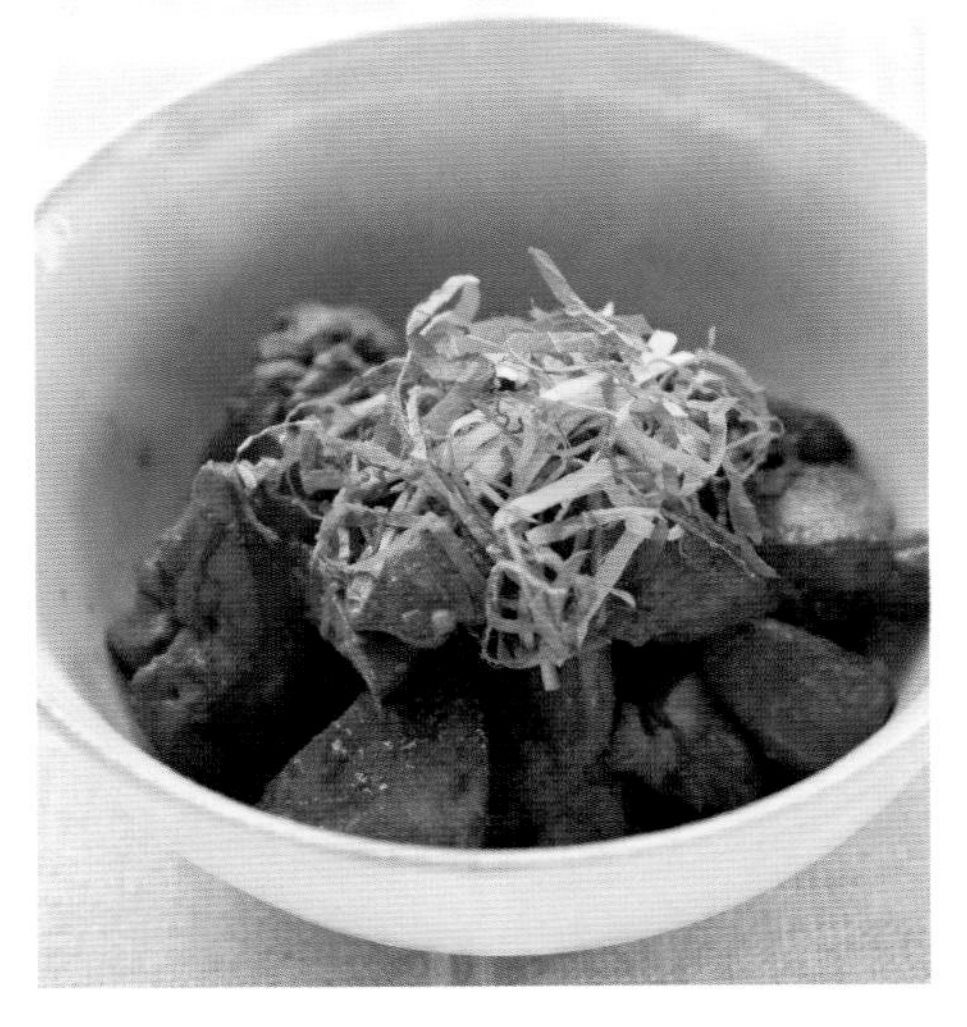

鶏レバーは鉄が豊富で
クセがなく食べやすい

鶏レバーのしょうが炒め

エネルギー	136 kcal
糖質	3.2 g
食塩相当量	1.4 g
鉄	10.0 mg

材料（2人分）
鶏レバー…150g
A しょうがのすりおろし
…1/2かけ分
しょうゆ…大さじ1
酒…大さじ1/2
サラダ油…大さじ1/2
しょうが…少々
青じそ…5枚

作り方
1 レバーはひと口大に切り、水に15分ほどさらして水けをふく。
2 ボウルにAを合わせ、レバーを30分ほどつける。
3 フライパンにサラダ油を熱し、2を汁ごと加え、ふたをして中火にかける。汁がはねなくなったらふたを取り、強火で汁気がなくなるまで炒める。
4 器に盛り、せん切りにしたしょうがと青じそをのせる。

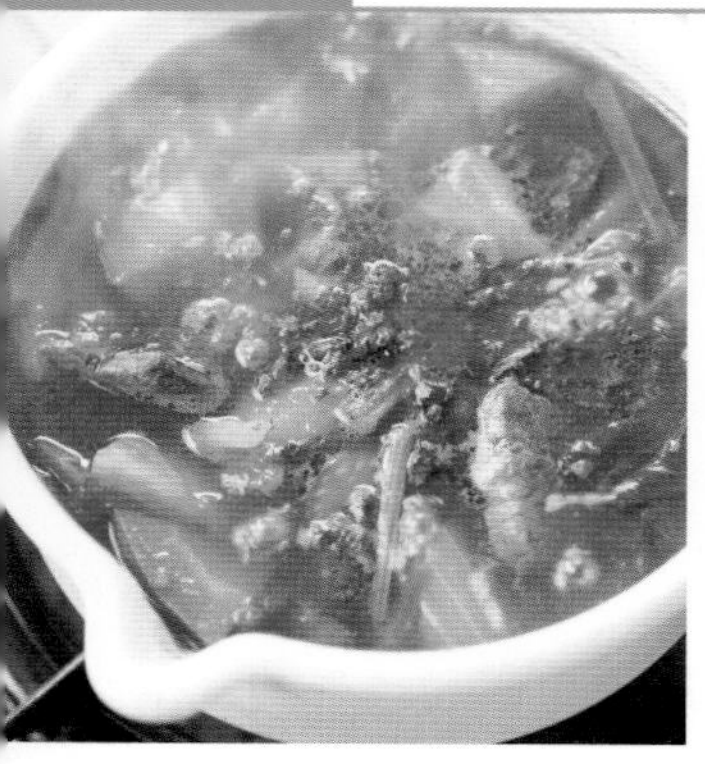

牛赤身肉には鉄が豊富に含まれる

牛肉とトマトの煮込み

エネルギー	372 kcal	食塩相当量	2.0 g
糖質	8.6 g	鉄	3.9 mg

材料（2人分）
牛もも肉…300g
塩・こしょう…各少々
にんじん…1本
セロリ…2/3本
小松菜…1/3束
ホールトマト缶…2/3缶
固形コンソメスープの素…2個
サラダ油…少々
パセリ（みじん切り）…少々

作り方
1 牛肉は2cm幅に切り、塩、こしょうをする。
2 にんじん、セロリは乱切りにし、小松菜は3cm長さに切る。ホールトマトはボウルに入れてつぶす。
3 鍋に油を熱して1を入れ、表面に焼き色をつける。水カップ4（分量外）とコンソメ、2を加え、アクを取りながら火が通るまで煮る。
4 塩、こしょうで味を調え、器に盛ってパセリを散らす。

ぶりは血合いに鉄がたっぷり含まれる

ぶりとたっぷり野菜のスープ

エネルギー	383 kcal	食塩相当量	2.3 g
糖質	12.0 g	鉄	2.1 mg

材料（2人分）
ぶり（切身）…2切れ
芽キャベツ…8個
にんじん…1本
さやいんげん…4本
ブロッコリー…1/4株
A 塩・こしょう…各少々
　小麦粉…少々
バター…大さじ2
固形コンソメスープの素…2個
塩・こしょう…各少々

作り方
1 にんじんは皮をむいてひと口大に切り、やわらかくなるまで下ゆでする。
2 いんげんは筋を取り、ブロッコリーは小房に分けて、塩を加えた熱湯でゆでておく。
3 ぶりをひと口大に切ってAをまぶし、バターを熱した鍋で炒める。軽く焦げ目がついたら、芽キャベツとにんじんを加える。
4 全体に油がまわったら、水カップ3（分量外）とコンソメを加え、芽キャベツがやわらかくなったら2を加え、塩・こしょうで味を調える。

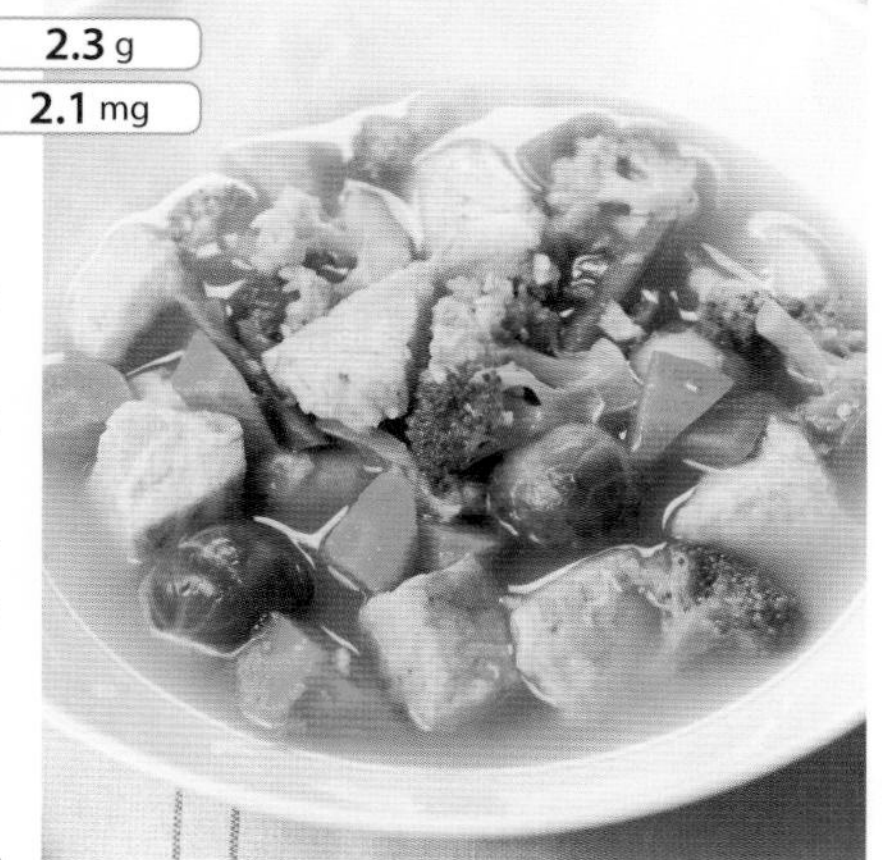

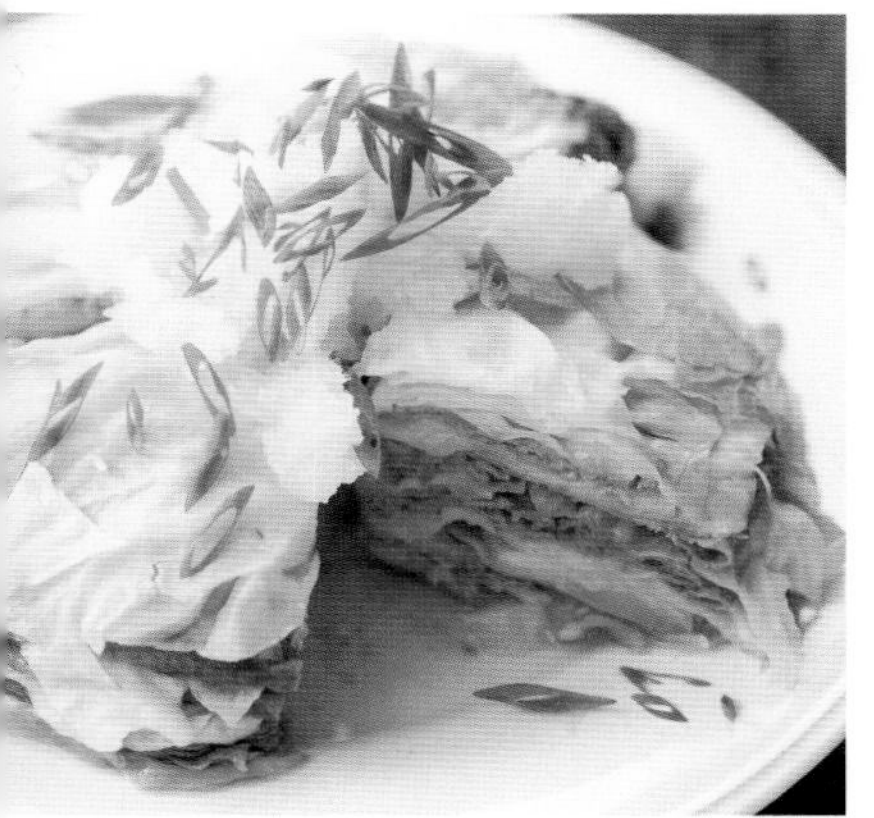

食欲がないときでもさっぱりとして食べやすい

キャベツと牛肉の重ね蒸し

エネルギー	239 kcal
糖質	9.2 g
食塩相当量	1.2 g
鉄	2.1 mg

材料（2人分）
キャベツ…1/4個
牛しゃぶしゃぶ用肉…200g
しょうがのすりおろし…2かけ分
大根…150〜200g
青ねぎ…2本
ポン酢…適宜

作り方
1 キャベツは1枚ずつ葉をはがし、硬い芯の部分を除く。大きいものは適当にちぎる。大根はすりおろして水けをきる。青ねぎは斜め切りにする。
2 耐熱ボウルに1のキャベツと牛肉を交互に重ねて入れる。しょうがをのせてふんわりとラップをかけ、電子レンジに8〜10分かける。電子レンジから取り出し、ラップをかけたまま余熱で5分ほど蒸らす。
3 ボウルから取り出し、切り分けて器に盛る。1の大根おろしと青ねぎをのせ、ポン酢をまわしかける。

明太子は造血作用のあるビタミンB_{12}を豊富に含む

夏野菜の明太マヨサラダ

エネルギー	255 kcal	食塩相当量	1.1 g
糖質	14.4 g	鉄	1.8 mg

材料（4人分）
じゃがいも…2個
ヤングコーン…12本
ズッキーニ…1本
枝豆（塩ゆでしてさやから出して）…100g
チェダーチーズ…40g
サニーレタス…3〜4枚
からし明太子…大1腹（100g）
マヨネーズ…大さじ3

作り方
1 からし明太子はほぐし、マヨネーズとよく混ぜ合わせる。
2 じゃがいもは洗ったあと、ぬれたまま皮ごと乾いたクッキングペーパーで包み、さらにラップでふんわり包んで、電子レンジに約4分、上下を返してさらに3分かけ、皮をむいて食べやすい大きさに切る。
3 ヤングコーンは半分に切る。ズッキーニは2cm角に切り、塩（分量外）をふって5分ほど置き、水けをきる。チェダーチーズは細切りにする。
4 2、3、枝豆を1の明太ソースで和える。
5 食べやすい大きさにちぎったサニーレタスを皿に敷き、4をのせる。

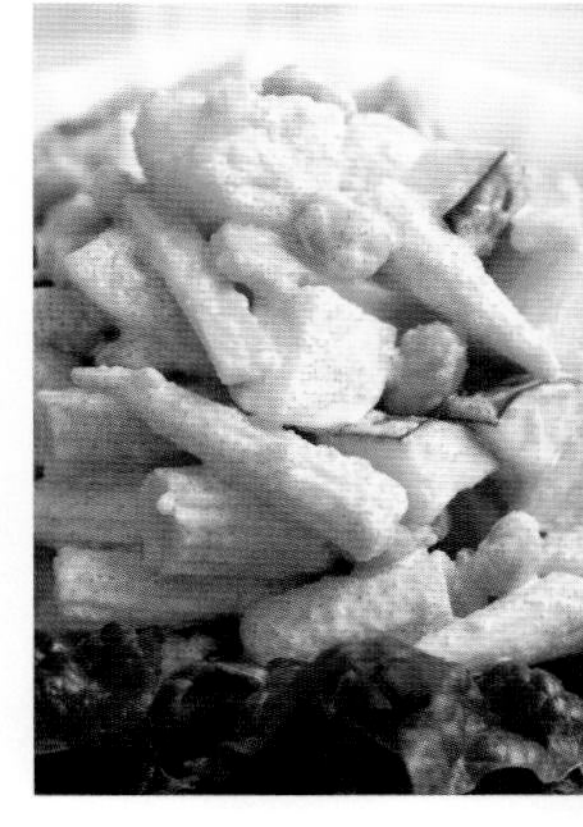

漢方と生薬 基本のキ

漢方は日本育ち

現在、日本で多く行われている医学や医療は、西洋医学に基づいています。西洋医学が中心となったのは、明治初期のことで、それまで日本の医療は、中国伝統医学をルーツに持つ漢方医学（漢方）が中心でした。

5～6世紀に仏教とともに日本に伝えられた中国伝統医学は、その後、日本の風土や文化、また日本人の体質などに合うように独自に発展し、漢方と呼ばれるようになりました。以来、1500年続く漢方は、日本で育った医学なのです。

明治時代以降、西洋医学が日本の医学の中心となり、漢方は衰退したかのように見えましたが、長寿時代を迎えた昨今、「未病」という漢方の考え方が大きな注目を集めています。「未病」とは、まだ病気という状態に達していないが、心身のバランスを崩しつつある状況のことです。「未病」のうちに手を打って発症を防ぐことが重要で、日々の食生活の改善で養生をしたり（食養生）、適度な運動をしたり、自然由来の生薬を服用したりすることで、自身の持っている治癒力を高め、病気にならない体作りに取り組もうという考え方が漢方にはあります。

西洋医学と漢方の違い

西洋医学は科学的な検査や分析を行い、客観的な視点で病気の原因を探る医学です。対する漢方は個人の体質や特徴を見ながら、体全体を細かく総合的に考慮し、経験や伝承に基づいて治療方法を見つけていく医学です。心と体は一体であること（心身一如）を大前提にして、全体の調和をとることが、漢方ではもっとも大切であると考えられています。

西洋医学では主に化学合成された薬を使います。薬は単一成分で強い効き目があり、ピンポイントで効果が期待されます。しかし、場合によっては副作用が表れることもあるでしょう。一方、漢方では天然由来の生薬を使います。いろいろな成分が複合的に含まれていて、効き目は緩やかですが、相乗効果が期待できるでしょう。ときには毒性のある成分を微量に用いることもあります。

どちらの医学にも得意分野がありますが、特に原因がわからない症状に対して、漢方にはさまざまなアプローチ方法があり、効果を発揮しているケースも増えてきています。

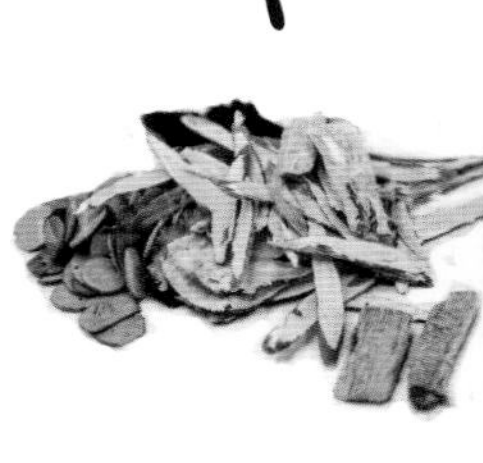

漢方の診断方法

漢方では患者の状態を細かく知るために、4つの方法で情報を収集します。

1 望診（ぼうしん）「見る」

体格、姿勢、顔色、皮膚、目、舌など

2 聞診（ぶんしん）「聞く」「嗅ぐ」

声、呼吸、お腹の音、体臭など

3 問診（もんしん）「問う」

自覚症状、過去の病気、現在の病気、家族について、生活についてなど

4 切診（せっしん）「触る」

脈、皮膚、手足、腹部など

徹底的に情報を集め、それを分析して、漢方薬を処方します。体質や細かい症状ごとに対応する薬が異なるため、漢方薬を服用して症状に変化が表れれば、どんどん処方も変わっていきます。本来、漢方薬は患者さん一人ひとりの症状に合うようにオーダーメイドされるものなのですが、今はすでに調合されたものが簡単に手に入るようになりました。それだけ、漢方が以前よりも身近になったといえるでしょう。

漢方の思想の柱「陰陽論」

漢方には、中国医学に基づいた思想的な特徴があります。そのなかの大きな柱ともいえるのが「陰陽論」です。

古代中国の哲学者は、「人間を含む自然界においてすべての事柄には陰と陽の二面性があり、それぞれに相互関係がある」としました。日向と日陰だけでなく、昼と夜、夏と冬、表と裏、上と下、動と静、明と暗……。自然界の陰と陽は互いに対立しながら依存しあい、どちらか一方だけでは存在できません。陰と陽はバランスをとりながら、互いに変化しています。

人間も自然界の一部であり、この哲学は人体にも当てはめることができます。夏の暑い日は、陽が強くなりすぎないように汗を出して調整しようとしますし、寒い日は陰が増さないように汗腺を閉じて体熱を保とうとします。このように、人体は陰陽の調和が保たれることにより正常に生活ができるのですが、陰陽のバランスが崩れると病気になるというのが、漢方理論の根幹なのです。

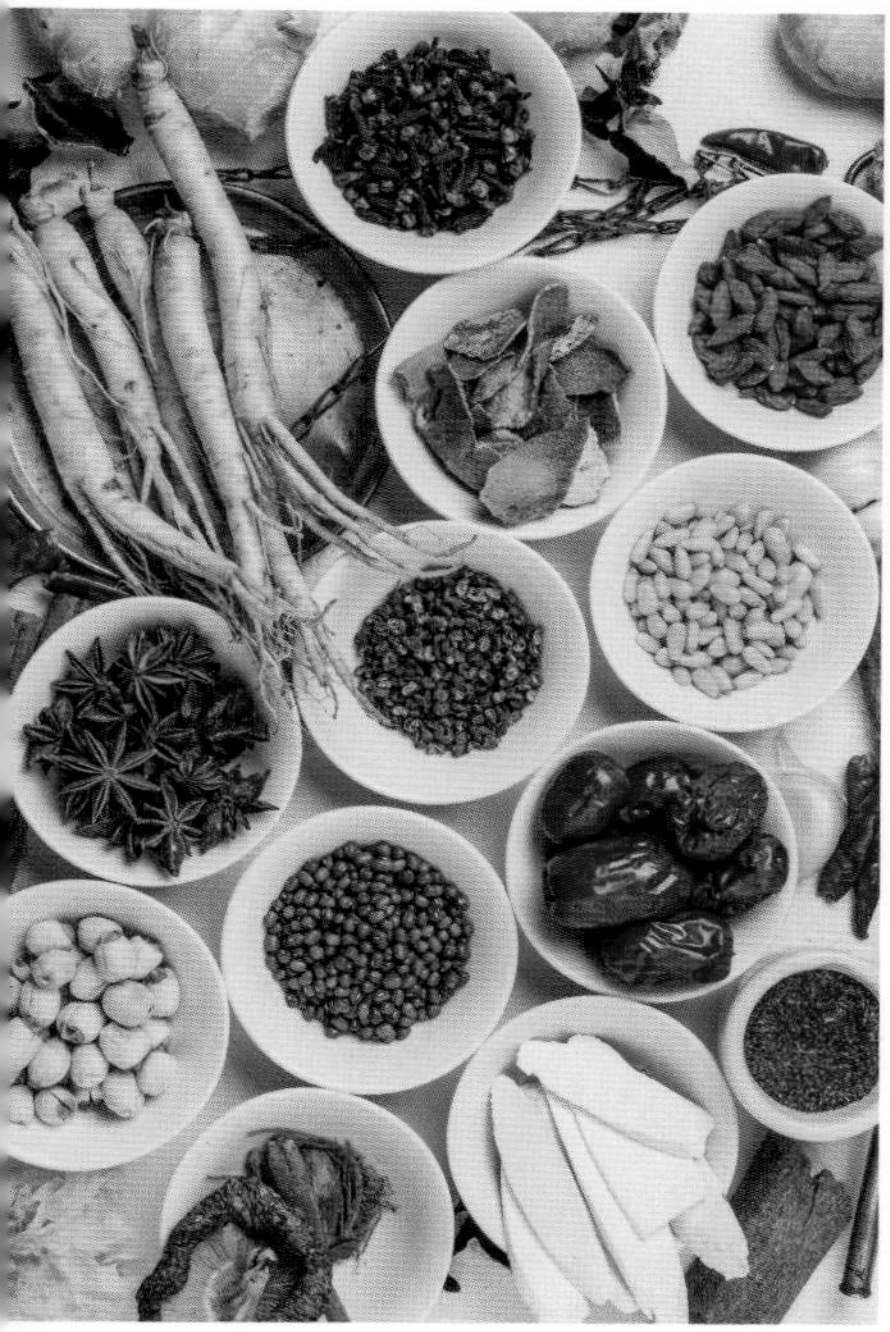

陰陽の概念

自然哲学的概念

陰	地	月	夜	女	水	寒	右	下	植物	冬
陽	天	太陽	昼	男	火	熱	左	上	動物	夏

人体

陰	五臓	下半身	胸腹	体内臓器
陽	六腑	上半身	背中	手足顔面

8つのタイプ

表裏	寒熱	虚実	タイプ
表	寒	虚	表寒虚症
表	寒	実	表寒実証
表	熱	虚	表熱虚証
表	熱	実	表熱実証
裏	寒	虚	裏寒虚証
裏	寒	実	裏寒実証
裏	熱	虚	裏熱虚証
裏	熱	実	裏熱実証

漢方治療における「証」とは

漢方では、患者の示す症候や状態から漢方医学的に判断した兆候を「証」といいます。症状を把握し、証を判断するため、漢方では次の概念に注目します。

表裏（ひょうり）

病気が起こっている場所（病位）を探る場合、体表に近い場所にあれば「表」、体表から深い場所にあれば「裏」と判断します。症状が皮膚や筋肉などに起こっていれば「表証」、臓器や血管などに起こっていれば「裏証」となります。

寒熱（かんねつ）

病気の性質や状態（病状や病性）を探る場合、体が熱くほてったり、冷たいものを欲したりすれば「熱証」、手足が冷たく寒気がしたら「寒証」と判断します。

虚実（きょじつ）

病気の勢い（病勢）を探る場合、免疫力（＝生気）が不足している状態を「虚」、旺盛な病因（＝邪気）が体内に侵入し、居座っている状態を「実」と判断します。もともと虚弱体質の場合は「虚証」、ふだんは体力のある人が風邪をひき、発熱などの症状が表れている場合は「実証」ということになります。

まず、場所を表裏で判断し、次に状態を寒熱で判断し、最後に病勢を虚実で判断します。上の図のように、合計8つのタイプに分別されるというわけです。

こうして診断された「証」に従って治療を行います。

五行学説と五臓六腑

中国では古代から、自然界に存在するものはすべて「木」「火」「土」「金」「水」の5つの基本要素に分類できると考えられていました。これを五行学説と呼びます。また、自然界を大宇宙とすると、人間はその中に含まれる小宇宙であり、人間の生命活動そのものも、この五行思想に当てはめることができると考えられていました。

5つの基本要素は互いに影響しあい、促進と抑制の関係を持つことで、バランスをとっていると考えられています。

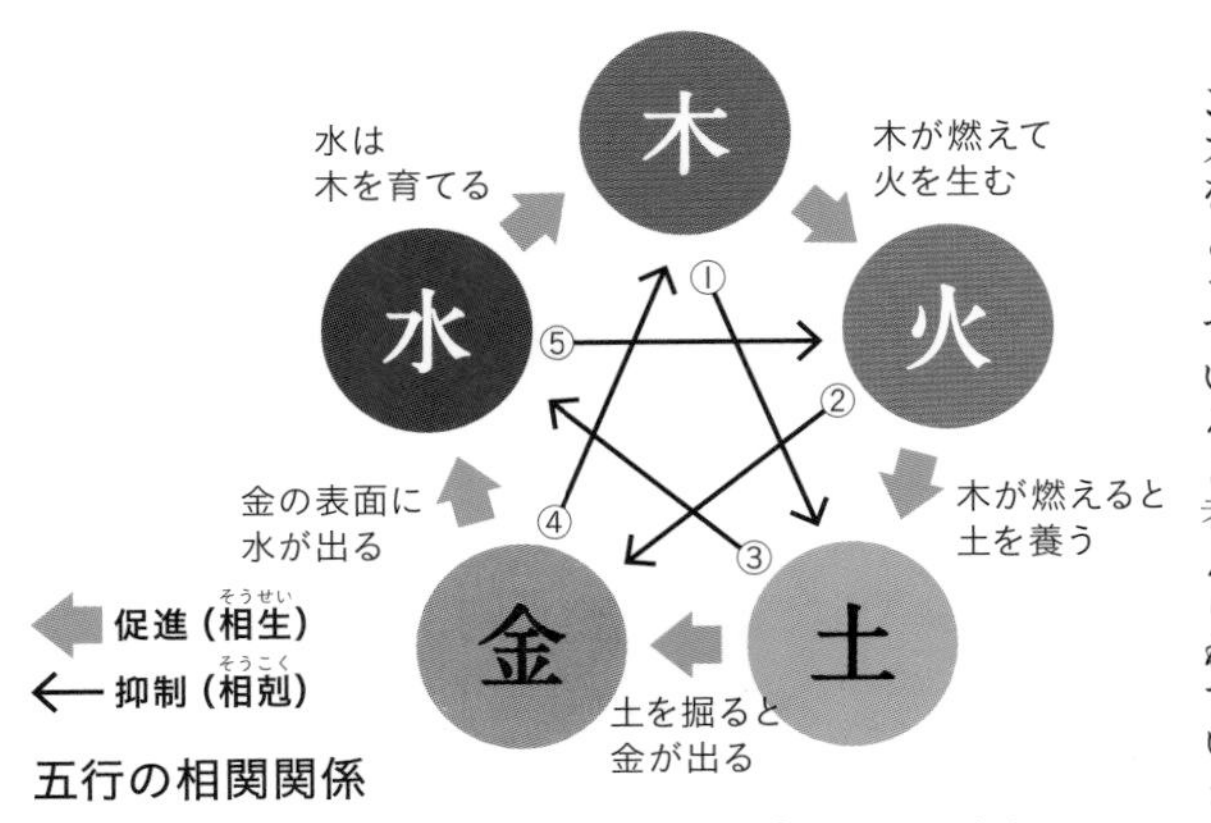

五行の相関関係

①木は土の養分を吸いとる　②火は金を溶かす　③土は水を吸収する
④金（金物）は木を伐採する　⑤水は火を消す

五要素の特徴

- 木　樹木の成長のように、伸長／膨張／始動などのイメージを持つ
- 火　火のように、温熱／上昇などのイメージを持つ
- 土　種まきや収穫など農作業を通して万物を生み出すことから、継承／受納のイメージを持つ
- 金　冷めて固まることから、収縮／沈静／粛降（下ろすこと）／収れんのイメージを持つ
- 水　水のように、下向きに潤す（潤下）／冷やすイメージを持つ

人間の生命活動に関する五行

	五行	木	火	土	金	水
季節	五季	春	夏	土用	秋	冬
生命活動の中心	五臓	**肝**	**心**	**脾**	**肺**	**腎**
消化・吸収・排泄	五腑	胆	小腸	胃	大腸	膀胱
栄養を補充する	五体	筋	血脈	肌肉	皮毛	骨
五感の機能	五官	眼	舌	口	鼻	耳
栄養状態の反映	五華	爪	面色	唇	体毛	髪
感情の表れる傾向	五志	怒	喜	思	憂	恐
色、顔色	五色	青	赤	黄	白	黒
食味のしこう	五味	酸	苦	甘	辛	鹹
気象の影響	五悪	風	熱・火	湿	燥	寒

漢方でいう五臓や六腑は、西洋医学でいうそれぞれの部位とは異なります。漢方では臓腑を単独で見ず、広い概念でその生理機能をとらえます。不調があった場合、それぞれの臓腑とつながりがある部位などを複合的に見て、バランスを調節して改善へ導きます。

人間の体を構成している「気」「血」「津液」そして「精」

生命活動を維持するための基本物質には、気、血、津液（水）、そして「精」があります。

「**気**」は中国伝統思想を通してもっとも大切とされる概念で、生命活動の根幹となるエネルギー源のこと。気は絶えず動いていて、全身を巡っており、活動の源となる燃料のようなものです。気が足りなくなったり、スムーズに流れなかったりすると、生命活動に支障が生じます。

「**血**」は全身を巡って各器官に栄養を届ける滋養源のこと。血が足りなかったり、流れが滞ったり、熱を帯びたりするなどの変調が起こると、体調不良になります。

「**津液**」または「**水**」は、体内における水分を総称したもの。体を潤すとともに、水分濃度や体温調節にも関わっています。リンパ液だけでなく、尿、汗、涙、鼻水なども含んでいます。津液の量が多すぎたり少なすぎたりすると、不調が起こります。

「**精**」は生命活動維持のためのもっとも根本的な物質で、生命力の源のこと。生まれたときから備わっている先天的な精に、成長とともに生成された精が合わさったものは「腎」に蓄えられます。成長や生殖に関わる精は、加齢とともに不足していきます。

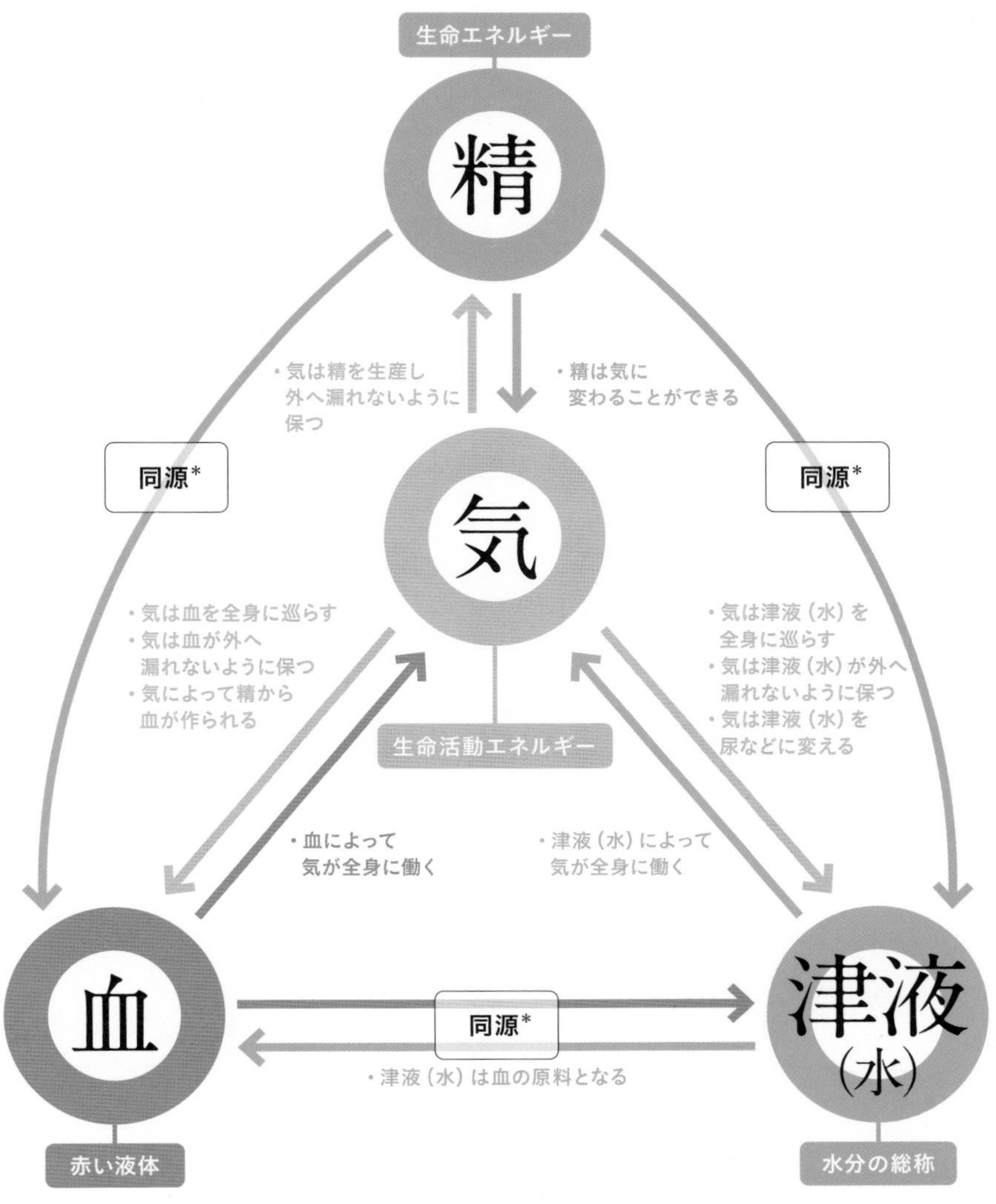

「気」「血」「津液（水）」「精」の相関関係

＊同源とは互いに頼りながら生産すること。

五臓の働きとその不調

漢方では人間の内臓器官を五臓六腑で表します。
五臓は、肝・心・脾・肺・腎で、
六腑は、胆・小腸・胃・大腸・膀胱・三焦[*1]です。

	肝	心
働き	●血を貯蔵し、全身へ供給する量の調整を行う ●全身の気を調整する ●関節や筋肉の機能を調整する ●新陳代謝をコントロールする ●精神活動を調節する ●消化・吸収を促進する	●全身に血を循環させ、栄養分を送り込む ●精神状態をコントロールする
不調	▼不眠、イライラ、怒りっぽい、抑うつ、情緒不安定、ため息 ▼頭痛、耳鳴り ▼目のかすみ、ドライアイ、異物感 ▼手足のしびれや筋力の低下 ▼皮膚の乾燥、抜け毛、髪や爪の傷み ▼吐き気やむかつき、喉のつかえ、食欲の低下、下痢、腹痛 ▼出血、月経過多	▼入眠障害、早朝覚醒、不眠 ▼めまい、顔面蒼白 ▼イライラ、不穏、精神不安 ▼耳鳴り、腰痛、背中痛 ▼味覚障害、発語障害 ▼発汗過多、下痢、心労、心気消耗 ▼手足や背中の冷え

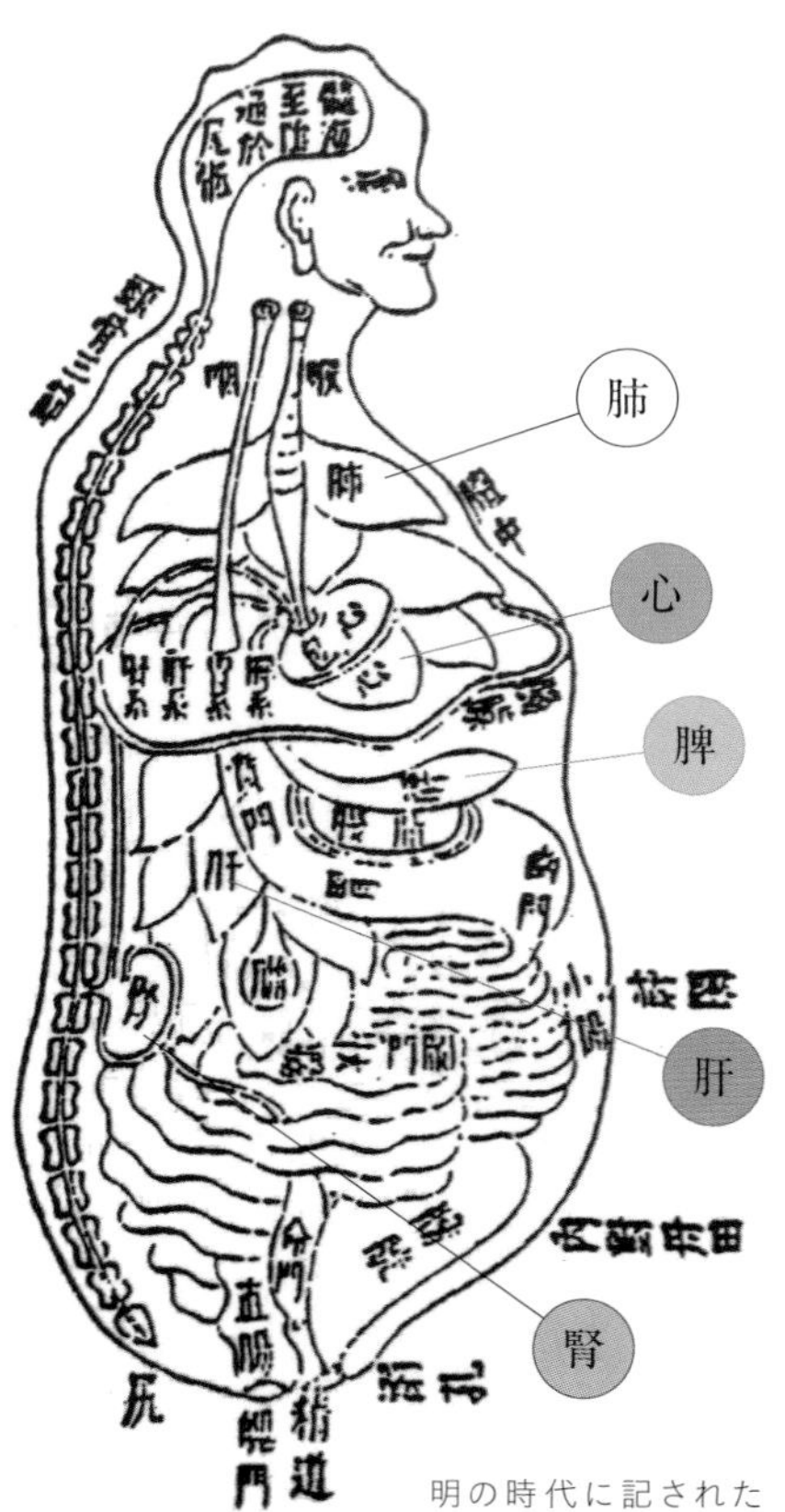

明の時代に記された『類経図翼』に描かれている人体構造図。

＊1 三焦
三焦についてはさまざまな意見があるが、一般的には「水（津液）」などが全身に運ばれるルートそのものを指していて、全身に位置していると考えられている。

脾	肺	腎
●消化・吸収を行い、栄養を運ぶ ●血液生産の源となる ●血管を保護し、血流を促進する ●内臓の位置を維持する ●筋肉を形成し、維持する	●新鮮な空気を吸い込み、汚れた気を排出する ●全身の気の流れを整える ●水分代謝を助ける ●血と水を生成する ●皮膚を整える ●鼻や喉、呼吸器を整える	●全身の水分代謝を調節する ●呼吸を助け、調節する ●成長や発育を助ける ●生殖機能を担う ●血液の生成に関わる ●外部からの侵入物を防ぐ ●骨を形成し、維持する ●思考力を保つ
▼食欲不振、無気力、下痢 ▼腹部膨満感、やせ、やつれ ▼唾液の減少、または過剰 ▼むくみ、水太り、疲労感、倦怠感 ▼血色不良（顔、唇、舌、爪）、冷え ▼出血（血尿や血便） ▼内臓の下垂	▼咳、喘息、息切れ、呼吸困難、発声障害 ▼風邪、鼻汁 ▼胸部閉塞感 ▼むくみ、倦怠感 ▼気道粘膜の乾き、鼻の乾き、痰 ▼発汗異常 ▼憂うつ感	▼むくみ、尿量の増減、排尿障害 ▼息切れや呼吸困難、喘息など ▼性機能障害、不妊、発育障害 ▼潮熱（毎日一定時間になると体温が上がる） ▼寝汗 ▼めまい、耳鳴り、腰のだるさ ▼免疫力の低下 ▼善驚（驚きやすい）、健忘、根気低下

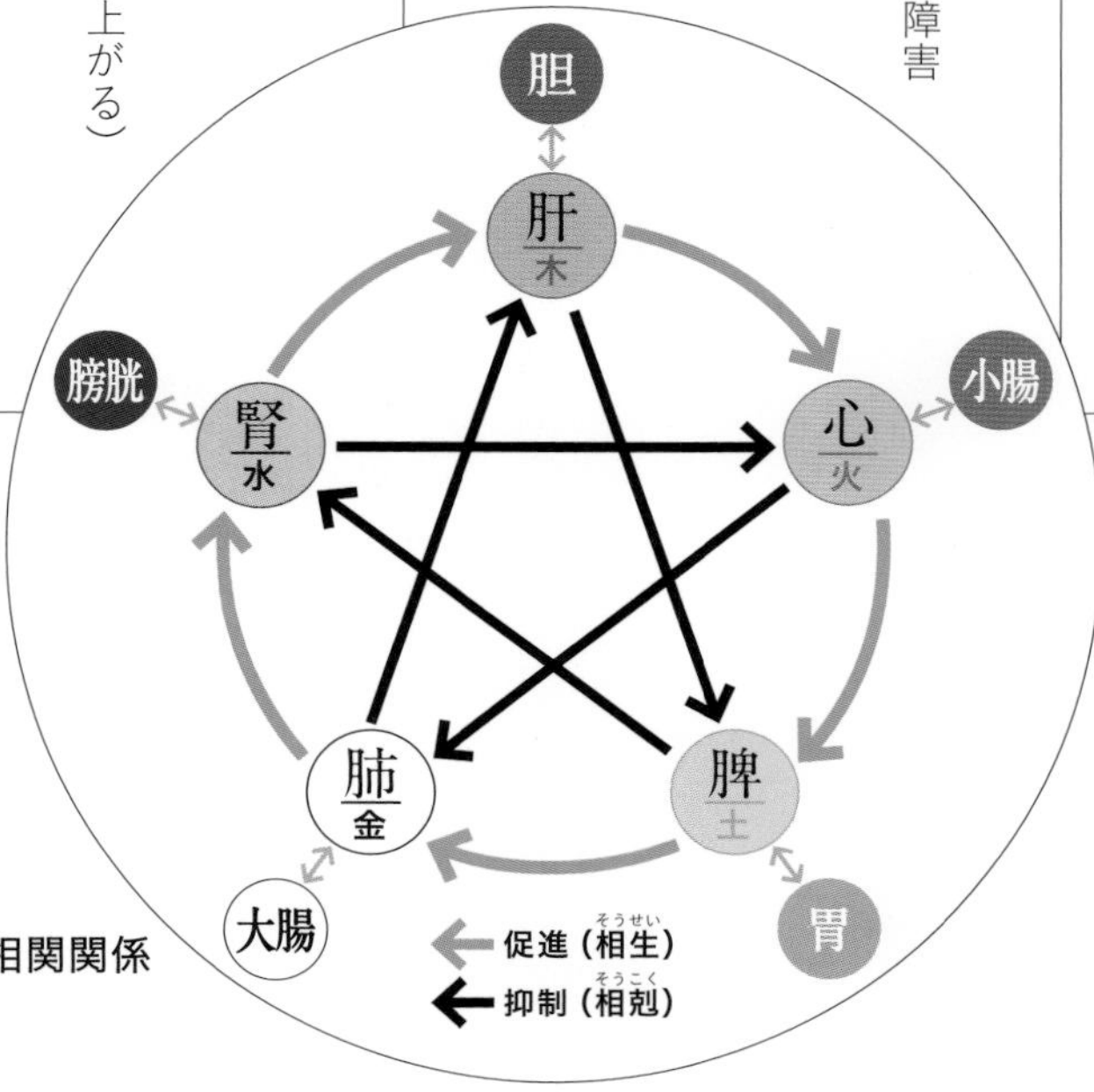

五臓六腑の相関関係

病因について考える

漢方では、陰陽のバランスが崩れると病気になると考えられています。その原因は、①外的要因（外因）②内的要因（内因）③それ以外の要因の3つに分けられます。

気象など、自然環境の変化が与える要因が「外因」で、体の外側から発病させます。風、寒さ、暑さ、湿気、乾燥、強い熱（火）の6つがあります。

体の内側に起こる感情が引き起こす病因が「内因」。人間の基本感情である、喜び、怒り、思い、悲しみ、憂い、恐れ、驚き。この7つの感情の過度な変化が病気をもたらします。

食べすぎや飲みすぎ、少食、偏食といった食生活の乱れもまた、体に不調をもたらす原因となります。さらに、働きすぎや遊びすぎ、心労など、過度に心や体を消耗することも不調を引き起こす原因となります。

6つの外因

風（風邪）	・特に春先に多いが一年中見られる ・頭痛や鼻づまり、喉の痛み、目の充血、むくみ、花粉症 ・めまい、ふらつき
寒（寒邪）	・冬に多い ・寒気、体の冷え、悪寒、発熱 ・頭痛、関節痛、痙攣
暑（暑邪）	・夏の盛りに見られる ・高熱、多汗、顔が赤くなる、喉の渇き ・イライラ、動悸、不眠、だるさ
湿（湿邪）	・梅雨時や夏に表れやすい ・食欲不振、吐き気、膨満感 ・下痢、むくみ、体が重い、目やに
燥（燥邪）	・秋から冬に見られる ・肌や髪のパサつき、粘膜部分の乾燥 ・空咳、喘息
火（火邪）	・季節性はないが、夏がもっとも強い ・高熱、顔の紅潮、喉の痛み、のぼせ、多汗、出血（鼻血など）、痙攣 ・イライラ、不眠、動悸

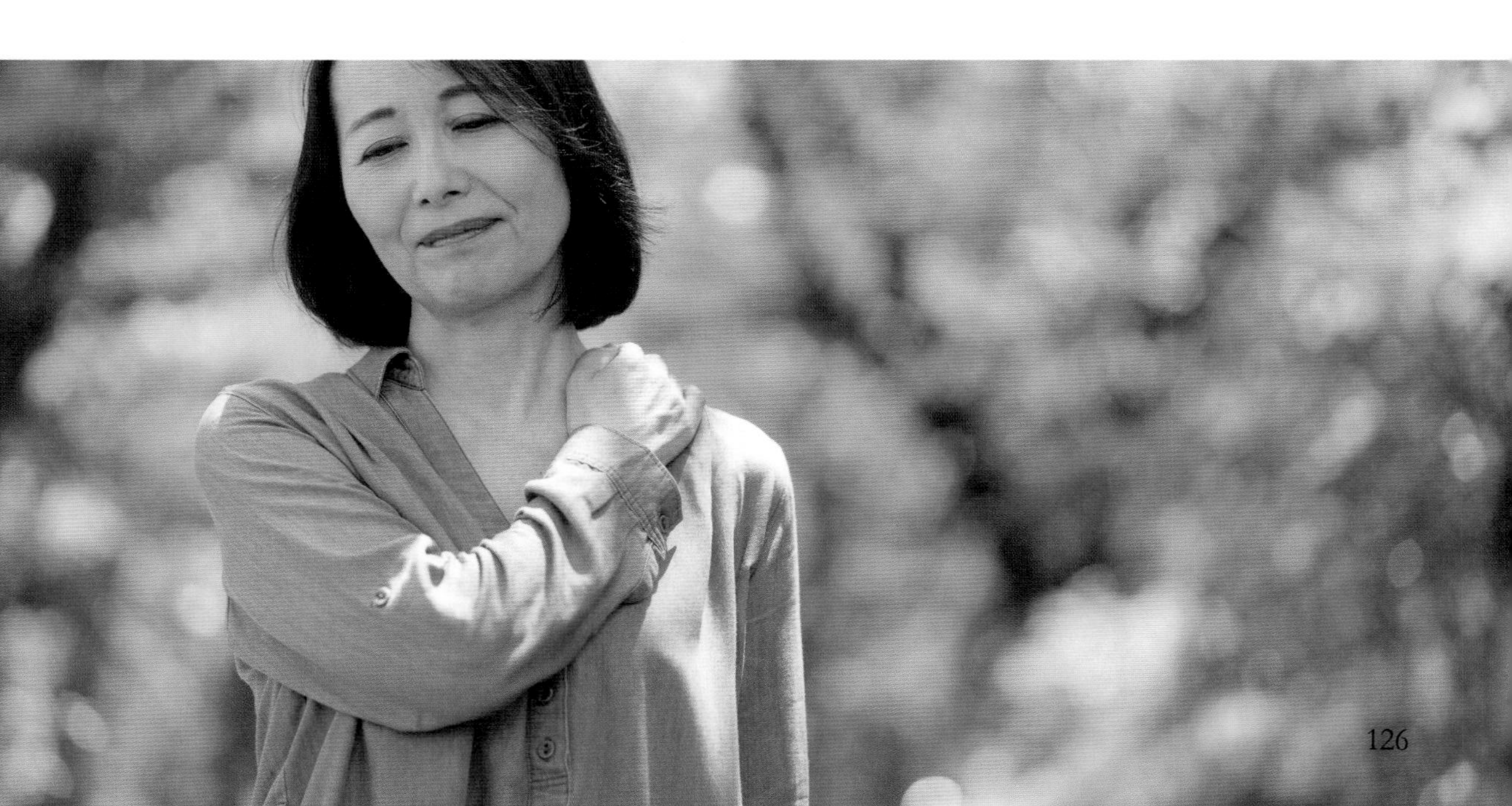

漢方薬の基礎知識

漢方薬は、自然の植物や鉱物*などから作られた生薬を組み合わせて作られています。

本来、漢方薬は、漢方医が患者さんの体質や病状をよく知ったうえで、「証」を判断して処方するものです。そのため、同じ病気の患者さんでも、証が違えば別の漢方薬が処方されるのです。

複数の生薬からなる漢方薬は、多数の有効成分の相乗作用が期待できますが、同時に、成分同士がその作用を打ち消しあうこともあり、作用が調和されています。そのため、単一の成分だけでできている化学医薬品と比べると効き目は緩やかですが、副作用が少ないという点も大きな特徴です。漢方薬は、慢性的な疾患の治療や予防を継続的に行うことに適しているともいえるのです。

最近は市販の漢方薬が増え、手軽に服用できるようになりました。しかし、間違った判断で服用すれば、かえって体調が悪くなることも考えられます。「漢方薬は体にやさしくて安全」という思い込みは危険ですし、自己判断で長い期間飲み続けることもおすすめできません。

また、西洋医薬やサプリメント、健康食品などと漢方薬との併用は、相互作用が起こる場合があるので、必ず漢方の専門医や詳しい薬剤師に相談のうえ、利用してください。

*動物性のものもいくつか含んでいます。

主な漢方薬とその効能

主な漢方薬	読み	主な効能	含まれる生薬
大建中湯	ダイケンチュウトウ	腹部膨満感、冷え腹	乾姜、人参、山椒、膠飴
抑肝散	ヨクカンサン	不眠症、神経症、小児疳症	蒼朮、茯苓、川芎、柴胡、甘草、釣藤鉤、当帰
六君子湯	リックンシトウ	胃炎、胃下垂、食欲不振、消化不良	蒼朮、人参、半夏、茯苓、大棗、陳皮、甘草、生姜
牛車腎気丸	ゴシャジンキガン	排尿困難、頻尿、むくみ	地黄、山茱萸、山薬、沢瀉、牡丹皮、桂皮、茯苓、附子、牛膝、車前子
半夏瀉心湯	ハンゲシャシントウ	胃腸カタル、消化不良、神経性胃炎、胃弱	半夏、黄芩、乾姜、甘草、大棗、人参、黄連
補中益気湯	ホチュウエッキトウ	食欲不振、胃下垂、夏やせ	黄耆、蒼朮、人参、当帰、柴胡、陳皮、大棗、甘草、升麻、生姜
芍薬甘草湯	シャクヤクカンゾウトウ	筋肉の痙攣を伴う疼痛	甘草、芍薬
麦門冬湯	バクモンドウトウ	気管支炎、気管支喘息	麦門冬、半夏、大棗、甘草、人参、粳米
加味逍遙散	カミショウヨウサン	冷え症、更年期症状、月経不順	柴胡、芍薬、蒼朮、当帰、茯苓、山梔子、牡丹皮、甘草、生姜、薄荷
五苓散	ゴレイサン	頭痛、急性胃腸カタル、下痢、二日酔い	沢瀉、蒼朮、猪苓、茯苓、桂皮
防風通聖散	ボウフウツウショウサン	高血圧、肥満症、むくみ	黄芩、甘草、桔梗、石膏、白朮、大黄、荊芥、山梔子、芍薬、川芎、当帰、薄荷、防風、麻黄、連翹、生姜、滑石、芒硝
葛根湯	カッコントウ	風邪、鼻風邪、肩こり、神経痛	桂皮、芍薬、大棗、甘草、生姜、葛根、麻黄
当帰芍薬散	トウキシャクヤクサン	更年期症状、貧血、倦怠感、月経不順	芍薬、蒼朮、沢瀉、茯苓、川芎、当帰
桂枝茯苓丸	ケイシブクリョウガン	月経不順、月経困難、更年期症状	桂皮、芍薬、桃仁、茯苓、牡丹皮
八味地黄丸	ハチミジオウガン	腎炎、糖尿病、前立腺肥大、坐骨神経痛	地黄、山茱萸、山薬、沢瀉、茯苓、牡丹皮、桂皮、附子
小青竜湯	ショウセイリュウトウ	鼻水、鼻づまり、アレルギー性鼻炎	半夏、乾姜、甘草、桂皮、五味子、細辛、芍薬、麻黄
半夏厚朴湯	ハンゲコウボクトウ	不安神経症、神経性胃炎、神経性食道狭窄症	半夏、茯苓、厚朴、蘇葉、生姜

茴香（ウイキョウ）

基原植物名　ウイキョウ　科名　セリ科
使用部位　果実　主な薬効　健胃、去痰、駆風、鎮痛
処方漢方薬　安中散、丁香柿蒂湯
特徴　地中海原産でハーブのフェンネルという名で知られる多年草。史上最古の作物のひとつ。インドではカレー料理に、中国では五香粉の原料に利用されている。漢方では、芳香性健胃、下腹部止痛に用いられる。

黄連（オウレン）

基原植物名　オウレン　科名　キンポウゲ科
使用部位　根茎　主な薬効　健胃、抗菌、鎮痙、利胆
処方漢方薬　温清飲、黄連湯、黄連解毒湯、三黄瀉心湯
特徴　山地の樹林下に自生する常緑多年草。名は根茎の断面が黄色く、数多くのひげ根が黄色く連なることによる。漢方では、健胃整腸、精神不安、心窩部のつかえ、下痢などに用いられる。

黄芩（オウゴン）

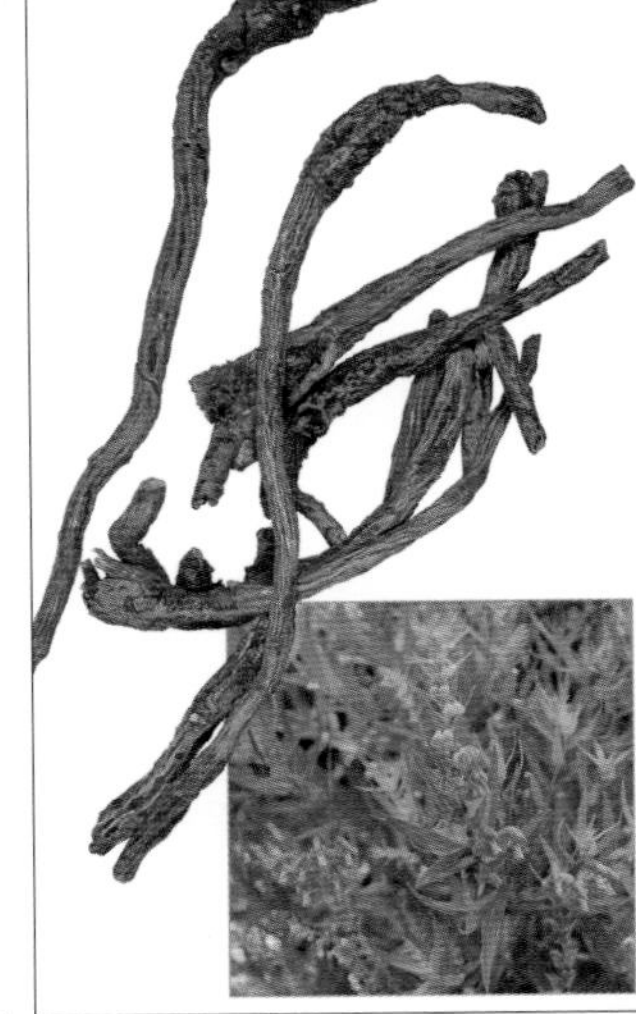

基原植物名　コガネバナ　科名　シソ科
使用部位　根　主な薬効　緩下、利尿、抗炎症
処方漢方薬　温清飲、黄芩湯、黄連解毒湯、乙字湯
特徴　紫紅色の花を咲かせるが、名前は根が黄色いことに由来。漢方では、充血、胃のつかえ、下痢、腹痛などに用いられる。

葛根（カッコン）

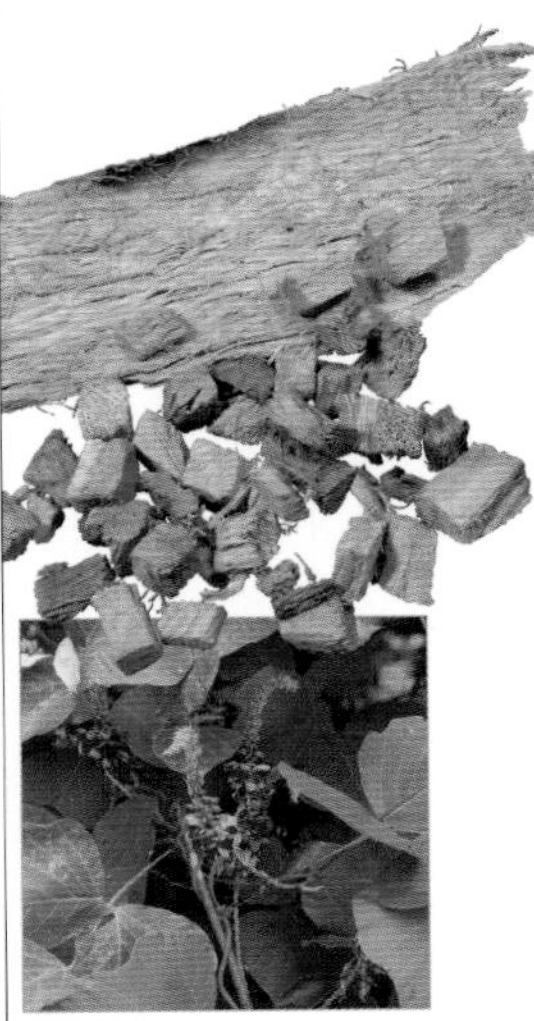

基原植物名　クズ　科名　マメ科
使用部位　根　主な薬効　鎮痙、解熱
処方漢方薬　葛根湯、葛根湯加川芎辛夷、桂枝加葛根湯
特徴　東アジア温帯に自生するつる性の多年草。根から採れるデンプンはクズデンプンと呼ばれ、滋養剤のほか、錠剤を作るうえでの良質の添加剤とされる。漢方では、解熱、鎮痙などに用いられる。

黄柏（オウバク）

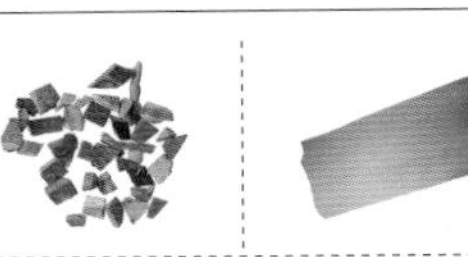

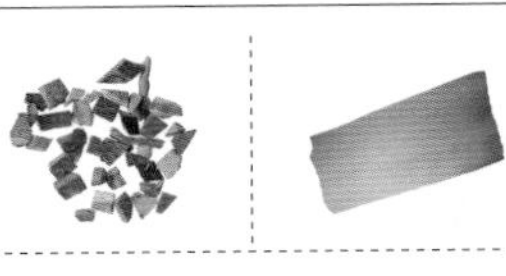

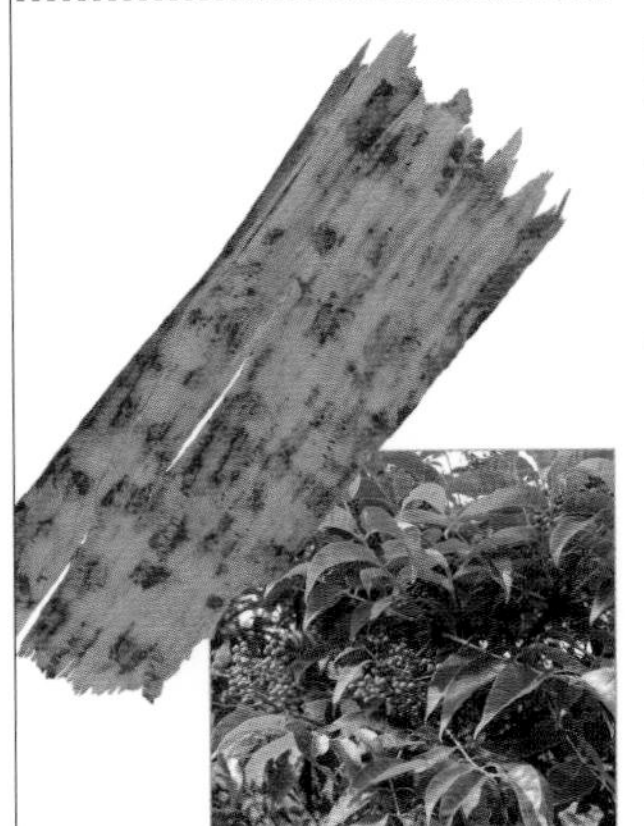

基原植物名　キハダ　科名　ミカン科
使用部位　樹皮　主な薬効　健胃、消炎
処方漢方薬　黄連解毒湯、加味解毒湯、温清飲
特徴　古くから健胃整腸剤として、またキハダ色という鮮やかな黄色の染料として使われてきた落葉高木。漢方では、健胃、消炎、止瀉に用いられる。

甘草（カンゾウ）

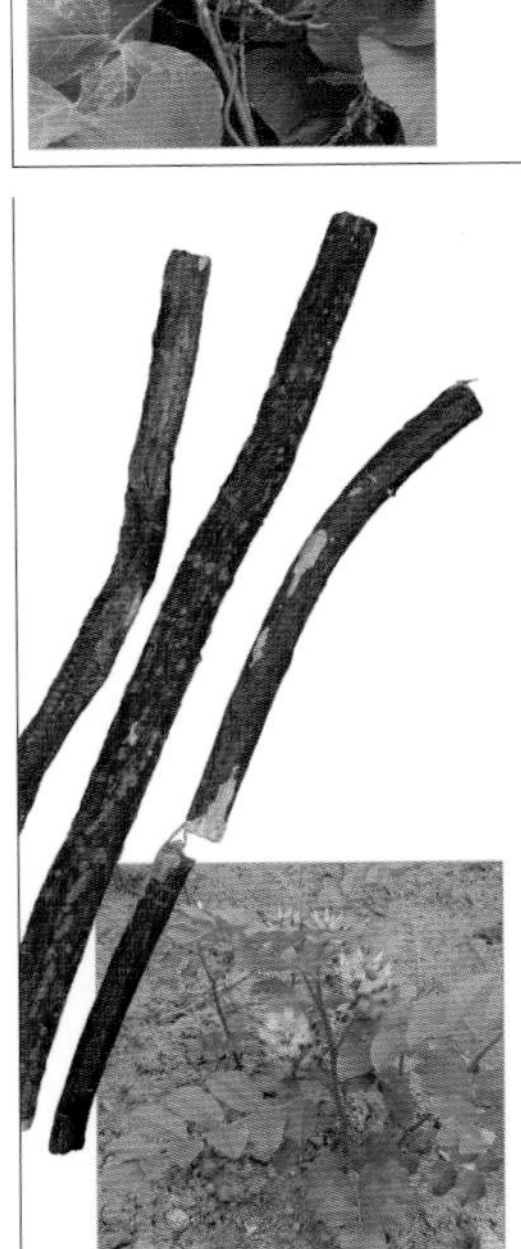

基原植物名　ウラルカンゾウ　科名　マメ科
使用部位　根　主な薬効　去痰、鎮咳、消炎、止痛
処方漢方薬　甘草湯、大黄甘草湯、調胃承気湯、麻杏甘石湯
特徴　薄紫色の花を咲かせる多年草。甘味料として広く利用される。奈良時代に日本に紹介され、正倉院には当時のものが現存。漢方では、痙攣痛、腹痛、咽頭痛、諸薬の緩和などに用いられる。全処方の70％以上に配合される重要な生薬。

桔梗（キキョウ）

基原植物名　キキョウ　科名　キキョウ科
使用部位　根　主な薬効　鎮咳、去痰
処方漢方薬　桔梗湯、荊芥連翹湯、十味敗毒湯
特徴　日本人に馴染みの深い野草で、秋の七草のひとつ。漢方では、排膿、鎮咳、去痰に用いられる。

厚朴（コウボク）

基原植物名　ホオノキ　科名　モクレン科
使用部位　樹皮　主な薬効　鎮痛、鎮痙、利尿、去痰
処方漢方薬　半夏厚朴湯、通導散、平胃散
特徴　樹高30mにもなる落葉高木で、その大きな葉は朴葉みそ、朴葉寿司、朴葉餅に使われている。漢方では、収れん、利尿、去痰に用いられる。

杏仁（キョウニン）

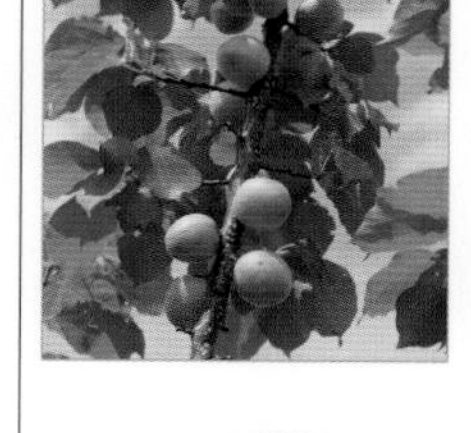
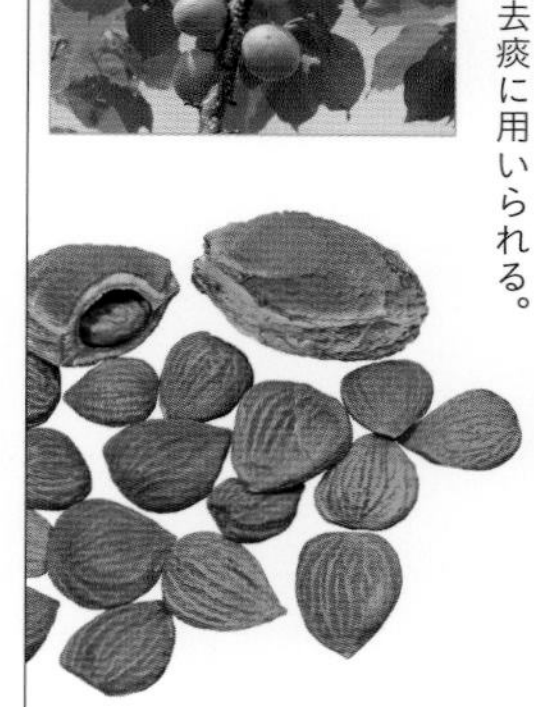
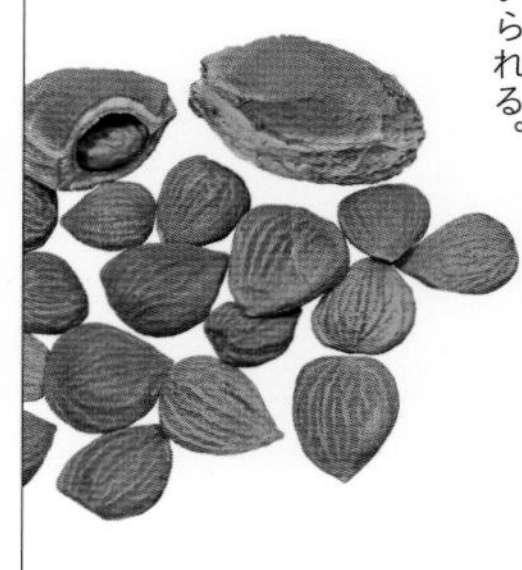

基原植物名　アンズ、ホンアンズ　科名　バラ科
使用部位　種子　主な薬効　鎮咳、去痰、利尿
処方漢方薬　潤腸湯、神秘湯、麻杏甘石湯、桂麻各半湯
特徴　中国原産の落葉高木でアプリコットとしても知られている。日本では長野県で多く生産。成熟した果実から種子を取り出し、乾燥させる。砕いたときに梅の甘い香り成分であるベンズアルデヒド臭の強いものが良品。漢方では、鎮咳、去痰に用いられる。

牛膝（ゴシツ）

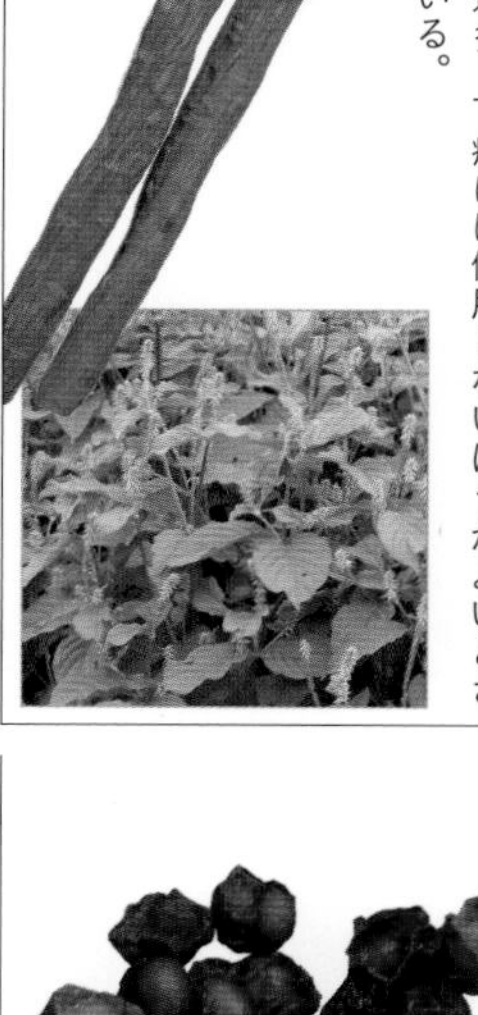

基原植物名　ヒナタイノコズチ　科名　ヒユ科
使用部位　根
主な薬効　通経、利尿、抗アレルギー、抗腫瘍
処方漢方薬　疎経活血湯、牛膝散、牛車腎気丸、折衝飲
特徴　山野や道端の日向のいたるところに自生する多年草で、茎の断面は正方形。果実は衣服につきやすく、ヒッツキ虫として知られる。漢方では、通経、利尿、関節炎や腰痛に用いられる。妊婦、月経過多、下痢には使用しないほうがよいとされている。

桂皮（ケイヒ）

基原植物名　シナニッケイ　科名　クスノキ科
使用部位　樹皮　主な薬効　発汗、解熱、鎮痛
処方漢方薬　苓桂朮甘湯、桂枝湯、桂枝加朮附湯
特徴　中国南部、ベトナム原産の常緑高木。樹皮は暗赤褐色でピリ辛、甘い香りのものが良品とされる。漢方では、風邪、鎮痛、鎮痙、解熱、婦人病薬の処方に配合される。

五味子（ゴミシ）

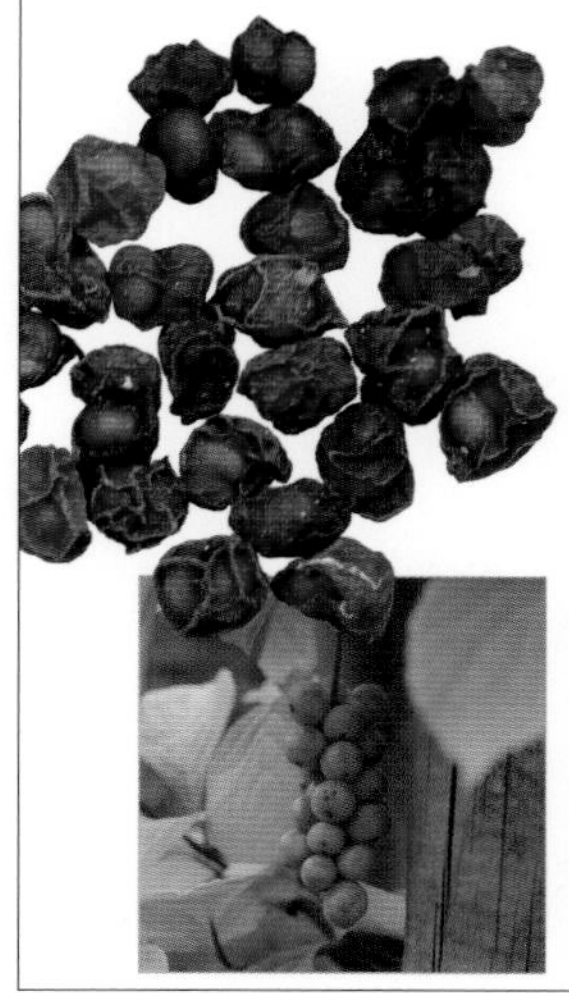

基原植物名　チョウセンゴミシ　科名　マツブサ科
使用部位　果実　主な薬効　抗潰瘍、鎮痛、鎮咳、去痰
処方漢方薬　小青竜湯、清肺湯、人参養栄湯、清暑益気湯
特徴　山地に自生する落葉つる性低木で、秋に紅熟した果実を採取し乾燥させる。韓国の伝統茶である五味子茶に利用される。漢方では、鎮咳、去痰、強壮、肝臓障害などに用いられる。

柴胡（サイコ）

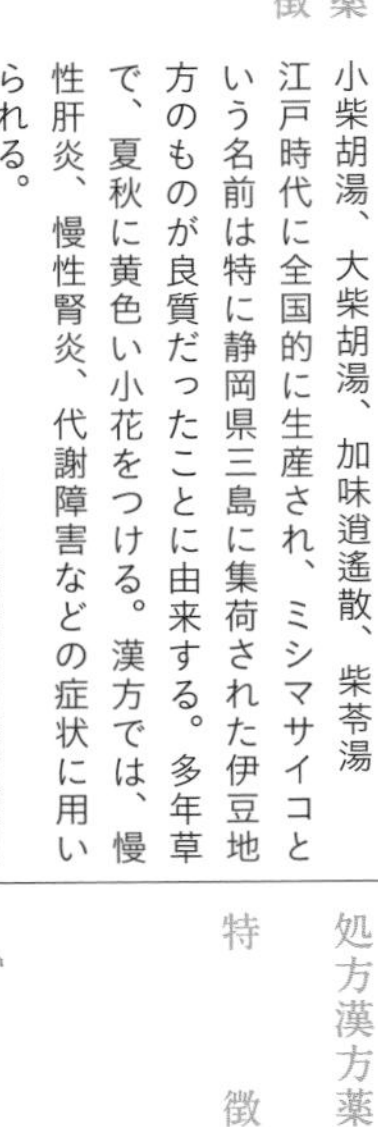

基原植物名　ミシマサイコ　科名　セリ科
使用部位　根　主な薬効　消炎、解熱
処方漢方薬　小柴胡湯、大柴胡湯、加味逍遙散、柴苓湯
特　　徴　江戸時代に全国的に生産され、ミシマサイコという名前は特に静岡県三島に集荷された伊豆地方のものが良質だったことに由来する。多年草で、夏秋に黄色い小花をつける。漢方では、慢性肝炎、慢性腎炎、代謝障害などの症状に用いられる。

山茱萸（サンシュユ）

基原植物名　サンシュユ　科名　ミズキ科
使用部位　偽果の果肉　主な薬効　止汗、強壮、収れん
処方漢方薬　八味地黄丸、六味丸、牛車腎気丸
特　　徴　庭や公園の樹木として植えられる落葉小高木。秋に紅熟した果実の種子を取り除き、乾燥させたものを使用。漢方では、止汗、滋養強壮に用いられる。

細辛（サイシン）

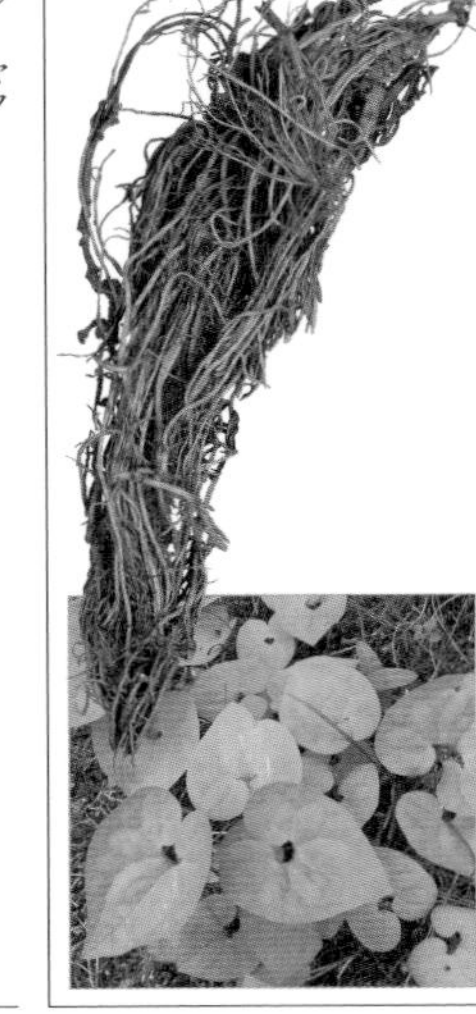

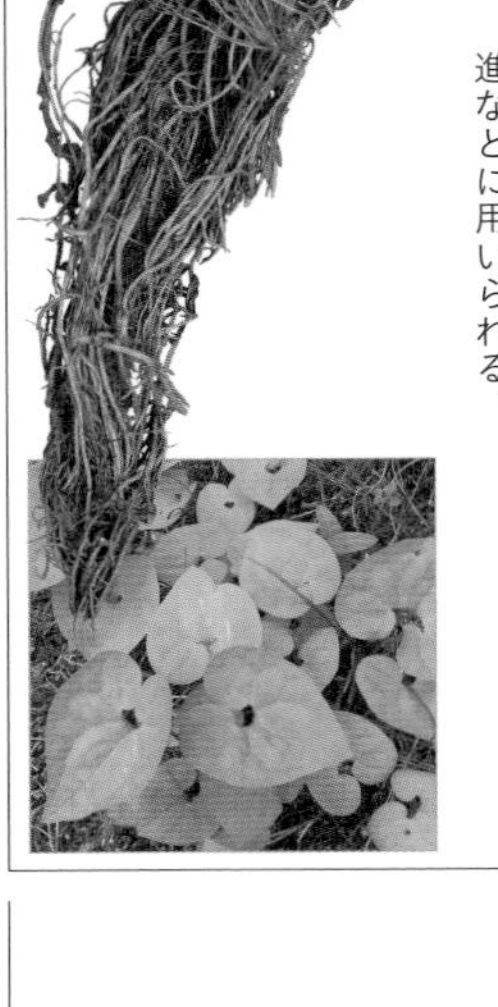

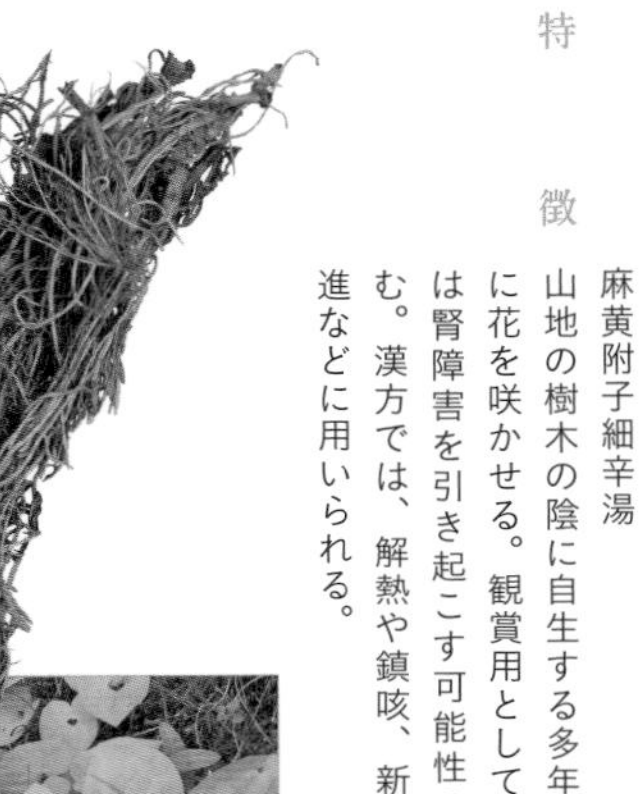

基原植物名　ウスバサイシン　科名　ウマノスズクサ科
使用部位　根及び根茎　主な薬効　鎮咳、去痰、解熱、鎮痛
処方漢方薬　立効散、苓甘姜味辛夏仁湯、小青竜湯、麻黄附子細辛湯
特　　徴　山地の樹木の陰に自生する多年草で、地面近くに花を咲かせる。観賞用としても栽培。地上部は腎障害を引き起こす可能性のある成分を含む。漢方では、解熱や鎮咳、新陳代謝機能の亢進などに用いられる。

山薬（サンヤク）

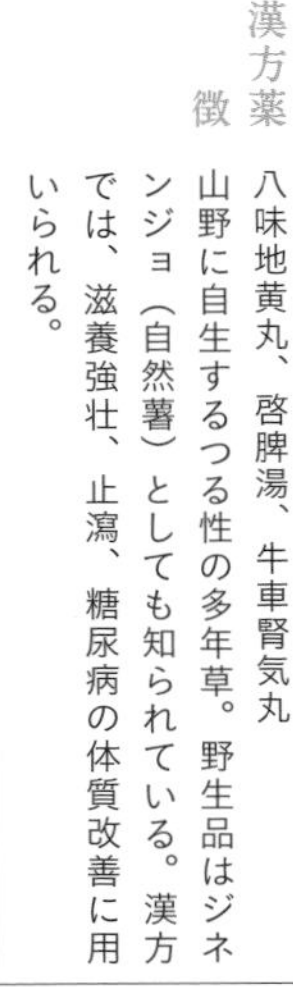

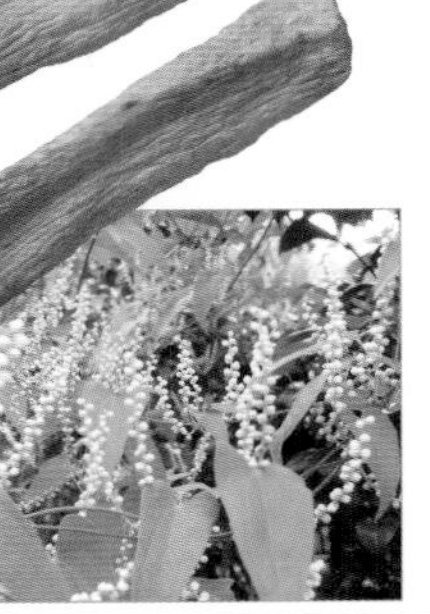

基原植物名　ヤマノイモ、ナガイモ　科名　ヤマノイモ科
使用部位　根茎　主な薬効　滋養強壮、止瀉、止渇
処方漢方薬　八味地黄丸、啓脾湯、牛車腎気丸
特　　徴　山野に自生するつる性の多年草。野生品はジネンジョ（自然薯）としても知られている。漢方では、滋養強壮、止瀉、糖尿病の体質改善に用いられる。

山梔子（サンシシ）

基原植物名　クチナシ　科名　アカネ科
使用部位　果実　主な薬効　利胆、鎮静、消炎、解熱
処方漢方薬　清肺湯、黄連解毒湯、防風通聖散
特　　徴　長い卵形の赤黄色の果実をつける常緑低木。乾燥した果実は古くから黄色の着色料として利用。漢方では、精神不安、充血、黄疸などの症状に用いられる。

地黄（ジオウ）

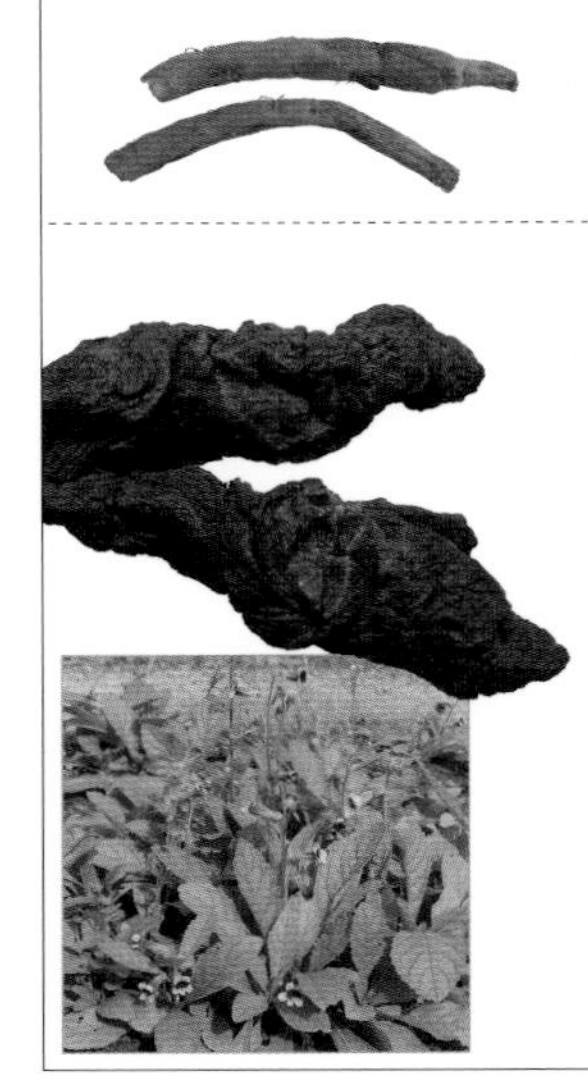

基原植物名　アカヤジオウ　科名　ゴマノハグサ科
使用部位　根　主な薬効　止瀉、緩下、利尿、強壮、補血
処方漢方薬　六味地黄丸、八味地黄丸、四物湯、炙甘草湯
特　　徴　赤紫色のジギタリスに似た花を咲かせる。生薬はわずかに甘く、その後やや苦みがある。漢方では、強壮保健薬、尿路疾患薬、皮膚疾患薬、婦人病薬の処方に配合される。

紫根（シコン）

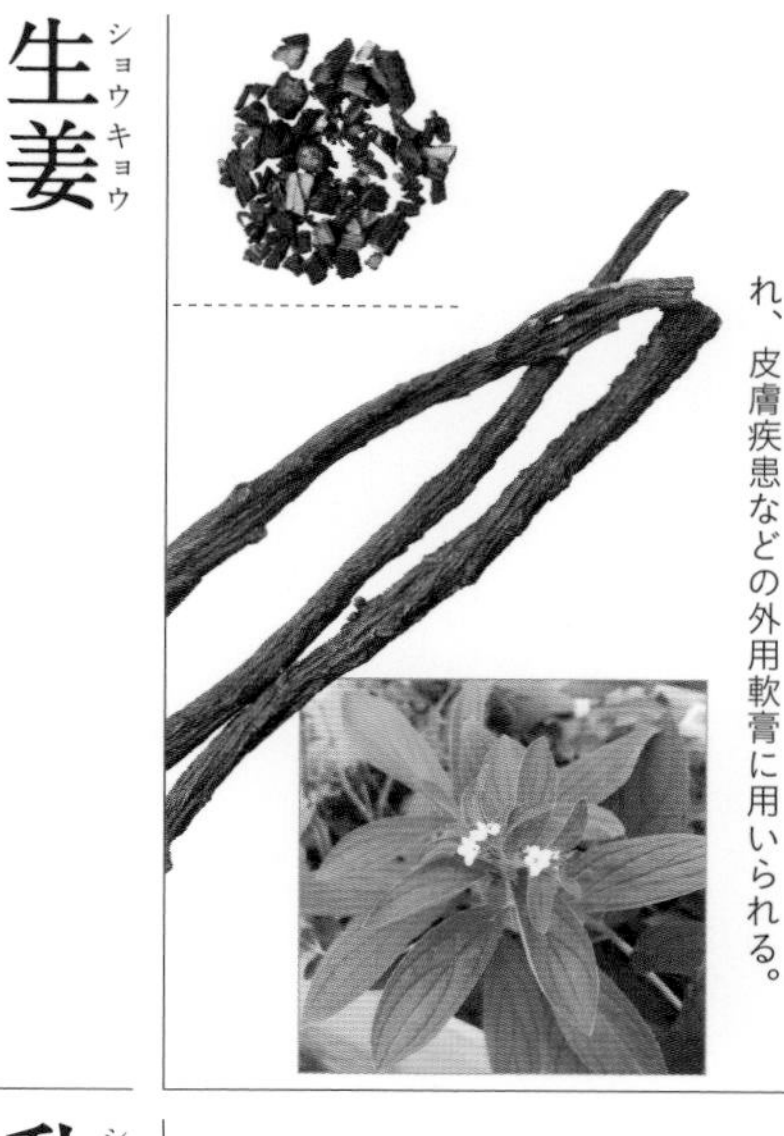

基原植物名　ムラサキ　科名　ムラサキ科
使用部位　根　主な薬効　創傷治癒促進、肉芽増殖促進
処方漢方薬　紫雲膏
特徴　中国東北部や日本各地に自生する紫色の根を持つ多年草。紅花、藍とともに日本三大色素のひとつ。江戸末期の外科医華岡青洲により紫雲膏が考案され、皮膚疾患などの外用軟膏に用いられる。

芍薬（シャクヤク）

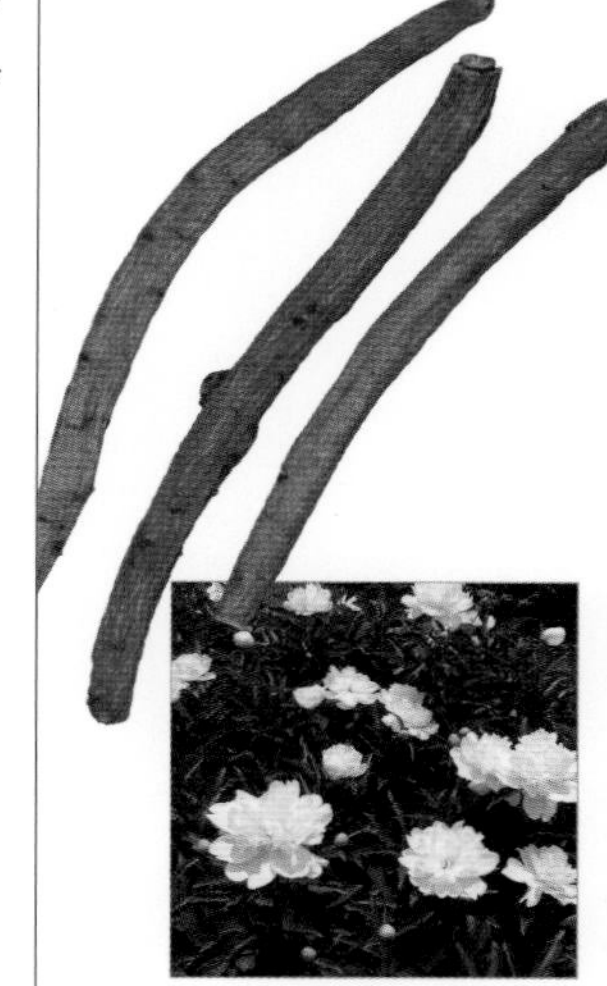

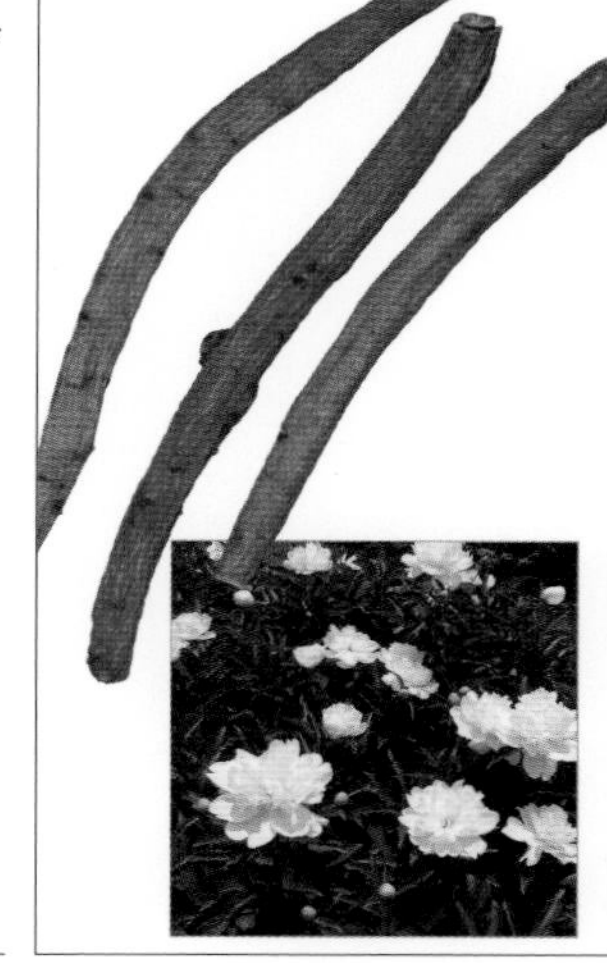

基原植物名　シャクヤク　科名　ボタン科
使用部位　根　主な薬効　収れん、鎮痙、鎮痛
処方漢方薬　加味逍遙散、芍薬甘草湯、当帰芍薬散
特徴　花の宰相とも呼ばれ、初夏に枝先に大輪の花を咲かせる多年草。漢方では、鎮静、鎮痙、鎮痛のほかに、抗炎症や平滑筋弛緩にも用いられる。婦人科領域では重要な生薬。

車前子（シャゼンシ）

基原植物名　オオバコ　科名　オオバコ科
使用部位　種子　主な薬効　去痰、鎮咳、血糖降下、利尿
処方漢方薬　清心蓮子飲、竜胆瀉肝湯、牛車腎気丸
特徴　アジア全域に見られる道ばたの雑草の代表で、全草はシャゼンソウ（車前草）と呼ばれる生薬。名前の由来は牛車や馬車が通る道ばたに多いことから。漢方では、去痰、鎮咳、消炎、利尿などに用いられる。

生姜（ショウキョウ）

基原植物名　ショウガ　科名　ショウガ科
使用部位　根茎　主な薬効　健胃、矯味、発汗
処方漢方薬　胃苓湯、温経湯、越婢加朮湯、黄耆建中湯
特徴　世界中で栽培されている多年草。食用、薬用として広く使用される。日本では乾燥した根茎をショウキョウ、湯通しまたは蒸して乾燥した根茎をカンキョウ（乾姜）と呼ぶ。漢方では、芳香健胃、矯味に利用。乾姜のほうが温める作用が強いとされる。

升麻（ショウマ）

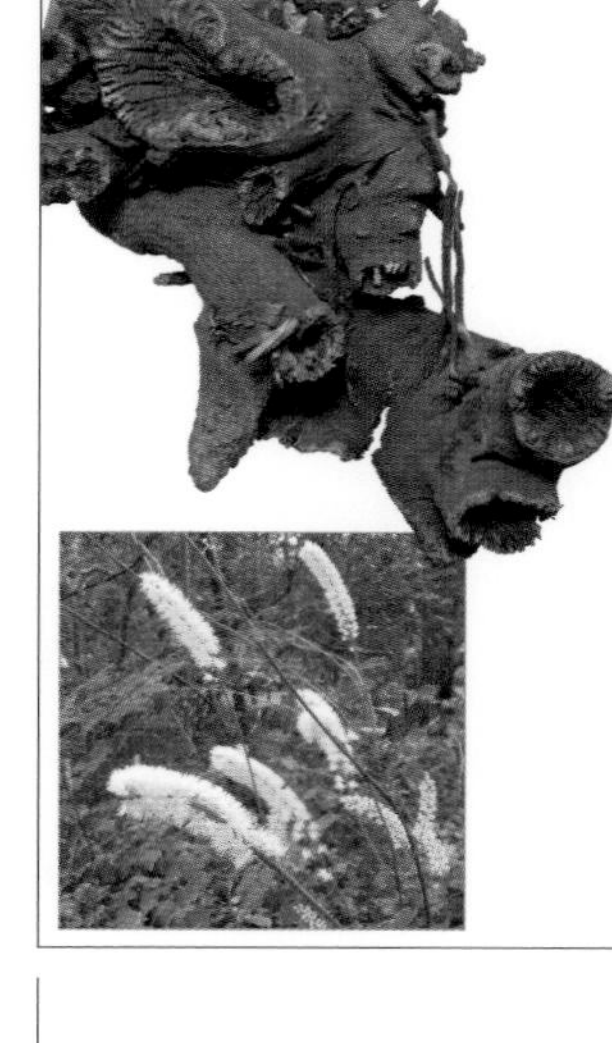

基原植物名　サラシナショウマ　科名　キンポウゲ科
使用部位　根茎　主な薬効　解熱、浮腫抑制、発汗
処方漢方薬　乙字湯、升麻葛根湯、辛夷清肺湯、補中益気湯
特徴　山地や草原に生える試験管ブラシのような白花を咲かせる多年草。漢方では、解熱、解毒や脱肛、子宮脱に用いられ、痔疾用薬にも配合される。

辛夷（シンイ）

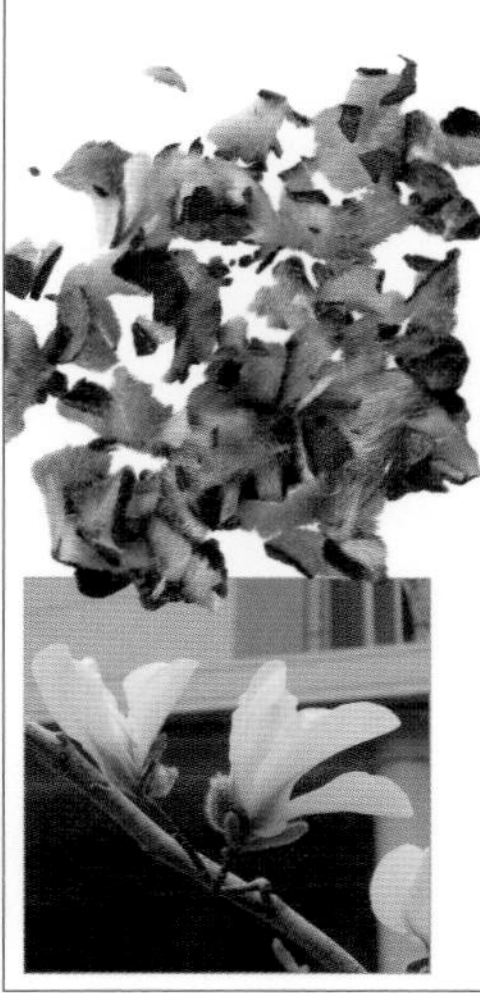

基原植物名　コブシ、タムシバ　科名　モクレン科
使用部位　花蕾　主な薬効　鎮静、鎮痛
処方漢方薬　葛根湯加川芎辛夷、辛夷清肺湯
特徴　中国や日本に自生する落葉性高木。辛夷はタムシバ、コブシまたはハクモクレンのつぼみのことであるが、国内ではタムシバのつぼみを用いる。漢方では、鼻炎、蓄膿症、頭重感などに用いられる。

石膏（セッコウ）

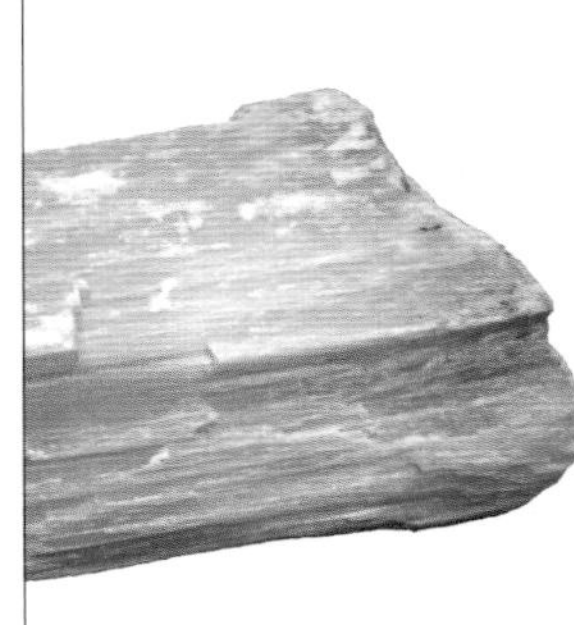

基原　鉱物のセッコウ

成分　天然の含水硫酸カルシウム

主な薬効　止渇、解熱、鎮静、消炎

処方漢方薬　越婢加朮湯、白虎加人参湯、麻杏甘石湯、五虎湯

特徴　光沢のある白色の繊維状結晶塊。漢方で配合されるのは、天然の石膏（生石膏）のみで、止渇、解熱、鎮静に用いられる。

大黄（ダイオウ）

基原植物名　ダイオウ　科名　タデ科

使用部位　根茎　主な薬効　瀉下、駆瘀血、清熱

処方漢方薬　大承気湯、桂枝加芍薬大黄湯、大黄甘草湯

特徴　中国西部、高山に自生する多年草。同じダイオウ属の仲間に野菜で知られるルバーブがある。漢方では、多くの処方に配合される重要な生薬であるため、将軍という別名を持つ。

川芎（センキュウ）

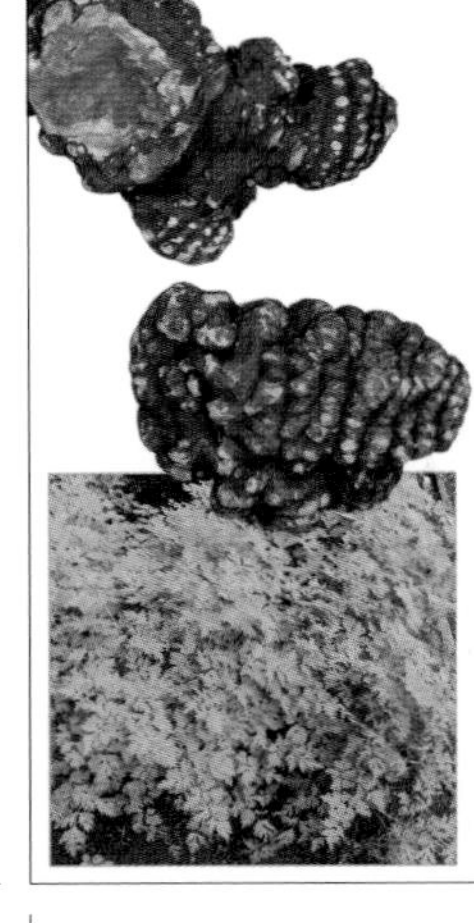

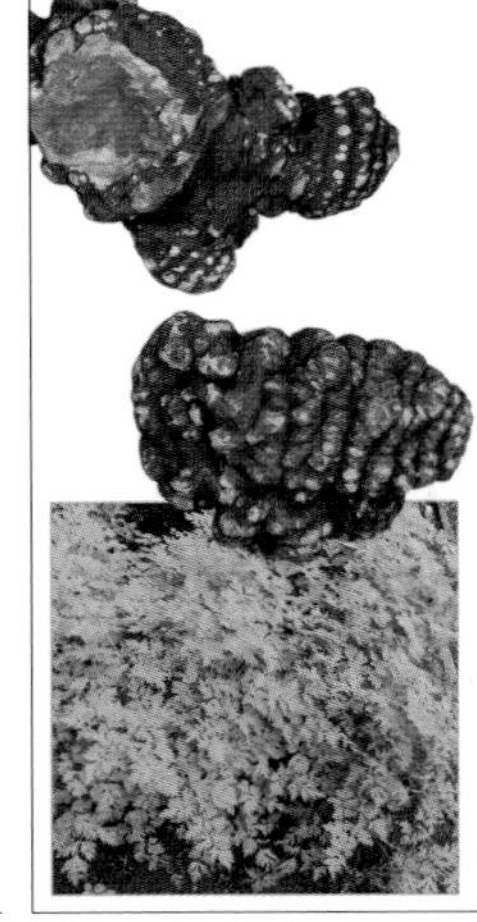

基原植物名　センキュウ　科名　セリ科

使用部位　根茎　主な薬効　補血、強壮、鎮痛

処方漢方薬　温経湯、温清飲、四物湯、女神散

特徴　中国原産で、全草にセリ科特有の芳香を持つ多年草。日本では北海道で多く栽培され、花は咲くが結実しないので株分けをして増やす。漢方では、日本産の川芎を使用し、当帰と一緒に配合されることが多く、婦人薬、皮膚疾患用薬、消炎排膿薬などに用いられる。

大棗（タイソウ）

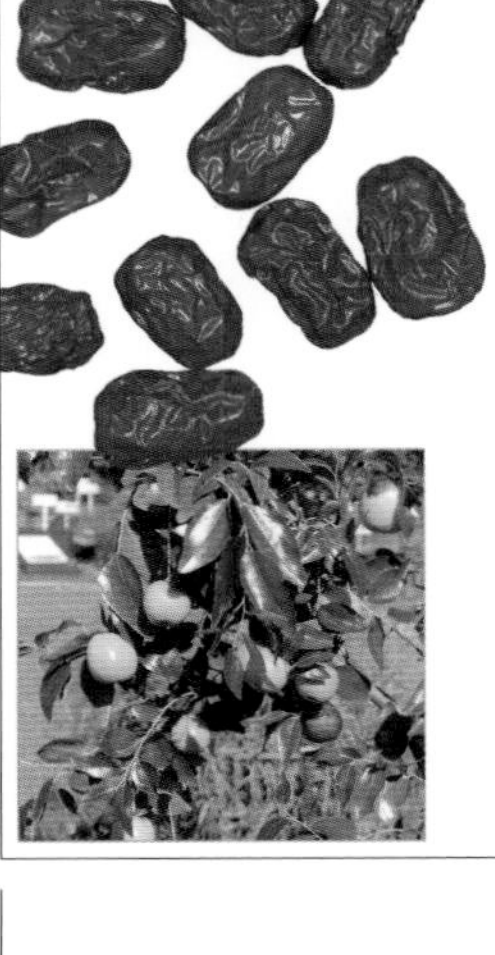

基原植物名　ナツメ　科名　クロウメモドキ科

使用部位　果実　主な薬効　滋養、鎮静、緩和

処方漢方薬　甘麦大棗湯、桂枝湯、小建中湯、補中益気湯

特徴　菓子材料、果実として食用に、韓国薬膳料理のサムゲタンの材料に、砂糖やハチミツと煮たものはデチュ茶（ナツメ茶）として飲まれる。漢方では、滋養、精神安定や他薬の刺激性の緩和に用いられる。

蒼朮（ソウジュツ）

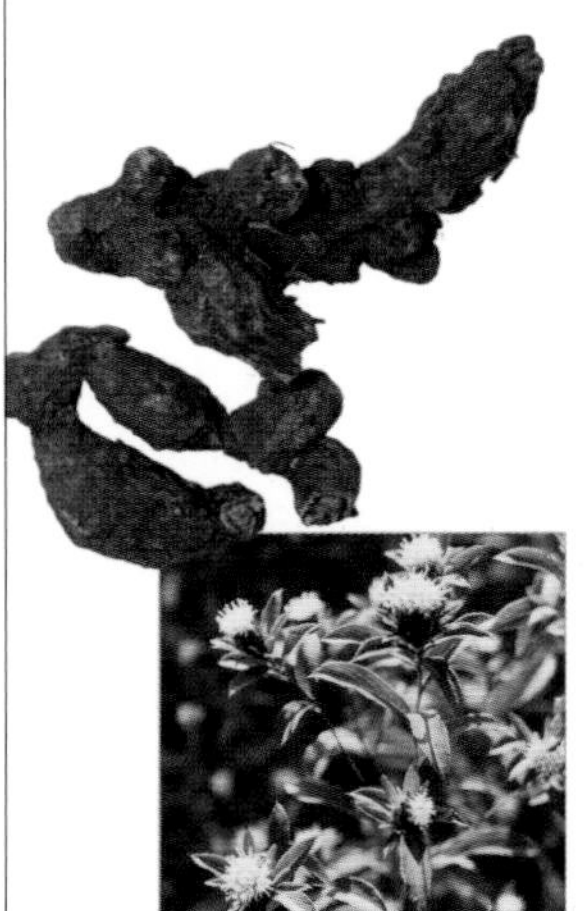

基原植物名　ホソバオケラ　科名　キク科

使用部位　根茎　主な薬効　健胃、止痛、利尿

処方漢方薬　二朮湯、平胃散、疎経活血湯

特徴　中国原産、オケラに似た多年草で雌雄異株。秋に白色の頭状花をつける。漢方では、水分の代謝不全や消化不良、関節の痛みなどに用いられる。

沢瀉（タクシャ）

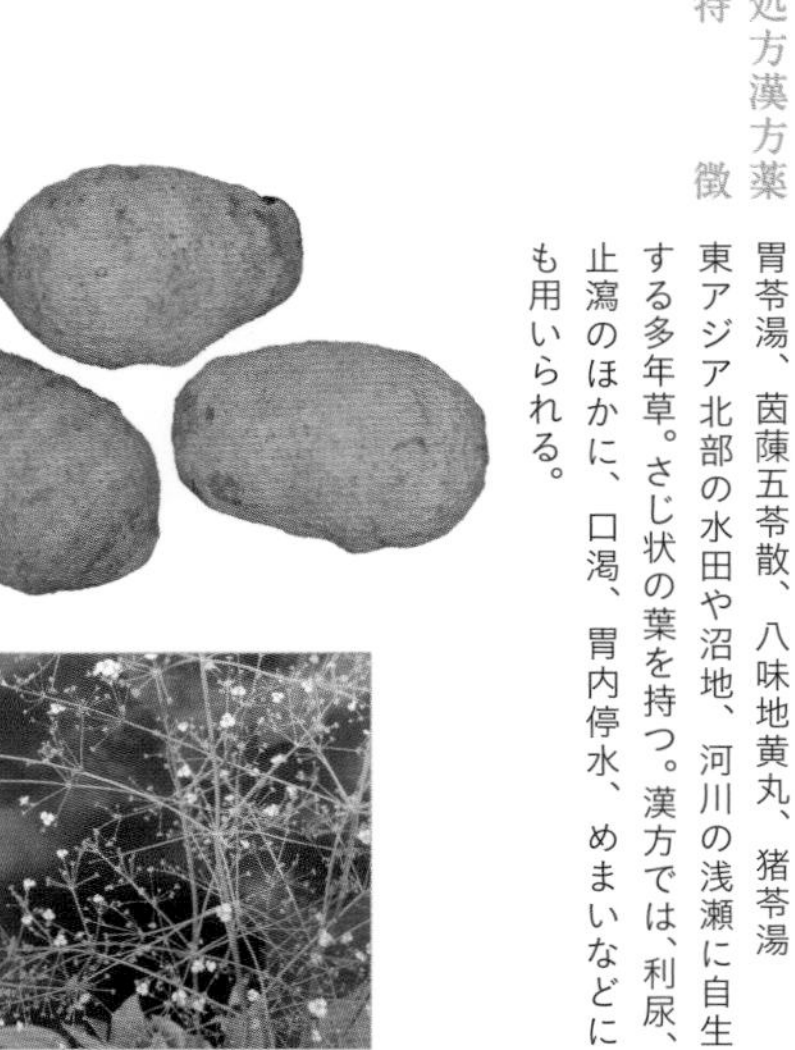

基原植物名　サジオモダカ　科名　オモダカ科

使用部位　塊茎　主な薬効　利尿、止瀉

処方漢方薬　胃苓湯、茵蔯五苓散、八味地黄丸、猪苓湯

特徴　東アジア北部の水田や沼地、河川の浅瀬に自生する多年草。さじ状の葉を持つ。漢方では、利尿、止瀉のほかに、口渇、胃内停水、めまいなどにも用いられる。

釣藤鉤（チョウトウコウ）

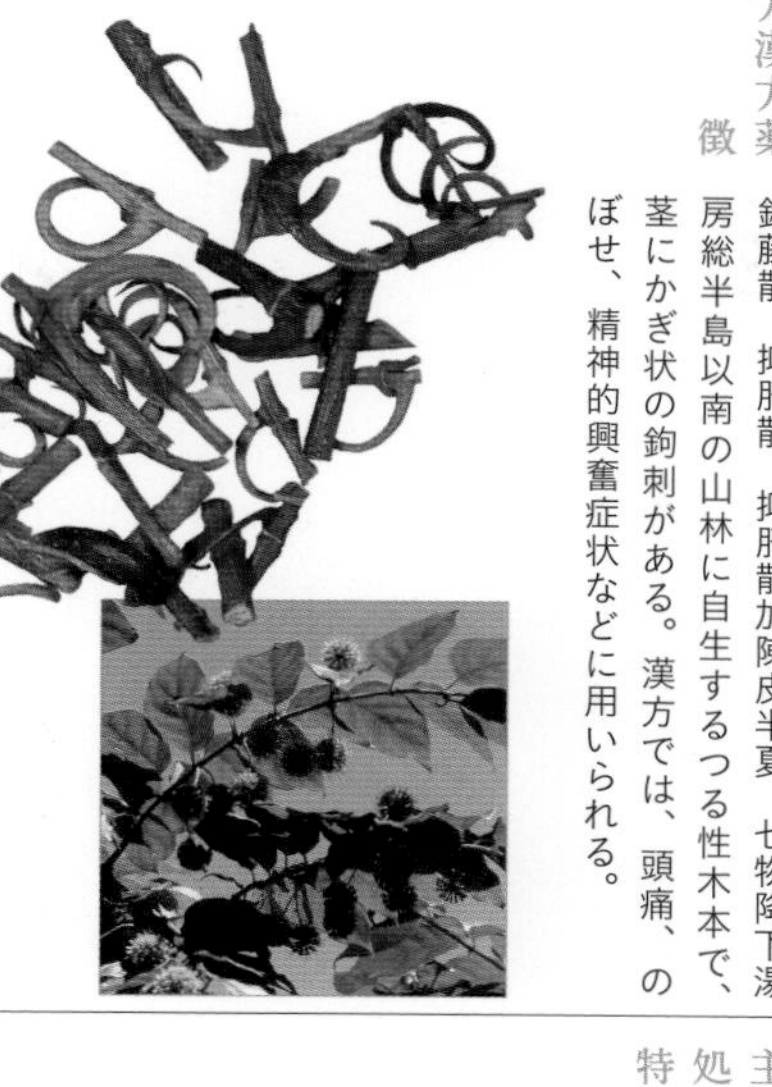

基原植物名　カギカズラ　科名　アカネ科
使用部位　鉤刺　主な薬効　鎮静、降圧
処方漢方薬　釣藤散、抑肝散、抑肝散加陳皮半夏、七物降下湯
特　　徴　房総半島以南の山林に自生するつる性木本で、茎にかぎ状の鉤刺がある。漢方では、頭痛、のぼせ、精神的興奮症状などに用いられる。

猪苓（チョレイ）

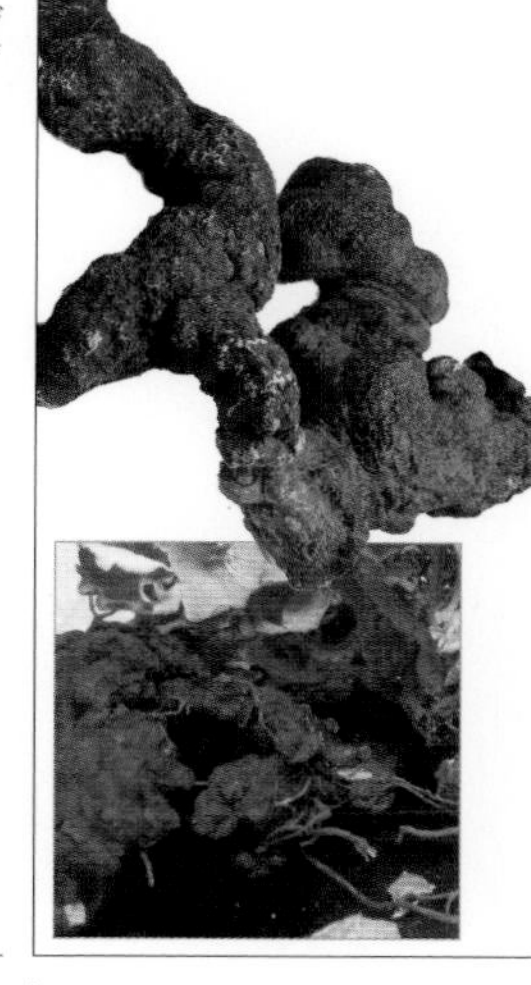

基原植物名　チョレイマイタケ　科名　サルノコシカケ科
使用部位　菌核
主な薬効　消炎、解熱、止瀉、利尿、抗腫瘍
処方漢方薬　胃苓湯、茵陳五苓散、柴苓湯、猪苓湯
特　　徴　チョレイマイタケはブナやミズナラの根に寄生するキノコの一種で、チョレイはその菌核。漢方では、浮腫、口渇などに用いられる。

陳皮（チンピ）

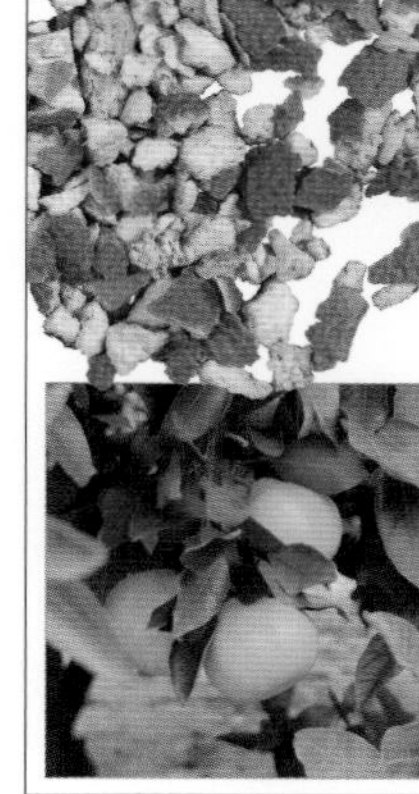

基原植物名　ウンシュウミカン　科名　ミカン科
使用部位　果皮　主な薬効　健胃、鎮咳
処方漢方薬　胃苓湯、香蘇散、抑肝散加陳皮半夏、六君子湯
特　　徴　ウンシュウミカンは一般にミカンと呼ばれる食用の果物で日本原産の常緑低木。果皮は、採取後少なくとも1年以上のものを使用し、2～3年保存された古いものほど良品とされる。漢方では、健胃、鎮咳などに用いられる。

当帰（トウキ）

基原植物名　ヤマトトウキ　科名　セリ科
使用部位　根　主な薬効　強壮、鎮静、鎮痛、補血
処方漢方薬　清暑益気湯、当帰湯、当帰芍薬散、補中益気湯
特　　徴　かつて国内山地に自生し、現在では栽培される多年草。葉には艶があり夏から秋にかけて傘を開いたような花を咲かせる。漢方では、主に婦人科系疾患の要薬として用いられる。

人参（ニンジン）

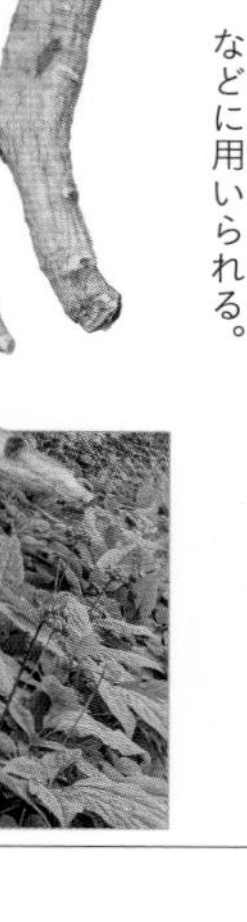

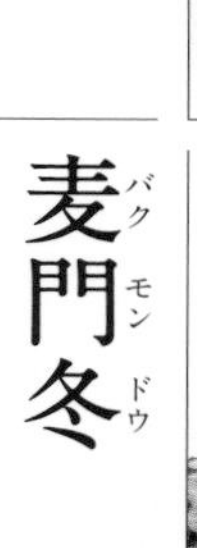

基原植物名　オタネニンジン　科名　ウコギ科
使用部位　根　主な薬効　補精、強壮、鎮静、抗糖尿病
処方漢方薬　人参湯、白虎加人参湯、人参養栄湯
特　　徴　オタネニンジン（御種人参）の植物名は、江戸時代の将軍徳川吉宗が国内での栽培奨励のために、種子を分与したことに由来する。生薬のニンジンは、細根を取り除いた根または軽く湯通ししたもの。漢方では、補精、健胃整腸、鎮吐などに用いられる。

麦門冬（バクモンドウ）

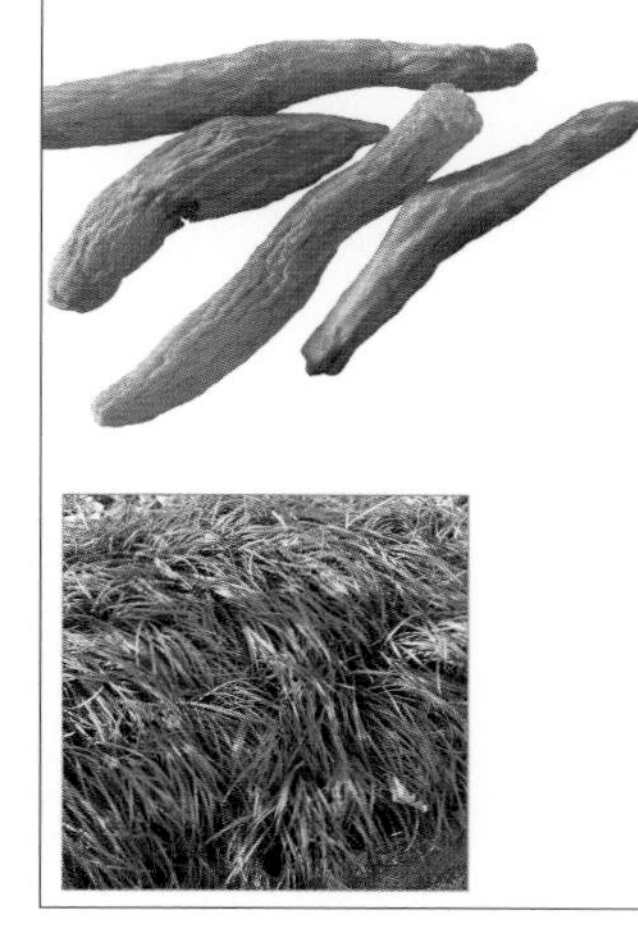

基原植物名　ジャノヒゲ　科名　キジカクシ科（旧ユリ科）
使用部位　根の膨大部　主な薬効　鎮咳、止瀉、去痰
処方漢方薬　竹茹温胆湯、麦門冬湯
特　　徴　ヤブランに似た多年草。夏に根を掘り、膨らんだ部分を生薬に使用する。漢方では、止瀉、強壮、鎮咳、去痰、鎮静に用いられる。

半夏（ハンゲ）

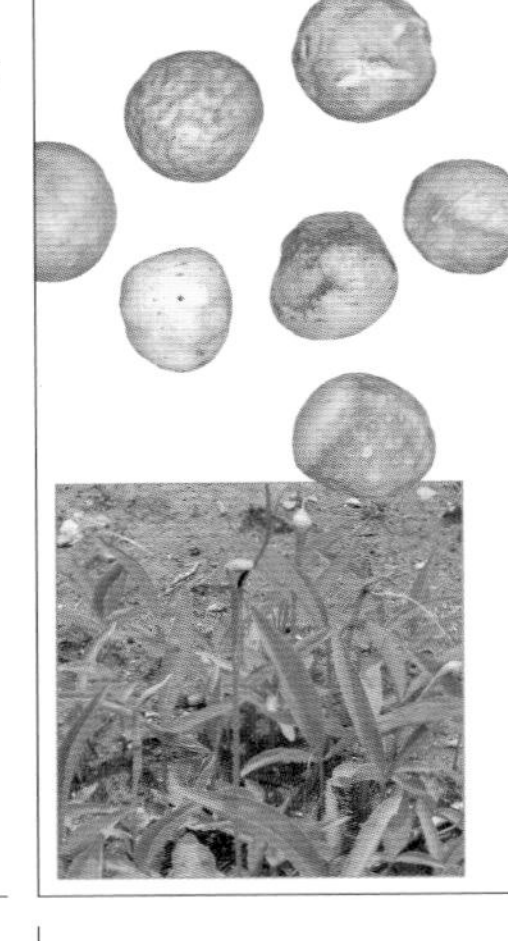

基原植物名　カラスビシャク　科名　サトイモ科
使用部位　塊茎　主な薬効　鎮静、鎮吐、鎮咳、去痰
処方漢方薬　小青竜湯、半夏厚朴湯、半夏瀉心湯、六君子湯
特　　徴　山地や畑の雑草として生える多年草。昔、農家の年寄りや主婦がこの塊茎を採取し売ったことから、ヘソクリという別名を持つ。漢方では、鎮吐、鎮咳、去痰のほか、健胃薬として、多くの処方に用いられる。

牡丹皮（ボタンピ）

基原植物名　ボタン　科名　ボタン科
使用部位　根皮　主な薬効　駆瘀血、通経、排膿
処方漢方薬　大黄牡丹皮湯、温経湯、加味逍遙散
特　　徴　観賞用、薬用に栽培されるボタンは百花の王と呼ばれる。漢方では、主に婦人病薬の処方に配合される。

茯苓（ブクリョウ）

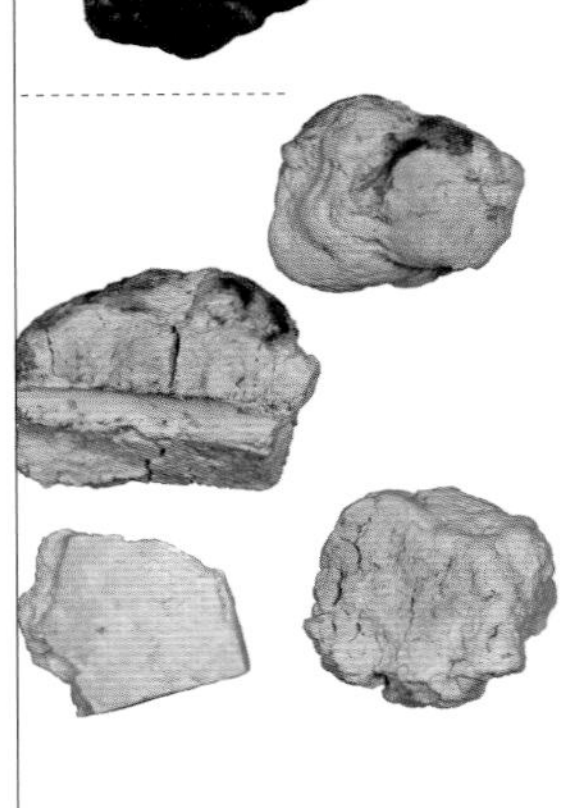

基原植物名　マツホド　科名　サルノコシカケ科
使用部位　菌核　主な薬効　利尿、健胃、鎮静
処方漢方薬　五苓散、茯苓飲、苓姜朮甘湯、六君子湯
特　　徴　アカマツやクロマツの根に寄生する菌核。外側は芋類に似ていて、断面がきめ細かく純白のものが良品。浮腫、めまい、胃内停水、精神安定などに用いられる。

牡蠣（ボレイ）

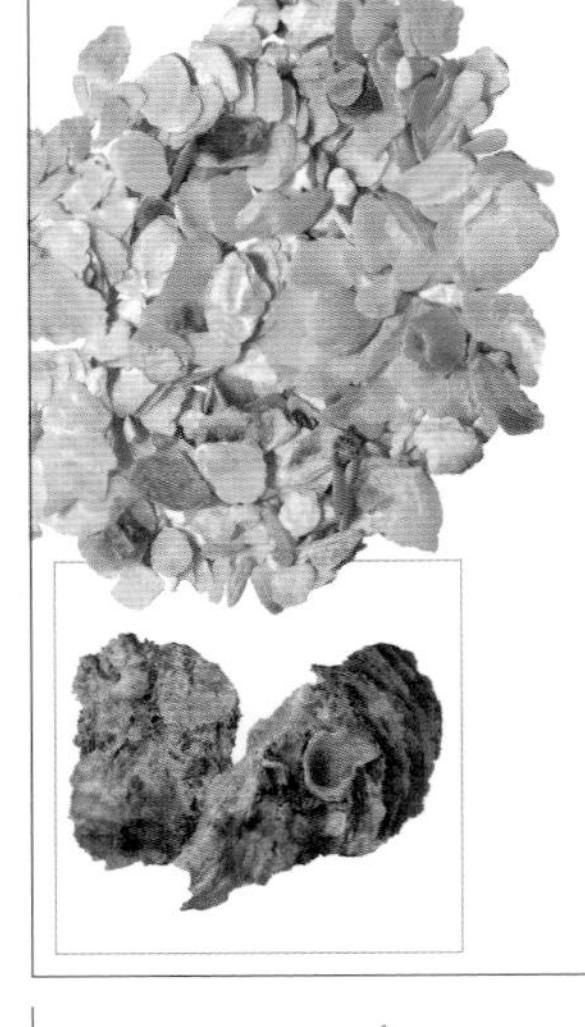

基　　原　マガキ　科名　イタボガキ科
使用部位　貝殻　主な薬効　鎮静、収れん、制酸
処方漢方薬　安中散、桂枝加竜骨牡蠣湯、柴胡加竜骨牡蠣湯
特　　徴　カキはイタボガキ科の二枚貝の総称で、生薬はその貝殻。主成分は炭酸カルシウムで、制酸作用が知られている。漢方では、精神不安、不眠、寝汗の症状に用いられる。

附子（ブシ）

基原植物名　カラトリカブト、オクトリカブト
科　　名　キンポウゲ科　使用部位　塊根
主な薬効　鎮痛、強心、利尿、代謝促進
処方漢方薬　八味地黄丸、麻黄附子細辛湯、真武湯
特　　徴　秋に青紫色のかぶと状の花を咲かせる多年草。全草にアコニチンという強い毒性成分を含む。若い葉はニリンソウやゲンノショウコに似て、山菜と間違えやすいので注意が必要。漢方では、鎮痛、抗リウマチ、強心に用いられる。

麻黄（マオウ）

基原植物名　シナマオウ　科名　マオウ科
使用部位　地上茎
主な薬効　鎮咳、去痰、抗炎症、発汗、解熱
処方漢方薬　小青竜湯、麻黄湯、麻杏甘石湯、葛根湯
特　　徴　中国北部の乾燥地帯に自生する常緑の小低木。茎はトクサに似る。漢方では、代表的な発汗薬とされ、鎮咳、去痰、解熱、発汗などに用いられる。

第4章
脳を使う

大脳

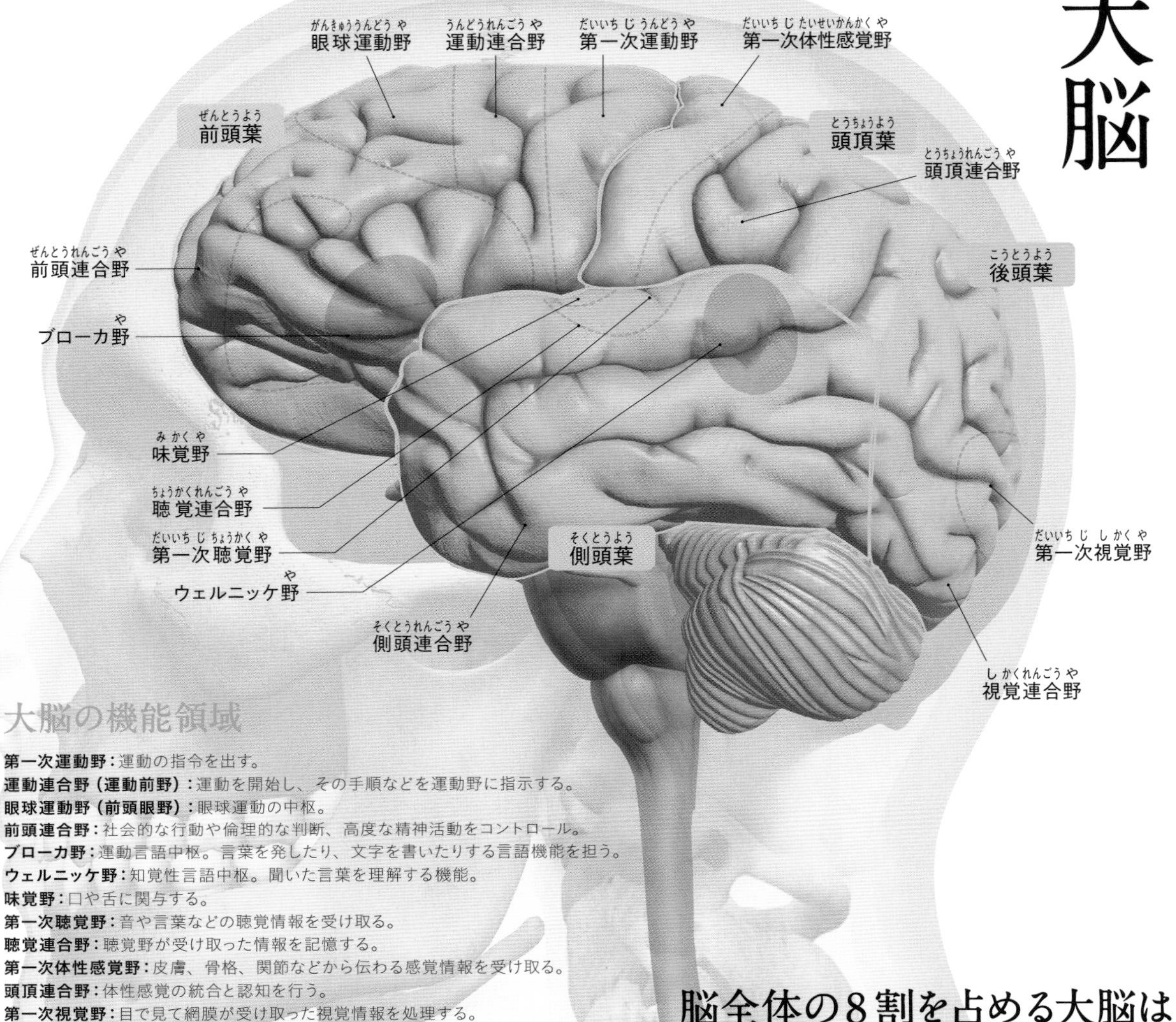

大脳の機能領域

第一次運動野：運動の指令を出す。
運動連合野（運動前野）：運動を開始し、その手順などを運動野に指示する。
眼球運動野（前頭眼野）：眼球運動の中枢。
前頭連合野：社会的な行動や倫理的な判断、高度な精神活動をコントロール。
ブローカ野：運動言語中枢。言葉を発したり、文字を書いたりする言語機能を担う。
ウェルニッケ野：知覚性言語中枢。聞いた言葉を理解する機能。
味覚野：口や舌に関与する。
第一次聴覚野：音や言葉などの聴覚情報を受け取る。
聴覚連合野：聴覚野が受け取った情報を記憶する。
第一次体性感覚野：皮膚、骨格、関節などから伝わる感覚情報を受け取る。
頭頂連合野：体性感覚の統合と認知を行う。
第一次視覚野：目で見て網膜が受け取った視覚情報を処理する。
視覚連合野：視覚野が受け取った情報を統合して意識化する。
側頭連合野：色や形を認識する。
感覚野：感覚の情報を受ける。
運動野：運動の指示を出す。
連合野：大脳皮質の間で互いに連絡を取り合い、複雑に働く。

脳全体の8割を占める大脳は人体の総合司令室

漢方における解説「奇恒の腑」としての脳。
一般的な不調や疾病 物忘れ、認知症、脳梗塞、脳出血

脳は「大脳」「小脳」「脳幹」の3つに大別されます。大脳の重さは生まれてすぐは約400gほど、成人で約1.2〜1.5kgで体重の約2％にすぎませんが、脳全体の80％を占めています。

大脳は送られてきた情報を受け取り、判断し、体内の各器官に指令を出す人体のコントロールセンターのような役目を果たす中枢器官です。言語や感覚、運動の調節、記憶の保持などの情報処理を行っています。

脳を構成する最小の単位は「ニューロン」という神経細胞で、脳全体で約2000億個あるといわれています。複雑な回路で結ばれているのです。このニューロン同士をつないでいるのが「シナプス」。接合部分には隙間があり、情報が伝達されると、ここから微量の神経伝達物質が分泌されます。それが、また次のニューロンに結合して、情報が伝達されるわけです。

脳は男女で違いがある？

男女の脳の差はあるのでしょうか？以前は右脳と左脳をつなぐ神経線維の束の「脳梁」の一部分に違いがあるといわれていましたが、近年になってほぼ違いがないことが明らかになったようです。かつては、男性の脳は地図を読むことに優れ、女性は相手の表情を読むことに優れているといわれていましたが、今ではそれは男女差ではなく、個人差であると考えられています。

頭部 CT 検査

X 線で脳出血や脳腫瘍の有無などをチェック

X 線を利用して頭蓋骨の内部を 5 〜 10mm 間隔の輪切りで映し出す検査で、先天性の脳の病気や外傷による頭蓋骨内の血腫、脳腫瘍、脳血管障害を発見することができる。また、血管造影検査（アンギオ）を行えば、くも膜下出血の原因となる動脈瘤を見つけることもできる。

頭部 MRI・MRA 検査

MRI は脳の断層画像、
MRA は脳血管の立体画像でチェック

MRI は、磁気の共鳴を利用してあらゆる方向からの脳の断面像を得ることができる検査。MRA は磁気の共鳴を利用して脳血管を調べる検査。MRI は特に脳梗塞の診断に有効で、CT では映すことのできない小さな病変や超急性期の病変を発見することができる。MRA は動脈瘤のほか、動脈硬化の進行により血管が細くなっている箇所を見つけるのにも役立つ。

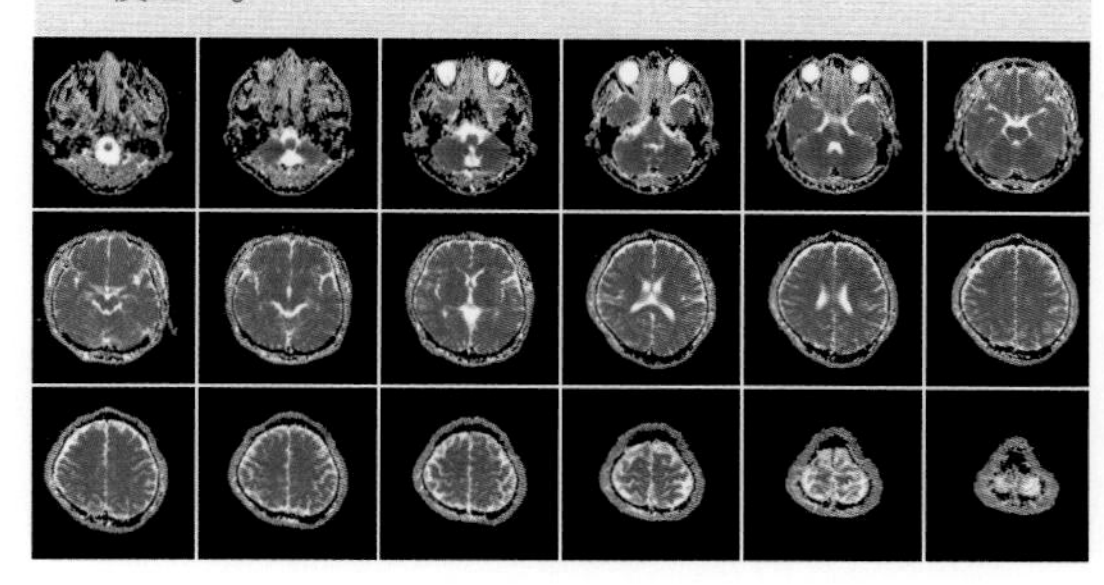

脳内麻薬ってなに？

「ドーパミン」や「エンドルフィン」など、わたしたちの脳内には幸福感をもたらす物質が存在します。これらは麻薬に似た作用をもたらすことから、脳内麻薬とも呼ばれています。たとえば、ケガをした子どもが親になでられると、痛みがやわらぐのは、子どもの脳内にエンドルフィンが分泌されるためなのです。エンドルフィンなどの正体は神経伝達物質で、神経細胞同士の情報交換の際に分泌されるメッセージ物質のようなもの。苦しみながら走っているうちに、快感を覚えるランナーズハイも脳内麻薬の仕業。ちなみに、医療用の麻薬はエンドルフィンと同じ作用をしています（p.146 参照）。

アルコールと脳の関係

アルコールを過剰に摂取すると慢性アルコール中毒になり、脳が萎縮することがわかっています。飲酒の有無にかかわらず脳は加齢とともに少しずつ萎縮しますが、1日 2 合以上のアルコールを摂取している人は、脳の萎縮率が大きく、その進行は飲まない人に比べると約 10 年早いことがわかっています。飲酒は控えめに。せいぜい1日1合程度に留めましょう。

ニューロン死すとも ネットワークは増える

成人後は、脳の神経細胞であるニューロンは1日に10万個も死んでしまいます。しかし、残ったニューロンが新しい突起を伸ばして方々とつながって作るネットワークは、むしろ高齢者のほうが多いのです。処理速度は落ちても、若者にはない思考力や発想力がある、ということなのでしょう。

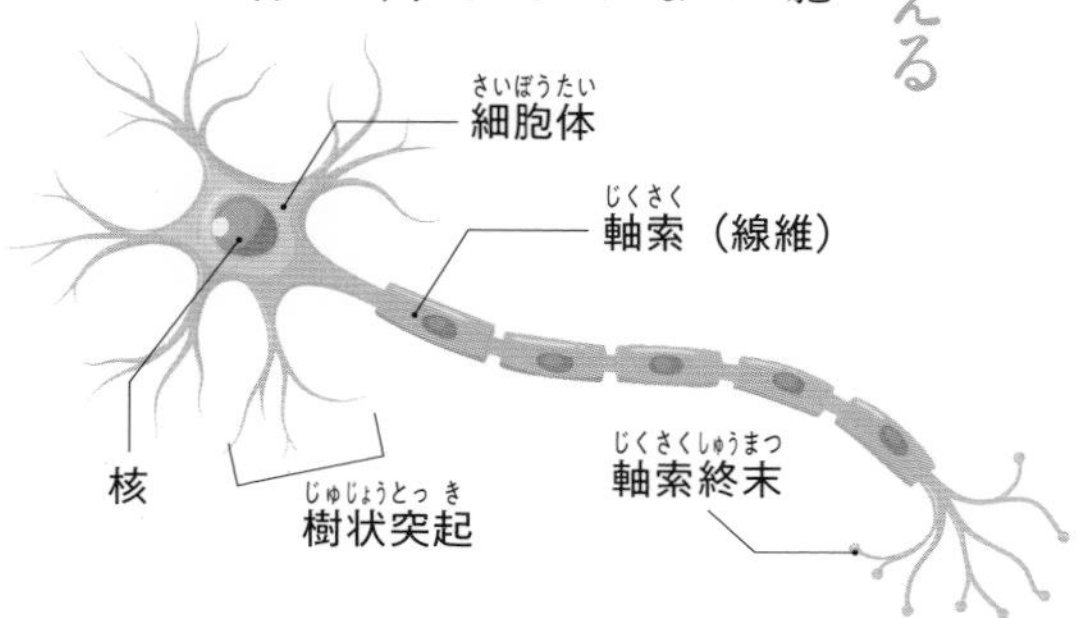

脳は幾重にも保護されている

脳そのものはとてもやわらかで、重要な神経などがぎっしりと詰まっています。一般的には、脳は損傷すると再生できません。そのため、「軟膜」「くも膜」「硬膜」の3層に覆われていて、さらに「頭蓋骨」で守られています。軟膜とくも膜の間には髄液、くも膜と硬膜の間にリンパ液が流れていて、これらはクッションの役目を果たしています。くも膜と軟膜の隙間にあるくも膜下腔に出血した状態がくも膜下出血です。

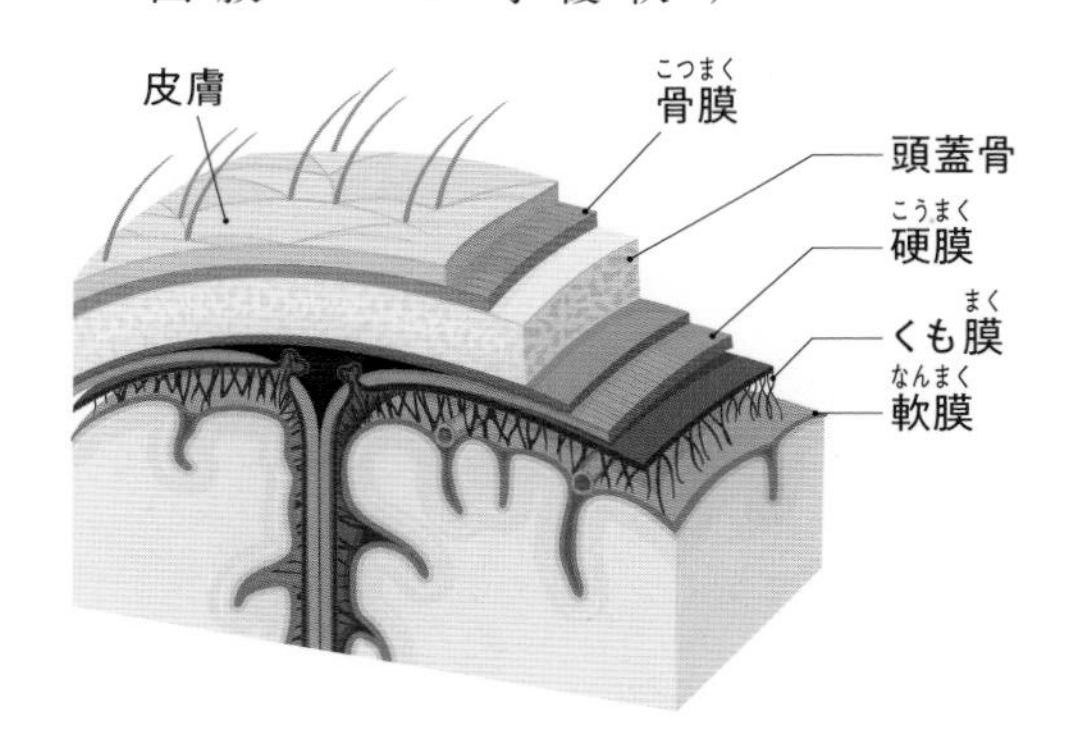

ぼ〜っとしているときの脳は？

ぼ〜っとしているとき、脳はアクティブに働いています。お風呂や散歩、就寝前の布団の中など、リラックスしてぼ〜っとしているとき、脳は、昼間に入ってきた情報の整理と結びつけなどを行っていることが明らかになってきました。学者がよく枕元にメモ帳を置くとか、散歩して考えるとかいいますが、じつは理にかなっているのです。

大脳皮質にあるシワは広げると新聞紙1枚分。より多くの情報を詰め込めます

大脳の表面には「大脳皮質」と「灰白質」[*1]と呼ばれる部分があります。大脳皮質には大きな溝があり、溝を境にして「前頭葉」「頭頂葉」「側頭葉」「後頭葉」の4つに分かれていて、それぞれ異なる働きをしています。

前頭葉は大脳のいちばん前にあり、主に運動や思考の判断、発語などを担っており、頭頂葉は主に体の感覚や空間認知などに関わります。側頭葉は主に記憶や音声、言葉などの理解に携わり、後頭葉は主に視覚や空間などの理解を担っています。また、この大脳皮質は柔らかく細かなシワで覆われていて、そのシワを伸ばして広げると新聞紙1枚分もの大きさになります。このシワがあることで表面積をより多く有することができ、膨大な量の情報を蓄積し、処理できると考えられています。

大脳皮質の部分では、感じる、記憶する、考える、話すなど知的活動をつかさどっています。

たとえば、話を聞いて返事をする場合、まず、耳から聞いた情報が言語の理解をつかさどる聴覚性言語中枢に集まり、それを考え、判断し、前頭葉にある運動性言語中枢に送られます。ここで相手の話したことに対し感じ、思考したことを言語・文章化していきます。そして、最後に前頭葉の運動野から言葉を発するように指令が出されるのです。

記憶の内容によって保存される場所が異なります

脳は記憶の貯蔵庫でもあります。記憶には「短期記憶」と「長期記憶」があります。短期記憶は一時的に覚えているもので、「海馬」で保存されます。海馬は、何度も経験したことや、記憶した事柄の重要度が高くなると、短期記憶を長期記憶へ変える働きをしていると考えられています。

海馬を中心に一時的に保存された記憶は、大脳皮質の連合野に送られて、最終的に長期にわたり記憶されるのではないかといわれています。

長期記憶にはエピソード記憶、意味記憶、手続き記憶、情動記憶などがあります。自分が経験した出来事に関するエピソード記憶は海馬に、数式や漢字など自分が勉強したことに関する意味記憶は前頭葉や側頭葉、海馬にも保存されます。

自転車の乗り方や泳ぎ方、楽器の演奏などの手続き記憶には小脳と「大脳基底核」が関わっており、恐怖心や不安感、喜怒哀楽などに関する情動記憶は「扁桃体」に保存されるといわれています。

超短期記憶のワーキングメモリーとは？

短期記憶よりもさらに短い間の一時的な情報を脳に維持し、処理する能力のことで、脳の前頭前野が担っているといわれています。

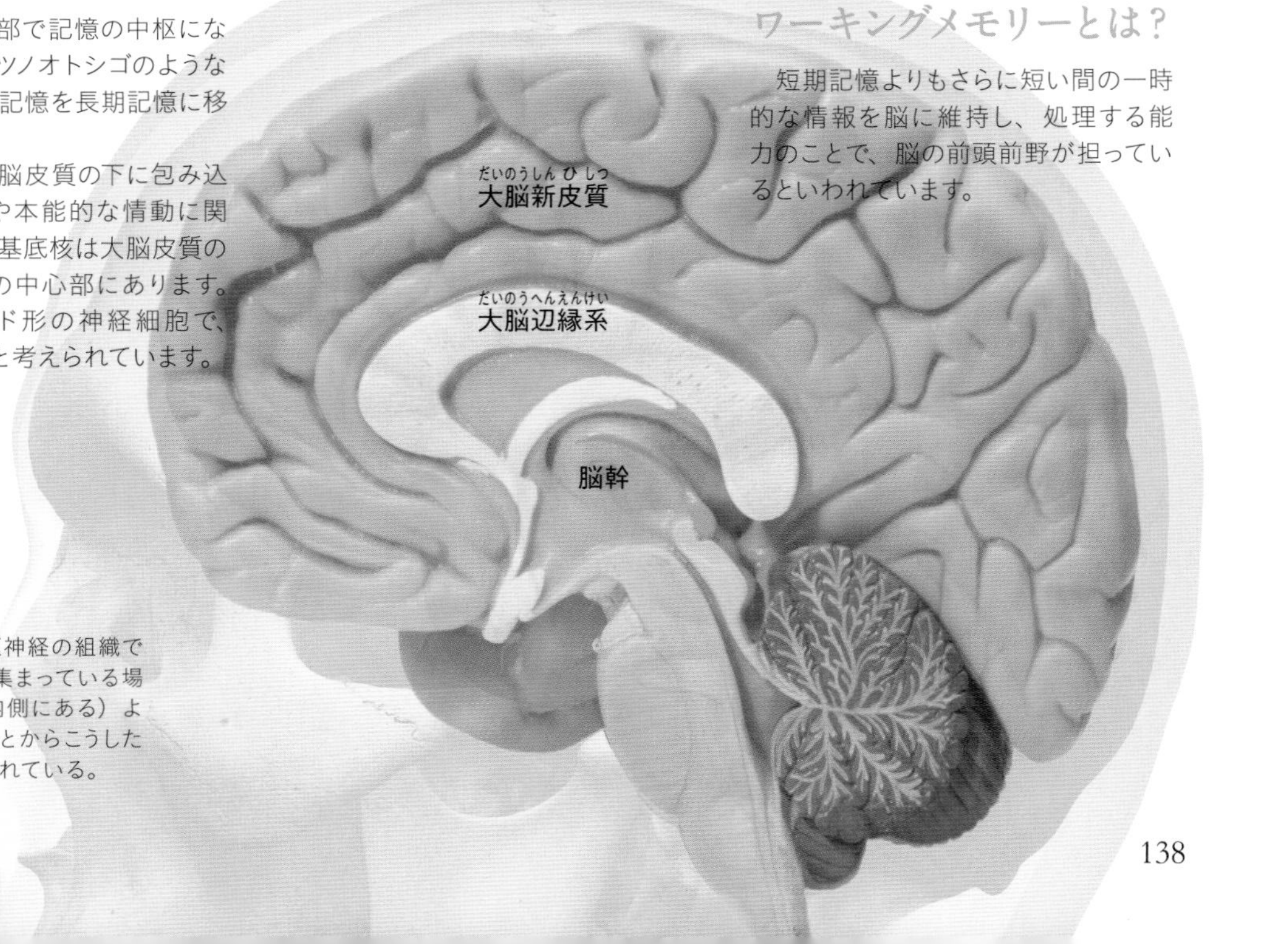

記憶に関わる脳の部位

大脳辺縁系の一部で記憶の中枢になるのが「海馬」。タツノオトシゴのような形をしており、短期記憶を長期記憶に移行させたりします。

大脳辺縁系は大脳皮質の下に包み込まれていて、感情や本能的な情動に関係しています。大脳基底核は大脳皮質の白質と呼ばれるその中心部にあります。扁桃体はアーモンド形の神経細胞で、大脳辺縁系の一部と考えられています。

大脳新皮質（だいのうしんひしつ）
大脳辺縁系（だいのうへんえんけい）
脳幹

＊1 灰白質
脳と脊髄からなる中枢神経の組織で神経細胞の細胞体が集まっている場所。白質（灰白質の内側にある）よりも色が灰色であることからこうした呼び名になったといわれている。

右脳と左脳はお互い連絡を取り合い、指令を出しています

大脳は、「大脳縦裂」という深い溝を境に左半球と右半球の2つに分かれていて、大脳縦裂の底にある約2億本の神経線維の束からなる「脳梁」を介して、お互いに連絡を取り合って指令を出しています。

左脳は右半身への運動指令と感覚をつかさどり、「話す」「聞く」「読む」など言語処理や計算や時間の感覚、論理的思考などに関わっています。一方、右脳は左半身への運動指令と感覚をつかさどっていて、創造力や直感的な理解、空間や方向の認識などに関わっています。知性と感覚に関係している右脳は、絵を描いたりモノを作ったりするなどの創造的な訓練をすることで、発達するといわれています。

左半身へは右脳が、右半身へは左脳が命令を出しているのは、大脳と体の各部分をつなぐ神経が延髄で左右に交差して伸びているためで、この仕組みを「交叉支配」といいます。

主に話すことなどを担っている部分を「言語中枢」といい、「ブローカ野」や「ウェルニッケ野」と呼ばれる部分があります。ブローカ野は言葉を発する機能、ウェルニッケ野は言葉を聞き、理解する機能を担っていると考えられています。これらの言語野が左右どちらの脳にあるかは利き手と関係があるといわれており、ほぼ右利きの人と左利きの人の30〜50%を含めると、全体の90%以上の人が左脳に言語野があるということになります。

また、言語野などの機能のある側を優位半球、ない側を劣位半球と呼ぶことがありますが、優位半球が優れているということではありません。

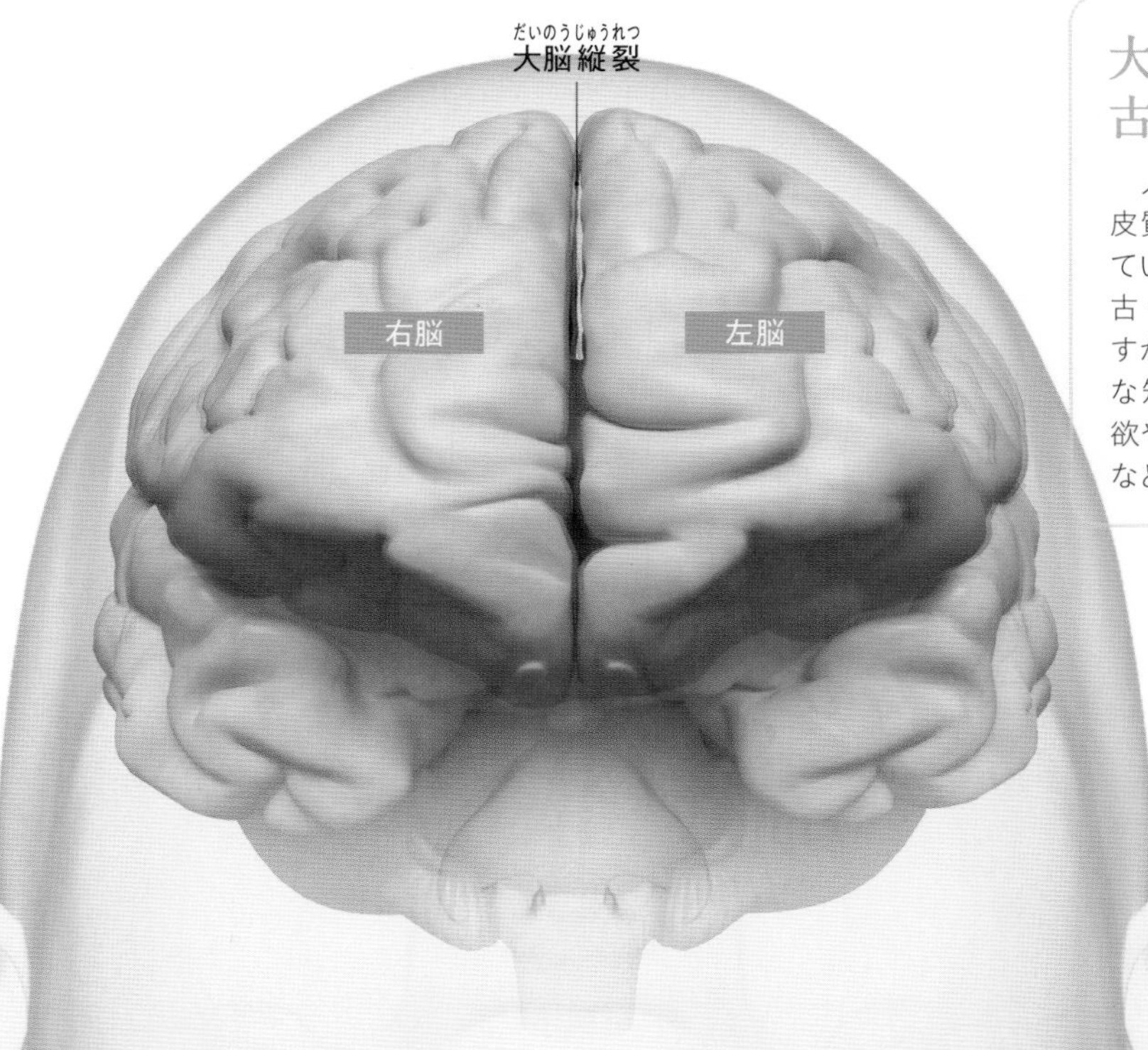

脳も疲労する

脳をたくさん使う作業が長時間続いたときなど、体内で作られた免疫物質の一部が、脳内で神経伝達物質の産生を邪魔するため、自律神経が正常に機能しなくなり、脳が「疲れた」と感じるのではないかと考えられています。

脳の疲労回復には、十分な睡眠と栄養補給が必要。また、姿勢を正し、深い呼吸を行うことも有効です。日頃から疲れを溜めない生活習慣を作っておくことが大切です。

人間らしさはおでこで決まる！？

大脳皮質が発達している動物は、それだけ高度な知能を備えているという証拠です。チンパンジーなどの類人猿も大脳皮質が発達していますが、人間と違うのが前頭葉の大きさ。チンパンジーのおでこを観察してみると、人間よりもずいぶん小さいことがわかります。前頭葉は感情、理性、倫理など人間らしい感情や行動をつかさどっています。人間は前頭葉が発達しているため、感情のコントロールができるといわれています。

大脳皮質には新しいものと古いものがある

人間の進化に伴って発達してきた大脳皮質を「新皮質」といい、古くから持っているものを「古・旧皮質」と呼びます。古・旧皮質は新皮質に包み込まれていますが、働きは異なります。新皮質は高度な知能活動に関係し、古・旧皮質は食欲や性欲など本能的な活動や喜怒哀楽などに関係しています。

目覚めの甘いものは脳によいの？

脳のエネルギー源のほとんどがぶどう糖。低血糖だと脳は正常に働くことができず、集中力が続かなくなります。さらに下がると意識がもうろうとし、生命に関わる状態になります。

朝目覚めて低血糖だと、血糖値をすぐに上げてくれるような甘いものを欲しますが、空腹時に糖質を一気に摂ると、血糖値が急激に上がり、インスリンが過剰に分泌されてしまいます。その結果、今度は血糖値が急激に下がることになります。これでは脳はスムーズに働くことができません。朝食は糖質だけでなく、たんぱく質や食物繊維などをバランスよく摂ることが、脳にとって、1日のよいスタートとなるのです。

漢方 「大脳」は「腎」と関わりが深い

「奇恒の腑」のひとつである「脳」の主な機能は「目」「鼻」「耳」「口」「舌」の働きと手足の動きや感覚をコントロールすること。「脳」は「髄」を蓄えている場所であり、その「髄」は腎精（腎に蓄えられている生命エネルギー）と深く関わっているため、脳も同様に「腎」と関わりが深いとされている。
→「髄」（p.191 参照）

おすすめ漢方薬

大柴胡湯、黄連解毒湯、真武湯／脳溢血

よい食材と食べ方

脳によいといわれる食材

魚の DHA、EPA

魚の油に多く含まれるDHA（ドコサヘキサエン酸）やEPA（エイコサペンタエン酸）はオメガ3脂肪酸と呼ばれる不飽和脂肪酸。オメガ3脂肪酸には血栓の予防や中性脂肪の減少、HDL コレステロールの増加などのほかに、脳細胞を活性化する作用もあることが知られるようになった。

イチョウ葉エキス

イチョウ葉エキスには血液サラサラ作用や血管拡張作用があり、特に脳の血流促進効果があることがわかった。ドイツやフランスでは、イチョウ葉エキスは医薬品として用いられている。ただし、抗凝固薬を服用している人や、出血傾向のある人は服用に注意が必要。

納豆

納豆に含まれるレシチンには血流改善効果が、酵素のナットウキナーゼには血液サラサラ作用がある。脳内にある神経伝達物質、アセチルコリンの材料になるコリンを含んでいるため、脳機能の活性化に役立つと考えられている。

チョコレート

チョコレートの原材料であるカカオに含まれるテオブロミンには、大脳皮質にある中枢神経を刺激し、集中力や記憶力を高める働きがあることがわかっている。また、フラボノイドの一種、カカオフラバノール（カカオポリフェノール）も含み、血流増加だけでなく、生活習慣病の改善にも役立つと期待されている。

頭痛は痛みの種類に注意

頭痛は「一次性頭痛」と「二次性頭痛」の2つに大別されます。一次性頭痛には片頭痛や緊張型頭痛、群発頭痛があります。片頭痛は頭の片方が脈打つように痛み、緊張型頭痛は圧迫されるような痛みがあります。群発頭痛は眼窩部を中心とする強い痛みが決まった時期に起こる頭痛です。原因はそれぞれ異なり、治療法も違います。一方、二次性頭痛はなんらかの原因がある頭痛で、命に関わることもあり、くも膜下出血などは二次性頭痛の代表的なものです。今まで感じたことのない激痛や言葉がしゃべりにくいなどの症状がある場合は早めに受診しましょう。

認知症は脳の神経細胞の損傷が原因？

認知症はなんらかの原因で脳の神経細胞が壊れるために起こる病気です。新しいことが覚えられない、同じ会話を繰り返す、服を正しく着られないなど症状はさまざまですが、日常生活に支障をきたします。認知症には「アルツハイマー型」「レビー小体型」「脳血管性」などがあります。ちなみに物忘れは、年齢に伴う脳の生理的な老化です。

アルツハイマー型認知症

日本人の老人性認知症の約半数を占めるのがアルツハイマー型。脳内にアミロイドβやタウと呼ばれるたんぱく質が溜まり、シナプスを攻撃して情報伝達を阻害することが原因と考えられており、脳全体が萎縮していきます。進行を遅らせる薬がありますから、早期発見・早期治療に努めましょう。

レビー小体型認知症

脳の神経細胞に「レビー小体」というたんぱく質のかたまりができ、大脳皮質の神経細胞を傷つけることが原因で起こります。認知機能の低下とともに、幻視やうつ病、パーキンソン症状などが表れます。

コグニサイズで認知症予防

コグニサイズとは、国立長寿医療研究センターが開発したプログラムで、運動しながら脳を刺激することにより、認知症の予防に取り組むというものです。軽度の認知症の方々にとっても、認知機能の維持や向上が期待できます。内容は、ウォーキングしながらしりとりや計算などを行うといったように、軽く汗をかく程度に体を動かしながら、同時に別の課題を行うというもの。運動や課題の内容、頻度、強度を確認しながら、楽しく継続することがポイントです。

小脳

大脳の下にくっつくようにあるのが小脳で、重さは120～140gといわれ、脳全体の重さの約10%を占めています。大脳に比べると小さいですが、1000億個以上の神経細胞が詰まっていて、全身の神経細胞の半分以上が集中しています。ちなみに、この数は大脳皮質の約140億個と比べてもかなり多いです。

小脳は「新小脳」「古小脳」の2つに分けられます。新小脳は運動神経に深く関わっていて、大脳から受けた運動指令をここで調整し、全身に指令を出しています。古小脳は平衡感覚の中枢で、姿勢を維持する働きをしています。ここの動きが鈍くなると体のバランスが保てなくなり、正しい姿勢で立つことが難しくなります。

また、小脳は体で覚える「手続き記憶」にも関係しています。たとえば、泳ぎ方や自転車の乗り方など、同じ動作や技術を繰り返し行い、体で覚えたことはなかなか忘れません。5年ぶりの自転車でも、体がきちんと覚えていてちゃんと乗ることができるのです。

ちなみにアルコールは小脳の働きを低下させます。酔っ払って千鳥足になるのもそのためだといわれています。

大脳から受けた運動指令を調節し、全身に指令を伝達します

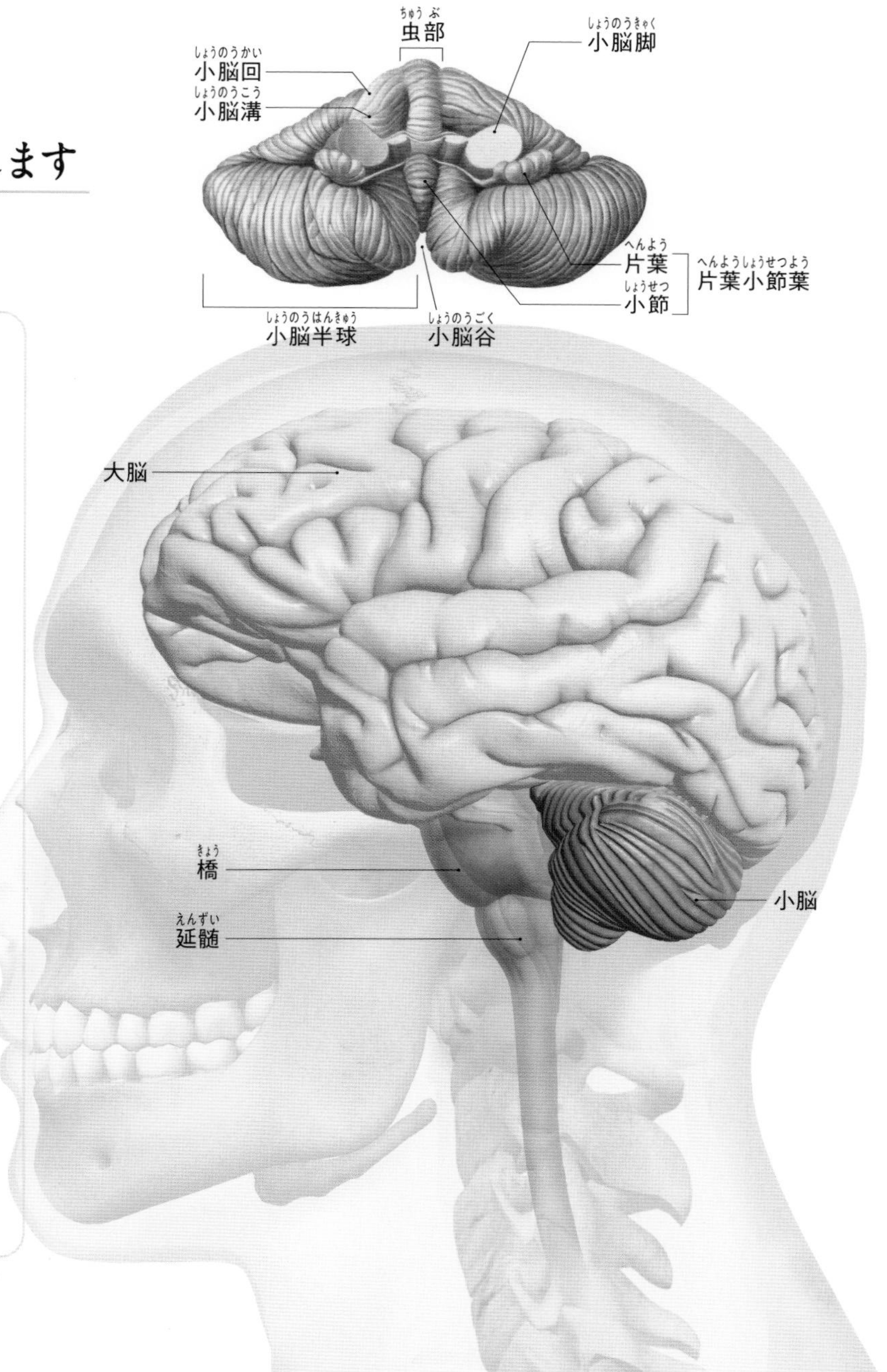

反復練習は小脳のトレーニング？

小脳は各部の運動調節と、その経験を記憶するという役割を担っています。スポーツの練習が効果を出すのは、それが小脳にインプットされたから。失敗と成功を繰り返すうち、成功例の行動パターンが小脳に蓄積されるのです。歩行やバランスなど無意識にやっている動きも小脳の記憶によるものです。

小脳を鍛えてめまいやふらつきを改善

平衡感覚をつかさどる小脳の機能を鍛えると、めまいやふらつき、片頭痛が改善されるケースがあります。首を振ったり、目玉を左右に動かしたりと、めまいを起こすような動きをあえてすることで小脳に刺激を与え、小脳のバランス調整力を高めていくのです。このトレーニングは全国の医療機関で、専門家の指導のもとに行われています。

脳幹

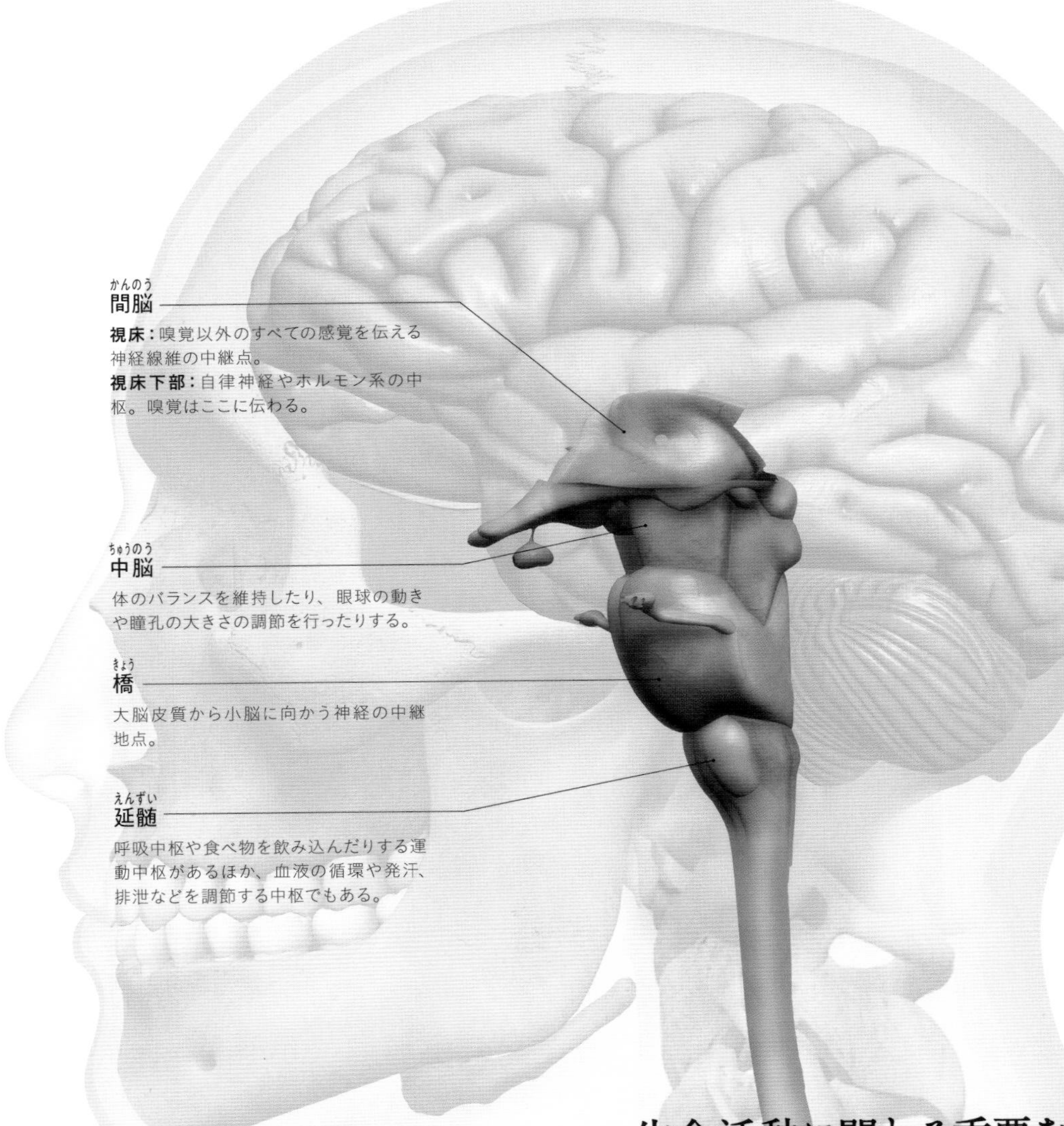

間脳（かんのう）

視床：嗅覚以外のすべての感覚を伝える神経線維の中継点。

視床下部：自律神経やホルモン系の中枢。嗅覚はここに伝わる。

中脳（ちゅうのう）

体のバランスを維持したり、眼球の動きや瞳孔の大きさの調節を行ったりする。

橋（きょう）

大脳皮質から小脳に向かう神経の中継地点。

延髄（えんずい）

呼吸中枢や食べ物を飲み込んだりする運動中枢があるほか、血液の循環や発汗、排泄などを調節する中枢でもある。

生命活動に関わる重要な神経が集中しています

一般的な不調や疾病 植物状態と脳死、パーキンソン病

脳幹は大脳を支えるように幹の形をしていて、重さは約200g、長さは約7.5cmといわれています。意識、呼吸、循環、体温調節など生命を維持するためのすべての神経が集まっていて、脳の中でももっとも重要な部分です。

眠っているときでも心臓の動きを維持したり、体温の調節ができたりするのは、脳幹のおかげなのです。

脳幹は「間脳」「中脳」「橋（きょう）」「延髄」の4つからできています。

間脳は大脳の深部に位置し、視床と視床下部などからできています。視床は、嗅覚以外のすべての感覚を伝える神経線維の中継点です。ここが情報を整理して大脳に伝える役割を担っています。視床下部は自律神経系やホルモン系の働きをつかさどるとともに、体温や睡眠、性機能などの中枢としても働きます。

中脳は間脳と橋にはさまれた小さな部分で、体のバランスを維持したり、眼球の動きや瞳孔の大きさの調節を行ったりしています。

橋は中脳と延髄にはさまれ、脳幹の中でいちばん膨らんでいます。大脳皮質から小脳に向かう神経の中継地点で、さらに、顔や目を動かす中枢でもあります。また呼吸の調節にも関係しています。

延髄は大脳や中脳、小脳、脊髄からの神経が通っており、一部の神経の中継地点でもあります。呼吸中枢や食べ物を飲み込んだりする運動中枢があるほか、血液の循環や発汗、排泄などを調節する中枢でもあります。

植物状態と脳死の違いは？

植物状態は、大脳の機能の一部もしくは全部を失って意識のない状態のことですが、脳幹や小脳の機能が残っていて自発呼吸ができることが多く、まれに回復することもあります。脳死には大脳、小脳、脳幹がすべて機能しなくなった場合の全脳死と、脳幹が機能を失った脳幹死があります。脳幹死の場合は大脳の機能は失われていませんが、やがて大脳も機能を失い、全脳死に至ります。脳死判定で目に光を当て、瞳孔が縮むかどうかを確認するのは脳幹に反射の中枢があるからで、脳幹が機能しているかどうかを確認するためです。日本の（改正）臓器移植法では臓器移植を前提にする場合に限り、「脳死を人の死」としています。

よい食材と食べ方

ドーパミンやセロトニンを増やす大豆や乳製品

ドーパミンはアミノ酸のチロシンやフェニルアラニンから作られるので、それらを多く含む、次のような食品をバランスよく、適量摂るとよいでしょう。

おすすめ食材：
アーモンド、アボカド、バナナ、牛肉、鶏肉、チョコレート、コーヒー、卵、緑茶、ヨーグルト、チーズ、大豆、ひよこ豆など

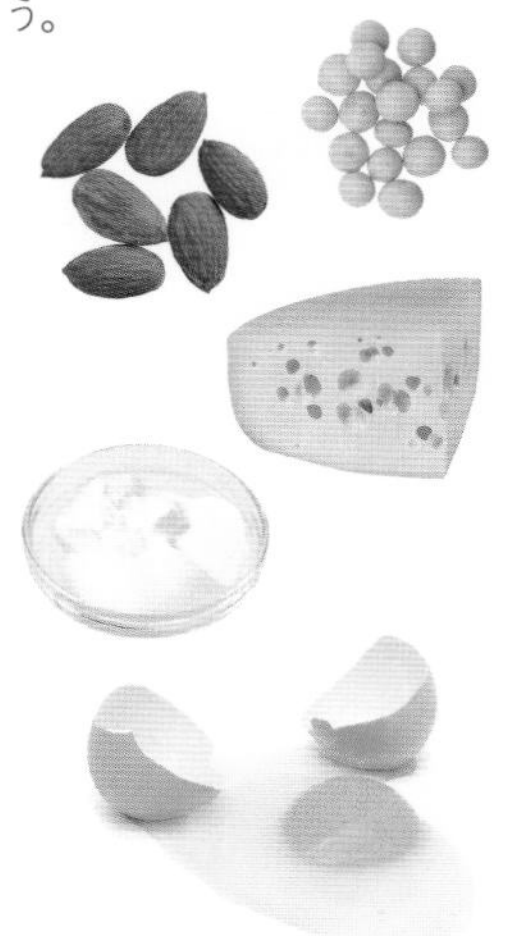

セロトニンはアミノ酸のトリプトファンから作られるので、トリプトファンを多く含む次のような食品を、適量摂るとよいでしょう。

おすすめ食材：
大豆、チーズ、牛乳、ヨーグルト、穀類、ごま、ピーナッツ、卵、バター

L-ドーパを含むハッショウマメ

ハッショウマメ（八升豆）は熱帯アジア原産のマメ科植物で、近年、日本での生産はごくわずかな希少食材です。マメには5%程度、葉や根には1%程度のL-ドーパを含んでいます。パーキンソン病治療の補助にハッショウマメが使われ、よい成果を挙げたとの報告があります。「ムクナ」の名前でサプリメントの取り扱いがあります。ただし、サプリメントを利用する場合、過剰摂取になりやすいので、注意しましょう。

延髄の働き

延髄は、くしゃみ、咳、嘔吐、咀嚼、嚥下、発音、唾液や涙、汗の分泌などの中枢であるとともに、呼吸、血液の循環、心拍数の調節、さらに自律神経の中枢でもあります。生命線とも呼ぶべき部位で、延髄を損傷すると体の麻痺や呼吸不全などが起こるため、生命維持が難しくなります。

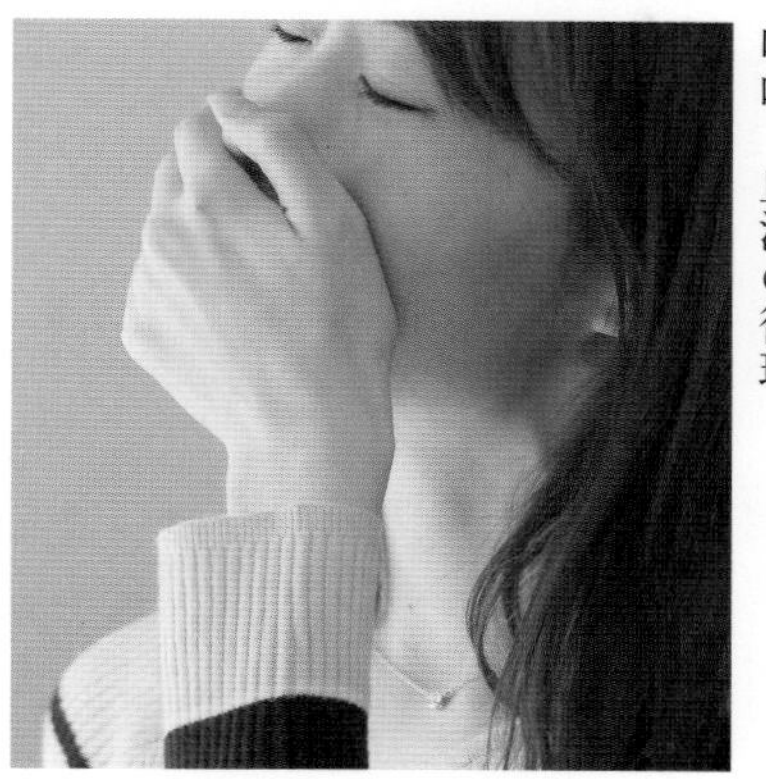

視床下部は「体内時計」をコントロール

視床下部には、睡眠と覚醒のリズムを調整している「体内時計中枢」機能があります。朝の光を感じると、この時計は24時間の周期を調整し、誤差を減らすようにコントロールします。朝起きられない人は、この調整機能がうまく働いていない可能性があります。視床下部では体温調節も行っており、午前中の体温がやや低めで、午後になると上昇するのも、視床下部の働きによるものです。

脳幹は爬虫類脳

魚類・両生類・爬虫類の脳は、その大部分を脳幹が占めています。鳥類・哺乳類になると小脳と大脳が大きくなり、霊長類はそれに加えてさらに新皮質が大きくなって連合野が生まれました。

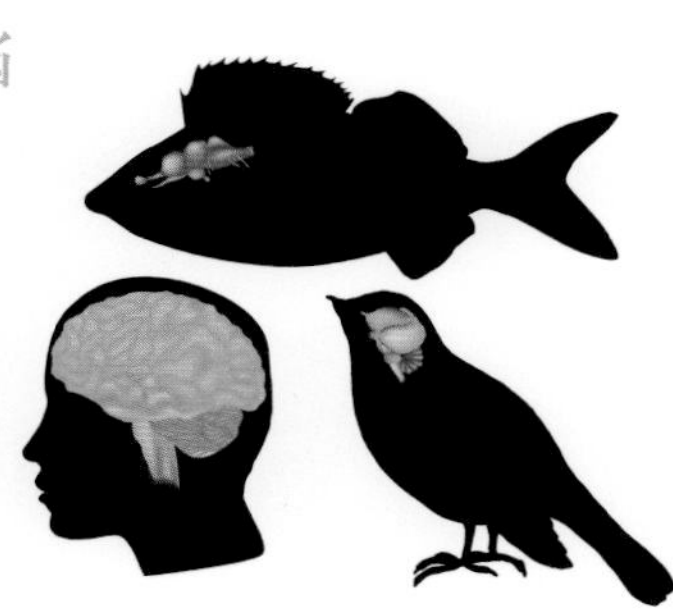

パーキンソン病とは？

神経と神経の情報伝達物質のドーパミンを作る黒質（中脳に含まれている）という部分が変性したり、なくなったりするのが原因だとされていますが、はっきりとは解明されていません。主な症状は手足の震えやこわばりなどで、運動機能に障害が出ます。好発年齢は50～70歳で、高齢になるほど有病率は上がります。

神経系

脊髄は脳に続く神経線維の集合で、脳と体の運動神経や感覚神経などを結ぶ役割を担っています。体が常に外界の状況に対応し、適切な行動ができるのは、外界からの情報が脊髄を通って脳に伝わり、そこで組み立てられた命令が、もう一度脊髄を経て手足などに送られるからなのです。

たとえば、熱いものに触れたときなど危険を回避しなければならない場合、脳へ連絡する以前に、脊髄が筋肉を収縮させる命令を出します。このように、脊髄はときとして脳の代わりに中枢として働くのです。ですから、交通事故やケガなどで脊髄が傷つくと、感覚機能や運動機能に障害が起こります。また、傷ついた部分から下の神経に脳からの指令が伝達されなくなるため、麻痺が起こり、重症の場合は歩けなくなることもあるのです。

神経は体のすみずみまで網の目のように張り巡らされている、体の各部分との連絡を取り合うネットワークなのです。

神経には神経全体の中心的な役割を担っている中枢神経と、中枢神経から全身に分布する末梢神経があります。特に中枢神経はとても重要な神経なので、頭蓋骨と脊柱という丈夫な骨で守られています。末梢神経は脳から

神経は体の中に張り巡らされた情報の伝達網です

一般的な不調や疾病 神経痛（坐骨、肋間、三叉、後頭）、自律神経失調症／睡眠障害、眠気、精神不安

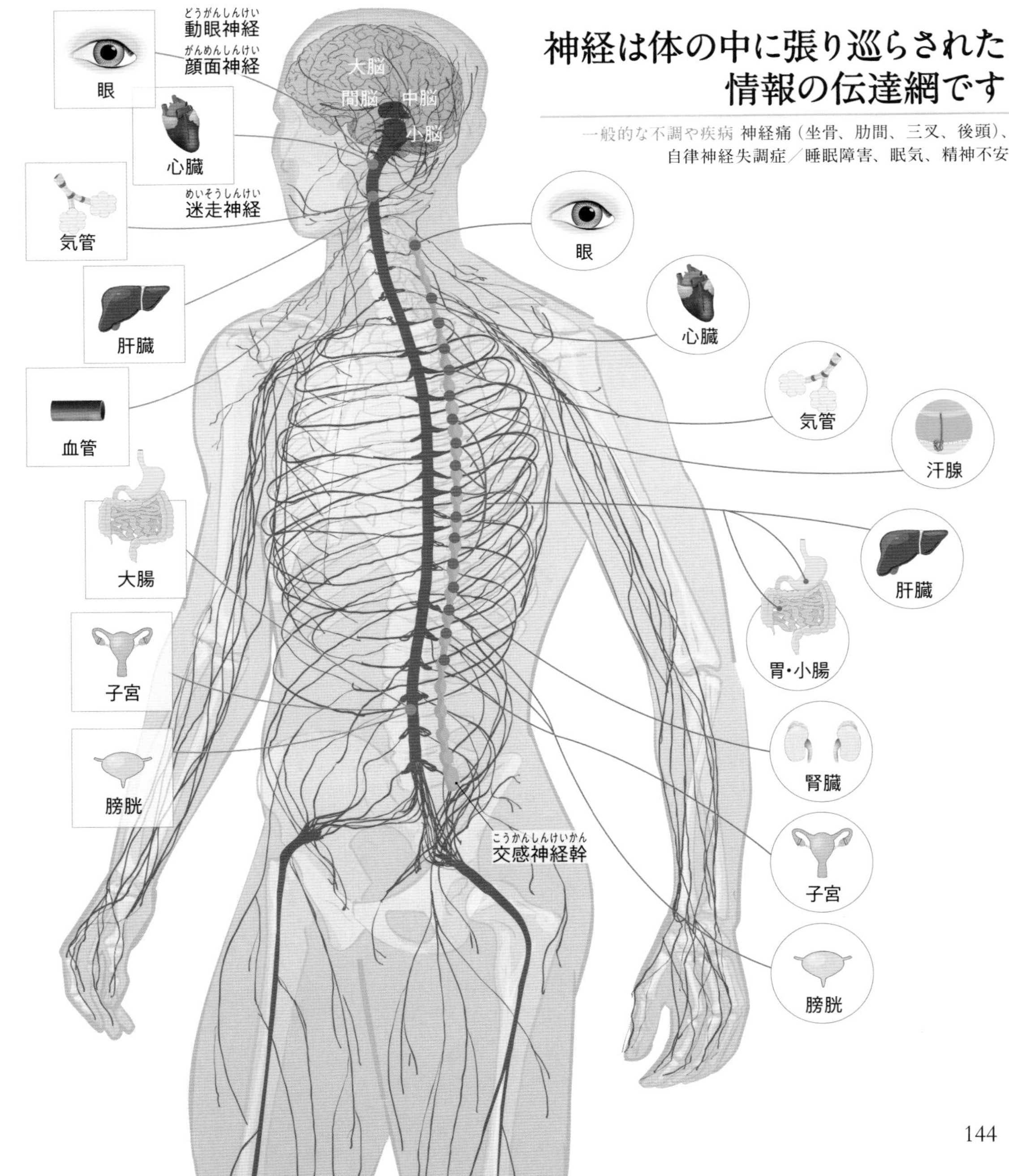

直接出ている左右12対の脳神経と、脊髄から枝分かれしている左右31対の脊髄神経の総称です。

　脳神経は脳から直接出ている末梢神経ですが、主に頭部や顔面の働きをつかさどっています。また、脳神経の中の感覚神経には、嗅覚を脳へ伝達する嗅神経、視覚を脳へ伝達する視神経、聴覚や平衡感覚を脳へ伝達する内耳神経、舌の知覚や味覚を伝達する舌咽神経などがあります。

　おいしいものを食べて「おいしい」と感じたり、「熱くて辛い」「ぬれて冷たい」などと感じたりするのも、感覚神経を通って脳に伝達されているからです。

　脊髄神経は脳からの指令を体の各部に伝達する一方で、体の各部から脳に情報を伝える役割も果たしています。

脊髄神経とは

　脊髄から体の左右に広がる末梢神経で、頸神経8対、胸神経12対、腰神経5対、仙骨神経5対、尾骨神経1対の、合計31対あります。全身の皮膚や筋肉からの情報は脊髄を通って脳へ伝わり、また、脳からの指令は脊髄を経由して各部位へ伝達されます。つまり、脊髄は脳と全身をつなぐ神経の連絡通路といえるのです。

12対の脳神経

①嗅覚の情報を伝える**嗅神経**
②視覚情報を伝える**視神経**
③眼球の運動などを支配する**動眼神経**
④眼球を下向きに動かす部分を支配する**滑車神経**
⑤顔面の感覚や下顎の働きを支配する**三叉神経**
⑥眼球を外側に向ける部分を支配する**外転神経**
⑦顔面の筋肉と味覚を支配する**顔面神経**
⑧聴覚と平衡感覚を支配する**内耳神経**
⑨咽頭の運動や味覚を支配する**舌咽神経**
⑩咽頭や臓器の動きを支配する**迷走神経**
⑪頸部や肩の動きを支配する**副神経**
⑫舌の動きを支配する**舌下神経**

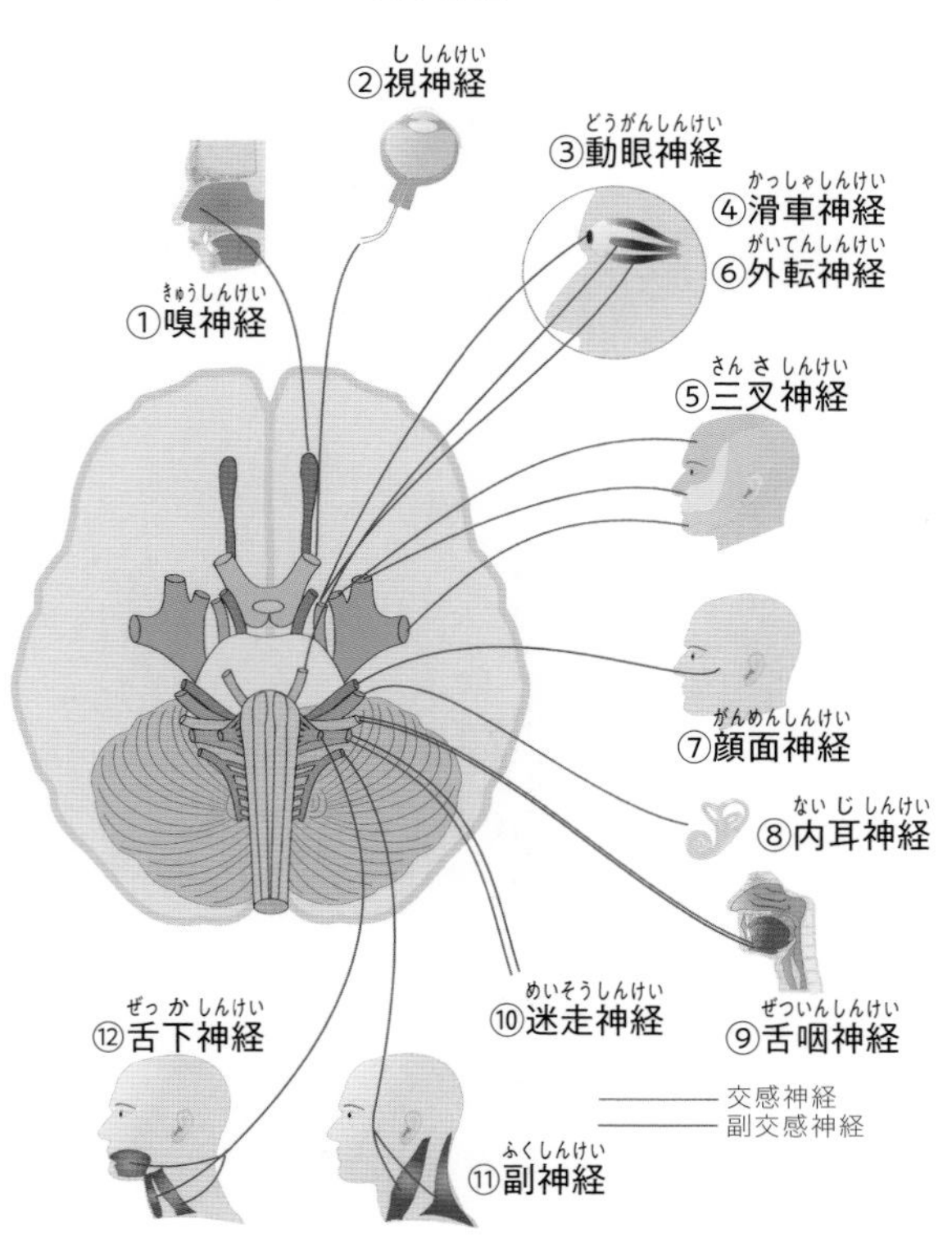

神経痛ってどんな病気？

　神経痛とは、感覚神経がなんらかの原因で刺激を受け、痛みやしびれなどの症状が発作的、反復的に表れるというものです。針で刺されたような鋭い痛みが不規則な間隔で繰り返し起こりますが、通常、長時間持続することはありません。

　神経痛は長く放置しておくほど、痛みの記憶が脳に刻まれ、取り除くのが難しくなります。現在では痛みの中枢に作用し、痛みをすばやく軽減する消炎鎮痛薬もあるので、我慢せず、早めに受診しましょう。

気象病

　低気圧の通過時に頭痛がしたり、神経痛が強くなったり、うつ気味になったりするのは、近年注目されている気象病が原因。内耳が敏感で、内耳の血流が悪い人がなりやすいです。気圧の変化が過大に伝わり、自律神経が乱れるために起こるからです。このような痛みは「天気痛」とも呼ばれます。

漢方　神経系によい漢方薬

桂枝加苓朮附湯／冷えによる神経痛やしびれ
疎経活血湯／血流の滞りによる神経痛やしびれ
葛根湯、葛根加朮附湯、五苓散／三叉神経痛
当帰湯、柴陥湯／肋間神経痛
当帰四逆加呉茱萸生姜湯／冷えによる頭痛、腹痛、腰痛

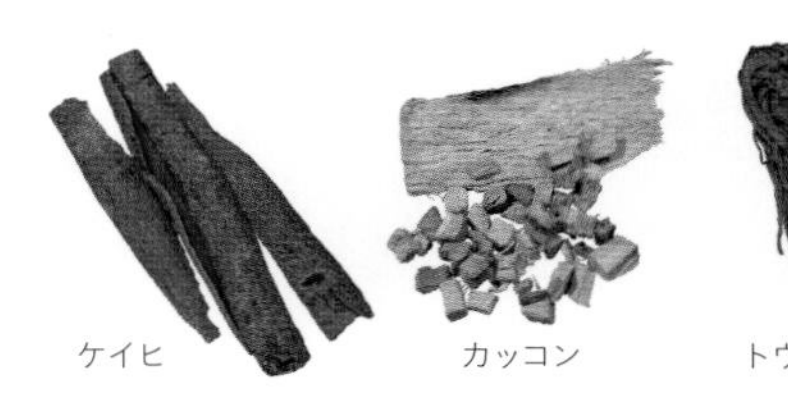
ケイヒ　カッコン　トウキ

自律神経のバランスが崩れると心身に不調をきたします

末梢神経の機能は「体性神経」と「自律神経」に分けられます。体性神経は皮膚の知覚や骨格筋などの感覚をつかさどっています。たとえば、皮膚に何かが触れたのがわかることやボールを触ったり投げたりできるのも体性神経のおかげなのです。というのも、体性神経は運動神経にも深く関わっているからです。

自律神経は内臓の働きや代謝、体温などの機能をコントロールする神経で、自分の意思とは関係なく働き、生命活動を支えています。自律神経には昼間活動しているときに優位になる「交感神経」と、リラックスしているときや夜間寝ているときなどに優位になる「副交感神経」があります。

この2つの神経の作用によって心身の調子が変化します。交感神経が優位すぎると、血圧の上昇や心拍数の増加などにより、心身が興奮状態になります。一方副交感神経が優位になりすぎると血圧の低下や心拍数の減少により、仕事などに取り掛かるのが億劫になってしまいます。

このようにいずれかが優位すぎて交感神経と副交感神経のバランスが崩れると、心身に支障をきたします。たとえば、過度の不安を感じる、胃酸が過剰に分泌される、下痢や便秘を繰り返す、などです。ストレスや仕事のプレッシャー、不規則な生活などが主な原因といわれています。

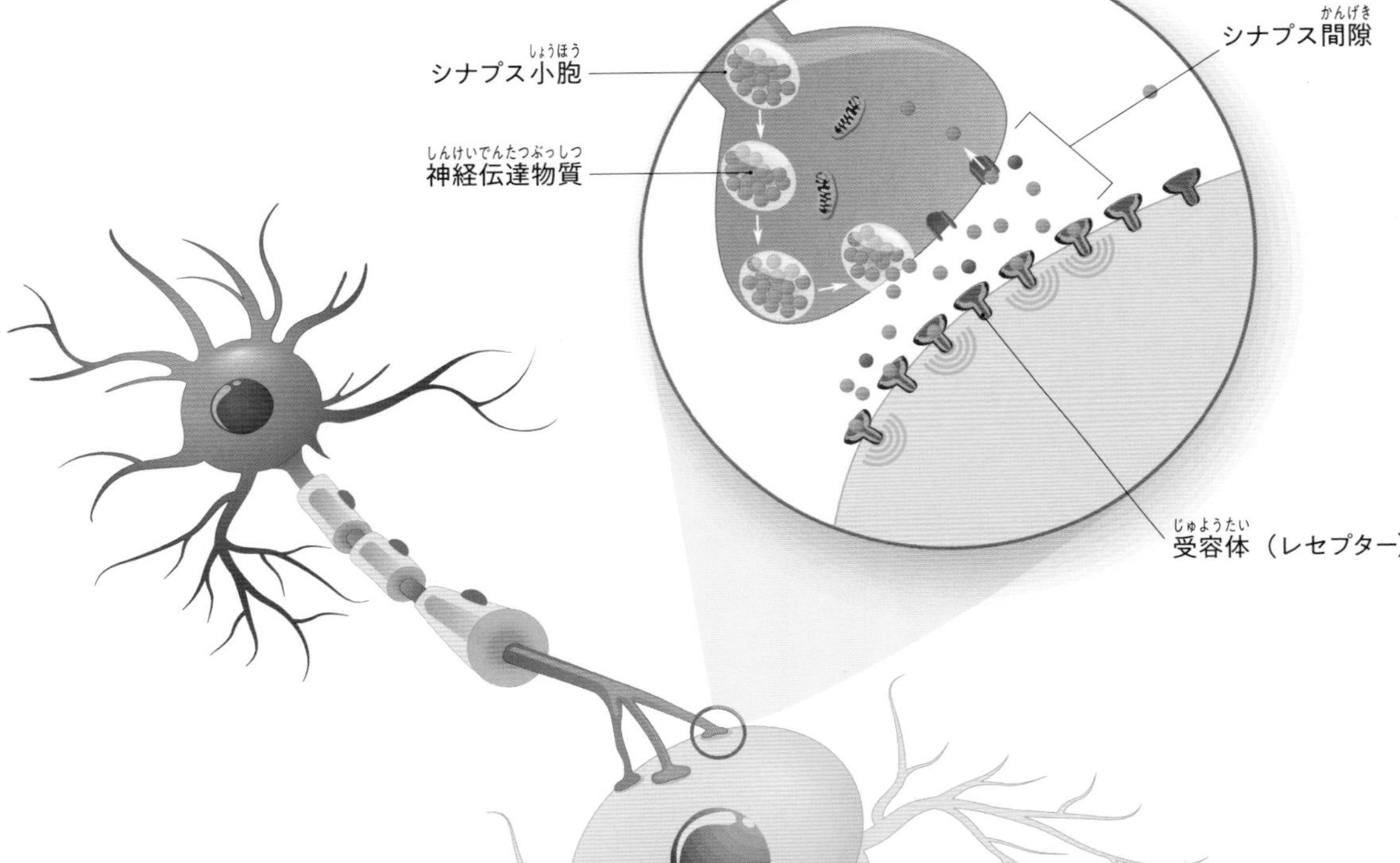

神経伝達物質とシナプス

神経伝達物質とは脳の神経細胞が作り出す化学物質で、その数は100種類以上といわれています。神経のつなぎ目であるシナプスに情報を送る際に、橋渡しをするメッセージ物質のようなものと考えられています。シナプス小胞の中に貯蔵されていた伝達物質は、電気信号が来ると分泌され、イオンに手助けしてもらいながら、伝達先の細胞にある受容体（レセプター）にこれを受け渡します。伝達物質と受容体は、鍵と鍵穴のような関係といえるのです。化学物質は電気信号に変わり、情報が伝わります。

神経伝達物質には「興奮」系と「抑制」系があります。興奮と抑制という相反する性質を持つ神経伝達物質がバランスを保っていることで、脳の機能が健全に保たれているのです。

よく知られている神経伝達物質は、アセチルコリン、ドーパミン、ノルアドレナリン、グルタミン酸、γ（ガンマ）-アミノ酪酸（GABA）、グリシン、セロトニン、ヒスタミン、β（ベータ）-エンドルフィン、オキシトシンです。

運動神経がいいとはどういうこと?

運動神経は脳からの指令を手足などに伝達するもので、その末端は筋と連結しています。脳からの神経信号によって筋肉を動かしているのです。運動神経がいいということは脳内で神経信号をうまくコントロールして筋肉にタイミングよく伝えられるということ。思い通りに体を動かせるよう、練習を重ねて、脳の神経回路をたくさん作れば、誰でも運動神経はよくなるといわれています。

左脳からの運動指令は右半身に伝達される

運動神経は骨格筋の運動を支配する末梢神経で、左右それぞれの大脳皮質に体の運動中枢があります。そこから脊髄までの道筋を錐体路(すいたいろ)といい、これは延髄の下で交差しています。そのため、左脳からの運動指令は脊髄の右側に、右脳からの指令は左側に伝達されるのです。

漢方 抑肝散(よくかんさん)

抑肝散は、元々は子どもの疳(かん)の虫や夜泣きに用いられていたが、神経が高ぶって興奮しやすく、イライラしたり、なかなか眠れなかったりする神経症にも適用されている。さらに近年では、高齢者認知症の早期症状に使用されることが多くなっている。

おすすめ漢方

抑肝散、抑肝散加陳皮半夏／神経症、不眠症
抑肝散加竜骨牡蠣湯／不安障害
加味逍遙散／自律神経失調症、更年期障害
半夏厚朴湯／咽喉頭異常感症
酸棗仁湯／不眠症

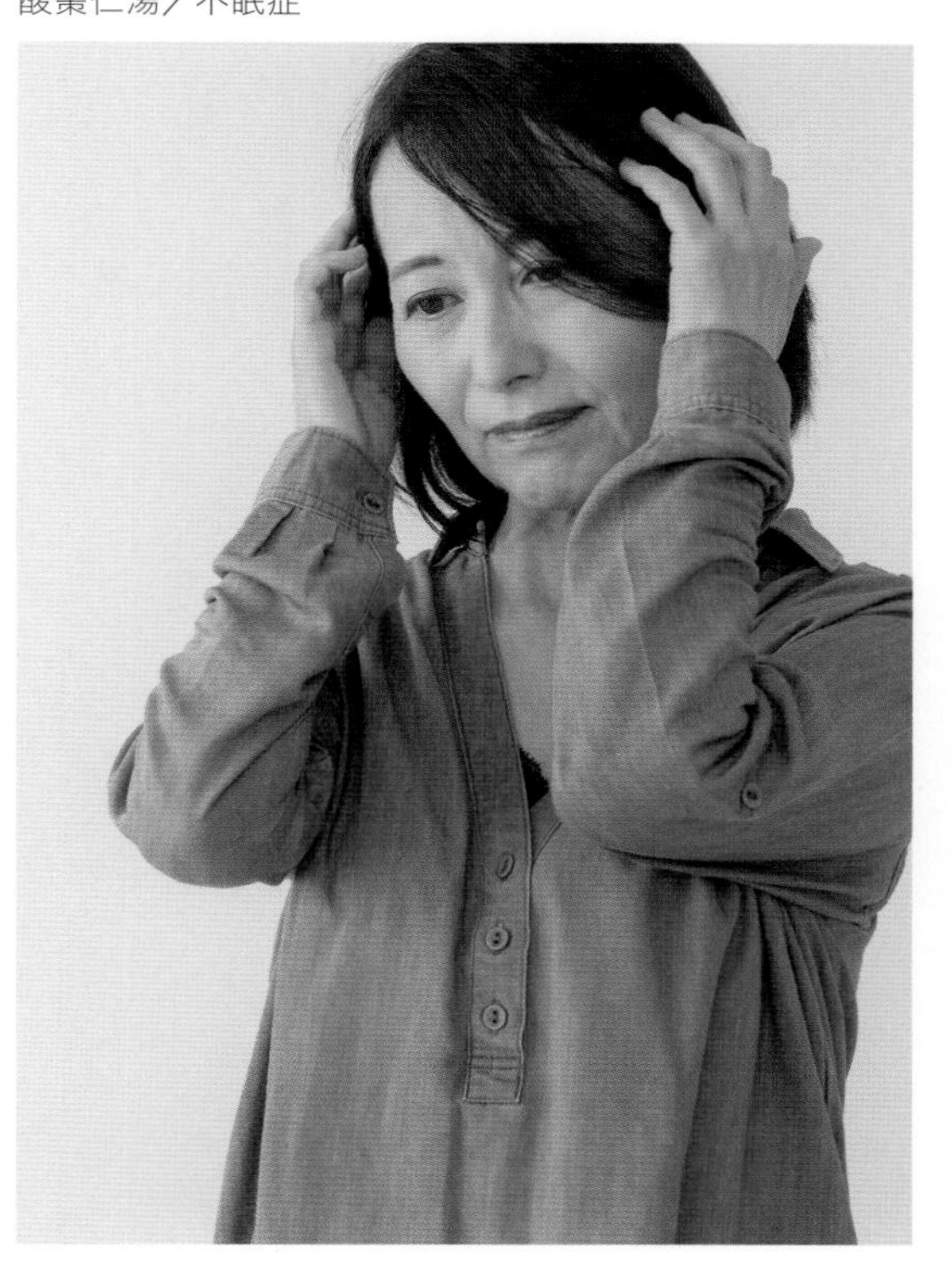

脳内ホルモンは心身を整える!?

人間の脳には神経伝達物質（脳内物質）の一定の量が流入しており、神経伝達物質がそれぞれの受容体に結合して感情をコントロールしています。ノルアドレナリン、ドーパミンなどはストレスを受けると分泌される興奮性の感情ホルモンで、交感神経に関連しています。アセチルコリンやセロトニンなどはリラックスしているときに分泌されるホルモンで、副交感神経と関連しています。

脊髄反射のこと

熱いものを触ったとき、思わず手を引っ込めることがあります。通常、熱いという感覚は脊髄から視床を通り、大脳皮質に伝わりますが、その判断を待っていられない緊急の場合には、脊髄が運動神経に直接伝達し、反射を起こして手を引っ込めさせます。このような屈曲反射のほか、膝蓋腱をハンマーでたたいたときの伸張反射も脊髄反射の例です。

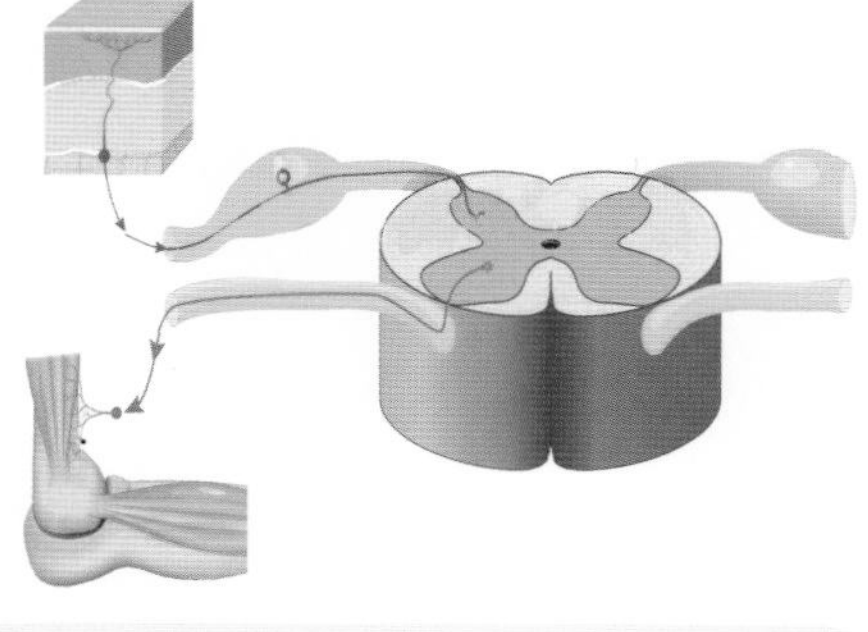

自律神経失調症とは?

自律神経失調症は、交感神経と副交感神経のバランスが悪くなることで出るいろいろな症状の総称です。原因も症状もさまざまで、その症状も消えたり、表れたり、あるいは同時にいくつもの症状が表れたりすることもあります。症状によって治療法も異なりますが、生活の改善や薬物療法などが主な治療法です。

うつ

うつ改善は「セロトニン」がカギ

好きなことに興味が持てない、思考力が低下する、疲れているのに眠れない、食欲がないなど、脳のエネルギーが低下して、あらゆる物事に対して意欲を失ってしまう状態のことを「うつ」といいます。このような状態が長く続くと「うつ病」または「抑うつ状態」と診断され、治療が必要になりますが、数時間から数日といった短い時間の場合でも、日常生活を快適に送れないのであれば、なんらかの対策をとることを考えたほうがよいでしょう。

うつの原因や症状の表れ方は百人百様ですが、うつ状態にある人の脳内では、神経伝達物質の「セロトニン」が不足していることがわかっています。セロトニンは、「幸せホルモン」とも呼ばれ、感情のコントロールや睡眠に深く関わる物質です。セロトニンは、朝日を浴びる、決まった時間に栄養豊富な食事を摂る、適度な運動をするなどの、規則正しい生活を送ることで正常に分泌されます。うつ状態になると、うまく睡眠がとれなかったり、食欲が湧かなかったりと、どうしても生活リズムが乱れがちになります。しかし、できるところからほんのわずかずつでもよい習慣を実行していけば、確実に症状はやわらいでいくはずです。

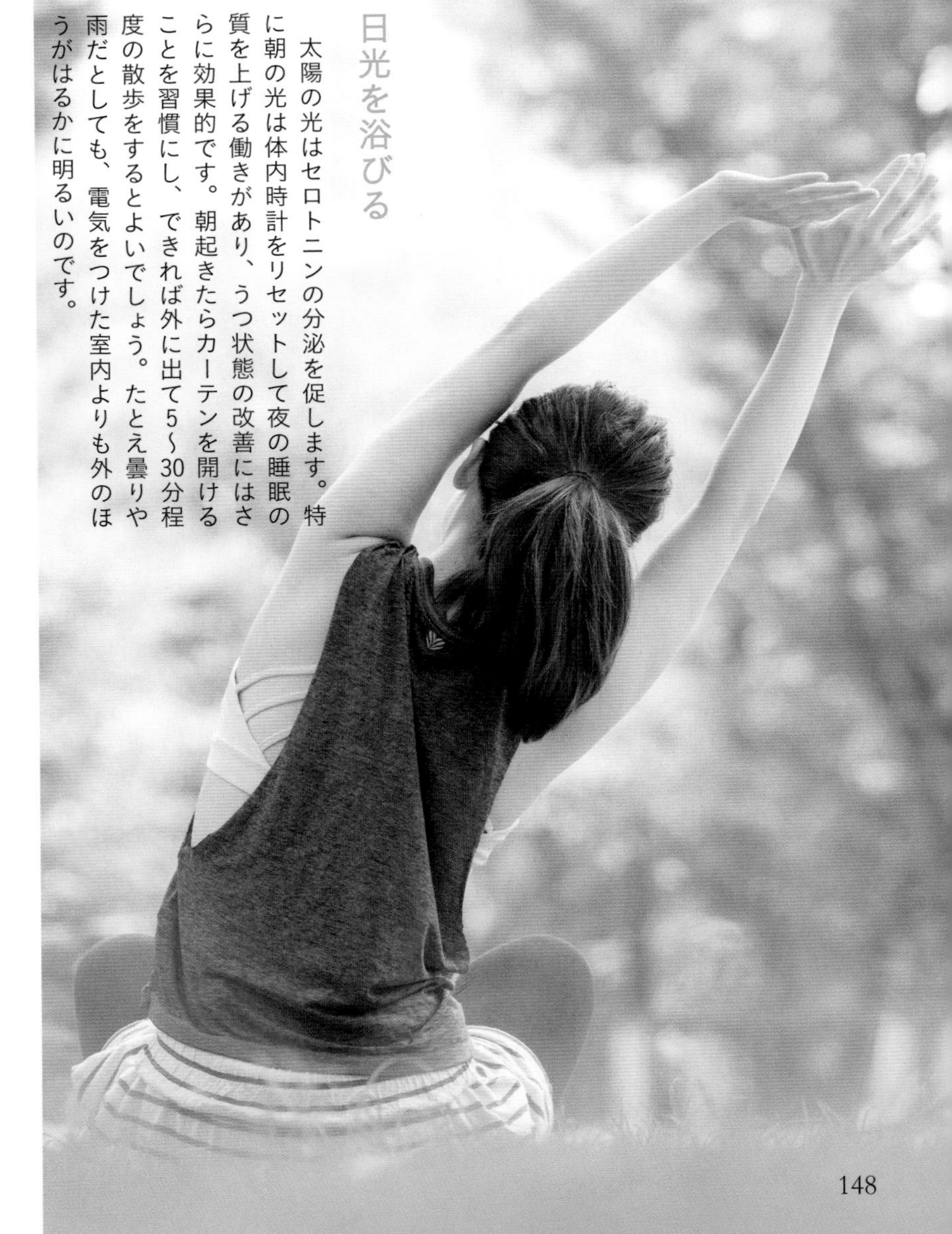

日光を浴びる

太陽の光はセロトニンの分泌を促します。特に朝の光は体内時計をリセットして夜の睡眠の質を上げる働きがあり、うつ状態の改善にはさらに効果的です。朝起きたらカーテンを開けることを習慣にし、できれば外に出て5～30分程度の散歩をするとよいでしょう。たとえ曇りや雨だとしても、電気をつけた室内よりも外のほうがはるかに明るいのです。

リズム運動をする

歩く、ものを嚙む、呼吸するなどの、規則正しい運動が、セロトニンの働きを活性化させることがわかっています。食事をよく嚙んで食べ、散歩やジョギング、腹式呼吸などを日常生活に取り入れてみましょう。何かをしながらではなく、その運動に集中することで、さらに効果は高まります。

3食きちんと食べる

セロトニンの材料となるトリプトファンは、体内で合成できないため、食事から摂取する必要があります。食事を準備したり、嚙んだりする運動そのものも、セロトニンの活動を刺激します。また、決まった時間に食事を摂ることで体内時計が整い、精神を安定させる効果もあります。

うつの改善につながる食材

うつの改善には、食事からしっかりと栄養を摂取する必要があります。特に、脳の活性化や脳内物質の合成に関わる栄養素を含む食材は、不足しないように注意しましょう。

トリプトファンを多く含むもの

セロトニンの材料になるトリプトファンは、肉や魚、卵など、たんぱく質源となる食材に多く含まれています。コンビニ食やファストフードなどを習慣的に食べていると、糖質や脂質が過剰になる一方、たんぱく質が不足しやすいので注意が必要です。

※肉、魚、卵、バナナ、納豆、みそなど

青魚

アジ、さば、いわし、さんまなどの青魚に含まれるDHAは、脳の働きをよくするといわれています。水煮の缶詰なら、調理の手間が省け、栄養素も余すところなく摂取できます。

※アジ、さば、いわし、さんまなど

鉄を多く含むもの

うつ状態の人は、慢性的に鉄が不足している可能性があるといわれています。鉄は、ほうれんそうや小松菜などの野菜類にも含まれていますが、より体内で利用されやすいのは、肉、魚に含まれるヘム鉄です。赤身の肉や魚、レバーなどを積極的に摂取するとよいでしょう。

※赤身肉、レバー、鰹、まぐろなど

かじきはトリプトファン豊富で
調理も手軽な魚

かじきともやしの中華風あんかけ

栄養価はすべて1人分の数値

エネルギー	210 kcal
糖質	6.4 g
食塩相当量	1.0 g

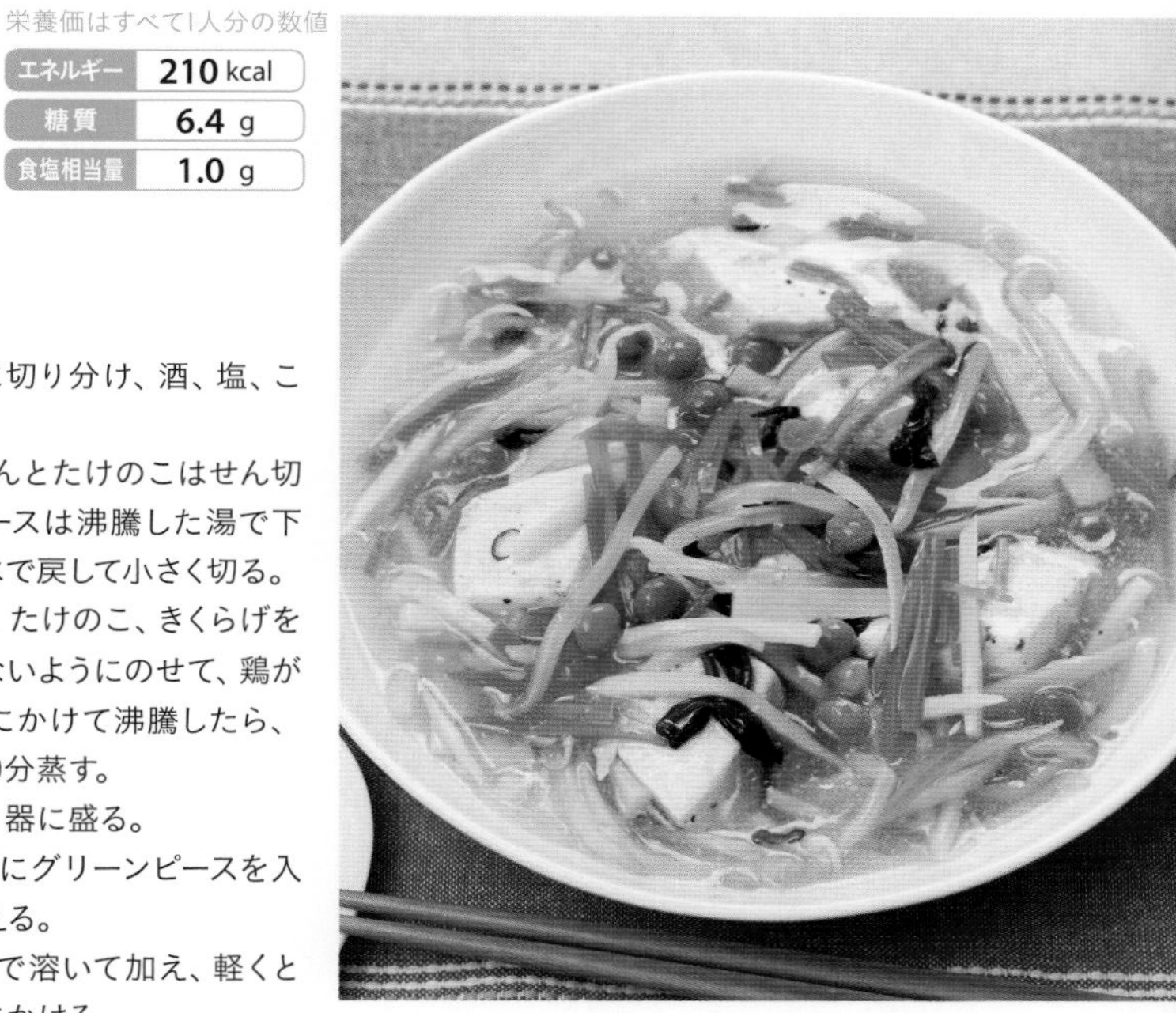

材料（4人分）

- かじき…4切れ
- きくらげ（乾燥）…2個
- もやし…1袋
- にんじん…1/2本
- たけのこ（水煮）…1/2個
- グリーンピース…小さじ4
- 酒…大さじ1
- 塩・こしょう…各適量
- 鶏がらスープ…カップ3
- しょうゆ…大さじ1
- かたくり粉…大さじ1

作り方

1. かじきは1切れを4つに切り分け、酒、塩、こしょうを振る。
2. もやしは洗い、にんじんとたけのこはせん切りにする。グリーンピースは沸騰した湯で下ゆでする。きくらげは水で戻して小さく切る。
3. 鍋にもやし、にんじん、たけのこ、きくらげを敷き、かじきを重ならないようにのせて、鶏がらスープを注ぐ。中火にかけて沸騰したら、弱火にしてふたをし、10分蒸す。
4. かじきを先に取り出し、器に盛る。
5. 野菜のみ入ったスープにグリーンピースを入れ、しょうゆで味を調える。
6. かたくり粉を倍量の水で溶いて加え、軽くとろみがついたら4の上にかける。

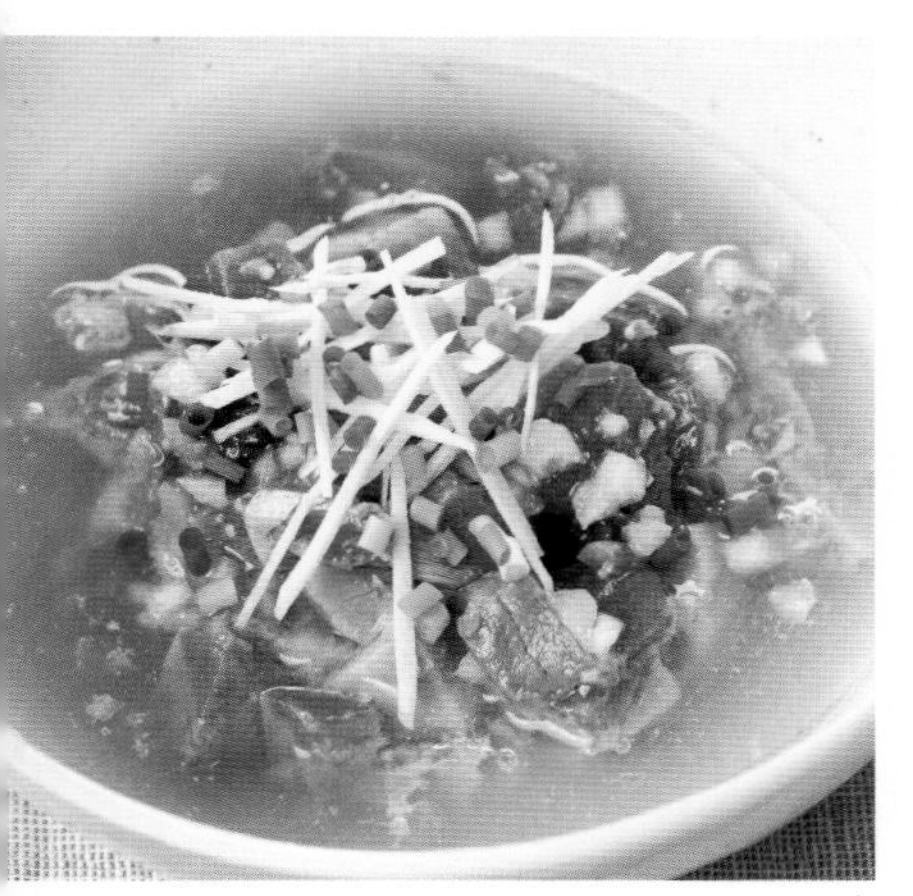

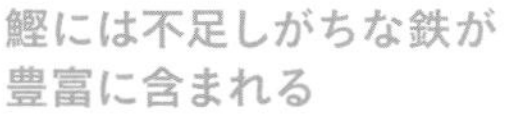

鰹には不足しがちな鉄が
豊富に含まれる

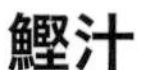

鰹汁

エネルギー	94 kcal
糖質	5.9 g
食塩相当量	1.1 g

材料（2人分）

- 鰹（刺し身用さく）…1さく
- たまねぎ…1/2個
- しょうがのすりおろし…小さじ1
- あさつき…1/2束
- みそ…小さじ2
- しょうが…1かけ
- 昆布…10cm角1枚
- しょうゆ…少々

作り方

1. 鰹は粗みじん切りに、たまねぎはみじん切りにし、みそとしょうがを混ぜる。
2. 鍋に水カップ3（分量外）と昆布を入れて火にかけ、沸騰する直前に昆布を取り出し、昆布汁を作る。
3. しょうがはせん切りに、あさつきは小口切りにする。
4. 器に大さじ1杯程度の1を入れ、2をカップ1/2〜3/4注ぎながら、はしで具をほぐす。
5. しょうゆで味を調え、好みでしょうがとあさつきをのせる。

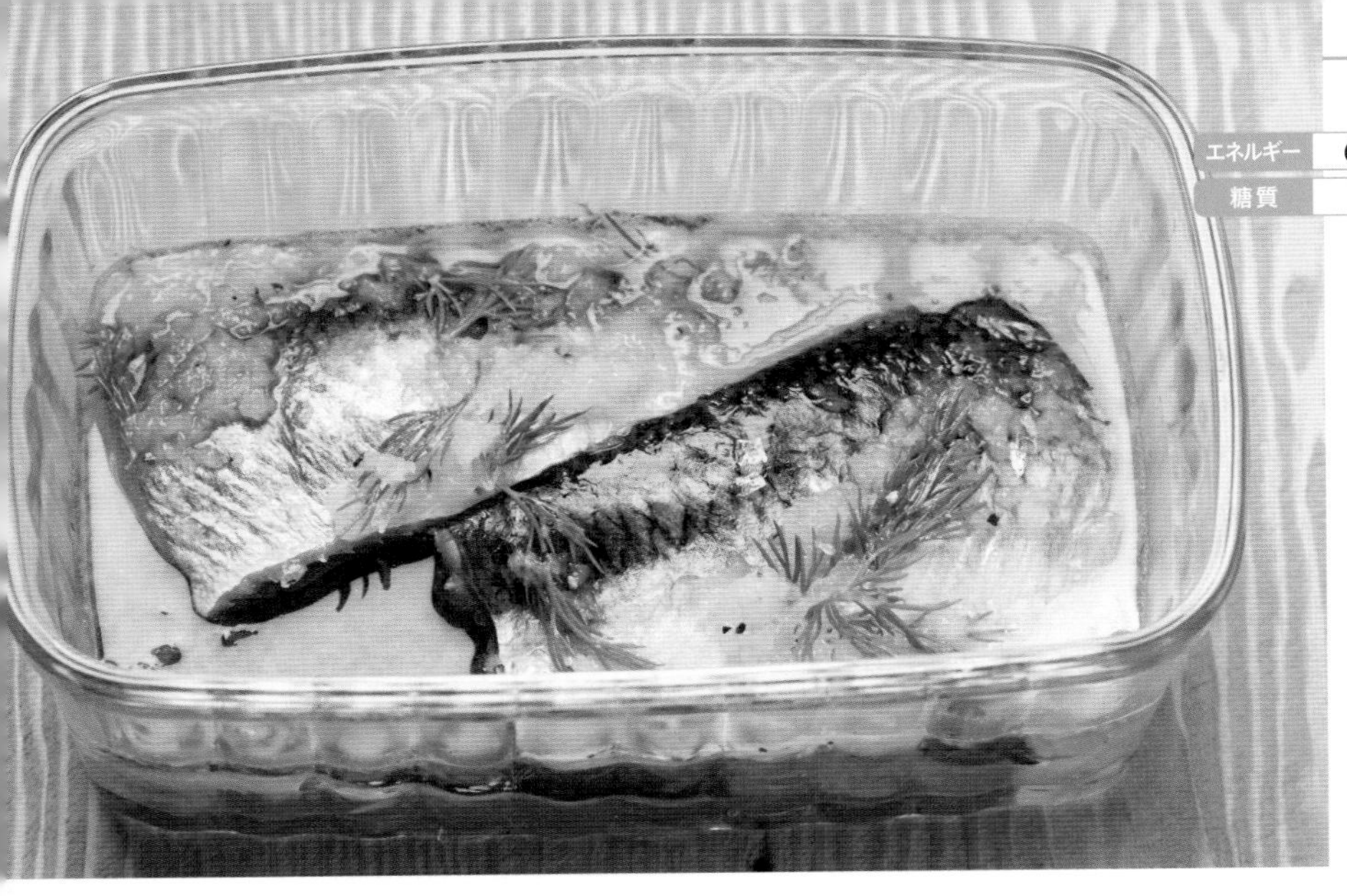

エネルギー	66 kcal	食塩相当量	0.4 g
糖質	2.9 g		

トリプトファン豊富な魚が
手軽に摂れる簡単作り置き

にしんのマリネ

材料（2人分）

身欠きにしん（生干し）…2枚
A りんご酢…カップ1/2
　たまねぎのすりおろし…1/4個分
　ディル…適量
　塩・こしょう…各少々

作り方

バットにAを入れて混ぜ合わせ、にしんを入れて冷蔵庫で2〜3日間つける。

脳の働きをよくするDHA・EPAが
豊富なさばを使ったサンド

さばのバインミー

エネルギー	532 kcal
糖質	48.1 g
食塩相当量	2.9 g

材料（2人分）

塩さば（半身）…1枚
にんじん…10g
ごぼう…10g
たまねぎ…50g
バゲット…20cm
ごま油…大さじ1/2
A 酢…大さじ2
　しょうゆ…小さじ1
　砂糖…小さじ2
パクチー…適量

作り方

1 さばは2、3等分に切り、こんがりと焼く。
2 にんじんとごぼうは3cm長さの細切りにし、ごぼうは水につけてアク抜きをして水けをきる。たまねぎは薄切りにする。
3 フライパンにごま油を熱し、にんじんとごぼうを炒め、Aを加えてさっと混ぜたら火を止めてたまねぎを加え、しばらく置く。
4 8等分に切ったバゲットに1、3、パクチーをサンドする。

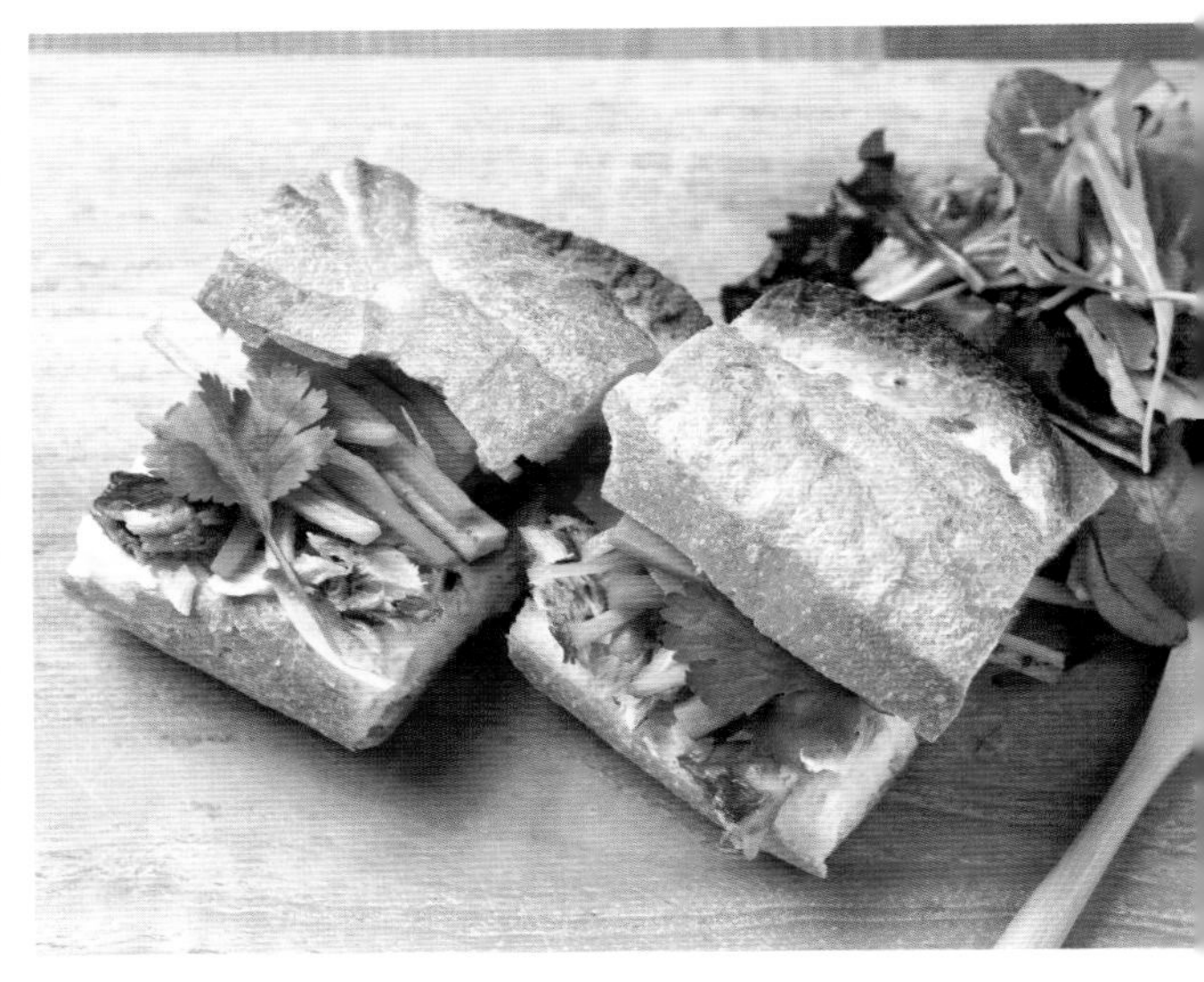

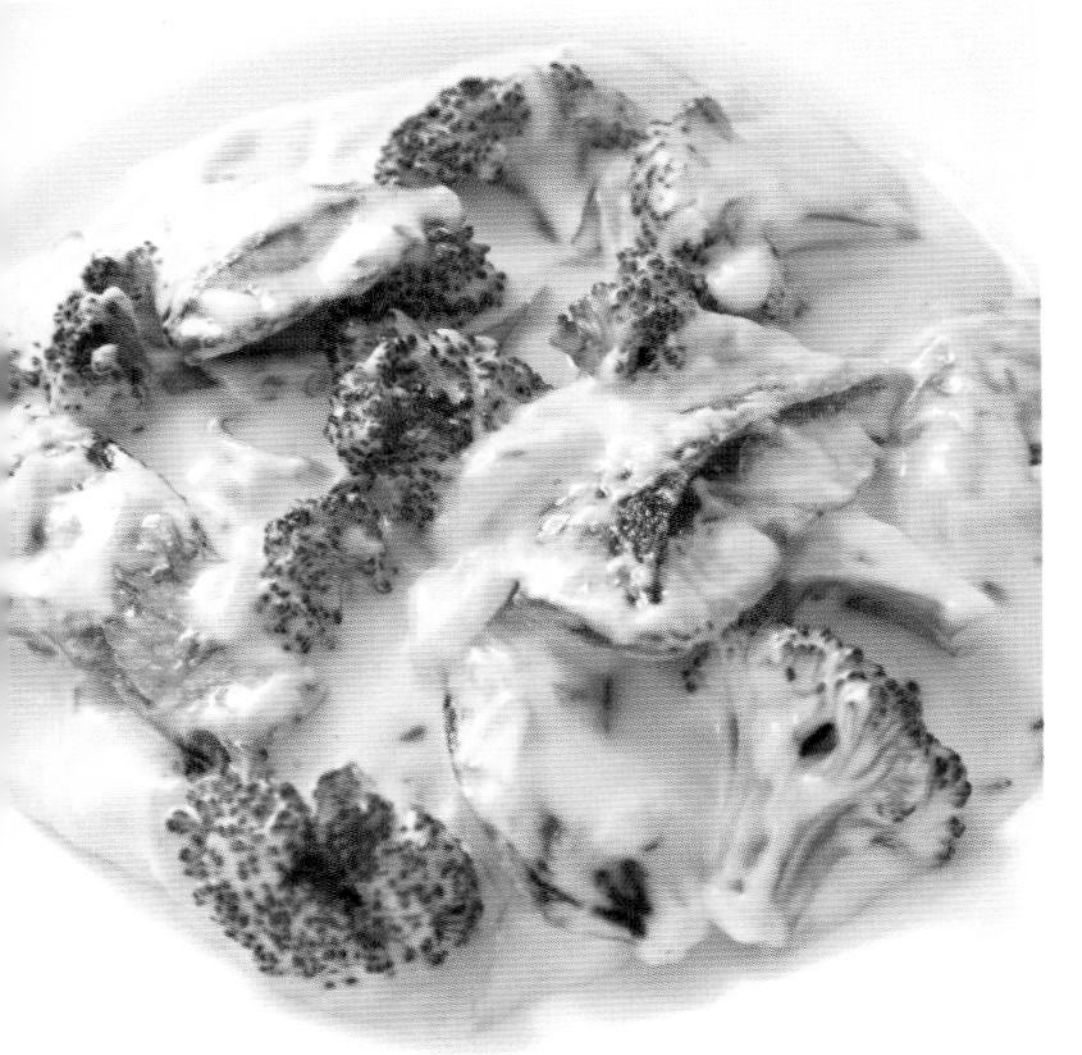

トリプトファンが豊富な
牛乳を使って

ブロッコリーとさばのクリーム煮

エネルギー	324 kcal
糖質	7.5 g
食塩相当量	1.8 g

材料（2人分）

ブロッコリー…1/3株
塩さば（半身）…1枚
たまねぎ…1/4個
サラダ油・バター…各適量
クミンシード…小さじ2
小麦粉…大さじ1と1/2
牛乳…カップ1と1/2
固形コンソメスープの素…1/2個
塩・こしょう…各少々

作り方

1 ブロッコリーは小房に分け、塩適量（分量外）を加えた熱湯でゆでる。さばはそぎ切りにし、たまねぎは薄切りにする。
2 フライパンにサラダ油を熱し、さばの両面を焼いて取り出す。
3 同じフライパンにバターを熱し、クミンシードとたまねぎを炒める。たまねぎがしんなりしたら、小麦粉をふり入れて弱火で炒め、牛乳、コンソメを加え、混ぜながら煮る。
4 2、ブロッコリーを加えてひと煮し、塩、こしょうで調味する。

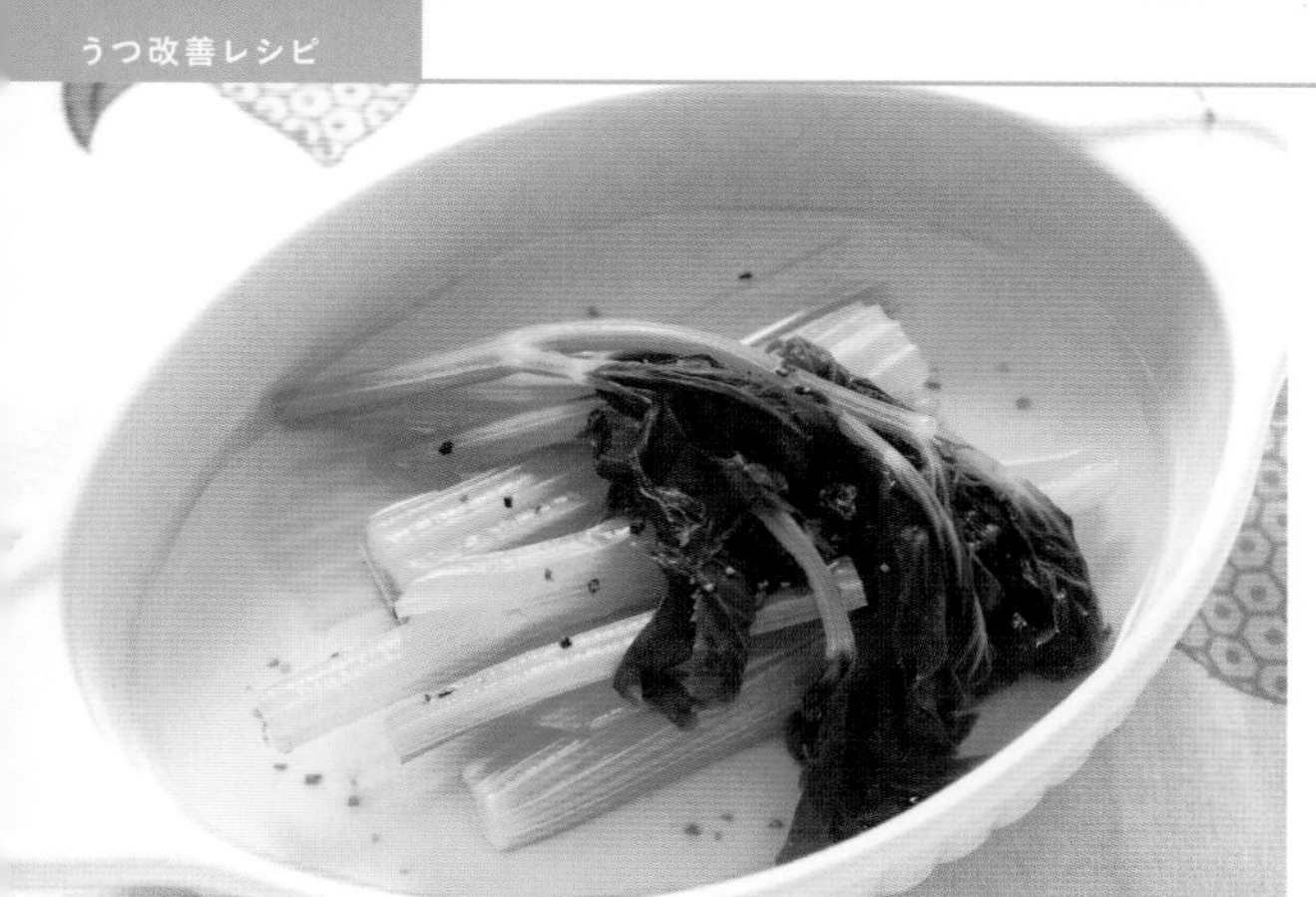

セロリの香りには
精神を安定させる効果が

セロリのあっさり煮

エネルギー	10 kcal
糖質	1.5 g
食塩相当量	1.1 g

材料（2人分）
セロリ…1本
水…カップ1と1/2
固形コンソメスープの素…1個
塩・粗びき黒こしょう…各少々

作り方
1 セロリは筋を取って、5cm長さに切り、太ければ縦半分に切る。
2 鍋にセロリを入れ、水、コンソメを入れて火にかける。フツフツとしてきたらふたをし、弱火で20〜30分煮る。最後に塩、粗びき黒こしょうで調味する。

魚を一緒に炊き込むだけだから
簡単にできる

さんまの炊き込みご飯

エネルギー	360 kcal
糖質	53.7 g
食塩相当量	2.1 g

材料（4人分）
さんま…1尾
米…2合
A しょうゆ・酒
　…各大さじ2
　酢…大さじ1
　塩…小さじ1/2
青ねぎ…4本
しょうが…1かけ

作り方
1 炊飯器に洗った米、Aを入れ、目盛りまで水を加える。尾だけを切ったさんまをのせ、普通に炊く。
2 炊けたらさんまを取り出し、わたを残して骨を除き、身をほぐす。
3 さんまを釜に戻す。ねぎは小口切り、しょうがはせん切りにし、それぞれの半量を釜に加えて混ぜる。器に盛り、残りのねぎとしょうがを散らす。

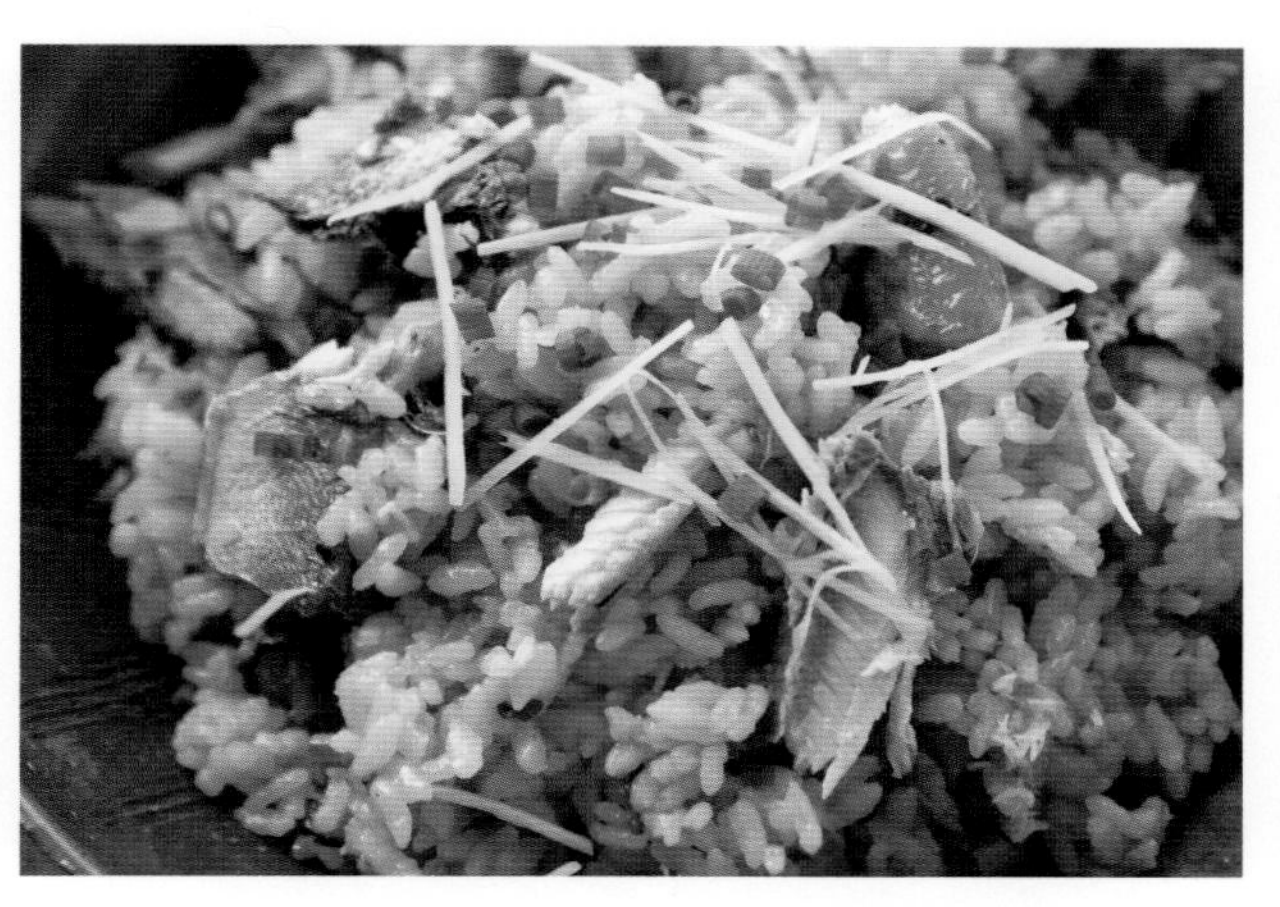

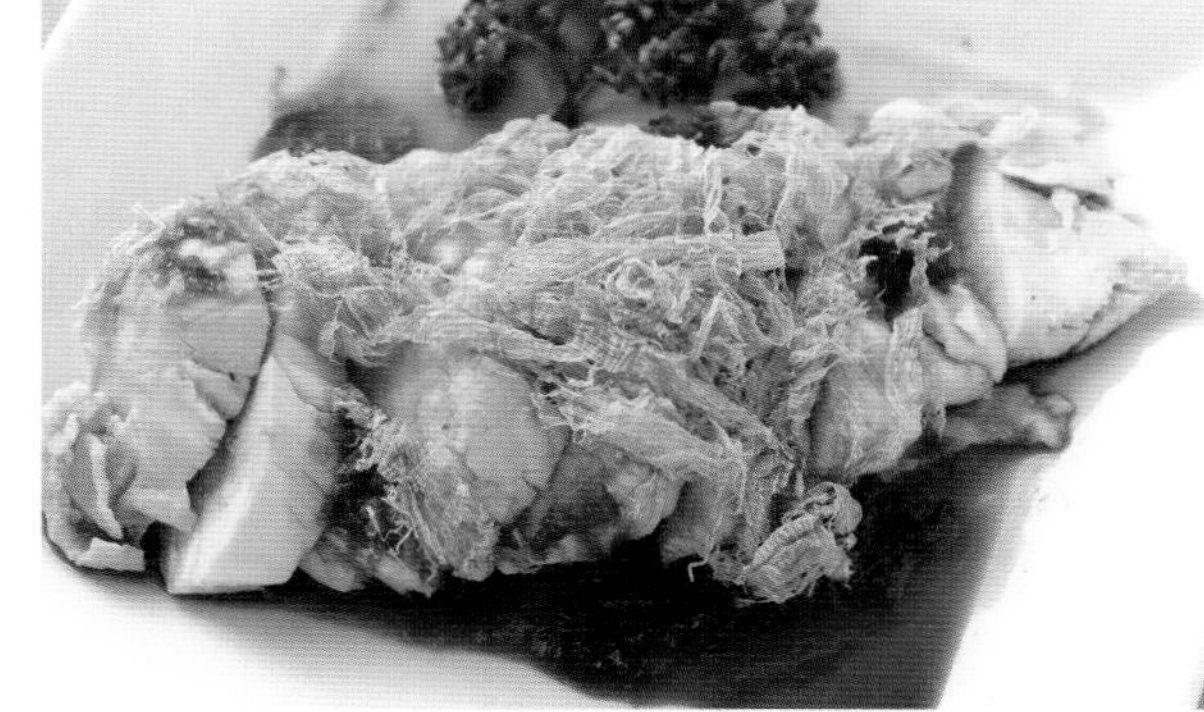

ゆでた鶏肉にソースと昆布を
かけるだけだからお手軽

鶏肉のとろろ昆布がけ

エネルギー	254 kcal
糖質	3.3 g
食塩相当量	0.3 g

材料（2人分）
鶏むね肉…1枚
とろろ昆布…適量
A しょうゆ…大さじ1
　みりん…小さじ1
　削り節…少々
　卵黄…1個分
　砂糖…小さじ1

作り方
1 鶏肉は浸るぐらいの熱湯に入れて、ゆでる。Aは合わせておく。
2 ゆでた鶏肉は食べやすい厚さに切る。器に盛り、Aをかけ、とろろ昆布をのせる。

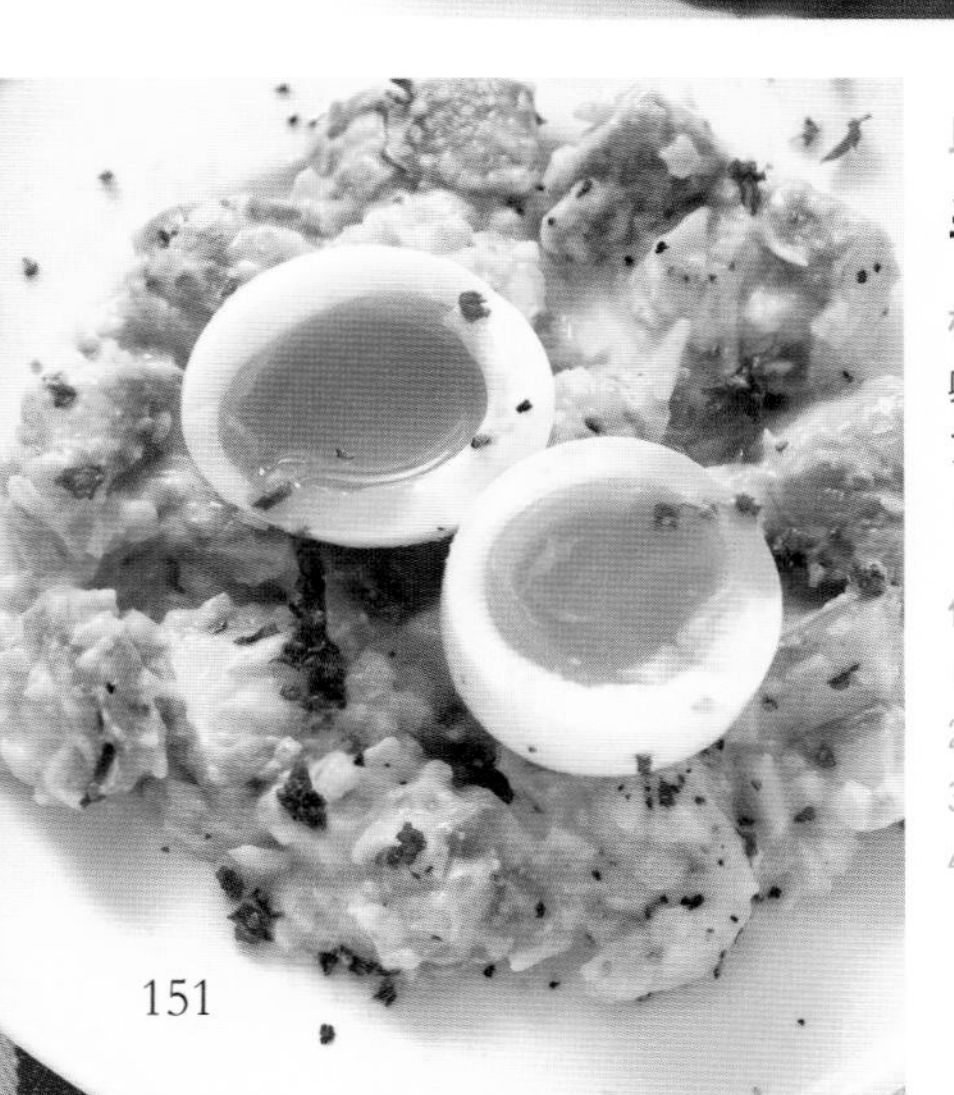

良質な脂質を含むアボカドはうつの改善に役立つ

半熟卵とアボカドのサラダ

エネルギー	260 kcal
糖質	4.8 g
食塩相当量	0.5 g

材料（2人分）
卵…1個
アボカド…1個
レモン汁…1/2個分
たまねぎ…1/2個
A 白すりごま…大さじ1
　マヨネーズ…大さじ1
　牛乳…大さじ1/2
塩・粗びき黒こしょう…各少々
パセリ…少々

作り方
1 卵は水から8分ゆで、半熟卵を作る。たまねぎはみじん切りにし、水にさらす。
2 アボカドは皮とタネを除いて2cm角に切り、レモン汁をまぶす。
3 Aを混ぜ合わせて、2、水けをきったたまねぎを加え、さっと和える。
4 3を皿に盛り、半分に切った卵をのせ、刻んだパセリ、塩、粗びき黒こしょうをふる。

睡眠

睡眠は心身のメンテナンス

人間は人生の3分の1は眠っているといわれていますが、なぜ眠りが必要なのでしょうか？

じつは眠りの必要性についての詳細はまだ解明されていません。しかし、睡眠は本能行為のひとつであり、眠ることで記憶の整理や定着、脳の高次の情報処理、体温調節、感情の整理、免疫システムの調整などを行っていると考えられています。つまり睡眠は心身のメンテナンスなのです。

睡眠不足や徹夜などはメンテナンスが不十分になり、疲労も回復せず、集中力がなくなってミスや記憶力の低下にもつながります。睡眠時間が削られれば削られるほど、ミスが増えて判断力が鈍くなるということが、さまざまな実験でわかっています。さらに、徹夜明けの脳は、酒に酔っているのと同じ程度まで認知能力が低下するともいわれています。ですから、徹夜をしてそのまま仕事をする、学生であれば、そのままテストに臨むというのは、記憶の整理や定着がされていないため効率がすこぶる悪いことになります。1回の徹夜が翌日以降の睡眠のリズムを乱し、睡眠負債になるきっかけを作ることもあります。特に長年にわたり、交替制の勤務をしている人は、乳がんや前立腺がんなどを発症するリスクが高いといわれています。

もし眠らないと、人間はどうなってしまうのでしょう。結論からいうと、いつかは死んでしまうと考えられています。1964年にアメリカの高校生が何日間眠らずにいられるかという挑戦をしたときの記録が11日間でした。2日目で、すでに目の焦点が合わなくなり、7日目には、ろれつがまわらなくなり、10日目には記憶や言語に関する能力が低下したという報告が残っています。幸いにしてこの挑戦者に後遺症はなかったそうですが、長期間眠らなかったために、脳に障害が出たという例もあります。

「朝型」「夜型」は遺伝子で決まります

適切な睡眠時間はどのくらいなのでしょうか？　これは年齢や人によってまちまちですが、一般的に6〜8時間が目安といわれています。ただ、一人ひとり生活のリズムや仕事など条件が違いますし、「10時間以上寝ないとダメ」というロングスリーパー（長時間睡眠型）や「6時間未満の睡眠で十分！」というショートスリーパー（短時間睡眠型）の人もいます。日中に眠くならない、夜は自然に眠れるなどを時間の目安にするとよいでしょう。

睡眠時間のほかに早起きが得意な「朝型」、夜のほうが得意な「夜型」の2タイプがあります。脳の視床下部（143ページ参照）には約24時間前後の周期で体が活動するようにしている体内時計があります。この体内時計をコントロールする遺伝子の数によって「朝型」か「夜型」かが決まりますが、体内時計は毎朝、太陽の光を浴びることで調整されています。太陽の光を浴びると、目覚めもよく、セロトニンとい

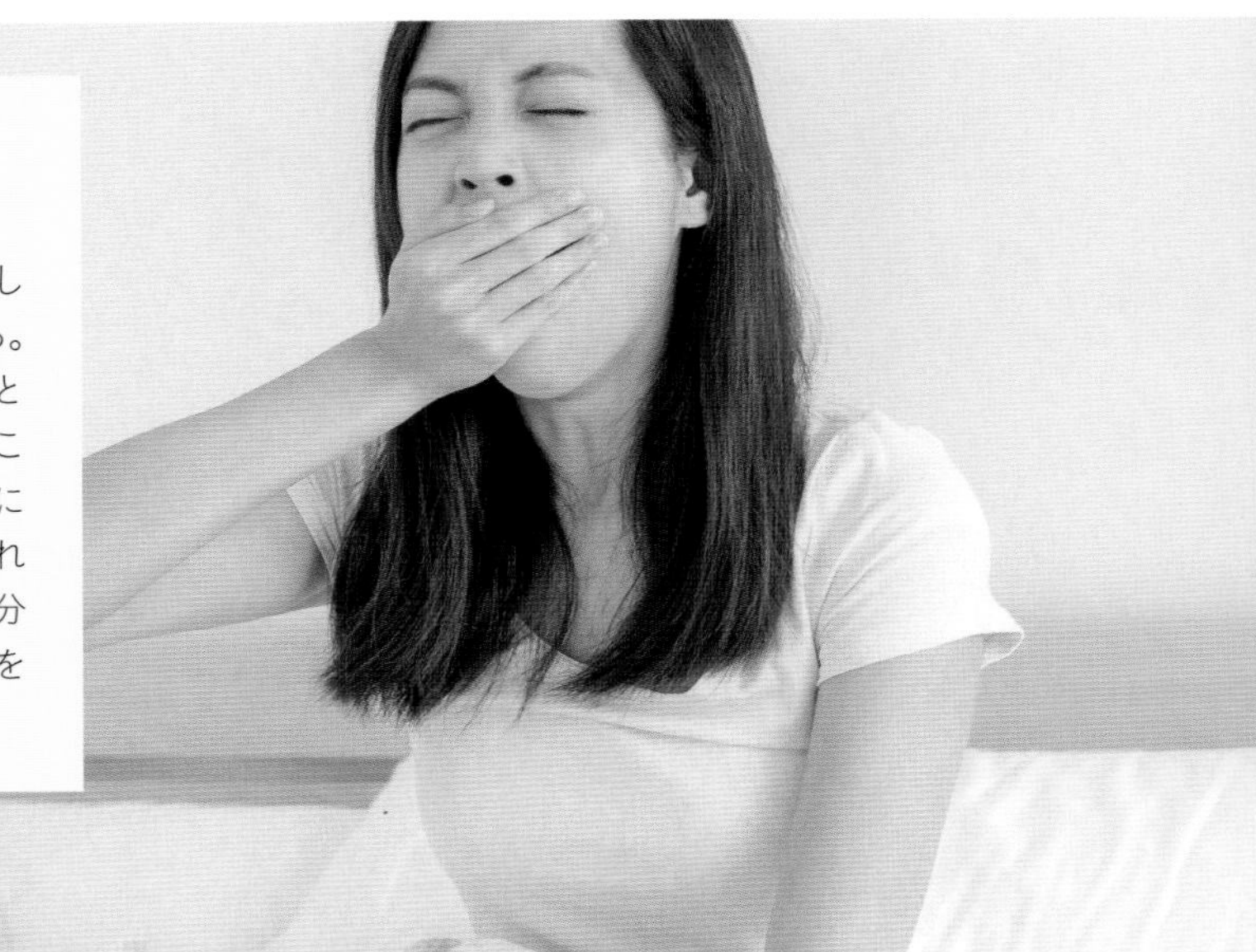

正しい徹夜の方法は？

徹夜は心身ともにダメージを与えるが、どうしても徹夜をしなければならないこともある。そんなときはダメージを最小限に抑えることが大切。たとえば、あらかじめ徹夜をすることがわかっている場合は14〜16時までに80〜100分の仮眠をとるのがいいといわれている。さらに2〜4時までの間に約15分の仮眠を。仮眠をとることが体力や集中力を回復させることにつながる。

う神経伝達物質が脳内に分泌されます。セロトニンは精神を安定させたり、頭の回転をよくしたりするなど脳を活性化するキーとなる脳内物質で、最近では「幸せホルモン」や「幸せ物質」としても知られるようになりました。

「メラトニン」というホルモンは、セロトニンから合成され、睡眠に向けて体内環境を整えます。遺伝子の数によって「朝型」「夜型」が決まるので、どちらがよい、悪いということではありませんが、夜、眠れずに日中眠いという場合は、体内時計と睡眠・覚醒のリズムが乱れていることが多いので、まずは朝、太陽の光を浴びて生活のリズムを整えるとよいでしょう。

睡眠サイクルを知れば良質な眠りが手に入ります

睡眠には「レム睡眠」と「ノンレム睡眠」の2種類があります。レム睡眠は、眠っている間でも眼球が動いていて、体は休息していても脳は目覚めている眠りのことです。交感神経と副交感神経の2つが働いている状態で、夢を見ていることが多いです。一方、ノンレム睡眠は、眼球が動かず脳と体の両方が休息している状態で、副交感神経が優位になり、呼吸はゆっくりと大きくなり、脈も少なくなります。また、睡眠前半のステージ3と後半のステージ2のノンレム睡眠のときに手続き記憶（138ページ参照）を定着させる（技術を向上させる）働きがあります。

入眠後すぐに訪れるのはノンレム睡眠で、睡眠全体の中でもっとも深い眠りです。90分ほど続いたあとにレム睡眠になります。ノンレム睡眠とレム睡眠がセットになったのが「睡眠サイクル」。1回の睡眠サイクルは年齢などによっても異なり、個人差もありますが、約90分で、これが4～6回程度繰り返されます。

ノンレム睡眠の眠りの深さは、朝が近づくにつれ、浅くなっていきます。脳と体の両方をしっかり休ませるには、特に入眠から3時間ぐらいのもっとも深いノンレム睡眠が大切。以前は22時から2時くらいまでが睡眠のゴールデンタイムといわれていましたが、今は何時かに関係なく入眠後の3時間がゴールデンタイムとされています。ですから、たとえ寝る時間が遅くなったとしても、この深いノンレム睡眠がキープできればすっきりと目覚められるのです。そして、この深いノンレム睡眠のときにイヤな記憶の消去を行っています。

睡眠ステージと記憶の関係

睡眠前半の深いノンレム睡眠期に海馬から大脳皮質に情報が移動し、記憶が保存され、海馬のスペースに空きができると考えられている。また、深いノンレム睡眠期に記憶の選別や消去がなされ、レム睡眠期に記憶が固定されるとも考えられている。

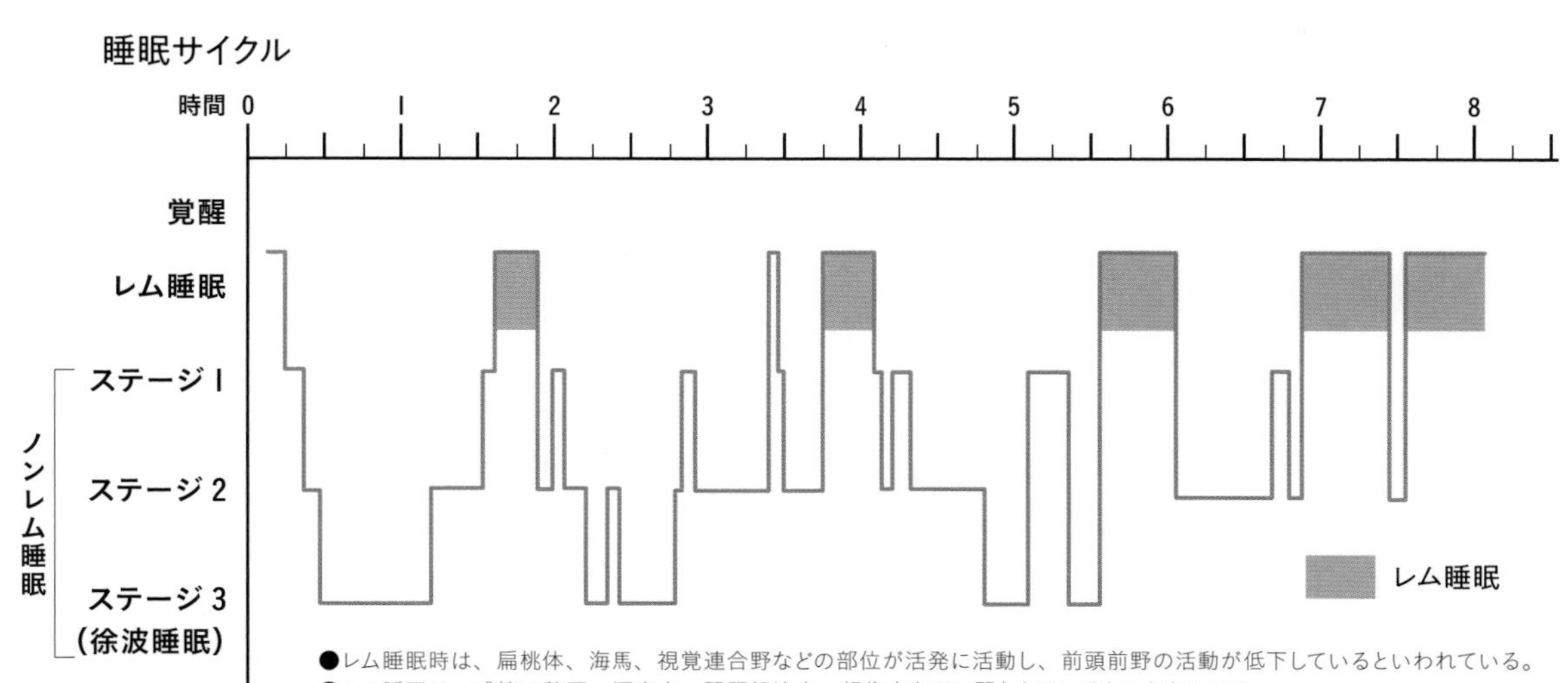

●レム睡眠時は、扁桃体、海馬、視覚連合野などの部位が活発に活動し、前頭前野の活動が低下しているといわれている。
●レム睡眠は、感情の整理、洞察力、問題解決力、想像力などに関与しているといわれている。
●夢は、レム睡眠でもノンレム睡眠でも見るが、レム睡眠時の夢は鮮明で奇妙で、感情を伴うことが多いといわれている。

自覚できるのが睡眠不足、できないのが睡眠負債

日々のわずかな睡眠不足が少しずつ積み重なって借金のようになり、知らず知らずのうちに心身にダメージが蓄積している状態のことを「睡眠負債」といいます。ただし、毎日8時間の睡眠を要する人がなんらかの理由で6時間しか眠れなかった場合、2時間睡眠が不足していますが、これは睡眠負債とはいわず、単なる睡眠不足です。このように一時的な睡眠不足は自覚でき、「疲れているから、今夜は早めに寝よう」などと対策が立てられます。

しかし、この睡眠不足が慢性的に続くと睡眠負債になります。この睡眠負債は睡眠不足と違い、多くの場合、自覚症状がありません。そのため、体や脳への悪影響が知らないうちに増大している可能性が大きいのです。特に脳の前頭前野は影響を受けやすいといわれています。前頭前野は認知や思考を担うほか、感情のコントロール、意思の決定など人間にとって重要な働きを担っていますが、睡眠負債になると、前頭前野の働きが鈍くなり、判断力が落ちたり、集中力や注意力が散漫になり、ミスが増えたりします。また、感情のコントロールが難しくなって怒りっぽくなるなどの症状が表れます。ほかにも糖尿病や高血圧、心疾患や脳疾患、がん、認知症になるリスクが高くなったり、免疫力が低下してウイルスや細菌に感染しやすくなったりします。

睡眠負債が大きくなると、自覚がないまま瞬間的に眠ってしまう「マイクロスリープ」という状態になるリスクも上がります。たとえば、車の運転中にマイクロスリープが起これば重大な事故につながりかねません。睡眠負債に陥らないためには質の高い睡眠を得ることがとても重要です。

働き盛りの年代は男女ともに睡眠不足

質の高い睡眠が心身の健康に欠かせないのはいうまでもありませんが、ライフスタイルの変化によって、日本人の多くは睡眠不足や睡眠負債を抱えています。厚生労働省の「国民健康・栄養調査」（平成30年）によると、1日の平均睡眠時間が6時間以上7時間未満の割合がもっとも高く、男性34.5%、女性34.7%です。6時間未満の割合は男性36.1%、女性39.6%で性別、年代別にみると、男性の30〜50歳代、女性の40〜60歳代では4割を超えているといわれています。通勤時間や長時間労働などが要因と考えられ、働き盛りの年代で多くの人が睡眠不足に陥っていることがわかります。

また、OECD（経済協力開発機構・Gender Data Portal 2018）の統計によると、日本人の1日の平均睡眠時間は7時間22分（442分）で、世界33か国の中でもっとも少なかったという結果が出ています。ちなみに中国（542分）、アメリカ（528分）やフランス（513分）、イギリス（508分）などは500分を超えています。そして、問題なのが日本人の睡眠時間が年々短くなっていることです。日本は睡眠時間の後進国だという指摘もされています。

睡眠負債を返済するには寝だめをすればいいと思っている人も多いようですが、休日の寝だめで睡眠負債は解消できません。なぜなら、寝だめをすることで起床が遅くなり、体内時計にズレが生じてその日の夜の寝つきが悪くなったり、寝る時間が遅くなったりします。すると、翌日起きるのがつらい、すっきりした目覚めにならないなどの、負のスパイラルに陥りやすくなるからです。

うたた寝していい時間とダメな時間

日ごろの寝不足を補うため、通勤・通学の車内で、つい、居眠りをしてしまう人も多いだろう。朝の通勤・通学の居眠りは、前日の睡眠不足の解消になるのでしてもよい。12 〜 15 時頃の昼寝も 20 分程度なら大丈夫だが、気をつけたいのが帰宅時の車内の居眠り。人間の体温は1日の中で変動していて、体温が高いと活動的になり、低下したときに眠りにつくのが自然なこと。体温がもっとも高くなるといわれている時間帯の 19 時頃に、車内で居眠りしたり、自宅で夕食後にうたた寝したりするのは、夜の睡眠の妨げになるので、要注意。

睡眠負債の返済には今よりプラス30分の睡眠を

長年にわたって蓄積された睡眠負債は残念ながら、短期間で返せるものではありませんが、現状を続けていれば、さらに悪化することは目に見えています。まず手始めに現在の睡眠時間よりも30分、できれば1時間睡眠時間をプラスすることを1週間続けてみましょう。また、可能なら、15~20分ぐらい昼寝をするのもおすすめです。ただし、20分以上寝ると、夜の睡眠に影響を及ぼすので昼寝はほどほどに。

さらには「睡眠日誌」をつけて自分の眠りを把握、可視化すると不調の原因や対処法を考えやすくなります。①ベッドに入った時間、②寝入った時間、③目覚めた時間、④起床時間（ベッドから出た時間）などと、⑤よく眠れたか、⑥疲れは取れたか、⑦夜間にトイレに行ったか、⑧日中の眠気の有無などや、気がついたことを2週間ほど毎日書きとめてみましょう。

これらのことを実行してみて、以前よりも朝の目覚めがすっきりしている、疲労感が少なくなった、仕事や家事などでミスをしなくなった、などの手ごたえが感じられたら、睡眠負債が少しずつ改善されていると考えられます。

十分な睡眠時間をとることは心身の健康を維持するためには大切なことですが、時間ばかりにこだわりすぎると、かえって睡眠の質を落とす場合もあります。たとえば、毎日8時間寝ている人でも、ときには6時間しか睡眠時間がとれないこともあるでしょう。それでも、睡眠の質が高ければすっきりと目覚めることができます。また、眠れないときは無理に眠ろうとせず、一度ベッドから出てリラックスできる部屋に移動しましょう。ただし、明るい光は避けましょう。スマホやテレビを見るのもNGです。「いつか眠れる」くらいの軽い気持ちでいれば、自然と眠りに落ちているものです。

ぬるめのお風呂で副交感神経を優位にし、お休みモードに

自然に入眠するには、日ごろの生活習慣や就寝前の過ごし方、寝室の環境なども大切です。

よい眠りを得るのに大切なことのひとつが「体温」です。体温は1日の中でも変動しています。体温には、体の内部の温度を指す「深部体温」と体の表面の熱を指す「皮膚温」の2種類があります。深部体温は皮膚温より3~5℃くらい高く、深部体温が低くなると眠くなります。深部体温は起床してから、徐々に上がり、昼頃に小さな山があり、その後も上がり続け、19時頃にピークを迎え、以降下がっていきます。しかし、ストレスや不規則な生活でこのリズムが乱れることがあります。深部体温を下げるには皮膚温を上げることが必要なのですが、それを手軽にできるのが入浴。心身をリラックスさせ、副交感神経を優位にさせる38~40℃くらいのお湯に20分程度入るのがおすすめです。熱めのお風呂は交感神経が優位になり、また覚醒状態になってしまいます。そして、入浴は就寝の2時間くらい前までには済ませておくようにしましょう。また、シャワーだけだと皮膚温が上がらないのでおすすめできません。

夕食は早めに済ませよう

神経伝達物質のセロトニンが不足すると睡眠に悪影響を及ぼす。そのため、日ごろから不足しないように、セロトニンを増やすのに有効な食べ物を積極的に摂ること（p.143 参照）。また、満腹状態で眠るのはNG。満腹になると、満腹ホルモンの「レプチン」が分泌され、胃腸が消化を始める。すると、体と脳が休まらず眠りが浅くなるから。夕食は就寝の3時間前に済ませて。

就寝前のアルコールやカフェイン飲料もNG

寝る前にアルコールを飲むとぐっすり眠れると思っている人も多いようだ。しかし、良質な睡眠のためには寝酒はよくない。アルコールが分解されると、アセトアルデヒド（p.52 参照）という物質が生成され、交感神経が優位になり、睡眠を阻害して眠りが浅くなる。アルコールには筋肉を弛緩させる作用もあり、喉の筋肉が緩んで、気道が狭くなるため、いびきの原因にも。コーヒーや紅茶などカフェインが含まれている飲み物も夕方以降は控えたほうがよい。カフェインを含んだ飲み物は飲んでから20～30分後に効果が表れ、そこから5～7時間は覚醒作用が続く。ぐっすり眠るためには寝る前のアルコールや夕方以降にカフェインを含む飲み物を摂るのは控えたほうがよい。カフェインはできれば14時までに。

就寝1時間前にはスマホやパソコンはオフに

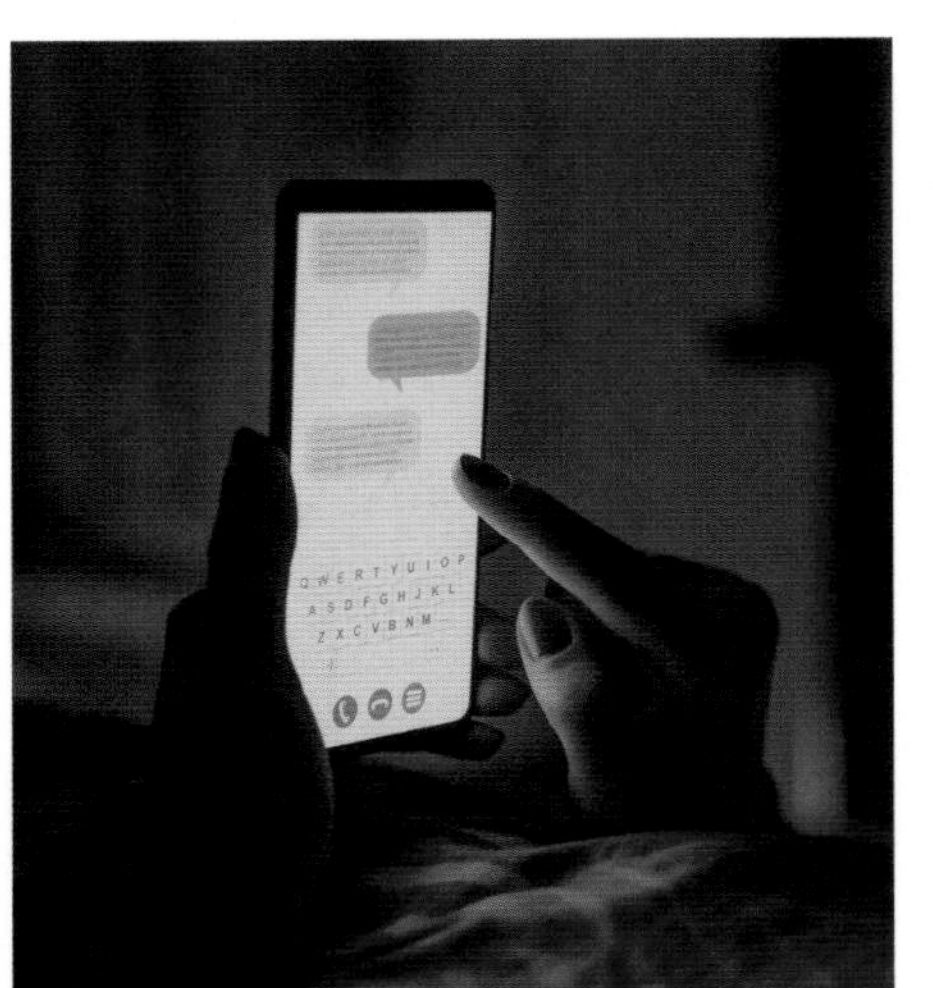

さらに就寝1時間前の過ごし方が、寝つきを左右するといわれています。特に注意したいのがスマホやパソコンなどから発せられるブルーライト（167ページ参照）。ブルーライトを浴びると、脳が「朝が来た」と勘違いしてしまい、熟眠を促す睡眠ホルモンのメラトニンの分泌が抑制されて、なかなか眠れなくなってしまうといわれています。

また、スマホやパソコンの情報量の多さが、交感神経を優位にさせて脳を覚醒させてしまい、眠れなくなります。就寝の1時間前にはデジタル機器をオフにし、スマホはできれば寝室に持ち込まないのが理想ですが、それが難しい場合は、「お休みモード」に設定し、できる範囲でチェックするのを控えましょう。さらにテレビも就寝1時間前には消すのが理想です。

寝室の明るさや室温も快眠を得るためのポイント

夜、目に入ってくる明るい光は、体内時計の乱れにつながり、睡眠を妨げる原因になります。特に青白い光は朝日と同じ波長を持っているため、夜には不向きです。家の照明、特に寝室やリビングは、メラトニンの分泌を抑制しにくい「間接照明」で暖色系の灯りにするといいでしょう。また、明るさも大事。メラトニンの分泌を抑制しにくい光の強さは100～300lxといわれていますが、寝室は100lx以下が望ましいです。一度、自宅の寝室やリビングの照明の色や明るさをチェックしてみましょう。

眠るとき、灯りはなるべく消したほうがいいのですが、真っ暗が苦手で不安な人はフットライトがおすすめです。人影がぼんやりと見えるぐらいならOKです。

照明もさることながら、寝室の温度にも気をつけたいもの。特に夏の熱帯夜はエアコンを切ったり、つけたりして眠った気がしないという人も多いでしょう。タイマーを設定していても、切れると暑くて目が覚めてしまうなんてこともあります。夏のエアコンは風が直接当たらないようにして布団をかけ、つけたままで寝るのがよいといわれています。寝室の温度は夏は25～27℃、冬は15～18℃が目安です。湿度は通年、50～60％に保つのがよいでしょう。乾燥しがちな冬は加湿器を使ったり、ぬらしたタオルをつるして寝たりするなど、工夫しましょう。

リラックスできる音楽や香りも上手に取り入れて

ベッドに入ったのになかなか眠れないという経験は誰にでも一度や二度はあると思います。これは交感神経が優位になっていて、体が寝るためのリラックスモードになっていないことが原因のひとつと考えられます。

そんなときに有効といわれているのが音楽。もちろん、脳がリラックスできるものでなければ意味がありません。なぜなら、睡眠には脳波が深く関係しているからです。昼間、活動しているときの脳波はベータ波で、リラックスしているときはアルファ波が主体となります。睡眠状態に入るとアルファ波は減少し、シータ波が主体となります。睡眠がさらに深まるとデルタ波が目立つようになります。寝る1～2時間前から、脳をリラックスさせる音楽を聴くことを習慣づけるようにするといいでしょう。音楽を流したまま眠ってもOKですが、ボリュームは控えめに。

音楽のほかに、香りも上手に入眠できるようになれるアイテムのひとつです。香りは嗅覚を介して直接大脳に届くので、睡眠にとってもとても効果的だといわれています。気持ちよく眠るにはリラックス効果や鎮静作用のあるラベンダーやローマンカモミールなどの精油がいいでしょう。ユズやオレンジなどのかんきつ系の精油もおすすめです。

パジャマや枕などの寝具を見直しましょう

夏場はTシャツに短パン、冬場はトレーナーにスウェットパンツなど、部屋着で寝ている人も多いのではないでしょうか。部屋着のままでは日中の活動の延長線上という認識があるためなかなか就寝モードになりませんし、吸湿性や保温性が低く、熟睡できないことがあります。また、パジャマに着替えることで、これが「入眠儀式」になり、睡眠モードへ無理なく移行できます。

では、どんなパジャマがよいのかというと、体をしめつけず、着心地のよいもの、吸湿性や通気性、保温性に優れているもの、素材は綿やシルクなどがおすすめです。

上質な睡眠を得るためには寝具も大切です。寝具は毎日、そして長く使うものなので、機能がよいものを選ぶようにしたいもの。ただ、体格や体質、寝る向きや癖などによっても違ってくるので、購入するときは、できるだけお店で試してからにしましょう。

敷き布団は、あおむけに寝た場合には背骨が自然なS字カーブを描くことができるもの、横向きに寝た場合は横から見て背骨が真っ直ぐになるものを選ぶといいでしょう。そして、適度に体圧を分散し、体全体を支えてくれるもの。やわらかすぎると、体の重みでお尻が沈んで腰に負担がかかり、硬すぎると、腰と肩に負担がかかります。また、パジャマ同様、吸湿性や通気性、保温性などがよいものを選びましょう。

掛け布団は、体温で温まった空気を逃がさないものが基本ですが、夏場は適度に熱を逃がす必要がありますから、季節を問わず吸湿性と保温性を兼ね備えた羽毛布団がベストです。

枕は高さや硬さなど好みがありますが、一般的に5～10cmの高さが快適だといわれています。あおむけ、横向きなど寝る姿勢によっても違ってきますし、敷き布団の硬さによってもかわってきます。枕を購入するときはフィッティングしてからにしましょう。

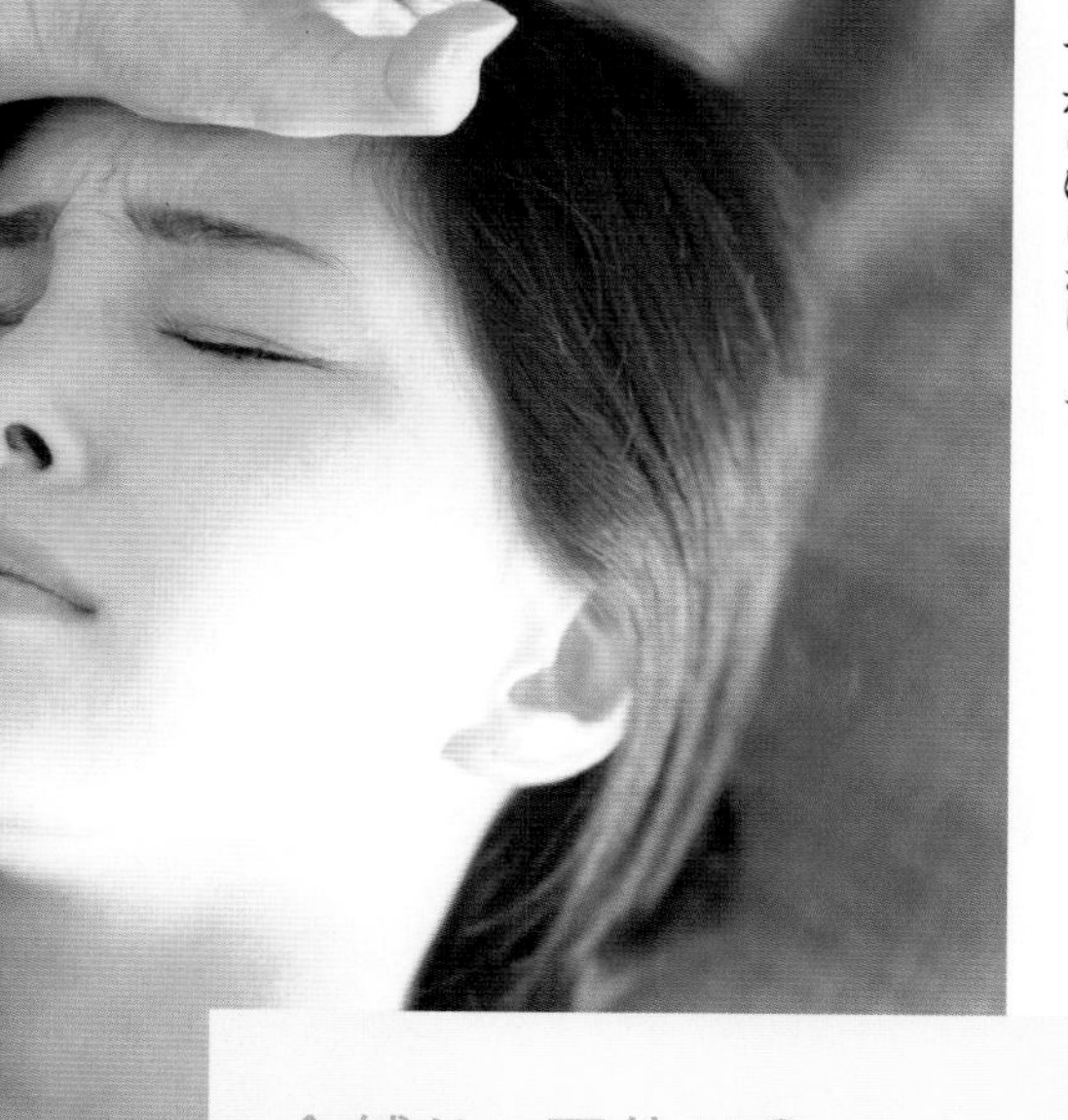

金縛りの正体は?

夜中に突然、体が動かなくなる金縛り。金縛りはレム睡眠のときに起こる「睡眠麻痺」という現象。金縛りで体が動かせないのは、脊髄の神経が抑制され筋肉が動かせなくなるため。また、金縛りの最中に幻覚を体験することが多いが、すべて自分の脳が作り出したイメージ（夢）。ただし、金縛り中は、通常のレム睡眠より意識がはっきりしており、そのため夢とは思えないほど鮮明な体験になることが多い。
時間にして数秒から長くて２～３分で、通常は自然に解消する。強いストレスや不規則な生活、時差ボケなどが主な原因と考えられている。基本的には頻繁に起こるものではないが、度々起こる場合は日中に強烈な眠気をもよおす「ナルコレプシー」という睡眠障害の可能性が高いので早めの受診が必要。

冷え症

その不調、冷えが原因かもしれません

「寒くもないのに手足が冷たい」「布団に入っても手足が冷たくて眠れない」「厚着をしても体が冷える」などの症状があれば、それは冷え症といえます。

冷え症の原因は、血行不良や自律神経の乱れ、筋肉量不足、ホルモンバランスの乱れなど。女性は男性に比べて筋肉量が少ないため、冷え症になりやすい傾向にあります。しかし、男性だって冷え症にならないわけではありません。手足が温かくてもお腹が冷えている「隠れ冷え症」の男性は、意外にも多いのです。

東洋医学では、冷え症は治療すべき疾患と考えられています。万病のもとともいわれ、むくみ、肩こり、頭痛、便秘、薄毛、肌トラブルなどの裏に、冷え症が隠れていることも少なくありません。特に現代の生活スタイルは、運動不足や不規則な食生活、栄養の偏り、過度な空調など、冷え症の原因にあふれています。すでに症状を感じている場合はもちろん、自覚がない場合も、積極的に体を温める生活習慣を取り入れてみてはいかがでしょうか。

体を温める生活習慣

慢性的な冷え症は、生活習慣病といえます。自分の日々の習慣を見直して、体を温める行動を取り入れてみましょう。

お風呂にゆっくり浸かる

入浴はシャワーで簡単に済ませるのではなく、湯船にしっかりと浸かるようにしましょう。15分以上浸かる場合は、体への負担が少ない半身浴がおすすめです。

衣服で体をしめつけない

衣服によるしめつけは、血行不良による冷えを招きます。特に鼠径(そけい)部のあたりをしめつけると下半身が冷えやすいので、下着やボトムスはゆとりのあるものを身につけるとよいでしょう。

移動は徒歩か自転車で

下肢の筋肉を鍛えると、血液を循環させるポンプの役割が強まり、体を温めるのに役立ちます。買い物などの移動はできるだけ徒歩か自転車など、足や腰の筋肉を使う手段を選ぶとよいでしょう。駅ではエスカレーターではなく階段を使うようにするなど、こまかな習慣の積み重ねで、次第に冷えにくい体になっていきます。

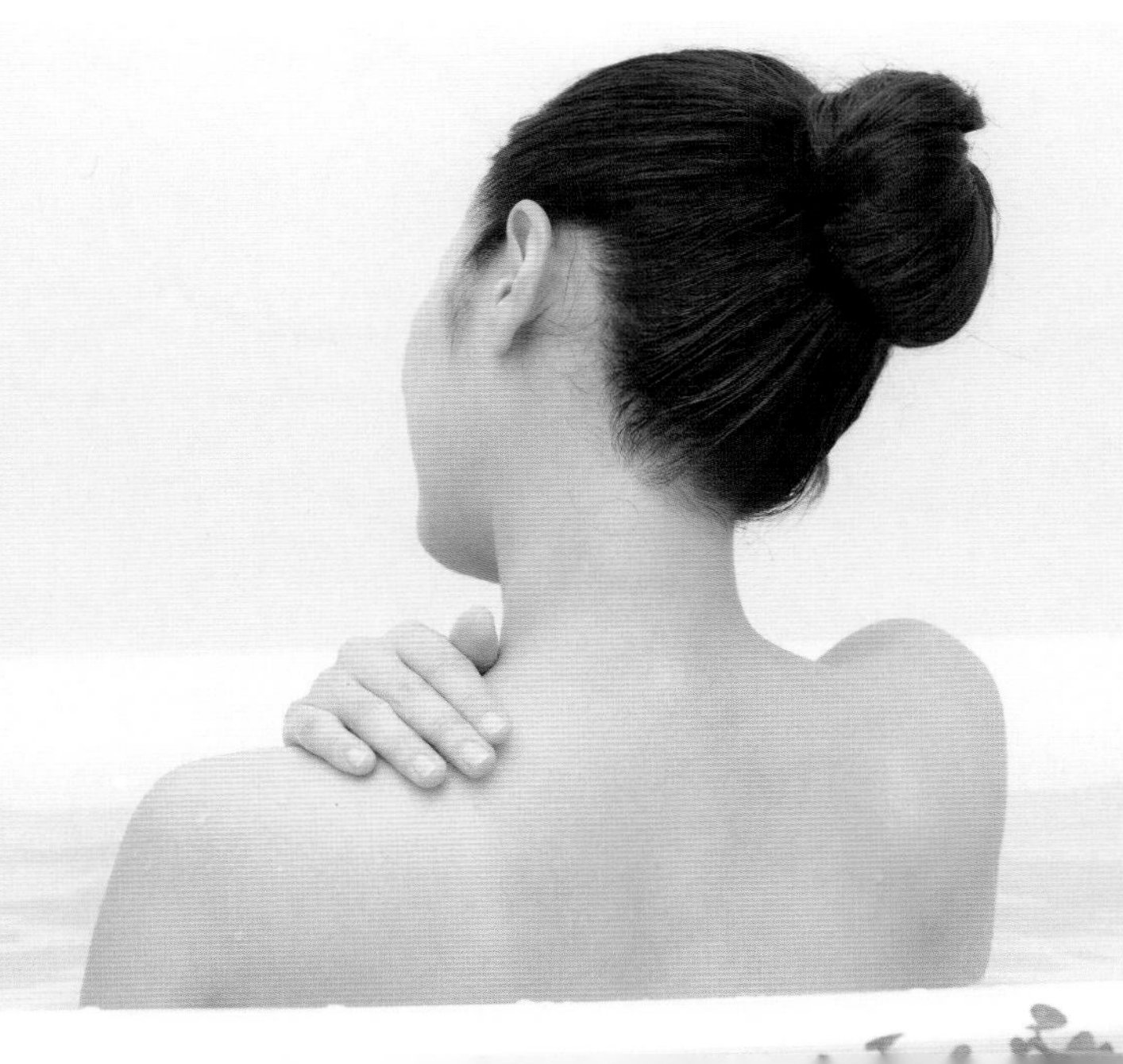

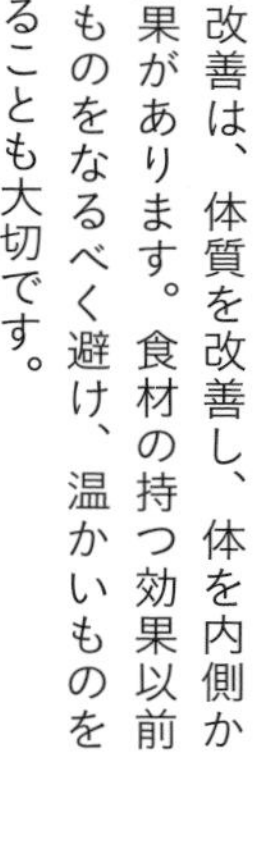

食習慣で冷え症改善

食習慣の改善は、体質を改善し、体を内側から温める効果があります。食材の持つ効果以前に、冷たいものをなるべく避け、温かいものを積極的に摂ることも大切です。

たんぱく質を十分に摂る

筋肉の材料となるたんぱく質は、積極的に摂りたい栄養素のひとつです。肉や魚などの動物性食品には特に多く含まれますが、エネルギーやその他の微量栄養素のバランスを考えて、大豆製品などの植物性たんぱく質と併せて摂るのがおすすめです。

ビタミンEで血行改善

ビタミンEには、血行をよくして冷え症を改善する効果が期待できます。ビタミンEを豊富に含むのは、うなぎやアーモンド、アボカドなど。ビタミンEは、たんぱく質や脂質とともに摂取すると、体内で効果的に吸収されます。また、ビタミンCとともに摂ることで相乗効果が得られるため、生の野菜や果物などと併せて摂るのもおすすめです。

鉄を補う

冷え症の原因のひとつに、貧血があると考えられています。赤血球の材料となる鉄を十分に摂ることは、冷え症の改善にも有効です。肉、魚に含まれるヘム鉄、植物性食品に含まれる非ヘム鉄をバランスよく摂取しましょう。

辛みを取り入れる

シナモン、ペッパー、しょうが、ねぎ、大根など、辛みのある食材には、血行を促進して体を温める効果があるといわれています。少量でも効果があるので、薬味として鍋やスープに積極的に活用しましょう。

冷え症改善におすすめの食材

- 牛赤身肉
- ラム肉
- しょうが
- しそ
- セロリ
- 大根
- 大豆
- にんじん
- 長ねぎ
- にんにく
- にら
- みょうが
- アボカド
- ひじき
- ぶどう
- 温州みかん
- ゆず

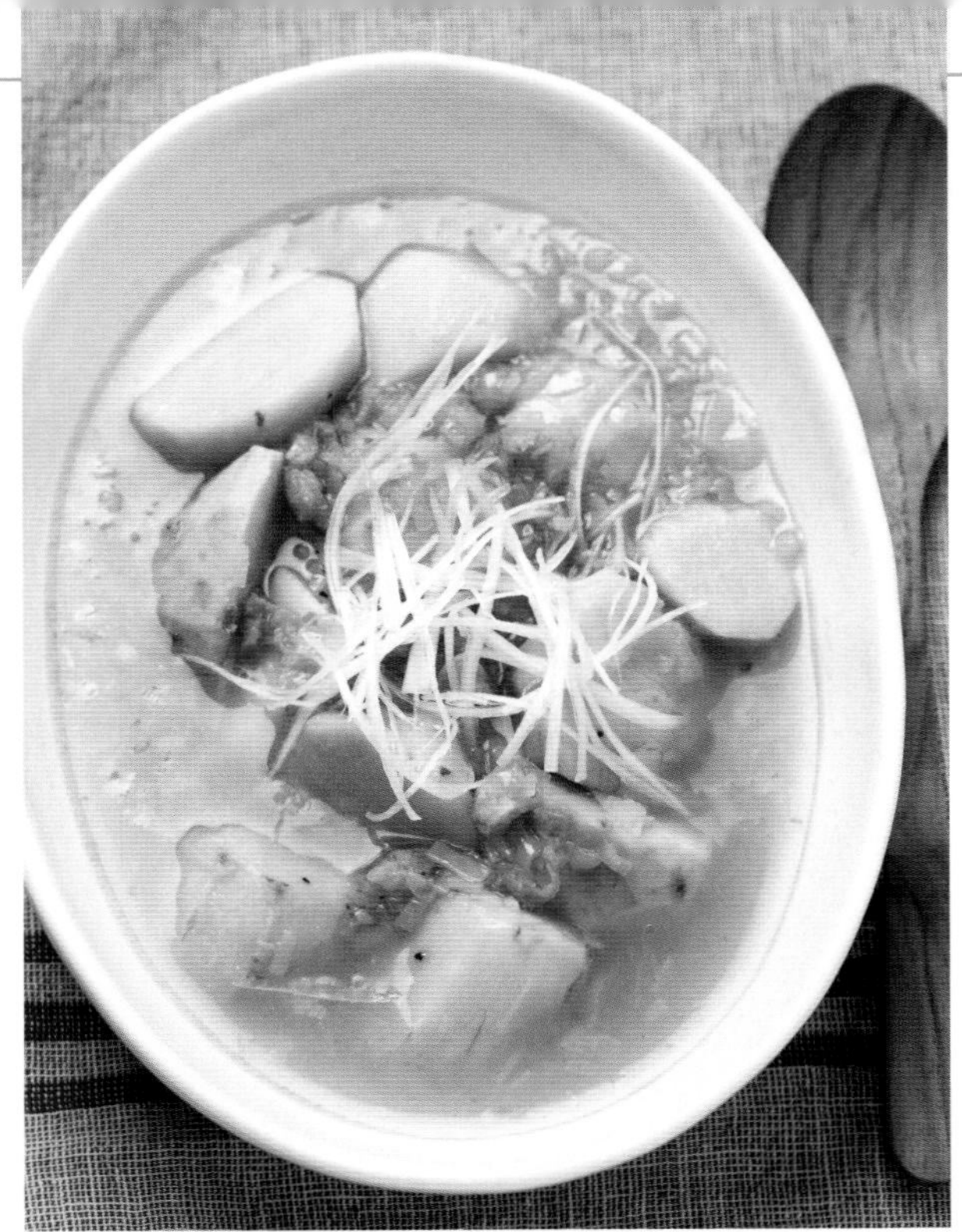

栄養価はすべて1人分の数値

里芋にはエネルギー代謝を促す
ビタミンB群が豊富に含まれる

干しえびと里芋の煮物

エネルギー	170 kcal
糖質	18.2 g
食塩相当量	1.4 g

材料（2人分）

里芋…中6個
長ねぎ…1/2本
A にんにくのみじん切り
　…小さじ1
　ごま油…大さじ1
B 干しえびの粗みじん切り
　…大さじ2
　しょうがのみじん切り
　…大さじ1
　長ねぎのみじん切り
　…1/2本分
C 水…カップ1
　鶏がらスープの素
　…小さじ2
　紹興酒（または酒）
　…大さじ3
塩・こしょう…各少々

作り方

1 里芋は皮をむき、大きめの乱切りにする。ねぎは白髪ねぎにする。
2 鍋にAを入れて、火にかける。香りが立ったらBを加えて炒め、里芋を加えて油がなじむまでよく炒める。Cを加えて沸騰したら弱火にし、少しずらしてふたをして里芋がやわらかくなるまで煮る。
3 2に塩、こしょうを加えて味を調える。器に盛り、白髪ねぎをのせる。

寒い日のおやつにもぴったり

小豆のしょうががゆ

エネルギー	88 kcal
糖質	14.9 g
食塩相当量	1.5 g

材料（2人分）

小豆（乾燥）…25g
米…25g
水…カップ2と1/2
塩…小さじ1/2
しょうが…適量

作り方

1 小豆は水で洗って水けをきり、分量の水とともに鍋に入れ、火にかけて沸騰したら火を止め、ふたをして1時間ほど置く。
2 米は研いでざるに上げ、1に加えて火にかけ、塩を加えて鍋底につかないように混ぜてふたをして弱火で1時間ほど煮る。
3 器に2を盛り、すりおろしたしょうがを添える。

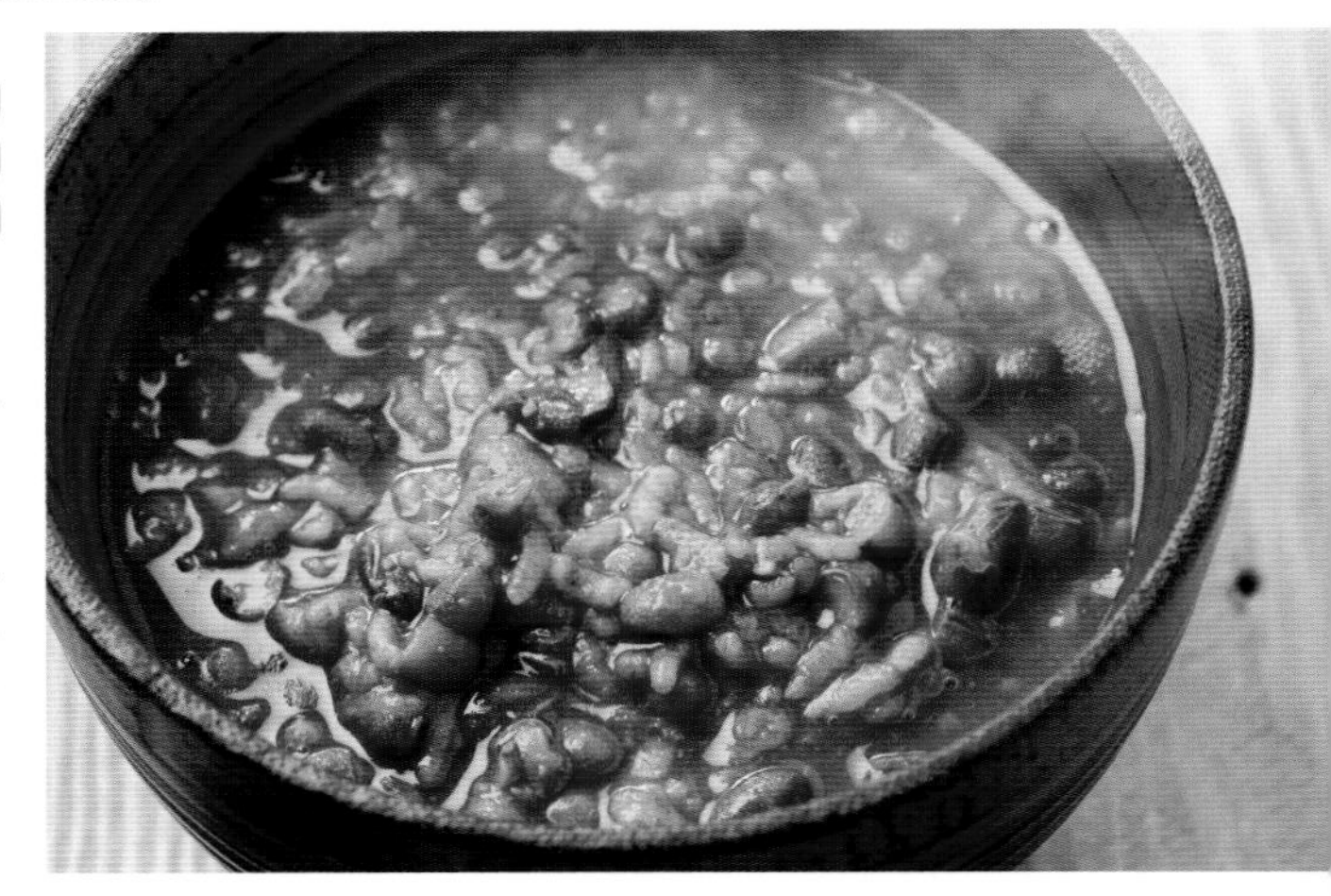

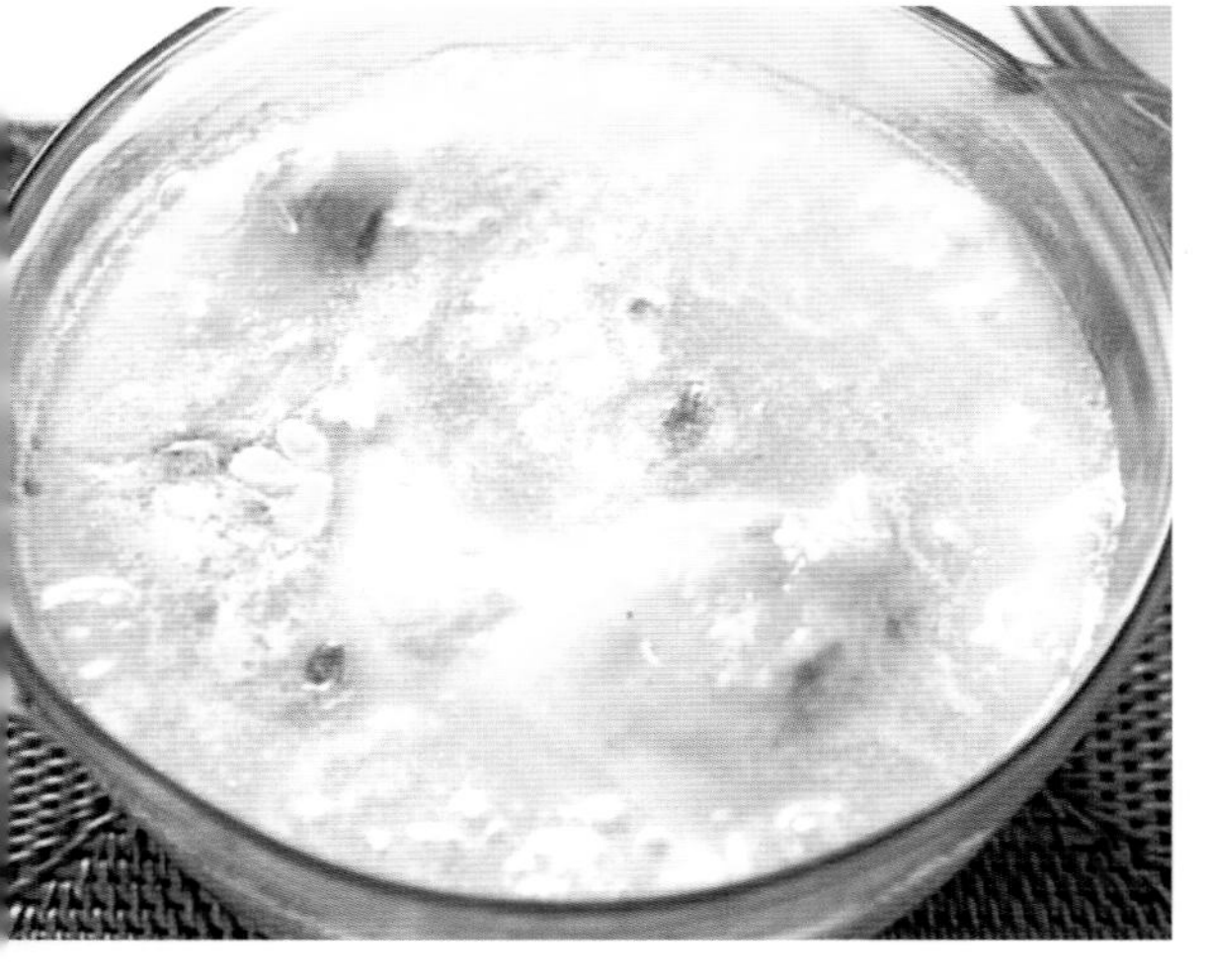

体を温める食材を
ふんだんに使った薬膳スープ

鶏肉としょうがのサムゲタン

エネルギー	373 kcal
糖質	14.6 g
食塩相当量	3.2 g

材料（作りやすい分量）

骨付き鶏もも肉…1本
もち米…カップ1/6
長ねぎ…1/2本
しょうがのすりおろし…大さじ1
にんにく…1/2かけ
クコの実・松の実…各大さじ1/2
なつめ…2個
水…カップ3と1/2
塩…小さじ1

作り方

1 もち米は洗って水に1時間ほど浸す。ねぎは斜め薄切りにする。
2 鍋にすべての材料を入れて火にかけ、煮立ったら弱火にして1時間ほど煮込む。
3 鶏肉を取り出し、骨を除いて肉をほぐす。肉を戻し、好みで塩、こしょう各少々（分量外）をふる。

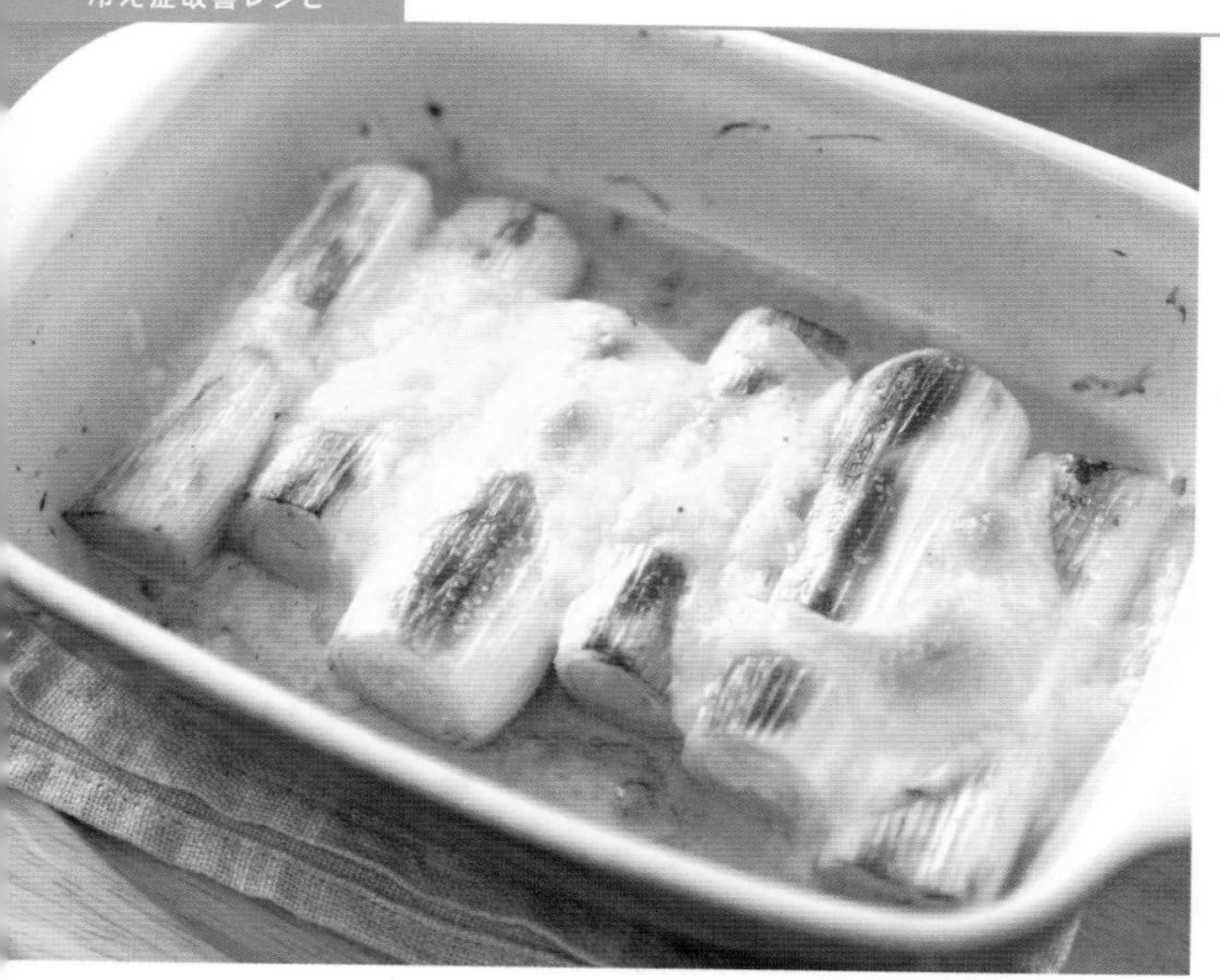

甘みたっぷりの
下仁田ねぎは
寒い冬にぴったり

エネルギー	110 kcal
糖質	6.6 g
食塩相当量	0.3 g

下仁田ねぎの
オーブン焼き

材料（2人分）

下仁田ねぎ（長ねぎでも）…2本
溶けるチーズ…30g
にんにく…1かけ
オリーブ油…適量
塩…少々

作り方

1 にんにくは薄切り、ねぎは耐熱皿の幅に合わせて切る。
2 フライパンにオリーブ油を熱してにんにくを炒め、香りが立ったらねぎを入れて焼き色をつけ、塩で調味する。
3 耐熱皿に2を入れてチーズをのせ、オーブントースターで焼き色がつくまで焼く。

たまねぎは血液循環をよくして体を芯から温める

おろしたまねぎポークステーキ

エネルギー	358 kcal
糖質	11.7 g
食塩相当量	3.0 g

材料（1人分）

豚ロース肉（とんかつ用）…1枚
A たまねぎのすりおろし…1個分
　しょうゆ…大さじ2
　酢…大さじ1
　砂糖…大さじ1
　粒マスタード…大さじ1
サラダ油…適量
ブロッコリー
　（小房に分けたもの）…3〜4個
パセリ…少々

作り方

1 豚肉は筋を切り、合わせたAに20〜30分つける。
2 フライパンにサラダ油を熱し、1を中火で焼く。両面に焼き色がついたらつけ汁を加え、弱火で肉の中まで火を通す。
3 皿に盛って刻んだパセリを散らし、ゆでたブロッコリーを添える。

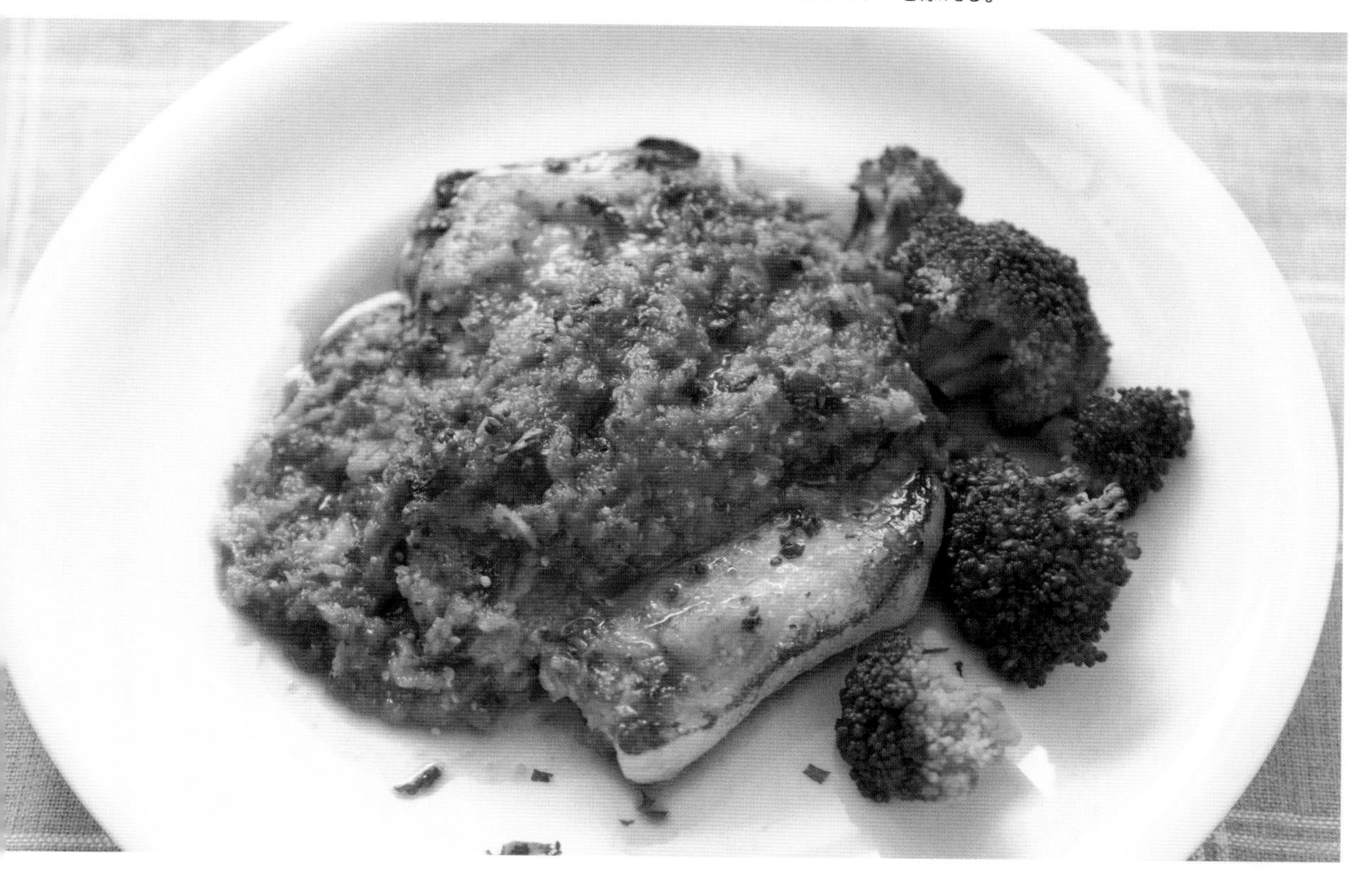

ラム肉には冷え症改善に役立つ
鉄やビタミンB群が豊富に含まれる

エネルギー	435 kcal
糖質	5.0 g
食塩相当量	1.1 g

ラム肉のジンギスカン炒め

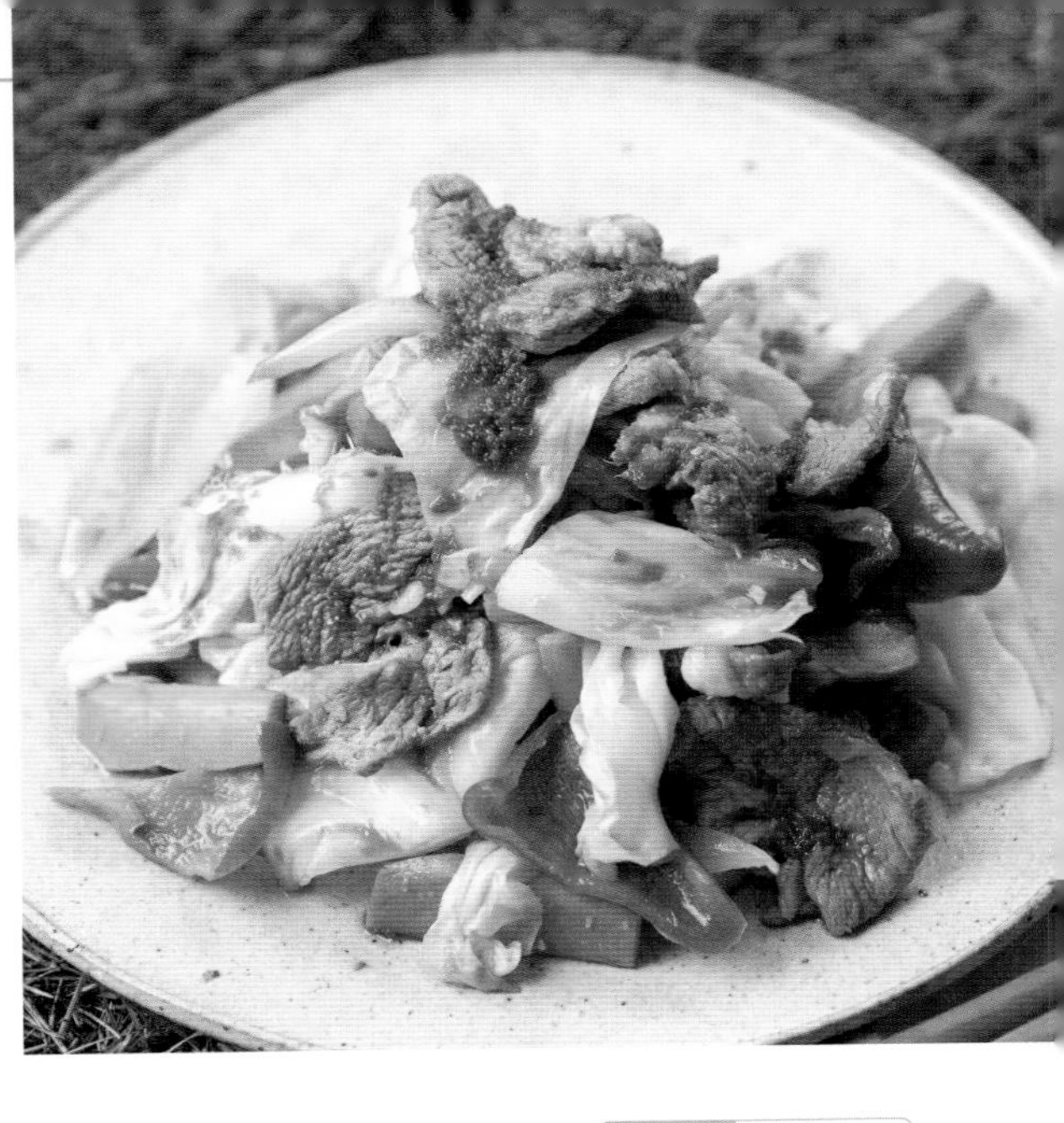

材料（2〜3人分）

薄切りラム肉…300〜400g
キャベツ…50g
にんじん…1/3本
ピーマン…2個

A しょうゆ…大さじ1
　酒…大さじ3
　きび砂糖…小さじ1
　にんにくのすりおろし…1かけ分
　しょうがのすりおろし…1かけ分
オリーブ油…少々

作り方

1 キャベツはざく切りに、にんじんは短冊切りに、ピーマンは縦4等分に切る。
2 ラム肉は、混ぜ合わせたAに30分ほどつける。
3 フライパンにオリーブ油を熱し、1と2を炒める。

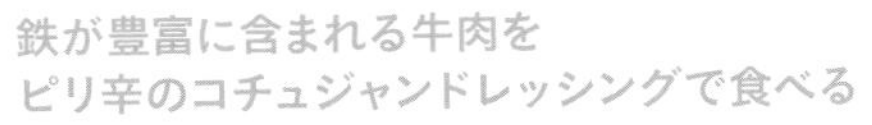
鉄が豊富に含まれる牛肉を
ピリ辛のコチュジャンドレッシングで食べる

エネルギー	218 kcal
糖質	10.8 g
食塩相当量	1.7 g

牛肉と春菊のサラダ

材料（4人分）

牛肉（切り落とし）…180g
春菊…1ワ（量は好みで調節）
パプリカ（赤）…1/2個
ごぼう…15cm

A コチュジャン・酢
　　…各大さじ3
　ごま油…小さじ1と1/2
ごま油…適量

作り方

1 パプリカは縦に細切りにする。ごぼうは太めのささがきにしてさっと水にさらし、水けをきる。春菊は3cm長さに切る。
2 フライパンにごま油を熱して牛肉を炒め、肉の色が変わり始めたら、ごぼう、パプリカの順に加えて、全体に火が通るまで炒める。
3 器に春菊を敷き、2をのせる。よく混ぜ合わせたAをまわしかける。

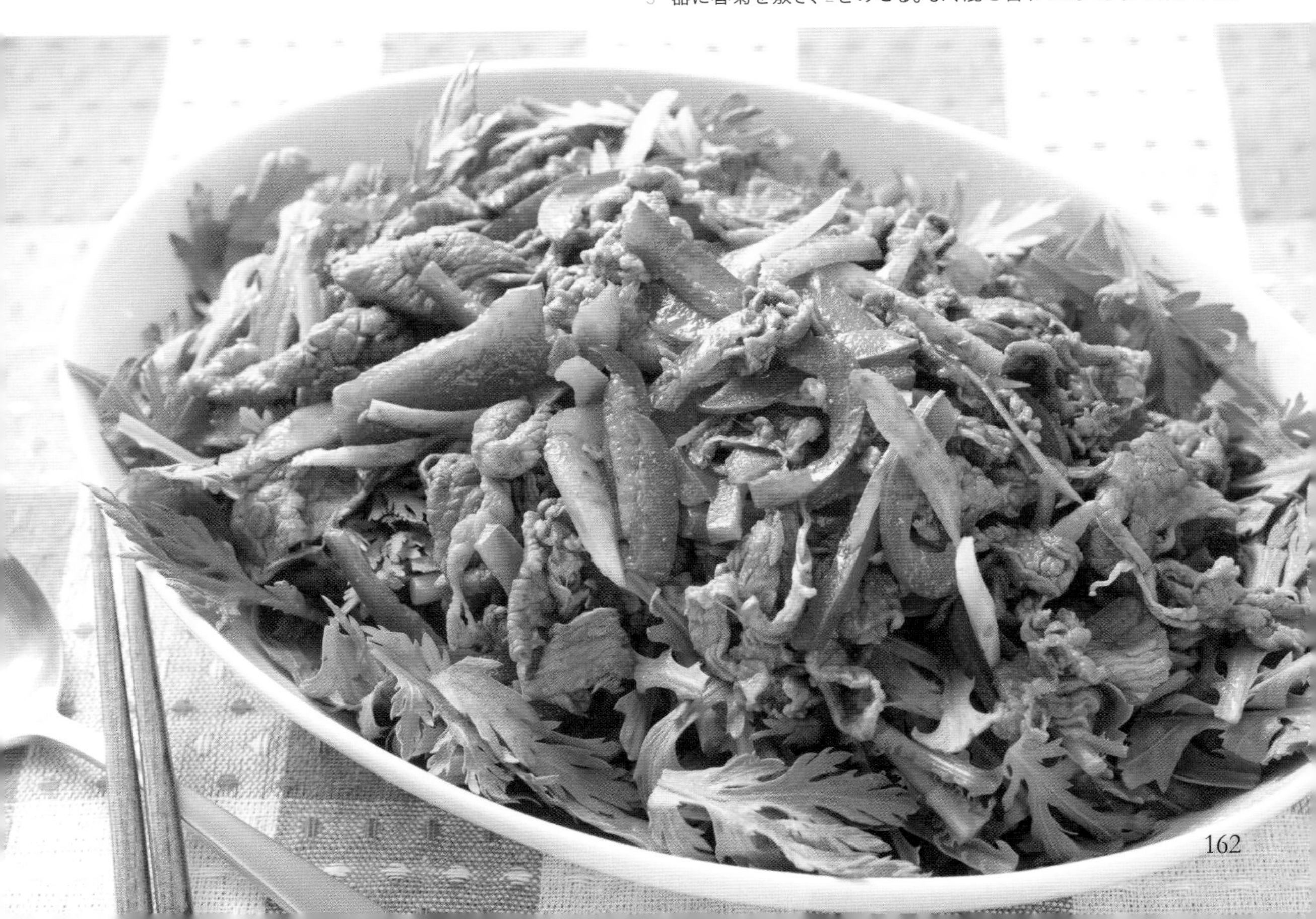

鰹には冷え症の改善に役立つ
鉄が豊富に含まれる

鰹のにんにくバター焼き

エネルギー	192 kcal
糖質	1.3 g
食塩相当量	1.8 g

材料（2人分）
鰹（皮なし）…1さく
塩・こしょう…各少々
にんにく…1/2かけ
しょうゆ…大さじ1
バター…大さじ1
サラダ油…適量
レモン・パセリ…各適量

作り方
1 鰹は2cm幅に切り、両面に塩、こしょうをふる。にんにくは薄切りにする。
2 フライパンを熱してバターとサラダ油を入れ、にんにくと鰹を入れる。鰹の両面をさっと焼いて、しょうゆを加え、香りをつける。
3 皿に盛り、レモンとパセリを添える。

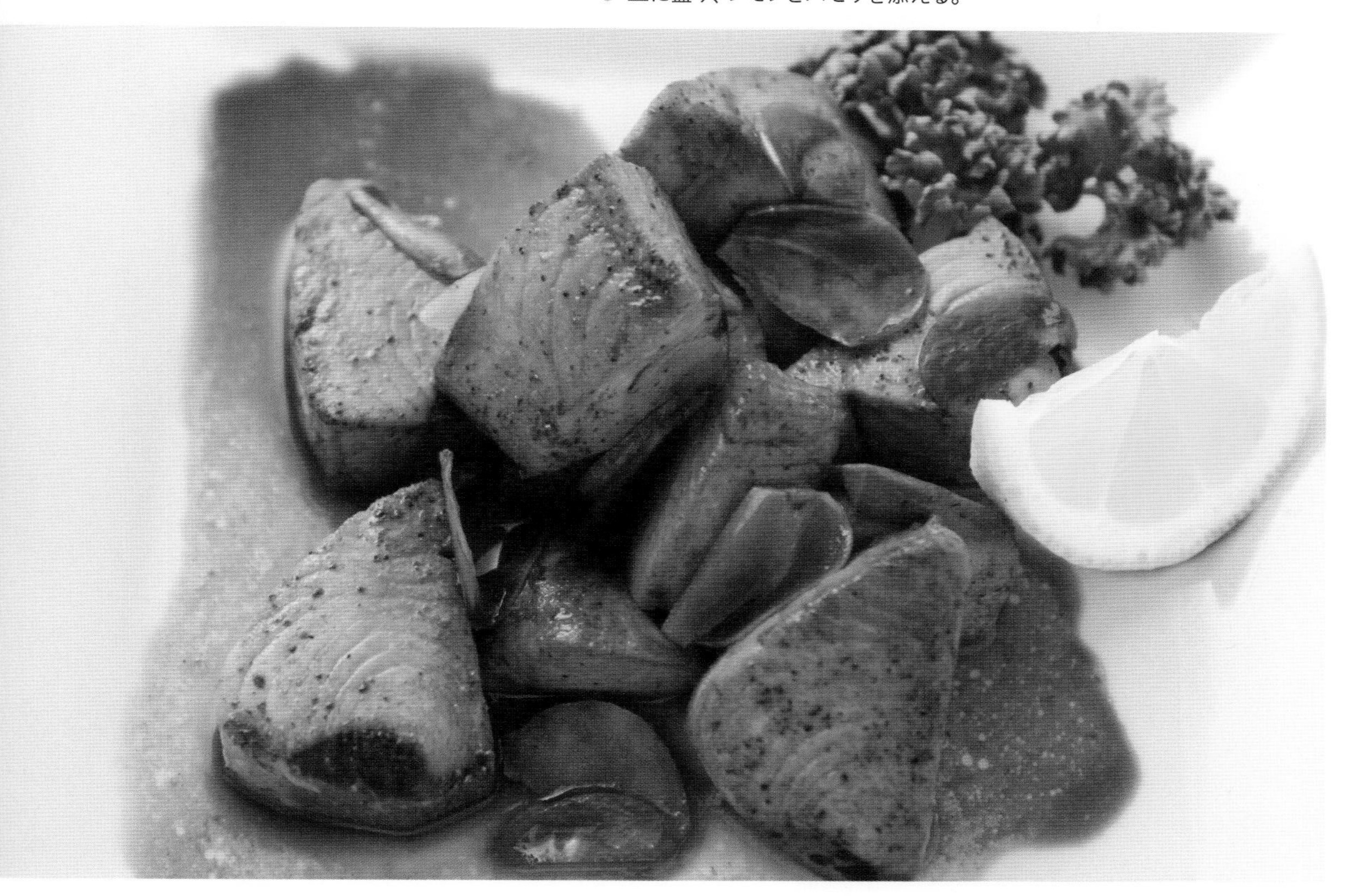

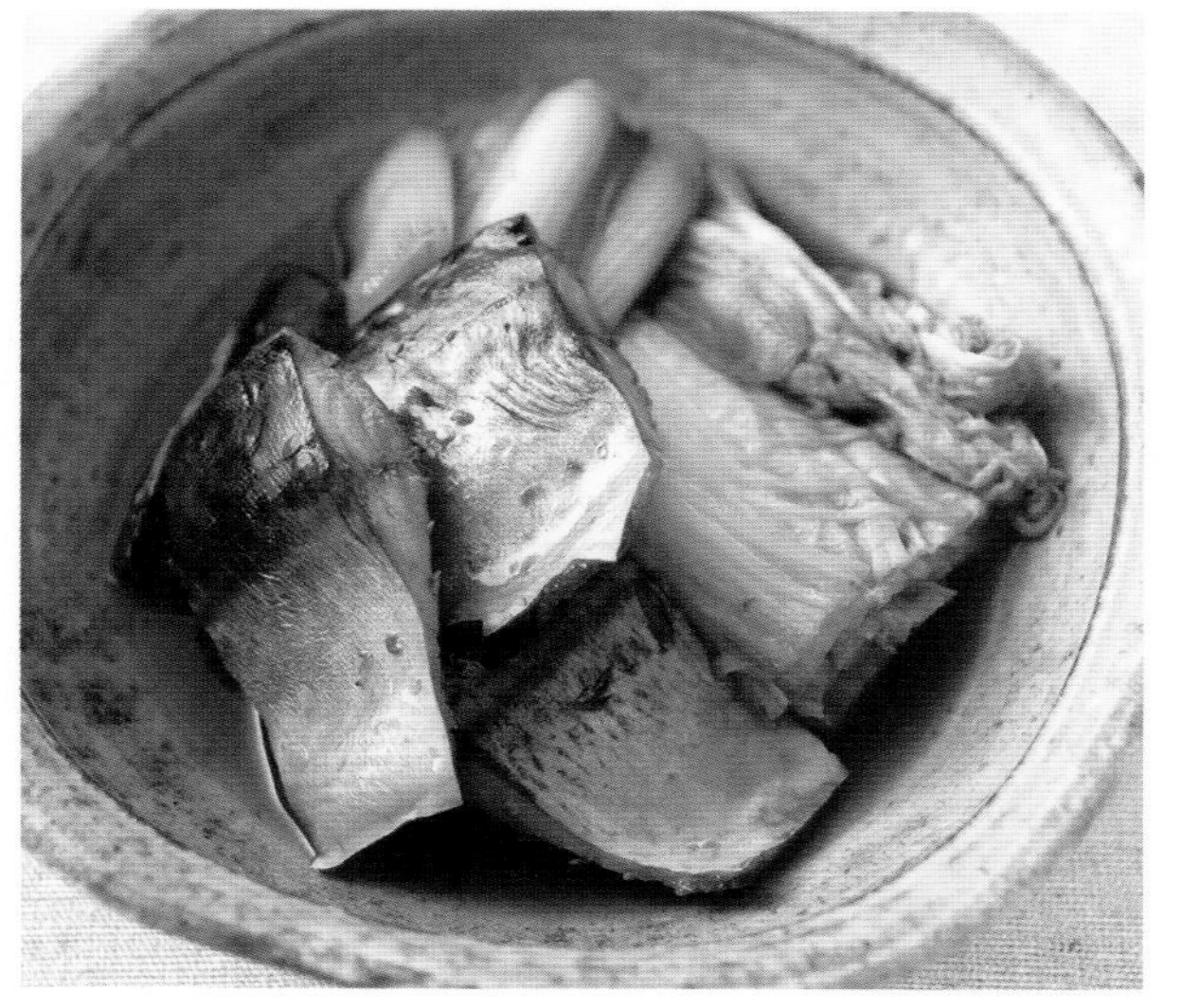

ねぎとしょうがを
たっぷり加えて体を温める

さばと長ねぎの煮物

エネルギー	237 kcal
糖質	24.3 g
食塩相当量	1.6 g

材料（2人分）
さば（切り身）…2切れ
長ねぎ…1本
白菜…2枚
しょうが…1かけ
ごま油…大さじ1/2
A しょうゆ…大さじ2
　みりん…大さじ2
　砂糖…大さじ1と1/2

作り方
1 さばは5cm幅に切る。ねぎは5cm長さの斜め切り、白菜は葉と軸に分け、5cm長さに切る。しょうがは薄切りにする。
2 鍋にごま油を熱し、白菜の軸とねぎを軽く炒める。Aを加えてひと煮立ちしたら、さば、白菜の葉、しょうがを加え、強めの中火で10分ほど煮る。

エネルギー	253 kcal
糖質	10.8 g
食塩相当量	2.5 g

さけが血行を促進して
体をポカポカ温める

さけのしめじあんかけしょうが風味

材料（2人分）

生ざけ（切り身）…2切れ
塩…小さじ1/4
小麦粉…大さじ1/2
しめじ…1株
長ねぎ…1/2本
しょうが…1/2かけ
A しょうゆ・酢・酒…各大さじ2
　砂糖…大さじ1
　和風だし（顆粒）…小さじ1/2
　かたくり粉…小さじ2
　水…カップ3/4
サラダ油…大さじ1

作り方

1 さけは塩をふって10分ほど置き、水けをふいて小麦粉をまぶす。しめじは小房に分け、ねぎは斜め薄切り、しょうがはせん切りにする。
2 フライパンにサラダ油大さじ1/2を熱し、中火でさけを1〜2分焼く。焼き色がついてきたら裏返し、ふたをして弱火で1〜2分焼き、フライパンから取り出す。
3 フライパンの汚れをふき、残りのサラダ油を熱し、野菜を入れて軽く炒める。合わせたAを加えて混ぜ、とろみがついたら火を止め、2にかける。

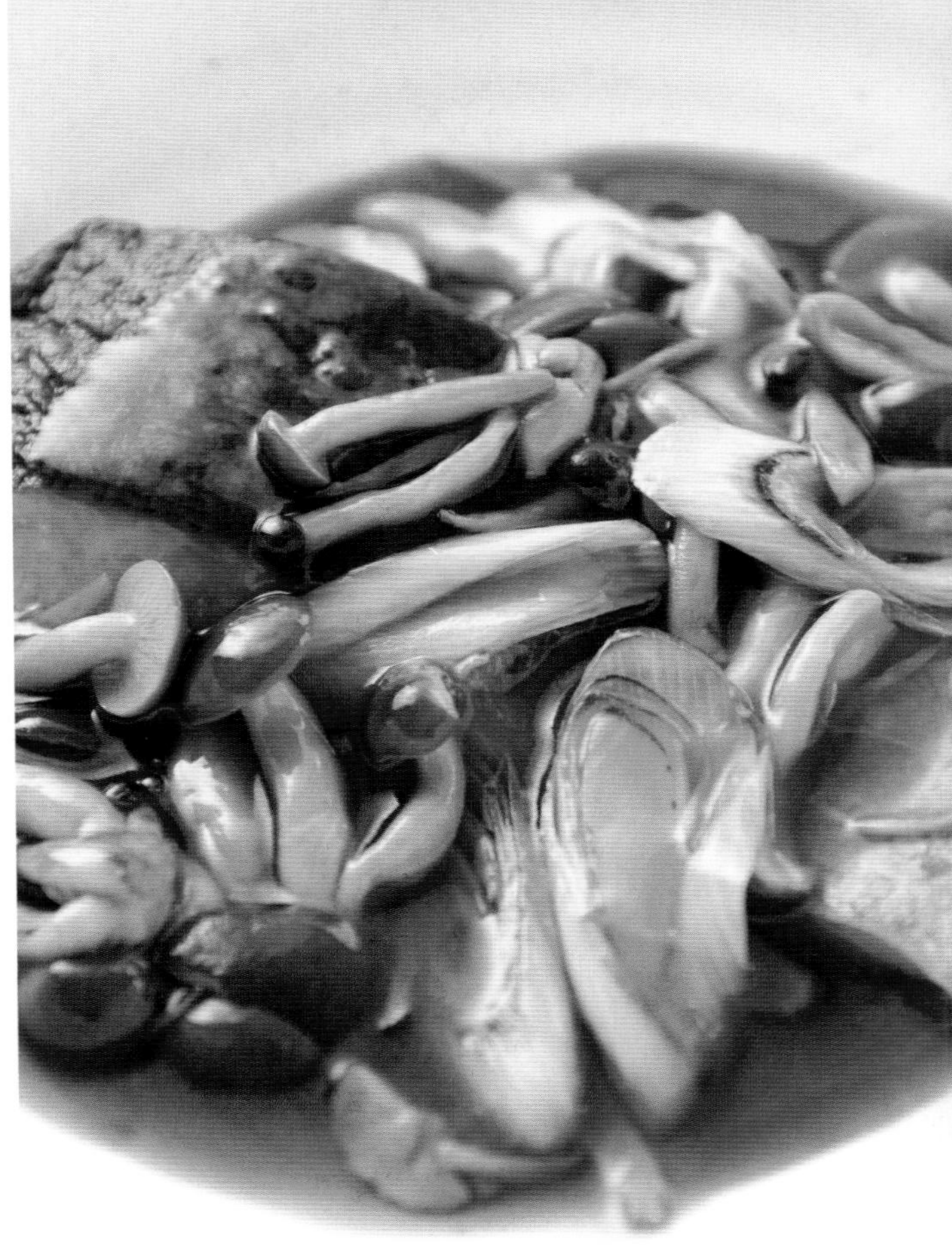

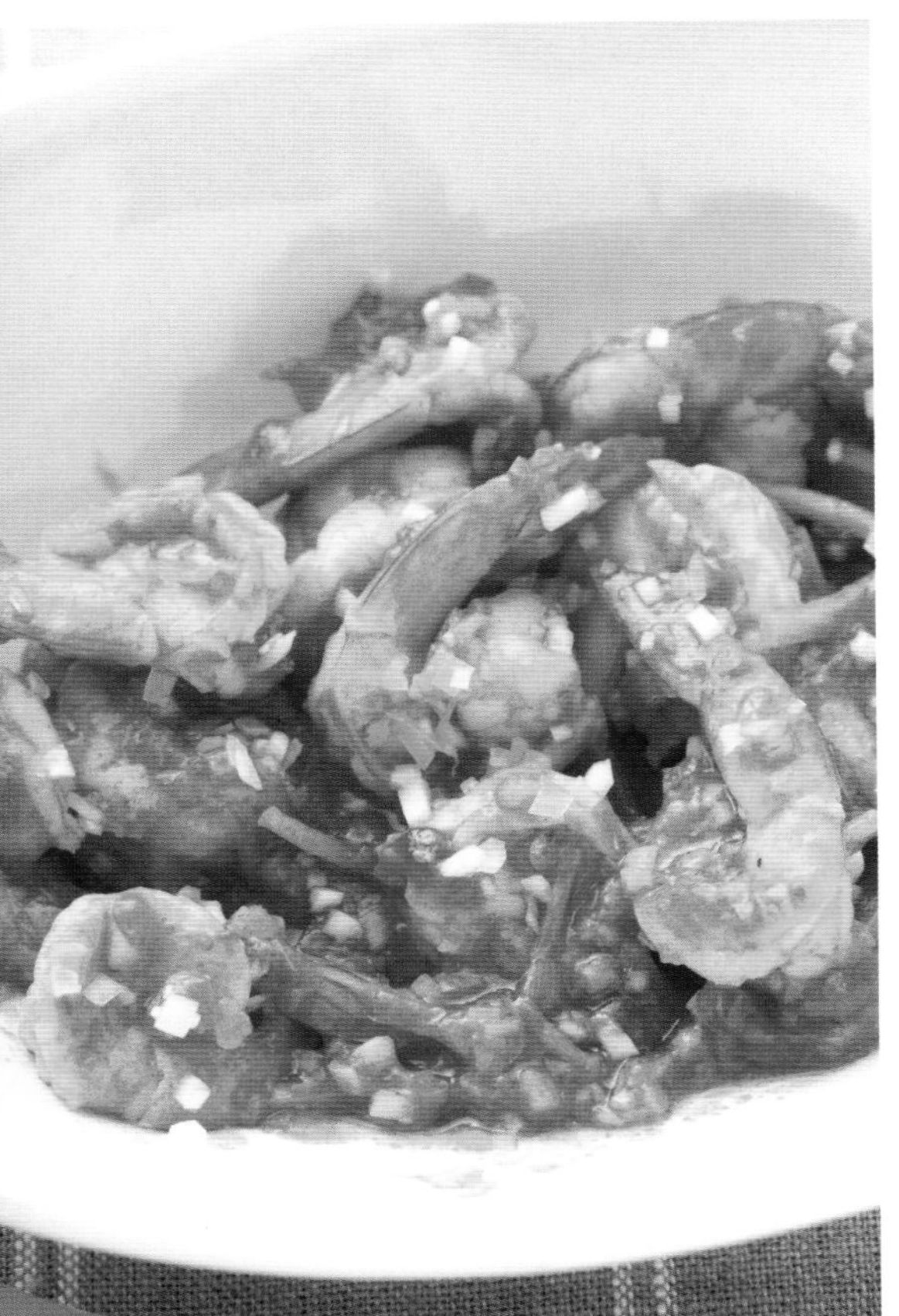

エネルギー	222 kcal
糖質	10.3 g
食塩相当量	2.3 g

体を温める薬味を
たっぷり使ったピリ辛中華

えびチリしょうが風味

材料（2人分）

えび（殻つき）…15匹
A 酒・かたくり粉…各小さじ1/2
長ねぎ…10cm
しょうが…2かけ
にんにく…1かけ
豆板醤…少々
B 酒…大さじ2
　鶏がらスープの素…小さじ1
　トマトケチャップ…大さじ2
　しょうゆ・砂糖…各小さじ1
　水…大さじ2
　塩…少々
ごま油…大さじ1
かたくり粉…少々
サラダ油…適量

作り方

1 えびは殻をむいて背わたを取り、背中に切り目を入れ、Aをからめる。殻はとっておく。
2 ねぎ、にんにくはみじん切り、しょうがはせん切りにする。
3 フライパンにごま油を熱し、ねぎ、しょうが、にんにくを弱火で炒める。ねぎは少量残しておく。豆板醤を加えて香りが出たら、Bとえびの殻を加え、軽く煮て殻を取り出す。
4 別のフライパンにサラダ油を熱して1のえびを炒め、色がついてきたら3を加えて炒め、水溶きかたくり粉でとろみをつける。残しておいたねぎをみじん切りにして散らす。

第5章

五感で感じる

視覚

視覚、聴覚、味覚、嗅覚、触覚を五感といい、この五感などの外部からの刺激を感じ取る器官が感覚器です。これらの感覚器から、さまざまな情報を受け取り、その情報は脳で処理されます。処理された内容に基づき、循環器系や内分泌系などの体内活動や運動器系による行動がなされます。

目は光を感知して物の形や色、距離などの情報を脳に伝達します。目の構造はカメラと似ています。

入ってきた光が最初に通過するのはフィルターと同時にレンズの役割を果たす「角膜」です。同じくレンズの役割を果たす「水晶体」が光を集めて、フィルムである「網膜」に映します。網膜に映し出された情報を脳に伝達するのは「視神経」です。そして、自動ピント合わせ機能（オートフォーカス）でレンズの厚みを調節し、ピントを合わせるのが「毛様体」*1。角膜の奥にある「虹彩」は絞りの役割を果たし、光の量を調整します。「虹彩」が囲む中央部分は「瞳孔」と呼ばれ、明るい場所では小さくなり、暗い場所では大きくなります。

ものを見るとき、物体から反射した光は角膜と水晶体を通って屈折します。角膜と水晶体は凸レンズになっているので屈折するのですが、屈折することで、網膜でピントが合うのです。

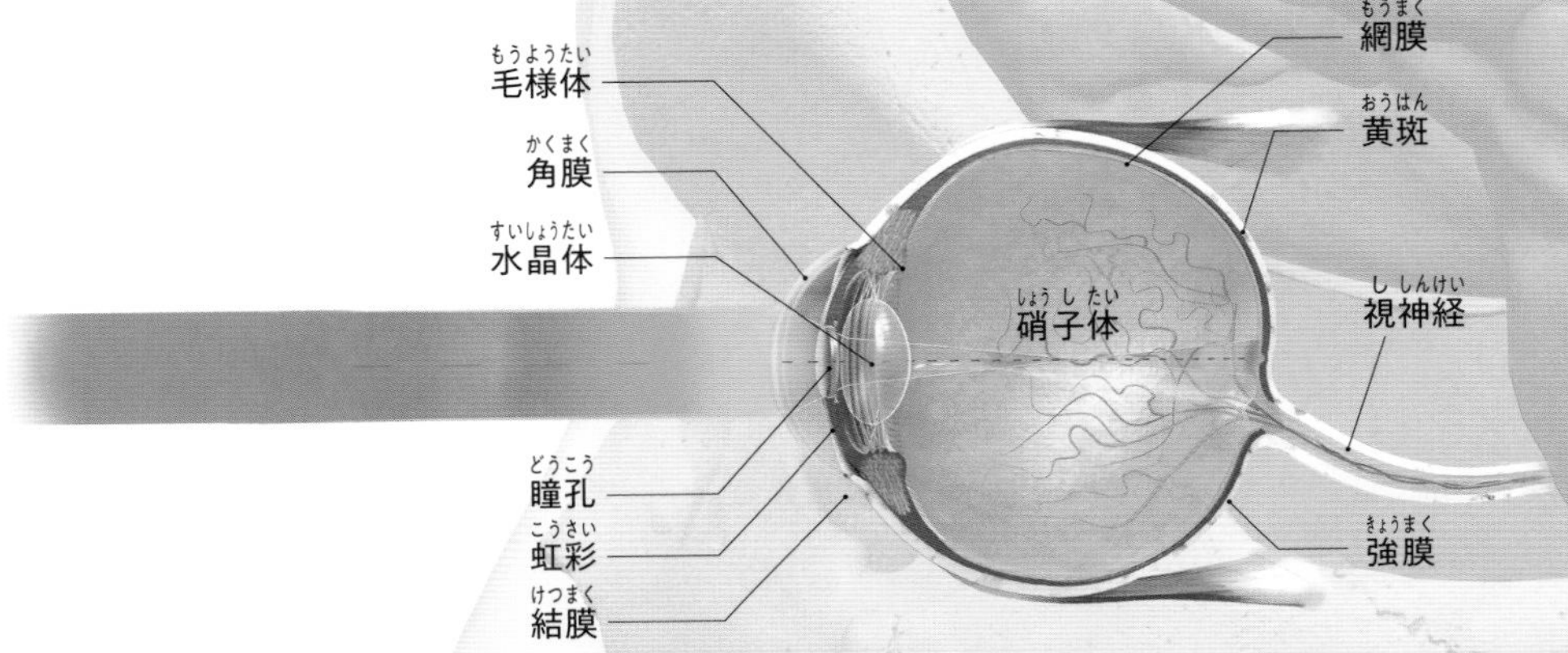

光の情報を受けて脳へ伝えます 目は超高性能カメラ

漢方における解説「目」は「肝」と関わりがある。
また、「目」と五臓六腑は内在的につながっている。
一般的な不調や疾病 疲れ目、ものもらい、結膜炎、白内障、緑内障

角膜にも栄養が必要です

角膜は外界と眼球の境にある透明な膜で、薄さは0.5㎜ほど。血管はありません。直接外の空気に触れるためとても乾燥しやすく、潤いや栄養補給が必要なのですが、血管が通っていないため、それができません。毛様体で作られている「房水」という液体を吸収しています。この房水は栄養を与える一方で老廃物を排出する役割もあります。

赤、緑、青の組み合わせで色を判断しています

色が見えるのは主に錐体細胞の働きのおかげです。赤錐体、緑錐体、青錐体と光の三原色に対応した3種類に分けられます。この錐体細胞で感じたそれぞれの信号の強さを脳で処理し、色として感じて何色なのかを判断するのです。

たとえば、人間の目には黄色い光に対応する錐体細胞がありません。でも、バナナが黄色だと識別できるのは、黄色い光を見ると、赤と緑の錐体が信号を受けて脳がその光が黄色だと判断するからです。黄色に限らずほかの色も同じようにして判断されています。

つまり人間は主に赤、緑、青の組み合わせで色を見ているというわけです。

＊1 毛様体
水晶体の厚み（屈折力）を調節している筋肉。水晶体とは細い糸でつながっていて、糸が水晶体を引っ張る力はこの毛様体の筋肉の働きでわかる。また、水晶体や角膜に栄養を補給する房水を作っている。

瞳の色と色素との関係は？

虹彩にはメラニン色素が含まれていて、色素が多いと茶色に、少ないと青い瞳になります。メラニン色素は紫外線を遮る働きがありますが、メラニン色素が少ない白人は目にも紫外線の影響を多く受けてしまいます。目を保護するためにも特に白人にはサングラスは欠かせないアイテムなのです。

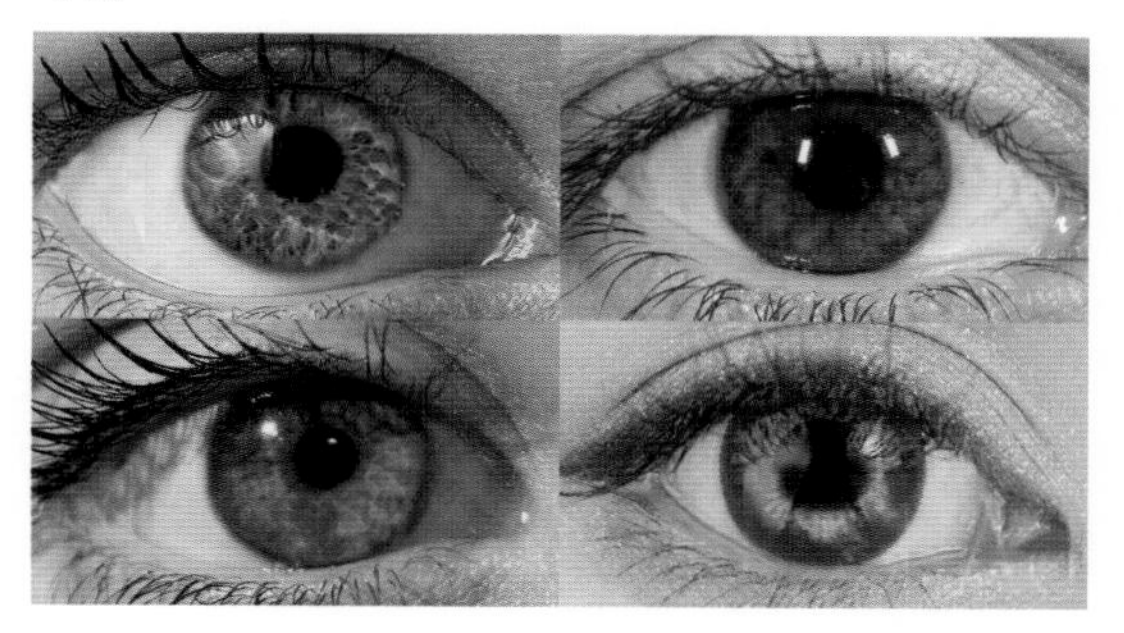

目にも利き目がある？

手に利き手があるように、目にも利き目があります。ものを見るとき、無意識に利き目で見ているのです。調べ方は簡単。まず、手でOKサイン（輪）を作ります。遠くに見える目的物をOKサインの中から両目でのぞきます。片方ずつ目をつぶってみて輪の中に目的物が入っていたほうが利き目です。

イヌ、ネコの世界は白黒

哺乳類の中でカラフルな世界が見えているのは、人間とサルだけといわれています。イヌやネコには、色を見分ける錐体細胞という視細胞がほとんどありません。そのため、色を識別することが難しいのです。その代わり、明るさを見分ける桿体細胞が多いため、暗闇でもよく見えるのです。

ブルーライト

人間の目で見ることができる光（可視光線）の中で、もっとも波長が短いのが青色光（ブルーライト）です。ブルーライトは紫外線にもっとも近く、強いエネルギーを持っているので、人体にダメージを与えると考える専門家もいます。ブルーライトはLEDを使ったスマートフォンやパソコンのディスプレイからも発生しています。

ブルーライトを長時間浴びると、疲れ目になりやすい、黄斑変性の原因になる、といった可能性がいわれています。また、肌が荒れる、寝つきが悪くなる、生活リズムが狂う、などの悪影響を危惧する声もあり、その影響については、さらに研究が続けられています。

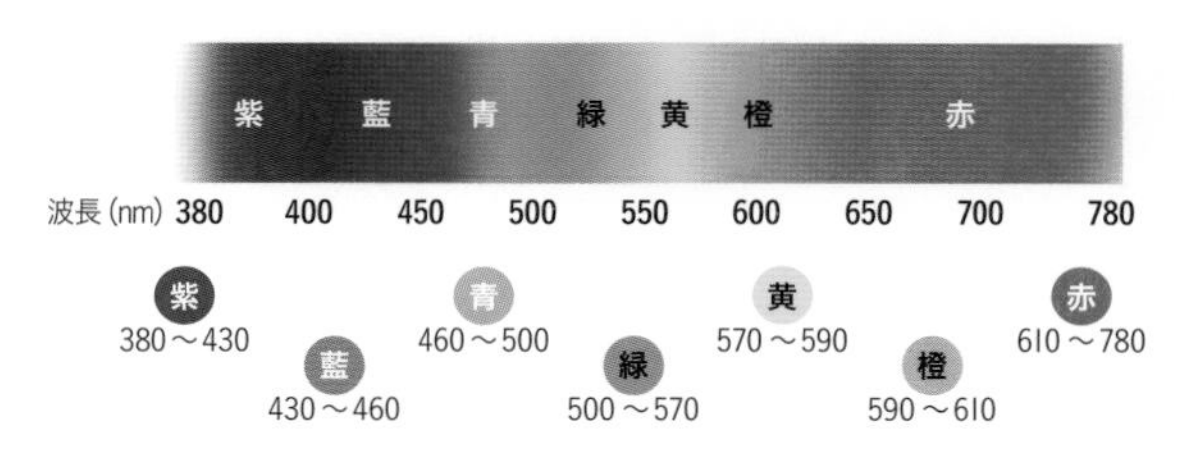

近視、遠視、乱視の違い

焦点が網膜よりも前で結ばれるため、遠くのものがぼやけて見えるのが近視です。近くのものを見すぎたりして、水晶体や角膜の屈折力が強くなることが、近視の主な原因と考えられています。

遠視は焦点が網膜よりも後ろで結ばれている状態のことで、遠くがよく見えると誤解されていますが、じつは、遠くのものも、近くのものも見えにくく、常に調整が必要だといわれています。遠視の原因は、水晶体や角膜の屈折力が弱いためだと考えられています。

乱視は角膜や水晶体のゆがみによって、目に入ってきた光が網膜でピントが合わず、ものが二重に見えたりする状態のことです。

ピント調節の仕組み

遠くを見るときには、毛様体の筋肉が緩んで水晶体を引っ張る力が強くなるため、水晶体が薄くなってピントが合います。近くを見る場合は、毛様体の筋肉が緊張して水晶体を引っ張る力が弱くなるので、水晶体が厚くなってピントが合うのです。

パソコンやスマートフォンなど、近くを見る作業を長時間続けていると、毛様体の筋肉が緊張しっぱなしになり、筋肉疲労の原因になります。

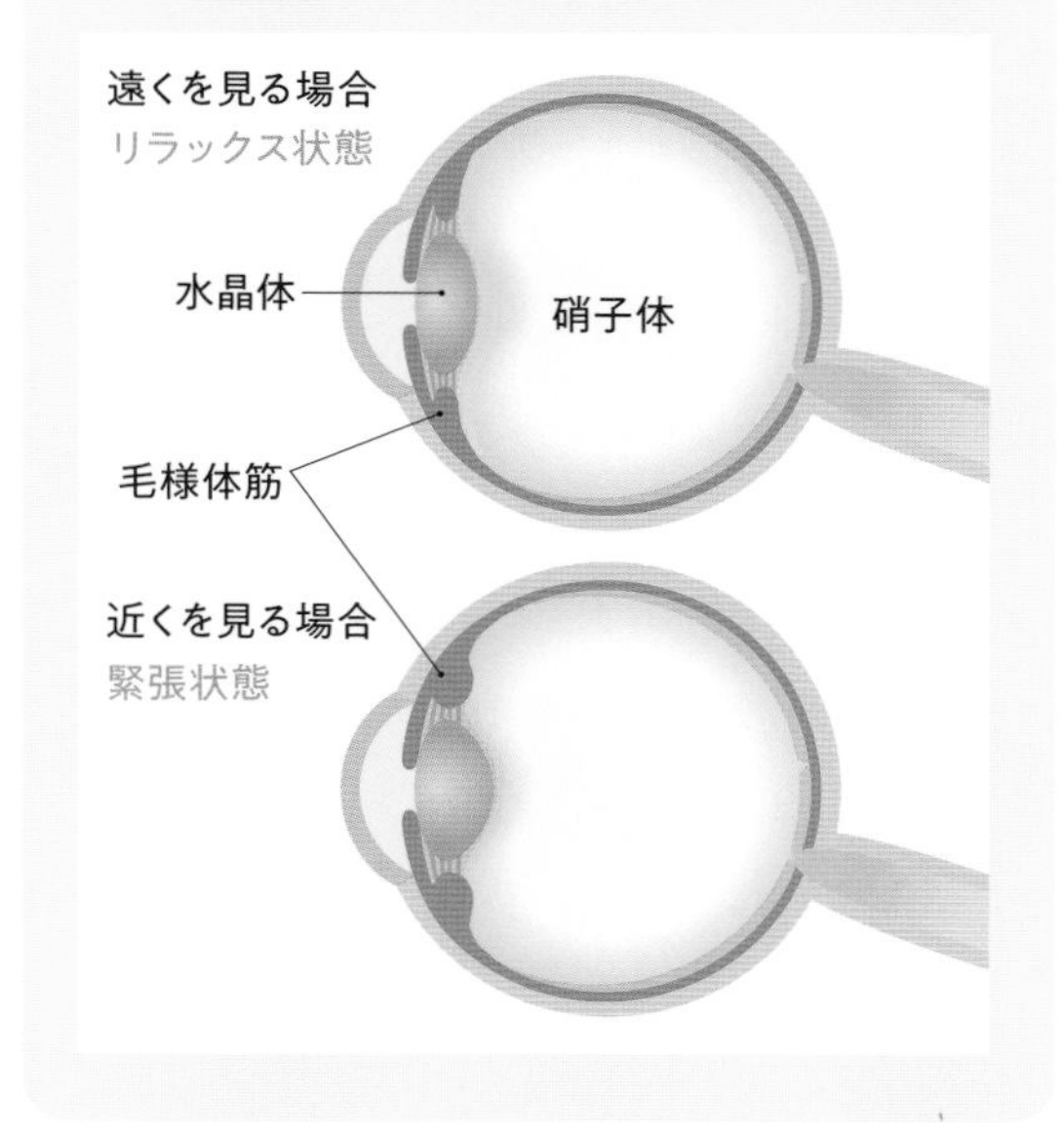

錐体細胞と桿体(かんたい)細胞

どちらも視細胞の一種。錐体細胞は明るいところで働きが活発になります。3種類に分けられ、それぞれ、赤、緑、青の光を感じることができます。桿体細胞は暗いところで働きが活発になり、色は識別できませんが、わずかな光でも感じることが可能です。

涙は細菌などから目を守り、角膜が役割通りに働くのをサポート！

涙は涙腺で血液から作られています。ただの水のように見えますが、「油層」「涙液層」という二層構造になっており、目の表面に薄く均一に広がって、目を保護しています。

外側の油層はまぶたの縁にあるマイボーム腺[*1]から分泌され、涙が蒸発するのを防ぐ役割があります。涙液層は涙の主成分で、上まぶたの裏側にある涙腺から分泌されます。涙液層には粘液のムチンが含まれていて涙の安定性を保ったり、細菌の侵入を防いだりしています。

まばたきは涙を運ぶポンプの役目をしていて、まばたきすると、涙は涙腺から排出管を通り、目の表面を流れます。そして、涙の排出口である涙点から鼻へと排出されます。泣くと鼻水が出るのは目と鼻がつながっているからです。

また、涙は泣くときばかりに出るのではなく、常に出ていて、その量は1日に目薬約20滴分といわれています。

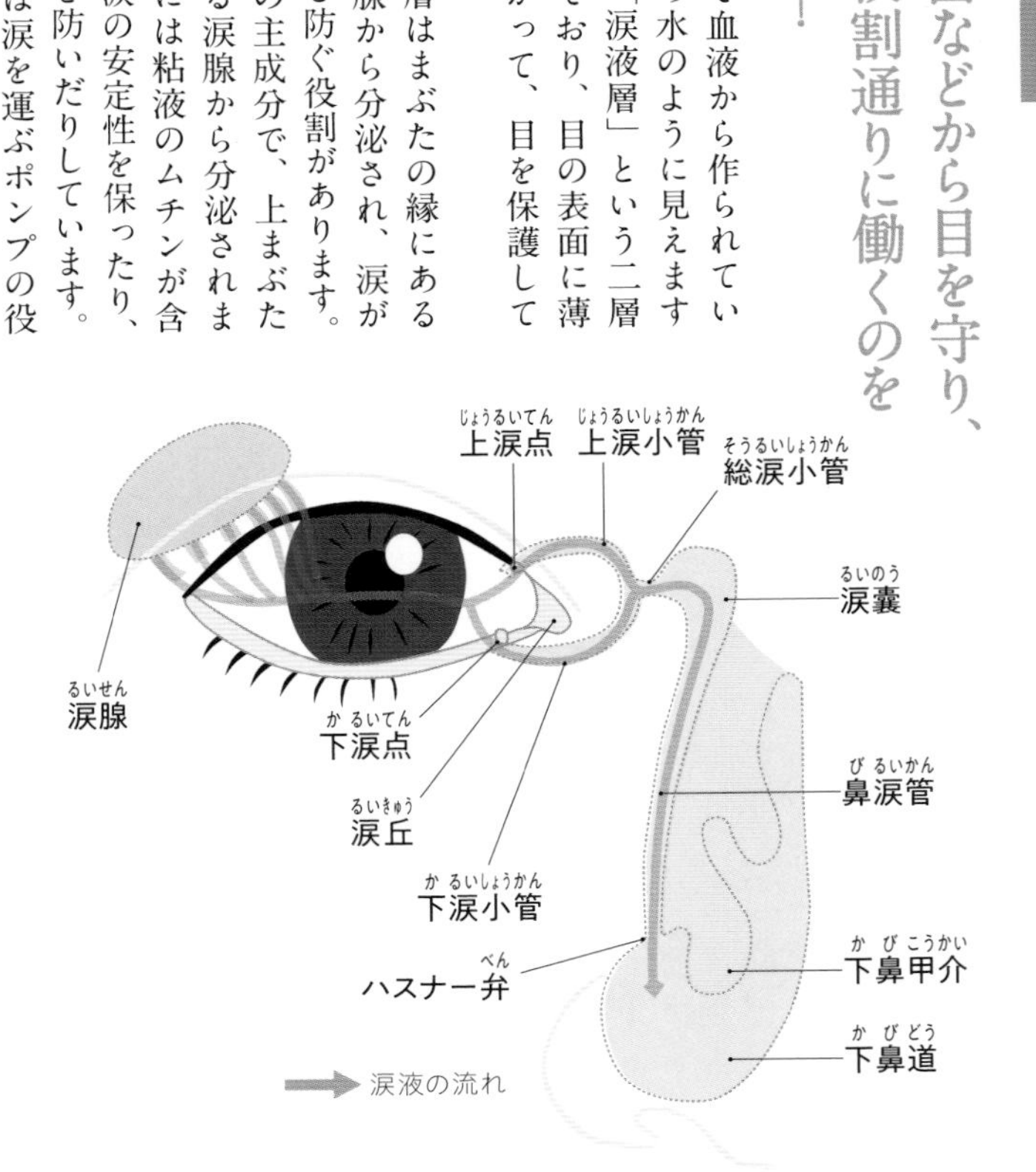

ドライアイ

ドライアイは、涙不足で一時的に目の表面が乾いた状態と考えられがちですが、最近では涙と目を覆う粘膜の病気とされています。

わたしたちは、ふつう1日に1〜2万回まばたきをしていて、そのたびに涙が目の表面を洗い、潤しています。ところがパソコン画面の凝視でまばたきが減って涙が少なくなったり、コンタクトレンズやエアコンの風などで目の表面を覆う粘膜に異常が起こったりし、その結果、目の表面がでこぼこになることがあります。

するとものが見えにくくなったり、まぶたとの摩擦が増えて目がゴロゴロしたり、角膜が傷ついて痛みが出たりします。これがドライアイです。

涙に作用する目薬のほかに、目の粘膜に作用する目薬もあり、目薬を継続することが治療の基本となります。

目薬に含まれる防腐剤

目薬の容器中で細菌が繁殖しないよう、ベンザルコニウム塩化物という防腐剤を添加物として含んでいるものが多くあります。角膜が健康な場合は問題ありませんが、高齢者やドライアイの症状がある人が使うと角膜を傷つけてしまうことがあります。防腐剤の濃度が低いものもありますが、使用期限が短いので使用の際は注意を。防腐剤無添加の使い捨てタイプの目薬も販売されています。

泣くとすっきりするのは、ナゼ？

泣けるドラマを見て号泣するなど、感情で流す涙にはストレスを和らげる効果があることが明らかになりつつあります。

ドラマの場面に共感して泣くとき、脳の前頭葉がとても活発に活動し、それによってリラックスをもたらす副交感神経が優位になります。つまり、緊張していた脳が一度リセットされるのです。また、感情で流した涙にはストレス物質が多く含まれていることから、涙にはストレス物質を体外へ出す働きもあることがわかっています。

白内障と緑内障

目の中でカメラのレンズの役割をするのが水晶体。通常は透明ですが、白くにごって見えにくくなるのが白内障です。老化現象のひとつで、人間の場合は80歳代でほぼ100％白内障になるといわれています。ほかに、アトピー性皮膚炎や糖尿病の合併症としても起こることがあります。治療法は確立されていて、にごった水晶体を人工のものと取り替える手術を行います。

水晶体と角膜の間は「房水」という液で満たされています。房水はつねに循環しながら虹彩と角膜の裏を洗い、眼圧を一定に保つ働きがあります。房水がうまく循環しなくなって過剰になると、眼圧が高くなって視神経を圧迫し、視野が狭くなったり、見えない部分ができたりします。この症状が緑内障です。放置すると失明するリスクが高いですが、早期発見のうえで目薬や眼圧を下げる薬を飲んだり、あるいは虹彩に穴をあけるレーザー治療などを行ったりすることで、進行を止めることができます。また、眼圧が高くないのに起こる緑内障もあり、その原因はまだ解明されていません。

＊1 マイボーム腺
まぶたの縁のところにあり、油を分泌している。まばたきすると、この油が涙の表面に広がって涙が蒸発するのを防いでいる。上下のまぶたにそれぞれ30個ずつぐらいある。

視力検査

近視や乱視などを調べる

大きさの異なる指標を見て、どの大きさまで見えるかを調べる基本となる検査。近視・乱視などの屈折調節の異常を調べることができる。裸眼の視力が1.0以下だと近視や乱視が疑われる。角膜や網膜、神経などに異常がある場合にも視力に異常が現れる場合があるので、視力検査だけではなく、別の検査も追加して行う必要がある。

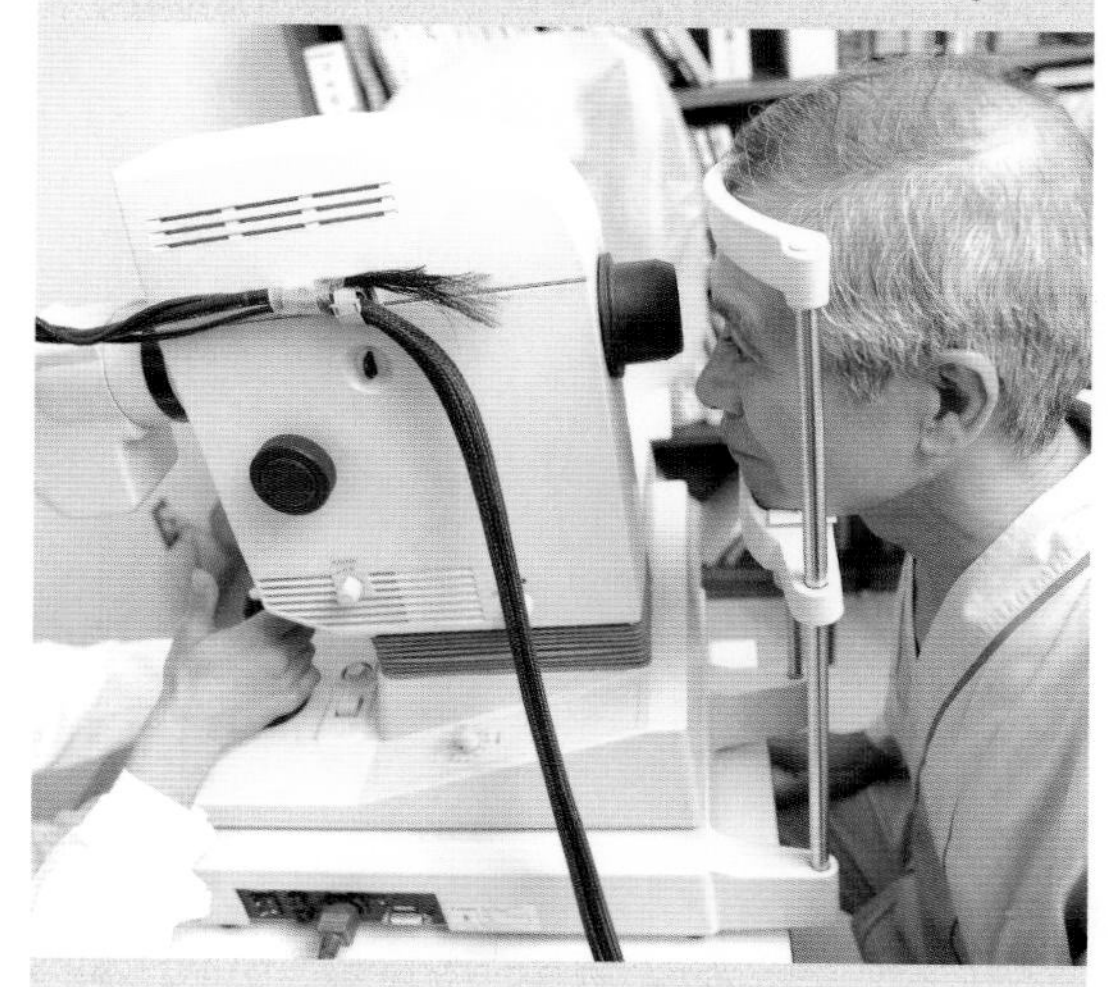

眼圧検査

眼球の圧力を測定する

眼球に空気を吹き付け、そのへこみ具合から眼球の圧力を測定する検査。高すぎると緑内障、低すぎると網膜剥離などの病気が疑われる。

要注意	基準値	要注意
7未満	7～21	22以上

（単位：mmHg）

視野検査

視野の広さを調べる

専用の器具を使って、上下左右の視野の広さに異常がないかを調べる検査。異常が認められた場合は緑内障が疑われるので、眼科を受診する必要がある。また、白内障や下垂体腫瘍などの病気でも視野が狭まることがある。脳疾患が疑われる場合は、頭部MRI検査で詳しい原因を調べる必要がある。

眼底検査

網膜、視神経乳頭、血管などの異常を調べる

眼底とは、瞳孔から入った光が突き当たる、眼球の奥の部分のこと。ここにある網膜や視神経乳頭、血管などに異常がないかを調べるのが眼底検査である。緑内障や網膜剥離、眼底出血などのほか、高血圧や糖尿病、動脈硬化などの生活習慣病が原因で異常が起こる場合がある。

漢方 「目」は「肝」と関わりがある

「目」は五官（顔にある5つの感覚器）のうちのひとつ。漢方では「肝」と関わりがあり、その反応が表れる場所である。視力は肝血によって養われ、肝気がスムーズに流れることでその機能が発揮される。肝血が足りないとドライアイや眼精疲労などが起こり、肝気が盛んになりすぎると充血や炎症が起こる。「涙」は「肝の液」といわれ、肝血が肝気の機能によって変化したもので、「肝」の不調時には分泌量が少なくなったり、逆に目やにが多くなったりするなどの症状が表れる。

おすすめ漢方薬

杞菊地黄丸／目のかすみ
洗肝明目湯／結膜炎
明眼一方／角結膜炎

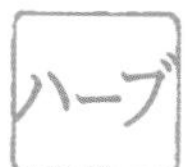

おすすめハーブ

ビルベリー、ハイビスカス、ウスベニアオイ／眼精疲労
アイブライト／目の痛み、疲れ目、目のかゆみ
カレンデュラ／視力向上、網膜細胞保護、加齢黄斑変性予防

目の疲れにハーブパック

ジャーマンカモミールやローズのハーブティーを冷ましたものにガーゼなどを浸し、軽く絞ったら目に当ててしばらくおきましょう。鎮静作用のあるハーブで目にも休息を。

よい食材と食べ方

眼精疲労にアントシアニン

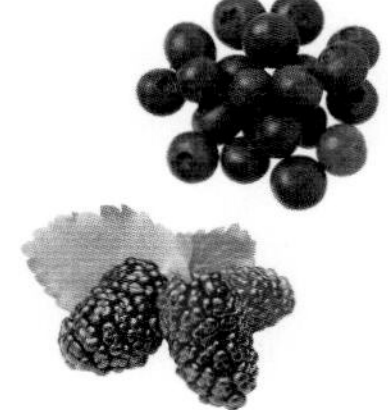

赤～紫の色素成分であるアントシアニンは抗酸化作用が高いポリフェノールの一種。目の健康を維持する働きがあります。ブルーベリー、ビルベリー、ブラックベリー、クワの実（マルベリー）、黒豆などに豊富に含まれています。

視力の低下にはルテイン

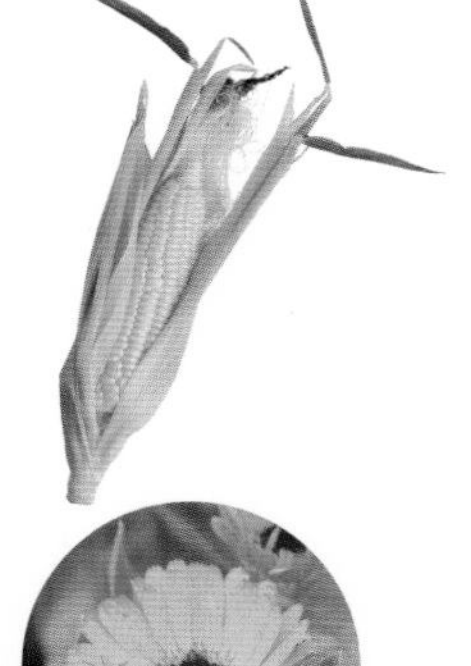

抗酸化作用があるビタミンAは皮膚や粘膜の健康を維持するため、目の粘膜保護にも役立ちます。赤～黄色の色素成分カロテノイドは体内でビタミンAに変わるため、同様の作用があり、なかでもカロテノイドの一種ルテインには視力の向上や加齢黄斑変性の予防などに効果があるとされ、サプリメントもたくさん出回っています。カロテノイドやビタミンAは、にんじんやブロッコリー、小松菜、うなぎ、レバー類などに、ルテインは黄色いとうもろこしやハーブのカレンデュラに多く含まれています。

カレンデュラ

聴覚

耳の大きな働きは2つで、1つ目は音を聞くこと、2つ目は体のバランスをとることです。

耳は「外耳」「中耳」「内耳」の3つに分かれています。

外耳は「耳介」と「外耳道」からなり、外耳道は鼓膜まで続く管で、中耳との境が「鼓膜」です。中耳は鼓膜の奥にあり、鼓膜の振動を伝える3つの小さな骨でできた「耳小骨」があります。また、耳と咽喉をつなぐ細い「耳管」がありますが、ふだんは閉じていて、ものを飲み込んだり、あくびをしたりすると開きます。内耳は「蝸牛」「前庭」「三半規管」に分けられます。蝸牛は文字通りカタツムリのようなうず巻き形の管で、音を感じ取り、前庭と三半規管は体のバランスをとる平衡器官です。

音の振動は耳介で集められ、外耳道を通り、音の大きさや高低に応じて鼓膜が震えて、耳小骨に伝わります。耳小骨の振動が内耳の蝸牛に伝わり、そこで聞き分けられます。

蝸牛はリンパ液で満たされていますが、このリンパ液は毛細血管から染み出した液体です。内側には有毛細胞という感覚細胞があります。有毛細胞は特定の音の高さに対応していて、奥に進むほど低い音を感知します。

すなわち、耳小骨から伝わってきた振動はリンパ液に伝わり、リンパ液に伝わった振動

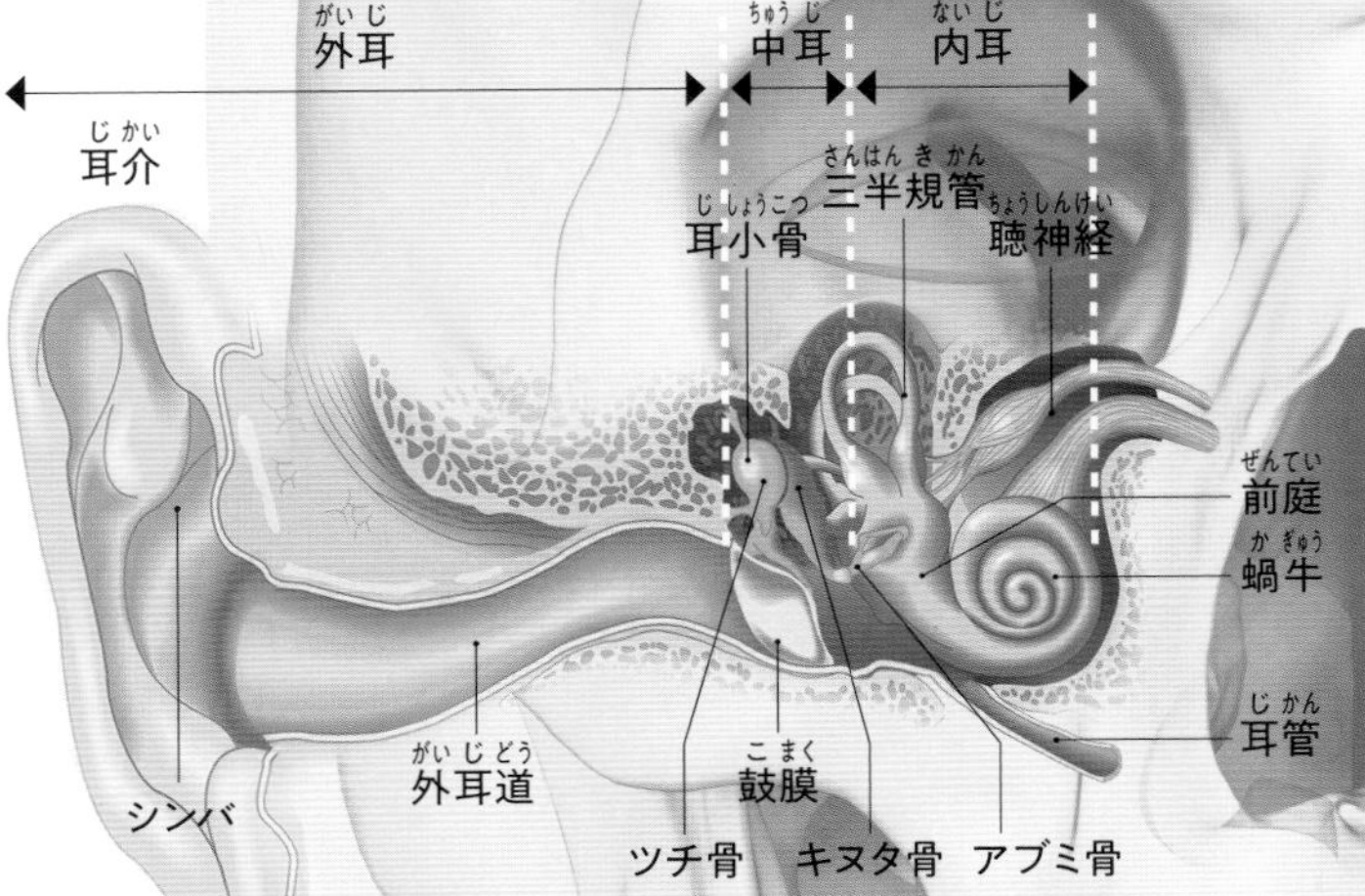

耳小骨の役割

耳小骨は、人体の骨の中では最小だといわれていて、「ツチ骨」「キヌタ骨」「アブミ骨」の3つから成り立っています。鼓膜から振動を受け取ったツチ骨は、その振動をキヌタ骨に伝え、そこからアブミ骨に伝わると、内耳と中耳の交通路のような部分を通じて蝸牛に伝わります。

音を感じ取り、聞き分け、体のバランスを保ちます

漢方における解説 「耳」は「腎」と関わりがある。さまざまな経脈が集まるところ。「苓桂朮甘湯」

一般的な不調や疾病 耳鳴り、乗り物酔い、外耳炎、中耳炎、難聴、めまい

体がバランスをとれるのは三半規管のおかげ

耳には音を集めて聞く以外にも、体のバランスをとる平衡感覚の働きがあります。これを受け持っているのが、蝸牛の隣にある三半規管と前庭という器官です。

三半規管は「外側半規管」「前半規管」「後半規管」に分かれていて、外側半規管は「左右水平の回転」、前半規管と後半規管は「上下垂直の回転」の速さを感知します。三半規管はリンパ液で満たされているため、頭が回転するとその動きに合わせてリンパ液が流れ、この流れを感覚細胞がとらえて頭が動いた方向に速さを感知して、バランスをとっているのです。

前庭は三半規管の根元に位置し、「球形嚢」[*1]と「卵形嚢」と呼ばれる2つの器があり、それぞれには炭酸カルシウムからできた小さな石（耳石）が詰まっています。頭を動かすと耳石が動いてズレが生じます。このズレを感覚細胞がキャッチして、体の傾きや動きを認識し、バランスを保ちます。

＊1 球形嚢と卵形嚢
球形嚢は水平方向の動きを感知する感覚器官。卵形嚢は垂直方向を感知する感覚器官。

振動を有毛細胞が感知して、聴神経を通じ、音を脳に伝えるのです。
ちなみに耳が左右にあるのは、それぞれの耳に届くごくわずかな時間差で、音の方向を聞き分けるためです。

そもそも音とは？

音は空気の振動（揺れ）です。物体が動くと、空気が震えて音になります。振動がいろいろなものを介して耳に届きます。人間は振動数20～2万Hz（Hzは1秒間に繰り返される振動数のこと）くらいを音として感じるといわれています。また、音の高低は振動の周波数で決まり、強さは波の幅の大小で決まるのです。

めまいとは？

めまいは自分と外界との位置関係の安定を失ってクラクラすることですが、平衡感覚やそれを伝える聴神経障害から起こります。その代表的なものが「良性発作性頭位めまい症（BPPV）」で、長時間同じ姿勢でいた後などに頭の位置を変えた際に起こる、短時間のめまいのこと。吐き気を伴うこともあり、中高年の女性に特に多く見られます。耳石が三半規管に入り込んでいることが原因で、医師の指導のもと、頭をゆっくりと動かして耳石を排出させる頭位治療を行います。ただし、耳石の位置を正確に把握することは容易ではなく、内服薬を併用して治療することが多いようです。

耳垢（あか）はどうして溜まるの？

耳垢の正体はずばり皮膚の残骸です。外耳道には皮脂腺と耳垢腺があり、粘液を分泌してちりやゴミなどを吸着し異物の侵入を防いでいます。この粘液やゴミなどが乾いて固まったものが耳垢。耳垢には耳の中の潤いを保ち、傷つかないように内膜を保護する働きもあります。さらには感染予防の役割もあるといわれています。耳垢はカサカサしたタイプとベタベタしたタイプに大別できますが、この違いは耳垢腺からの分泌量の差や耳垢腺の数によります。耳には自浄作用があるので、基本的に耳掃除は必要ありません。必要以上に耳掃除をすると、外耳道を傷つけるなどさまざまなトラブルの原因になります。

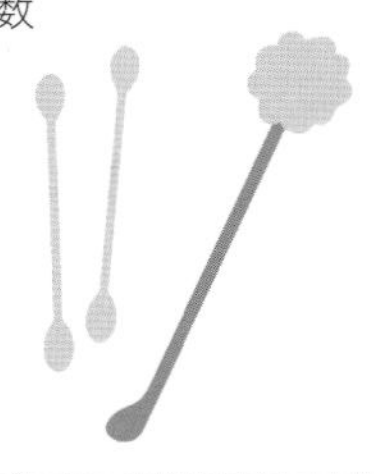

聴力検査

目的は難聴を発見すること

検査用の機器を耳に当て、聞こえる音の大きさに問題がないかどうかを調べる検査で、主に自覚しにくい難聴を発見することが目的。聴力の検査値が30dB 以下なら正常、40dB 以上なら難聴が疑われる。

正常	軽度の難聴	難聴
30 以下	35	40 以上

（単位：dB）

耳がツーンとなるのは？

飛行機や高層ビルのエレベーターに乗ったりすると、耳がツーンとして音がしばらく聞こえなくなることがあります。耳の内側と外側にかかる気圧の差が原因です。気圧は高度が増すほど下がるため、鼓膜を外から押していた空気の力が弱くなり、内側から強く押し返されて一時的に振動がうまくできなくなるからです。

漢方 「耳」は「腎」と関わりがある

「耳」は五官（顔にある５つの感覚器）のうちのひとつ。漢方では「腎」と関わりがあり、その反応が表れる場所である。聴覚は腎精（腎に蓄えられた生命エネルギー）や腎気と深いつながりがあり、腎精が充実しているときは聴覚は正常だが、不足すると聴力の低下や耳鳴りなどの症状が表れる。

おすすめ漢方薬

苓桂朮甘湯／めまい、立ちくらみ
七物降下湯／耳鳴り
葛根湯／中耳炎
五苓散、半夏白朮天麻湯、
真武湯／めまい

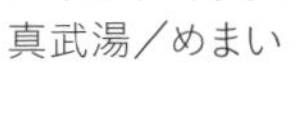

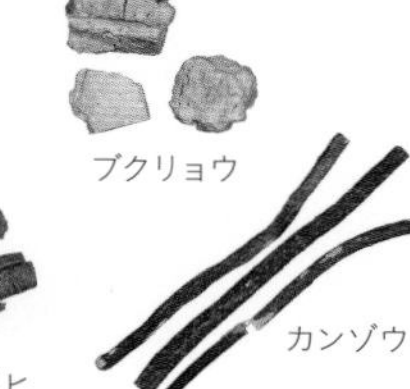

ブクリョウ

ケイヒ

カンゾウ

よい食材と食べ方

聴覚と食べ方

聴覚は食感や食行動を音という形で伝えています。サクサク、パリパリ、ジュージュー、グツグツ。このような音とともに、「おいしい」と感じます。

高齢になると高音や小さい音が聞き取りにくくなったり、大きな音をうるさく感じたりするようになります。食事のときは、テレビを消すなどし、食事での「音」に集中できるようにすることで、高齢者の「食べる意欲」を引き出すことを心がけましょう。

味覚

食べ物を食べると、味を感じます。これを味覚といい、酸味、甘み、苦み、塩味、うまみの5種類で基本味といわれています。そして、これらの組み合わせによって味覚は作られています。

味覚は舌や軟口蓋*1などにある蕾状の器官の味蕾で感知されます。味蕾のほとんどは舌の表面にある「乳頭」という突起に存在し、舌全体に約8000個もあります。唾液や水に溶けて入ってきた食べ物の分子が味蕾の中の味の受容体である味細胞に入り込んで味覚神経を通り、大脳に情報が送られます。ちなみに味蕾を組織している味細胞は寿命が短く、約10日で新しい細胞に生まれ変わります。

一つひとつの味細胞は5つの基本味のうち、1つしか感知できませんが、味蕾は20～30個の味細胞が集まっているので、すべての味を感じることができるのです。

また、味覚は外からの刺激に敏感なので、視覚や嗅覚、舌触り、温度などの影響を大きく受けます。彩りや盛りつけなどを目で見て味わい、においで食欲がそそられ、唾液が分泌されます。暗闇で食べたり、風邪をひいて鼻が詰まったりしたときなどに味がわからないのはこのためです。また、満足感が少ないのも同じ理由によるものです。

味覚は体調によっても変わるので、味覚の変化は腎臓病や肝臓病などの病気の兆候を知らせるサインにもなります。

舌が受け取るのは5種類の味
味蕾は味を感知するセンサー

漢方における解説「舌」は「心」と関わりがある。
「五味」は酸、苦、甘、辛、鹹。漢方では舌診は重要。
「口唇」は「脾」と関わりがある。
一般的な不調や疾病 舌炎、味覚異常

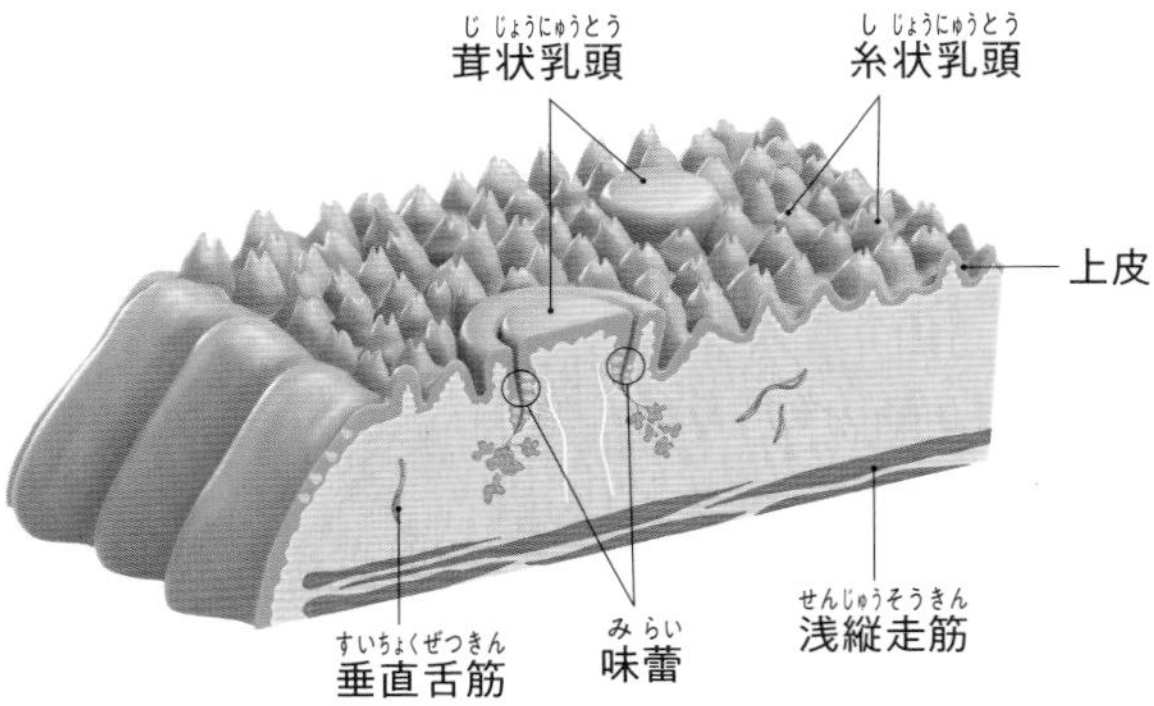

茸状乳頭
糸状乳頭
上皮
垂直舌筋
味蕾
浅縦走筋

舌の仕組み

舌には「糸状乳頭」「茸状乳頭」「葉状乳頭」「有郭乳頭」の4種類の舌乳頭があります。糸状乳頭は細く、角質化した先端を持つ乳頭で、白くポツポツとして見える突起です。舌をザラザラにして食べ物をなめ取りやすくしています。また、舌の感覚を鋭敏にする働きもしています。茸状乳頭は舌先に多く分布し甘みを、舌の縁では塩味を感知します。葉状乳頭は舌の側面にあり酸味を、有郭乳頭は舌の奥にあって苦みを感知します。

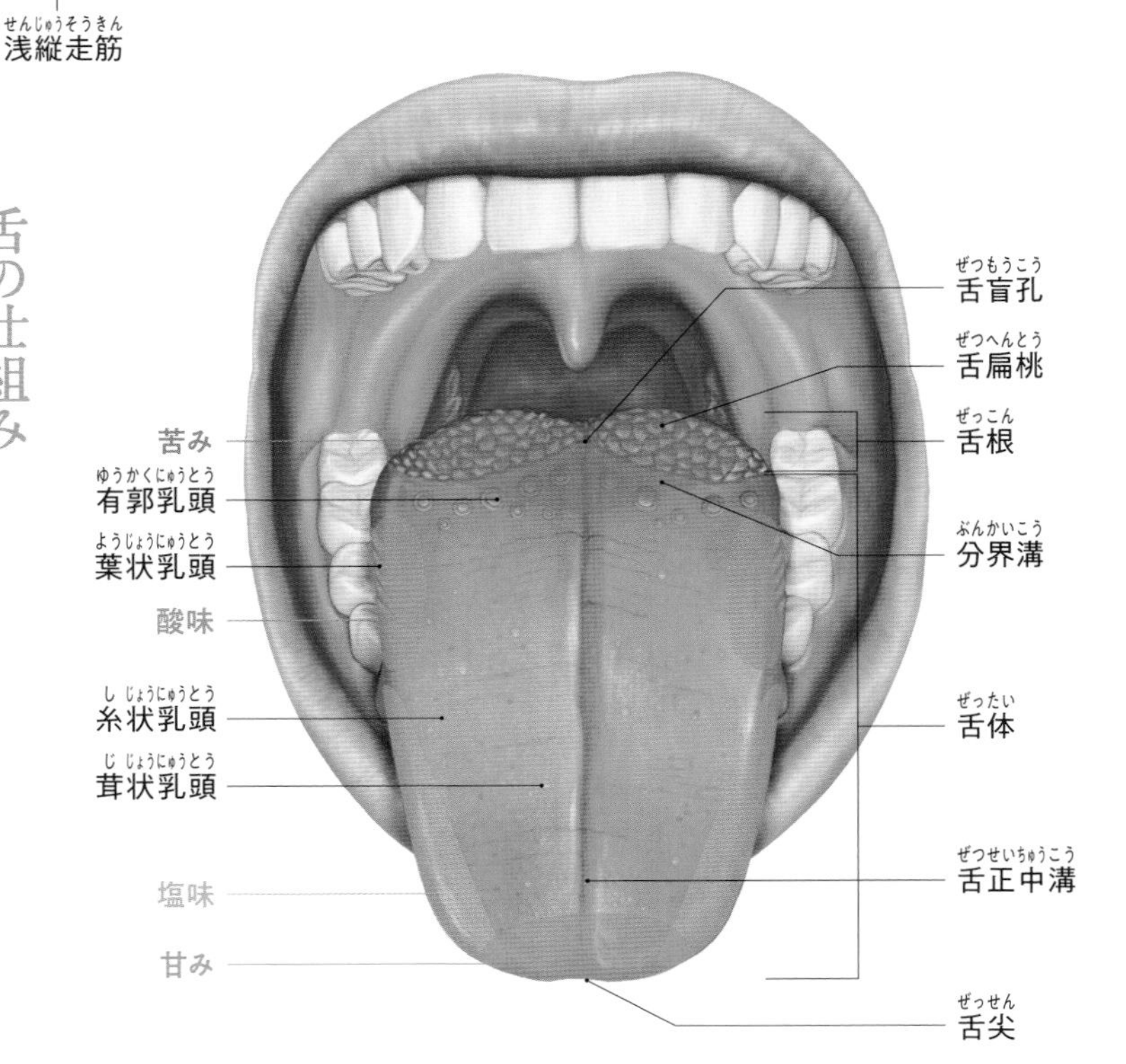

＊1 軟口蓋
上の歯の内側を口蓋といい、口蓋の前のほうは骨でできており硬いため、硬口蓋と呼ばれ、後ろのほうは骨がなく、やわらかいので軟口蓋と呼ばれている。

舌は食べたものを飲み下す大事な役割も持っています

舌の働きは味覚器官としての役割だけではありません。舌は食べ物を上手に食道に送り込む働き（嚥下）もしています。また、食べ物と唾液を混ぜ合わせて消化を助ける働きもしているのです。舌の機能が落ちると食べ物が上手に食べられなくなります。さらには発声にも舌が関係しています。言葉が音となって出てくるのは声帯から発せられた空気の振動を口腔内で共鳴させているからです。舌が上手に動かせないと、言葉がうまく出せません。

また、舌によって健康状態がわかります。淡いピンク色で白いコケが少しついている状態が理想の舌といわれていますが、そうでない場合はなんらかの病気のサインかもしれません。ときどき、歯磨き後に鏡で自分の舌をチェックしてみましょう。

味覚検査

味覚の機能を調べる

味をしみこませたろ紙を舌の上に置き、味覚が正常に機能しているかどうかを調べる検査。生活習慣病やがん、神経障害、薬害などで味覚障害が生じる場合があるが、原因となる病気が見あたらず、味覚に異常がある場合は、亜鉛不足の可能性が高い。

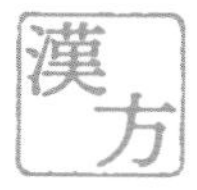

「舌」は「心」と関わりがある

「舌」は五官（顔にある５つの感覚器）のうちのひとつ。漢方では「心」と関わりがあり、その反応が表れる場所である。味覚のほか、咀嚼や嚥下、発音という機能を持つ。「舌」の状態から気血の様子を知ることができることから、漢方では病気の症状を判断するために「舌診」を行う。健康な舌は淡いピンク色で、白い舌苔がうっすらとついているが、「心」の働きに変調があると、舌の色や舌苔、舌の形状に変化が表れる。ときには味覚や言語の異常などの症状が起こることも。「舌は心の苗」といわれる。舌面には臓腑が関連する位置がある。

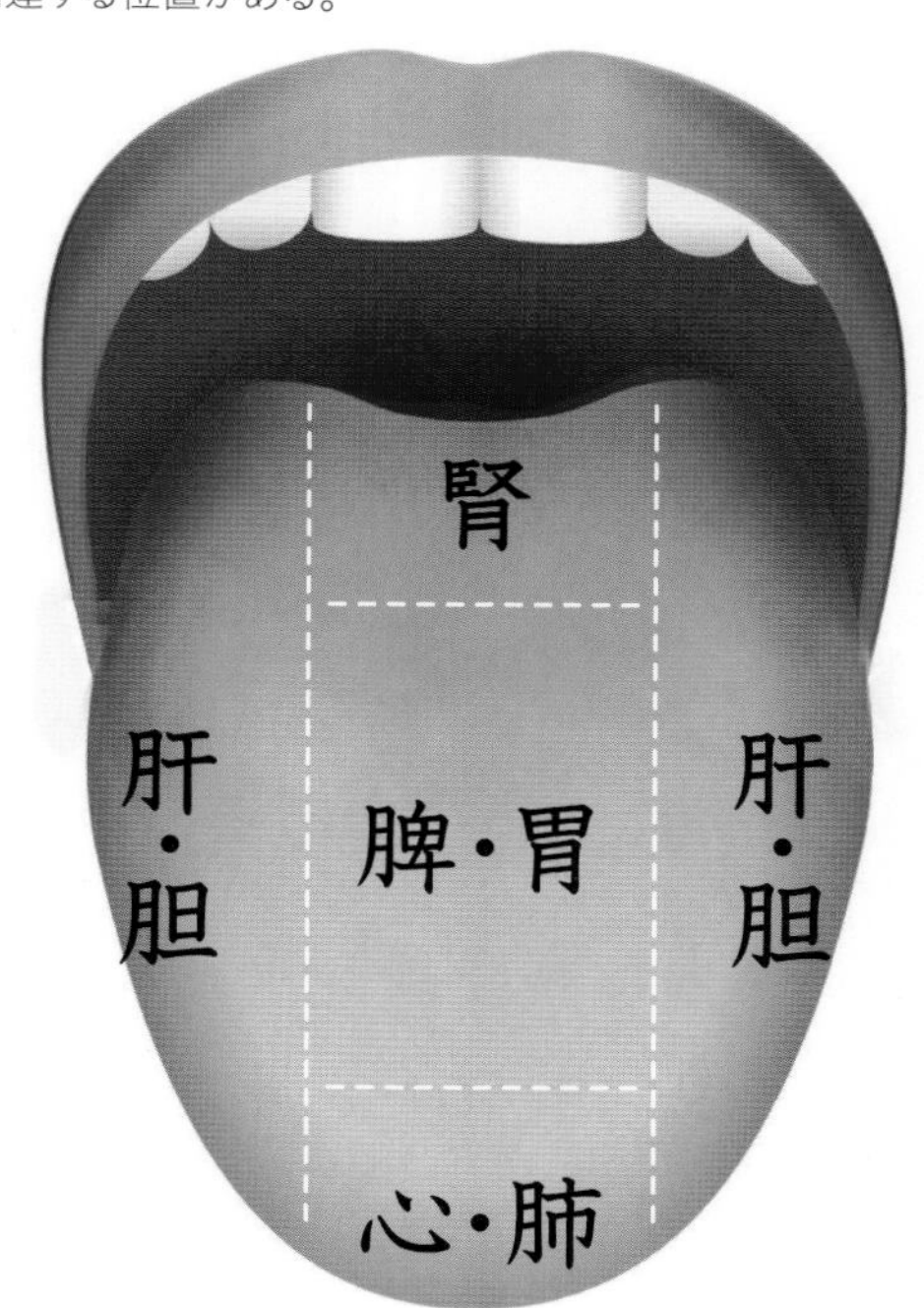

舌面の臓腑部分診

味覚障害とは？

「何を食べても味がわからない」「作った料理の味が濃すぎるといわれた」といったことがあれば、知らないうちに味覚障害が進んでいるのかもしれません。タバコの吸いすぎや、味の濃いものばかり食べていることなどが原因といわれていますが、いちばんの原因は亜鉛不足。味蕾の組織である味細胞は新陳代謝が活発なため、約10日で新しい細胞に生まれ変わりますが、そのときに必要なのが亜鉛。このため、体内の亜鉛が不足すると最初に影響を受けるのが味細胞なのです。

味覚は温度や味の強弱で変わる？

熱いものや冷たいものを一気に食べると味蕾がしびれて味がわからなくなることがあります。甘みや酸味、苦みの受容器は体温ぐらいの温度でいちばん敏感ですが、塩味の受容器は低温に反応します。冷めたみそ汁などを飲むと、味蕾が敏感に反応してしょっぱく感じるのです。また、味の対比効果もあります。たとえば、スイカに塩をふって食べると、より甘みを感じますが、これは塩味がかえって甘みを強く感じさせるために起こります。

よい食材と食べ方

味覚と食べ方

加齢とともに味細胞の数が減ると味を感じにくくなり、濃い味付けを好むようになります。その結果、高血糖、高血圧を助長し、糖質、食塩の摂取過多を招くことも。新鮮な素材や香辛料を使用して予防に努めましょう。

亜鉛を多く含む食材：かき、かたくちいわし、しらす干し、うなぎ、肉類、のり、わかめ、切り干し大根、枝豆

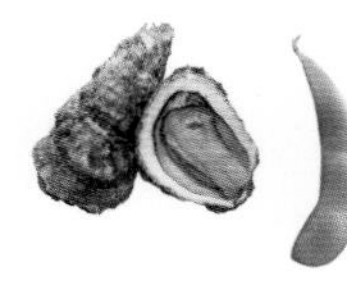

嗅覚

鼻は空気を取り入れるための呼吸器官であり、においを嗅いだりする嗅覚器官でもあります。人の鼻は1万種ものにおいを嗅ぎ分けられるといわれています。また、声を美しく響かせることができるのは鼻があるからです。

鼻は外鼻と内部の鼻腔と副鼻腔からなっていて、日ごろ鼻と呼んでいる部分は外鼻のことです。

鼻腔は中央にある鼻中隔と呼ばれる壁で左右に分かれ、上、中、下の鼻甲介に区分されます。また、壁の間の空気の通り道を上から順番に「上鼻道」「中鼻道」「下鼻道」といいます。

鼻腔は線毛を持つ血管が密集した粘膜で覆われていて、吸った空気の加温や加湿を行ったり、ほこりや微生物などを吸着、除去したりして、きれいな空気を肺に送っています。

副鼻腔は鼻腔の周囲にある空洞で、頬の裏側にある「上顎洞」、目の間にある「篩骨洞」、額の裏側にある「前頭洞」、鼻の奥にある「蝶形骨洞」の4つからなっています。これらの副鼻腔は細い穴で鼻腔に通じており、鼻呼吸をする際に空気の交換を行っています。また、鼻腔と同じように線毛を持つ粘膜で覆われていて、ほこりや微生物を取り除きます。

空気を取り入れ、においも嗅ぎ分ける感覚器官

漢方における解説「鼻」は「肺」と関わりがある。気の門戸、あるいは呼吸の門戸ともいわれている。

一般的な不調や疾病 鼻炎、花粉症、副鼻腔炎、鼻づまり、鼻血、嗅覚障害

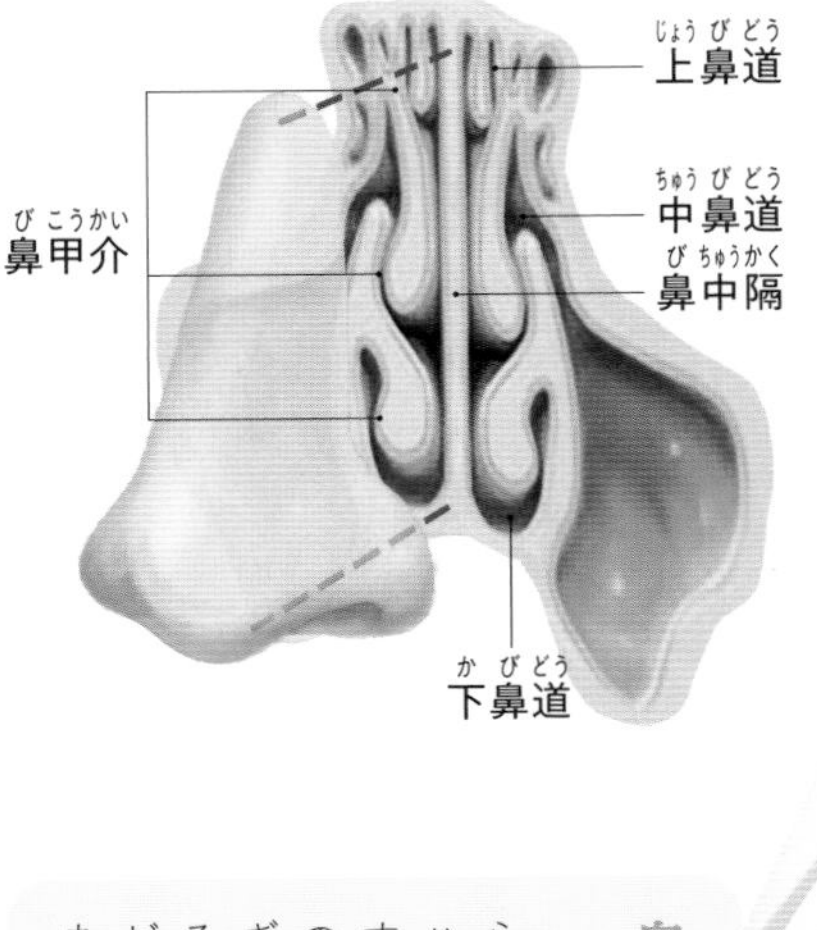

鼻血はどうして出る?

鼻の入り口から2～3㎝ぐらいのところに、「キーゼルバッハ部位」というところがあります。ここは血管が密集しているので、鼻を打ったり、ほじりすぎたりするなどの日常起こりうる刺激でも粘膜が傷つき、キーゼルバッハ部位が破れて出血します。これが鼻血です。

嗅覚障害とは?

においを感じる経路のどこかになんらかの障害があって、正常ににおいを感じられなくなる病気です。においがわからないと、味も同時にわからなくなるため、嗅覚と味覚の2つの障害になります。副鼻腔炎やアレルギー性鼻炎などが主な原因とされていますが、加齢による場合もあります。

7種類の原臭を感知して においを判断します

においを感じるのは鼻腔上部にある嗅覚器で、そこには多くの「嗅細胞」があります。空気に混じったにおいの分子を感知し、その刺激が電気信号に変えられ、「嗅神経」を通して刺激が大脳皮質に伝わります。

味覚に5種類の基本味があるように、嗅細胞も「ショウノウ」「ジャコウ」「花香」「ハッカ」「エーテル」「刺激臭」「腐敗臭」の7種類の原臭を感知します。これらの組み合わせや割合で、脳がにおいを判断するのです。また、有害なにおいに対し、脳の指令で体はそれを避けるような行動を取りますが、嗅神経はとてもデリケートなうえに疲れやすい性質を持っています。そのため、たとえばガス臭を最初は臭いと感じていても、次第に神経が鈍くなってガスのにおいを感じなくなることによって、ガス中毒は起こると考えられています。

また、鼻が詰まると、無意識に口で呼吸をするようになります。すると、空気の流れが変わって嗅細胞がにおいを感知できなくなるため、においを感じにくくなるのです。

さらに嗅覚は味覚にも関係しています。味覚と嗅覚の感覚情報は大脳で1つになり、風味として認識します。塩味、苦み、甘み、酸味などは嗅覚がなくても感じますが、風味を味わうには、味覚と嗅覚の両方の認識が欠かせないのです。

個人差はありますが、一般的に40代半ばから嗅覚は衰えるといわれています。嗅覚が低下すると、風味がわからなくなり、食欲が落ちてしまうこともあります。

嗅覚検査

においを感じ取る働きが正常かどうかを調べる

5種類の香りを薄いものから濃いものへと順に嗅ぎ、においを感知した濃度と香りの種類を記録する基準嗅覚検査(T&T検査)、アリナミンを静脈注射し、にんにく臭を感知し始めた時間と感じられなくなった時間を測定する静脈性嗅覚検査などがある。

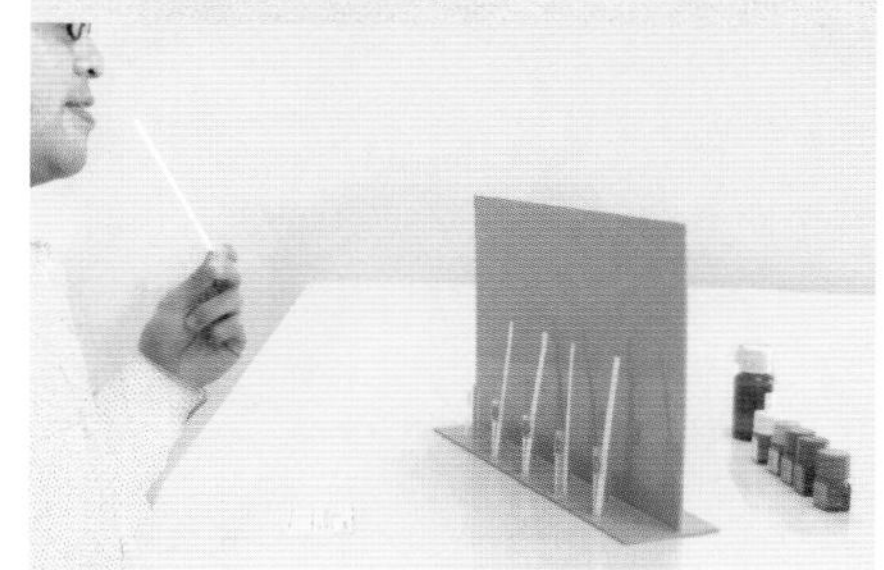

鼻づまりはナゼ起こる?

鼻づまりは鼻の中の空気の流れが悪くなることで起こりますが、その原因として考えられるのが、「ドロドロの鼻水が溜まっている」「鼻の粘膜が腫れている」「ポリープができている」などです。鼻づまりを放っておくと、集中力の低下など日常生活にも影響を及ぼす可能性があるので早めの改善が大切です。

よい食材と食べ方

嗅覚と食べ方

においを感じる感覚は高齢化により鈍くなり、食欲低下を生じることがあります。温かい料理や香ばしい料理、かんきつ系の材料等によって食欲を促すとよいでしょう。

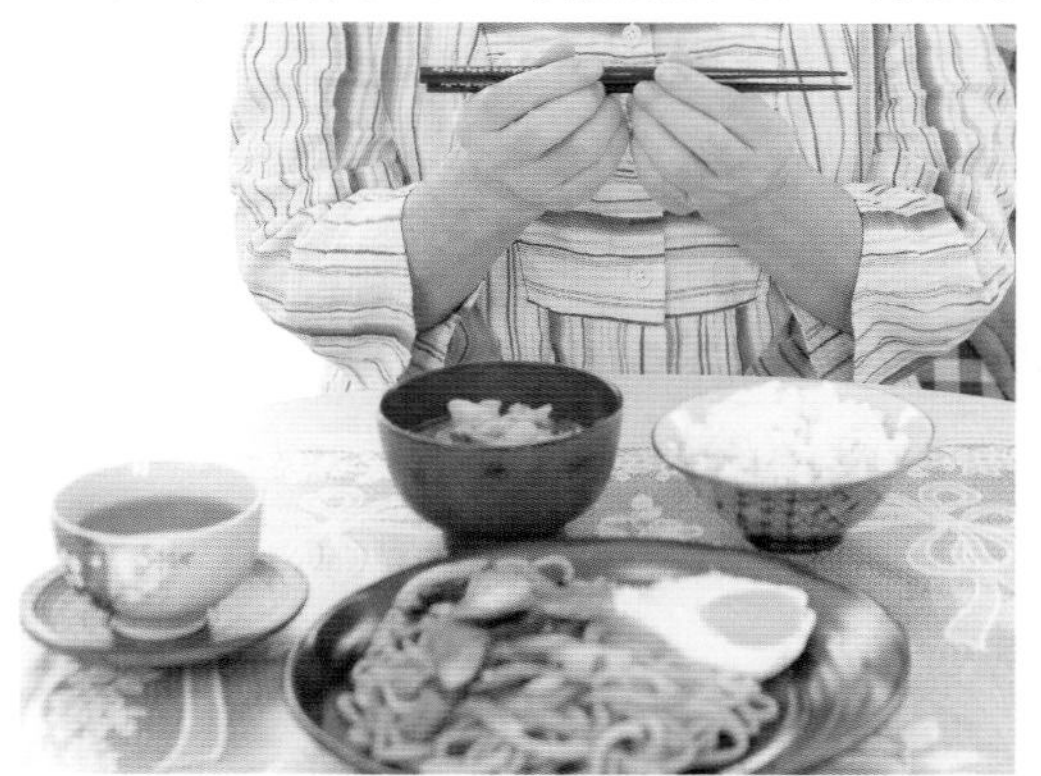

漢方 「鼻」は「肺」と関わりがある

「鼻」は五官(顔にある5つの感覚器)のうちのひとつ。漢方では「気の門戸」や「呼吸の門戸」とも呼ばれる。「肺」と関わりがあり、その反応が表れる場所である。「鼻」は呼吸の気が出入りする通い道であり、喉を通って直接「肺」へつながっている。そのため、「鼻」の通りや嗅覚、発声などは肺気の宣発作用による。「鼻」や喉を通して外から入ってくる悪いもの(外邪)が「肺」に侵入すると肺気が発散できず、鼻づまりやくしゃみ、喉の不快感、声がれなどが起こる。

おすすめ漢方薬

小青竜湯/花粉症
荊芥連翹湯/慢性鼻炎
葛根湯加川芎辛夷/鼻づまり、慢性鼻炎、副鼻腔炎
四逆散/鼻炎
辛夷清肺湯/鼻づまり、慢性副鼻腔炎
三黄瀉心湯/鼻血

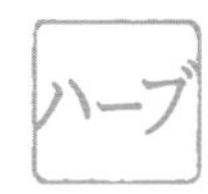

おすすめハーブ
ペパーミント/鼻づまり

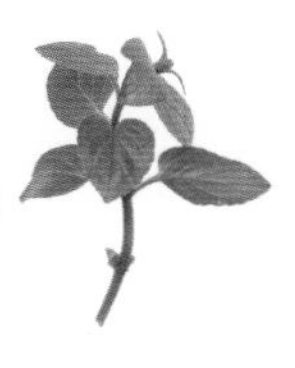

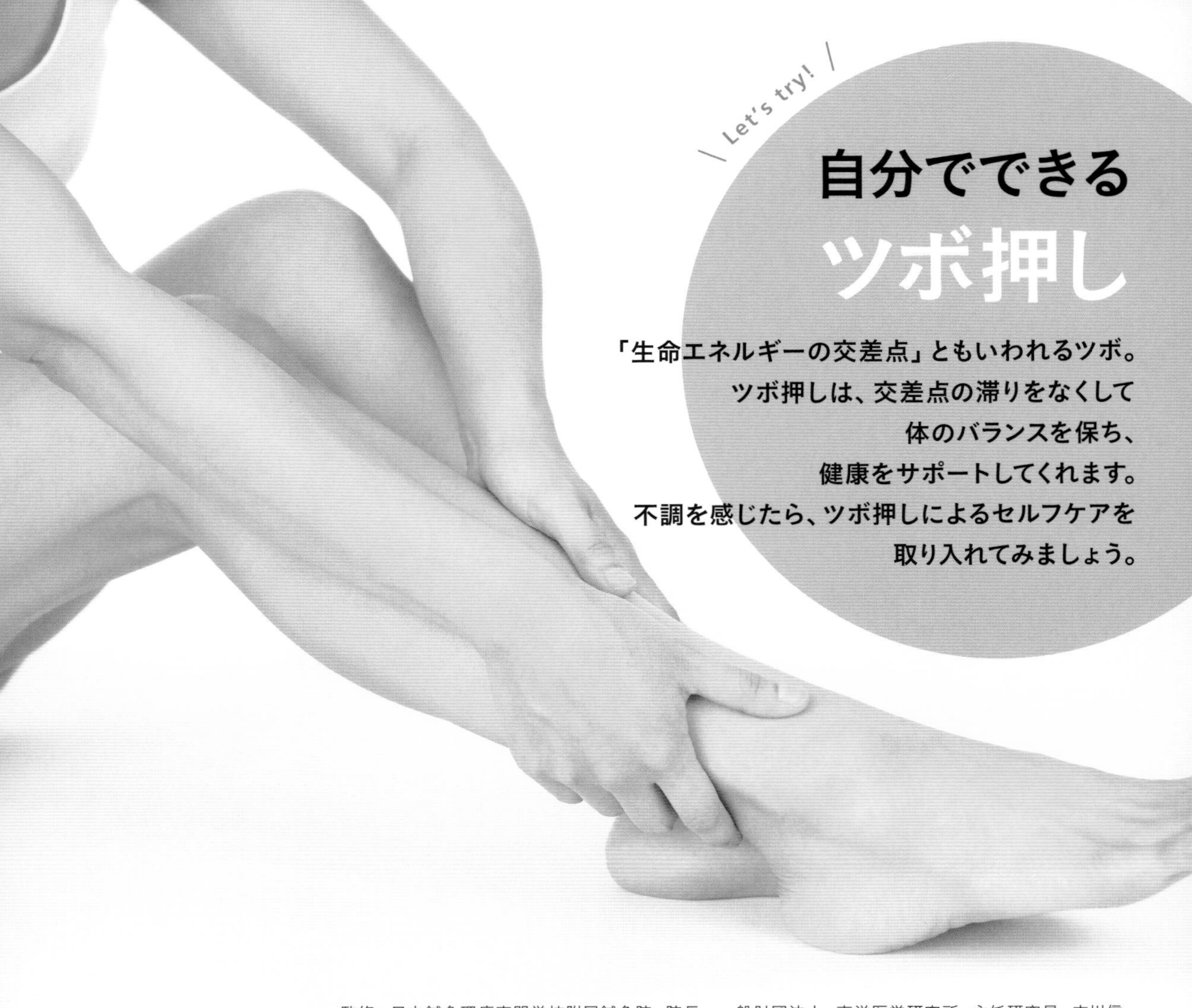

Let's try!

自分でできる ツボ押し

**「生命エネルギーの交差点」ともいわれるツボ。
ツボ押しは、交差点の滞りをなくして
体のバランスを保ち、
健康をサポートしてくれます。
不調を感じたら、ツボ押しによるセルフケアを
取り入れてみましょう。**

監修：日本鍼灸理療専門学校附属鍼灸院　院長、一般財団法人　東洋医学研究所　主任研究員　吉川信

未病の治療に効くツボ押し

東洋医学では、「気」という生命エネルギーの概念があり、この気の通り道を「経絡（けいらく）」といいます。この経絡上にあり、気の流れを調整しているのが「経穴（けいけつ）」、いわゆるツボです。

ツボには気の流れの状態が反映されるので、体のどこかに不調があれば、関連するツボに反応が表れます。指で触ったとき、皮膚のハリがなかったり、硬くなっていたり、押すと痛みを感じたりといった症状がそうです。いわば、ツボは自覚のない疲労や不調を知らせてくれるSOSセンサーなのです。

このツボを刺激することで、気の流れがよくなり、不調が改善したり、免疫が高まったりします。心身の崩れたバランスをツボ押しで整えれば、体質改善も図れます。

つまり、ツボとは臓腑の不調の反応ポイントであり、同時に治療ポイントであるといえます。鍼灸や指圧はこのような特性を利用した療法なのです。

心地よいと感じる場所を押したり、さすったりする

ツボ押しは、いつでも誰でも、一人で気軽に行えるのが魅力です。「病気でないから」「治療院に行く時間がないから」と不調を放っておかず、ちょっとした時間を見つけてツボを押してみましょう。特別な道具も、難しい技術も必要ありませんから、まずは自分の体に手を当てて、体の状態を感じ取ってみることから始めてみましょう。

ツボの見つけ方

ツボの場所は人によって微妙に異なります。180ページから紹介しているツボの位置を目安にして、その周辺を探って見つけましょう。わずかなしこりやくぼみがある箇所がツボです。押してみて「痛気持ちいい」と思える場所であることもポイントです。

押しながら探す

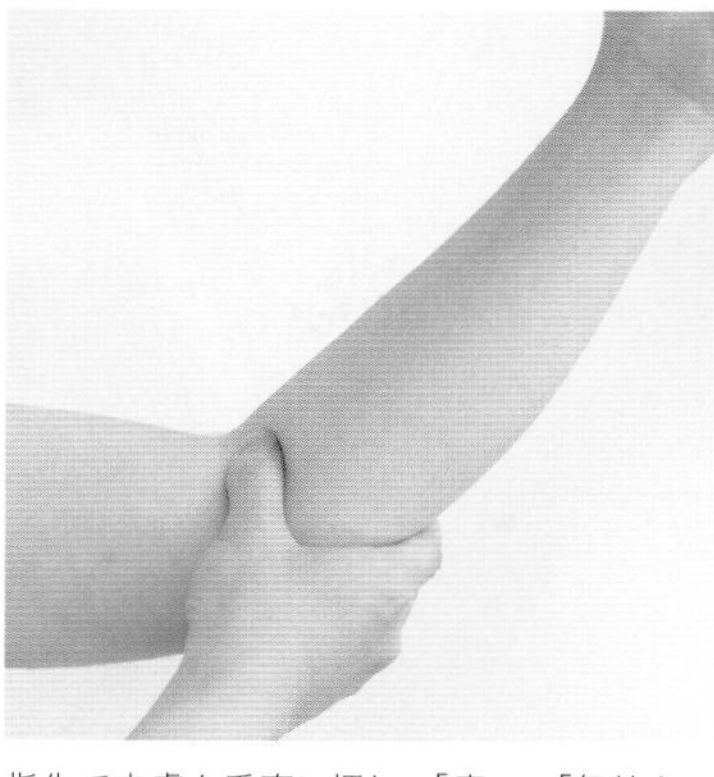

指先で皮膚を垂直に押し、「痛い」「気持ちいい」「症状が改善する」といった場所を探します。

さすって探す

皮膚に軽く指を添え、やさしくなでます。グイッと押してしまうとわからない「しこり」や「くぼみ」を探します。

ツボの刺激法

ツボ刺激の基本は、指で押すことですが、部位によってはもんだり、さすったりしてもOKです。できればリラックスした状態で、体が温まっているほうが、より効果が高まります。

注意：極度に血圧の高い方、ツボ周辺に炎症を起こしているときや、骨折や捻挫をしている場合は、症状を悪化させるおそれがありますので控えてください。妊娠中の方への刺激は注意が必要なので、専門家にまかせましょう。

押す

ツボ押しは、親指か中指（または人さし指）の腹を使って、息を吐きながら押し、吸いながら離すのが基本です。力まかせに強く押したり、痛すぎるぐらい押したりするのは逆効果。「痛気持ちいい」程度が目安です。

ツボの位置を指で押さえ、息を吐きながら体に対して垂直に圧を加えます。

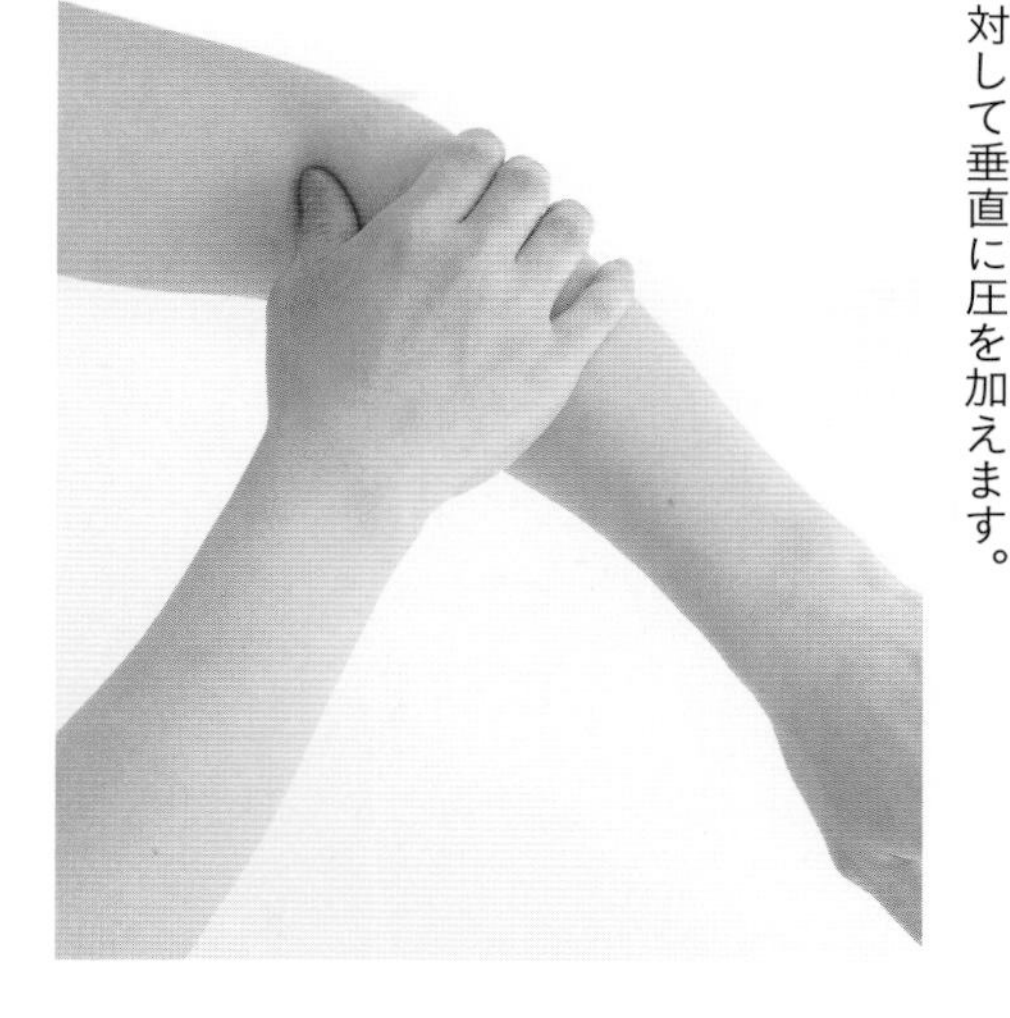

さする

手のひらや指全体でツボやツボ周辺をさすります。血行をよくする効果もあるので、顔や腕のツボを刺激するときにおすすめです。

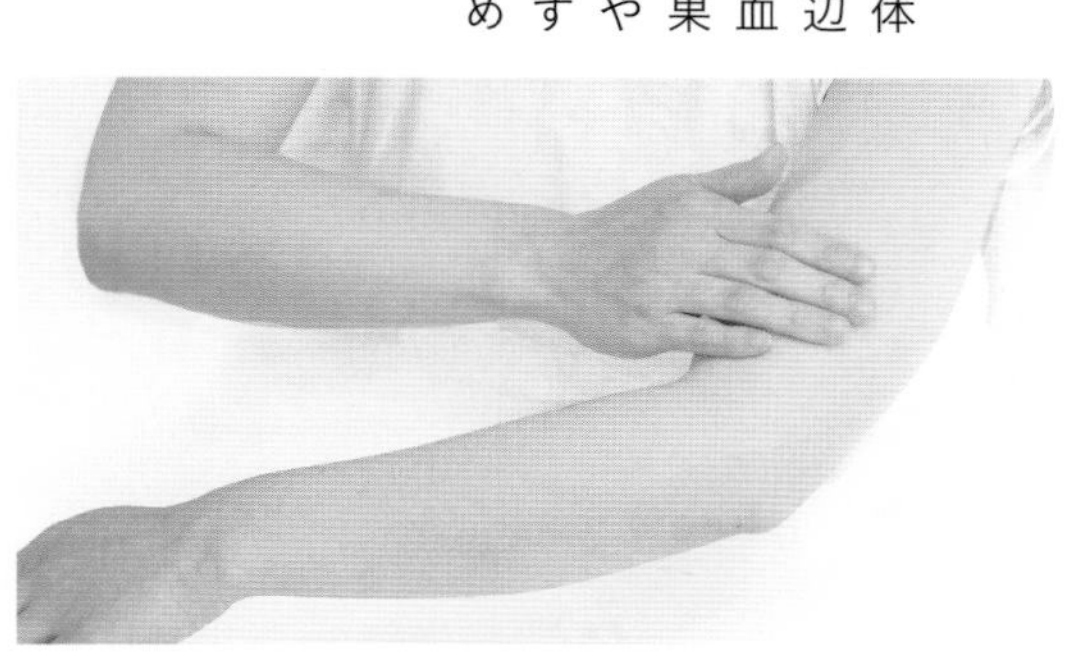

もむ

指の腹や手のひら全体でもみほぐします。親指や中指で行う場合は、指をツボに当てながら円を描くように力を入れます。

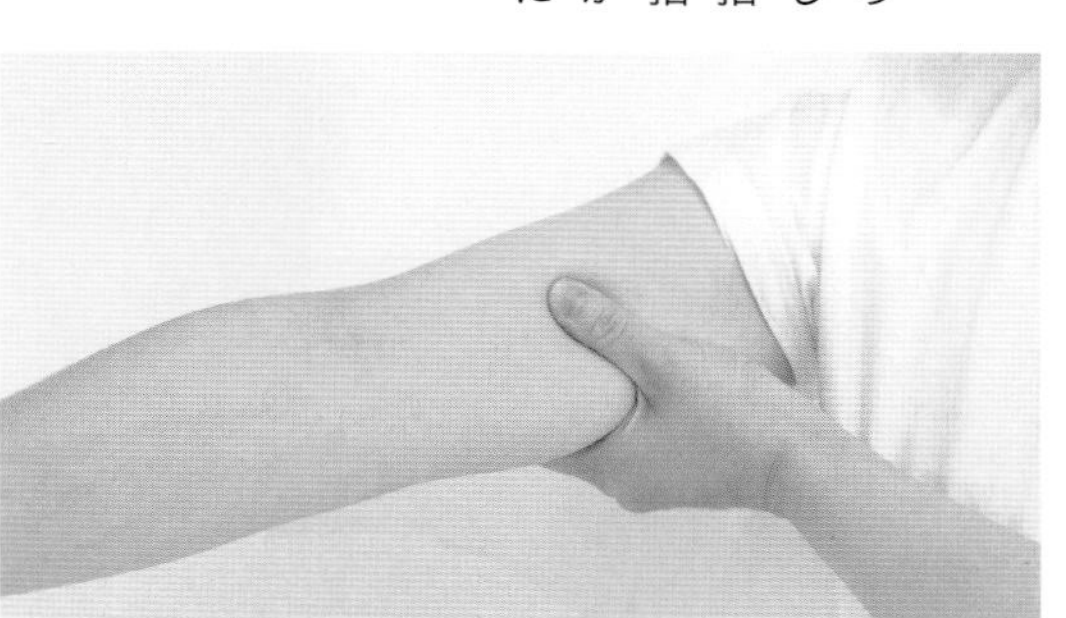

身近なグッズを使って ツボ刺激

ツボの刺激には、温めることで刺激する「温熱」を用いた方法もあります。

おすすめの方法はお灸です。温熱刺激と合わせ、もぐさの栄養成分を体に浸透させることができます。お灸をするときは、ツボの位置にペンなどで印をつけ、火をつけたお灸を置きます。市販されているものは台座がシール付きになっていますので、少し動いても落とすことがなく便利です。

じんわりと温かく、心地よい熱さでツボを刺激します。血行もよくなってリラックスを引き出してくれる効果もあります。

ツボ刺激のグッズいろいろ

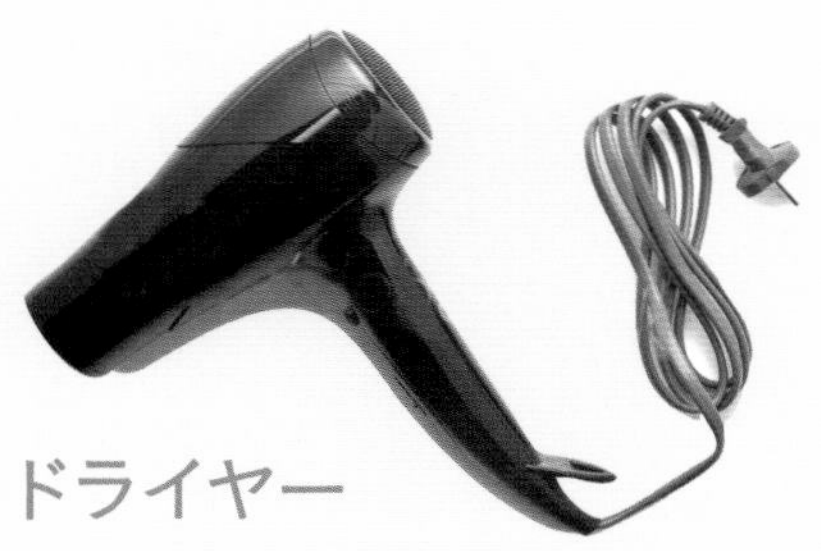

ドライヤー

ツボにドライヤーの温風を当てます。肌が乾燥している人は直接当てないこと。また、顔やケガをしている箇所には当てないようにしましょう。

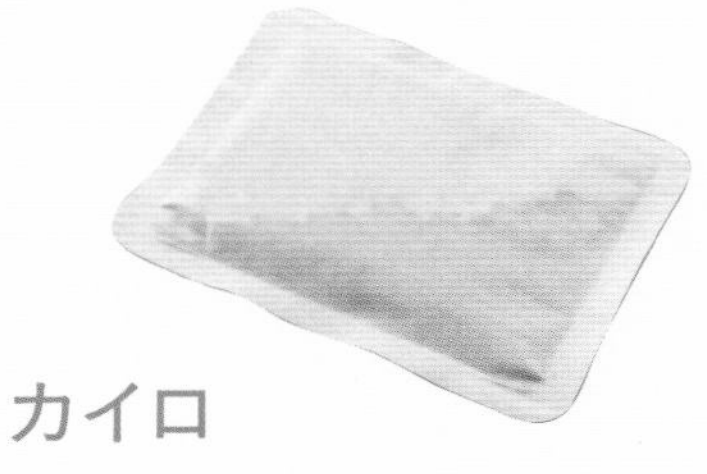

カイロ

腰や首、お腹の痛みなどに、ツボの指圧とともに利用するのがおすすめです。低温やけどに注意して使用しましょう。

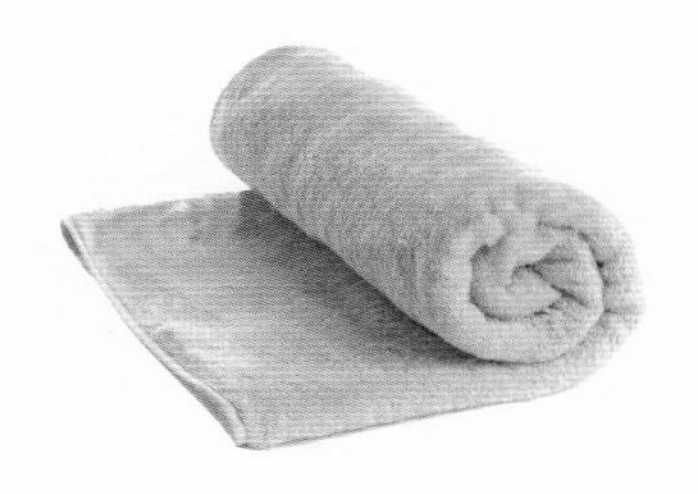

蒸しタオル（ホットタオル）

水でぬらしたタオルを絞り、電子レンジで30秒～1分ほど温めます。ドライヤーやお灸、カイロなどを使いにくい顔にも使えます。徐々に冷えていくため、低温やけどの心配もありません。

温かいペットボトル

片手で持てる程度の500mℓのペットボトルにお湯を入れて使います。肌に当て、じんわりと温めます。ほどよい圧も加えられるのでおすすめです。

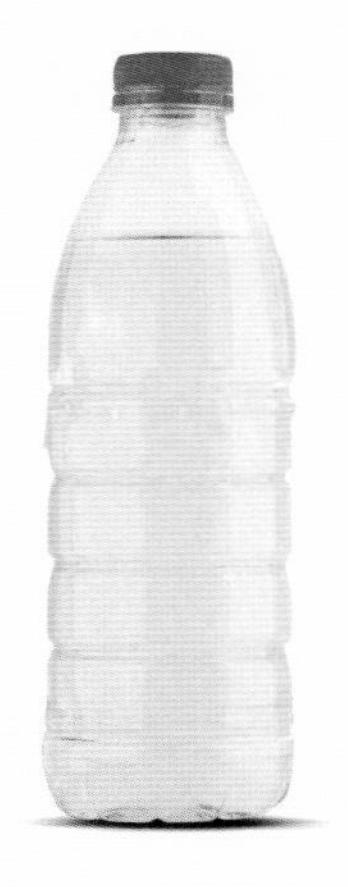

Q&A

Q ツボ押しをやるのはいつがベストですか？

A 基本的にはいつでもOKですが、食前・食後や、飲酒の前後はやめましょう。こりをほぐすようなツボは、入浴後など体が温まった状態で押すとよいでしょう。手のツボなどはいつでも刺激できるので、休憩中や電車の中など、ちょっとした隙間時間に押すのもよいでしょう。

Q 指で押しにくい場所はどうすればいいですか？

A 指でなくても、綿棒やペンのキャップなどを用いてツボ押しをしてもよいでしょう。先が鋭いものは避けてください。肩や二の腕などは垂直に圧をかけにくいこともありますが、そんなときはテニスボールを使って壁に押し当てるようにするとよいでしょう。

Q 痛いところは強く押せば効果が高くなりますか？

A ひざや腰などの関節がひどく痛むときは、直接患部を押すのは避けてください。首や肩などのこりも、痛く感じるほど押すのは逆効果。セルフケアでのツボ押しでは、あくまで痛気持ちいいくらいの加減で行うことが大切です。冷えから血流が悪くなり、痛みを感じやすくなっている場合もあるので、温熱刺激（178ページ参照）でじんわりと温めるのもよいでしょう。

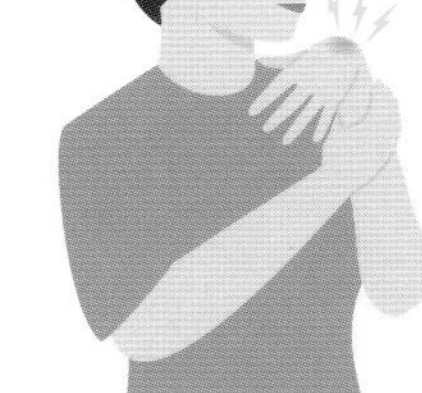

Q 効果を高める方法はありますか？

A リラクスした状態で行うほうが効果は高まります。体の力を抜き、深呼吸をしてから行ってみましょう。ツボ押しをしたあとは、白湯をゆっくりと飲むと、老廃物の排出が速やかに行われる効果があります。

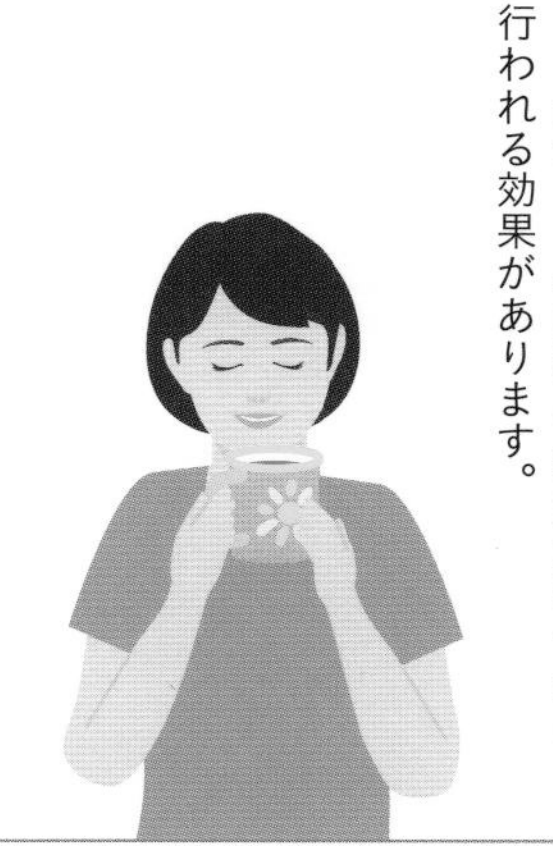

知っておくと便利 指幅の基準について

東洋医学では自分の指の太さが自分の体に合った尺度だといわれています。
この指幅の基準を覚えておくと、ツボ探しのガイドになります。

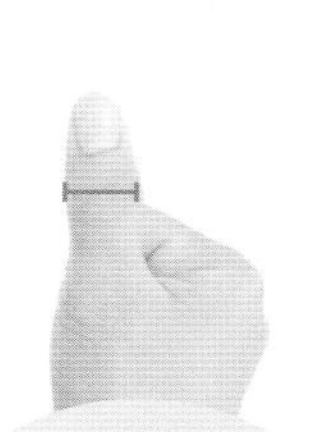

指1本分（1寸）
親指の第一関節の横幅

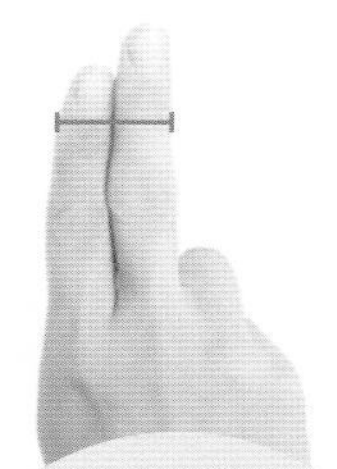

指2本分（1寸5分）
人さし指と中指を並べた横幅。人さし指の第一関節のライン。

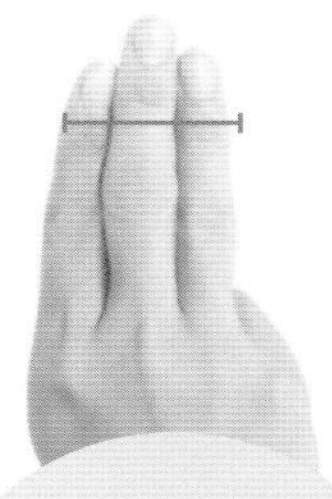

指3本分（2寸）
人さし指と中指、薬指を並べた横幅。人さし指の第一関節のライン。

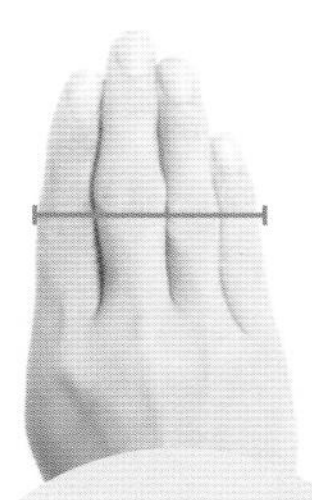

指4本分（3寸）
人さし指と中指、薬指、小指を並べた横幅。人さし指の第二関節の少し下のライン。

頭・顔のツボ

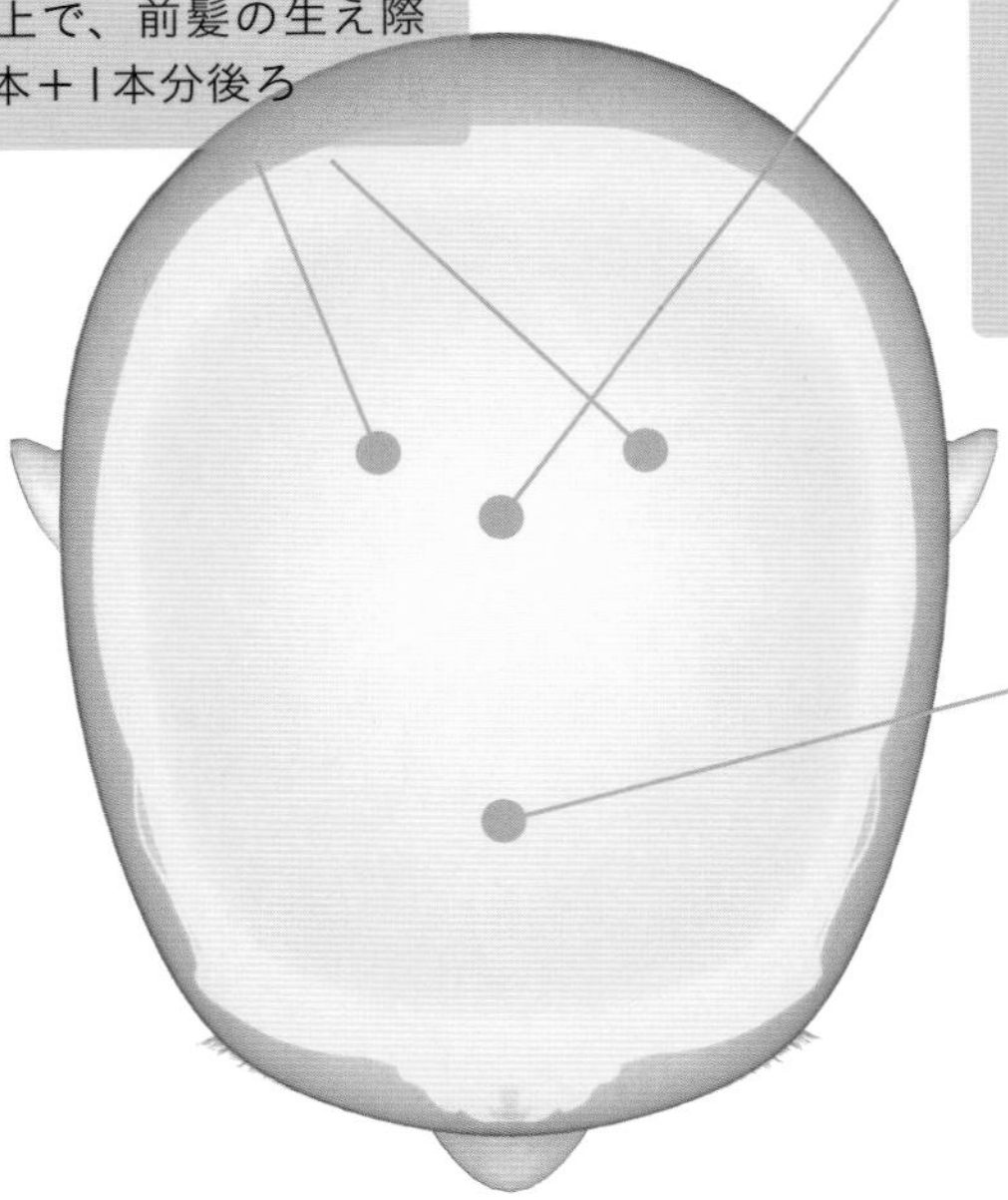

承霊（しょうれい）

顎関節症、顔面の痛み、頭痛

瞳孔の線上で、前髪の生え際から指４本＋１本分後ろ

百会（ひゃくえ）

頭痛、めまい、のぼせ、慢性的な痛み、不安、緊張、鼻づまり、不眠、脱肛などの内臓下垂

左右の耳を前に折り、その上角（耳尖端）を結ぶ線の中点

上星（じょうせい）

鼻づまり、鼻血、頭痛、めまい

手のひら側の手首にあるシワの中央を鼻のてっぺんにあてて中指の先端が当たるところ

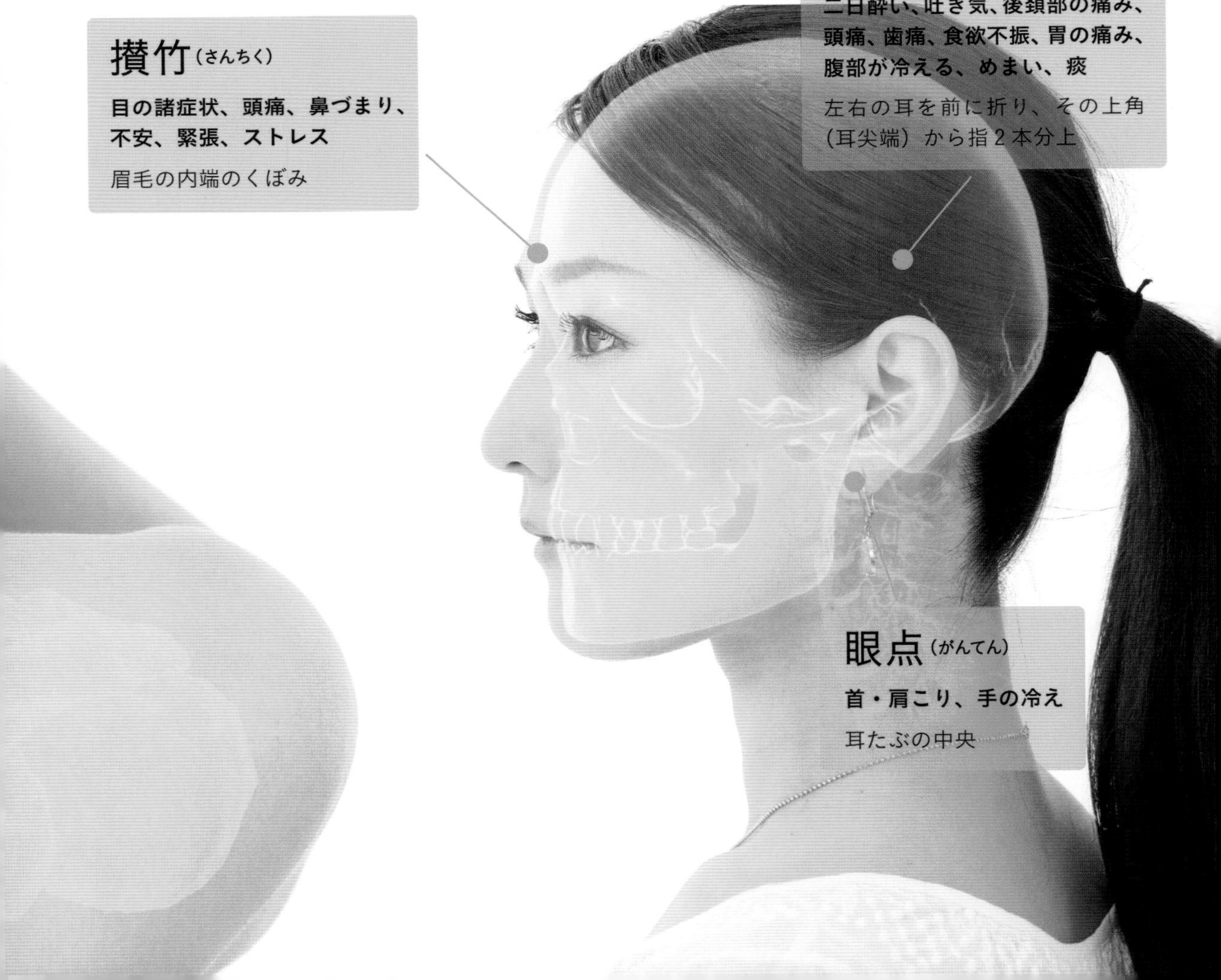

率谷（そっこく）

二日酔い、吐き気、後頸部の痛み、頭痛、歯痛、食欲不振、胃の痛み、腹部が冷える、めまい、痰

左右の耳を前に折り、その上角（耳尖端）から指２本分上

攅竹（さんちく）

目の諸症状、頭痛、鼻づまり、不安、緊張、ストレス

眉毛の内端のくぼみ

眼点（がんてん）

首・肩こり、手の冷え

耳たぶの中央

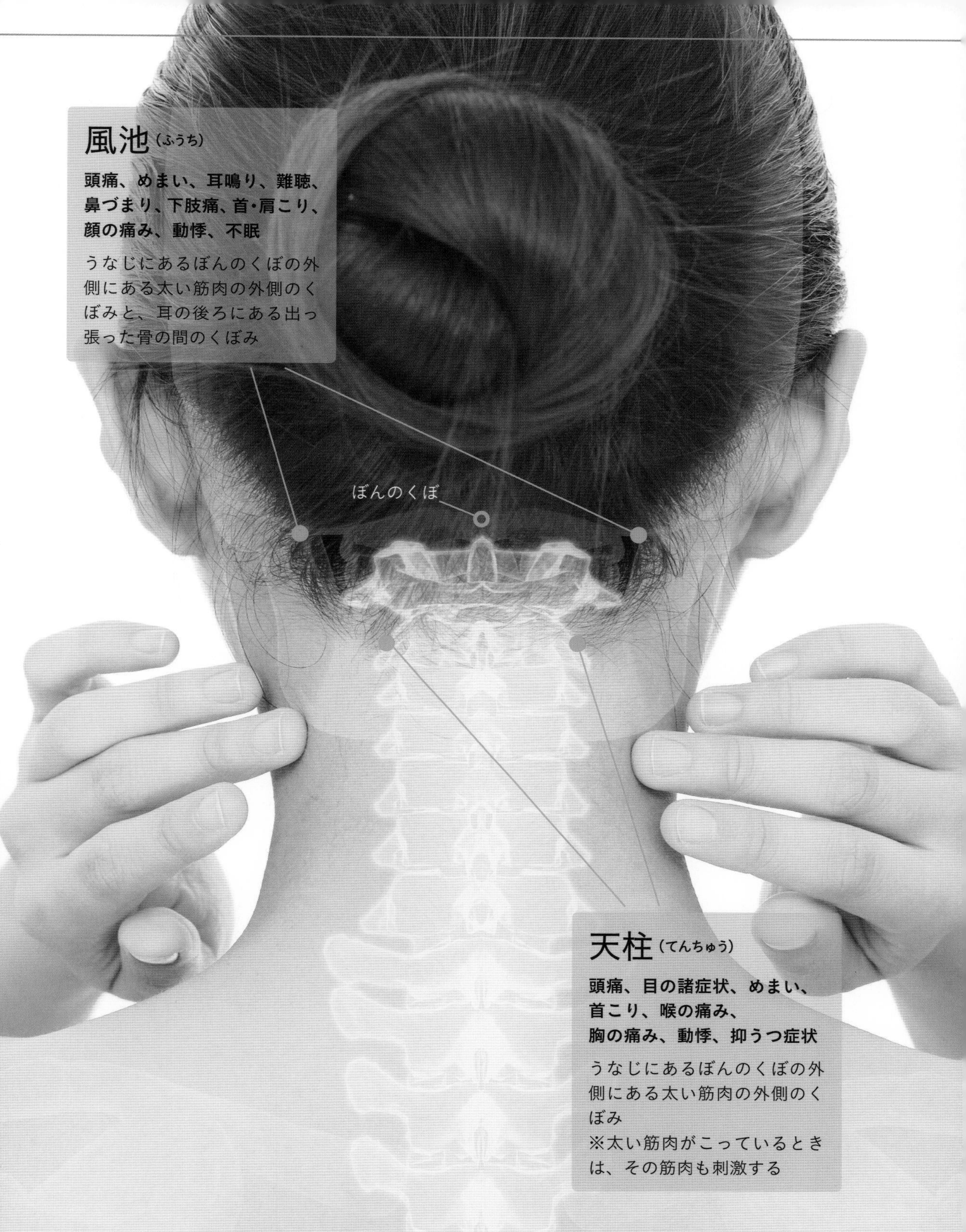
風池（ふうち）
頭痛、めまい、耳鳴り、難聴、鼻づまり、下肢痛、首・肩こり、顔の痛み、動悸、不眠
うなじにあるぼんのくぼの外側にある太い筋肉の外側のくぼみと、耳の後ろにある出っ張った骨の間のくぼみ
ぼんのくぼ
天柱（てんちゅう）
頭痛、目の諸症状、めまい、首こり、喉の痛み、胸の痛み、動悸、抑うつ症状
うなじにあるぼんのくぼの外側にある太い筋肉の外側のくぼみ
※太い筋肉がこっているときは、その筋肉も刺激する

腕・手のツボ

内関（ないかん）

吐き気、しゃっくり、動悸、胸の痛み、胸苦しさ、便秘

手のひら側の手首のシワの中央から指３本分ひじ側で、２本ある腱の間

尺沢（しゃくたく）

咳、呼吸困難、喉の痛み、胸苦しさ、子どものひきつけ、ぎっくり腰、尿が少ない、吐き気

ひじを曲げたときにできる内側のシワの上で、ひじの中央にある腱の親指側

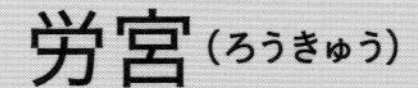

労宮（ろうきゅう）

咳、手の冷え、胃のつかえ、胸の痛み・つかえ、不整脈、口内炎、疳の虫

手を握ったとき、手のひらに人さし指と中指が触れるところの間

魚際（ぎょさい）

咳による尿もれ、動悸、手のほてり、声が出ない、喉の痛み、しゃっくり、頭痛、乗り物酔い

手のひら側にある親指のふくらみの外側にある骨の内側の中央

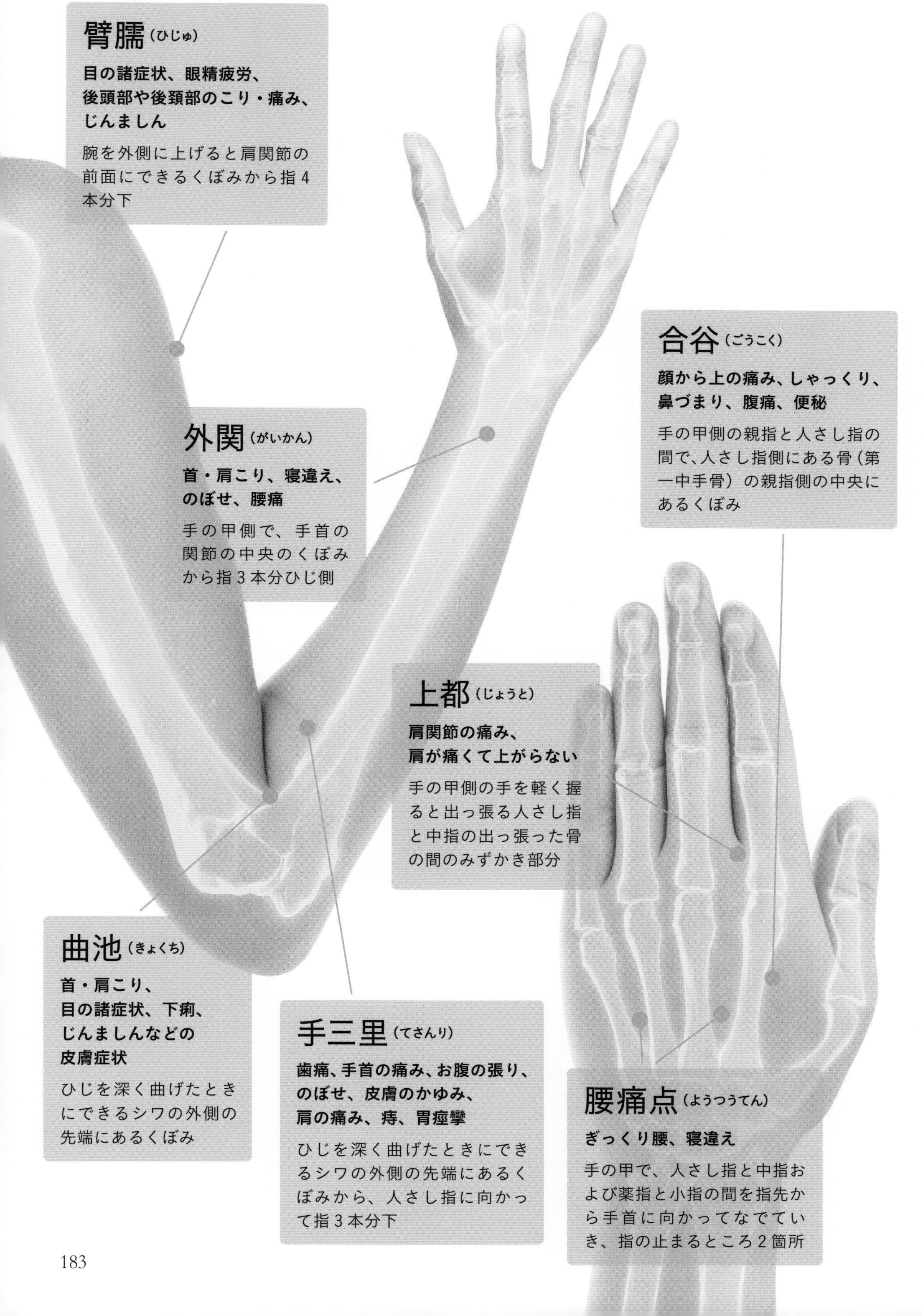

臂臑（ひじゅ）

目の諸症状、眼精疲労、後頭部や後頚部のこり・痛み、じんましん

腕を外側に上げると肩関節の前面にできるくぼみから指4本分下

外関（がいかん）

首・肩こり、寝違え、のぼせ、腰痛

手の甲側で、手首の関節の中央のくぼみから指3本分ひじ側

合谷（ごうこく）

顔から上の痛み、しゃっくり、鼻づまり、腹痛、便秘

手の甲側の親指と人さし指の間で、人さし指側にある骨（第一中手骨）の親指側の中央にあるくぼみ

上都（じょうと）

肩関節の痛み、肩が痛くて上がらない

手の甲側の手を軽く握ると出っ張る人さし指と中指の出っ張った骨の間のみずかき部分

曲池（きょくち）

首・肩こり、目の諸症状、下痢、じんましんなどの皮膚症状

ひじを深く曲げたときにできるシワの外側の先端にあるくぼみ

手三里（てさんり）

歯痛、手首の痛み、お腹の張り、のぼせ、皮膚のかゆみ、肩の痛み、痔、胃痙攣

ひじを深く曲げたときにできるシワの外側の先端にあるくぼみから、人さし指に向かって指3本分下

腰痛点（ようつうてん）

ぎっくり腰、寝違え

手の甲で、人さし指と中指および薬指と小指の間を指先から手首に向かってなでていき、指の止まるところ2箇所

脚のツボ

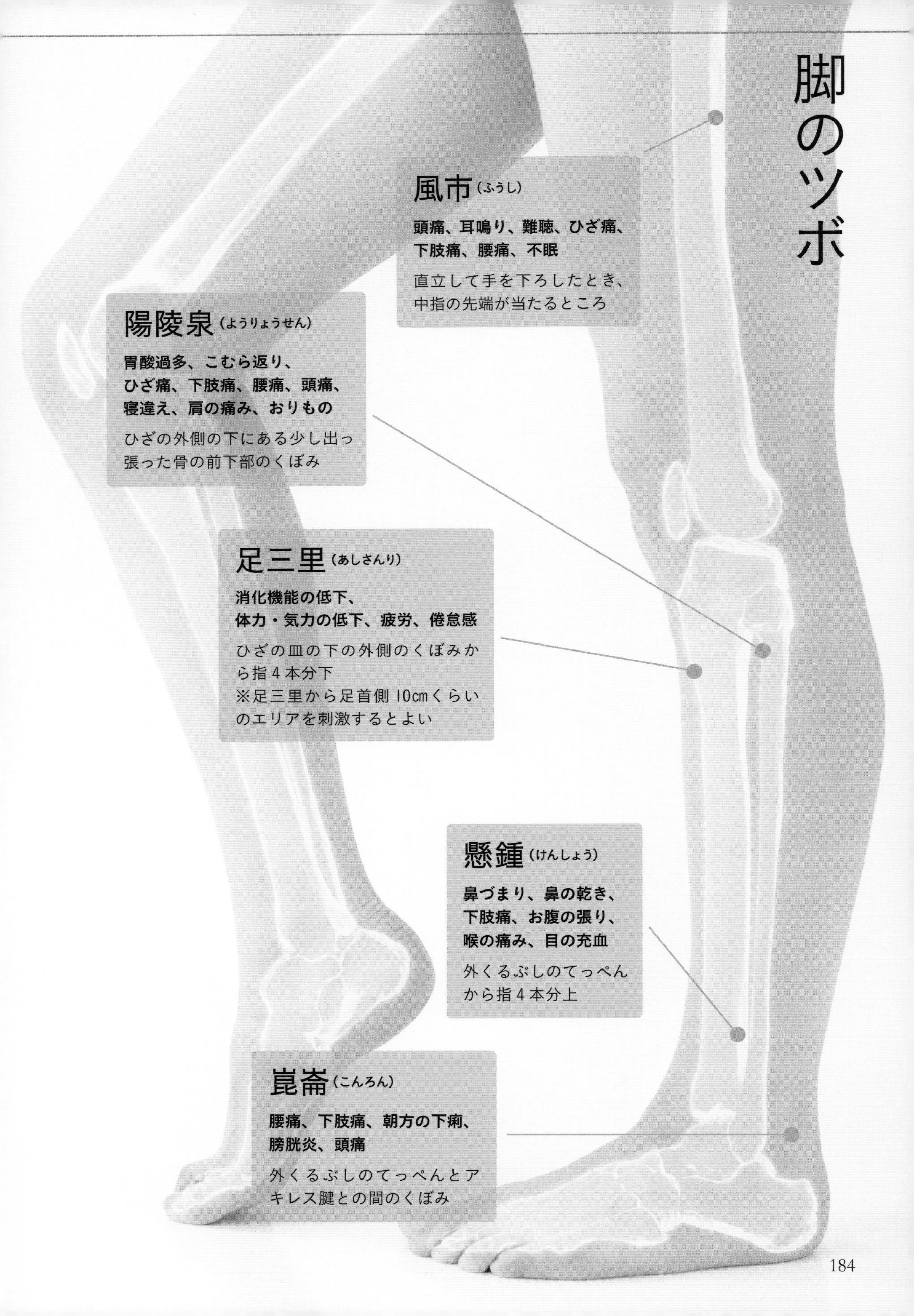

風市（ふうし）

頭痛、耳鳴り、難聴、ひざ痛、下肢痛、腰痛、不眠

直立して手を下ろしたとき、中指の先端が当たるところ

陽陵泉（ようりょうせん）

胃酸過多、こむら返り、ひざ痛、下肢痛、腰痛、頭痛、寝違え、肩の痛み、おりもの

ひざの外側の下にある少し出っ張った骨の前下部のくぼみ

足三里（あしさんり）

消化機能の低下、体力・気力の低下、疲労、倦怠感

ひざの皿の下の外側のくぼみから指４本分下
※足三里から足首側10cmくらいのエリアを刺激するとよい

懸鍾（けんしょう）

鼻づまり、鼻の乾き、下肢痛、お腹の張り、喉の痛み、目の充血

外くるぶしのてっぺんから指４本分上

崑崙（こんろん）

腰痛、下肢痛、朝方の下痢、膀胱炎、頭痛

外くるぶしのてっぺんとアキレス腱との間のくぼみ

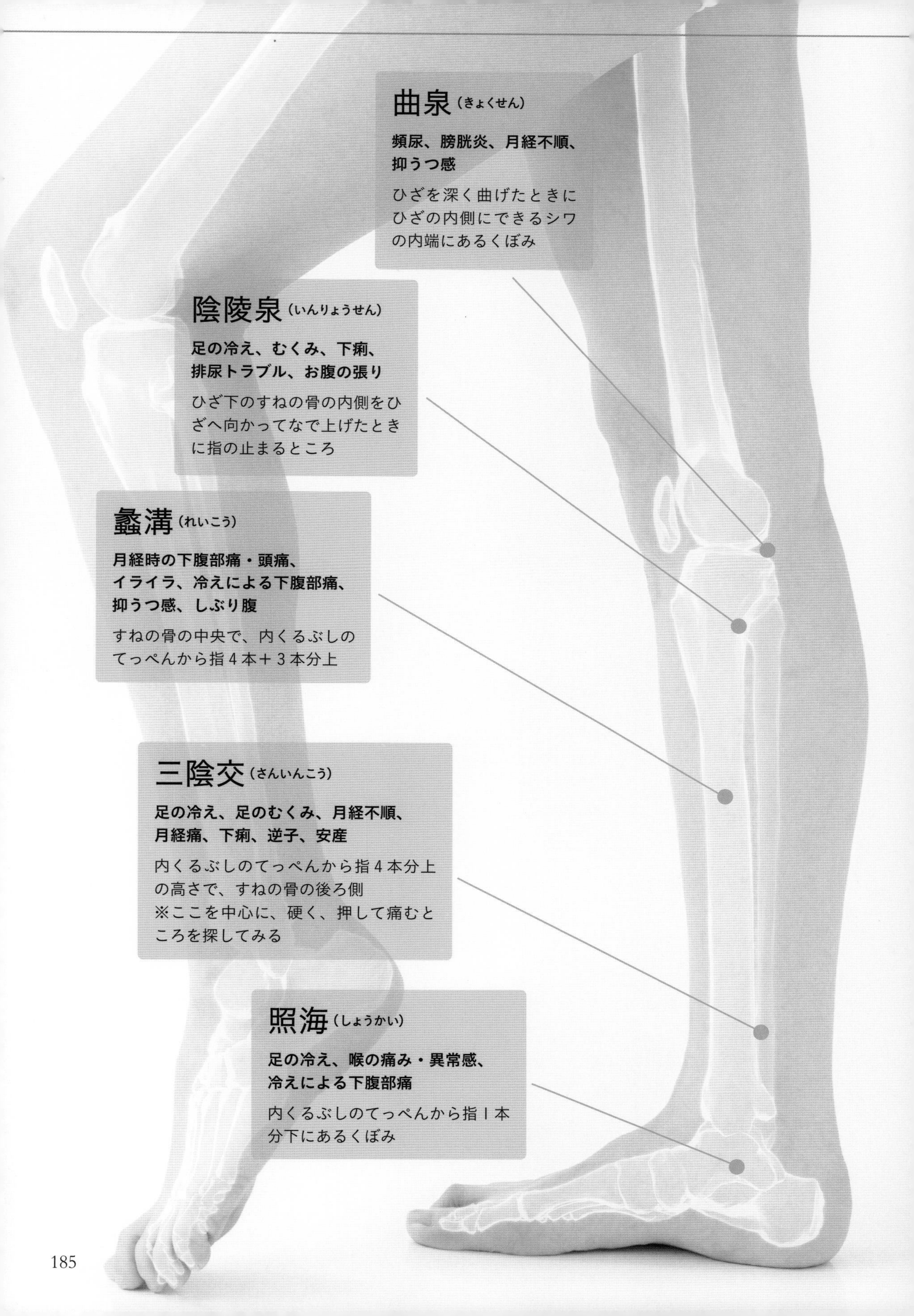

曲泉（きょくせん）

頻尿、膀胱炎、月経不順、抑うつ感

ひざを深く曲げたときにひざの内側にできるシワの内端にあるくぼみ

陰陵泉（いんりょうせん）

足の冷え、むくみ、下痢、排尿トラブル、お腹の張り

ひざ下のすねの骨の内側をひざへ向かってなで上げたときに指の止まるところ

蠡溝（れいこう）

月経時の下腹部痛・頭痛、イライラ、冷えによる下腹部痛、抑うつ感、しぶり腹

すねの骨の中央で、内くるぶしのてっぺんから指４本＋３本分上

三陰交（さんいんこう）

足の冷え、足のむくみ、月経不順、月経痛、下痢、逆子、安産

内くるぶしのてっぺんから指４本分上の高さで、すねの骨の後ろ側
※ここを中心に、硬く、押して痛むところを探してみる

照海（しょうかい）

足の冷え、喉の痛み・異常感、冷えによる下腹部痛

内くるぶしのてっぺんから指１本分下にあるくぼみ

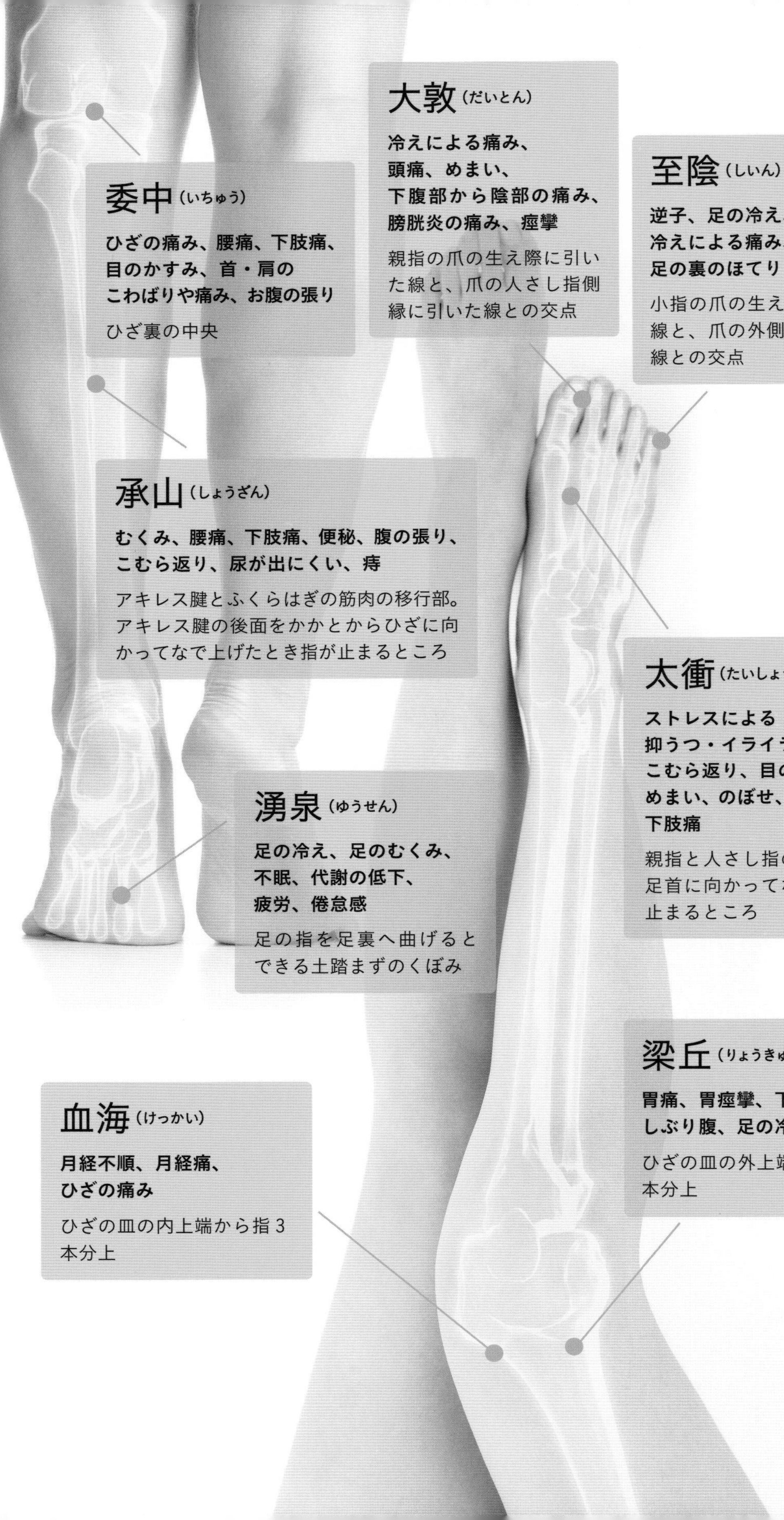

大敦（だいとん）

冷えによる痛み、頭痛、めまい、下腹部から陰部の痛み、膀胱炎の痛み、痙攣

親指の爪の生え際に引いた線と、爪の人さし指側縁に引いた線との交点

至陰（しいん）

逆子、足の冷え、冷えによる痛み、鼻づまり、足の裏のほてり

小指の爪の生え際に引いた線と、爪の外側縁に引いた線との交点

委中（いちゅう）

ひざの痛み、腰痛、下肢痛、目のかすみ、首・肩のこわばりや痛み、お腹の張り

ひざ裏の中央

承山（しょうざん）

むくみ、腰痛、下肢痛、便秘、腹の張り、こむら返り、尿が出にくい、痔

アキレス腱とふくらはぎの筋肉の移行部。アキレス腱の後面をかかとからひざに向かってなで上げたとき指が止まるところ

太衝（たいしょう）

ストレスによる抑うつ・イライラ、頭痛、こむら返り、目の疲れ、めまい、のぼせ、月経不順、下肢痛

親指と人さし指の骨の間を足首に向かってなで、指の止まるところ

湧泉（ゆうせん）

足の冷え、足のむくみ、不眠、代謝の低下、疲労、倦怠感

足の指を足裏へ曲げるとできる土踏まずのくぼみ

梁丘（りょうきゅう）

胃痛、胃痙攣、下痢、しぶり腹、足の冷え

ひざの皿の外上端から指3本分上

血海（けっかい）

月経不順、月経痛、ひざの痛み

ひざの皿の内上端から指3本分上

第6章

体を支える

骨格

骨は体重の15〜18％を占めていて、成人では２０６個あります。頭蓋骨、脊柱、胸骨、上肢骨、下肢骨、骨盤などに分類され、頭、顔、胸、背中で80個、左右の腕、脚に１２６個の骨があります。各部位が複数の骨で構成され、体を支えているのです。

骨は、コラーゲン線維というたんぱく質の土台にカルシウムなどがくっついてできており、骨の強さのもとになっています。硬さはもちろんのこと、筋肉の収縮や外からの衝撃に対応できるように弾力性や柔軟性もあります。

骨と骨は関節でつながっています。２つか、それ以上の骨が連結した部分が関節です。関節は肩関節、肘関節、膝関節、股関節などがあり、動かすことができる可動関節と頭蓋骨関節のようにほとんど動かすことのできない関節があります。動かすことができるものを「可動性結合」、動かせないものを「不動性結合」と呼びます。

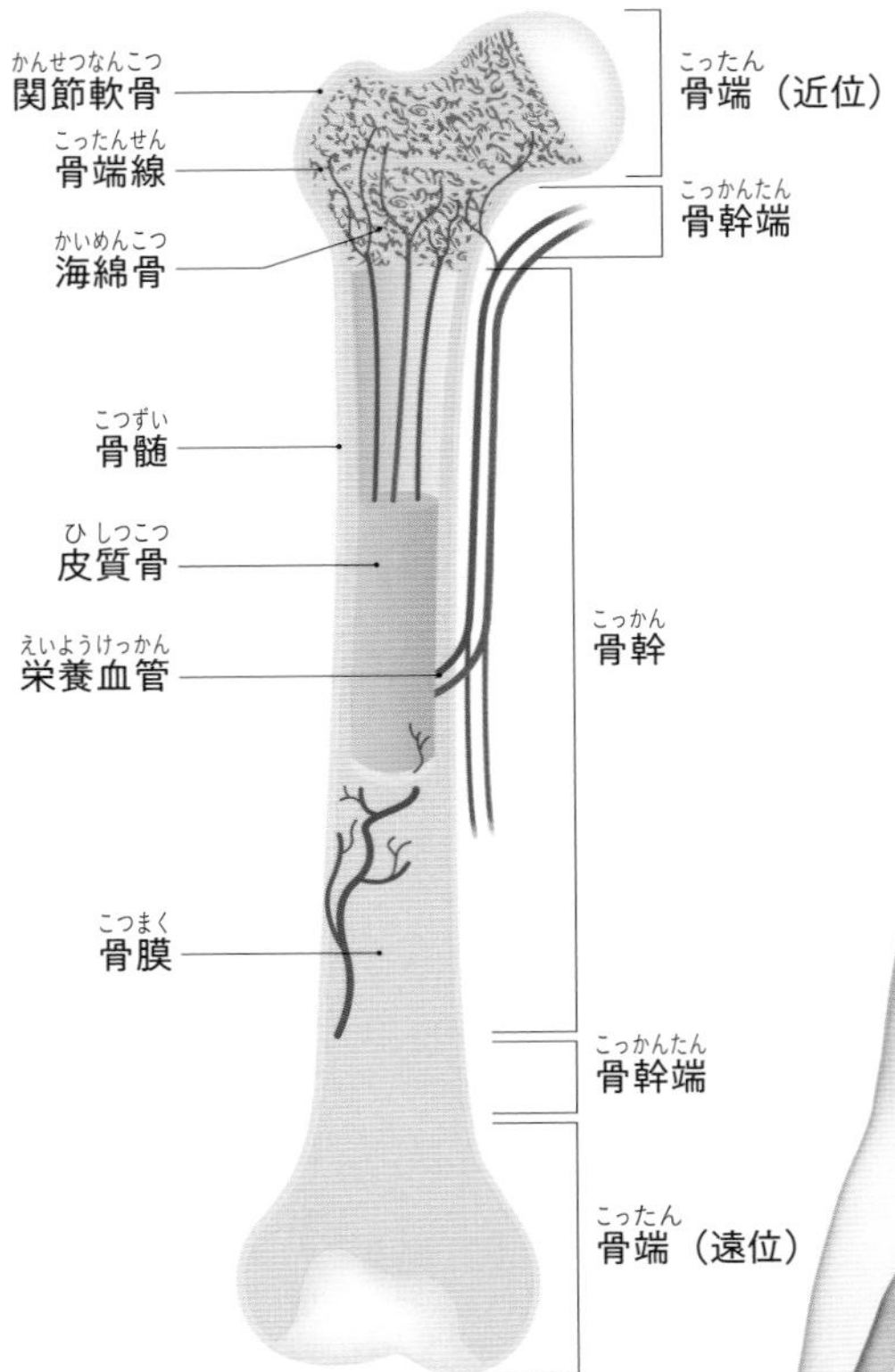

関節軟骨（かんせつなんこつ）
骨端線（こったんせん）
海綿骨（かいめんこつ）
骨髄（こつずい）
皮質骨（ひしつこつ）
栄養血管（えいようけっかん）
骨膜（こつまく）
骨端（近位）（こったん）
骨幹端（こっかんたん）
骨幹（こっかん）
骨幹端（こっかんたん）
骨端（遠位）（こったん）

骨の構造

骨の表面は硬い緻密質でできていて、その内側に無数の穴があいた網目状の海綿質がある。真ん中には骨髄腔があり、中はやわらかい骨髄で満たされている。

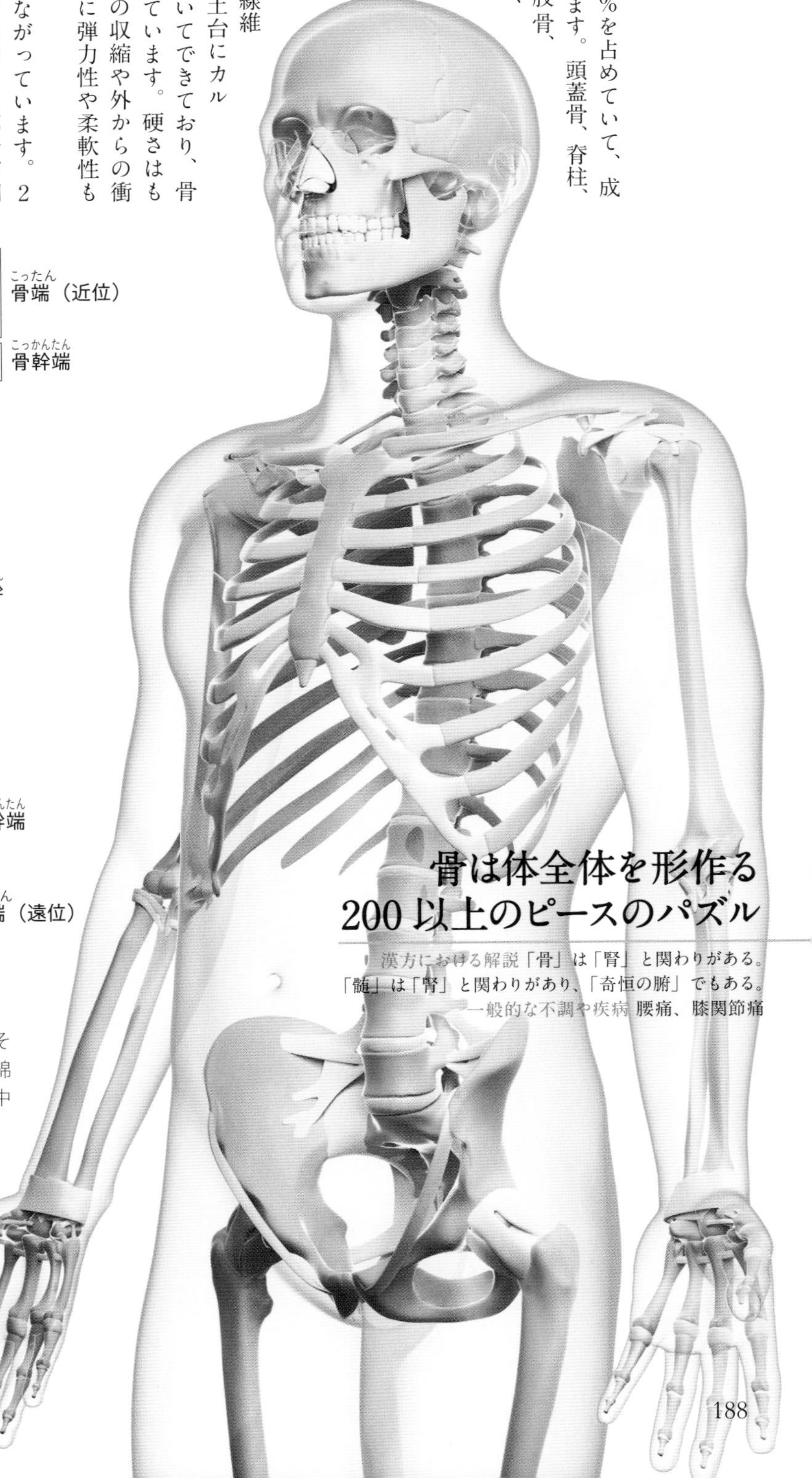

骨は体全体を形作る 200以上のピースのパズル

漢方における解説「骨」は「腎」と関わりがある。「髄」は「腎」と関わりがあり、「奇恒の腑」でもある。

一般的な不調や疾病 腰痛、膝関節痛

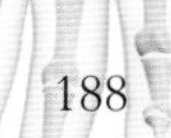

軟骨の構造

軟骨は、骨と骨の継ぎ目にある組織です。背骨では、骨と骨の間にはさまるように軟骨があり、そのやわらかさによって背骨にかかる強い力を逃しているほか、ある程度の動きができるような仕組みになっています。椎骨の間にある軟骨は線維質で特別なつくりになっており、椎間板といいます。

膝関節の構造

膝関節は人体の中でもっとも大きく、体重の負担がいちばんかかる関節です。大腿骨（太もも骨）、脛骨（すねの骨）、膝蓋骨（膝の皿）の3つの骨で構成されています。そして、大腿四頭筋（太ももの筋肉）の腱が集まり、膝蓋骨と脛骨に固定されています。頸骨の上を大腿骨が前後に転がることによってひざの曲げ伸ばしができるのです。また、関節内部には半月板という軟骨のクッションがついていて、衝撃を吸収する役割があります。

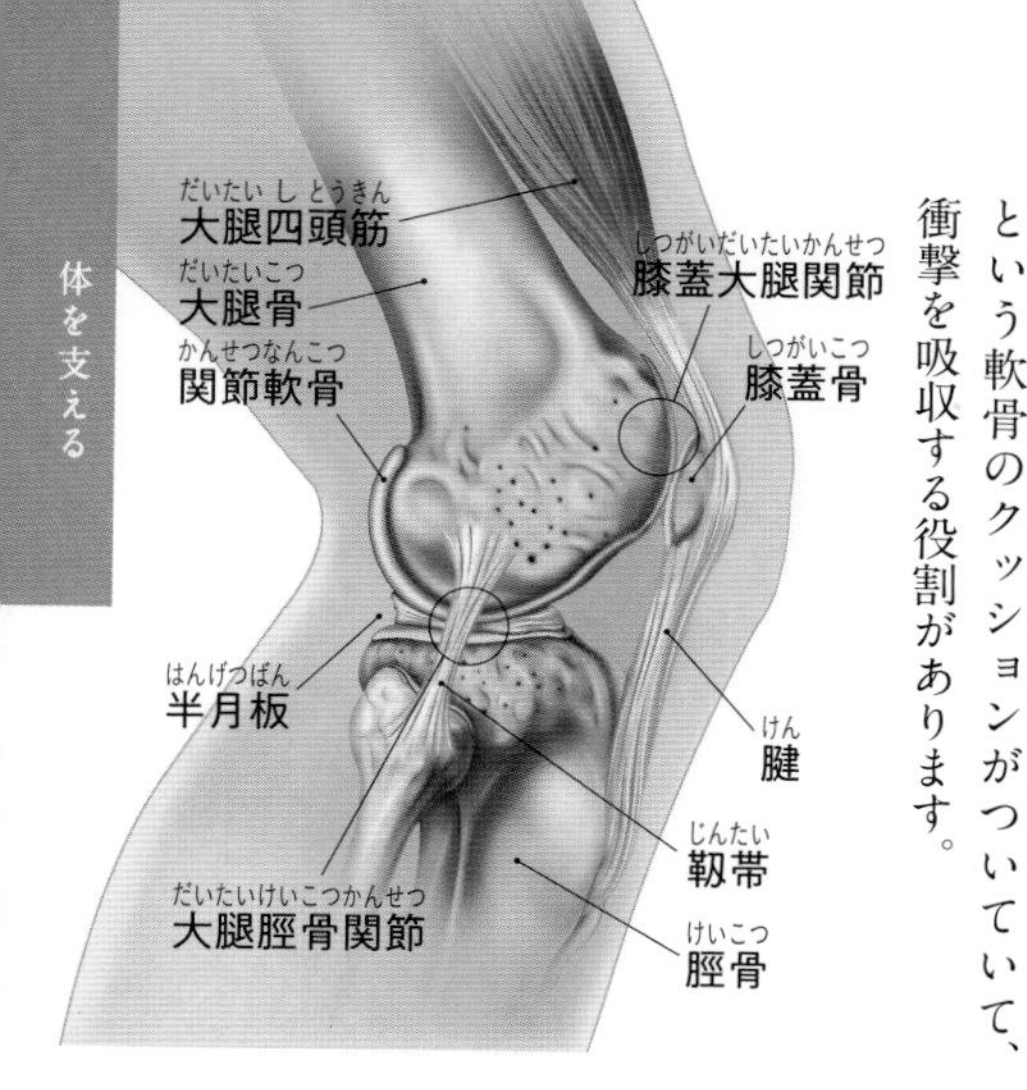

コンドロイチンやグルコサミンは関節によい？

軟骨は、たんぱく質のひとつであるコラーゲンを主な材料として、コラーゲンを束ねるヒアルロン酸、水分を維持するコンドロイチンなどで構成されています。ヒアルロン酸とコンドロイチンはぶどう糖を原料とした糖鎖で、体内で合成されます。

関節の健康を保つため、または復元することを期待して、グルコサミンやコンドロイチンが医薬品や健康食品として販売されていますが、効果については議論が続いており、明確ではありません。

日本ではグルコサミンは関節痛に効く医薬品として認められており、コンドロイチンは医薬品ではなく、サプリメントとして承認されています。どちらの効果についても研究の結果は一貫性を欠いており、完全に否定することもできませんが、効くともいえないというのが現状です。

軟骨の細胞は滑液から必要な栄養を得ますが、関節を動かしたときにそれが行われます。立ち上がるときにひざに負荷がかかると、軟骨の中の水分が押し出されます。座ると滑液が軟骨の中に吸い込まれます。このときに液中の栄養や酸素が一緒に軟骨に取り込まれます。歩くときにも同じことが繰り返されているので、軟骨を育てるためには、できる範囲で動かすのがもっとも理屈に合っているのです。

変形性膝関節症って？

膝関節の軟骨が少しずつ磨り減って、歩き始めや立ち上がるときに痛みが出る病気です。ひざが腫れる、まっすぐに伸ばせない、水が溜まるなどの症状があります。主な原因は関節軟骨の老化や体重の増加などです。膝関節の周りの筋肉や大腿四頭筋を鍛えることでその進行を抑えることもできるとされています。

関節リウマチって？

関節リウマチとは、主に手指や足の関節が腫れたり痛んだりする病気で、免疫の異常によって起こります。人の体に備わっている免疫の仕組みが、軟骨や骨などの関節を作る組織を異物とみなして攻撃することで引き起こされる、自己免疫疾患のひとつです。細菌などの感染、ストレスや過労などをきっかけに発症することがありますが、発病のメカニズムははっきりわかっていません。関節が腫れて痛くなり、朝起きたときに手などがこわばります。関節の炎症が進むと滑液が過剰になって膨らみ、さらに進むと関節が破壊されて変形したりします。女性に多く、30～50代が発症のピーク。毎年1万5000人が新たに発症しています。血液検査、尿検査、X線やCT検査などの画像検査などを総合的にみて判断します。早期発見などにより現在は治療の効果が高くなり、寛解に至る患者が多いです。

人間ドックの目的と数値

骨量検査

骨の丈夫さを調べる

X線などを照射して、骨密度を調べる検査で、骨粗しょう症や関節リウマチ、ホルモン分泌異常などの診断に使うことができる。骨密度が低いと、骨折しやすくなり、坐骨神経痛や脊柱管狭窄症などのリスクが高まる。特に女性は、閉経後のホルモンバランスの変化により骨密度が低下しやすい。

正常	80%以上
骨量減少	70～80%
骨粗しょう症	70%未満

（若年成人平均値 YAM を基準として判定する。若い人の骨密度を100%として比較する）

体を形成し、支えて内臓を守り、血液を作ります

骨の主な役割は主に4つです。まず1つ目は体を支えて維持すること。特に背骨は姿勢を保つために重要な骨です。小さな骨が縦に結びついて緩やかなカーブになっていることによってバランスを維持し、体を支えています。骨以外の体の組織はやわらかいので骨がなければ姿勢を維持することはできません。

2つ目は臓器を守ること。脳は頭蓋骨、心臓や肺などは胸郭、膀胱や子宮などは骨盤によって保護されています。

3つ目は血液の成分を作ること。骨の中心は血液を作る素になる赤いゼリー状の骨髄[*1]で満たされています。骨の中心にある組織は骨の強度をアップし、軽くする役割もあります。

4つ目はカルシウムの調整。カルシウムは細胞分裂や神経の伝達、筋肉の収縮などに関わり、生命維持には欠かせません。ですから、血中のカルシウムの濃度は一定に保たれる必要があります。不足すると、骨から溶かし出され、余ったときには骨に蓄えられます。

日々、古い骨は壊されて新しい骨に生まれ変わります

体の成長とともに骨も発達しています。骨の代謝には骨を作る骨芽細胞と骨を壊す破骨細胞が関与します。古くなった骨を破骨細胞が壊し、吸収し、そこに骨芽細胞がコラーゲンを作ってカルシウムがくっつき、骨ができるのです。

骨が代謝されるには破骨細胞が古い骨を壊さなければいけませんが、コラーゲンが酸化・糖化するとそれができなくなるうえ、酸化・糖化したコラーゲンが残って骨がもろくなります。古くなったコラーゲンを溶かすには新たにコラーゲンを獲得する必要がありますが、コラーゲンは食べ物からはほとんど吸収できず体内で生成されます。体内でコラーゲンを作るにはビタミンCが必要なので、骨の健康を維持するにはビタミンCの多い野菜や果物の摂取も大切です。

骨は力のかかる方向に強くなる性質があり、運動は骨を丈夫にする基本です。ウォーキングを日課にする、なるべく階段を使うなど、軽い運動を日常生活の中に取り入れるとよいでしょう。骨を強くするにはカルシウムの摂取も重要ですが、単独では吸収率がよくありません。そこでカルシウムの吸収を助けるビタミンDの出番。ビタミンDは紫外線を浴びることで作られるので適度な日光浴を心がけましょう。

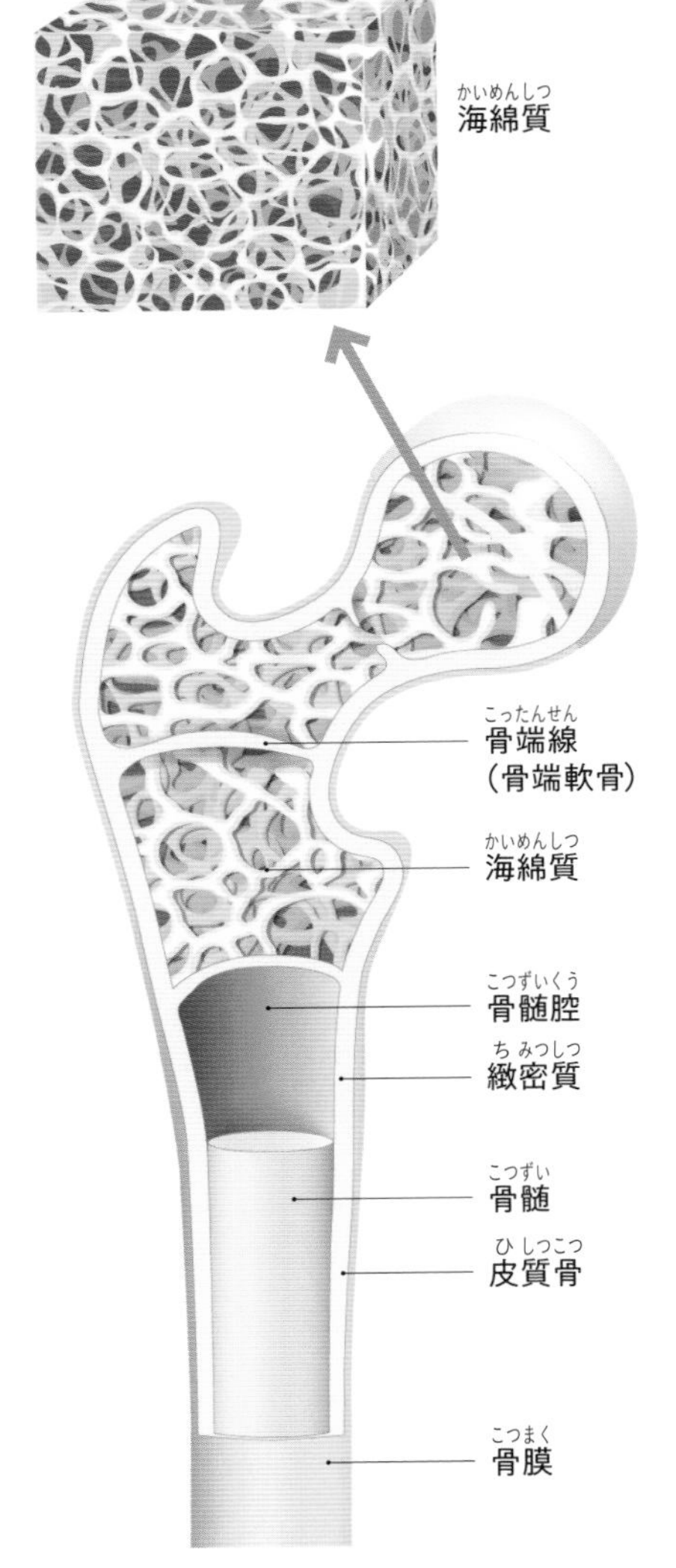

＊1 骨髄
白血球、赤血球、血小板を作る造血器官ですべての骨の中にある。すべての血液細胞に成長でき、なおかつ自分自身も複製できる造血肝細胞と呼ばれるものがあり、ここで血球が作られる。

脊柱管狭窄症とは

脊椎を構成する一つひとつの骨は、椎体と椎弓という2つのパーツからできていて、その間にU字の穴があります。33個の椎骨が縦につながっていることでU字の穴は管状になっており、そこに脳から出た神経の束が通っています。この管を脊柱管と呼びます。加齢によって椎間板の弾力が失われると、その部分の靭帯が補強のために肥厚したり、椎骨も変形したりして、脊柱管をせばめていきます。さらに椎骨にずれが生じると、部分的に脊柱管もずれてしまい、その部分で管が細くなります。すると中を通っている神経の束が圧迫されるのです。もっとも多い腰部脊柱管狭窄症では、脚に行く神経が圧迫されるため、足が痛くなります。どの部分に痛みが出るかは、圧迫されている神経によって異なります。歩き続けるとしびれて歩けなくなり、しばらく座って休むとまた歩けるようになる症状がありますが、これを「間欠性跛(は)行(こう)」といい、脊柱管狭窄症の大きな特徴です。

漢方 「骨」と「髄」は「腎」と関わりがある

漢方において「骨」「髄」はともに「奇恒の腑」のひとつ。「骨」は骨格を指しており、体を支え、内臓を保護する働きがある。「髄」は腎精（腎に蓄えられている生命エネルギー）によって作られ、「骨」の中に蓄えられている。「骨髄」は「骨」を養うとともに「血」を形成する働きがある。「脊髄」は「脳」につながっていて、「脳髄」として蓄えられ、「脳」を養っている。そのため、「脳は髄の海」といわれる。「骨」も「髄」も「腎」と深く関わりがあるため、腎精が不足すると骨折や骨粗しょう症を起こしやすくなる。

おすすめ漢方薬

八味地黄丸／腰痛、坐骨神経痛
当帰四逆加呉茱萸生姜湯／腰痛
疎経活血湯／腰痛、筋肉痛
牛車腎気丸／腰痛、しびれ
葛根湯／肩こり（上半身の神経痛も）
薏苡仁湯／筋肉痛、関節痛
芍薬甘草湯／筋肉の痙攣（こむら返り）

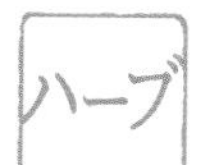

おすすめハーブ

ネトル／骨粗しょう症予防
スギナ／骨の発育や結合組織の強化

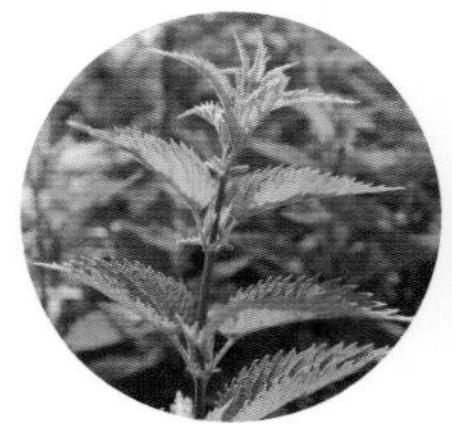
ネトル

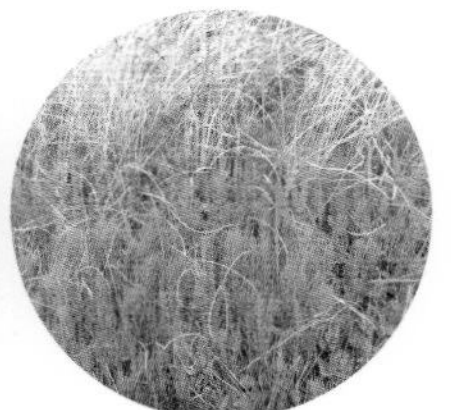
スギナ

骨だけじゃない！　カルシウムの働き

骨は体を支えるだけではなく、造血、カルシウムの貯蔵も担っています。生物が細胞単体で海で生きていた時代から、細胞内の情報伝達にはカルシウムを使っていました。生物の進化の歴史から見ると、骨はカルシウムの貯蔵庫として始まった側面が強いのです。

筋肉の伸び縮みの際には血液からカルシウムを取り込んで使いますし、心臓の拍動のコントロールにもカルシウムが関わっています。筋肉を動かす神経の情報伝達も、血液を固まらせるのも、カルシウムなしには成り立たない仕組みです。

体にあるカルシウムの99％は骨に、1％が血液、筋肉、神経の中にあります。血液中には常に1ℓあたり100mgのカルシウムが必要で、足りないときには骨が自ら細胞を壊してカルシウムを放出します。これが続くと骨粗しょう症になるのです。

腰痛の原因は？

腰痛は病名ではなく、症状の名前です。原因はさまざまで、腰そのものに問題がある場合だけではなく、ストレスや生活習慣、内臓疾患からくる場合もあります。特に体を動かさなくても痛い、夜中に痛くなる、悪化するなどの場合はがんなど重大な病気の可能性もあります。このような症状がある場合は早めに病院に行くようにしましょう。また、筋肉、骨、関節、神経などが絡み合って腰痛になることもあります。筋肉などに原因がある場合、無理のない範囲で少しずつ動かすことで血行がよくなり、早く治るといわれています。よく耳にする椎間板ヘルニアは脊椎の椎骨の間にある椎間板の一部が飛び出して脊髄神経を圧迫することで痛みが生じます。主な原因は悪い姿勢での長時間の作業などです。

ストレートネックに気をつけましょう

肩から上の頸椎は、ゆるやかなカーブを描いた形をしているのが普通です。頭の重さは4～5kgもあり、それをきちんと支えるにはカーブのある構造が必要です。ところが、スマートフォンやパソコンの画面を見ているときには姿勢が前かがみになり、首は、肩から斜め前へまっすぐ伸びる形になります。カーブのない直線で斜めに頭を支える場合、首にかかる重さはふつうの状態の2倍に増加します。そのため、首や肩、肩甲骨の筋肉が強く緊張し、肩こり、首こりを引き起こすことに。また、反り腰（必要以上に腰椎がカーブし、腹部が突き出る）・巻き肩（両肩が前に出て内側に肩をすくめたようになる）を伴うことが多く、腰痛や浅い呼吸の原因になり、全身の不調と倦怠感につながる場合も少なくありません。

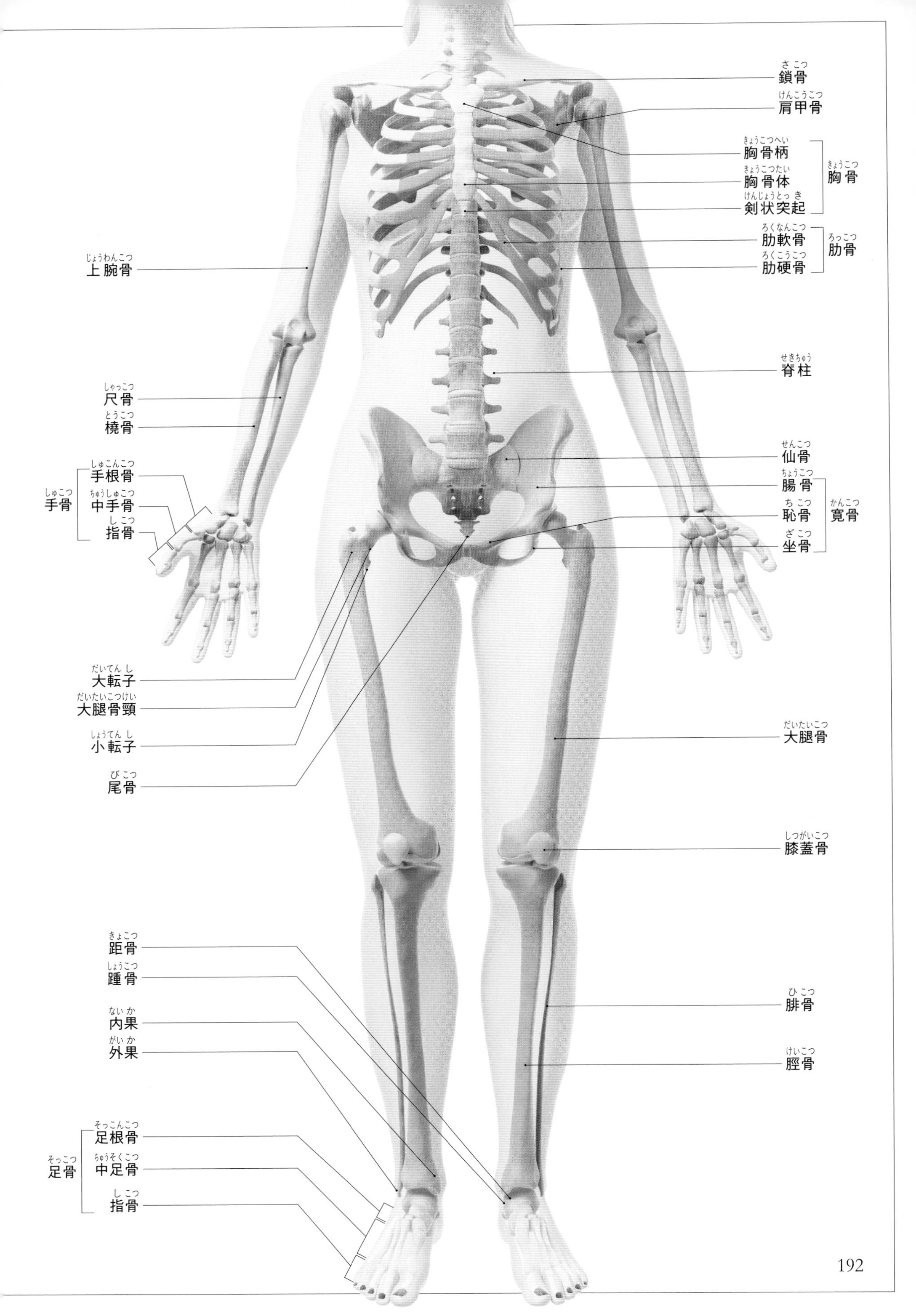
鎖骨
肩甲骨
胸骨柄
胸骨体
剣状突起
胸骨
肋軟骨
肋硬骨
肋骨
上腕骨
脊柱
尺骨
橈骨
仙骨
手根骨
手骨
中手骨
指骨
腸骨
恥骨
寛骨
坐骨
大転子
大腿骨頸
大腿骨
小転子
尾骨
膝蓋骨
距骨
踵骨
内果
腓骨
外果
脛骨
足根骨
足骨
中足骨
指骨

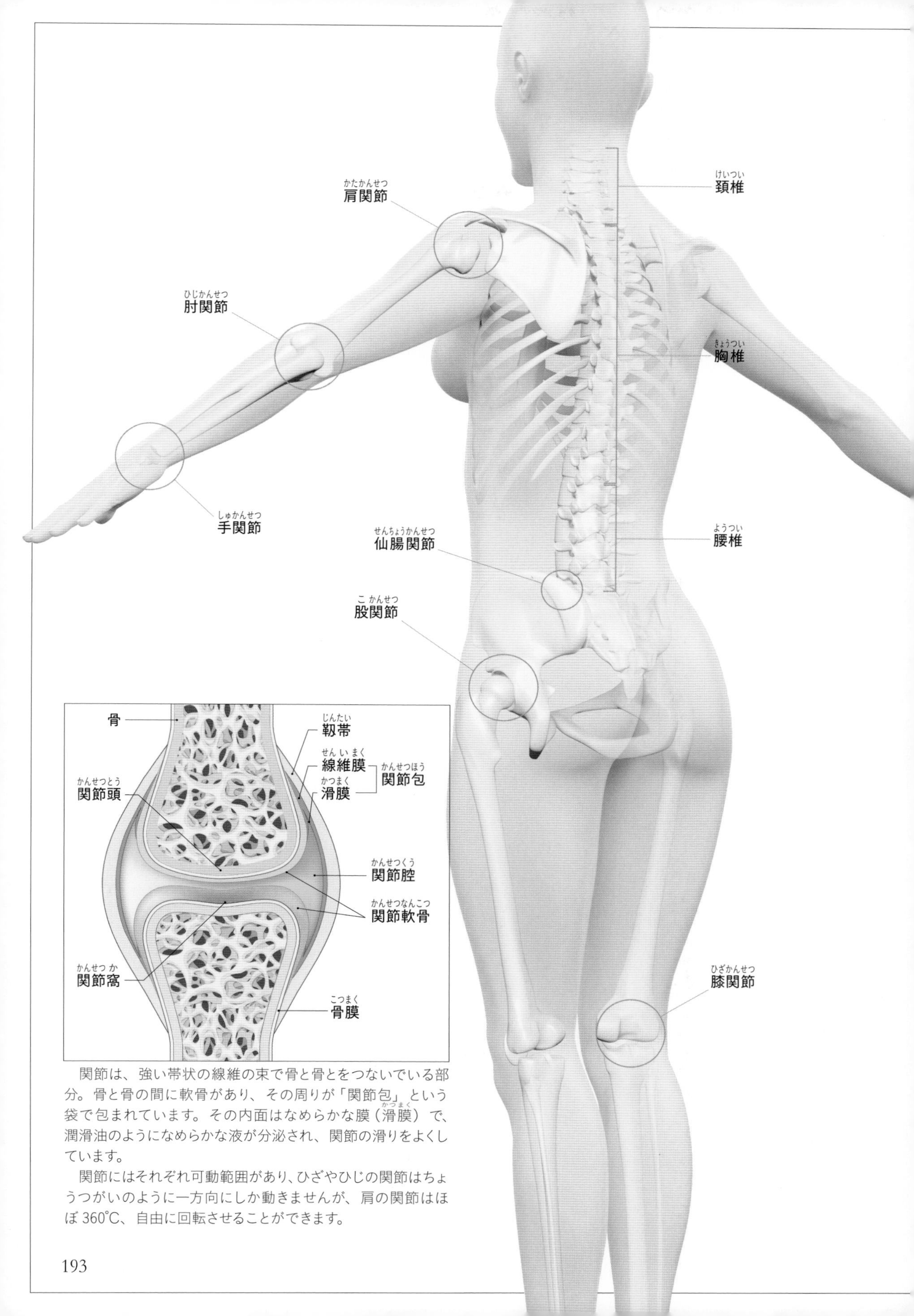

関節は、強い帯状の線維の束で骨と骨とをつないでいる部分。骨と骨の間に軟骨があり、その周りが「関節包」という袋で包まれています。その内面はなめらかな膜（滑膜）で、潤滑油のようになめらかな液が分泌され、関節の滑りをよくしています。

関節にはそれぞれ可動範囲があり、ひざやひじの関節はちょうつがいのように一方向にしか動きませんが、肩の関節はほぼ360°C、自由に回転させることができます。

骨粗しょう症

寝たきり・認知症リスクを高める骨粗しょう症

わたしたちの体の支柱となっている骨は、新陳代謝を繰り返しています。骨を壊す働きをする破骨細胞と、骨を作る骨芽細胞が常に働いており、約3年で全身の骨が入れ替わっているのです。成長期には骨芽細胞の働きが優位になって骨が成長し、大人になってからは2種類の細胞がバランスをとりながら働くことで健康な骨を維持しています。

しかし、なんらかの理由で破骨細胞の働きが優位になり、骨量が減少した状態が骨粗しょう症です。骨量が減ると、骨の内部がスカスカになるため、ちょっとした転倒などで骨折しやすくなったり、背骨が曲がる圧迫骨折も起こしやすくなったりします。大腿骨などの大きな骨を骨折してしまうと、その後、寝たきりや認知症になるリスクも高くなります。

男女ともに、加齢によって骨量は低下しますが、特に女性は、閉経後に骨密度を維持する働きのあるホルモンが減少するため、骨粗しょう症になりやすいといえます。また、過度なダイエットなどによる栄養バランスの偏りも、将来

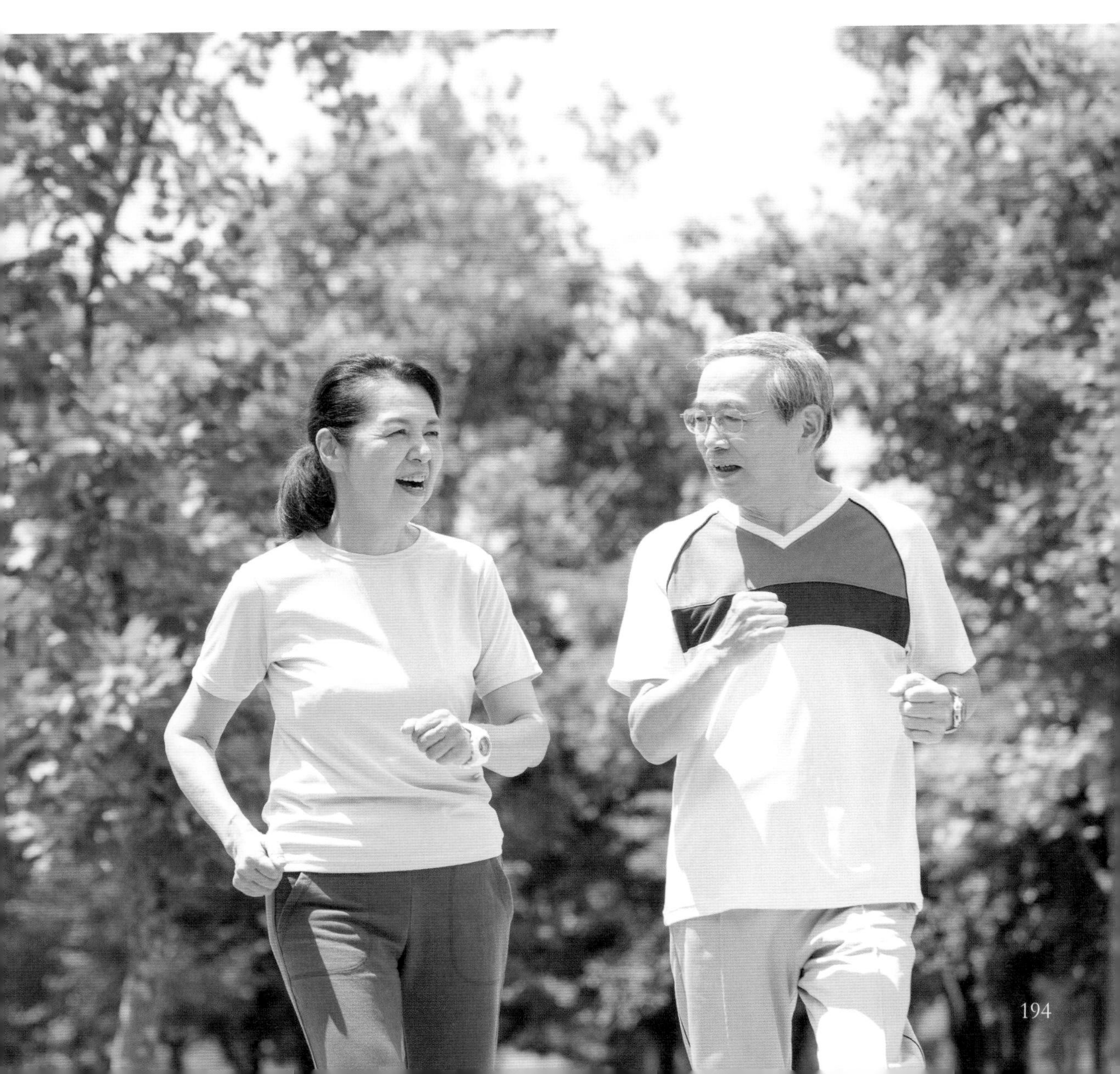

的な骨粗しょう症リスクを高めます。丈夫な骨を維持するためには適度な運動が必要なので、運動不足の人も注意が必要です。

骨粗しょう症は、自覚するのが難しい病気で、骨折をしてから骨粗しょう症に気づく場合も少なくありません。そのため、骨密度を保つ食事や運動などを、日頃から心がけておくことが大切なのです。

骨を丈夫にする生活習慣

骨密度の低下にはさまざまな要因が関わっていますが、日頃の生活習慣が関連している場合があります。過度な日焼け対策や運動不足は、骨を弱くする原因になっている可能性があるので注意が必要です。

日光を浴びる

日光に含まれる紫外線は、カルシウムを体内で吸収する際に役立つビタミンDの生成を促します。日光に当たらない環境や緯度の高い地域では、ビタミンD不足による骨密度の低下が起こりやすくなります。骨作りのためには、1日15分程度を目安に、ベランダや屋外で日光に当たるようにしましょう。

運動をする

骨への適度な刺激は、新しい骨を作り出す働きを活性化させます。健康な骨のためには、日常生活に軽い運動を取り入れるとよいでしょう。かかとへの刺激が骨の合成を活発にするといわれているため、ウォーキングや階段の上り下りなどがおすすめです。

毎日の食事で骨粗しょう症を防ぐ

骨は、食事から摂取した栄養素を材料にして作られています。つまり、よい栄養素を摂ることが丈夫な骨作りに直結するのです。

骨の材料はたんぱく質とカルシウム

骨はカルシウムの貯蔵庫ですが、その土台になっているのはコラーゲンです。丈夫な骨を保つには、カルシウムだけでなく、コラーゲンの材料となるたんぱく質も十分に摂るようにしましょう。体内でコラーゲンの生成を助けるビタミンCも、意識的に摂るようにするとよいでしょう。

※カルシウムを多く含む食材
乳製品、小松菜、小魚、桜えびなど
※たんぱく質を多く含む食材
肉、魚、卵、乳製品、大豆製品など

骨作りを助ける微量栄養素を摂る

食事から摂取した栄養が体内で利用されるまでには、さまざまな微量栄養素が関わっています。ビタミンDには、小腸からのカルシウム吸収を高めたり、骨へのカルシウム沈着を促したりする働きがあります。ビタミンKは、血液中のカルシウムが骨になるのを助ける栄養素で、骨粗しょう症の治療薬としても使われています。ほかにも、亜鉛やカリウム、マグネシウムなどのミネラル類、ビタミンB_{12}、カロテノイドなども、骨を作るのに重要な役割を担っています。

※ビタミンDを多く含む食材
しいたけ、魚、卵など
※ビタミンKを多く含む食材
納豆、モロヘイヤ、豆苗など

大豆製品には女性ホルモンに似た働きがある

大豆製品に含まれるイソフラボンには、閉経後に減少するエストロゲンと似た働きがあることがわかっています。骨粗しょう症だけでなく、女性ホルモンの不足による不調をやわらげる効果があるため、積極的に摂るとよいでしょう。

※イソフラボンを多く含む食材
豆腐、厚揚げ、豆乳、納豆、きな粉など

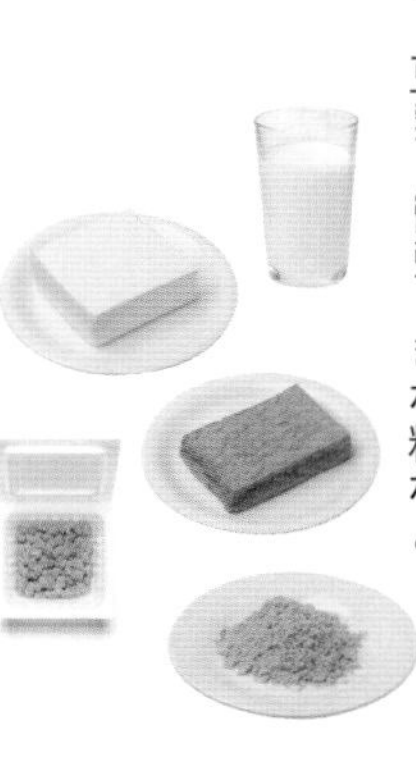

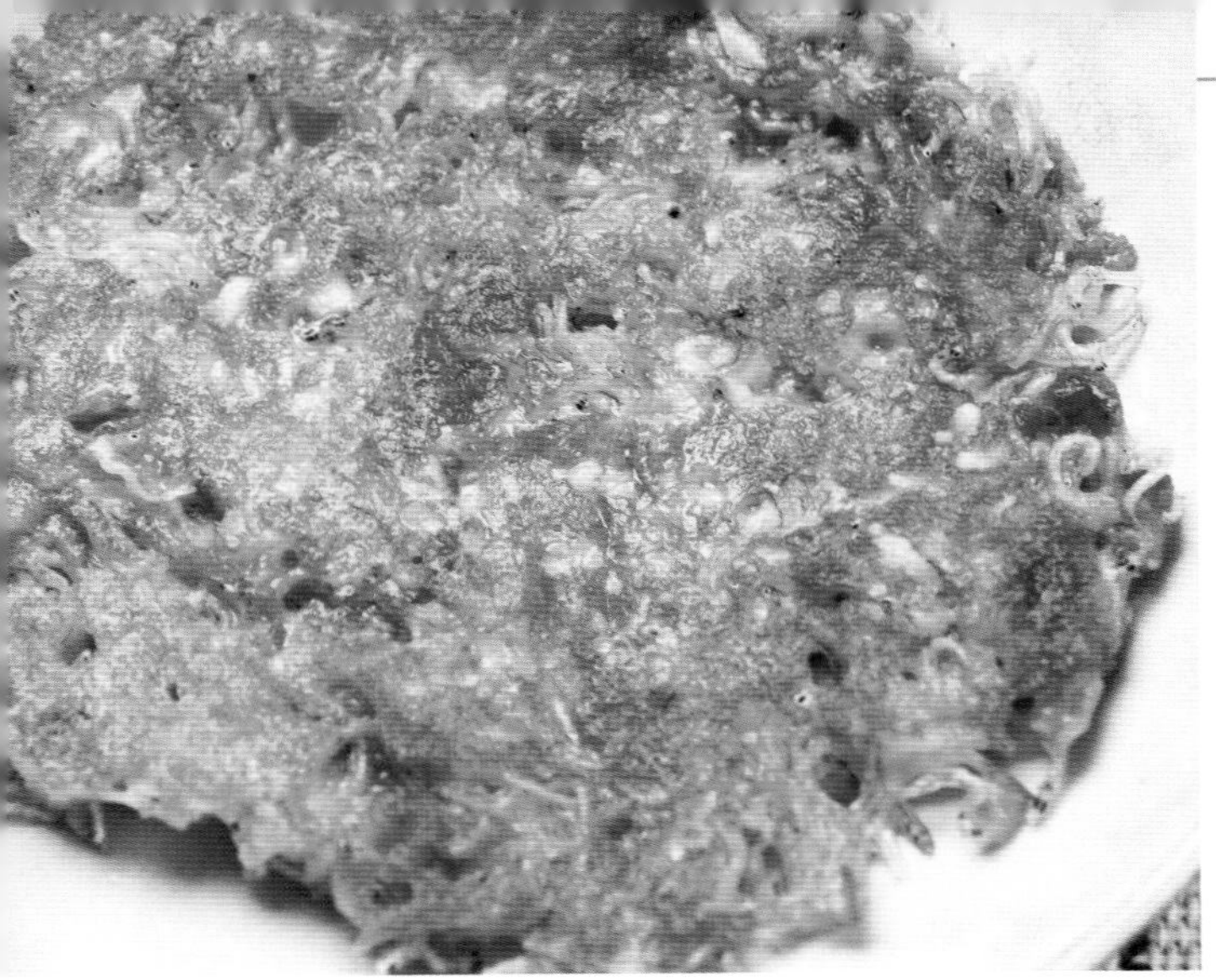

栄養価はすべて1人分の数値

カルシウムたっぷり！
おやつやおつまみに

じゃこのチーズ焼き

エネルギー	126 kcal
糖質	0.4 g
食塩相当量	1.7 g
カルシウム	252 mg

材料（作りやすい分量）

ちりめんじゃこ…40g
ピザ用チーズ…40g

作り方

1 フライパンにちりめんじゃこを広げ、上にピザ用チーズをまんべんなくのせ、中弱火で焼く。
2 チーズが溶けて縁の色が変わったら裏返し、チーズが全体に色づくまで焼き、火を止めて取り出し、食べやすい大きさに切る。

切って焼くだけだから
簡単！

桜えびとチーズの厚揚げ焼き

エネルギー	210 kcal
糖質	0.4 g
食塩相当量	0.6 g
カルシウム	358 mg

材料（作りやすい分量）

厚揚げ…1枚
オリーブ油…少々
カマンベールチーズ…適量
桜えび…大さじ2
酒…小さじ1/2

作り方

1 厚揚げは厚さを半分にし、横半分に切ってオリーブ油を塗る。カマンベールチーズは食べやすい大きさに切る。桜えびは酒をふっておく。
2 厚揚げにカマンベールチーズと桜えびをのせてオーブントースターに入れ、こんがりと焼く。

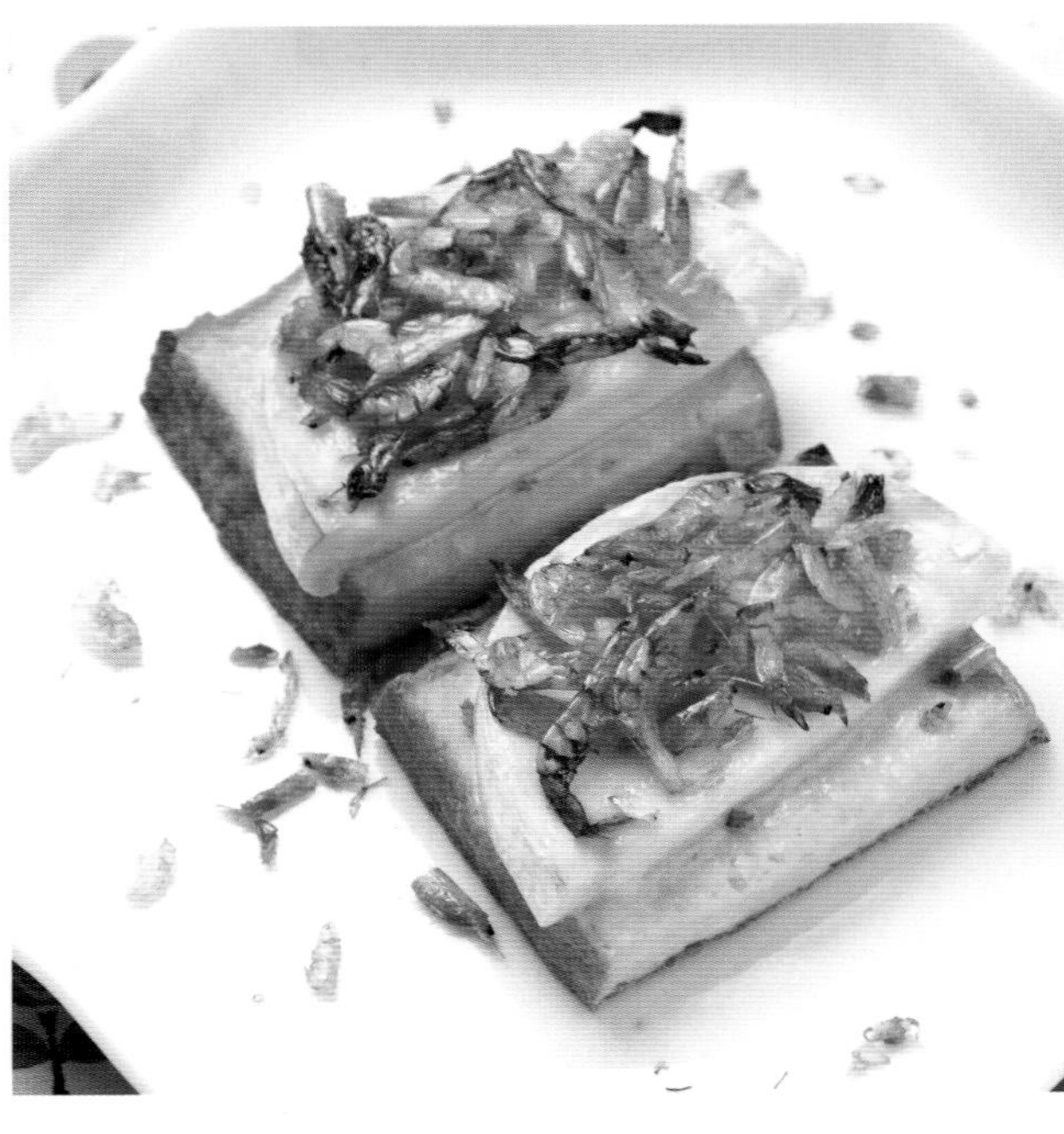

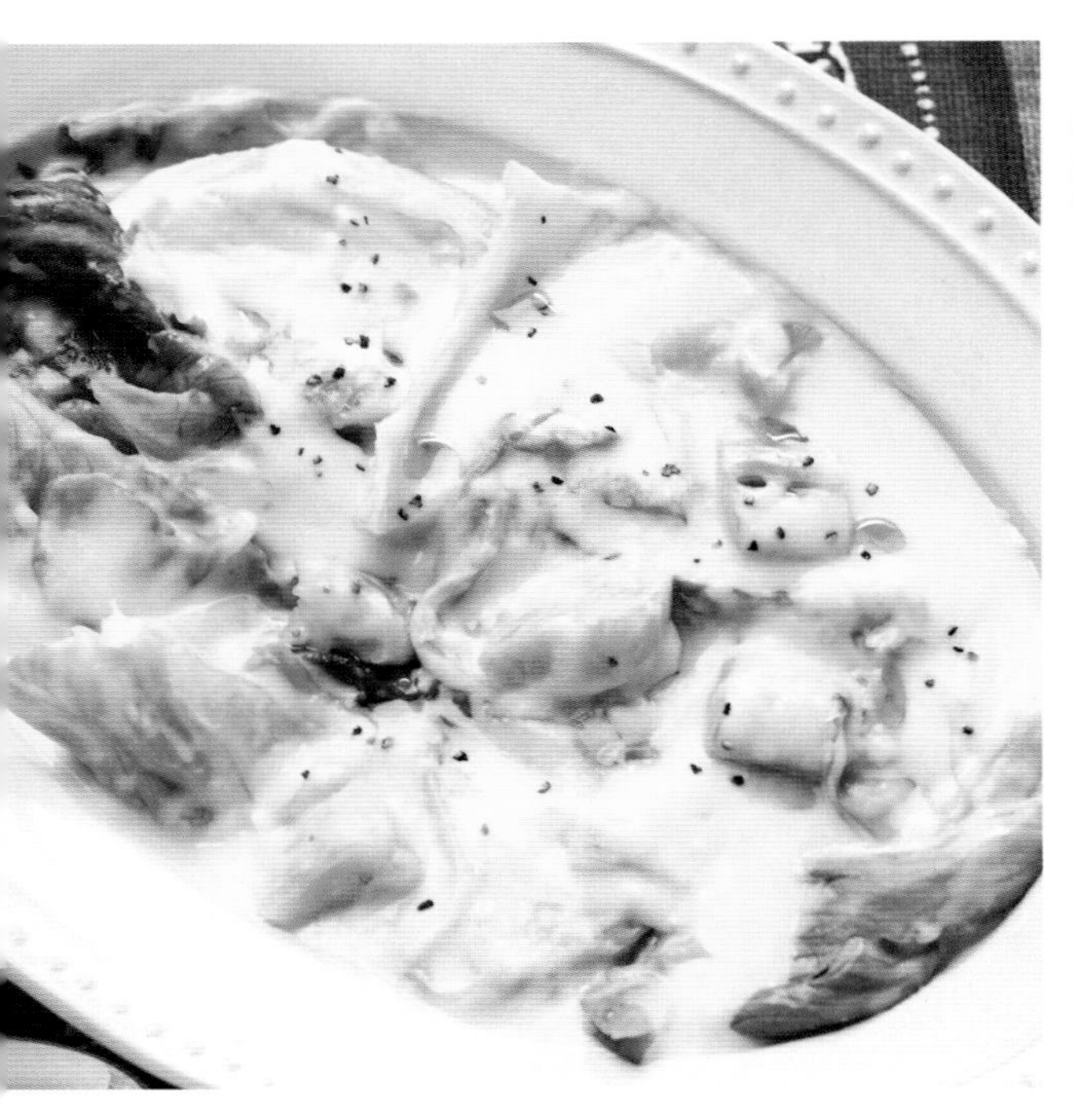

カルシウム豊富な牛乳が
手軽に使える

干し貝柱のクリーム煮

エネルギー	274 kcal
糖質	16.4 g
食塩相当量	1.7 g
カルシウム	162 mg

材料（2人分）

干し貝柱…2個
レタス…12枚
バター…大さじ2
薄力粉…大さじ2
牛乳…カップ1
A 鶏がらスープの素…小さじ1/2
　湯…カップ1/2
　干し貝柱の戻し汁…カップ1/4
ごま油…少々
粗びき黒こしょう…少々

作り方

1 鍋にバターを溶かし、薄力粉を入れてよく炒め、牛乳を少しずつ加えてさらに干し貝柱とAを加えて煮る。とろみがついてきたらレタスを手でちぎりながら入れ、ごま油を加える。
2 器に1を盛り、粗びき黒こしょうをふる。

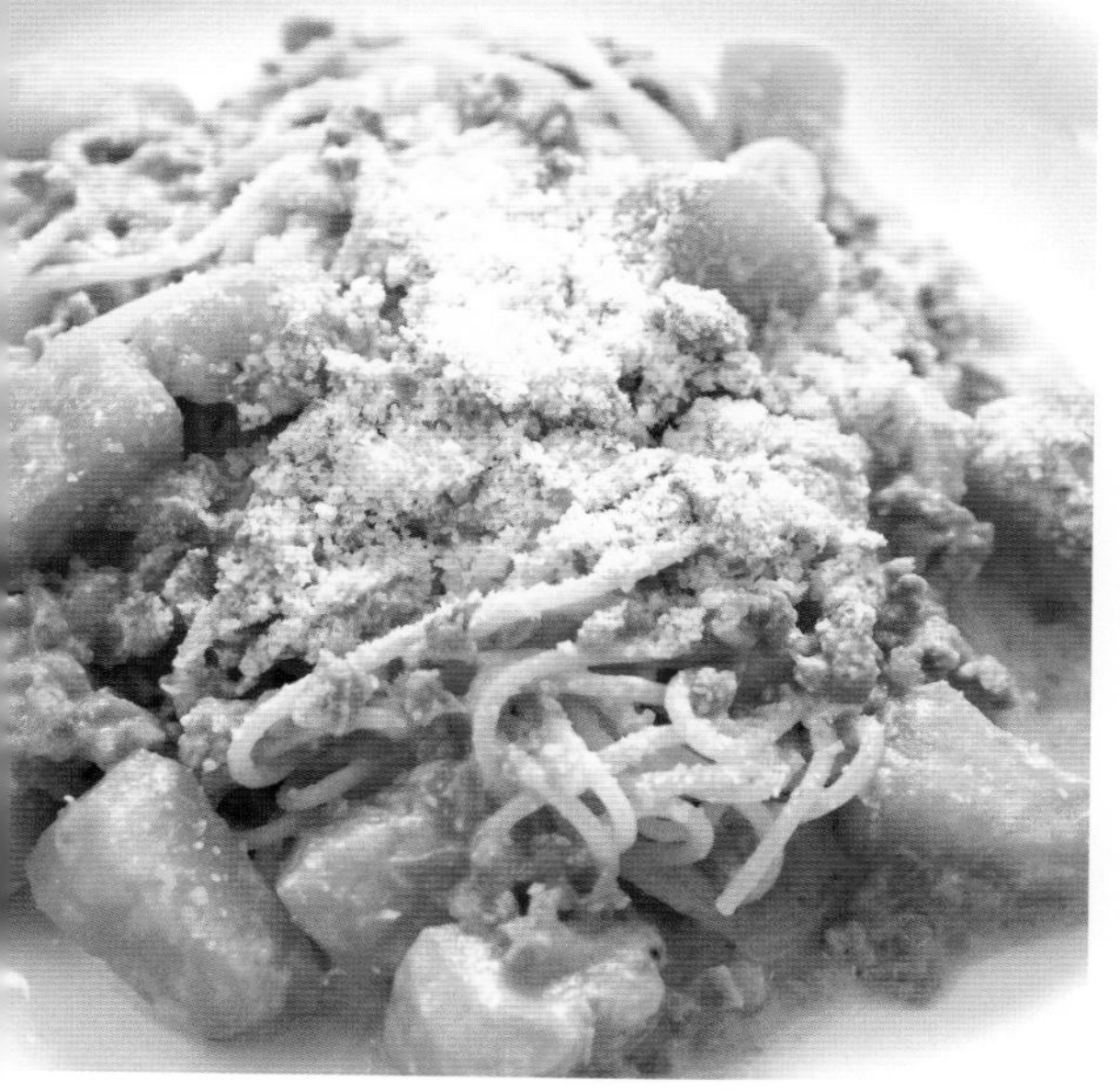

チーズをたっぷりかけると
おいしい

かぼちゃのクリームパスタ

エネルギー	542 kcal
糖質	53.4 g
食塩相当量	0.8 g
カルシウム	98 mg

材料（2人分）
かぼちゃ…150g
トマト…大1個
合びき肉…100g
パスタ…100g
薄力粉…小さじ1/2
A 生クリーム…大さじ3
　牛乳…大さじ2
　固形コンソメスープの素…1個
オリーブ油…小さじ1
塩・こしょう…各少々
粉チーズ…適量

作り方
1 かぼちゃは種を取ってひと口大に切り、ラップをふんわりかけて電子レンジに5〜6分かける。トマトは粗みじん切りにする。
2 フライパンにオリーブ油を熱し、ひき肉をパラパラになるまで炒める。
3 2に薄力粉をふり入れて軽く炒め、Aを加えてひと煮し、1を加えて塩、こしょうで調味する。
4 パスタをゆで、3に加えて和える。仕上げに粉チーズをふる。

桜えびのうまみが
味の決め手

小松菜と桜えびのパスタ

エネルギー	407 kcal
糖質	59.3 g
食塩相当量	0.7 g
カルシウム	199 mg

材料（2人分）
小松菜…1/2ワ
桜えび…10g
にんにく…2かけ
パスタ…160g
オリーブ油
　…大さじ1強
しょうゆ・みりん
　…各少量

作り方
1 小松菜はさっとゆで、水にとって冷まし、軽く絞ってひと口大に切る。にんにくはみじん切りにする。
2 フライパンにオリーブ油とにんにくを入れ、弱火で香りよく炒め、桜えびを加えて1分ほど炒める。
3 2に小松菜を加えてさっと炒め、しょうゆとみりんで調味する。ゆでたパスタを加え、混ぜる。

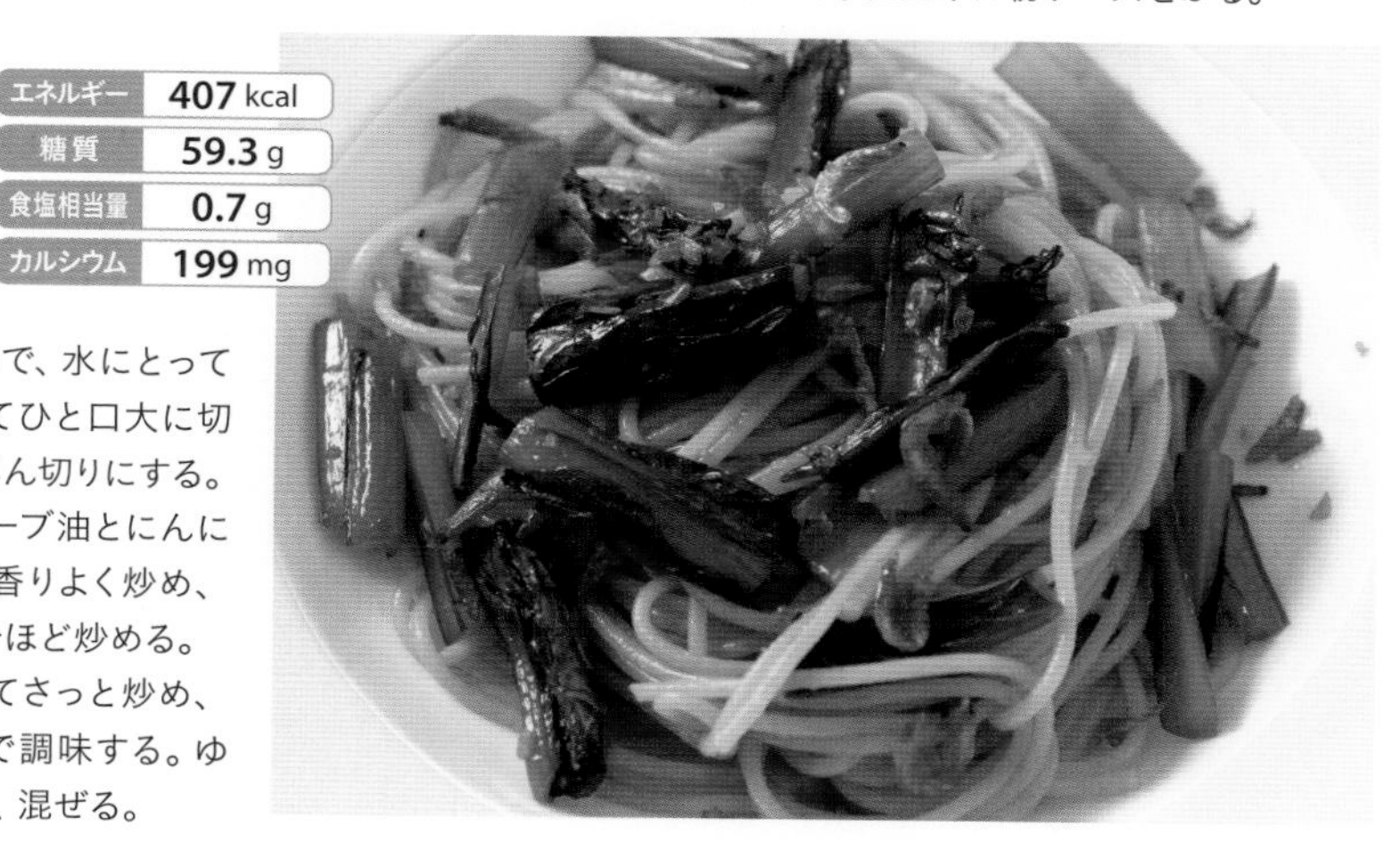

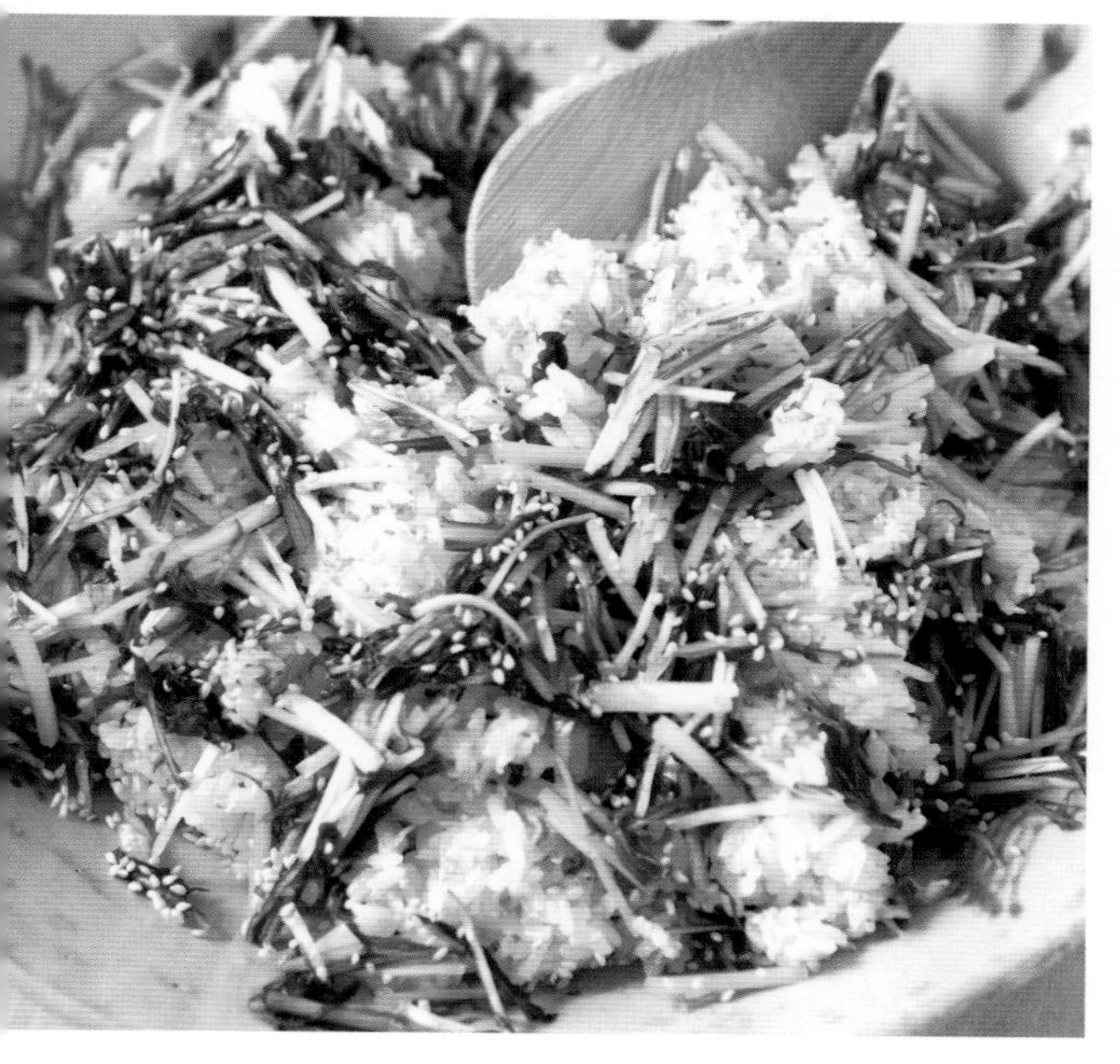

水菜には牛乳よりも
カルシウムが多く含まれる

水菜と梅じゃこの混ぜご飯

エネルギー	315 kcal
糖質	60.3 g
食塩相当量	3.2 g
カルシウム	151 mg

材料（4人分）
水菜…1袋分
米…2合
酒…大さじ2
A 昆布の細切り…10cm角分
　梅干し（種を取り除いておく）
　　…2個
　ちりめんじゃこ…30g
白ごま…適量

作り方
1 米は洗ってざるに上げ、30分置く。炊飯器に米と酒を入れ、目盛りまで水を加え、Aを入れて普通に炊く。
2 炊き上がるまでの間に、水菜をざく切りにし、塩でもんで水けを絞る。
3 ご飯は中の梅干しをつぶしながら混ぜ、2とごまを混ぜ込む。

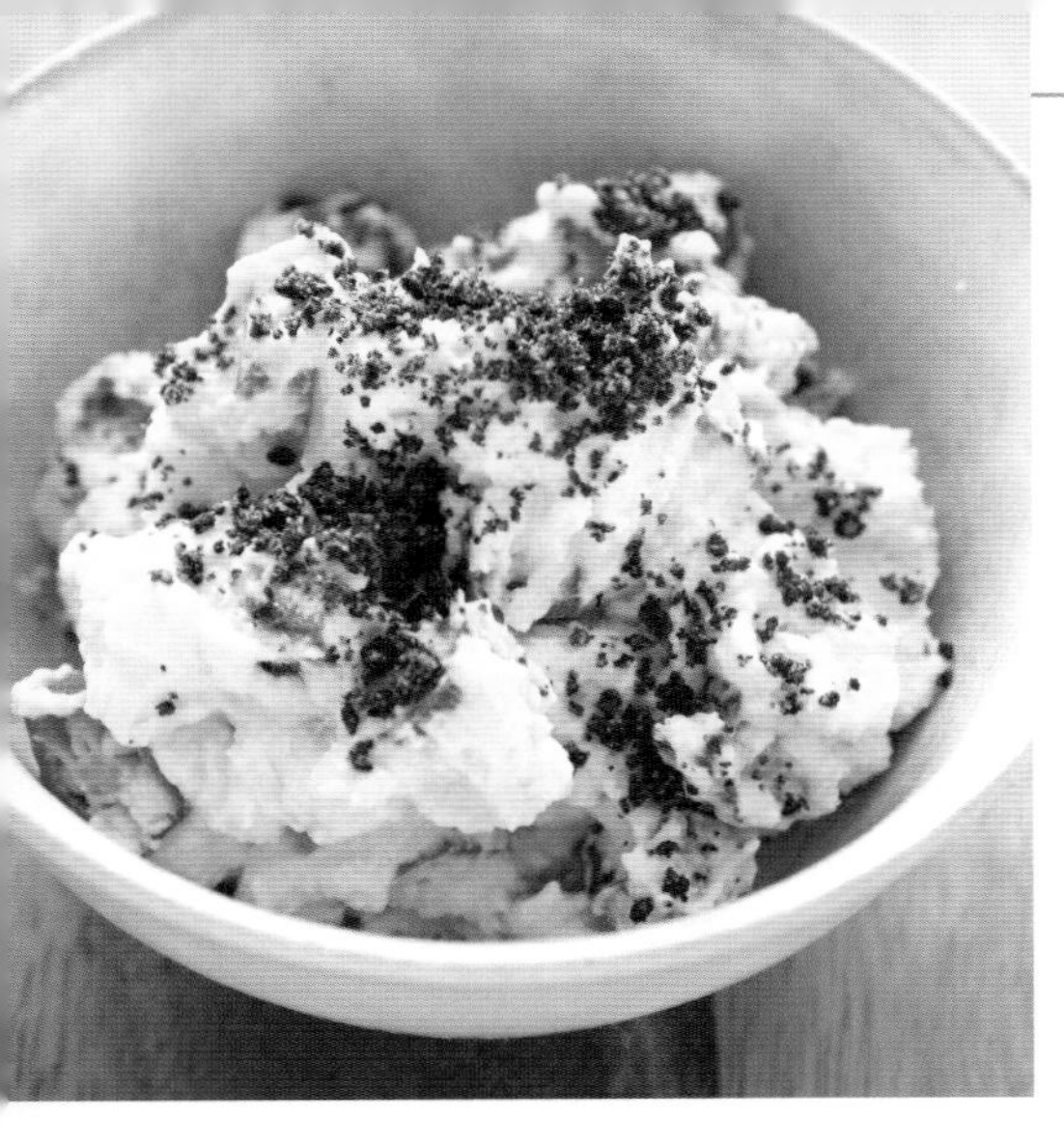

豆腐にはカルシウムと
大豆イソフラボンが含まれる

クリームチーズとオクラの白和え

エネルギー	177 kcal
糖質	6.2 g
食塩相当量	0.7 g
カルシウム	152 mg

材料（2人分）
木綿豆腐…1/2丁
A みりん…大さじ1/2
　うす口しょうゆ…小さじ1/2
　砂糖…大さじ1/2
　塩…少々
　練り白ごま…小さじ1/2
オクラ…4本
だし…適量
クリームチーズ…40g
黒すりごま…大さじ1

作り方
1 豆腐は電子レンジにかけ、水けをきる。裏ごしをしてすり鉢に入れ、Aを加えてなめらかになるまでする。
2 オクラは塩ずりし、ゆでて冷水にとり、だしに入れる。
3 オクラの汁けをふいて小口切りにし、クリームチーズ、1と和える。
4 器に盛り、すりごまをふる。

大豆イソフラボンがたっぷり摂れる

大豆のメキシカン風

エネルギー	504 kcal
糖質	38.1 g
食塩相当量	1.0 g
カルシウム	114 mg

材料（2人分）
大豆（水煮）…150g
牛肉（薄切り）…200g
にんじん…1/2本
たまねぎ…1/2個
じゃがいも…2個
なす…1本
ピーマン…1個
トマト缶…1缶
固形コンソメスープの素
　…1個
にんにく…1かけ
オリーブ油…小さじ2
塩・こしょう…各適量

作り方
1 牛肉は2cm幅に切る。にんじん、たまねぎ、じゃがいも、なす、ピーマンは1cm角に切る。にんにくはみじん切りにする。
2 フライパンに半量のオリーブ油を熱し、牛肉を炒める。
3 鍋に残りのオリーブ油とにんにくを入れて弱火にかけ、香りが立ってきたら、たまねぎを加えて透明になるまで炒める。大豆と残りの野菜も加えて、全体に油がまわるまで炒めたら、2を加える。
4 トマト缶と水カップ2（分量外）、コンソメを加えて20分ほど煮込んだら、塩・こしょうで味を調える。

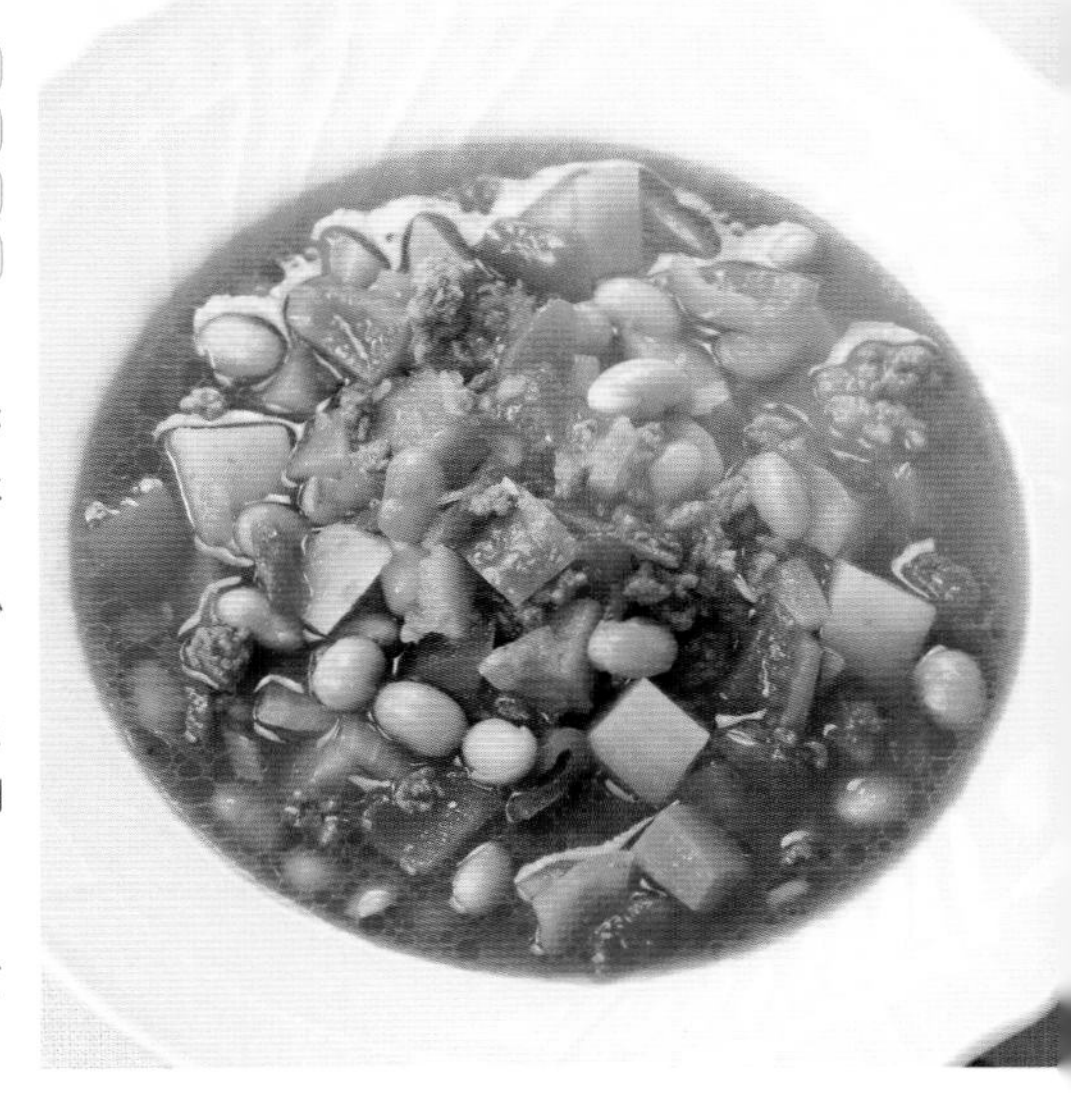

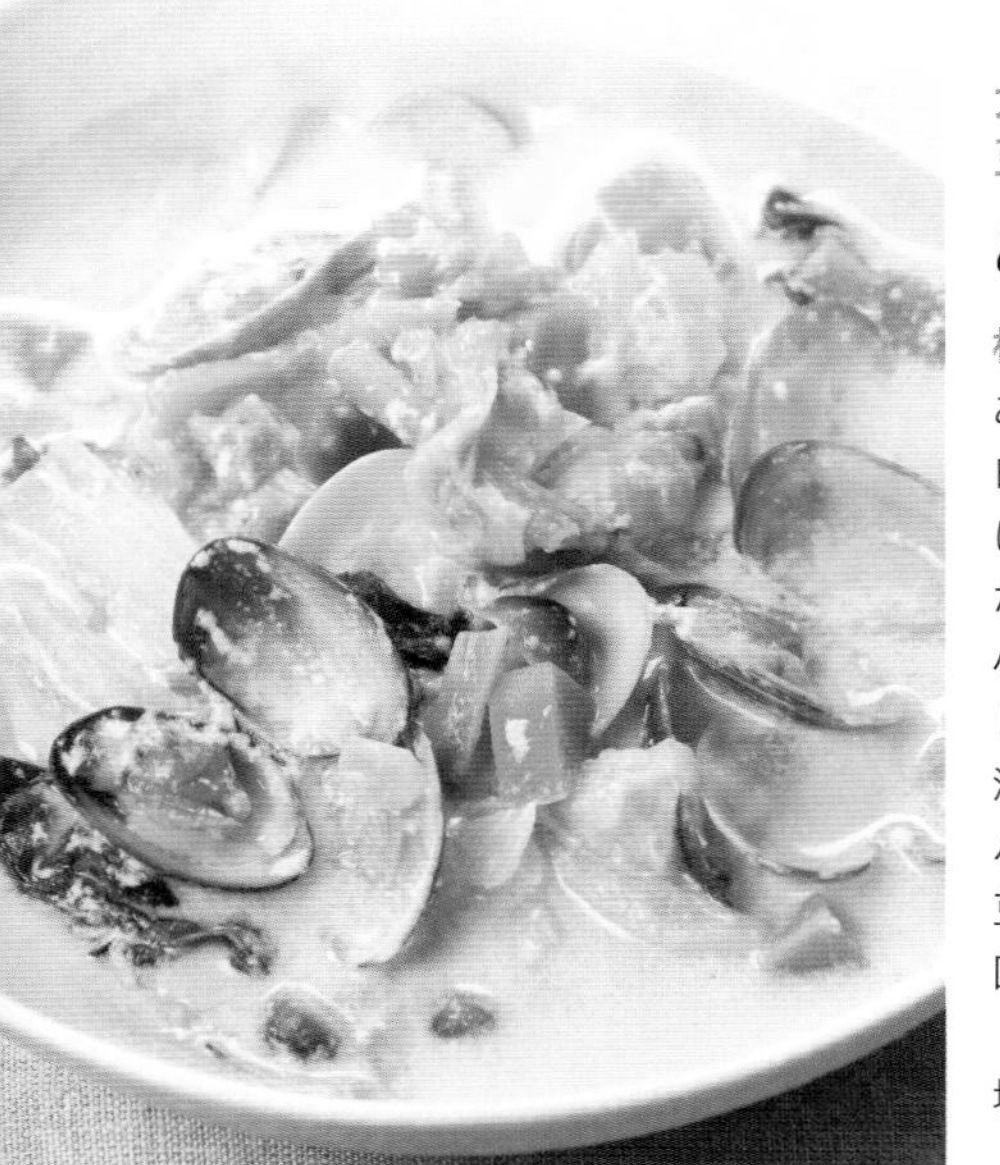

大豆イソフラボンを含む
豆乳をたっぷり使って

あさりと豆乳のスープ

エネルギー	234 kcal
糖質	20.0 g
食塩相当量	1.8 g
カルシウム	282 mg

材料（2人分）
あさり…200g
白菜…1/4株
にんじん…1/2本
たまねぎ…1/2個
小松菜…1/2束
しめじ…1/2株
酒…大さじ1
バター…10g
豆乳…カップ3
固形コンソメスープの素
　…1個
塩・こしょう…各適量

作り方
1 あさりは薄い塩水に入れて砂出しをし、殻をこすり合わせてよく洗う。
2 白菜と小松菜はざく切りにし、にんじんとたまねぎは1cmの角切りにする。しめじは石づきを除き、手でほぐす。
3 鍋に1と酒を入れ、ふたをして加熱し、あさりの口が開いたらスープごと別の器に移しておく。
4 熱した鍋にバターを溶かし、たまねぎを入れ、しんなりするまで炒める。
5 4に水カップ1（分量外）とコンソメ、白菜、小松菜、にんじん、しめじを加え、やわらかくなるまで煮込む。
6 野菜に火が通ったら、豆乳と3を入れ、ひと煮立ちしたら塩・こしょうで味を調える。

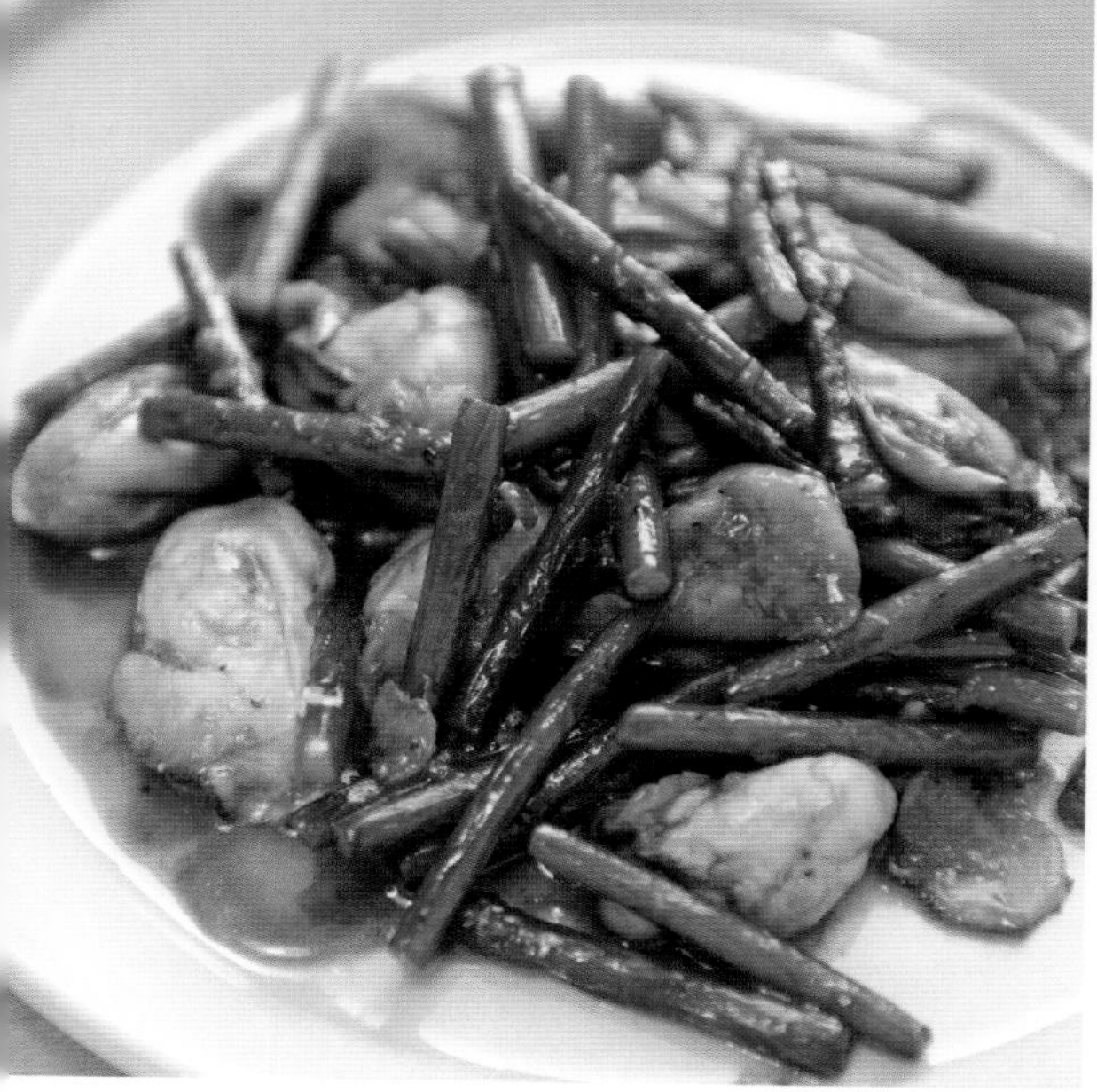

かきは骨の構成成分である
亜鉛を豊富に含む

かきの
オイスターソース炒め

エネルギー	113 kcal
糖質	16.0 g
食塩相当量	1.9 g
カルシウム	58 mg

材料（2人分）
かき（加熱用）…300g
酒…大さじ1/2
かたくり粉…大さじ2
にんにくの芽…1ワ
サラダ油…少々
A オイスターソース…大さじ1
　みそ・砂糖…各小さじ1
　酒…大さじ1
　水…大さじ2

作り方
1 かきは洗って水けをきり、酒をふってかたくり粉をまぶす。にんにくの芽は4〜5cm長さに切る。
2 フライパンにサラダ油を熱し、中火でにんにくの芽を1分ほど炒める。
3 2に1のかきを入れ、両面を1分くらいずつ焼く。Aを加えてからめ、汁けがとんだら火を止める。

余ったギョーザの
アレンジにもおすすめ！

牛乳ギョーザ鍋

エネルギー	514 kcal
糖質	43.9 g
食塩相当量	3.4 g
カルシウム	442 mg

※ 塩分が多いので、汁は残す

材料（1人分）
ほうれんそう…1/4束
長ねぎ…1/2本
ギョーザ…5個
A 牛乳…カップ1と1/2
　水…カップ1/2
　固形コンソメスープの素…1個
　バター…5g
塩・粗びき黒こしょう…各少々
ラー油…適量

作り方
1 ほうれんそうは3等分に、ねぎは4cm長さの斜め切りにする。
2 土鍋にAを入れて煮立たせ、塩とこしょうで味を調える。1とギョーザを加えて煮て、好みでラー油をかけて食べる。

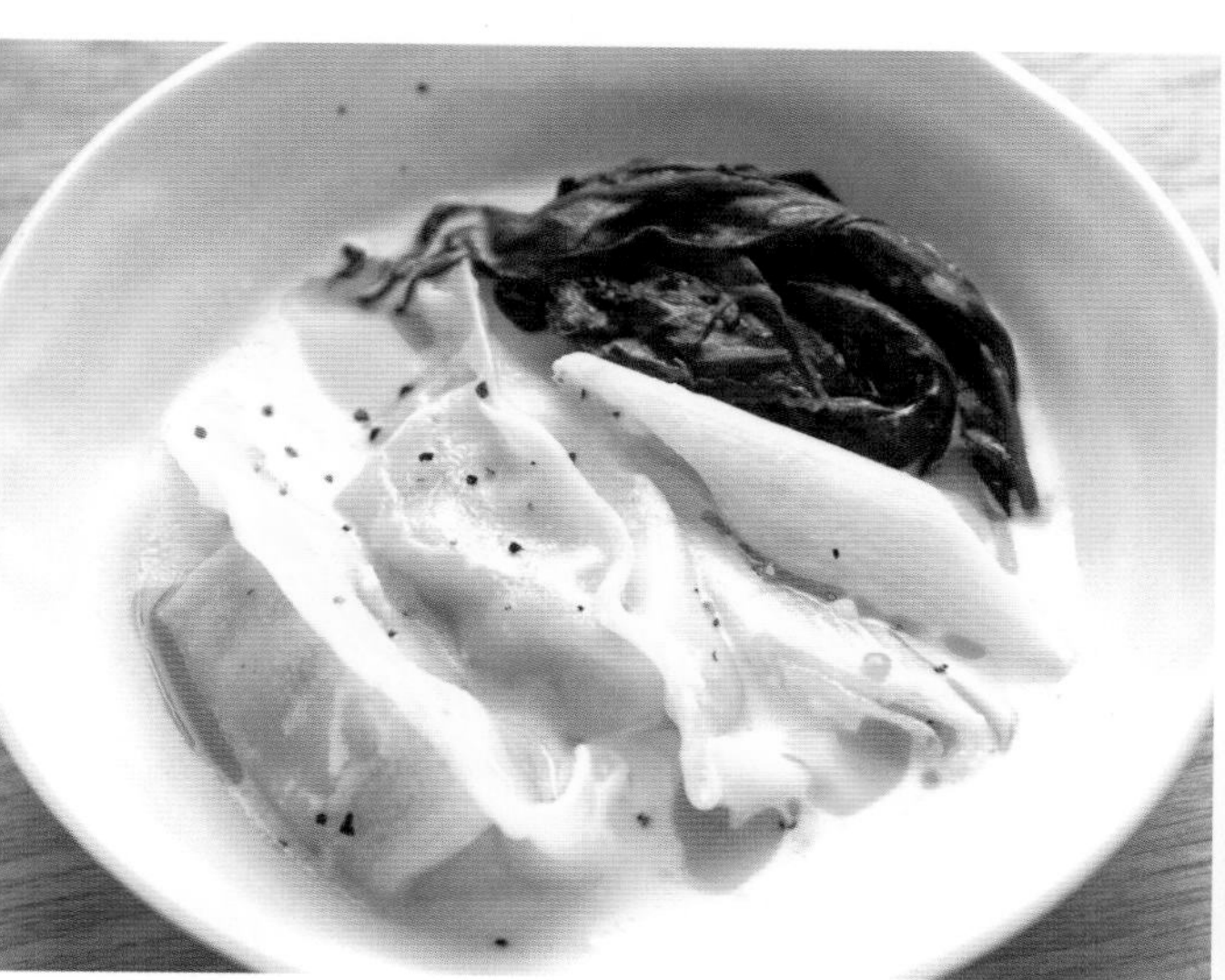

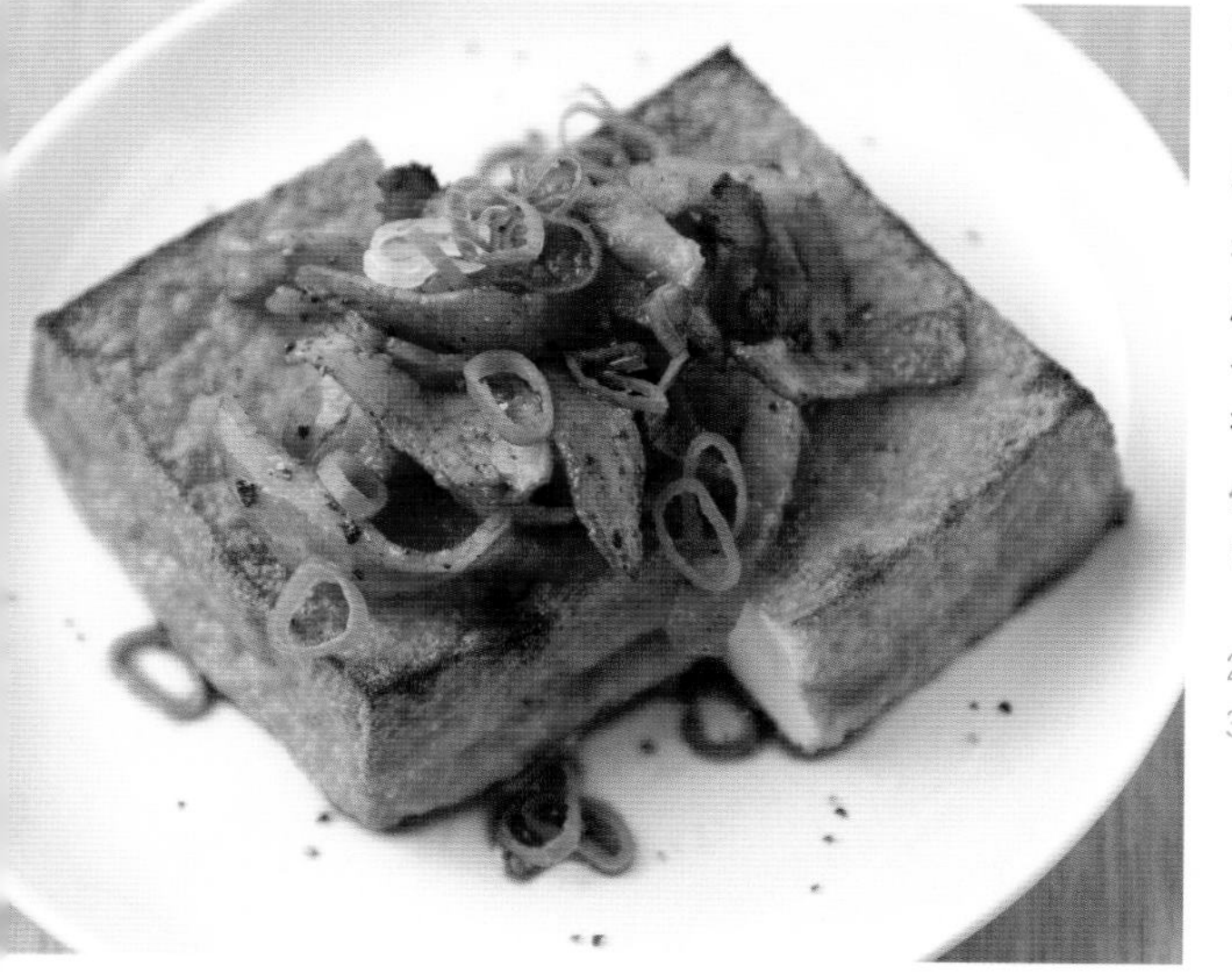

食べごたえがあるから
メインのおかずにしても

厚揚げこんがりベーコン

エネルギー	353 kcal
糖質	1.8 g
食塩相当量	1.6 g
カルシウム	255 mg

材料（2人分）
厚揚げ…1枚
ベーコン…4枚
わけぎ…2本
しょうゆ…小さじ2
オリーブ油…大さじ1
粗びきこしょう…少々

作り方
1 厚揚げはオーブントースターまたはグリルで5〜10分焼き、器に盛る。
2 ベーコンは短冊切りにする。わけぎは小口切りにする。
3 フライパンにオリーブ油とベーコンを入れ、弱火で炒める。ベーコンがカリカリになったら2の厚揚げにのせる。わけぎものせ、しょうゆをかけ、こしょうをふる。

筋肉

人の筋肉は400種類、600個以上もあり、その数は骨の数の約3倍。主な種類は「骨格筋」「平滑筋」「心筋」です。

骨格筋は強い力で働きますが、持続力が弱いです。骨につながっていて細い筋と太い筋の2種類の線維状の筋細胞が集まってできており、手足などを伸ばしたり、曲げたりする筋肉です。この筋肉によって骨が動いて体の運動が生み出されます。また、自分の意思で動かすことができる「随意筋」です。

平滑筋は内臓などの壁を作る筋肉で、自分の意思では動かすことができない「不随意筋」です。自律神経やホルモンによって統制されていて、強い力は出せませんが、弱い力で持続的な伸縮を行います。

心筋は休みなく心臓を動かす筋肉で、平滑筋と同じ不随意筋です。一つひとつの細胞は枝分かれしており、末端がほかの心筋細胞とつながっています。強い力で働きながら、持続的に動く筋肉で、1日に約8tの血液を循環させています。ちなみに心臓は細胞分裂をしないのでがんにはなりません。

筋肉の収縮は、筋細胞内の「アデノシン3リン酸（ATP）」[*1]という物質が分解されるときのエネルギーで行われます。ただ、筋肉中にATPは少しし

筋肉を収縮させて体を動かします その数は600個以上

漢方における解説「肝」と関わりがある。「芍薬甘草湯」
一般的な不調や疾病 こむら返り、肩こり

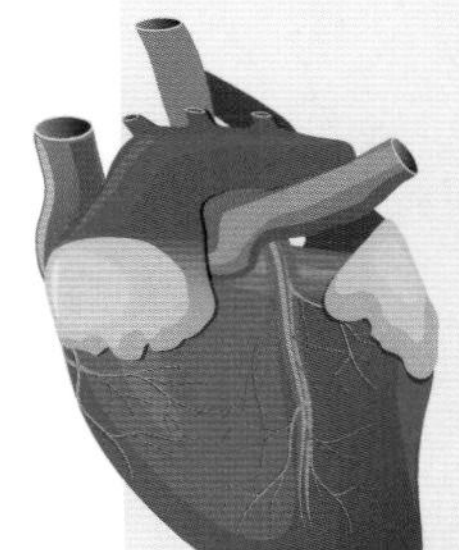

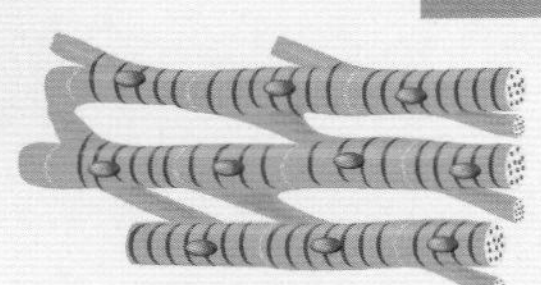

心臓壁を構成する筋肉で、骨格筋と同じく横紋筋だが、意思で動かない不随意筋。いくら動いても疲労しないことが骨格筋とは異なる。激しい運動で拍動が速くなり、安静時には拍動が遅くなるように、心筋の運動は自律神経によって調節されるが、随意的に支配されているわけではない。

心筋

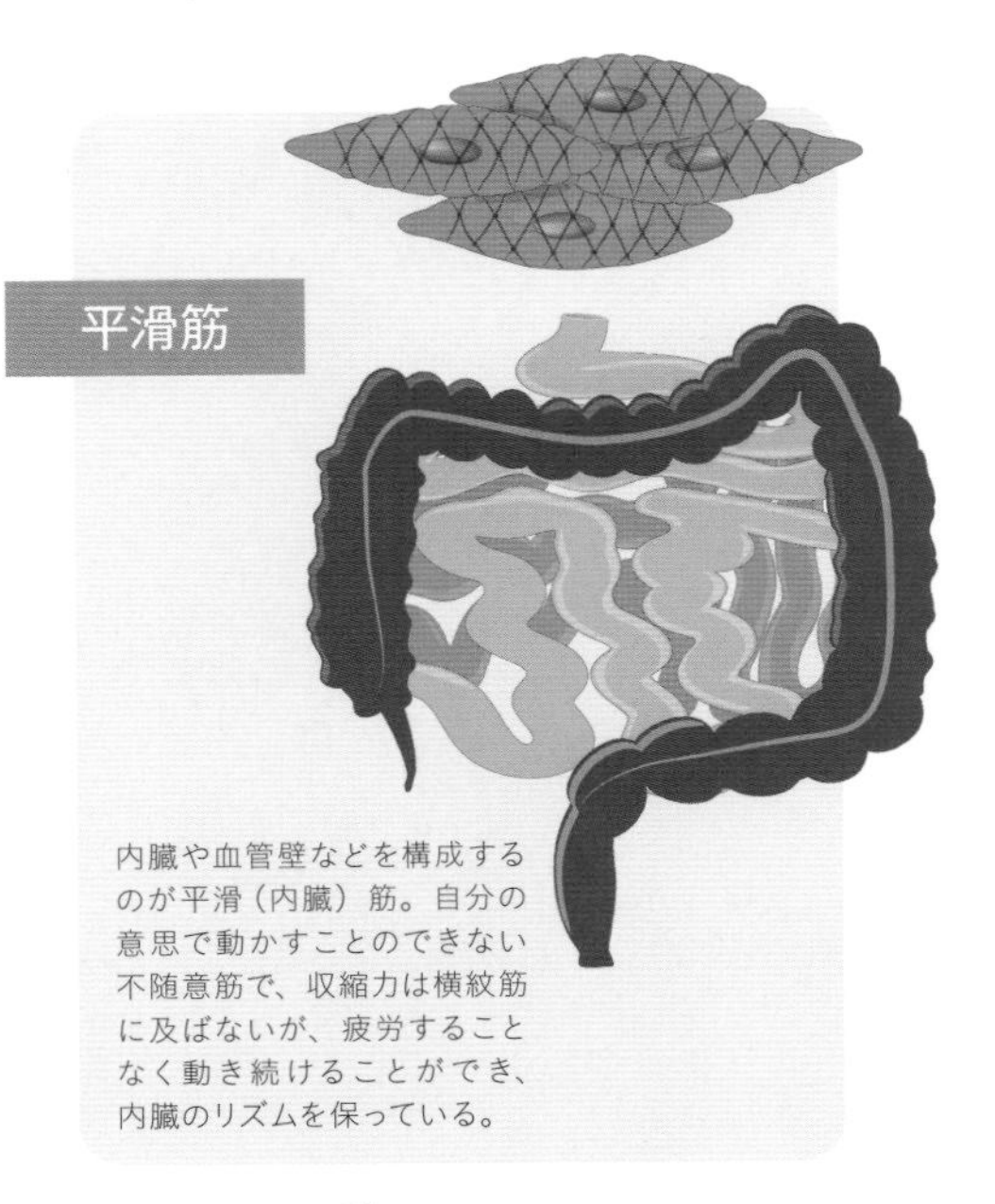

平滑筋

内臓や血管壁などを構成するのが平滑（内臓）筋。自分の意思で動かすことのできない不随意筋で、収縮力は横紋筋に及ばないが、疲労することなく動き続けることができ、内臓のリズムを保っている。

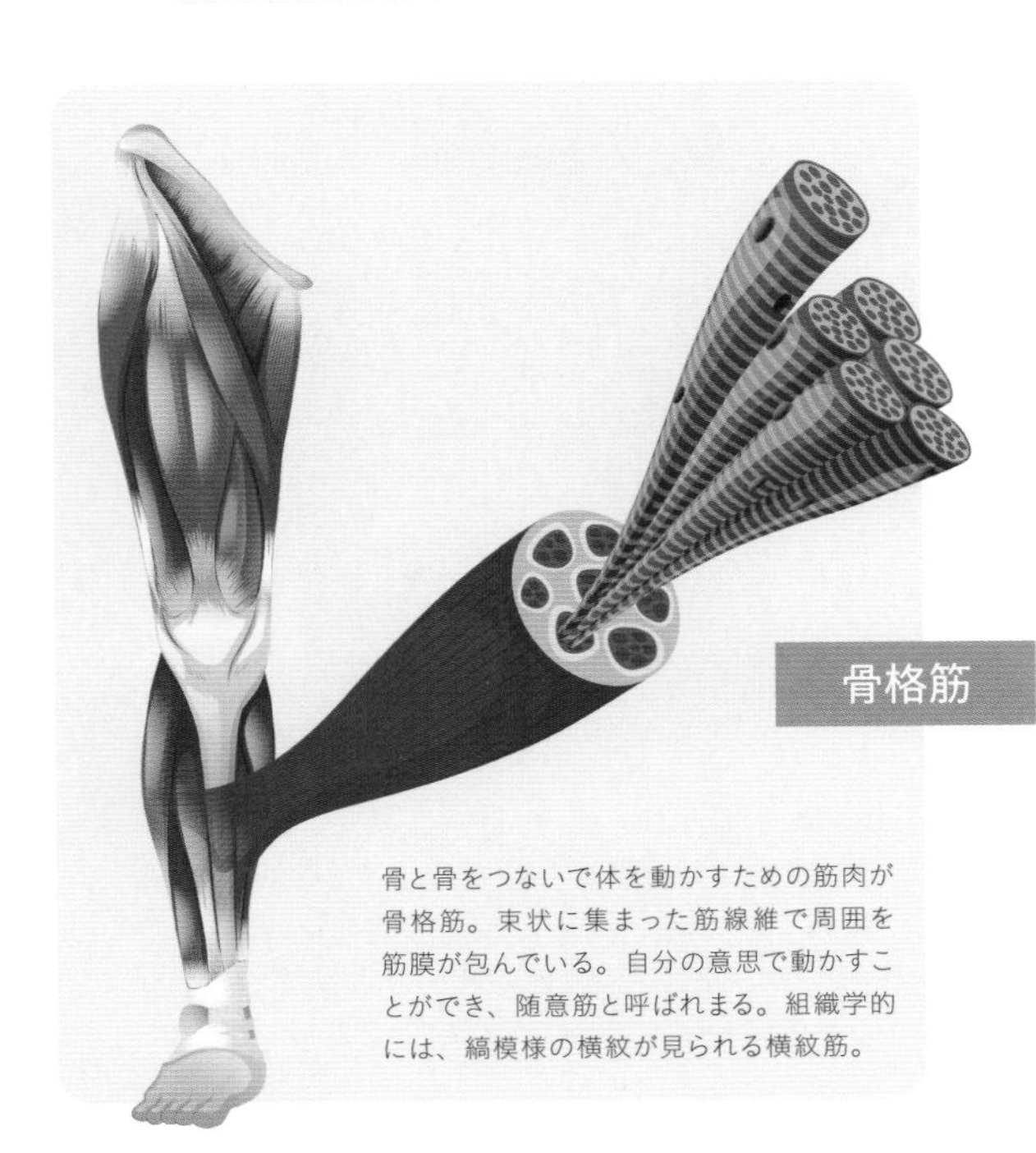

骨格筋

骨と骨をつないで体を動かすための筋肉が骨格筋。束状に集まった筋線維で周囲を筋膜が包んでいる。自分の意思で動かすことができ、随意筋と呼ばれまる。組織学的には、縞模様の横紋が見られる横紋筋。

＊1 アデノシン3リン酸
動物、植物、微生物（細菌）などに含まれる細胞のエネルギー代謝の中心的役割を担う高エネルギーリン酸化合物。筋肉の収縮に使用されるエネルギーは、ATPがATP分解酵素の働きによって分解して無機リン酸を放出し、ADP（アデノシン2リン酸）に変わるときに発生する。すべてのATPがADPに分解されてしまうと、運動を続けることができなくなるため、ATPは常に合成され続ける。成人男性が1日分のエネルギーとして摂取した2000㎉のうち、半分の1000㎉がATPの合成に消費される。

かないので使うたびにすぐに作らなければなりません。ATPは糖質や筋肉、肝臓にあるグリコーゲンを使って作られます。そして、グリコーゲンを分解するときに生成されるのが乳酸です。

激しい運動後に蓄積する乳酸は、筋肉疲労の原因物質と考えられてきました。しかし、近年の研究では、血液中の乳酸は肝臓でグリコーゲンに再び合成され、短時間のうちにエネルギーとして再利用されることが明らかになりました。また、乳酸が作られる際に発生する水素イオンが、体を酸性に傾けることが疲労の一因であるとも考えられています。

表情筋を鍛えましょう！

顔には20数種類の筋肉があり、表情を作ったり、咀嚼や吸う、吐くなどの動作、発話をしたりするときに使われます。すべて顔面神経によってコントロールされ、多くの表情筋の末端は皮膚につながっているため、複雑で微妙な動きができるのです。

表情筋はふだんから30％しか使っていないといわれており、無表情で顔の筋肉を使っていないと衰えてしまい、皮膚のハリが失われ、シワやたるみの原因となります。表情筋を意識して動かして鍛えれば、血液、水分、リンパ液の循環もよくなり、弾力のある筋肉が作られます。

前頭筋　眉を上げる、額にシワを寄せる。ここが衰えると額に横ジワが入る。

眼輪筋　眉を上げる、まぶたの開閉、ウインク。ここが衰えると目尻がシワになる。

頬筋　口角を上げる。ここが衰えると口角が下がる。

口輪筋　口元の表情を生み出す。ここが衰えると口元のたるみやシワになる。

オトガイ筋　下アゴを押し上げてアゴのラインを引き締める。ここが衰えると二重アゴになる。

スポーツ選手の筋肉とボディービルダーの筋肉

筋肉の構造はそうめんの束によくたとえられます。そうめん1本1本が筋線維とよばれる筋肉細胞で、その束がさらにいくつも束ねられ、筋膜に包まれているのが全体としての筋肉というわけです。筋線維の数はじつは出生時にほぼ決まっているといわれ、筋トレで得られる筋肉肥大は、筋線維1本1本が太くなった状態です。筋線維はさらに極細のミクロの「筋原線維」からできた束であり、ミクロの筋肉の糸はちょっとした負荷で傷つきやすく、それが回復するときに太くなるというのが、筋肉増大の仕組みとされています。

ボディービルダーの筋肉は、鍛えたい部分の筋線維に負荷をかけるトレーニングを徹底的に行い、まるで自らの筋肉を彫刻するように鍛えたもので、筋線維は限界に近いレベルまで太くなっています。

筋線維の太さとそれが生み出す筋力はほぼ比例しますが、絶対ではありません。筋線維が太いのに筋力がそれほどでもない人がいたり、細身なのに速いボールが投げられる人がいたりなど、さまざまな例があります。走る、投げる、跳ぶなどの動作には複数の筋肉の連携とそれを可能にする神経のシステムが必要で、アスリートの筋肉はそれをともなって鍛えられていますが、ボディービルダーの筋肉にはそれが足りない場合があります。

どちらも鍛えた結果の筋肉には違いありませんが、筋肉の量とパフォーマンスのレベルは必ずしも一致しないのです。

インナーマッスルとアウターマッスルの違い

インナーマッスルは別名「深層筋」といわれ、体の深い部分や骨に近い部分にある筋肉です。関節の動きなどを微調整したり、体のバランスをとったりする役割があります。アウターマッスルは別名「表層筋」ともいわれ、皮膚のすぐ内側にある筋肉です。大きな力を出したり、関節を動かしたりする役割を果たしています。インナーマッスルに比べて容量が大きいので、しっかり鍛えると基礎代謝がアップし、ダイエットにもつながります。

フレイルとサルコペニア

フレイルとは、加齢によって心身が衰えた状態をいい、そのままにしておくと日常生活に支障をきたし、介護なしでは暮らせなくなる可能性がある段階のことです。サルコペニアとは、筋肉量が減少して歩くのが遅くなり、活動が鈍ってくるような状態で、フレイルの中でも筋肉に注目した概念をいいます。

年をとると筋肉量が落ちてきますが、特に腹筋や大腿四頭筋など、足を動す筋肉低下がほかの部位よりも目立ちます。さらに何か疾患があると活動量が減り、サルコペニアになります。歩幅が小さくなって歩くのが遅くなったり、疲れやすくなったりして、さらに活動量が減ると、お腹がすかなくなり、食べる量が減ります。その結果、慢性的な栄養不足になり、サルコペニアがさらに進行するという悪循環に陥ってしまうのです。これを断ち切るには、適切な運動療法とたんぱく質が摂れる食事の両方が必要です。

1日数分で効果のある「貯筋運動」も考案されており、取り入れている自治体も多くあります。適切に体を動かすことを心がけていれば「筋肉の貯金」ができ、入院したときなどにも回復が早くなります。

骨格筋は形も種類も多種多様 体のいたるところで活躍しています

骨格筋の内部はひも状の細い筋線維が束になっています。この筋線維には遅筋（赤筋）と速筋（白筋）の2種類があります。遅筋はスタミナがあり、バテにくいので、持久力を要する運動が得意です。一方の速筋はスピードとパワーがある筋線維なので、短距離走や重量挙げなどの運動が得意。速筋は遅筋に比べて体積が大きく、より大きく動くことができるので瞬発力とパワーが出ます。ただ、たんぱく質が少ないのでスタミナが切れやすいのが難点です。

骨格筋は全身に何層にも重なっている筋肉で、体を動かし、伸縮させることでより鍛えられます。

形はさまざまですが、基本的な形は筋肉の長軸方向と筋線維の方向が一致している「紡錘状筋（ぼうすい）」です。胸に広がっている大胸筋や上肢、下肢に多く見られます。ちなみに長軸方向と筋線維の方向が一致していない筋肉のことを「羽状筋」といいます。

ほかにも、腹筋が3つ以上の腱に分かれている多腹筋などがあります。多腹筋の代表的なものは腹筋を鍛えると浮き出る腹直筋です。

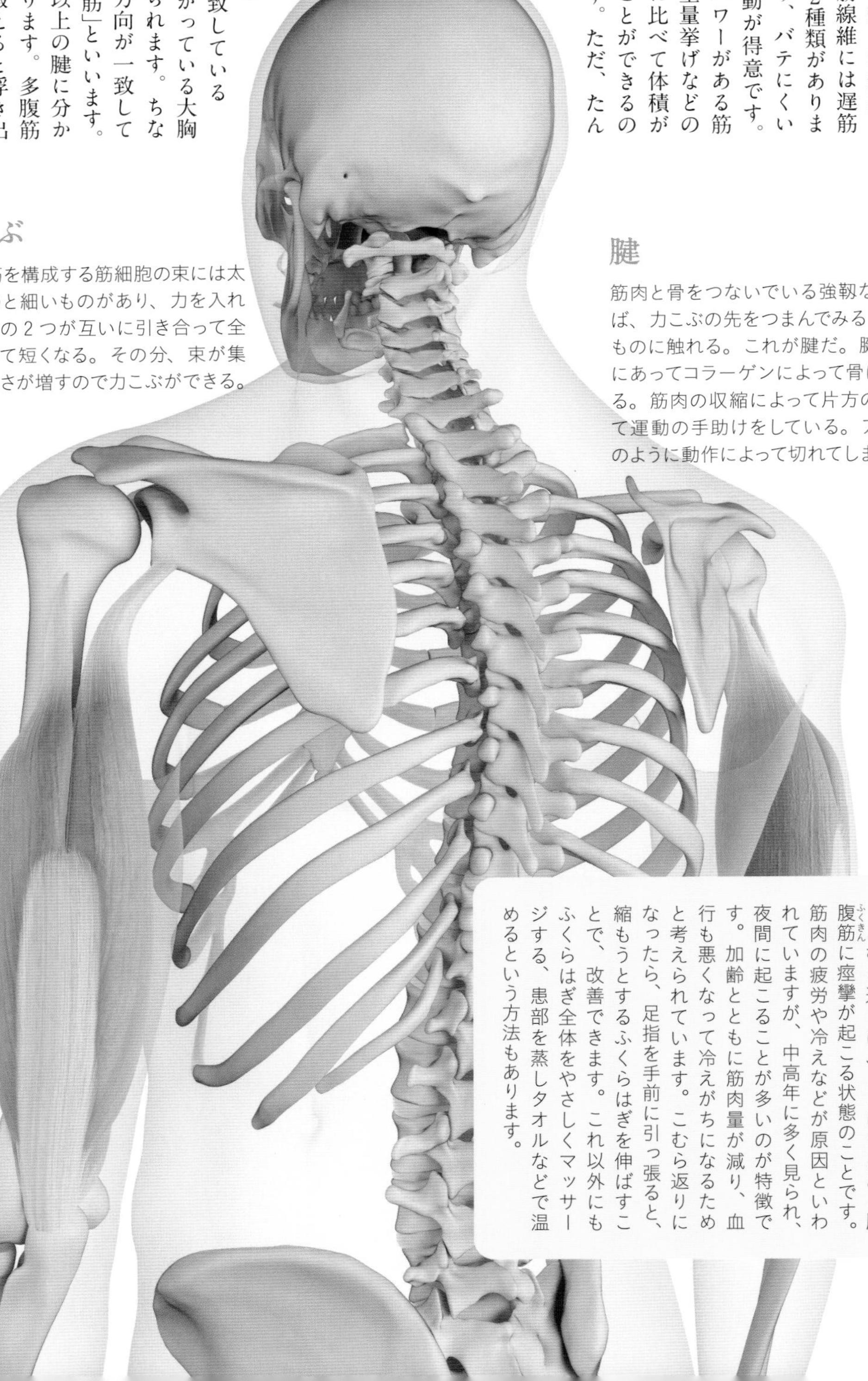

力こぶ

骨格筋を構成する筋細胞の束には太いものと細いものがあり、力を入れるとこの2つが互いに引き合って全体として短くなる。その分、束が集まり太さが増すので力こぶができる。

腱

筋肉と骨をつないでいる強靭な組織。たとえば、力こぶの先をつまんでみると、細くて硬いものに触れる。これが腱だ。腱は筋肉の両端にあってコラーゲンによって骨に張りついている。筋肉の収縮によって片方の骨を引き寄せて運動の手助けをしている。アキレス腱断裂のように動作によって切れてしまうことがある。

こむら返りはどうして起こる？

こむら返りはふくらはぎにある腓（ひ）腹筋（ふくきん）に痙攣が起こる状態のことです。筋肉の疲労や冷えなどが原因といわれていますが、中高年に多く見られ、夜間に起こることが多いのが特徴です。加齢とともに筋肉量が減り、血行も悪くなって冷えがちになるためと考えられています。こむら返りになったら、足指を手前に引っ張ると、縮もうとするふくらはぎを伸ばすことで、改善できます。これ以外にもふくらはぎ全体をやさしくマッサージする、患部を蒸しタオルなどで温めるという方法もあります。

筋肉がやせるとやせにくくなります 基礎代謝のアップがダイエットのポイント

肥満の主な原因のひとつが脂肪や糖質の摂りすぎによる中性脂肪の蓄積です。糖質は早くエネルギーに換わる栄養素で、摂取しなくなると、体に蓄えていた糖質を燃やしてエネルギーを補います。しかし、体に蓄えられる糖質は少しなので、体内の脂肪とたんぱく質を分解して新たに糖を作り出します。体内にあるたんぱく質の多くは筋肉にあるため、糖質の摂取を抑えると筋肉が減ってしまいます。

筋肉が減るとやせにくくなり、たとえやせたとしてもリバウンドの可能性が大きくなります。筋肉におけるエネルギー消費は基礎代謝量[*1]の約20%を占めていて筋肉が減ると基礎代謝量と消費カロリーがダウンし、やせにくくなるのです。また、肝臓や腎臓などの内臓への負担も大きくなります。極端な糖質制限やカロリーを控えすぎるのはダイエットにはむしろ逆効果です。

＊1 基礎代謝
何もしていない状態で、体を維持するために消費される必要最低限のエネルギー。筋肉の少ない人は基礎代謝量が低いといわれている。基礎代謝量を高めると脂肪の燃焼の効率がアップし、やせやすくなる。

漢方 「筋」は「肝」と関わりがある

漢方において「筋」は「筋膜」ともいい、解剖生理学でいう腱や靭帯も含まれる。「筋」は「肝」と深い関わりがあり、「肝」に蓄えられている「血」によって養われている。そのため、肝血が十分だと機敏に、力強く動くことができるが、肝血が不足すると、筋肉が痙攣したり、しびれたり、関節の動きが悪くなったりするなどの症状が表れる。「肌肉（きにく）」と呼ばれるのは筋肉で、脂肪と皮下組織をも含んでいる。「肌肉」を養っているのは「脾」で、「脾」は手足の動きにも関わっている。脾気の巡る機能と筋肉の充実は密接に関わっており、「脾」の機能が低下すると、体のだるさや無力感、筋力の低下や萎縮といった症状が表れる。

おすすめ漢方薬
八味地黄丸／坐骨神経痛、腰痛
疎経活血湯／関節痛、神経痛、腰痛、筋肉痛
牛車腎気丸／冷えによる下肢痛、腰痛、しびれ
葛根湯／肩こり、上半身の神経痛
薏苡仁湯／関節痛、筋肉痛
芍薬甘草湯／こむら返り
麻杏薏甘湯／関節痛、神経痛、筋肉痛

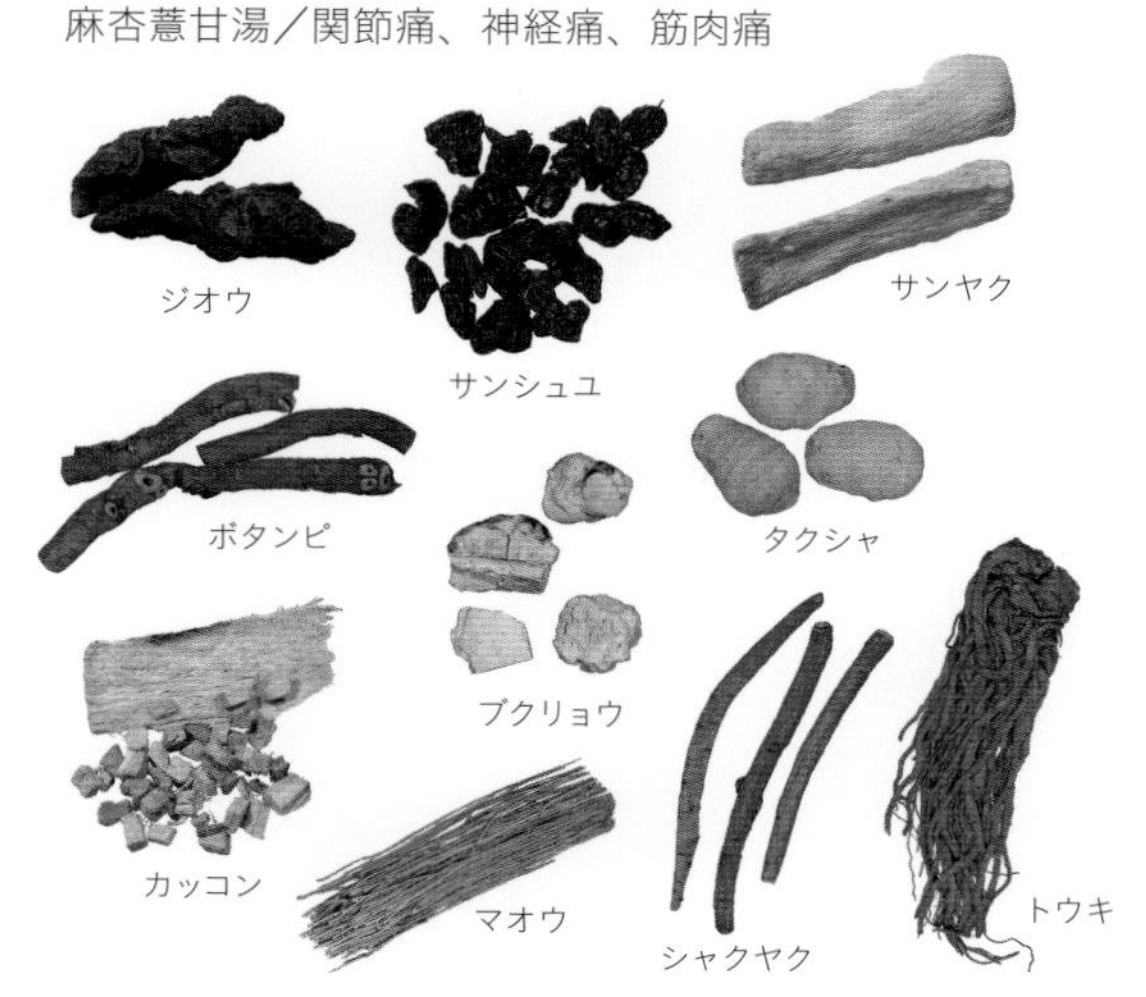

肩こりの主な原因は?

頭の重さは体重の8〜10%で、この重さを支えているのが首と肩です。肩こりは首から肩にかけての筋肉が張って筋肉が硬くなった状態のこと。首や肩の筋肉である僧帽筋や棘下筋（きょくかきん）が収縮するとそこを通る血管も収縮して血行が悪くなります。長時間のデスクワークやストレス、慢性的な疲労、パソコンなどによる目の酷使などが主な原因ですが、比較的自分で予防しやすいものでもあります。長時間同じ姿勢でいない、血行をよくする、適度な運動をするなど日常生活の中でできることを取り入れてみましょう。

ぎっくり腰

ぎっくり腰は日常の普通の動作をしたときに急激に起こる腰痛で、欧米では「魔女の一撃」といわれるほど、痛みが激しいのが特徴です。腰の靭帯や筋肉に疲労が溜まっていたところに、ちょっとした負荷がかかって痛みが起こると考えられています。

ぎっくり腰になると、立ち上がることも座ることもできないような痛みを感じます。急性期には温めるより冷やしたほうがよい場合が多く、痛みが落ち着いてきたら、自分で気持ちのよいほうにします。通常は1〜2週間で治ります。以前は痛みがなくなるまで安静にするのがよいとされていましたが、今は急性期を過ぎたらできる範囲で日常の動作を行うほうが、治りが早いことがわかっています。腹筋と背筋のバランスが悪い、座る仕事が多いことなどで腰を支える筋肉に負担がかかることが原因と考えられますが、一部には椎骨や椎間板の変形などが原因のものもあります。

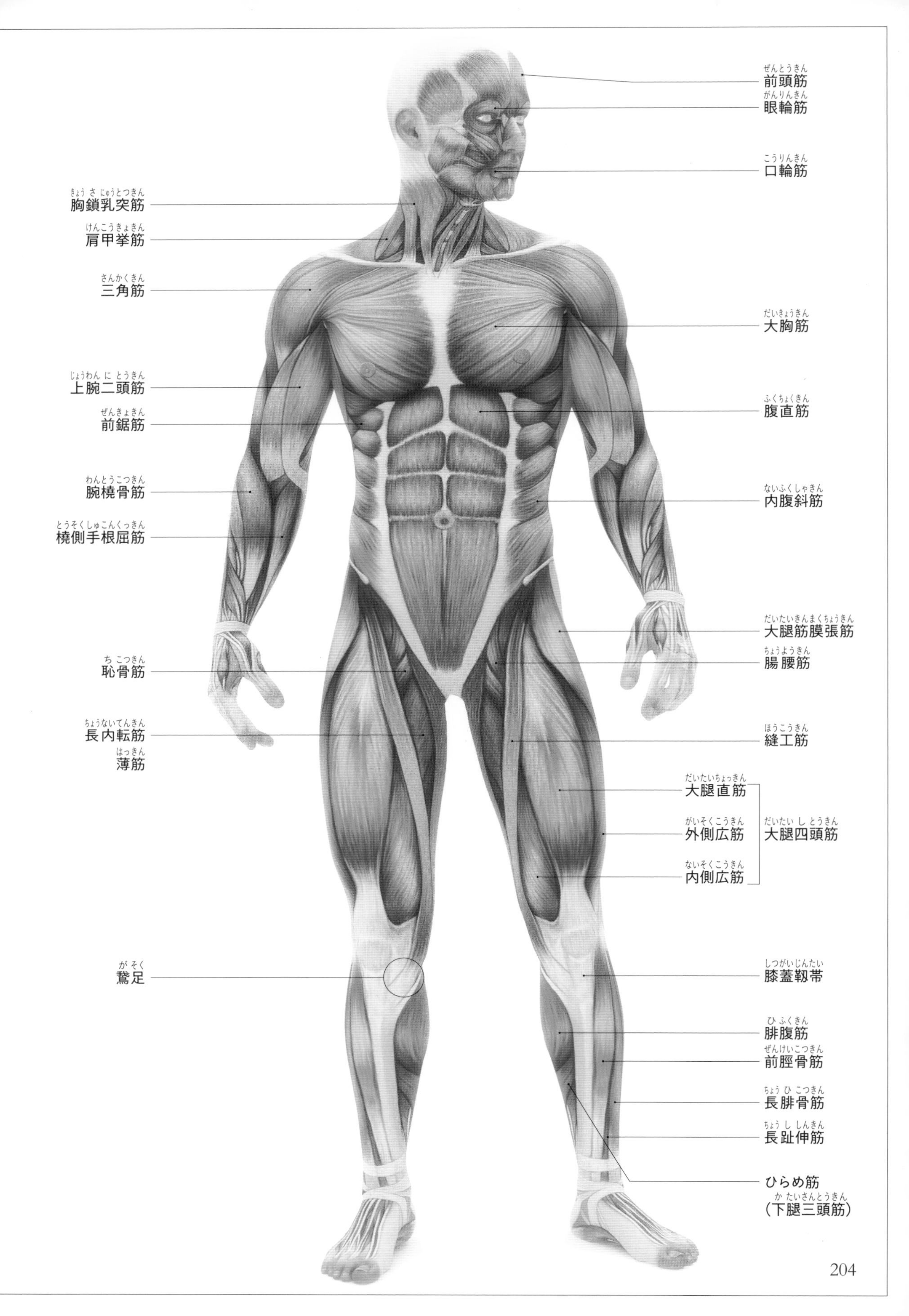
前頭筋
眼輪筋
口輪筋
胸鎖乳突筋
肩甲挙筋
三角筋
大胸筋
上腕二頭筋
前鋸筋
腹直筋
腕橈骨筋
内腹斜筋
橈側手根屈筋
大腿筋膜張筋
恥骨筋
腸腰筋
長内転筋
薄筋
縫工筋
大腿直筋
外側広筋
内側広筋
大腿四頭筋
鵞足
膝蓋靱帯
腓腹筋
前脛骨筋
長腓骨筋
長趾伸筋
ひらめ筋
（下腿三頭筋）

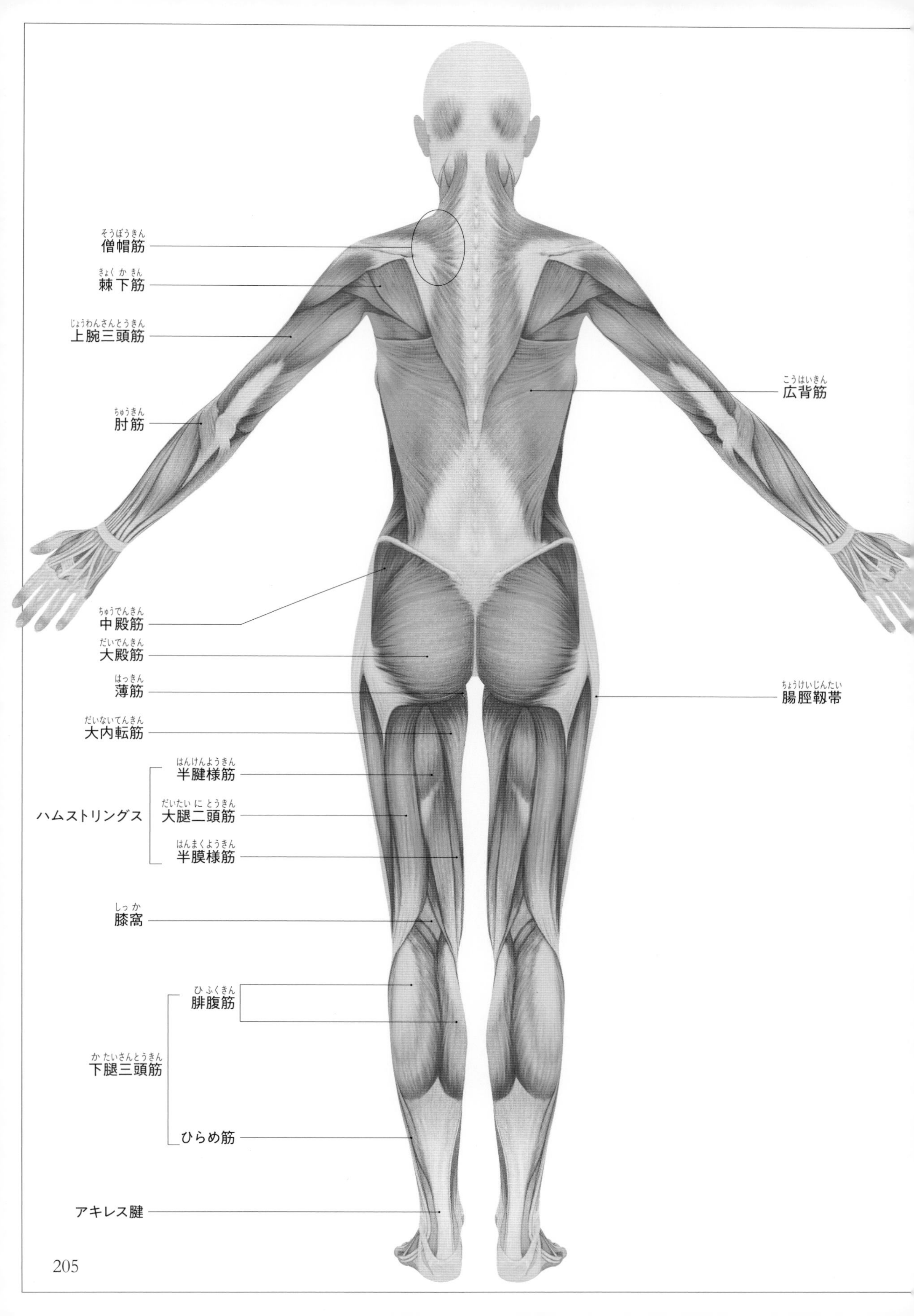

僧帽筋
棘下筋
上腕三頭筋
肘筋
広背筋
中殿筋
大殿筋
薄筋
腸脛靱帯
大内転筋
半腱様筋
ハムストリングス
大腿二頭筋
半膜様筋
膝窩
腓腹筋
下腿三頭筋
ひらめ筋
アキレス腱

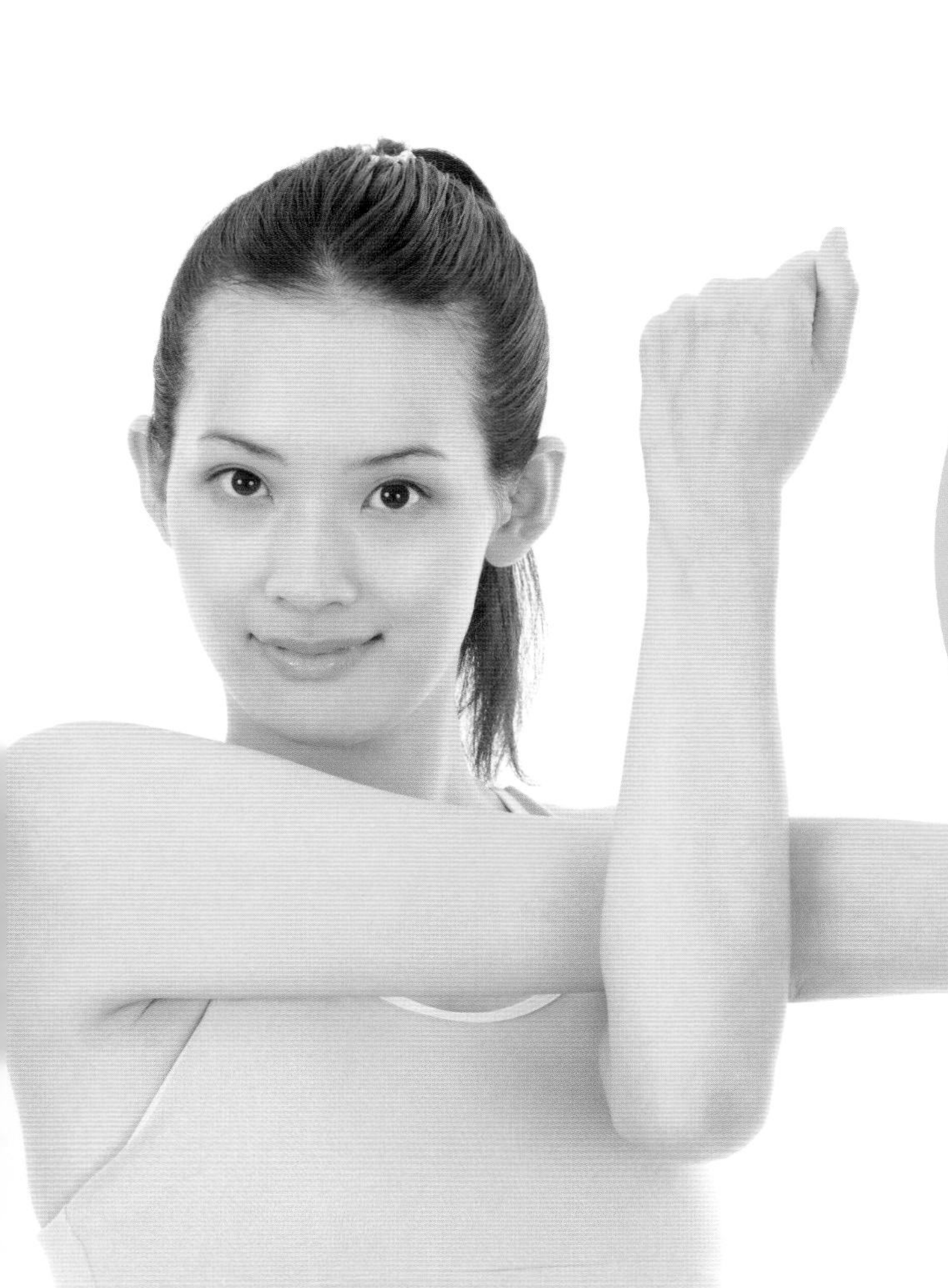

\ Let's try! /

若返りストレッチング

中高年で体が硬くなっている人は、血管年齢が高いといわれます。血管を若返らせ、健康寿命をのばすストレッチングを紹介します。

監修：国立研究開発法人医薬基盤・健康・栄養研究所 身体活動研究部部長 宮地元彦

ストレッチングで血管の若返りを

ストレッチングとは、筋肉を伸ばし、関節の可動域を広げるように行う運動です。体の柔軟性を高めるのに効果的で、準備運動や整理運動としてもよく行われています。ヨガやピラティスもこの運動に含まれます。

筋肉がしなやかになると、その中を通る血管にもいい影響を与えます。

血管の老化を防ぎ、血管を若く、強く保つことは、健康にとって大切な要素。ストレッチングは深層の筋肉を刺激することで、体の深部から血流を促すことができます。運動不足の解消に役立つだけでなく、血管が活性化され、老化した血管を丈夫にすることができるのです。

体が硬いと血管年齢が高い!?

体の硬さと健康には直接関係がないと思われる人も多いかもしれません。ところが「40代以上の体が硬い人は総じて血管が硬く、血管年齢が高い」ということが、国立健康・栄養研究所の調査によって明らかになっています。

血管が硬ければ、動脈硬化や高血圧、脳卒中、心筋梗塞などの病気のリスクが上がります。弾力のあるしなやかな血管を保つことは、健康でいるための大切な要素といえます。一般的に、

ストレッチングのメリット

健康寿命をのばす

ストレッチングの刺激で血管の筋肉にあるコラーゲンが若返り、血管が強く丈夫になります。血管を若く保つことは、心臓病などの生活習慣病予防につながります。

ケガをしにくい体に

筋肉が硬いと、ケガにつながりやすくなります。ストレッチングで柔軟性を高めれば、思わぬ転倒や靱帯損傷といったケガのリスクを減らせます。

ストレス解消

副交感神経が優位になり、リラクゼーションがもたらされます。代謝もよくなり、すっきりとした気分にもなります。

こり、冷え、むくみの改善

ストレッチングで血流が改善されると、こりがほぐれます。筋温や体温を高めるので、冷えが改善され、代謝もアップし、むくみが解消されやすくなります。

血管の若返りにはウォーキングなどの有酸素運動が効果的です。有酸素運動により、血管が広がる効果がわかっているためです。

ただ、有酸素運動だけをしていればいいかというと、そうでもありません。有酸素運動では血管の壁そのものを新しくしたり、修復したりすることはできませんが、ストレッチングをすることで、糖化したコラーゲンが改善されるので、血管を若返らせることができるのです。

ストレッチングがもたらすさまざまな効果

ストレッチングを行うと、こりがほぐれ、血行がよくなります。

立ちっぱなし、座りっぱなしなどで脚がむくんだとき、パソコンなどを見続けて肩がこったりしたときは、ストレッチングをするのが効果的。筋肉や関節をほどよく伸ばすことで、血流がよくなり、老廃物の排出が促されます。そのため、むくみの改善や、肩こりや冷えなどの解消に役立ちます。

また、ストレッチングにはリラクゼーションの効果があることも明らかになっています。ストレッチングを行うと、自律神経のうちリラックス時に働く副交感神経が優位になるからです。

体の緊張が緩むと、自然とリラックス気分が引き出され、気持ちが落ち着いてくるでしょう。ストレス解消にもおすすめです。

ストレッチングを行う前に

ここで紹介するストレッチングは、体の中でも大きな筋肉にアプローチすることで、効果的に全身を若返らせるためのものです。正しいストレッチングについて確認しておきましょう。

物足りない程度の強さで

強すぎるストレッチングは、筋肉が収縮してしまって血管を狭め、疲労が蓄積する原因になります。「気持ちいい」と笑顔で実践できる程度の強さで行いましょう。息を止めたり、顔をしかめたりするほどの強さはNGです。

1回30〜40秒で

どのくらいの時間、筋肉を伸ばせばよいかというと、目安は30〜40秒。これより短すぎたり、長すぎたりするとダメというわけではありませんが、いちばん効果が上がる時間として研究・報告されています。

運動や仕事の前後に行う

運動前など筋肉疲労する前にストレッチングを行うと、疲れの蓄積が少なくて済みます。また、運動や仕事のあとに行うと、疲労回復を促してくれます。

入浴後など体が温まった状態で行うと、筋肉が伸びやすく、効果も高まります。

ストレッチングの基本

1. **ストレッチングの時間は1回につき30〜40秒**
2. **姿勢は痛くない程度に維持する**
3. **呼吸は止めずに行う**
4. **伸ばしている部位を意識しながら行う**

※ケガをしたばかりの人や捻挫や骨折をしている人、体に痛みがある人は行わない。高齢者や持病のある人や健康に不安のある人は、必ず医師に相談のうえ、行うこと。

体をやわらかく保って腰やひざの痛みを軽減

体が硬いと血管も硬くなってしまうということは、206ページで紹介しましたが、体の硬さは、腰やひざなどの痛みとも関係しています。

たとえば、加齢に伴って股関節が硬くなる人が増えますが、脚をスムーズに動かしにくくなるため、階段の上り下りが不自由になったり、転びやすくなったりするリスクが高まります。

また、体が硬いと姿勢やバランスが悪くなるため、それを補うために腰やひざに負担がかかり、腰痛やひざ痛、股関節痛などを引き起こすことになるのです。

特に、太ももやお尻などの筋肉が衰えると、股関節の可動域が狭くなってしまいます。ストレッチングをうまく活用して、筋肉の柔軟性を高めることで、関節痛の痛みが軽減されることが期待できます。

実践① 太もも前面

太もも前側にある
大きな筋肉「大腿四頭筋」を
伸ばします。
下半身の中でも
大きな面積を占め、
股関節の柔軟性や姿勢を
保つのにも大切な筋肉なので、
しっかりケアしましょう。

1 両脚を伸ばした長座になり、両手を後ろにつけて体を支える。

2 片脚を曲げ、かかとをお尻に近づける。両手はつけたまま上体をゆっくりと後ろに倒し、呼吸を止めないようにして30～40秒ストレッチ。反対側も同様に行う。

実践② 太もも裏

太ももの裏側にある
「ハムストリングス」という
筋肉群を伸ばします。
疲労しやすく
硬くなりやすいので、
しっかりケアして
おくことが大切です。

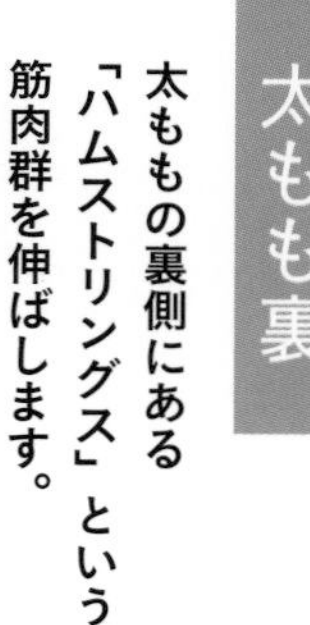

1 両脚を伸ばした長座になり、両手を後ろにつけて体を支える。片脚を軽く内側に曲げる。

2 伸ばした脚と同じ側の手を伸ばし、上体を少しずつ前に倒しながら、つま先をつかむ。呼吸を止めないようにして30～40秒ストレッチ。反対側も同様に行う。
※つま先に手が届かない人は伸ばせるところまででOK。

実践③ お尻

お尻の中でいちばん大きな筋肉「大臀筋（だいでんきん）」を伸ばします。股関節の動きと密接に関係しており、腰痛改善も期待できます。

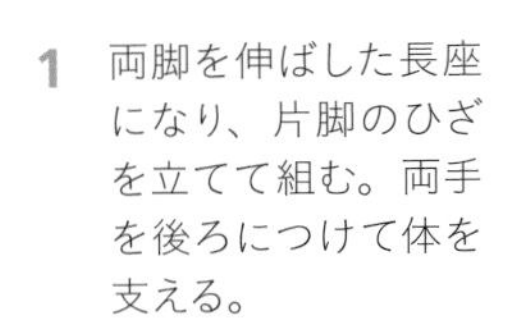

1 両脚を伸ばした長座になり、片脚のひざを立てて組む。両手を後ろにつけて体を支える。

2 立てた脚のひざを逆側のひじで押さえるようにして上体をひねる。呼吸を止めないようにして 30 ～ 40 秒ストレッチ。反対側も同様に行う。

実践④ お腹

うつぶせから背中を反らして、お腹の前面にある大きな筋肉「腹直筋」を気持ちよく伸ばします。

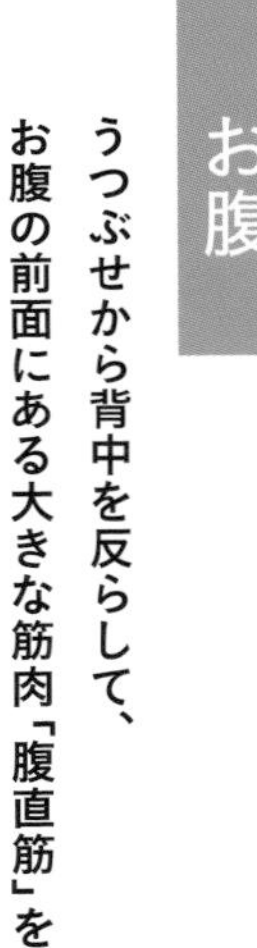

1 うつぶせになって両足を肩幅程度に開く。

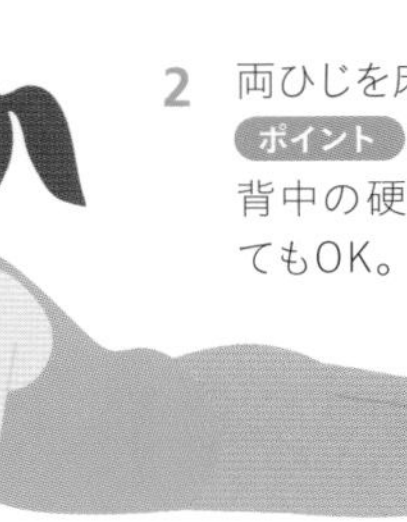

2 両ひじを床につき、背中を反らす。

ポイント
背中の硬い人はここでストップしてもOK。

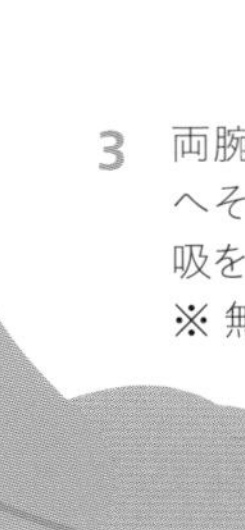

3 両腕をゆっくりと伸ばし、背中をさらに反らす。おへそはできるだけ床につけたまま、胸を張り、呼吸を止めないようにして 30 ～ 40 秒ストレッチ。
※ 無理に反らしたり、反らしすぎたりしないこと。

実践⑤ ふくらはぎ

ふくらはぎは第二の心臓と呼ばれ、血流のポンプの役割をしています。歩くときによく使われ、疲労が溜まりやすいふくらはぎの奥にある「ひらめ筋」もしっかり伸ばせます。

1 片ひざを立て、背筋を伸ばしたままもう片方のひざを床につけるようにしてしゃがむ。両手を立てたひざに重ねる。

2 背筋を伸ばしたまま上体を前に倒し、ひざを立てた脚のふくらはぎを伸ばす。呼吸を止めないようにして30～40秒ストレッチ。反対側も同様に行う。

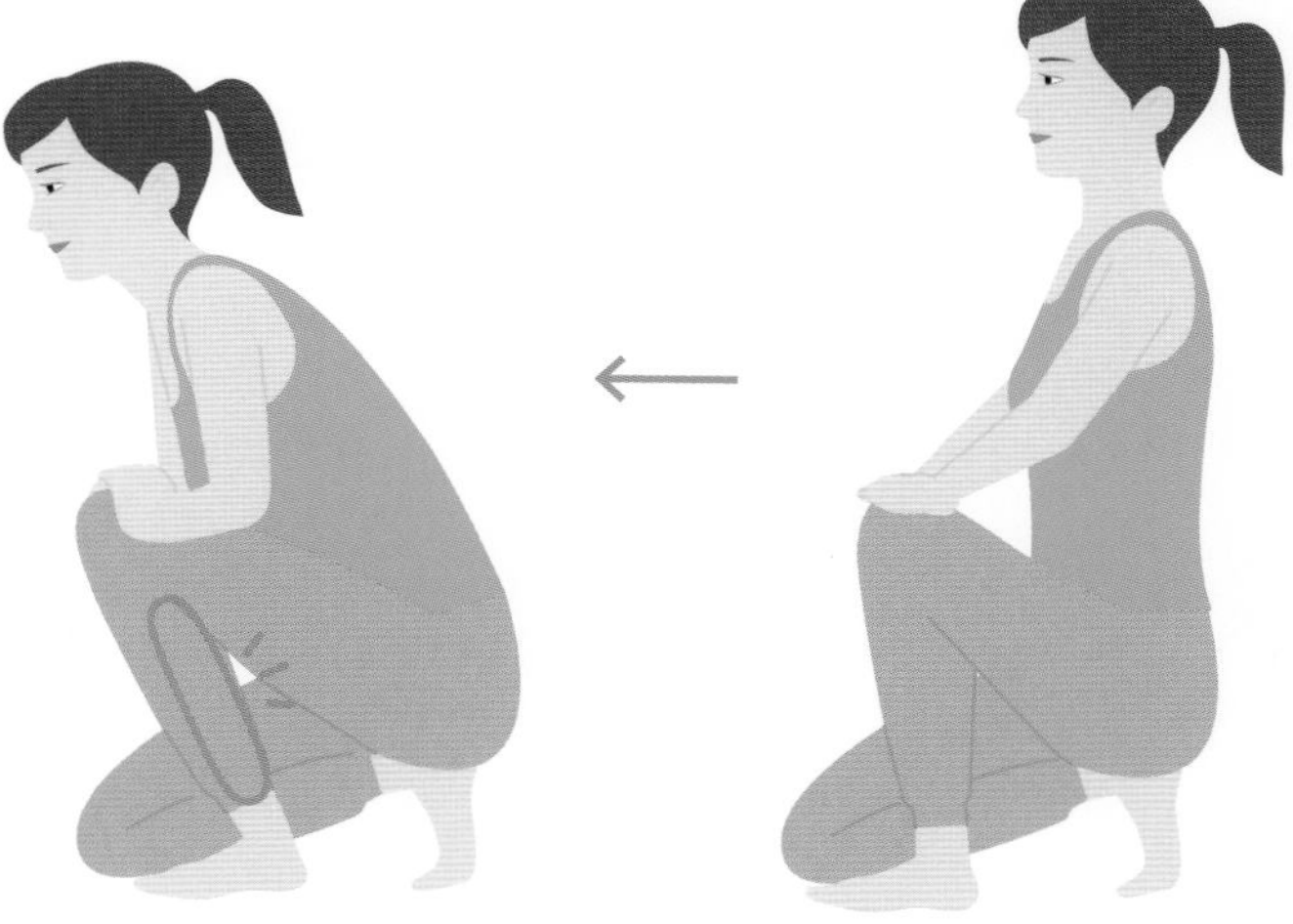

ポイント
足裏をしっかり床につけ、かかとが上がらないように。

実践⑥ 二の腕、脇

ひじから体の脇にかけての筋肉を伸ばします。内側に巻き込みがちな肩をリセットしながら筋肉を伸ばすので、肩こりに悩む人にもおすすめです。

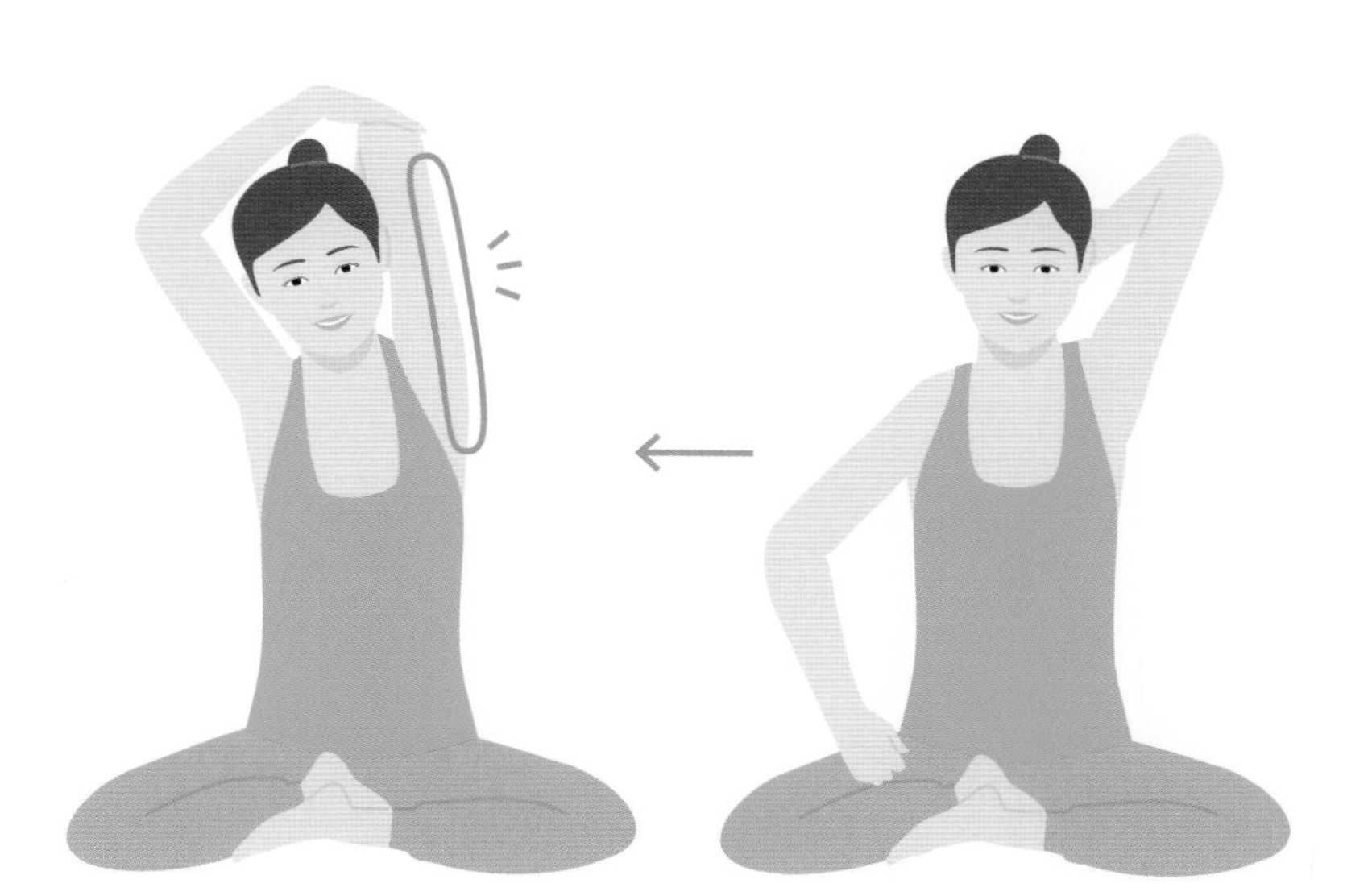

1 あぐら座になり、片手をまっすぐ頭上に伸ばしてから、ひじを曲げ、頭の後方に下ろす。

2 反対側の手で上げたひじを持ち、頭の後ろに引くようにする。背筋は伸ばしたまま、呼吸を止めないようにして30～40秒ストレッチ。反対側も同様に行う。

実践⑦ 肩

背中の肩甲骨回りから、肩や二の腕にかけての筋肉を伸ばします。背中には僧帽筋という大きな筋肉があるので、肩や背中のこりを感じている人にもおすすめです。

1 あぐら座になり、片手をまっすぐ前方に伸ばし、反対側の手は伸ばしたひじに添える。

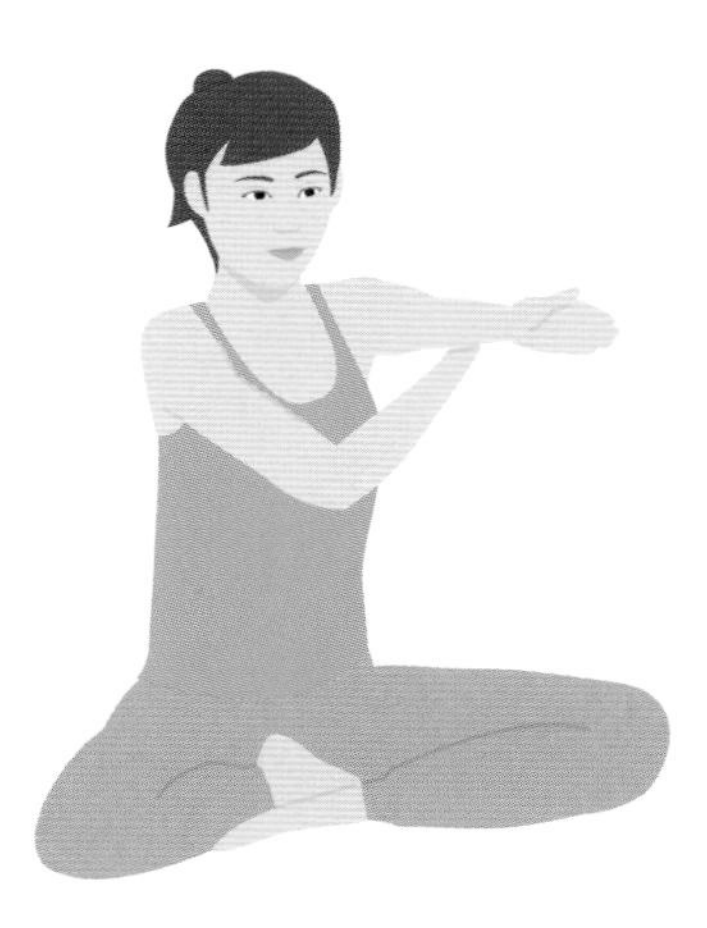

2 ひじに添えた手を引き寄せる。上体は正面を向いたまま、前方に出した腕の肩甲骨回りを伸ばし、呼吸を止めないようにして 30 〜 40 秒ストレッチ。反対側も同様に行う。

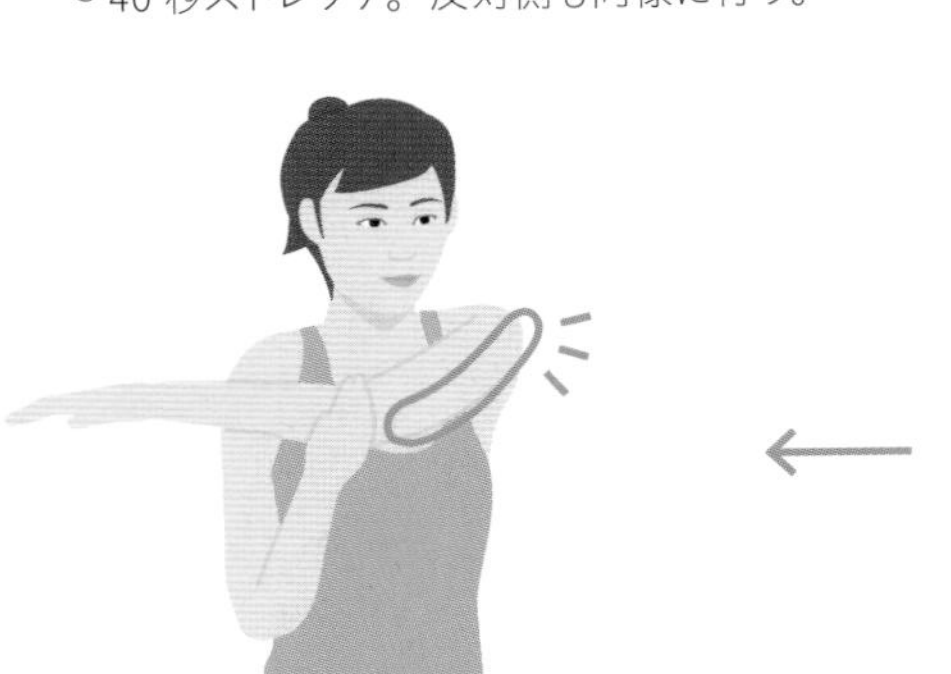

ポイント 腕は床と平行になるようにする。

ながらストレッチングで隙間時間を老化予防タイムに！

お風呂

お湯に浸かると副交感神経が優位になり、血管が広がって、手足などの末端の血流もよくなります。温熱作用で筋肉もやわらかくなるので、ストレッチングの効果もいっそうアップします。入浴中のストレッチングは浮力によって関節にかかる負担が軽減されるので、腰や関節などに痛みを感じる人が試すのもよいでしょう。

浴槽内で行うものとしては、実践③のお尻のストレッチングなどがおすすめです。

デスクワーク

同じ姿勢でパソコンに向かうなど、デスクワークが続くと、体がこわばり、血流が悪くなります。仕事の合間には椅子に座りながらできるストレッチングを行い、リフレッシュしましょう。実践⑥二の腕、脇や、実践⑦肩のストレッチングなら椅子に座りながら行えます。

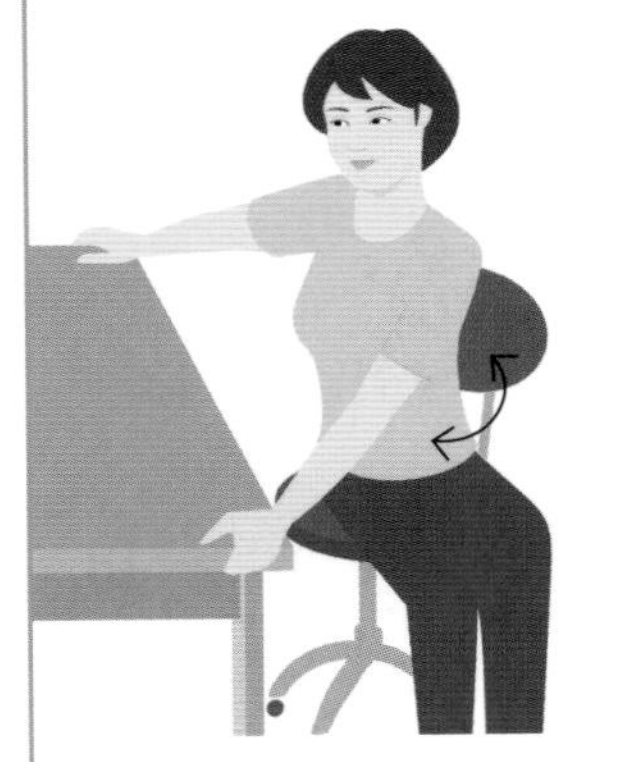

腰回りのストレッチング

両手でデスクをつかみ、上体は前を向いたまま椅子を回転させ、腰をひねる。

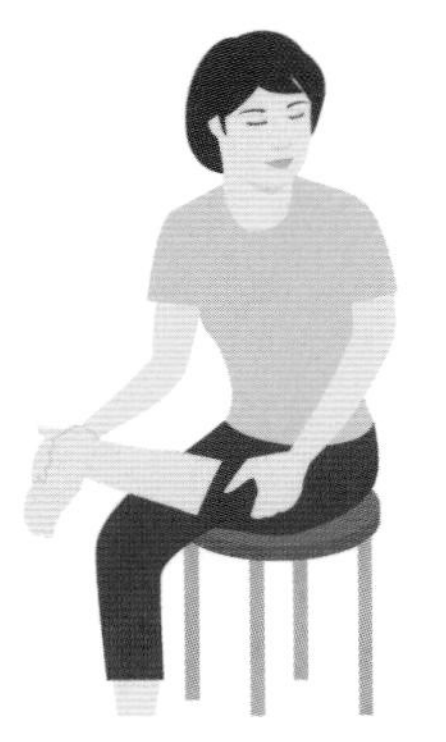

お尻のストレッチング

片方の足首をもう一方のひざにのせる。背中は丸めずに上体をゆっくり倒す。

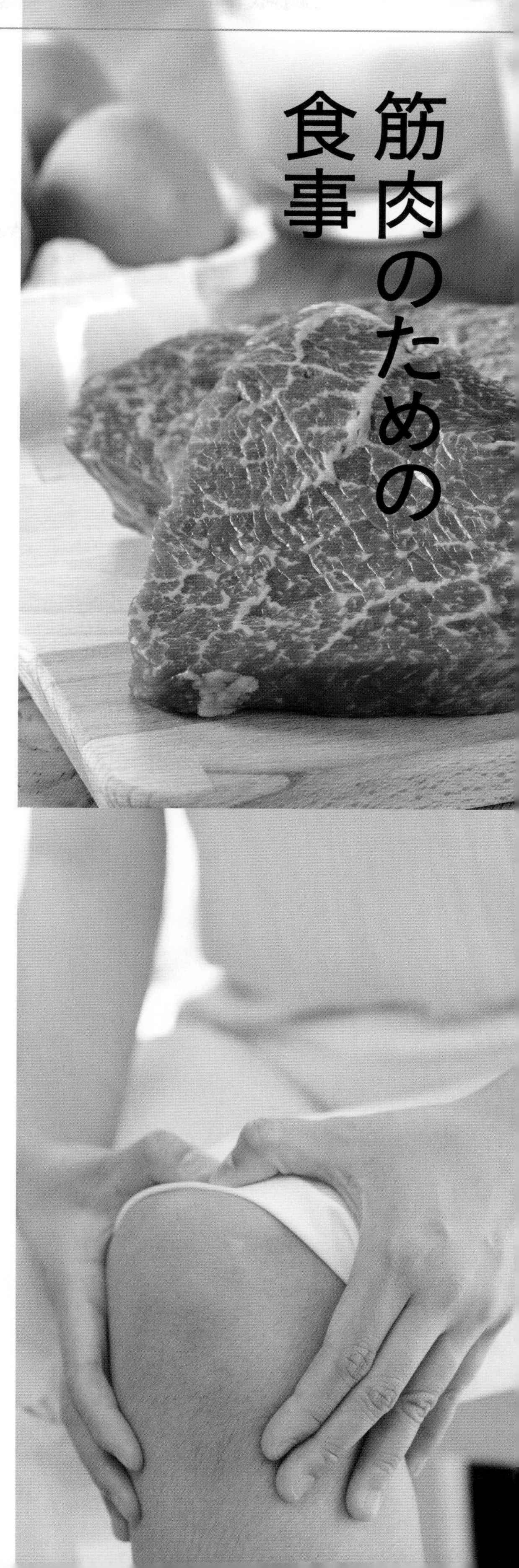

筋肉のための食事

要支援の半数を占める「ロコモ」とは？

ロコモティブシンドローム、通称「ロコモ」は、移動（ロコモーション）に関わる、下半身の筋肉や骨、関節の機能が低下し、「歩く」「立つ」などの運動能力が低下した状態のことです。要支援や要介護になった原因のトップです。車や電車などの移動手段が発達し、足腰を使う機会の少なくなった現代においては、高齢者だけでなく、子どもから大人までのすべての年代において注意が必要です。

運動機能の健康を維持するためには、まずは運動を習慣づけることがいちばん大切です。そして、運動で使った筋肉や骨の修復を促すためには、栄養バランスのとれた食生活も欠かすことはできません。

日常生活に筋トレを取り入れて

筋力トレーニングは、いまや一部のマニアのものだけではなくなり、一般の人にとっても健康に役立つ習慣として認知されてきました。そして実際、筋力を高めるための習慣は、子どもから高齢者まで、すべての年代によい影響をもたらします。

平均的な日本人は、30代をピークに徐々に筋力が衰えていきます。しかしこれは運動量や活動量が減ることが原因。適度な運動や筋トレを行っていれば、60～70代になっても筋力の維持はできますし、さらにいえば、増やしていくことも可能です。しかし、関節軟骨のすり減りに関しては、現代の医療でも減少を食い止めるのは難しいといわれています。関節軟骨の減少でひざに痛みがあると、それだけで動くのがおっくうになり、さらなる筋力の低下を招いてしまいます。そこで、関節軟骨を保護するためにも、周囲の筋肉を鍛えることが重要になるのです。

とはいえ、これまでまったく運動習慣のなかった人がいきなり激しいトレーニングを始めるのは危険。生涯役立つ筋肉をキープするためには、一度に高強度のトレーニングをするよりも、トレーニングを生活の一部にすることのほうが重要です。まずは、ふだんよりも歩く時間を増やす、エスカレーターよりも階段を使ってみるなど、日常に取り入れられるところからトレーニングの機会を増やしてみましょう。

筋肉に効果的な食事の摂り方とは？

筋肉量アップのためには、3大栄養素である糖質、たんぱく質、脂質をバランスよく摂取することが大切です。現代の食生活は、糖質・脂質が過剰になりやすく、たんぱく質が不足しやすい状態にあり、外食が多い場合は特にその傾向が顕著です。逆に、ダイエットを目的とした無理な糖質制限も、筋力を減少させる要因となってしまいます。

1日に必要なたんぱく質量は、体重1kgにつき約1g

筋肉の材料として使われるのは、たんぱく質です。筋肉量をアップするためには、体重1kgあたり1.0～1.4g程度のたんぱく質が必要になるといわれています。たんぱく質は不足しがちな栄養素であるうえ、一度にたくさん摂取することもできないので、1日3食を基本としてこまめに摂る必要があります。また、栄養素の偏りを防ぐために、肉、魚、卵、乳製品、大豆製品など、さまざまな食材からバランスよく摂取するのがよいでしょう。

※おすすめのたんぱく質源
鶏肉（皮なし）、牛・豚ヒレ肉、白身魚、いか、たこ、えび、豆腐、納豆、高野豆腐など

糖質は血糖値を上げにくいものを

筋肉量を増やしたいのなら、適量の糖質が必要です。エネルギー源となる糖質が不足すると筋肉を分解してエネルギーに換えようとするため、筋肉量が減ってしまうのです。ただし、糖質の摂りすぎや、血糖値を上げやすい精製した小麦粉、白砂糖、白米などは肥満のもと。食物繊維を豊富に含んで血糖値を上げにくい玄米やオートミール、さつまいもなどがおすすめです。

※主食としておすすめの食材
玄米、オートミール、さつまいも、全粒粉パンなど

肉料理はコレステロール値が気になる？

高齢になるにつれ、コレステロール値を気にして動物性食品の摂取量を減らす人が多くなるようです。しかし、豆や野菜を中心にして摂れるたんぱく質量は1日3食を通しておおむね20g程度。これでは低栄養で、筋肉量を増やそうとしてもその材料が足りない状態です。

悪玉コレステロールを増やす飽和脂肪酸は、主に肉類の脂身や乳脂肪に含まれています。鶏肉は皮や脂身を取り除く、牛や豚はヒレ肉などの脂身の少ない部位を選ぶ、牛乳やヨーグルトは低脂肪のものを選ぶなど、上手に脂肪分を減らしながらたんぱく質を摂取しましょう。

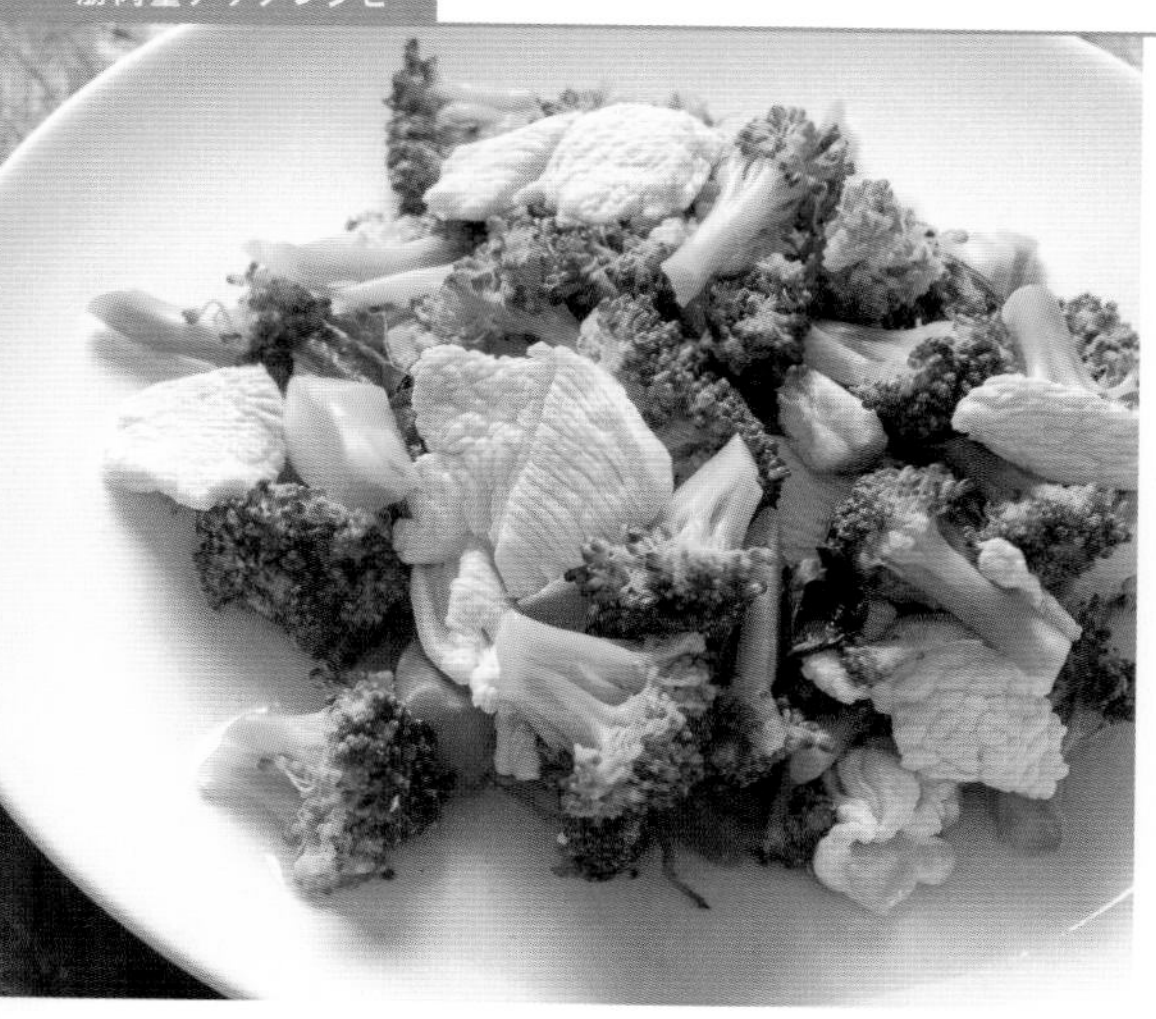

低脂質・高たんぱくの鶏むね肉は
筋肉をつけたいときにピッタリ

ブロッコリーと鶏肉のサラダ

栄養価はすべて1人分の数値

エネルギー	162 kcal
糖質	1.8 g
食塩相当量	0.6 g
たんぱく質	13.3 g

材料（4人分）

ブロッコリー…2株
鶏むね肉…200g
A 米酢…大さじ1と1/2
　EXVオリーブ油…大さじ3
　塩…少量
塩・こしょう…各少量
かたくり粉…大さじ1/2

作り方

1 Aはよく混ぜ合わせておく。ブロッコリーは食べやすい大きさに切り、塩ゆで（塩分量外）する。
2 鶏肉は皮を取り除いてそぎ切りにし、塩、こしょうをしてかたくり粉をまぶす。
3 2の鶏肉を沸騰した湯で2〜3分ゆで、冷水にとる。冷めたらキッチンペーパーなどで水けをふき取る。
4 1と3を器に盛り、Aで和える。

高たんぱくのえびを
たっぷりのスプラウトと一緒に

スプラウトとえびのサラダ

エネルギー	62 kcal
糖質	0.6 g
食塩相当量	0.1 g
たんぱく質	6.7 g

材料（4人分）

えび（殻つき）…8匹
にんにく…1かけ
タイム（あれば）…1枝
コリアンダー…15g
ブロッコリースーパースプラウト
　…1〜2パック（50〜100g）
A 白ワインビネガー
　　…大さじ1と1/2
　EXVオリーブ油…大さじ1
　塩…少量
サラダ油…適量

作り方

1 Aの材料をよく混ぜ合わせる。えびは殻をむいて背わたを取り、塩、こしょう各少量（分量外）をふる。
2 フライパンにサラダ油、にんにく、タイムを入れ、弱火で熱する。香りが出てきたら、1を加えて中火で両面を焼く。
3 コリアンダーは葉をつみ、茎は粗みじん切りにする。
4 ボウルにスプラウト、2、3を入れ、Aでふんわりと和える。

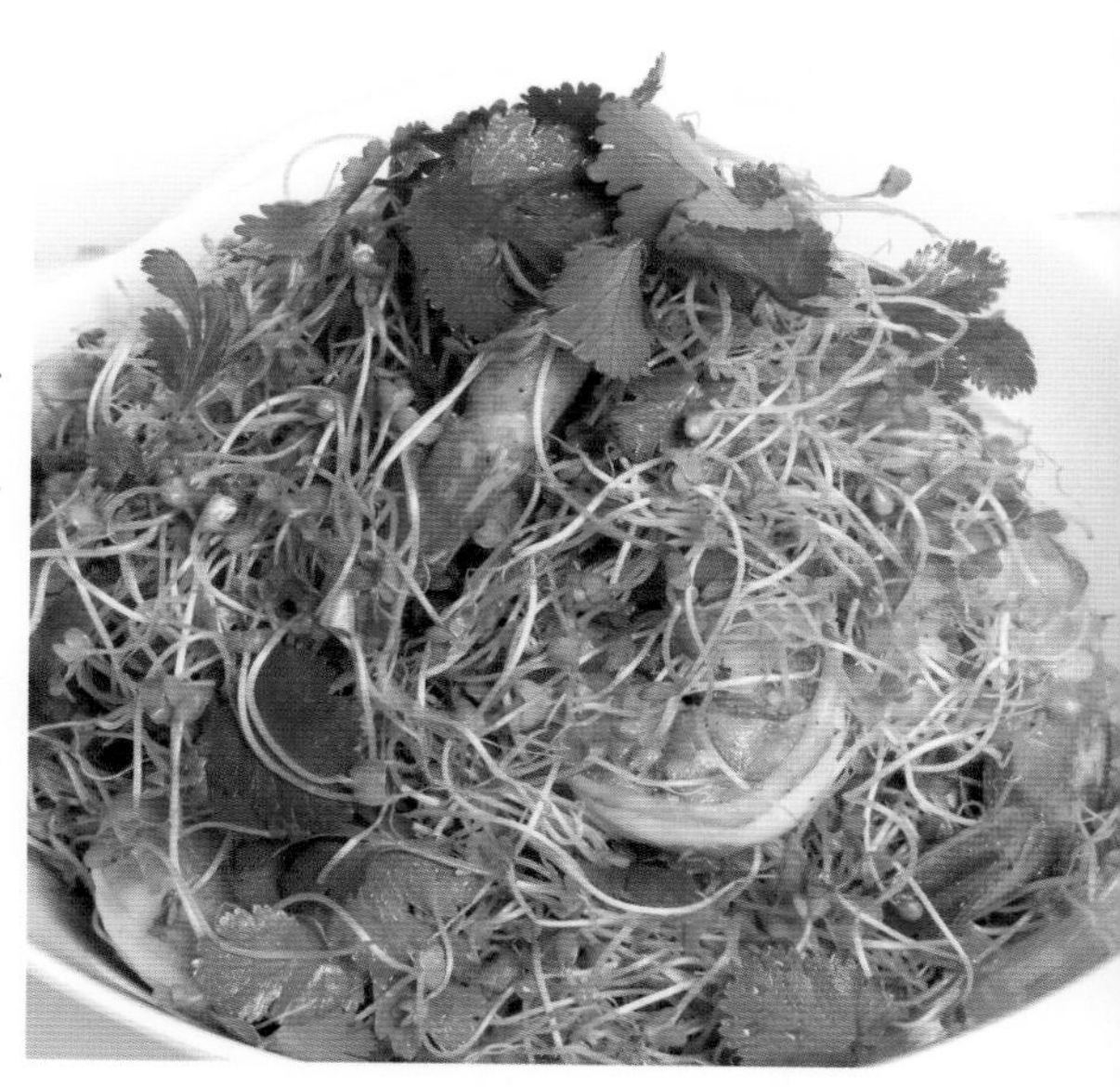

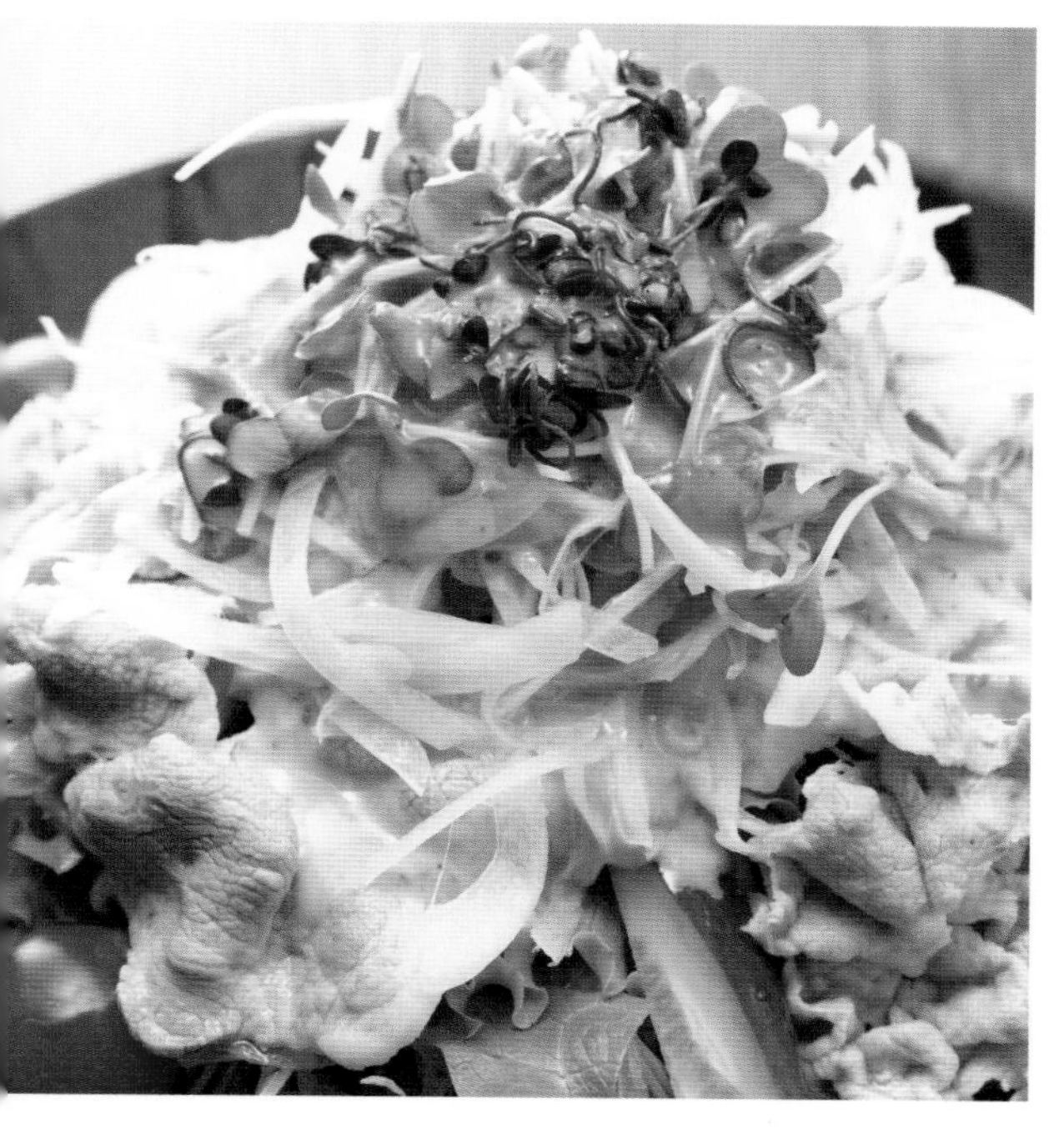

豚肉は熱湯でゆでることで
余分な脂が落ちてヘルシーに

豚しゃぶサラダ

エネルギー	175 kcal
糖質	11.7 g
食塩相当量	0.9 g
たんぱく質	16.0 g

材料（4人分）

豚薄切り肉（しゃぶしゃぶ用）
　…250g
たまねぎ…1/2個
きゅうり…1本
レタス…1/2個
ミニトマト…2〜4個
貝割れ大根…適量
たで…適量
A 豆乳（無調整）…カップ1/4
　酢…大さじ1と1/2
　みそ…大さじ1と1/2
　砂糖…大さじ1
　白すりごま…大さじ1

作り方

1 Aはよく混ぜ合わせておく。たっぷりの熱湯に酒、塩各適量（分量外）を加え、豚肉をゆでてざるに上げる。たまねぎはスライサーで薄くスライスする。
2 きゅうりは5㎜幅の斜め切りに、レタスは食べやすい大きさにちぎる。
3 2とミニトマトを器に盛り、1、貝割れ大根、たでをのせ、Aをかける。

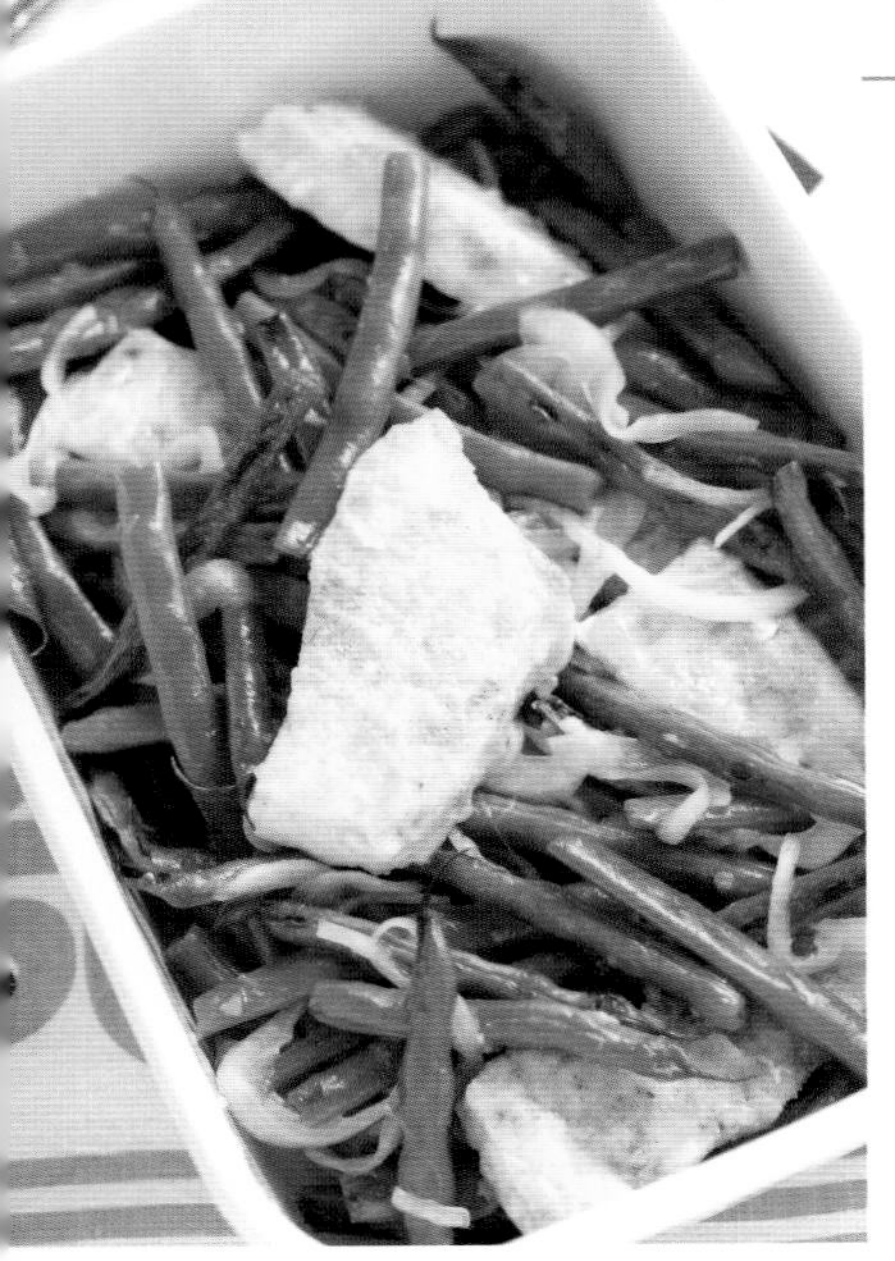

さやいんげんは
アミノ酸スコアの高い優秀野菜

さやいんげんとかじきのマリネ

エネルギー	314 kcal
糖質	11.4 g
食塩相当量	1.8 g
たんぱく質	25.6 g

材料（4〜6人分）
さやいんげん…2パック
（500〜600g）
かじき…3切れ（600g）
たまねぎ…1/4個
小麦粉・塩・こしょう・
オリーブ油…各適量
A 酢…大さじ4
EXVオリーブ油・砂糖
…各大さじ2
塩…小さじ1
こしょう…少量

作り方
1 さやいんげんはへたを切り落とし半分の長さに切る。たまねぎは薄切りにする。かじきは塩、こしょうをふり、小麦粉をまぶす。
2 フライパンにオリーブ油少量を中火で熱し、さやいんげんに火が通るまで焼く。
3 さやいんげんをボウルに取り出し、フライパンにオリーブ油少量を足し、かじきの両面を焼く。かじきに火が通ったらさやいんげんの入ったボウルに取り出し、たまねぎ、よく混ぜ合わせたAを加えて全体を和える。
4 粗熱が取れたら冷蔵庫に入れて1時間以上冷やす。

鶏ささみは低脂質・低カロリー

アボカドのささみ巻き

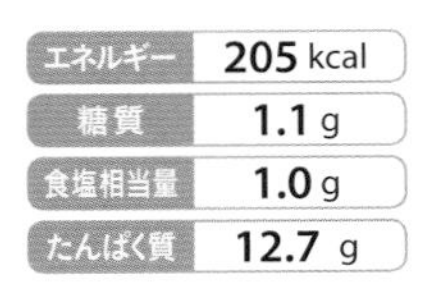

エネルギー	205 kcal
糖質	1.1 g
食塩相当量	1.0 g
たんぱく質	12.7 g

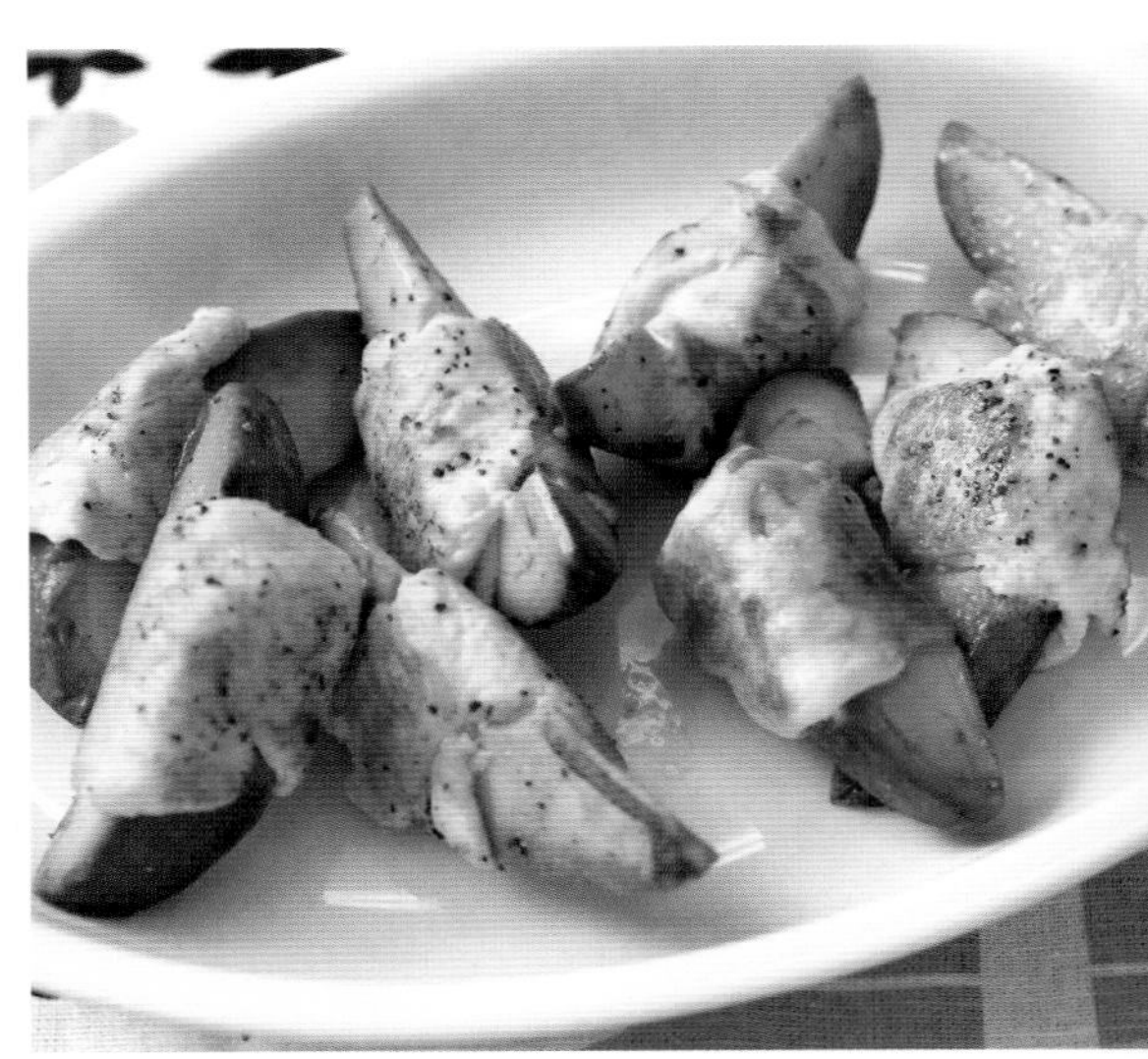

材料（2人分）
アボカド…1個
レモンの搾り汁…小さじ1
鶏ささみ…2本
A 塩…小さじ1/3
酒…小さじ2
塩・こしょう…各適量
オリーブ油…小さじ1

作り方
1 アボカドは種を取って皮をむき、縦に8等分に切り、レモンの搾り汁をかける。ささみはラップをかけ、めん棒で手のひら大になるまでたたき伸ばし、Aをふりかけて縦に4等分に切る。
2 ささみでアボカドを巻き、塩、こしょうをふる。
3 フライパンにオリーブ油を熱し、2を並べ入れ、香ばしい焼き色がつくまで焼く。

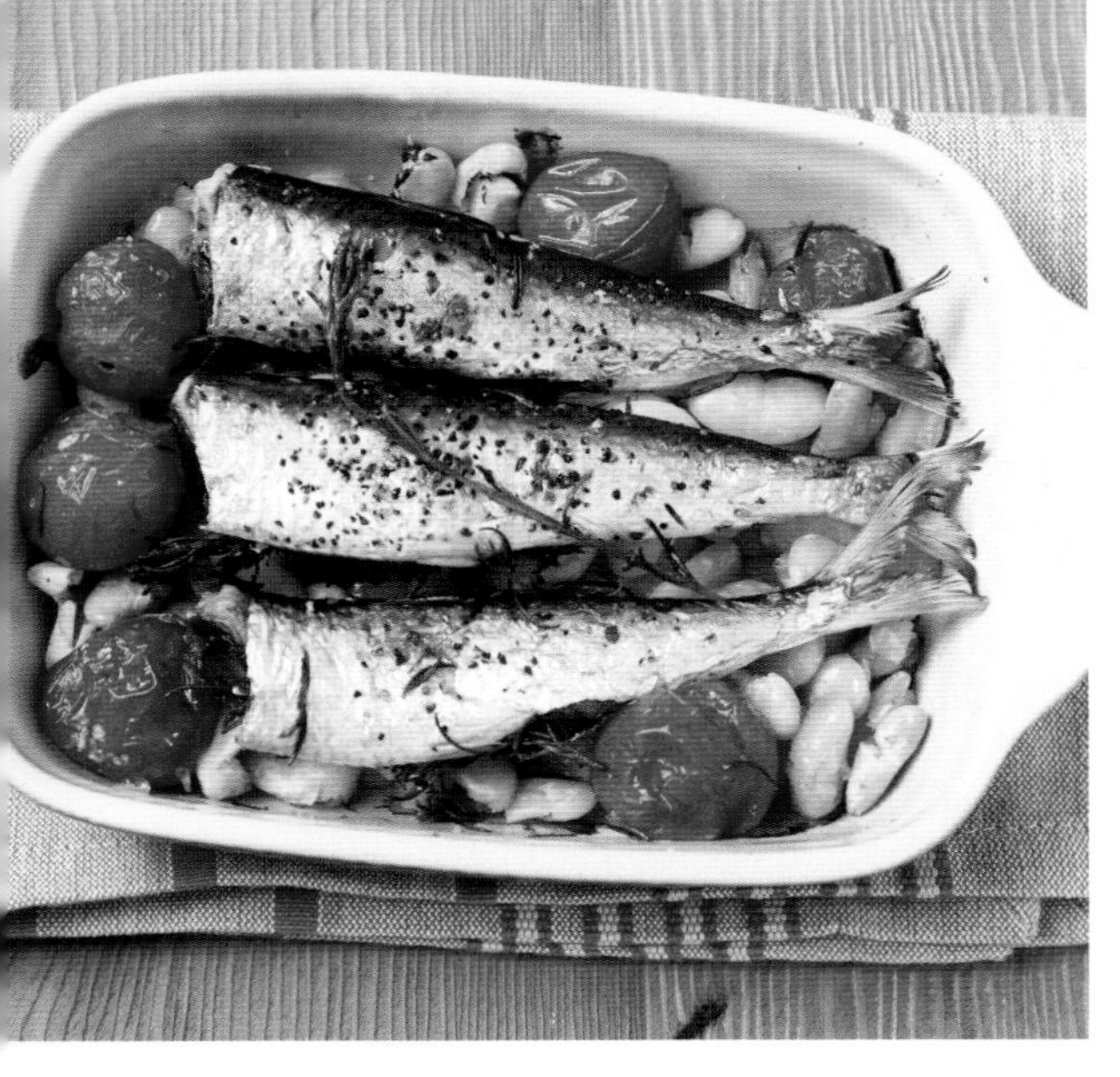

重ねてオーブンで焼くだけだから
お手軽！

白いんげん豆といわしのローズマリー焼き

エネルギー	357 kcal
糖質	11.4 g
食塩相当量	0.6 g
たんぱく質	21.0 g

材料（2人分）
白いんげん豆…ゆでて160g
いわし…3匹
ミニトマト…5〜6個
にんにく…1/2かけ
ローズマリー…3〜4枝
塩・粗びき黒こしょう…各適量
オリーブ油…大さじ2〜3

作り方
1 いわしはわたを取り除いてよく洗って軽くふき、ローズマリーを詰める。にんにくは薄切りにする。
2 耐熱皿に白いんげん豆、ミニトマト、にんにくを散らし、軽く塩、粗びき黒こしょう、オリーブ油の半量をかけ、いわしをのせて塩、粗びき黒こしょう、残りのオリーブ油をかける。
3 200℃に熱したオーブンに2を入れ、20分ほど焼く。

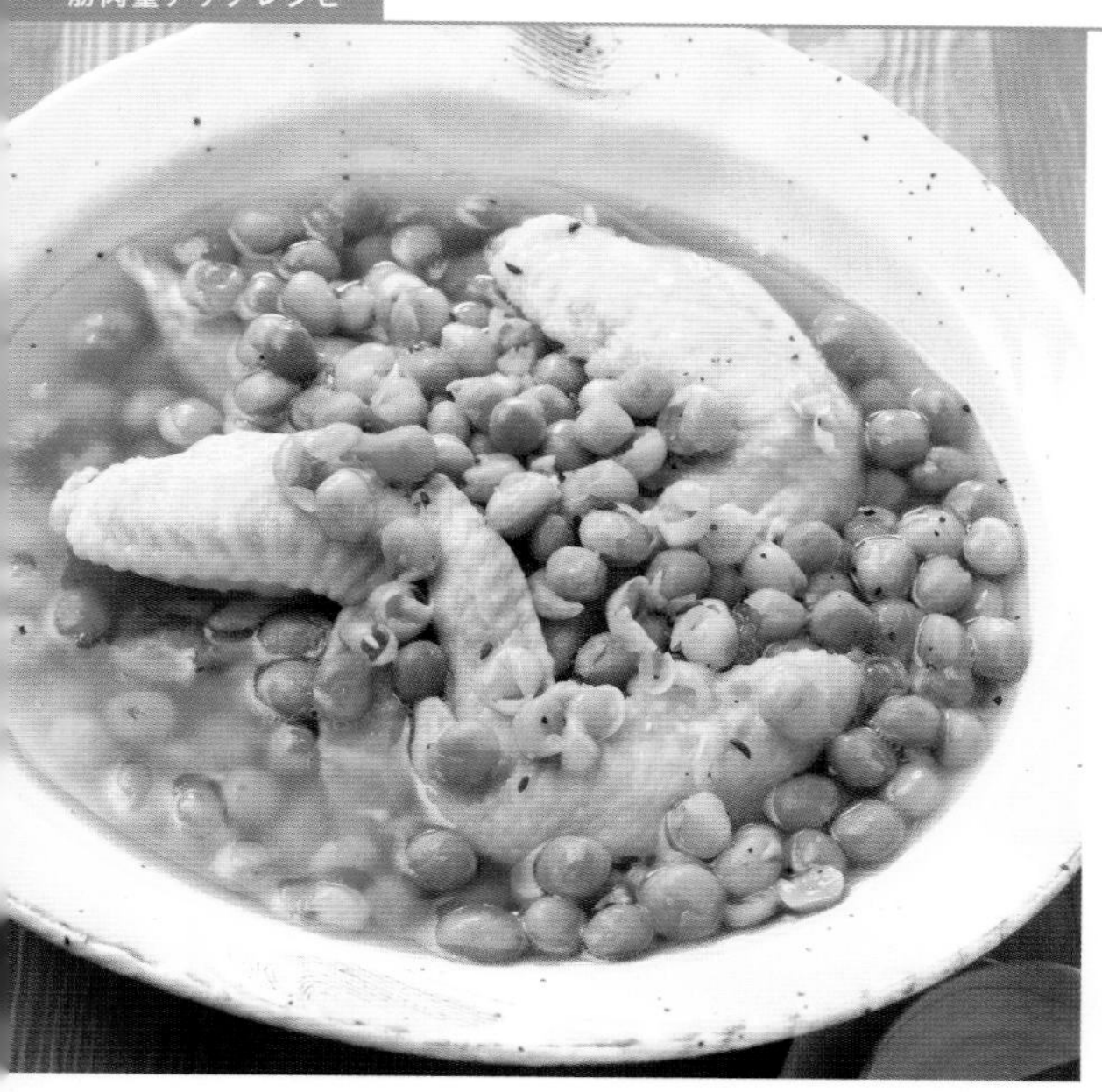

スープに溶け出した
コラーゲンと一緒に食べる

えんどう豆と手羽先のスープ煮

エネルギー	331 kcal
糖質	28.0 g
食塩相当量	1.8 g
たんぱく質	25.6 g

材料（2人分）

えんどう豆…130g
手羽先…150g
水…カップ4
A 塩…大さじ1
　キャラウェイシード・
　　こしょう…各少々
　ローリエ…1枚
B キャラウェイシード・
　　こしょう…各少々
塩・こしょう…各少々

作り方

1 えんどう豆は洗って分量の水に一晩つけておく。手羽先はAをすり込み、冷蔵庫に入れ、1～2時間置く。
2 1のえんどう豆を水ごと火にかけて沸騰したら、Bとさっと水洗いした手羽先を加えて中火でえんどう豆がやわらかくなるまで煮込む。豆がひたひたになるくらいの煮汁になったら塩、こしょうで味を調える。

満足感のある高たんぱく丼

凍り豆腐の卵とじ丼

エネルギー	416 kcal
糖質	62.3 g
食塩相当量	1.7 g
たんぱく質	16.3 g

材料（2人分）

凍り豆腐（戻す）…1枚
たまねぎ…1/2個
青ねぎ…少々
A だし…カップ3/4
　しょうゆ…大さじ1
　砂糖…大さじ1/2
卵…2個
ご飯…茶碗2杯分
ごま油…適量

作り方

1 凍り豆腐は水けを軽く絞り、12等分に切る。たまねぎは薄切りにする。ねぎは小口切りにする。
2 フライパンにごま油を入れて中火にかけ、凍り豆腐をこんがりと焼く。
3 鍋にAを入れてひと煮立ちしたら2とたまねぎを入れて煮詰め、溶き卵をまわし入れ、ふたをして中火に30秒ほどかけて少し蒸らす。
4 器にご飯を盛り、3をのせてねぎを散らす。

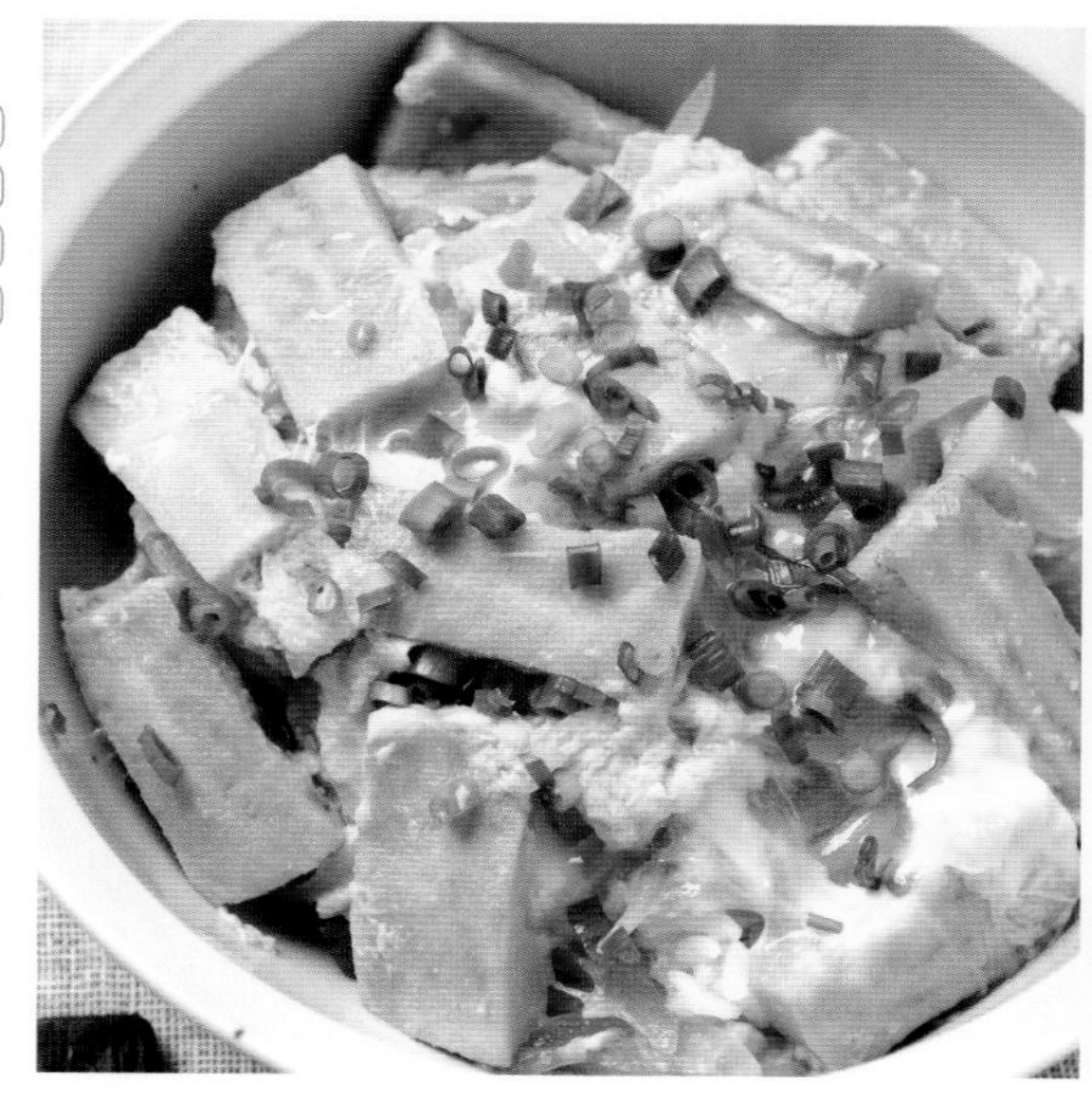

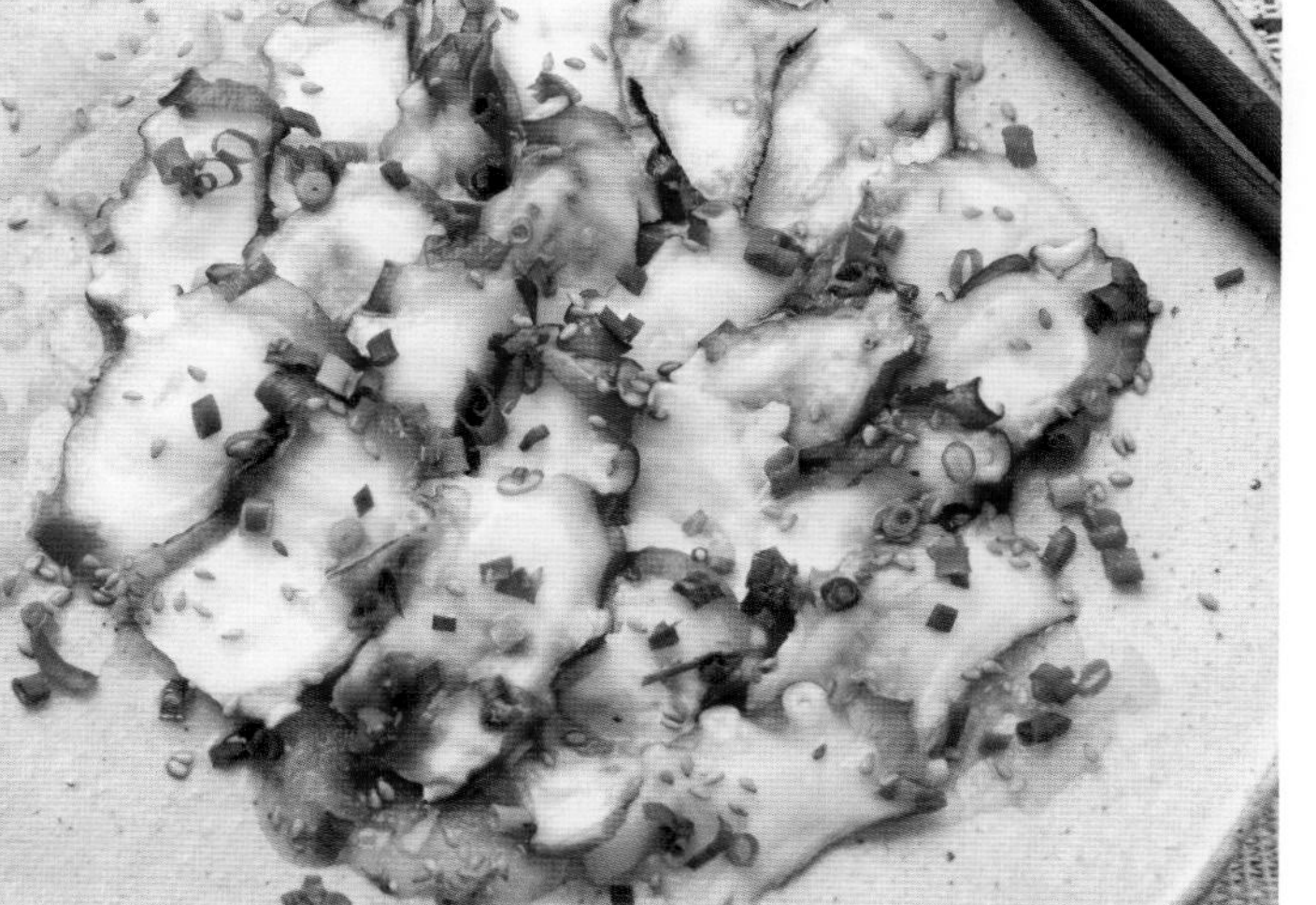

低脂肪・高たんぱくの
魚介で作る
さっぱりとした一皿

たこのごまカルパッチョ

エネルギー	151 kcal
糖質	3.5 g
食塩相当量	1.0 g
たんぱく質	12.7 g

材料（2人分）

ゆでだこの足…2本
たまねぎ…小1/2個
あさつき…3本
白ごま…大さじ1
オリーブ油…大さじ1
A しょうゆ…大さじ1/2
　わさび…小さじ 1/2

作り方

1 たこは薄くそぎ切りにする。たまねぎはすりおろす。あさつきは小口切りにする。ごまはフライパンで炒る。
2 器にたまねぎを敷き、たこをきれいに並べてあさつき、ごまをふって、オリーブ油をまわしかけ、混ぜ合わせたAをかける。

皮膚

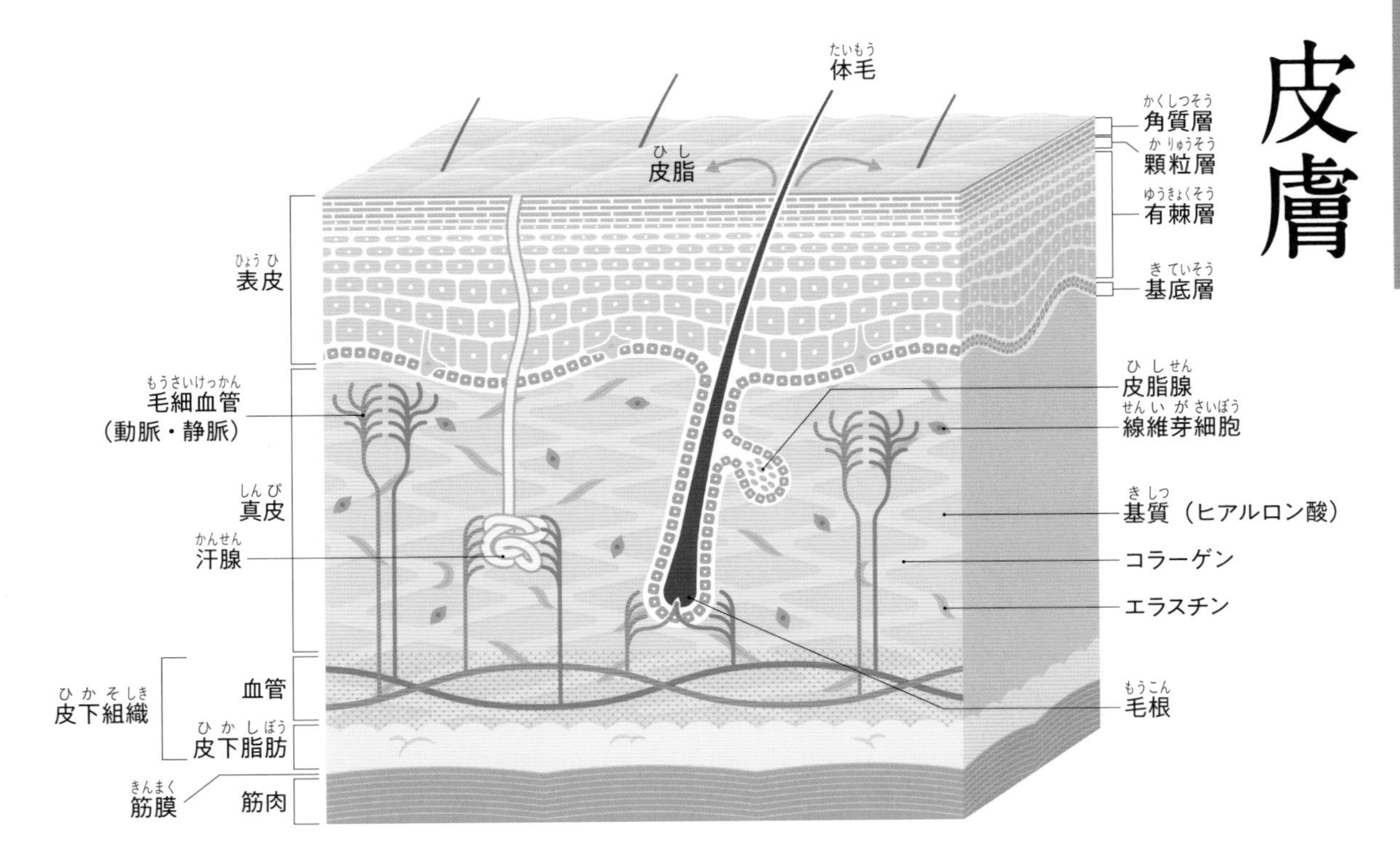

表皮の構造

表皮は基底層、有棘層、顆粒層、角質層の４つの層になっている。基底層で生まれた細胞が形を変えながら徐々に表層に押し上げられて、最後はいちばん外側にある角質層に到達し垢としてはがれ落ち、新しい細胞と入れ替わる。

外からの刺激や細菌などから体を守る人体で最大の器官

漢方における解説「皮毛」は汗腺やうぶげ、毛穴を含む。「肌肉」は主に筋肉で、脂肪と皮下組織も含む。「皮毛」は「肺」と、「汗」は「心」と、「肌肉」は「脾」と関わりがある。

一般的な不調や疾病 湿疹、かぶれ、虫さされ、にきび、皮膚炎、水虫、魚の目・たこ、いぼ、肌荒れ

体の表面を覆う皮膚は体重の約16～17％を占め、面積は平均的な体格の成人男性で約1.6㎡、重さは約9kgもある人体最大の器官です。

外からのさまざまな刺激や細菌、衝撃から体を守り、暑さや寒さを察知して体温調節を行うように視床下部に働きかけます。また、水分の喪失などを防ぎます。

皮膚は三層構造になっていて、上層が表皮、二層目が真皮、最下層が皮下組織です。表皮は平均約0.2㎜というとても薄い膜で、異物の侵入を予防し、皮膚内の血管や神経を守ります。

表皮の最深部にある基底層で生まれた肌細胞は育ちながら新しく生まれる細胞によって上へ上へと押し上げられ、約14日で角質層に到達します。さらに表層へと押し上げられて約28日で垢になって自然とはがれ落ちていきます。そしてまた新しい細胞が作られ、同じサイクルで皮膚が生まれ変わります。これを「ターンオーバー」といいます。

基底層にあるメラニン細胞は、紫外線を浴びるとメラニン色素を作り、紫外線を吸収してダメージから肌を守ります。

真皮は表皮の内側にあり、皮膚の組織の大部分を占めています。皮膚の本体ともいえ、平均で約２㎜の厚さがあります。コラーゲンという線維状のたんぱく質を多く含んでいて、皮脂や汗腺、毛根を包む毛包、血管、リンパ管などがあります。血管から表皮に栄養や水分を送ったり、二酸化炭素や老廃物を運び去ったり、痛みや触覚、温度を感じて保温や保湿を行ったりします。

最下層の皮下組織の大部分は皮下脂肪で占められていて平均で約10㎜の厚さがあります。外部からの刺激をやわらげるクッションの役割や断熱、エネルギー貯蔵の働きをしています。

肌にとってコラーゲンは大切な栄養素？

加齢とともに肌にハリがなくなり、たるみやシワが出てきますが、表皮の下にある真皮に主な原因があります。真皮の大切な要素がコラーゲン線維。これはたんぱく質の一種であるコラーゲンからできていて伸び縮みをほとんどせず、とても強い骨組みとして肌のハリを支えています。弾力性は、やはりたんぱく質の一種であるエラスチンという弾性線維が伸び縮みして皮膚に弾力を与えていますが、加齢によってコラーゲン、エラスチンともに減少していき、肌がたるみ、弾力がなくなるのです。

コラーゲンが入っている食べ物を摂ると肌に弾力が生まれるといわれていますが、残念ながらコラーゲンもエラスチンも食べてもそのまま吸収されることはありません。また、肌に塗っても浸透しません。

体内に取り入れたコラーゲン、エラスチンはアミノ酸に分解されてその後、ビタミンの力を借り、体内で合成されます。ですから、たるみやシワを予防するには体内から改善することが大切なのです。各種アミノ酸やビタミン類を含んだバランスのとれた食事をするように心がけることがポイントのひとつ。また、血流をよくし、代謝をアップすることも有効といえます。

シワができる仕組み

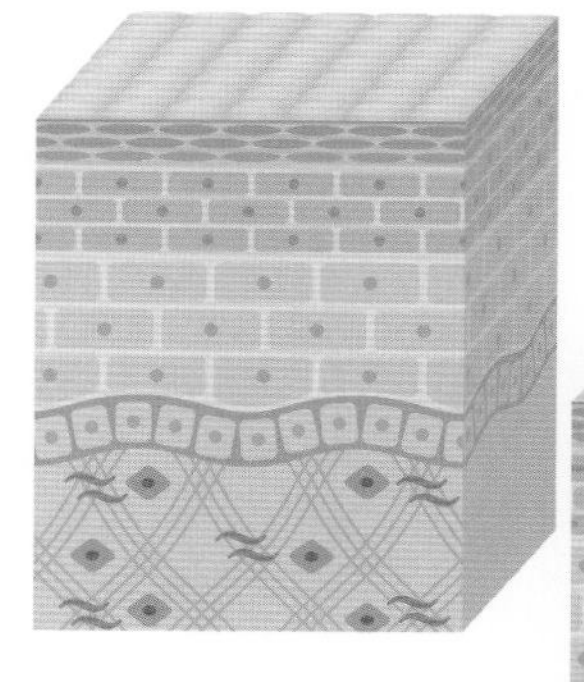

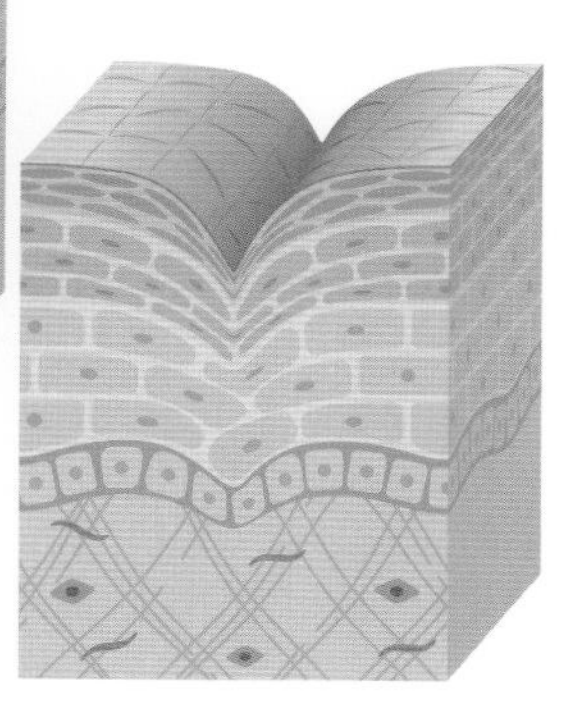

薄い表皮の下にある真皮は、水分やヒアルロン酸を含んだ基質の中で、丈夫なコラーゲン線維が網の目のようになって層を支え、その間にゴムのような弾性を持つエラスチンが張り巡らされていて、これが肌のハリを保つ構造となっている。ターンオーバーで常に生まれ変わる表皮とは異なり、真皮は大きく変化することはないが、加齢とともにコラーゲン線維やエラスチンが減少したり、ぶつ切れになったりして、ハリを保てなくなってくる。肌のハリが保てなくなって生じるのが、シワ。コラーゲン繊維とエラスチンが少なくなったりぶつ切れになったりするのは、主に紫外線による「光老化」が原因。もともと体にはエラスチンを分解する酵素があるが、紫外線や加齢によってその酵素の働きが強くなる。子どもの頃は次々と新しいコラーゲンやエラスチンが作られるが、年齢を重ねるとその力が衰えてしまう。シワには3種類あり、乾燥ジワは乾燥などによって表皮に一時的にできる小さなシワをいう。小ジワは真皮までシワが及んでいるもので、さらに深くきざまれたシワは「大ジワ」「老人ジワ」と呼ばれる。

バリア機能を守るには

バリア機能とは、表皮の角質層が潤いを蓄えることによって、乾燥と外部の刺激から皮膚を守る働きをいいます。角質層には天然保湿因子があって潤いを生み出し、細胞と細胞の間をセラミドなどの脂質がつないでいます。そして天然の保湿クリームともいうべき皮脂膜が全体を覆って、水分の蒸発を防いでいます。乾燥が進むと細胞の間に隙間ができて、刺激物質が入りやすくなるほか、水分もうばわれやすくなります。

バリア機能を守るためには、肌に合った適切な洗浄剤で表面の汚れを十分に落としたうえで、保湿剤をつけることが重要です。十分に泡立てた洗浄剤でやさしく洗い、表面から汚れが浮いたところで洗い流します。ゴシゴシ洗うと肌を刺激して傷つけ、過剰に洗い流していっそう乾燥させることにつながります。

傷が治るのはどうして？

ケガをして出血すると血液が集まって傷口を覆って固まり、皮膚の表面にかさぶたができます。その後、基底層で細胞分裂が始まり、新しい細胞を表面に押し上げていきます。かさぶたができている間はその下で皮膚の再生が行われているのです。自然にかさぶたがはがれ落ちたら、修復が完了！　無理にかさぶたをはがすと修復が妨害され、回復も遅れてしまいます。ちなみにヒビやアカギレは表皮の水分が少なくなり、皮膚が乾燥して抵抗力が低下するのが原因。水仕事のあとには油性のクリームを塗って潤いを補給しましょう。

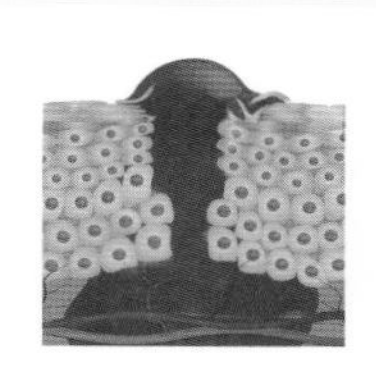

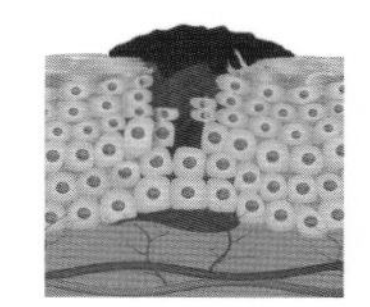

紫外線の種類によって皮膚へのダメージが違います

紫外線を過剰に浴びると皮膚は大きなダメージを受けます。紫外線のうち、光のエネルギー量の多いA波と、波長が短いため強力なB波が皮膚に侵入して細胞にダメージを与えて免疫力を低下させたり、遺伝子を傷つけて皮膚がんになるリスクを高めたりします。目に吸収されると白内障になる危険性が増大。さらに、メラニンを増やしてしみやそばかすの原因になるうえ、角質層の保湿力を低下させるなど皮膚にさまざまなダメージを与えます。

紫外線のほか、血行不良や喫煙なども皮膚を老化させる一因です。紫外線や喫煙はコラーゲンを破壊してメラニン色素[*1]を増やすので注意が必要。

皮膚の色を決めるのはメラニン色素の量と真皮を流れる血液の色ですが、メラニン色素が多いほど皮膚の色は黒くなります。

メラニンは皮膚の表皮のいちばん下にある基底層にあるメラノサイトという細胞で作られます。紫外線を浴びると、メラノサイトに「メラニンを作れ！」という情報が届き、酵素の協力を得てメラニン色素が作られ、有害な紫外線を遮断して皮膚を守ります。強い日ざしを浴びるとメラニンが多く作られ、その結果、色が黒くなるのが日焼けです。

メラニン色素は時間の経過とともに分解され、表皮細胞と一緒に垢になります。このバランスが崩れてメラニン色素が沈着したものがしみです。

紫外線のメリットってあるの？

紫外線を多く浴びると皮膚にダメージを与え、皮膚がんのリスクが高くなったり、免疫力の低下につながったりします。一方体に必要なビタミンＤを生成してくれるメリットもあるので一概に悪者扱いもできません。ビタミンＤは骨の成長や健康を維持するには欠かせない栄養素で、不足すると子どもの場合、骨の成長障害を起こしたり、骨密度が低下している高齢者の場合、骨粗しょう症になる可能性が高くなり、骨折により寝たきりになったりするなんてことも。ただし、必要量はごくわずかで、1日に15分間浴びれば十分といわれています。

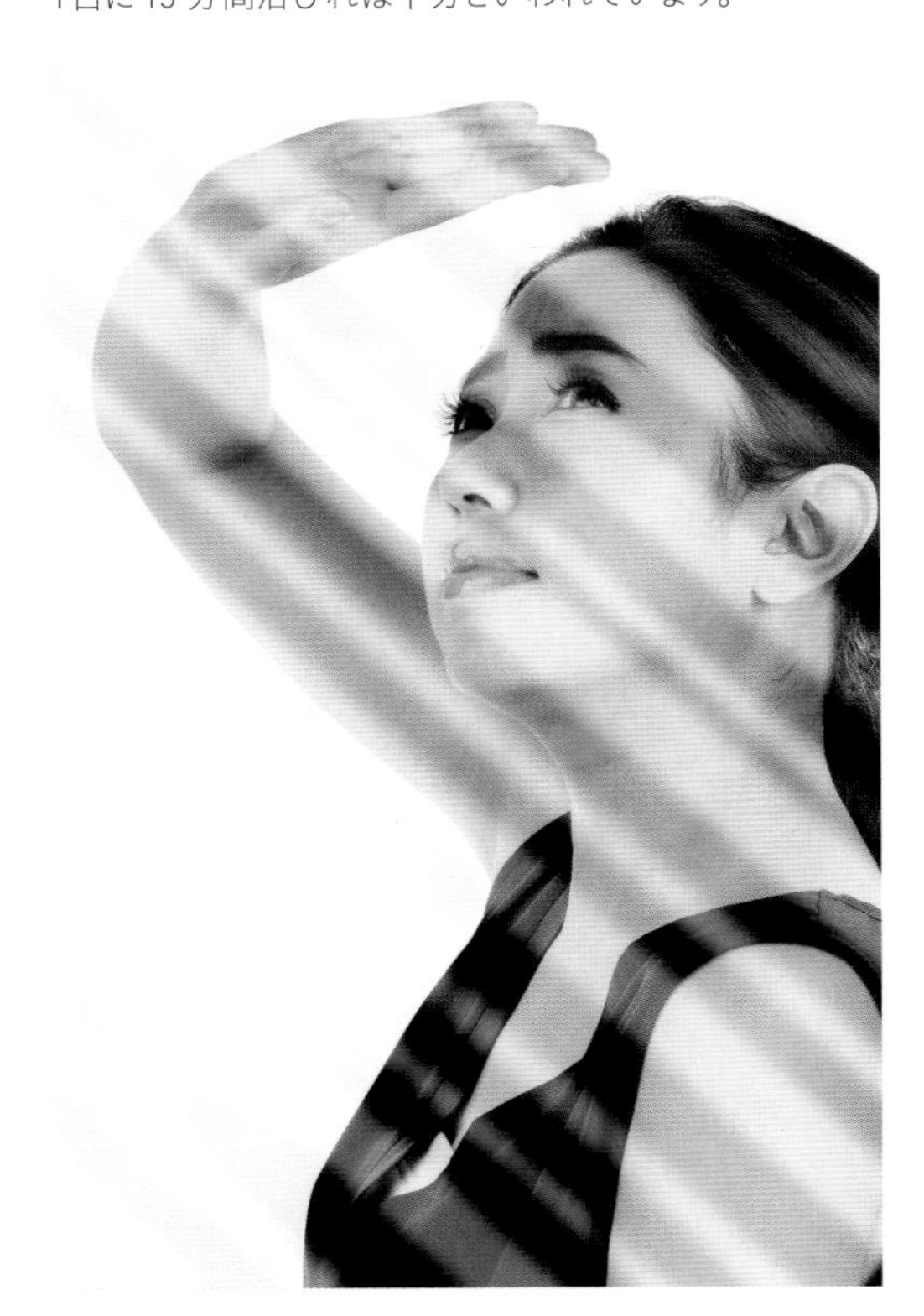

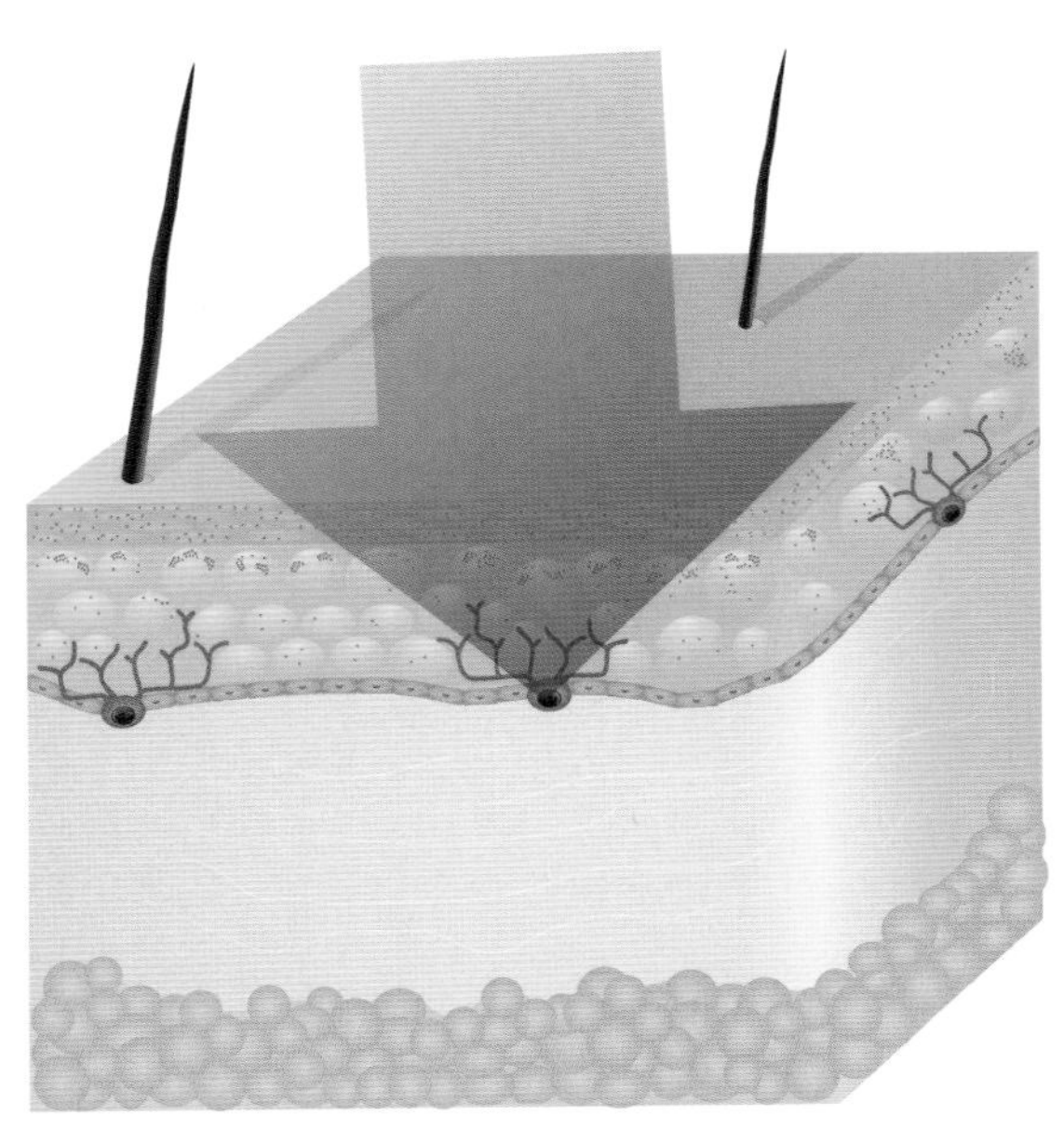

紫外線の種類は？

紫外線にはＵＶＡ、ＵＶＢ、ＵＶＣの３種類があり、地上まで届くのがＵＶＡとＵＶＢの２種類。ＵＶＡはＵＶＢより波長が長いため真皮まで届き、肌の老化を進め、長期間浴びるとたるみやシワなどの原因になる。ＵＶＢは赤くなって炎症を引き起こす。ちなみにＵＶＣは地上から約10〜50kmにあるオゾン層で吸収されてしまうので地上には届かない。しかし、近年、オゾンの量が減少しているといわれ、地表に届く紫外線の量が多くなっているので油断できない。

＊1 メラニン色素
メラニン色素は肌や髪、瞳の色を作る色素で紫外線から細胞を守る働きがある。日焼けで皮膚が黒くなるのは紫外線を浴びた皮膚がメラニン色素によって一時的に細胞を守る反応。

漢方 「皮毛」は「肺」の状態を表す

漢方では、皮膚や汗腺、体毛など体の表面を「皮毛」と呼ぶ。「皮毛」は「肺」と深い関わりがあり、「肺」が正常に働いているときは、「皮毛」は潤って光沢があり、外からの侵入物（外邪）に対して抵抗力がある。しかし、「肺」の不調は皮膚のトラブルとなって表れる。肺気が不足すると、汗をかきやすい、風邪をひきやすい、皮膚が荒れるなどの症状が表れ、肺気が働かなくなると、悪寒、発熱、鼻づまり、鼻水、咳などが起こる。「汗」は体内の水分と生命エネルギーが蒸発して体表に表れた液体で、「心」と関係がある。心血（精神活動の基礎となる物質）や体内水分が不足したり多すぎたりすると、汗の量に異常が表れる。また、強い恐怖や不安などのストレスがあると、汗が多くなる。汗が多くなると、心血が消耗し、さらに不安や動悸などの症状が表れることも。皮下脂肪や皮下組織は筋肉とともに「肌肉」に含まれる（p.203 参照）。「肌肉」は「脾」と深く関わりがあるので、「脾」の気が充実すると、皮下脂肪や組織も整う。

おすすめ漢方薬

清上防風湯／にきび

桂枝茯苓丸加薏苡仁／にきび、しみ、肌荒れ

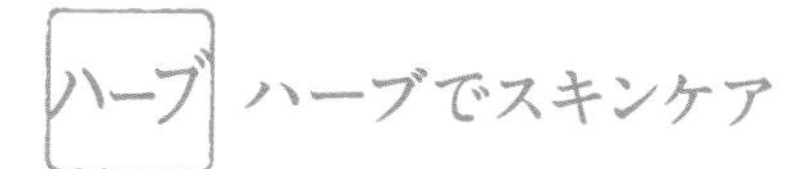

ハーブ ハーブでスキンケア

化粧品の原料をチェックしてみると、植物由来の成分が多く使われていることがわかります。たとえば、ジャーマンカモミール／消炎、ハトムギ／いぼ、美肌、ローズ／収れん、ローズヒップ、クワ（マルベリー）、ヒース、ラズベリーリーフ／しみ・くすみ対策、など。ハーブティーには血行促進や利尿作用を持つものが多く、日常的に飲用していると、肌の色艶に変化が表れてきます。さらに、上記のような美肌ハーブを選んで飲めば、短期間で効果が表れてくるかも！？

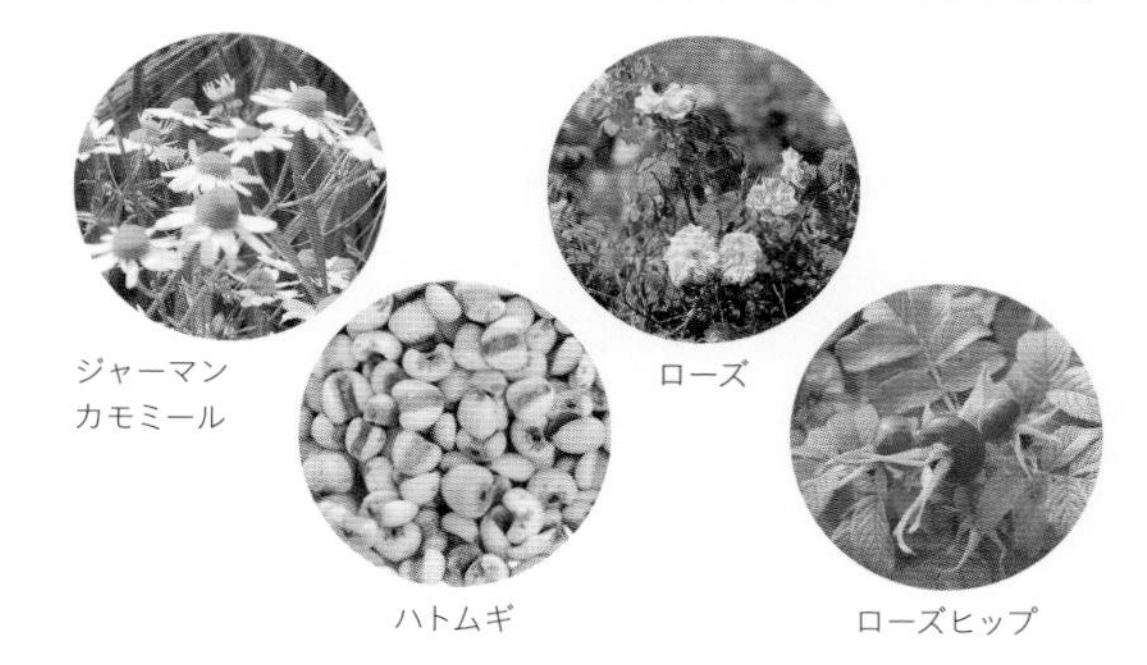

ジャーマンカモミール　ローズ　ハトムギ　ローズヒップ

よい食材と食べ方

肌によい食べもの

新陳代謝を円滑にするのは、たんぱく質、ビタミンA、ビタミンB群、ビタミンE。

しみ、そばかすができるのを予防するのはビタミンC。

血色をよくするために必要なのは鉄。皮脂の分泌をコントロールするのはビタミン B_2。

しみができる主な原因はやはり紫外線です。長年、紫外線を浴び続けると皮膚がダメージを受けて皮膚細胞の再生する力が低下し、メラニンを排出する力が弱くなります。

さらに加齢とともに酸化した脂肪が黄褐色の色素を増やし、黄ばんだしみを作ります。ビタミンCやEはこれらの色素の増加を抑えてくれますが、皮膚からの吸収には限界があるので日々の食事からしっかり摂取することが大切です。

また、喫煙やストレスなどは老化を促進する原因のひとつである活性酸素を増やし、メラニンを過剰に作り出しやすくするので注意しましょう。さらに血行不良などによってもメラニンの排出が遅くなります。

日焼けのタイプは2種類

日焼けにはサンバーンとサンターンの2種類があります。サンバーンは主にUVBの紫外線によって引き起こされる炎症で、皮膚が赤くなり、浴びすぎるとヒリヒリとした痛みがあり、ひどくなると水ぶくれになることもあります。一方サンターンはUVAの紫外線を浴びて皮膚が少しずつ黒くなる日焼けです。

目から侵入した紫外線でも日焼けします。脳は目から入った紫外線を感知し、メラニン色素を出すように指令して皮膚を守ります。特に日ざしが強い夏はUVカットのサングラスをして目からの紫外線の侵入を防ぐようにしましょう。

日焼け止めのSPFとPAの違い

日焼け止めに表示されているSPF、PAは紫外線の防止効果を示すものです。SPFは皮膚が赤くなったり炎症を起こしたりするUVBを防ぐ効果の指数。数値は何も塗らなかった場合に比べ、UVBによる炎症をどのぐらい長い時間防止できるかを表したもの。たとえば、SPF30の日焼け止めなら、塗らなかった場合の30倍の紫外線量まで防げるということです。一方、PAは短い時間で皮膚が黒くなる反応を引き起こすUVAを防ぐ効果の指標。プラスの数が多いほど、防御効果があります。

ただし、いずれも数値が高いほど皮膚への負担も大きくなるので、状況に合わせたものを選ぶことが大切です。

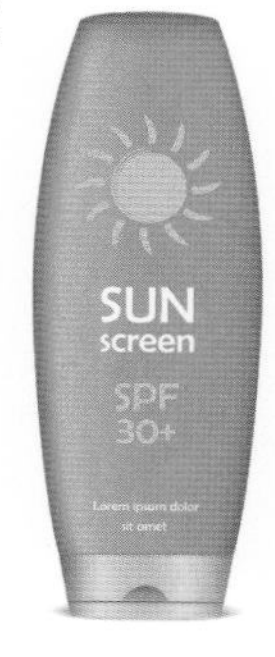

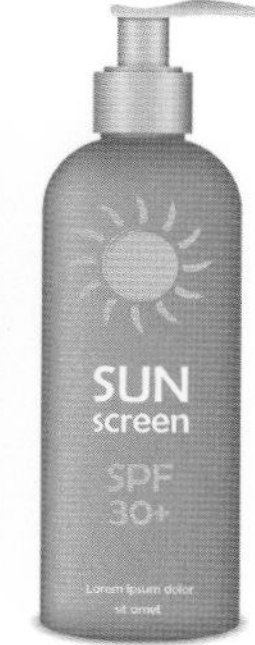

髪

髪は約10万本あり、毎日、80～150本抜けるといわれています。髪の毛は伸びるため、生きているように思われがちですが、死んだ細胞の集まりが頭皮から押し出されたものです。

髪は大きく「毛幹」と「毛根」の2つに分けられます。頭皮から上に出ているのが毛幹で皮膚に隠れている部分が毛根。毛根のいちばん下に丸く膨らんだ毛乳頭という部分があり、毛細血管から受け取った栄養素を取り入れ、毛母細胞に送り込んでいます。そしてこの細胞が分裂を繰り返して徐々に押し上げられて髪の毛になるのです。

個人差はありますが、髪は1日0.2～0.3㎜伸びるといわれています。髪の毛の成長のピークは一般的に男性は20歳、女性は25歳。この時期がいちばん太く、ハリもコシもあります。そして、加齢とともに伸びにくくなり、ハリ、コシも失われていくのです。

ちなみに1日中、同じ速さで伸びるわけではありません。1日のうちに伸びる時間と伸びない時間があり、伸び始めるのは午前中の10～11時ぐらいといわれ、その時間がいちばん速く伸びます。その後、だんだんと遅くなり、16～18時ぐらいに再び速くなって夜になるとほとんど伸びません。

また、一生伸び続けるわけではなく、

髪は皮膚の一部で活動を終えた細胞の集まり

漢方における解説「腎」と関わりがある。
一般的な不調や疾病 抜け毛、ハゲ

髪1本の構造

髪の毛1本は外側のキューティクル、キューティクルの内側にあるコルテックス、中心部のメデュラから構成されている。

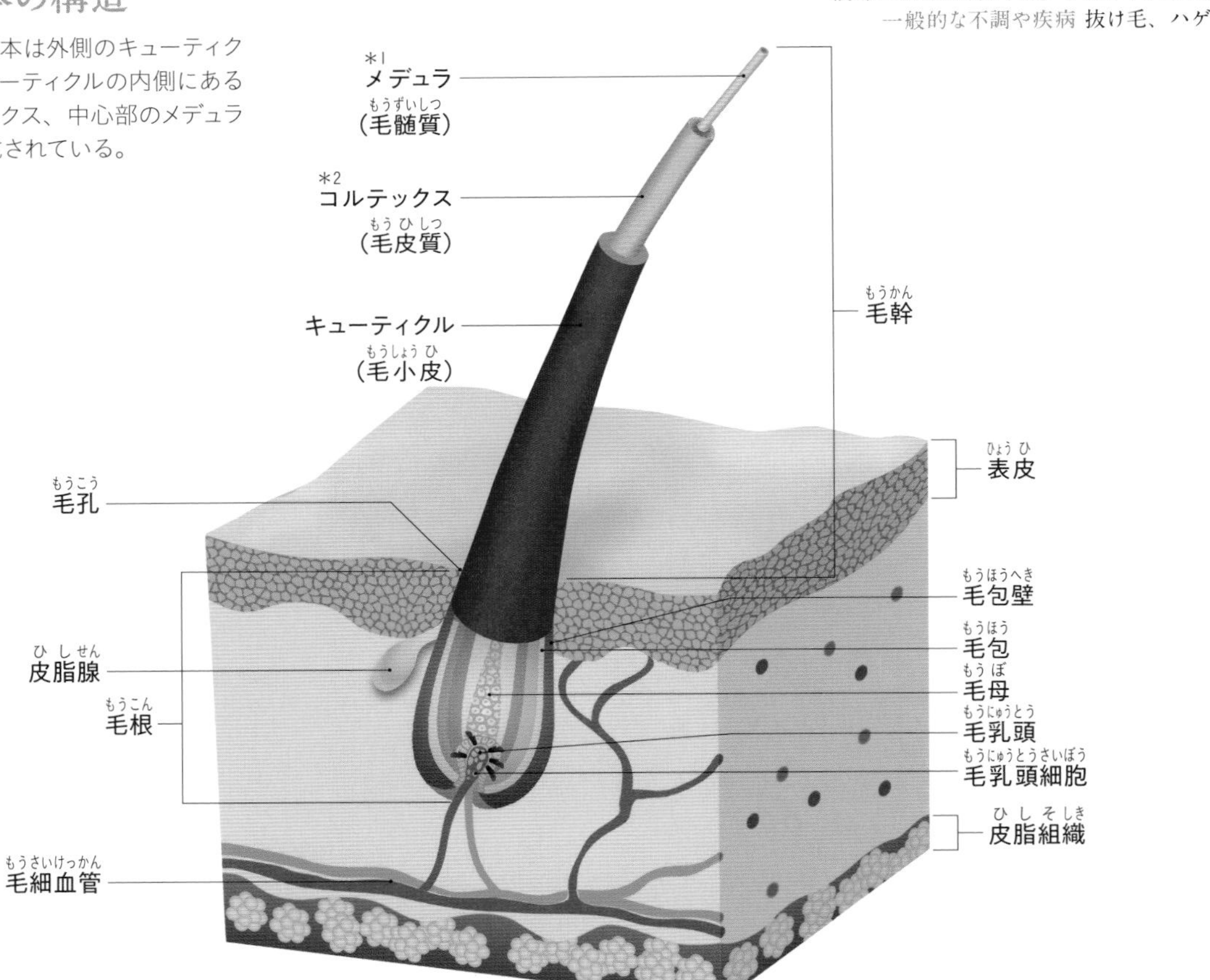

＊1 メデュラ
髪の毛の芯の部分でハチの巣の状態のような細胞が並んでいる。一般的には太い髪の毛ほどメデュラが多いといわれており、赤ちゃんの毛や産毛にはない。

＊2 コルテックス
キューティクルの内側にあり、髪の毛の成分の85～90%を占める。線維状のケラチンというたんぱく質で構成されている。コルテックスの状態で髪の太さや硬さ、強さが決まる。水分を12～13%含んでいて、この水分がしなやかさを左右する。また、メラニン色素の量によって髪の色が決まる。

一定期間が経つと寿命がきて抜け落ち、同じ毛穴から新しい毛が生えてくるというパターンを繰り返します。これを「ヘアサイクル（毛周期）」といいます。

髪には人間の大切な部分を守る役目があります

髪は、人間の体にとって3つの大きな役割を担っています。

①頭部の保護、体温機能の調節。頭皮には筋肉や脂肪はほとんどなく、脳は頭蓋骨によって守られています。その頭蓋骨に衝撃が加わると脳は大きなダメージを受けます。髪はそのダメージを少しでも軽減してくれるのです。紫外線や直射日光、気温の変化などの刺激からも頭を守ります。

②有害物質の排出。体内に取り込まれたアルミニウムや鉛などの有害物質を排出します。

③感覚器官としての役割。毛根に張り巡らされている神経が外からの刺激に反応して危険を察知してくれます。

このように髪はただ頭を覆っているだけではなく、とても大切なものなのです。薄くなったり、失ったりすると少なからず、体になんらかのダメージを受けます。そうならないためには日ごろから、頭皮をマッサージし、血行をよくする、バランスのとれた食事をするなど、体内外からケアするようにしましょう。

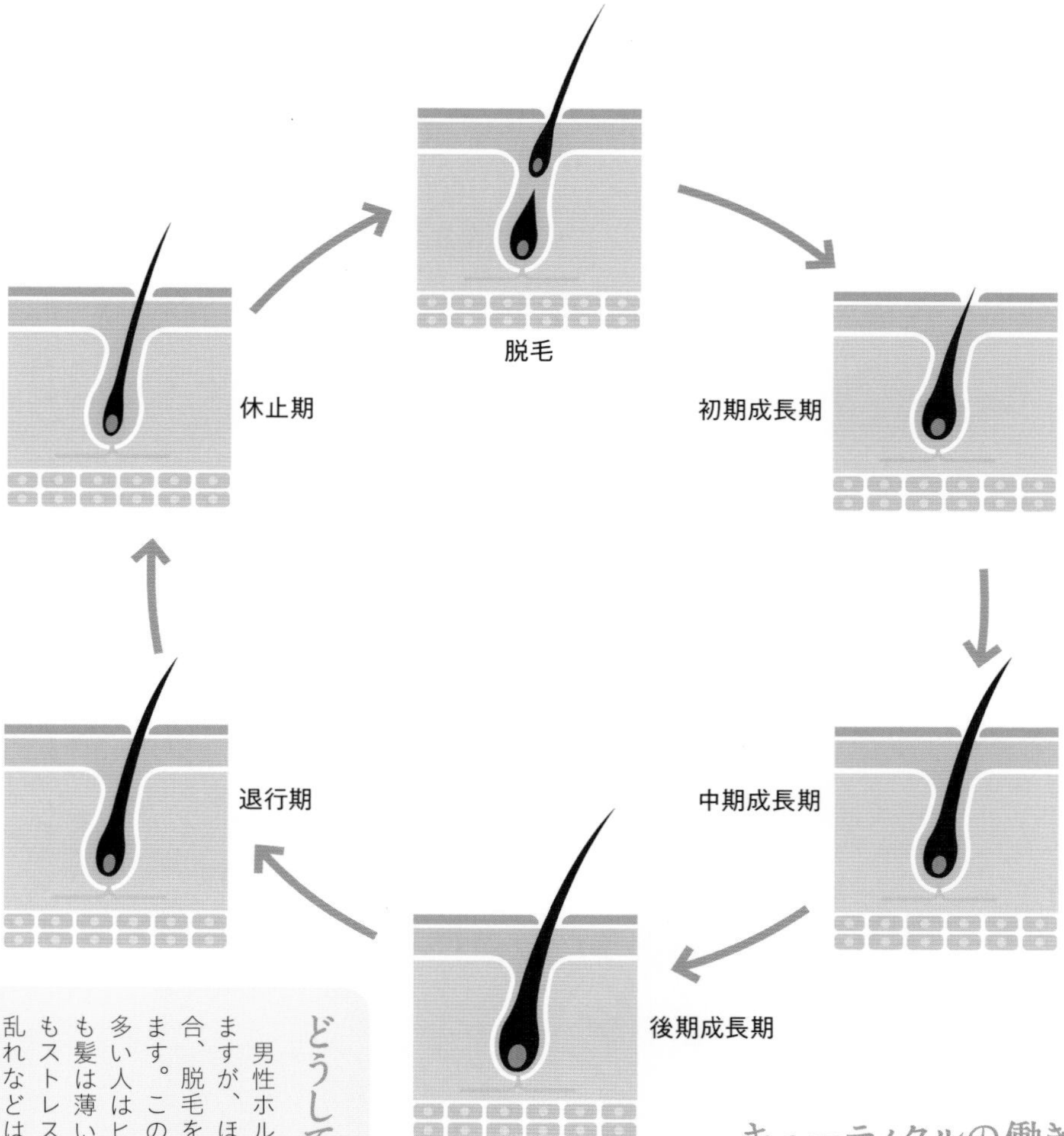

脱毛
初期成長期
中期成長期
後期成長期
退行期
休止期

どうしてハゲるの？

男性ホルモンは毛の成長を促しますが、ほかの毛と違って髪の場合、脱毛を起こさせる作用になります。このため、男性ホルモンが多い人はヒゲや胸毛などが濃くても髪は薄いということに。ほかにもストレスや睡眠不足、食生活の乱れなどはヘアサイクルの乱れにつながり、ハゲる原因になります。特に若ハゲはこれらの要素が大きいといわれています。

キューティクルの働き

髪の表面を覆って外部の刺激から髪を守り、艶を与える役割があります。しかし、摩擦に弱いのでタオルでゴシゴシこすることや、無理なブラッシングなどはキューティクルを傷つけます。キューティクルがはがれると、枝毛やパサつきの原因になります。

加齢で起こる髪の変化

髪の悩みは40代以降で変化してきます。白髪が増え、パサついてまとまりにくくなり、艶が少なくなります。うねり毛が増えてくるのもこの年代です。50代になると、髪が細くなってコシがなくなるほか、量が少なくなって分け目が目立つというのが主な悩みになります。

髪の毛の基質・コルテックスは、性質の異なる2種類のコルテックス細胞でできています。2種類の細胞の分布に偏りがあると、髪の毛がうねります。毛がうねると毛の流れがランダムになり、そのため艶がないように見えてしまうのです。また、コルテックスに含まれる脂質が減るため、しなやかさが少なくなってもろくもなります。

髪の毛の生え替わるサイクルは、2〜6年の成長期、約2週間の退行期、3〜4か月の休止期を経て自然に抜け落ちる、という周期です。加齢とともに成長期が短くなり、髪の毛が細いまま抜けてしまうのです。休止期が長くなることで、全体的に髪の毛の量が減ることになります。

白髪になるのは、毛母細胞のそばにあるメラニンがなくなって着色されない毛ができるためで、50代では90％の人に白髪があります。

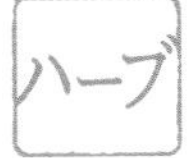

「髪」は「腎」と関わりがある

漢方では「髪」は「腎」と深く関わっている。「髪」の成長は「血（けつ）」がもたらしているので「髪は血の余り」とも呼ばれ、血を生成する腎精や腎気が充実していれば、髪は艶のある美しい状態になり、腎精や腎気が少なくなると白髪や抜け毛が増える。

ハーブ

おすすめハーブ
スギナ、ネトル／髪の発育に必要なケイ素を補給

よい食材と食べ方

髪によい食べもの

1 ヨードを含む海藻類
2 良質なたんぱく質を含む肉類
3 頭皮の血行促進作用があるビタミンA、C、Eを含む緑黄色野菜、果物、ナッツ類、ごま
4 EPA が豊富な青魚
5 新陳代謝を促進するビタミン B 群を多く含むレバー、まぐろ、豚の赤身など
6 たんぱく質の合成に不可欠な亜鉛はかき、卵

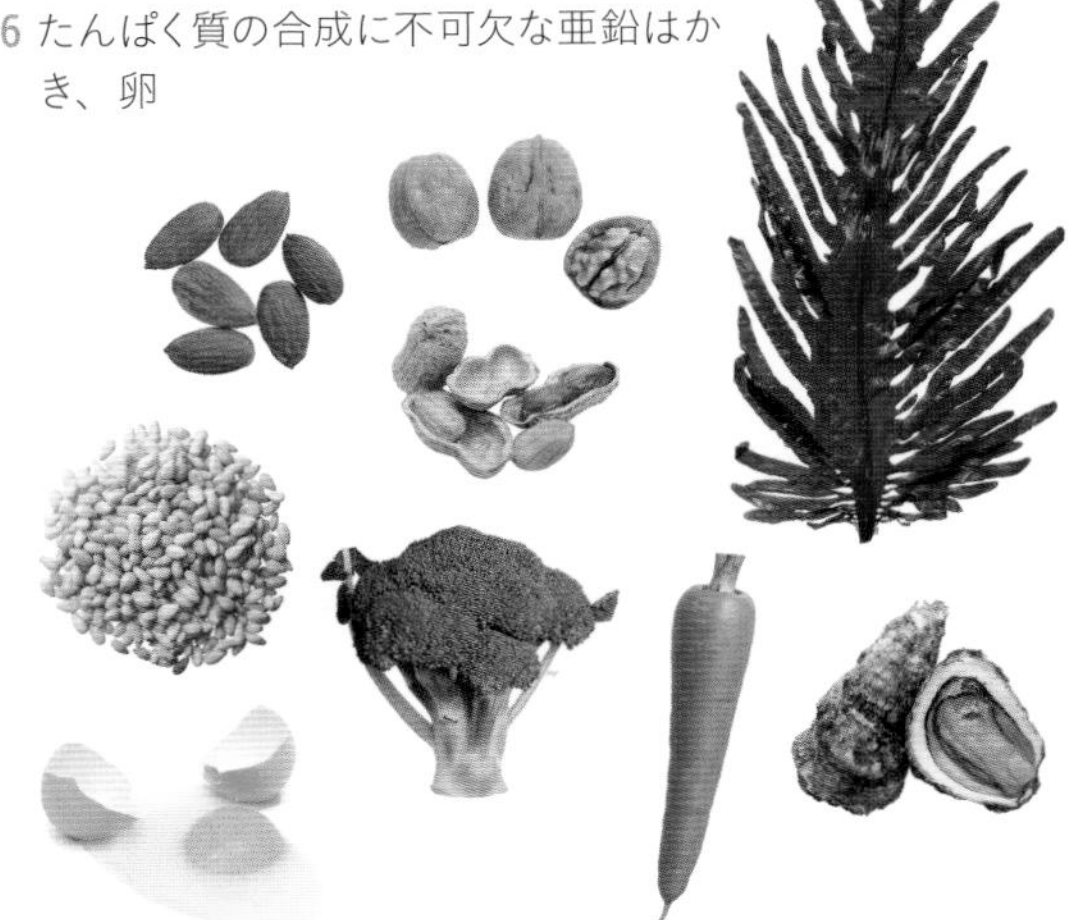

白髪になるのはどうして？

髪の色を決めるのはメラニン色素の量です。メラニンが多いと黒く、少ないと茶色になります。加齢で新陳代謝が悪くなったり、なんらかの原因でメラニン色素を作る能力が低下したりすると白髪になるのです。若い人でもメラニン色素のでき方が少ないと白髪になります。また、ストレスなども白髪の要因のひとつです。

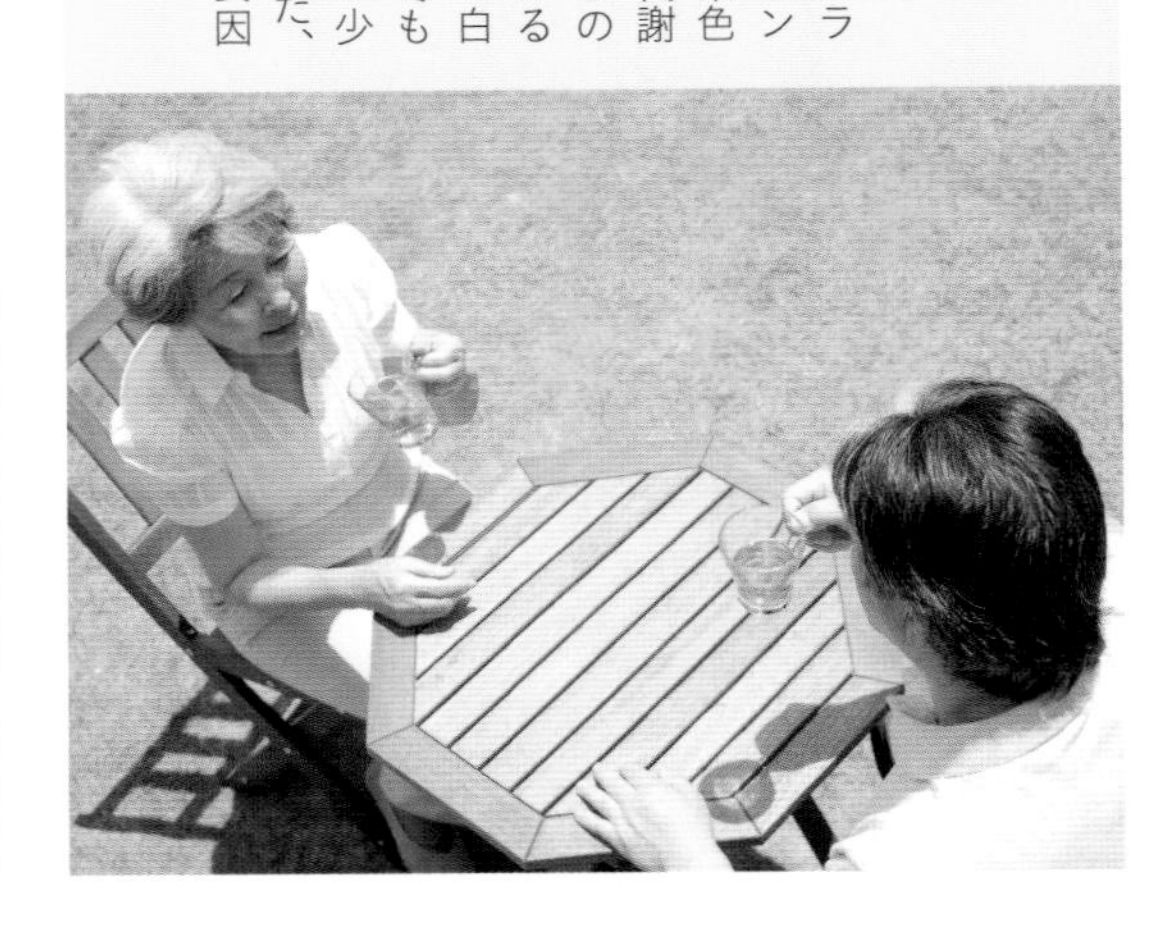

育毛剤には何が入っている？

育毛剤には発毛促進成分であるミノキシジルや頭皮の血行促進成分カルプロニウム塩化物が含まれます。さらにセンブリや朝鮮ニンジンなどの生薬エキス、ビタミン剤、かゆみを抑える抗ヒスタミン成分、ホルモン成分などが配合されています。

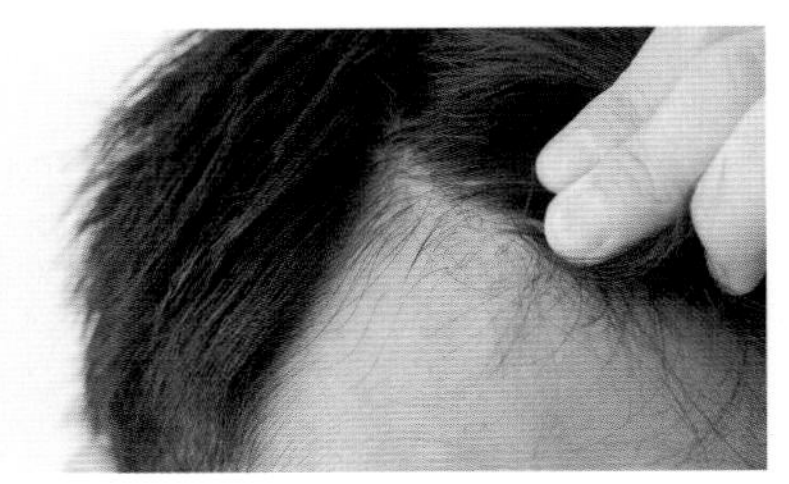

爪

爪は細胞の死んだ皮膚の角質層が変化したもので、髪と同じケラチンというたんぱく質からできています。そして死んだ細胞が変化したものなので、切っても痛くありません。

爪は3層からできていますが、ほかにも皮膚に隠れて目に見えない部分もあり、それぞれ名称があります。爪は付け根にある「爪母基（そうぼき）」というところで絶えず作られ、伸びてきます。1か月で3～5㎜伸びるといわれていますが、季節によって伸びる速度が違い、冬よりも夏のほうが速く伸びます。全体が生え替わるには成人で4～5か月かかります。

爪には10～15％の水分が含まれていますが、これも季節によって異なります。冬に爪が割れやすいのは水分量が少なくなるからです。また、爪の表面がピンク色に見えるのは血管が透けているためです。

爪は感覚器の補助的な役割を果たしており、そのため、細かい作業や力の入れ加減の調節ができるのです。また、細菌などの侵入を防ぎ、感染症を予防する役割も担っています。

足の爪には体を支えて歩くときに足先に踏み込む力を伝え、体のバランスをとる役割があります。

爪は活動を終えた細胞が変化してできたもの 切っても痛みなし！

漢方における解説「肝」と関わりがある。

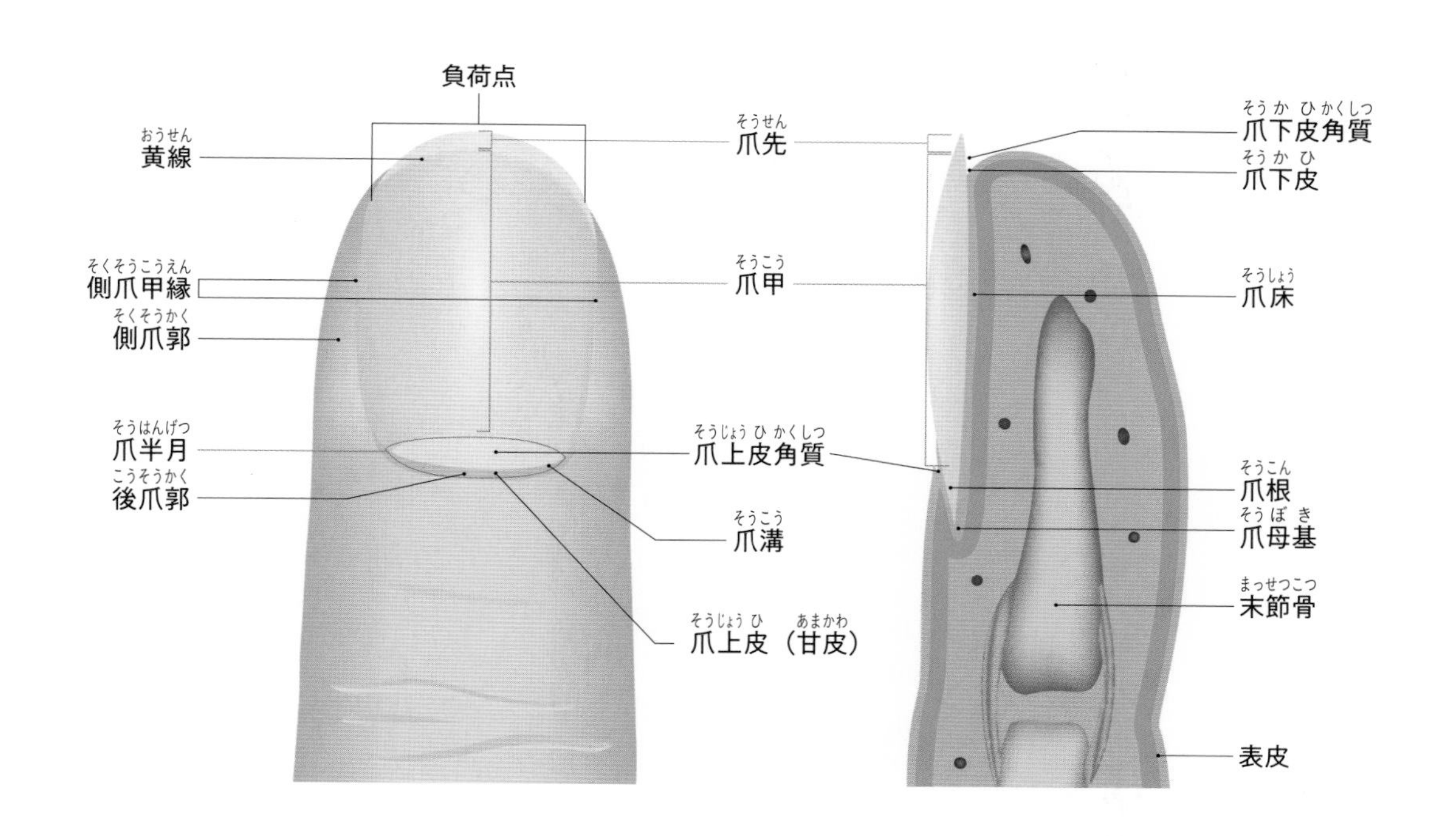

爪の構造と主な名称

爪の表面を爪甲、皮膚の下にある根元の部分を爪根、爪甲のいちばん先を爪先といい、水分不足によって折れたり、二枚爪などになったりしやすい部分。爪甲の裏にあり、皮膚とくっついているのが爪床。爪甲の両側にあって少し盛り上がっている皮膚を爪郭という。爪母基が正常なら、ケガなどで爪甲がなくなっても爪は再生される。

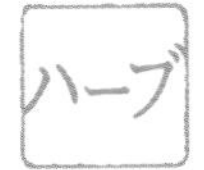

「爪」は「肝」と関わりがある

漢方では「爪は筋の余り」といわれ、「筋」と同様に「肝」と深く関わっている。爪の状態は肝血に左右され、不足すると艶を失ったり、もろくなったりする。

ハーブ

おすすめハーブ
スギナ、ネトル／爪の発育に必要なケイ素を補給

お手入れの方法

手の爪は1日に約0.1mm、足の爪は1日に約0.05mm伸びるといわれます。手の爪は5～7日に一度、足の爪は10～14日に一度切るのが適切。伸ばしすぎて指から離れる部分が増えると、水分が不足して割れやすくなります。

指先が見えるほど切るのは深爪で、巻き爪の原因になります。また、爪が短いと爪を支えようとして甘皮（爪上皮／キューティクルともいう）が伸びやすくなります。

甘皮とは爪の根元と皮膚の境界にある薄い皮のことで、指に細菌や異物が入ってくるのを防ぐ働きがあります。甘皮が伸びすぎると、爪の水分や栄養分を甘皮にとられてしまうので、ときおり甘皮用のプッシャーなどで爪上皮角質（ルースキューティクルともいう）とともに取り除き、増えすぎないようにするとよいでしょう。しかしとりすぎは禁物です。

爪用のオイルやクリームは、甘皮部分にしっかり塗ることで保湿になります。その後指全体になじむようにマッサージしつつ塗るとよいでしょう。

二枚爪と巻き爪

爪は3層に分かれていて、なんらかの原因で層の間に空気が入って分離すると、二枚爪になります。キーボードや鍵盤をたたいた衝撃や、切れ味のよくない爪切りでバチン！と切ると、爪に圧力をかけて引きちぎることになり、さらにガサガサになった断面から二枚爪になってしまうことも。よく切れる爪切りで切って、断面をやすりでスムーズに整えるとよいでしょう。水分不足や栄養不足も二枚爪の原因になります。

足の巻き爪は、爪の巻く力が過剰になること、逆に広がる力が弱くなることでも起こります。そのほかにも足先の細い靴や歩き方など、いろいろな要因があります。巻き爪の場合、爪の角を落とさず一直線に切り、その後両端をやすりで丸めるというのが正しい切り方。深爪にならないように切り、そのまま伸ばしていくと巻き爪を予防できます。

代表的な爪の病気

爪で健康状態がわかりますが、爪自体も病気になります。カビの一種の白癬（はくせん）菌が感染して起こる「爪白癬」は爪先がもろくなったり、厚みが増したりします。ほかにも、この爪白癬や圧迫が原因で起こる「巻き爪」、爪の先のほうからはがれて黄白色になる「爪甲剥離」などがあります。特に足の爪は目立つ場所ではないので、ついチェックを忘れがち。そのため、病気になかなか気がつかないケースもあります。しかし、靴が履きにくくなったり、痛くて歩きにくかったりする場合は病気のサインかもしれません。ふだんから、チェックを怠らないようにしたいものです。

爪は健康のバロメーター

爪の表面に表れる現象で健康状態がわかります。たとえば、爪に横線がある場合は体調不良やストレスなどによって爪の成長が抑えられているといわれています。縦線が入るのは老化現象のひとつです。ただ強い縦線があるときは血行不良などが考えられます。表面に斑点がある場合、肝臓や若年性糖尿病の疑いがあります。下半分が白く、上半分が赤いと腎臓に疾患があるといわれています。爪の先がスプーンのように反り返っている場合は貧血や甲状腺機能障害があることも。先端が膨らんで太鼓のバチのようになっている場合、心臓病や呼吸器系の病気の可能性があります。

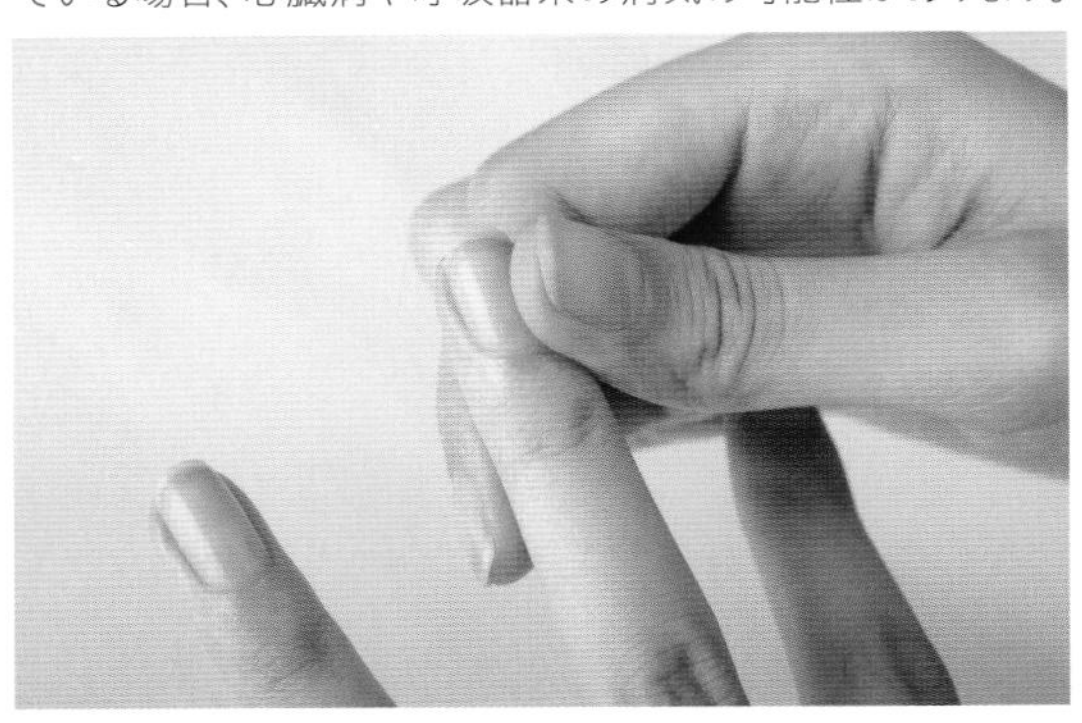

ネイルの影響は？

爪の細胞は生命活動をつかさどる核がない状態で、呼吸することがありません。死んでいる細胞なので新陳代謝をすることもなく、マニキュアを塗ることは特に問題になりません。マニキュアには爪の表面から水分が蒸発するのを防ぐという一面もあり、悪いことではありません。

影響があるのは除光液のほうで、頻繁に使うと爪の水分や油分が失われます。残っているマニキュアを無理に引きはがすのもNG。水分不足になると爪が白っぽくなり、割れたり二枚爪になったりしやすくなります。除光液を使うのは週に1回程度にして、マニキュアを落としたあとはオイルやクリームでしっかりケアするとよいでしょう。

天然オイルひとつでできる全身ケア

わたしたちの肌や髪、爪は、地肌から分泌される、ほどよい油脂によって保護され、健康な状態を保っています。しかし、ホルモンバランスの乱れや加齢、洗いすぎなどによって皮脂が不足すると、水分が蒸発しやすくなり、本来の艶は失われてしまいます。そんなときは、天然のオイルを少量なじませることで、水分の蒸発やカサつきを防ぎ、肌本来の美しさをサポートすることができるのです。

天然オイルのよいところは、体の部位を選ばずに使うことができる点でしょう。市販の化粧品には「肌用」「髪用」「爪用」など、用途が限定されたものが多いなか、天然オイルは、その種類の性質によって多少の向き不向きはあるものの、基本的には、１本を全身に使うことができます。また、材料がシンプルなので、化粧品の添加物で肌トラブルを起こしやすい人にもおすすめの美容法です。

オリーブオイル

料理でもおなじみのオイルですが、スキンケアにも使うことができます。人間の皮脂の構成成分であるオレイン酸とスクワランが含まれており、保湿力が高いのが特徴。肌や髪のケアには、化粧品用として売られている商品を使うのがおすすめです。

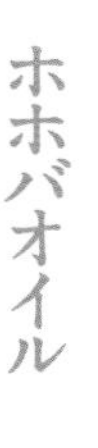

ホホバオイル

メキシコやアメリカ南部で栽培される、ホホバという植物の種から採られるオイルです。オリーブオイルよりも伸びがよく、軽い使い心地が特徴。人間の皮脂成分にも含まれる「ろう」が含まれていて、肌表面を外部の刺激から保護する働きをします。

スウィートアーモンドオイル

アーモンドの種子から採れるオイル。オレイン酸とリノール酸がバランスよく含まれ、保湿力に優れます。適度な軽さと伸びのよさが特徴で、全身の保湿ケアのほか、マッサージオイルとしても適しています。

椿オイル

ヤブツバキの種子から採れるオイルで、日本では古くから、化粧品や食品、薬などに用いられてきました。ややもったりとしたリッチな使い心地が特徴。オレイン酸を豊富に含むため酸化しにくく、豊かな保湿力があります。

馬油

馬の皮下脂肪を原料とする動物由来のオイルです。オレイン酸、リノール酸、リノレン酸などを豊富に含み、古くは皮膚治療の民間薬に用いられていました。人間の皮脂と性質が近いため肌に浸透しやすく、高い保湿効果が期待できます。

シアバター

西アフリカから中央アフリカに生育するシアの木の実から採れるオイル。常温では固形で、肌に塗ると体温で溶けて浸透するため、「バター」と称されます。原産諸国では、火傷や筋肉痛、赤ちゃんの肌の保護など、古くから幅広い用途で使われてきました。

使うときの注意点

油分１００％の天然オイルは、使う量に注意が必要です。髪には数滴を手のひらに伸ばしてから毛先になじませるのが適量。顔や指先には１～２滴で十分です。

また、天然成分だからといって必ずしも肌にやさしいというわけではない、ということも知っておく必要があるでしょう。食べ物と同様、アレルギー反応が出る場合もあるので、パッチテストなどを行ってから使用するようにしましょう。開封すると酸化が進むので、直射日光が当たらない涼しい場所で保存し、なるべく早く使い切ることも大切です。

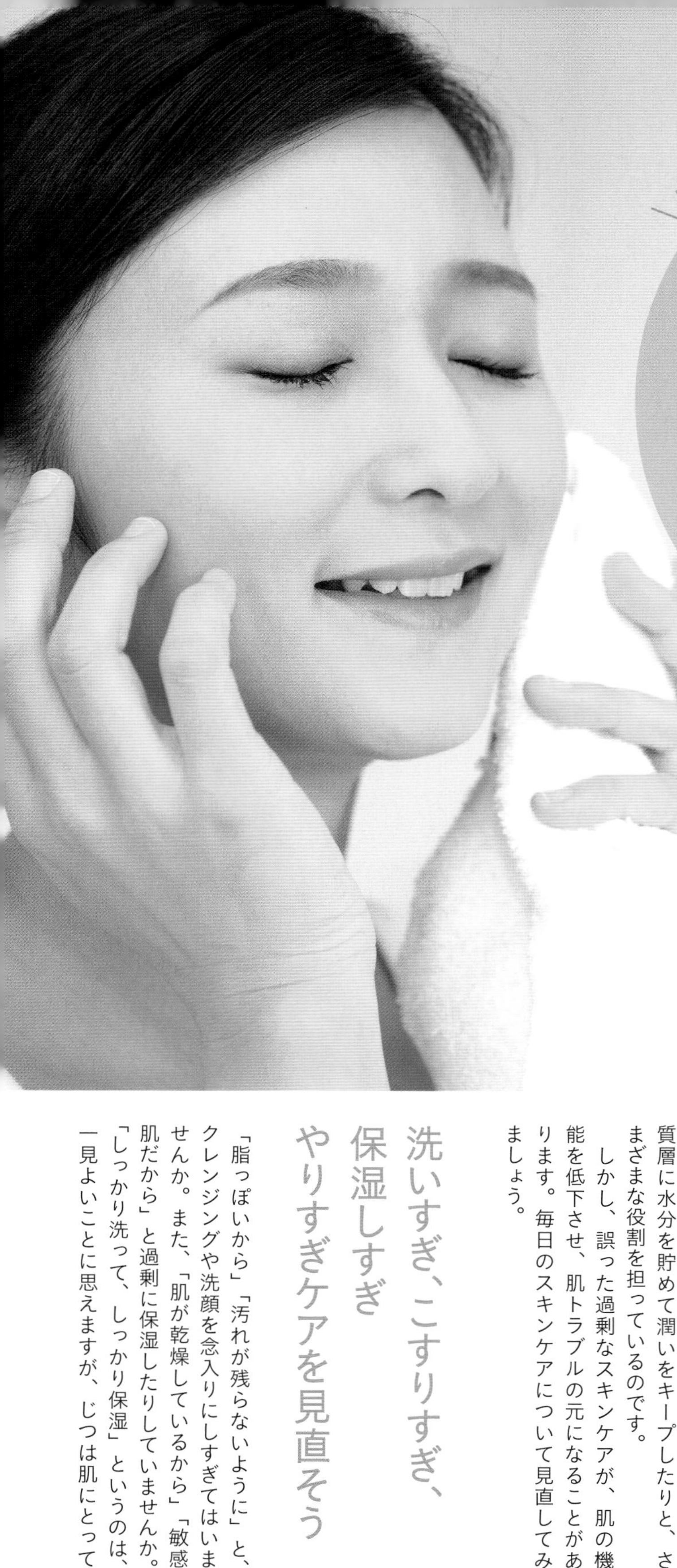

\ Let's try! /

40代からのスキンケア

中年期に差しかかると、
シワやしみ、たるみなど
肌の老化が気になってくるもの。
いつまでも健やかで
美しい肌でいるために、
スキンケアについて
考えてみましょう。

監修：若松町こころとひふのクリニック院長　檜垣祐子

過剰ケアが肌トラブルの原因に

肌は手をかければかけるほど、きれいになる——そう思い込んで、過剰なスキンケアをする人は少なくありません。40代を迎える頃は、シワやしみが気になってくる年代でもあり、何かを補給するべきではないかと思うようです。

肌には本来優れた機能が備わっており、環境に適応して皮膚を健やかに保つ力があります。温度や湿度によって、毛穴を引き締めたり緩めたりして体温を調整するサポートをしたり、角質層に水分を貯めて潤いをキープしたりと、さまざまな役割を担っているのです。

しかし、誤った過剰なスキンケアが、肌の機能を低下させ、肌トラブルの元になることがあります。毎日のスキンケアについて見直してみましょう。

洗いすぎ、こすりすぎ、保湿しすぎ　やりすぎケアを見直そう

「脂っぽいから」「汚れが残らないように」と、クレンジングや洗顔を念入りにしすぎてはいませんか。また、「肌が乾燥しているから」「敏感肌だから」と過剰に保湿したりしていませんか。「しっかり洗って、しっかり保湿」というのは、一見よいことに思えますが、じつは肌にとって

かんたん肌タイプ診断

Step 1

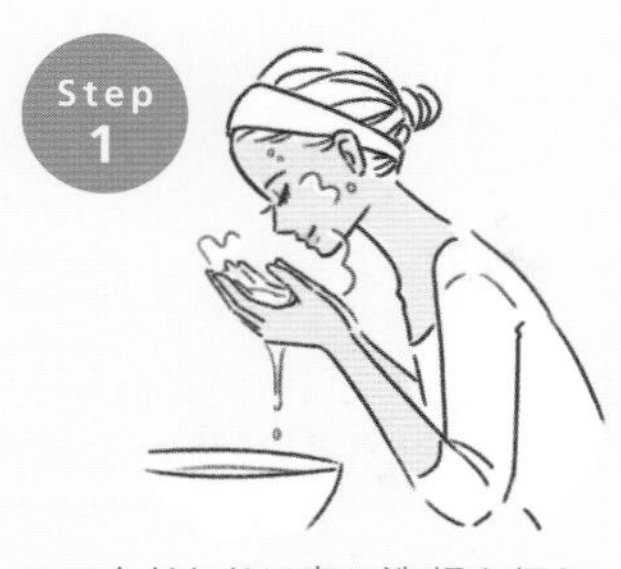

いつもどおりに夜の洗顔を行う。

Step 2

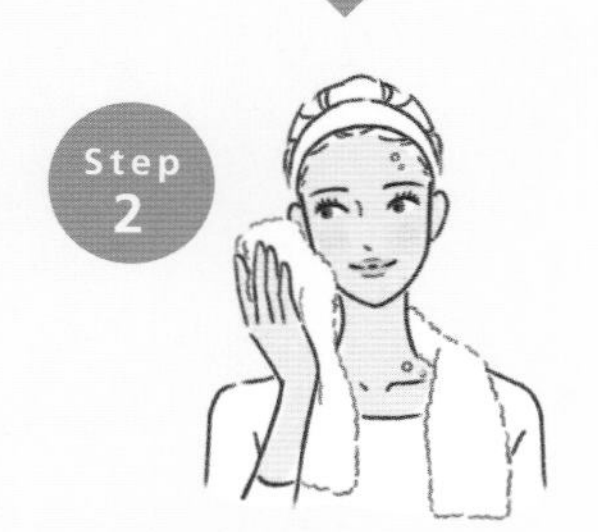

タオルで顔を拭いたら、何もつけずにそのまま過ごす。夏場は10分間、冬場は5分間程度。

Step 3

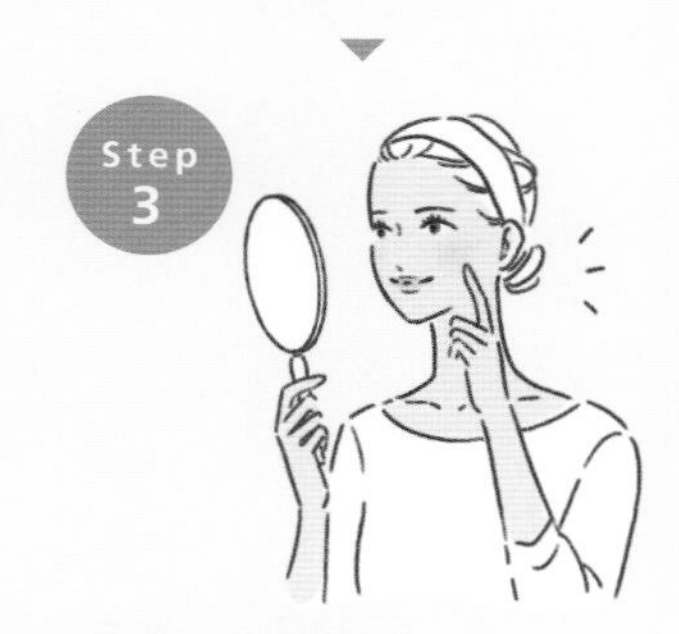

肌の状態を観察する。

診断

（つっぱった状態。目や口の周り、頬がカサつく）

↓
乾燥肌

皮脂量は普通〜少なめ、水分量が足りない状態。目や口の周りに小じわができやすく化粧のノリも悪い。かぶれなどのトラブルを起こしやすい敏感肌になっていることもあるので注意。


（しっとりした感触。つっぱり感がなく、Ｔゾーンのテカリ、脂っぽさもない）

↓
普通肌

皮脂量は普通、水分量が多い理想的な状態。トラブルも起こりにくい。


（目や口の周り、頬が部分的にカサつく。あるいはＴゾーンだけが脂っぽい）

↓
混合肌

顔の部位によって皮脂量や水分量が異なっている状態。部分的にカサつくのは乾燥寄りの混合肌、Ｔゾーンに脂っぽさを感じるのは脂性寄りの混合肌。


（しっとりとした感触。つっぱり感はないが、顔全体にテカリや脂っぽさを感じる）

↓
脂性肌

皮脂量、水分量ともに多く、しっとりとしているのに脂っぽい状態。キメが粗く、毛穴が目立つことも。


は負担をかける「やりすぎケア」といえます。

洗浄力の強い洗顔料でこすり洗いをすると、肌に必要な皮脂や角質層まで取り去ってしまうため、バリア構造が崩れ、肌の保湿力を低下させてしまいます。

また、保湿効果のある成分入りの化粧水や美容液を使いすぎると、毛穴に潜む常在菌のバランスを崩して、炎症を起こしやすい肌環境に。特に40代以降の女性はホルモンの変調もあって、赤みやかぶれ、にきびのようなブツブツを生じさせる「酒さ様皮膚炎」に悩む人が増えています。

自分の肌タイプを知って肌と対話するようにケアしよう

肌質や肌のコンディションは、季節や体調、年齢などによっても変わります。毎日変わらないケアをしていると、気づかないうちに肌に負担をかけてしまうことも。

まずは、自分の肌タイプを知ること、そして肌に合った「ほどほど」のケアをすることが大切です。肌が本来持っている力を引き出す「ほどほど」のケアが、美しい肌への近道なのです。この「ほどほど」のバランスは人によって異なります。自分の肌の感触や色艶などを自分で確かめ、スキンケアを見直してみましょう。

季節の変わり目や肌のコンディションが変化したと感じたら、上に紹介した「肌タイプ診断」で肌状態をチェックしてみましょう。

インナースキンケアを重視しよう

過剰なスキンケアは、肌にとって悪影響。まずは肌が本来備えている潤い機能をしっかり働かせるために、「やりすぎケア」をしていないかを確認しましょう。そして、肌の代謝や回復力を高める「質のいい睡眠」をとっているか、血行をよくする運動をしているか、バランスのよい食事をしているかということも見直しましょう。

皮膚は臓器のひとつでもあるので、健康的な生活をし、皮膚にとって大切な栄養を意識して取り込む「インナースキンケア」こそ、肌にとって究極のケアといえます。

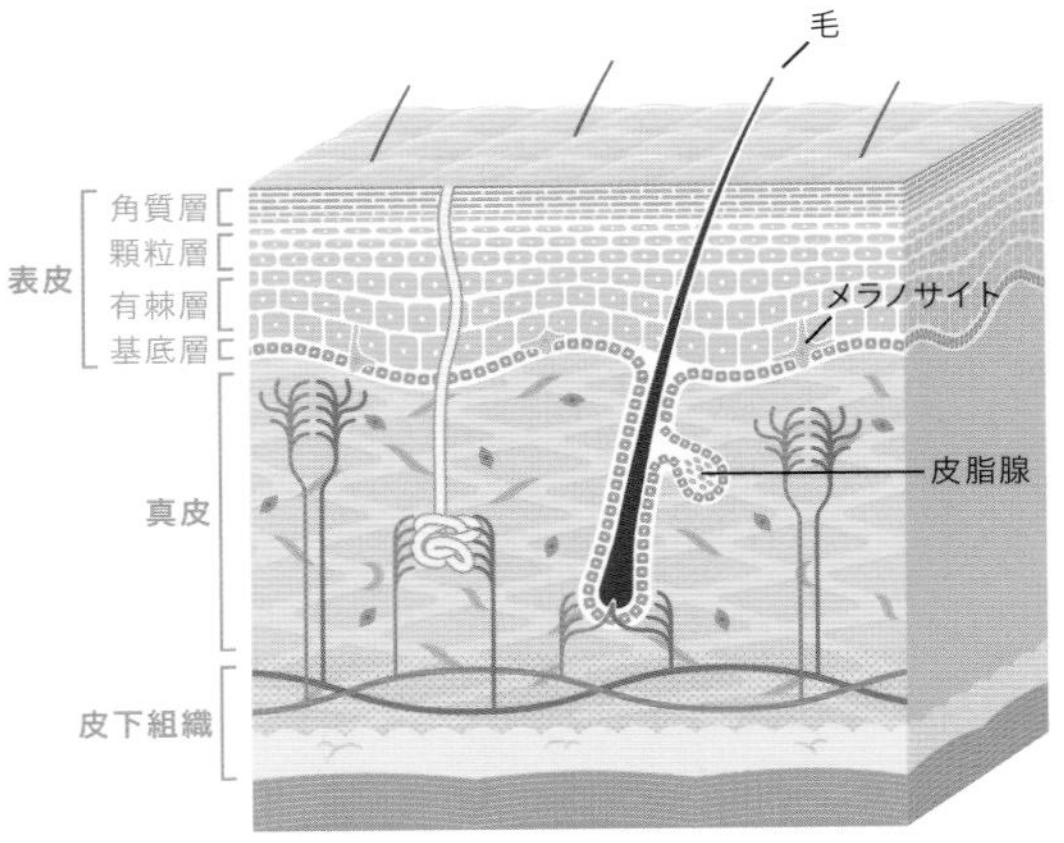

表皮
角質層
顆粒層
有棘層
基底層
真皮
皮下組織
毛
メラノサイト
皮脂腺

表皮は外側から順に「角質層」「顆粒層」「有棘層」「基底層」の4つの層からなります。基底層で細胞が作られると、それが分裂を繰り返し表面に押し上げられて、角質層となり、最後は垢となって剝離するというサイクル（ターンオーバー）を繰り返しています。

皮膚の構造を知れば、それがより理解できることでしょう（上図）。皮膚は表皮、真皮、皮下組織に分かれていて、表皮のもっとも外側に角質層があります。この厚さ0・01〜0・03㎜ほどの角質層が、いわば触れたり、眺めたりすることのできる肌。薄いラップのような役割をしていて、肌のバリア機能を担っています。

異物が体内に侵入しないよう、細胞や血管、神経を守っているのが角質層のバリア機能ですから、この角質層よりも奥に化粧品が浸透することはありません。そう考えると、外から行うスキンケアには限界があることがわかります。

肌に大切な栄養素の一例

ビタミンA
皮膚や粘膜を丈夫にし、優れた抗酸化作用がある。

ビタミンC
コラーゲンの生成に不可欠、メラニン色素の生成を防ぐ。

ビタミンE
肌の新陳代謝を促す。

カロテノイド（リコピン、アスタキサンチンなど）
高い抗酸化作用がある。

たんぱく質
良質な皮膚の材料になる。

肌本来の力を引き出すやるべき「ほどほどケア」

ここで、やるべきケアを考えてみましょう。洗顔は肌に大きな負担をかける行為と心得て。特にNGケアの「洗いすぎ」「こすりすぎ」を起こしやすいので注意します。

適度な洗顔

洗顔料は泡立ちのよいものを選び、指が直接肌に触れないように手を動かします。すすぎはぬるま湯か水で行います。すすぎ終えたあと、顔が赤くなっているようならやりすぎです。

メイク落としも、肌に負担をかけないように1〜2分程度で済ませましょう。メイクの濃さと洗浄力のバランスを考え、こすらずに落とせるものを選びます。

適度な保湿

健康な肌は一定の水分量を保っていますから、多くの保湿アイテムは必要ありません。アイテムはできるだけ少なく、自分に合ったものを選び、季節の変化などで乾燥が気になったら、もうワンアイテムプラスしてみましょう。化粧水をしてから乳液、美容液などと順番にこだわることもありません。肌が欲しているものを考えて、できるだけシンプルに。

紫外線ケア

するべきケアの筆頭は、じつは紫外線対策です。肌老化の7割は、日焼けが原因となる「光老化」。紫外線が与える肌へのダメージはしみやシワとなって表れ、キメを粗くし、たるみも生じさせます。紫外線には角質層のバリアはほとんど効かないので、日焼け止めを塗るといった対策が必要になります。

肌の力をよみがえらせる「ほどほどケア」が大切

①適度な洗顔

朝

基本的に洗顔料を使わず、ぬるま湯か水で5〜6回すすぐ。Tゾーンの皮脂が気になる人は、Tゾーンだけ泡洗顔を。

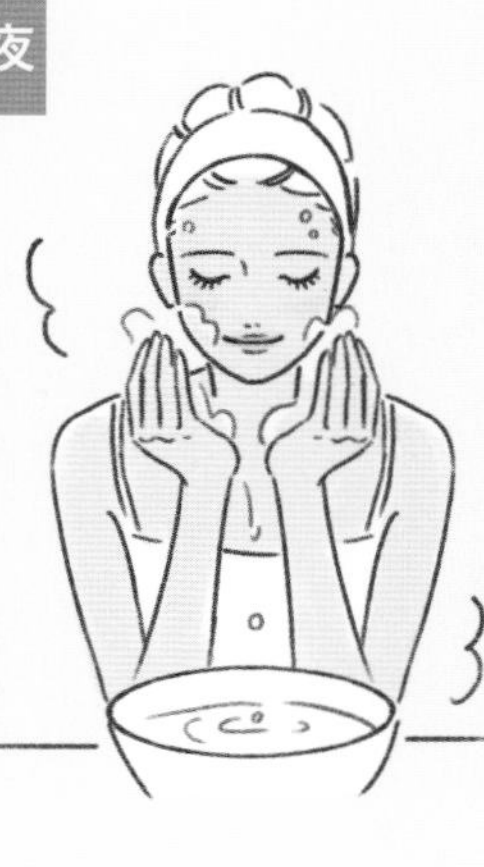

夜

洗顔料をよく泡立て、顔に部分置きしたら泡を肌の上で転がすように広げる。豆腐の表面をつぶさないようになでるイメージで。

ぬるま湯で洗い流し、タオルで押さえるようにやさしく拭く。

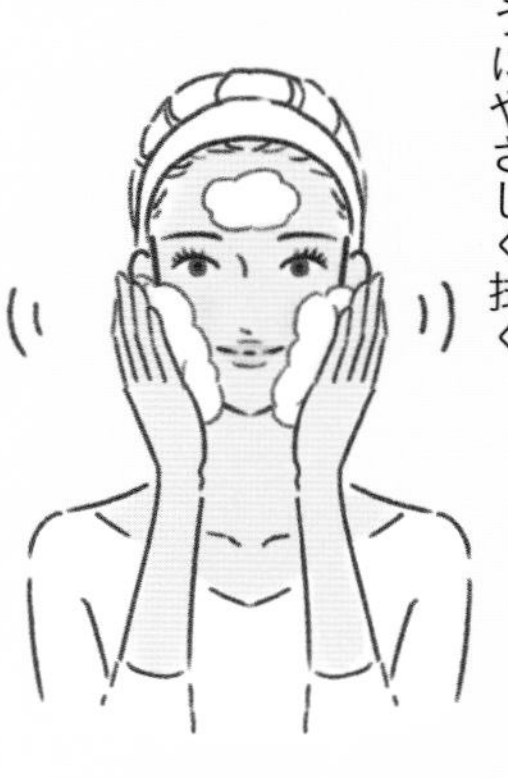

②適度な保湿

化粧水

化粧水を手に取り、手のひら全体に伸ばしてから頬、ひたい、アゴ、目の周りと両手のひらを押さえつけるようにしてなじませる。

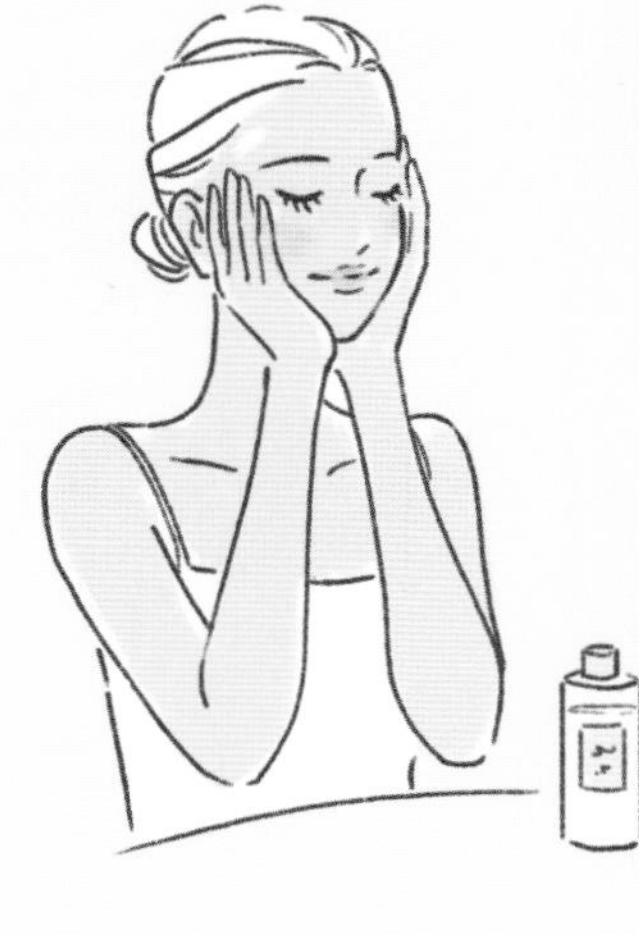

肌の調子が悪いとき

肌の調子が悪いときは、「何もしないケア」で。週末などを利用して2〜3日メイクをしない、何もつけない、洗わない生活を送ってみましょう。肌がバリアを復活させ、本来のしっとりとした潤いが取り戻せるでしょう。皮膚みずから作り出す、天然の保湿成分（皮脂や汗、角質細胞間にある脂質など）は化粧水や医薬品にまさると知ってください。

③こまめな紫外線ケア

日焼け止め

適量をしっかりムラなく塗ること。日に当たりやすいひたい、頬はやや多めに塗ります。耳の前後、首、うなじなども忘れずに。しみの気になるところは重ね塗りを。

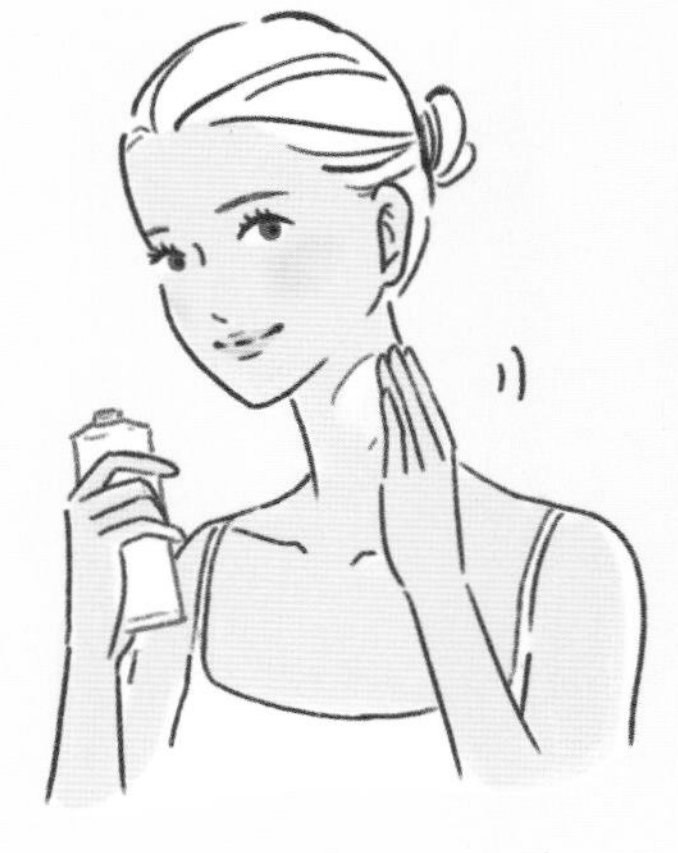

日焼け止めの種類について

紫外線吸収剤（ケミカル）タイプと紫外線散乱剤（ノンケミカル）タイプがあります。ケミカルのほうが肌に悪いという印象があるようですが、日本の薬事法に基づいて販売されているものは問題ありません。日焼け止めはクレンジングの際に肌の負担がないかどうかという点も考慮して選ぶようにしましょう。

中高年が気をつけたい肌ケア

40代になると肌の老化が目立つようになります。加齢による皮膚の老化は、ほかの臓器と異なり、生理的老化と光老化の2種類があります。

老化の兆候には、しみやシワ、たるみ、いぼなどがありますが、こうした老化は太陽光に当たることによって傷害を受ける「光老化」によるものが7割といわれています。

光老化は、特に顔面の老化現象に顕著に表れます。なかでも問題になるのは、腫瘍ができること。紫外線によって細胞が傷つけられることが長年にわたって繰り返されると、皮膚がんを引き起こす原因になってしまうのです。

皮膚がんは40歳以上の中高年に多く、通常のがん年齢よりも高齢者に多い傾向があります。若いうちにたくさんの紫外線を浴びたツケがまわってきたともいえますが、手遅れだと嘆くことはありません。寿命がのびた現代においては、今からでも紫外線対策をとることが大切になります。

日本人の場合、紫外線を浴びたときにすぐ黒く焼ける人に比べ、赤くなるだけで褐色にならない人は、メラニン色素の生成が弱く、紫外線による皮膚のダメージを受けやすいタイプといえます。

日焼け止めを塗ることはもちろん、日傘や帽子、長袖など身につけるものにも気を配り、皮膚を守りながら、肌を美しく保つようにしましょう。

更年期女性の肌トラブルについて

女性の更年期は平均閉経51歳の前後5年間、主に45～55歳を指しますが、この時期は卵巣機能が衰えるにつれ、女性ホルモン分泌の変動が起こるため、さまざまな不調を感じます。ホットフラッシュや汗をかくといった自律神経症状が出やすく、特に血流の多い顔面に皮膚トラブルが起こることがあります。

皮膚の構造（230ページ参照）として真皮に血管がありますが、この血流が安定しないと、その上にある表皮に悪影響を及ぼします。湿疹や皮膚炎を起こしたり、ムズムズ、ヒリヒリとしたり、赤くなったりするといった症状や、化粧品が合わなくなるなどの問題が生じやすくなります。

過剰ケアに走りがちな女性も少なくないのですが、ここで大切なのは「リセット」すること。長い老年期を迎えるにあたって、自分の肌に向き合うチャンスととらえ、スキンケアを見直してみましょう。

女性ホルモン「エストロゲン」に似た働きをする大豆イソフラボンを多く含む食材や、イソフラボンを活性化したエクオールなどのサプリメントなどを摂取するのもおすすめ。

Q&A

Q 化粧水パックで角質層の潤いはアップする？

A パックした直後は肌がふっくらして潤いを取り戻したように感じますが、これは単に水分を吸ってふやけた状態になったのと同じ。ただ湿らせるだけのケアは、かえって肌を乾燥させることになります。化粧水パック後には乳液やクリームで水分を閉じ込めるようにしましょう。ただし、やりすぎは禁物です。

Q 乾燥が気になるときはどうすればいい？

A 乳液をクリームタイプに替えてみるなど、肌に合わせて調整しましょう。ただ、洗いすぎには気をつけて。美肌ケアのためには「メイクしない、洗わない」という選択肢も有効です。

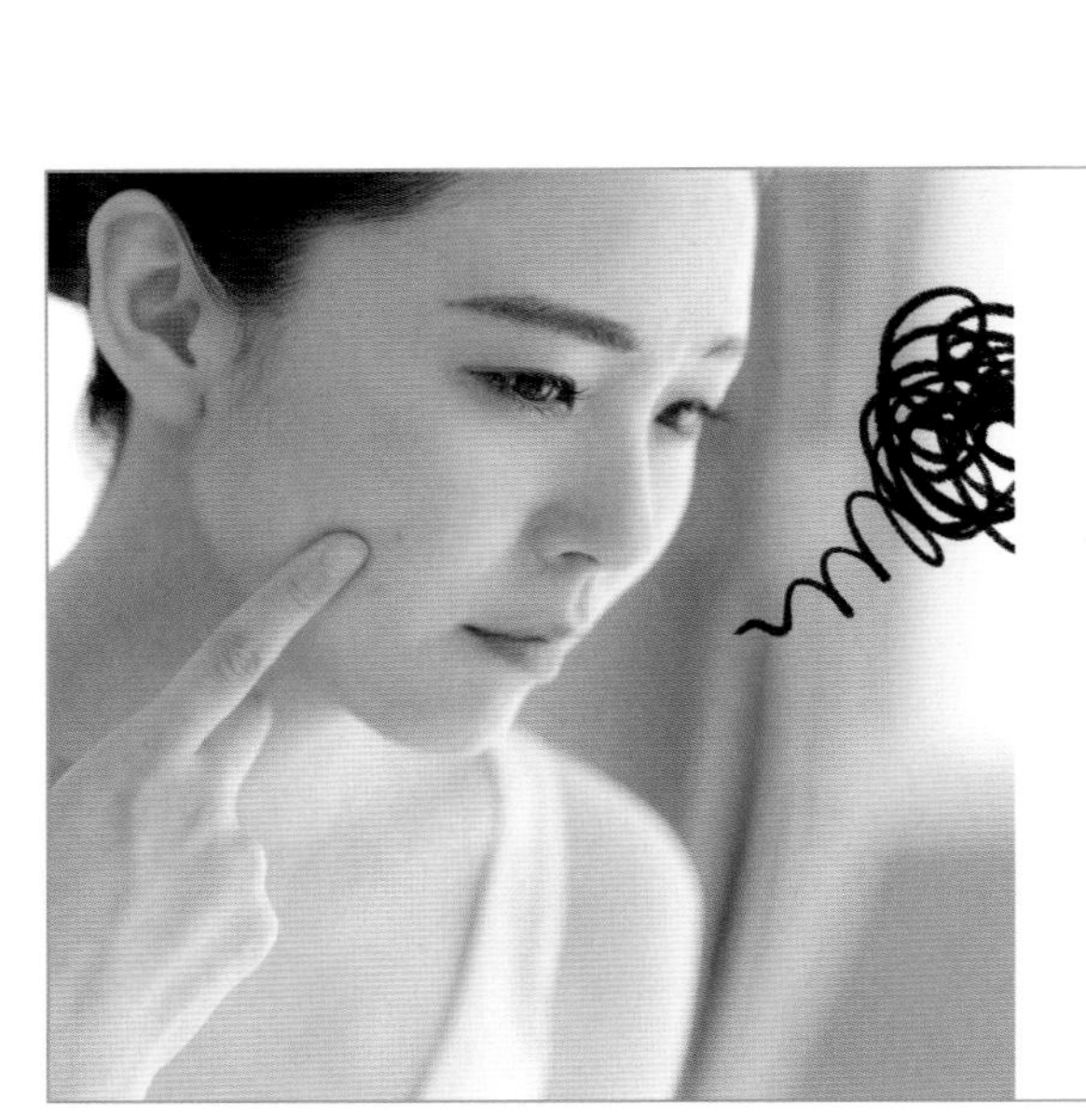

第7章 体を浄化する

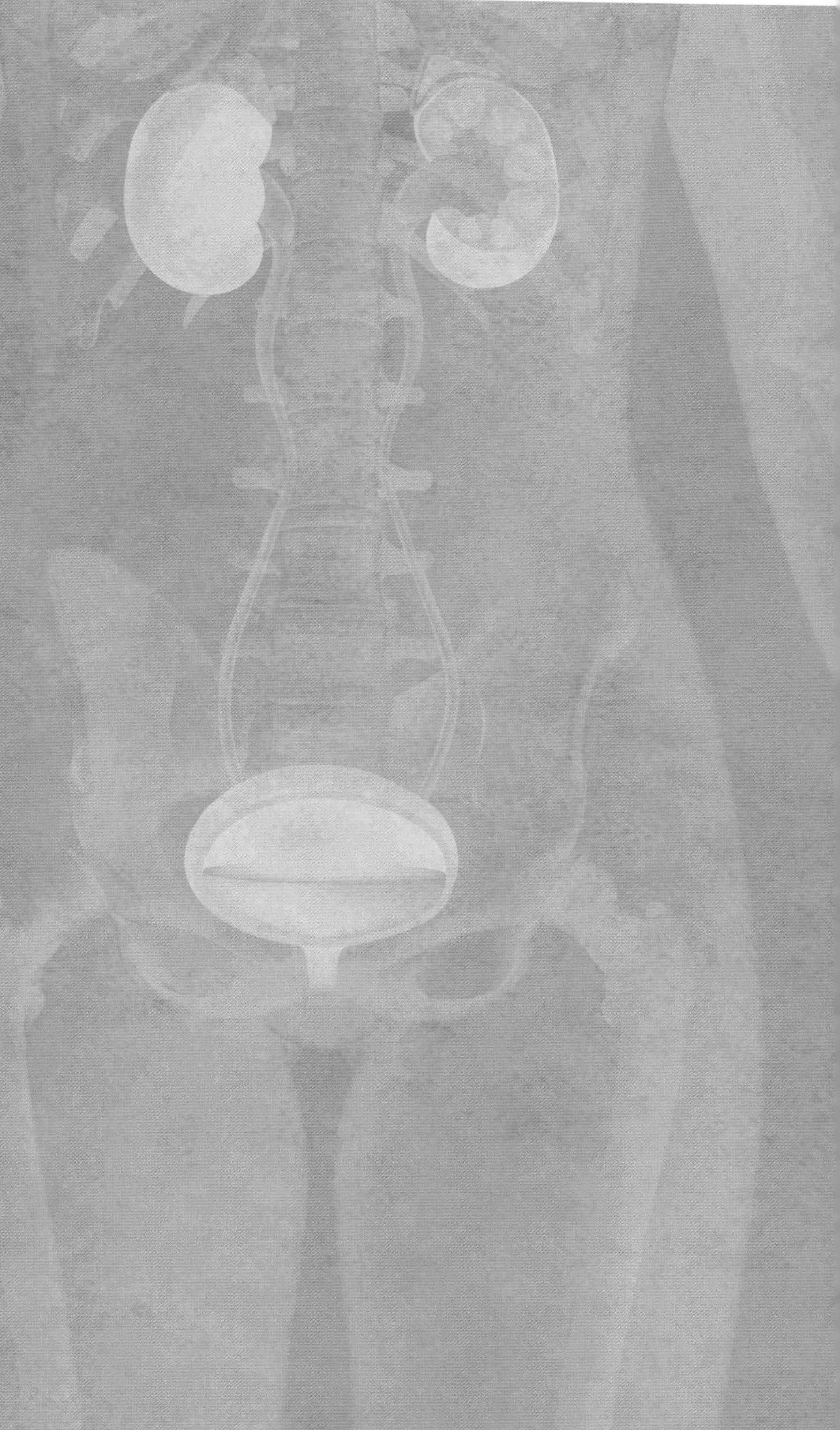

腎臓

血液のクリーニングに欠かせない大切な腎臓。背骨をはさんで左右1つずつ背中側の腰骨の少し上にあります。そら豆のような形をしており、1つの重さは約120〜150gです。

腎臓の大きな役割は主に5つ。1つ目は血液中の余分な水分や老廃物などをろ過して不要になったものを尿として排出すること。腎臓の中には尿を作るネフロンという組織があり、その数は1つの腎臓に100万個あるといわれ、この一つひとつの中で尿が作られています。

2つ目は体内の水分量を調節し、バランスを一定に保つことです。腎臓は尿を作ることで体内の水分のバランスを整えていますが、気候や体調によって排出する水分量を調節します。夏や運動などで汗を大量にかいたときは水分の少ない濃い尿で体外へ排出し、一方冬などあまり汗をかかないときは水分の多い薄い尿として排出します。また、水分のほかにナトリウムやカリウム、リンなどの電解質の調整も行います。

3つ目は血圧の調整。腎臓はさまざまなホルモンと関わっていますが、血圧が高いときには下げるように、低いときは上げるように調整します。複雑なコントロールがされていますが、もっとも重要なものは腎臓から分泌されるレニンという酵素です。このレニンがホルモン（アンジオテンシン）に働きかけて血圧を一定に保っています。

4つ目は赤血球を作る働きを助けることです。造血ホルモン（エリスロポエチン）を分泌して骨髄に赤血球を作るように促します。

5つ目はビタミンDの活性化。ビタミンDは骨の代謝をはじめ体で重要な役割をしていますが、肝臓で蓄積されて腎臓に移ると活性型になり、カルシウムの利用を高めるなどさまざまな働きをします。

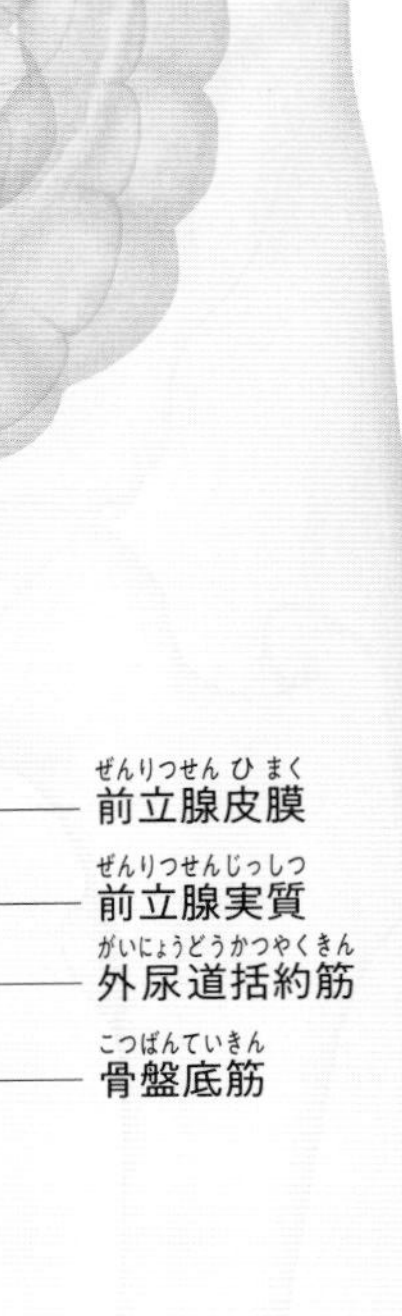

血液中の老廃物をろ過して尿を作ります

漢方における解説

「腎」は生命エネルギーを貯蔵。水分代謝を管理。呼吸の深さと関係。「膀胱」と表裏関係。

一般的な不調や疾病

腎盂腎炎、慢性腎臓病、腎不全、ネフローゼ症候群

1日に作られる尿の量と尿の成分

尿のもとになる原尿の量は150ℓといわれ、大型のドラム缶1本分に相当します。尿の成分は約95%が水分で残りの5%が老廃物。そのほとんどが尿素ですが、そのほかに、カリウムやアンモニア、マグネシウム、塩分、クレアチニン、尿酸なども含まれています。

尿たんぱく

腎臓や尿路系の異常を調べる

尿検査によって、尿中にたんぱく質が含まれるかどうかを調べる。たんぱく質が尿に漏れ出ることは腎機能の低下を表す。陽性の場合は、糸球体に障害のある腎炎や尿路系の異常（主に感染症）が疑われる。

異常なし	軽度異常	要再検査	要精密検査
陰性（−）	弱陽性（±）	陽性（+）	強陽性（++）以上

尿潜血

尿中の血液の有無で腎臓疾患を調べる

尿検査によって、尿中に血液が含まれるかどうかを調べる。尿に血液が混じると、腎臓疾患や膀胱炎、尿路結石、膠原（こうげん）病などが疑われる。病気以外では、月経や激しい運動や性交などでも陽性になる場合がある。

異常なし	軽度異常	要再検査	要精密検査
陰性（−）	弱陽性（±）	陽性（+）	強陽性（++）以上

尿沈渣

尿の成分を顕微鏡で確認し、腎臓疾患を見極める

尿を遠心分離して集めた成分を顕微鏡で確認し、腎臓や尿路に異常がないかを調べる検査。赤血球や白血球が基準値以上の場合は、尿路系の出血、炎症が疑われる。ほかにも、細胞や円柱、結晶、細菌などが含まれ、その出現量によって疾患を見極める。

クレアチニン

腎臓のろ過機能を調べる

クレアチンリン酸（主に筋肉内に存在）の代謝物質であるクレアチニンが、血中にどのくらい含まれるかを調べる検査。クレアチニンは腎臓でろ過されて尿中に排出されるため、基準値より高いと腎臓機能が低下していることを意味する。筋肉量が多いほどその量は多くなるので、基準値には男女で差がある。

	基準範囲	要注意	異常
男性	1.00 以下	1.01 〜 1.29	1.30 以上
女性	0.70 以下	0.71 〜 0.99	1.00 以上

（単位：mg /dL）

eGFR

精度の高い腎臓機能の指標

クレアチニン値を性別、身長で補正して算出するもので、より精度の高い腎臓機能の指標になる。1分間にろ過される血液量で表されるため、数値が低いほど腎臓機能が低下していることを意味する。

基準範囲	要注意	異常
60.0 以上	45.0 〜 59.9	44.9 以下

（単位　mL/ 分 /1.73㎡による）

酵素レニンの働き

血圧を調整するホルモン「レニン」は、糸球体の血管で作られます。糸球体は血液をろ過して原尿を作る場所で、血圧が下がるとろ過の働きが悪くなるため、血圧低下を感知するとレニンが作られ、血液中に送り出されます。

すると血液中にある肝臓由来の酵素と反応して、レニンはアンジオテンシンⅠに変化します。その後さらに肺にある酵素でアンジオテンシンⅡに変わります。アンジオテンシンⅡは血管に作用して血管を収縮させ、血圧を上げます。

このように、腎臓、肝臓、肺、血管の連携プレーによって血圧は正常に保たれているのです。

人工透析とは？

腎臓の機能が低下して、血流をろ過できなくなると人工透析を行います。

人工透析は腎臓の「余分な水分と塩分、老廃物を体の外に出す」働きを代行するもので、大きく分けて2つの方法があります。ひとつが血液透析で、透析患者の97％が選択している代表的な方法。もうひとつが腹膜透析です。患者は医師と相談のうえ、どちらかの方法を選ぶことができます。

血液透析は、透析器によって血液をろ過する方法です。開始前の準備として腕の動脈と静脈をつなぐ手術（バイパス術）を行い、出入り口を作ります。透析する際は、腕に2本の針をさしてチューブ経由で透析器とつなぎます。透析は専門の病院で行い、1回に4〜5時間かかり、一般に週3回必要です。

腹膜透析は、毛細血管が網の目状に走っている腹膜を透析装置として使う方法で、開始前の準備として透析液を通すチューブ（カテーテル）を腹部に埋め込む手術が必要です。腹腔内に、体内よりも高濃度の透析液を入れて、6〜8時間ほどそのままにしておきます。すると浸透圧の差によって、血液中の余分な水分や老廃物などが透析液中に移動します。1日に4回程度新しい透析液と交換しますが、夜間の睡眠中に機械で自動的に交換する方法もあります。通院は月に1〜2回です。

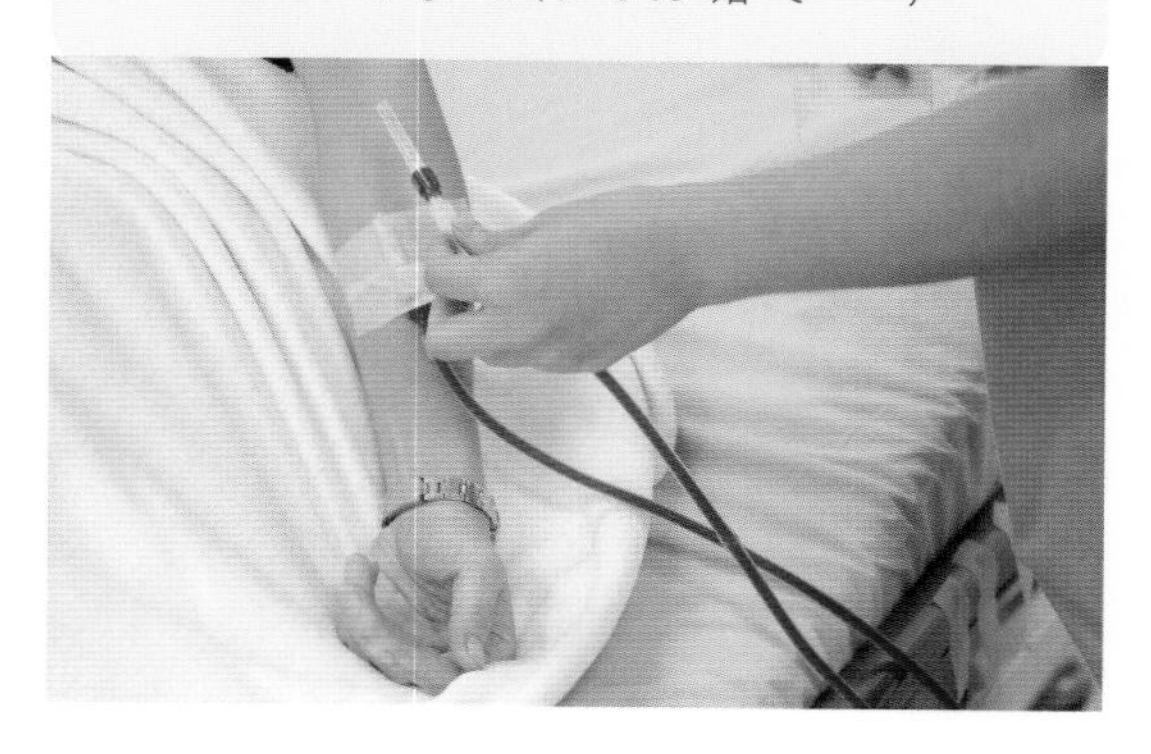

体に必要なものを残して不要なものを捨てることが尿の役割

腎臓は尿を作る工場であるネフロン[*1]が無数に集まってできていますが、ネフロンで尿が作られる過程は大きく分けると2つです。

まず最初に糸球体という糸くず状に集まった血管で血液がろ過され、糸球体を包んでいるボウマン嚢で受けとめられます。赤血球や白血球、たんぱく質などはここではろ過されず、残ります。通常、尿にたんぱく質は含まれていません。もし、尿にたんぱく質が含まれている場合はろ過の異常が考えられます。

次は再吸収です。ろ過された水分は尿細管に流れ、体に必要なものが血液に戻されます。なかでもぶどう糖やアミノ酸は100%再吸収され、水やナトリウムなどの電解質は適量戻されます。一方不要なものは血管から尿細管に捨てられますが、ろ過された水分の99%が血液に戻されるのです。

腎臓が正常に働かなくなると、体にさまざまな不調が起こります。重い腎炎や腎不全などでネフロンが機能しなくなると、血液がろ過されなくなり、老廃物が血中に溜まります。重症化すると、尿毒症を引き起こして命の危険につながることもあります。

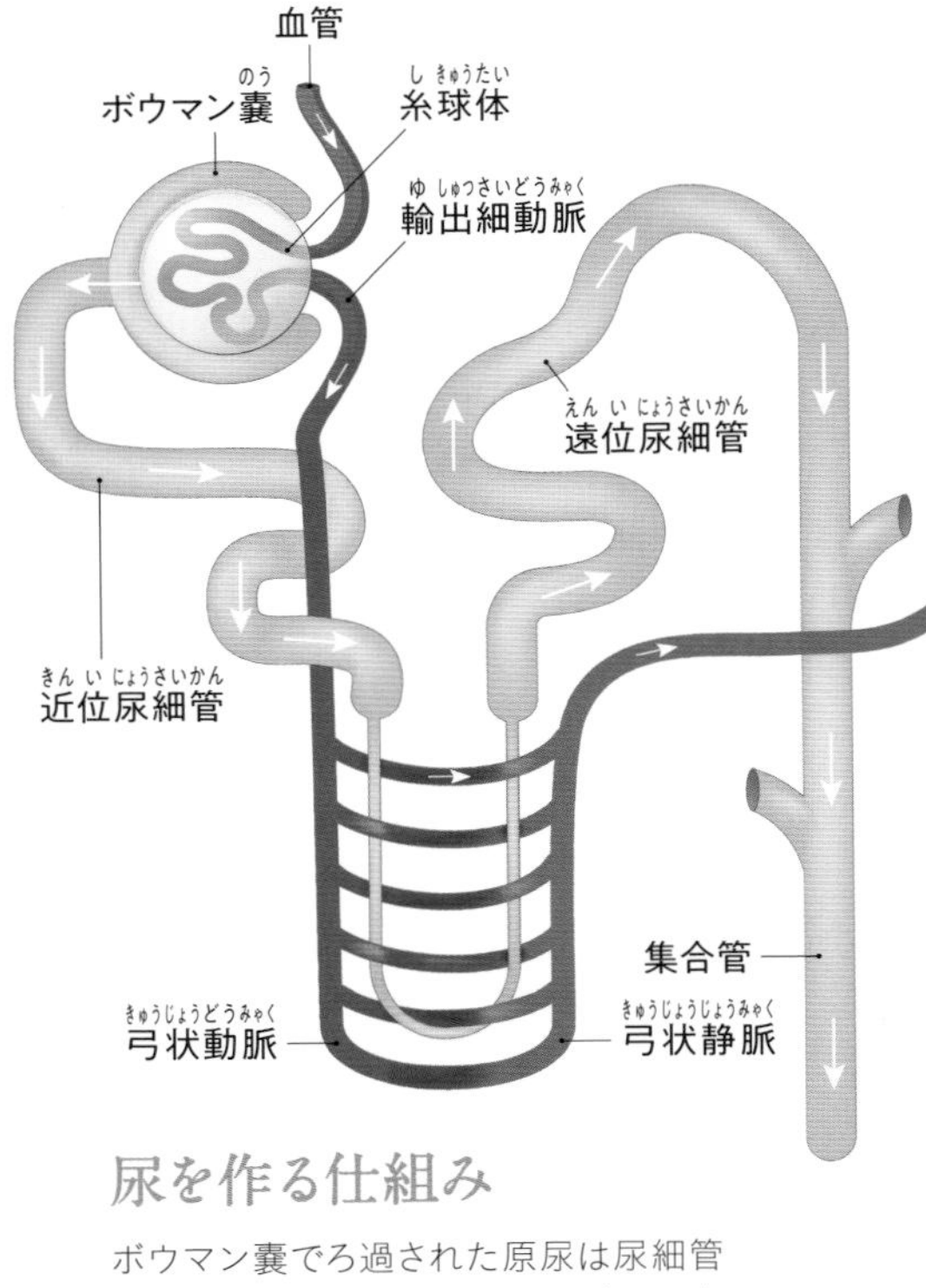

尿を作る仕組み

ボウマン嚢でろ過された原尿は尿細管で必要な成分が再吸収されて残りの老廃物や水は尿となって排出される。

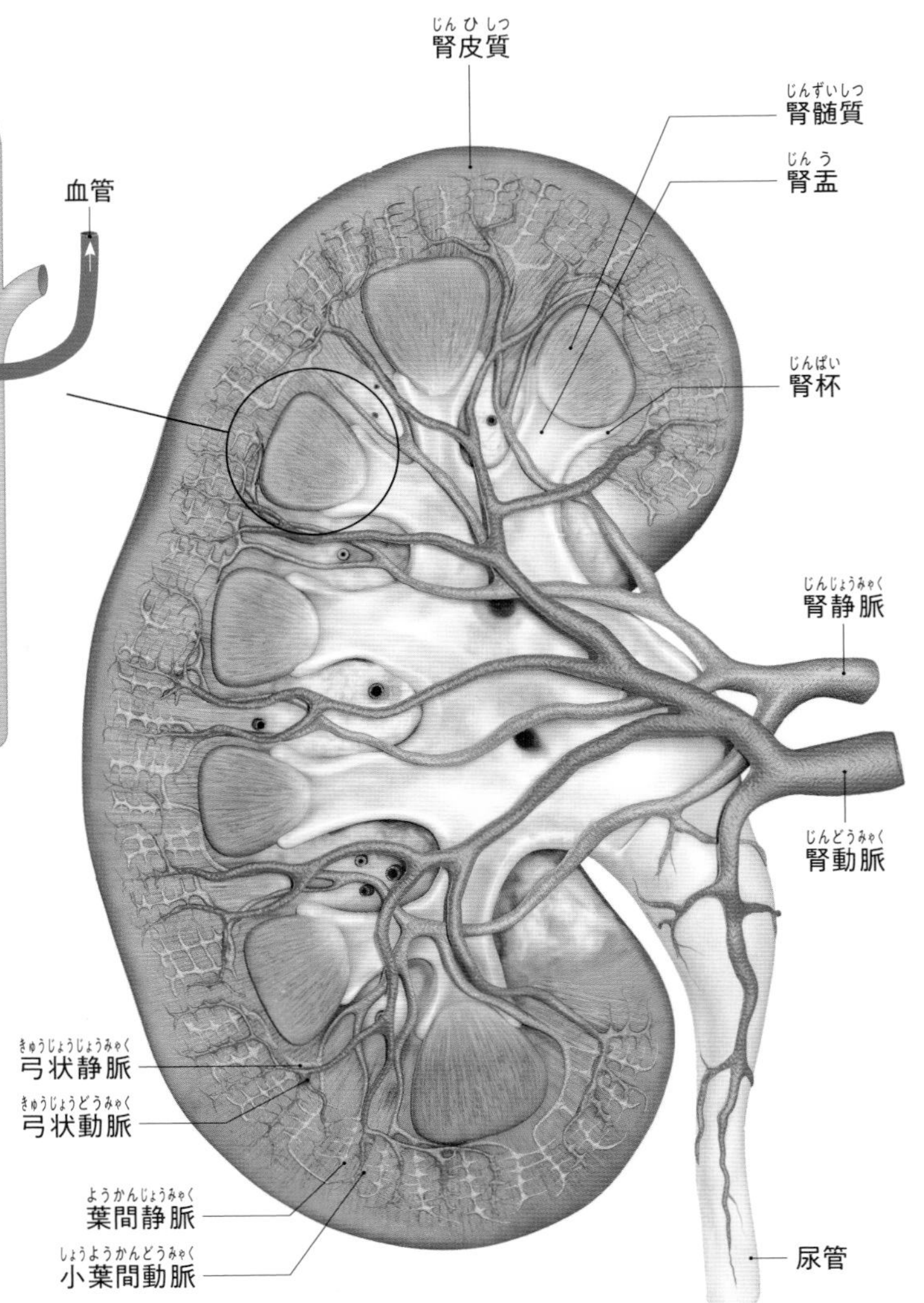

＊1 ネフロン
ネフロンは、糸球体と呼ばれる毛細血管のかたまりと、それを包む部分（ボウマン嚢）、尿細管からできている。

尿酸値

尿酸の産生と排泄のバランスを調べる

尿酸値とは、血液中に含まれる尿酸の濃度を表す数値で、7mg/dLを超えると異常とされる。尿酸とは、体内で「プリン体」が使われたあとにできる、プリン体の燃えかすのようなもの。プリン体はDNAやRNAの構成成分であり、あらゆる細胞に含まれ、生命活動に欠かせないものでもある。プリン体は食べ物として外部から取り込むほか、体内でも細胞の新陳代謝などによって作り出され、血液中では分解されて尿酸の形で存在している。健康な人の体内には、常に1200mgの尿酸が蓄積されており、「尿酸プール」と呼ばれている。標準的には、体内生成と食物摂取で1日に700mgの尿酸が作られ、このプールに入る。プールからは1日に500mgが尿で、便や汗で200mgが排出され、およそ半分が入れ替わりながらプールの量が一定に保たれている。プリン体の過剰摂取などにより尿酸が増えるとプールから尿酸があふれ出し、それが血液に溶ける限度を超えると結晶化し、痛風の発症につながる。尿酸の溶ける限度が7mg/dLであるため、尿酸値はこれ以下にコントロールする必要がある。

よい食材と食べ方

腎臓によい食べ方

目の周囲や、顔、手足がむくみやすくなったときは、腎臓に負担がかかっている可能性があります。生活習慣を見直し、腎臓をいたわりましょう。ただし、腎炎や腎不全といった病気の可能性がある場合は、すぐに医療機関に受診を。慢性の腎臓病の場合は、主治医のもとで正しい食餌療法を行わなければなりません。

腎臓のために気をつけたいこと

①たんぱく質の摂りすぎに注意し、バランスのよいメニューにする

②野菜や魚をたくさん摂る

野菜に含まれるカリウムには降圧作用があり高血圧ではたくさん摂りたい食材だが、腎疾患で血圧が高い場合、重症度によるが、野菜をたくさん摂取すると血中カリウムが増え、心停止などを招く場合がある。カリウムは水溶性なので、腎臓疾患では野菜をゆでて摂るとよい。

③塩分や脂肪の摂りすぎに気をつける

塩分の多い食事を続けていると腎機能が低下しやすくなる。ナトリウムを排出させる手助けをするカリウムを多く含んだ食品を摂るとよい。

④適度に水分補給を行い、トイレを我慢しない

⑤アルコールは控え、タバコは吸わない

飲酒や喫煙は血管収縮や血圧の上昇の原因となる。

⑥睡眠をしっかりとる

日中にウォーキングなどの軽い運動を行うと、ストレスが軽減されるとともに、寝つきもよくなる。

腎臓によい成分：EPA、マグネシウム、グリシニン（大豆に含まれる良質のたんぱく質）

プリン体を多く含む食べ物

あんこうの肝、レバー類、白子、牛ヒレ肉、ロース、えび、かにみそ

1 魚の内臓は食べないようにする

2 プリン体は水溶性なので、ゆで汁やうまみが溶け出したスープは控える

漢方 生命エネルギーを貯蔵し、水分を管理

漢方における「腎」は五臓のひとつで、へそより下の部分にあり、解剖生理学でいう腎臓と同位置にある臓器である。「腎」の主な働きは「蔵精」「主水」「納気」。蔵精とは精を蓄えておくことで、「精」は人体を生成し維持する基本物質のこと。生命活動のエネルギー源ともいえるもので、両親から譲り受けた先天の精に、飲食物から作られる後天の精が合わさってできている。主水とは水分代謝を管理し、調節する作用のことで、尿の生成から排尿までをさす。納気とは「肺」から「腎」に気を下ろす機能のことで、「腎」は「肺」とともに呼吸を調節する大切な役割を担っている。「腎」と「膀胱」は経絡でつながっており、表裏一体をなしていて、それぞれの生理活動や病理は関連しあっている。両方が協働して尿を作り、貯蔵し、排泄する。「腎」の変調は「骨」「髄」「脳」「歯」「髪」に表れる。また、恐れや驚きといった感情は、「腎」の動きと関わっている。

おすすめ漢方薬

木防已湯／むくみ

苓甘姜味辛夏仁湯／冷えを伴う腎臓病

柴胡加竜骨牡蠣湯／慢性腎臓病

八味地黄丸／腎炎、前立腺肥大

防已黄耆湯／腎炎、ネフローゼ、むくみ、多汗

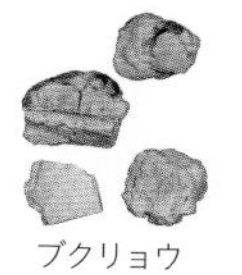
ブクリョウ

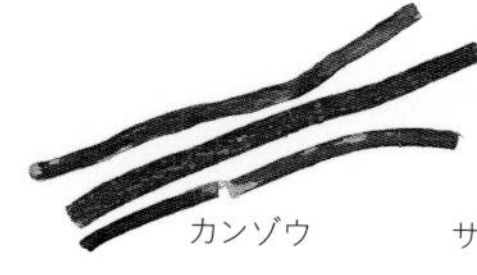
カンゾウ

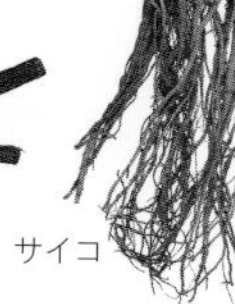
サイコ

ハーブ　おすすめハーブ

クミスクチン、スギナ、ドクダミ、ジュニパーベリー／利尿作用

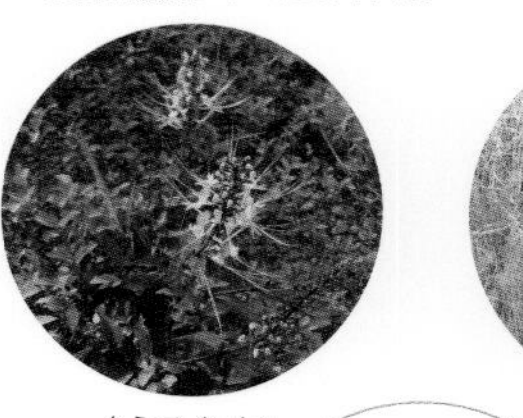
クミスクチン

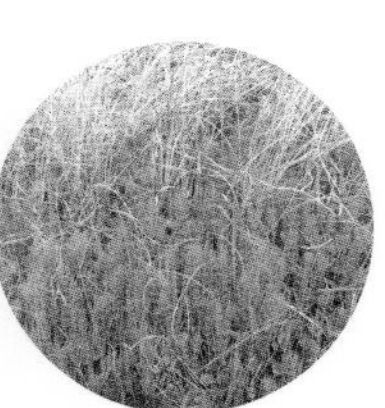
スギナ

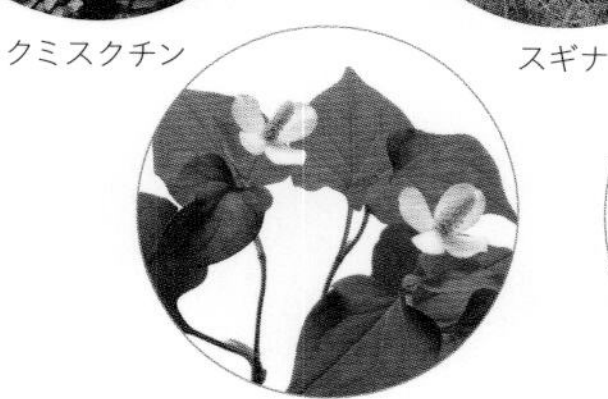
ドクダミ

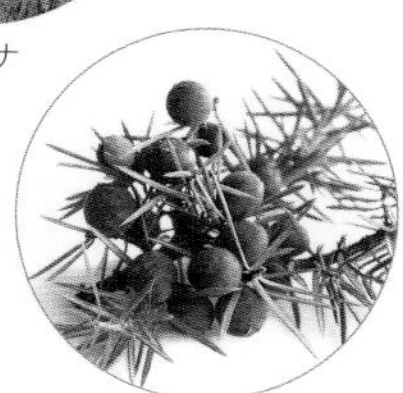
ジュニパーベリー

膀胱

排尿の仕組み

膀胱に約コップ1杯の尿が溜まると、この情報が脳に伝えられ、「排尿せよ」という指令が出る。これが尿意。尿意をもよおすと膀胱が縮み、尿道が緩んで排尿される。膀胱が空になると、膀胱が緩んで尿道が締まり、再び尿を溜め始める。もし、尿意をもよおしたときに排尿ができない状況だと、脳からまた「今はダメ」という指令が出て尿道は緩まない。

尿は健康のバロメーター ときどき排尿後にチェックしてみましょう

漢方における解説 尿を貯蔵し、尿を排出する。「腎」と表裏関係。
一般的な不調や疾病 過活動膀胱、頻尿、排尿困難、残尿感、膀胱カタル、尿道炎、膀胱炎

膀胱は恥骨のすぐ後ろにある袋状の器官です。腎臓で作られた尿を一時的に溜めておくタンクのような役割をしており、伸縮性があります。ここに尿が200～300㎖ぐらい溜まると、神経が刺激されて尿意をもよおすのです。健康な成人の場合、1日、5～8回の排尿があります。

尿は健康のバロメーターですが、健康な人の尿の色は淡い黄色や淡い黄褐色をしています。無色に近いときは水分の摂りすぎで尿量が多いか、尿の濃縮力が低下して多尿になる「尿崩症」の可能性があります。逆に色が濃い場合は水分不足が考えられます。大量に汗をかいたら、水分補給を忘れないようにしましょう。

そして、さらに暗褐色になると、肝臓疾患の疑いがあります。また、白く濁っている場合は白血球が大量に混じっていることがあり、膀胱炎、尿道炎などが考えられます。血尿は、腎臓から尿道にいたるどこかで血液が尿中に漏れ出て起こりますが、膀胱がんなどの重篤な病気かもしれません。

色のほかに、においからも病気がわかります。健康な人の尿のにおいはわずかですが、排尿直後から強い刺激臭がする場合、膀胱や尿路に細菌が繁殖していたり、炎症が起こっていたりすることが考えられます。甘いにおいがする場合は、糖尿病の疑いがあります。

さらに、細かい泡がたくさん立っていつまでも消えない場合は腎臓病や糖尿病の可能性があります。また、尿の量が極端に多かったり、少なかったりする場合も、なんらかの病気のサインかもしれません。いずれにしても早めの受診が大切です。

漢方 「腎」とペアで働く「膀胱」

漢方における「膀胱」は六腑のひとつで、へそより下の下腹部に位置する。主な働きは尿の貯蔵と排泄。全身を巡って人体を潤してきた水分は「腎」に送られ、そこから必要なもの（清）と不要なもの（濁）に分けられる。清は再び吸収されて全身に上昇する一方、濁は下降して尿を生成し、膀胱に蓄えられ、一定の量に達すると体外に排出される。「膀胱」と「腎」は経絡でつながっており、表裏一体をなしていて、それぞれの生理活動や病理は関連しあっている。2つの臓腑の協働作業により、体内の水分代謝が維持されるとともに、尿を作り、貯蔵し、排泄している。「膀胱」の動きは「腎」の機能によって左右されていて、辛いものの食べすぎやアルコールの飲みすぎなどで「膀胱」が熱を帯びると、「腎」に影響が表れて頻尿や排尿痛が起こったりする。

おすすめ漢方薬

八味地黄丸／膀胱カタル、腎炎、糖尿病、腰痛、前立腺肥大
清心蓮子飲／残尿感、頻尿、むくみ
牛車腎気丸／排尿困難、頻尿、むくみ
猪苓湯／排尿困難、排尿痛、残尿感
竜胆瀉肝湯／尿道痛、残尿感

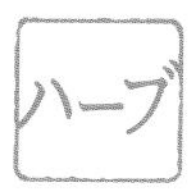

おすすめハーブ

スギナ、ネトル、ドクダミ／利尿
ジャーマンカモミール、パッションフラワー／膀胱炎の痛み
エキナセア、ヒース／尿路感染症

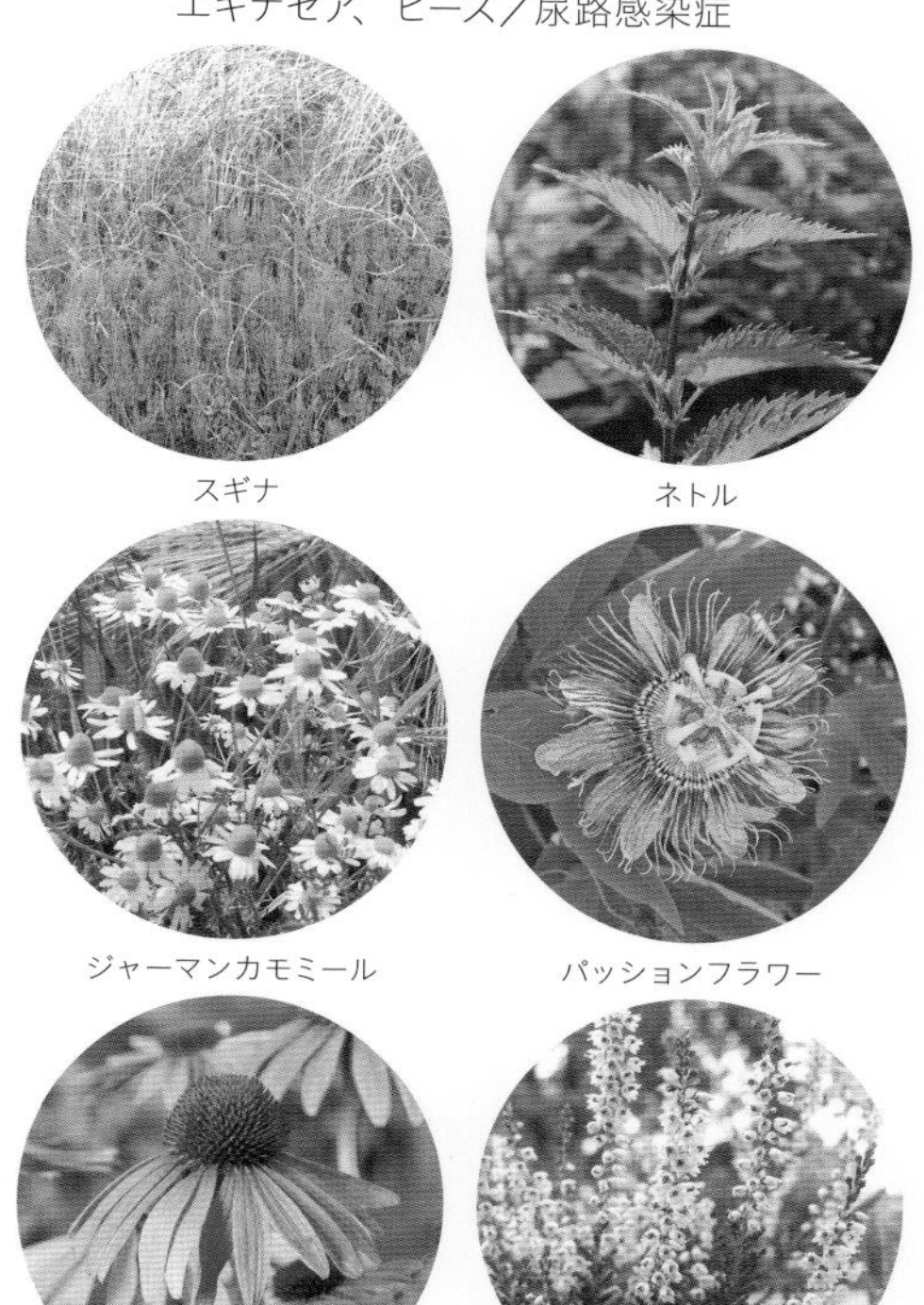

スギナ　ネトル
ジャーマンカモミール　パッションフラワー
エキナセア　ヒース

おしっこを我慢できる限界

尿意を感じてもトイレに行くまで我慢できるのは、尿道括約筋が自分の意思でコントロールできるからです。この尿道括約筋は、ふだんは閉じられたままになっており、睡眠中などに排尿しないのはこのためなのです。とはいうものの我慢できる限界があり、それは600～800mℓといわれています。冷えると膀胱の筋肉が縮むため、トイレが近くなります。また、冬は汗の量が少なくなるので、その分尿の量が増えてトイレに行く回数も多くなるのです。

年を取るとトイレが近くなるのは？

加齢によってトイレが近くなったり、夜中に何回もトイレに起きたりするなどの頻尿。その原因は尿を溜める働きのある膀胱括約筋の力の低下や、過活動膀胱などで、ときには我慢できないほどの強い尿意が突然襲ってくる場合もあります。また、女性は閉経後に女性ホルモンの分泌が減って膀胱が小さくなり、頻尿になります。男性の場合は、前立腺肥大症が頻尿の原因になっている場合が少なくありません。ほかにも、さまざまな病気が隠れていることもあるので早めの受診を。

過活動膀胱とは

自分の意思とは関係なく、勝手に膀胱が収縮してしまうため、尿意が突然起こる現象。脳と膀胱（尿道）を結ぶ神経のトラブルが原因の場合や、骨盤底筋が弱くなるために起こる場合もあります。薬による治療のほか、訓練や体操により機能が弱くなった膀胱や骨盤底筋を鍛える方法も用いられています。

よい食材と食べ方

尿の悩みにかぼちゃの種子

過活動膀胱や頻尿、失禁、下腹部の痛みに有効といわれているのがかぼちゃの種子。リノール酸などの脂肪酸やビタミンE、カロテノイド、フィトステロール、ミネラル類などの相乗効果のためと考えられています。

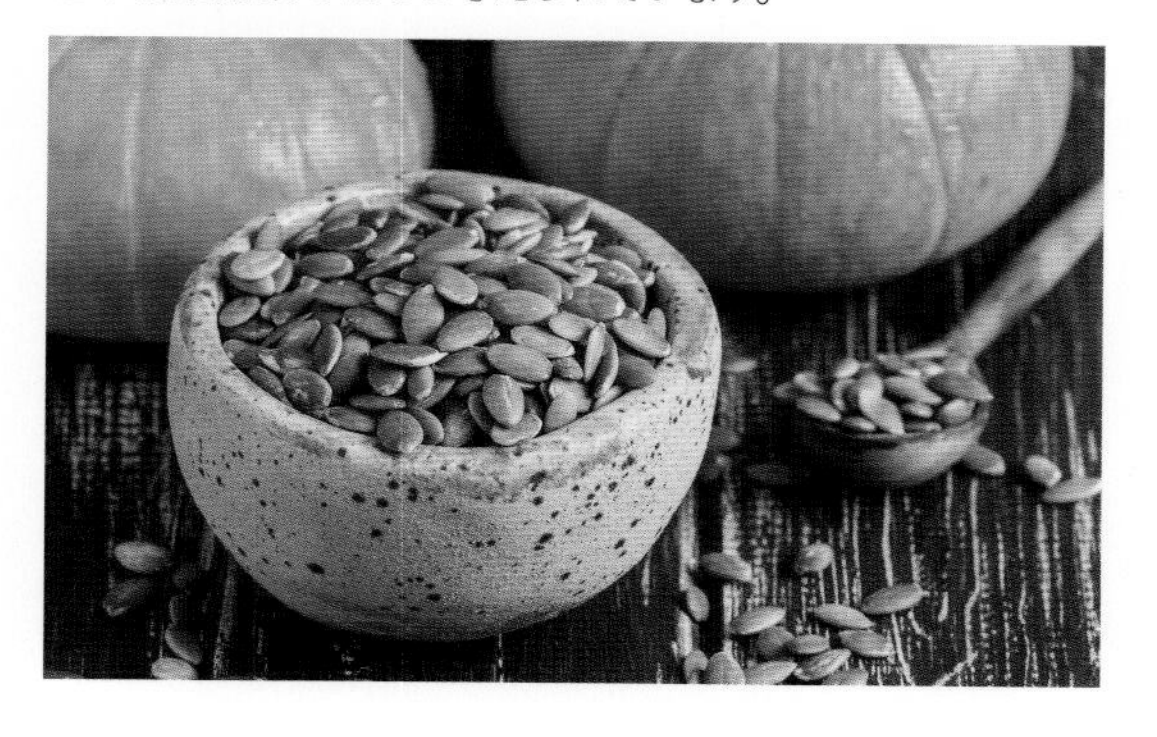

男女で違う尿道の仕組み 尿道が長いのはどっち？

膀胱に溜めた尿を体外に排出するための通路が尿道ですが、位置や長さは男性と女性では大きく異なります。

男性の尿道は16～18㎝で陰茎を貫いてその先端部分で外尿道口が開いています。膀胱までの距離が長く、細菌による感染は少ないですが、長さがあるためつまりやすく、女性に比べて尿路結石になりやすいのです。

尿道括約筋より膀胱側を「後部尿道」、前方を「前部尿道」といいます。また、前立腺[*1]があり、精液の通路を兼ねています。高齢になると、前立腺が肥大して尿道が狭くなって排尿に時間がかかります。肥大により尿道を圧迫するのが前立腺肥大症です。

女性の尿道は全長4～6㎝と男性と比べて10㎝ほど短く、膣口の少し前あたりに外尿道口が開いています。男性よりも短いため、つまるということはありませんが、細菌が入りやすいので膀胱炎になりやすいといわれています。

＊1 前立腺
膀胱のすぐ下にあり、尿道の周囲を取り巻いて前立腺液を分泌する働きがある。栗の実ぐらいの大きさで、重さは約20ｇ。

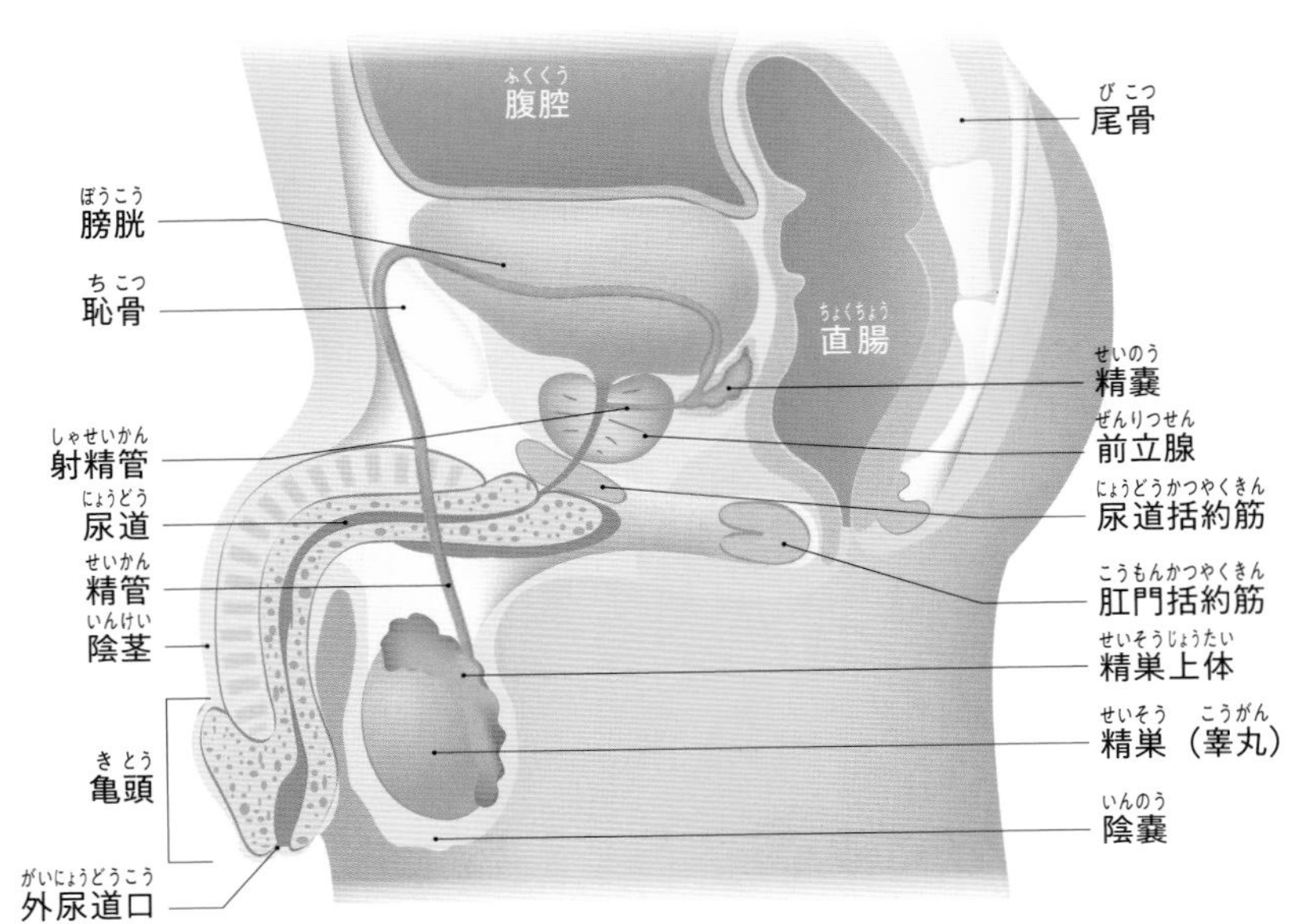

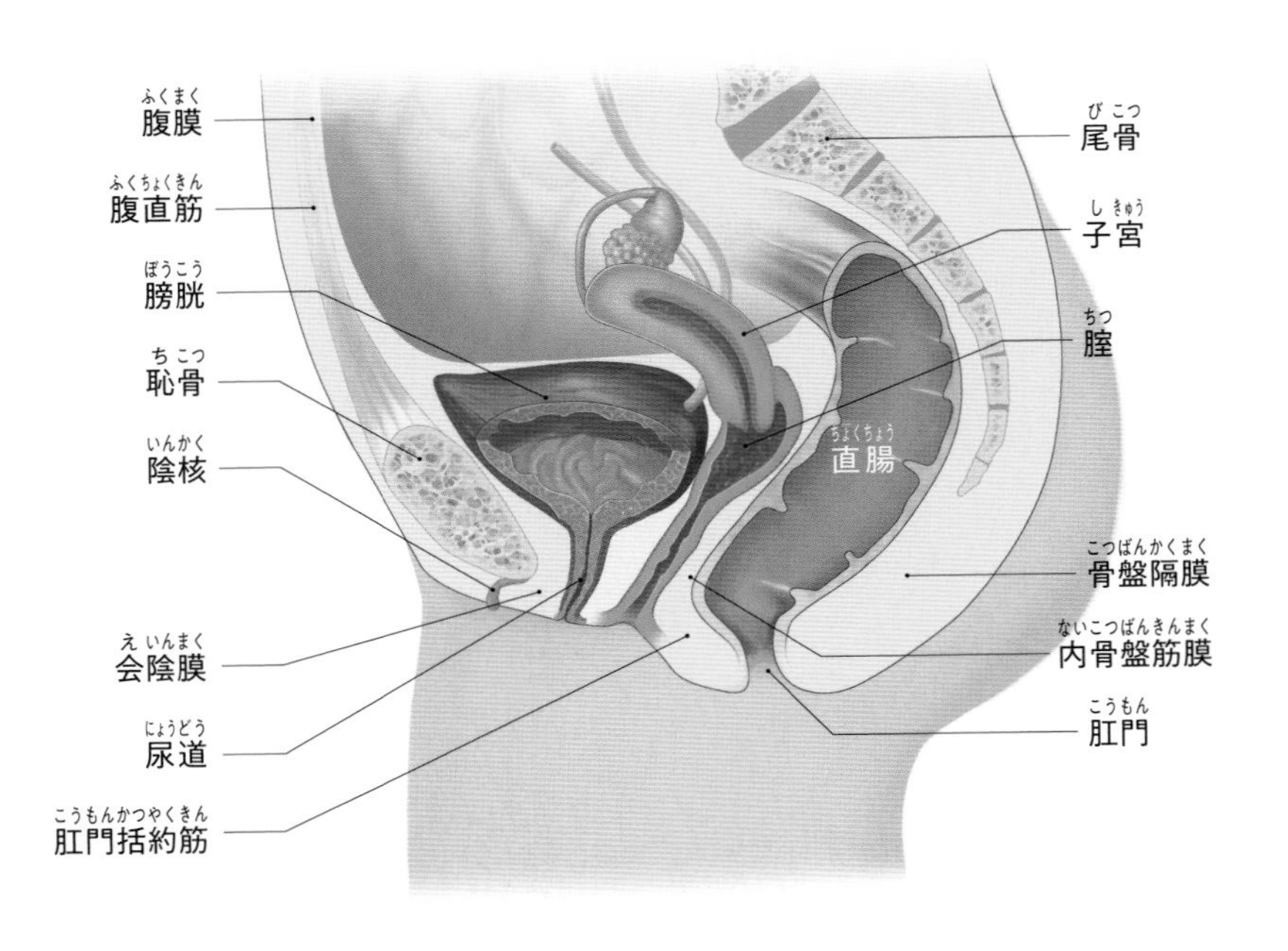

第8章 体を守る

免疫力

人間の体は、常に細菌やウイルスなどの病原体にさらされています。これらから体を守ってくれる防御システムが免疫。その働きは、文字通り「疫（病気）」から「免れる」ことで、体の外部から侵入してくる細菌やウイルス、体内に生ずるがん細胞などに対して、免疫細胞が「自己と非自己」を識別し、体を守る仕組みです。

免疫システムは基本的に2つの仕組みから成り立っています。1つ目は「自然免疫」。それに素早く対応し、ウイルスなどに対抗する抗体を作って攻撃します。ウイルスや細菌が体内に侵入してくると、そ

2つ目は「獲得免疫」。一度あるウイルスや細菌に感染すると、そのウイルス・細菌の特徴を記憶して次に侵入したときの攻撃に備えます。この自然免疫と獲得免疫の働きを担っているのが免疫細胞です。

がんと免疫力

人間の体には、日々3000個以上のがん細胞が生まれていますが、「免疫力・自然治癒力」によってがん細胞が優勢になることを防いでいます。

体のすべての組織・臓器に分布する「マクロファージ」「NK細胞」が、がん細胞を見つけると、「がんを攻撃するマクロファージ」と「がんの抗原を提示するマクロファージ」を呼び寄せ、がん細胞を貪食・攻撃し殺します。

さらに獲得免疫細胞「B細胞」は、抗体を作り、「T細胞」は「キラーT細胞」に指示を出し、がん細胞を攻撃。そのため、体の免疫力が下がってしまうと、がん細胞を抑え込めなくなってしまうのです。

ウイルスや細菌から体を守る免疫は必要不可欠なものです

漢方における解説「気」と関わりがある。

自己と非自己

体は自分と同じものを「自己」、違うものを「非自己」として区別します。免疫細胞は体内に非自己を発見した場合、それを排除しようと働きます。

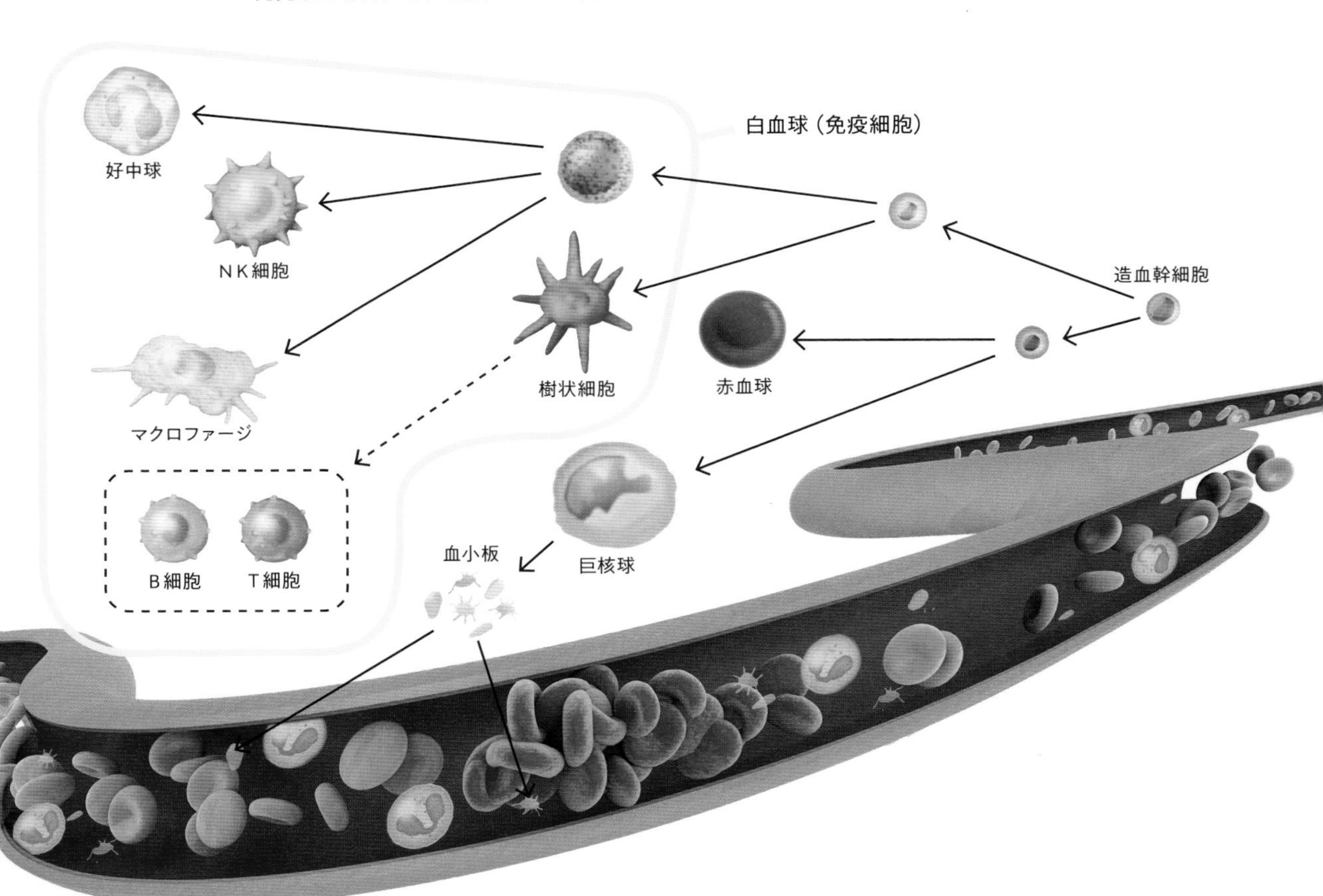

ウイルスと免疫抗体

免疫には、抗体が主役になるものと、抗体以外の免疫を担う細胞が中心になるものがあります。

異物が体内に侵入すると、まずマクロファージなどから異物の情報を受け取ったT細胞が、B細胞に抗体を大量に作るように指令を出します。B細胞が大量に作り出す抗体とは、Y字形のたんぱく質です。特定の細菌やウイルスなどを攻撃することができます。

体内には、もともと1兆を超えるさまざまな抗体が用意されていると考えられていて、これらの抗体は補体と協力して、細菌やウイルスに自分が感染したときには、自身の細胞を攻撃するように働きます。

異物である病原体（ウイルス）に、抗体（免疫グロブリン）が結合し、その病原体だけを攻撃する。

獲得免疫

マクロファージ、ヘルパーT細胞、Th2細胞と情報が伝わり、B細胞が抗体を作る。この抗体は記憶され、同じ異物が侵入すると反応する。これが「抗原抗体反応」。

ワクチンの仕組み

細菌やウイルスの病原体から作られた無毒化、あるいは弱毒化された抗原を投与するのがワクチンの仕組みです。感染症の病原体に対して、体内の自然な免疫応答（114ページ参照）を模倣しているため、疾病への免疫が獲得されることになります。

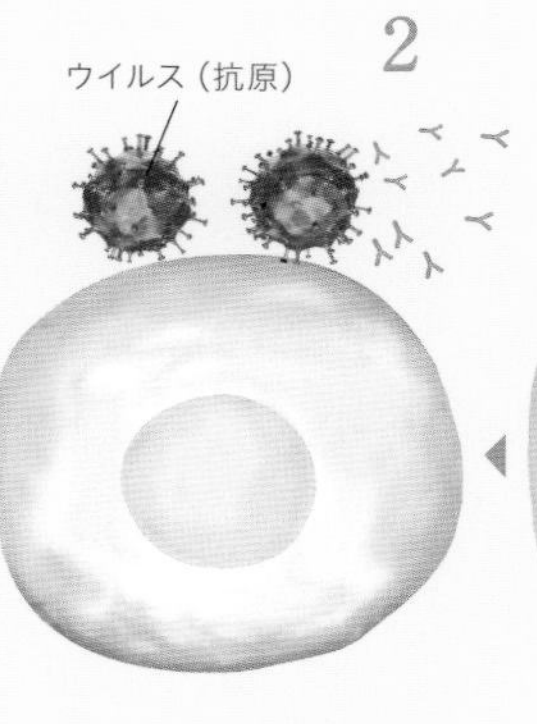

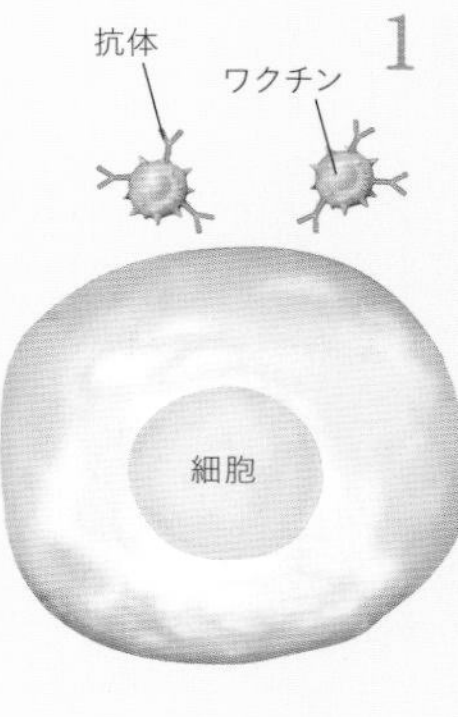

1 ワクチンが体内に入ると、細胞は抗原とみなし抗体が作られる。

2 同じウイルス（抗原）が入ってくると、抗体が働く。

3 ウイルスは、細胞に侵入しにくくなる。また、侵入しても体内の抗体によって攻撃され、発病しないか、軽症で済む。

CRP

「炎症マーカー」とも呼ばれる病気の指標
血中のCRPを測定することにより感染症（主に細菌やウイルス）、炎症（さまざまな原因による）、がんなどの有無を調べる。CRPは体内に炎症があるときや、細胞の壊死が起こったときに血液中に増える物質で、前述の病気の早期発見に役立つ。異常があった場合は、ほかの検査を行うことで、原因となる病気を特定する必要がある。また、腫瘍の存在により高くなることもある。

基準範囲	要注意	異常
0.30以下	0.31～0.99	1.00以上

（単位：mg /dL）

NK細胞を増やすには？

NK細胞は常に体内をパトロールしていて、がん細胞やウイルスに感染した細胞を見つけると、指令を待つことなく単独でその細胞を殺傷することができます。病気の芽をつむ重要な働きをしていますが、加齢やストレスなどさまざまな要因で活動が低下したり、数が減ったりします。

NK細胞を活性化するための方法で、評価がほぼ確定しているものは以下の通りです。

1 **軽いジョギングや早足でのウォーキング**は、NK細胞を増やすことがわかっている。疲れるような激しい運動は逆効果。

2 **笑うこと。**笑うとNK細胞が増えることについては、多くのエビデンスがある。

3 **好きなことに熱中する。**カラオケ好きな人が熱唱すると、NK細胞が増える。HIVの体験者などの研究により、明らかになっている。

4 **ヨーグルトの乳酸菌、しいたけなどに含まれるβグルカン**はNK細胞を活性化する。

漢方　「正気（せいき）」と「邪気（じゃき）」のバランスがポイント

漢方では人体を構成する基本物質がバランスよく保たれ、臓腑がスムーズに働いているとき、健康を維持することができると考えられている。これらの機能を正常にし、悪いものを攻撃して、体を回復させる能力が「正気」。これに対して、さまざまな病気の元となるのが「邪気」。「正気」が充実していれば病気に対する抵抗力があるが、「正気」が衰えると「邪気」が入りやすくなる。「正気」を強くすることが、自然治癒力や免疫力を上げることになる。漢方には「未病」という考え方があるが、これは病気ではないけれどなんとなく不調という状態のときに、早めに手を打って重症化させないという考え方。「正気」が弱る前に、「邪気」が強くなる前に、正邪のバランスを正すことを意識することが重要。

おすすめ漢方薬
補中益気湯／疲労倦怠、食欲不振

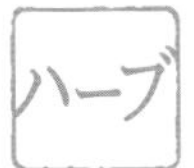

おすすめハーブ
エキナセア、エゾウコギ／免疫力アップ

白血球

赤血球、白血球、血小板は、骨髄にあるただ1種類の「造血幹細胞」から作られます。白血球にはさらにいくつかの種類があり、それぞれに働きが異なる多種多様な免疫細胞が連携し異物と戦っているわけです。

自然免疫

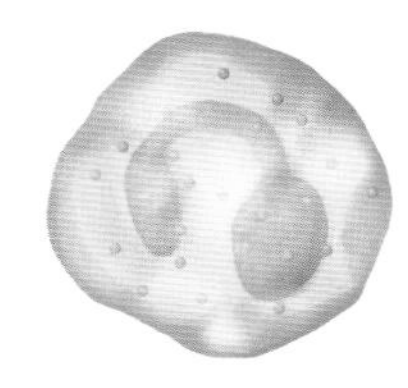

好中球
白血球の50％以上を占める貪食細胞。酵素の働きで食べた細胞を消化して殺菌する。

NK細胞
常に体内を巡回していてウイルスに感染した細胞を見つけると、単独で攻撃する。T細胞やB細胞と違い、ほかからの指令を受けずに単独で外敵などを攻撃できる、生まれつきの殺し屋。それがナチュラルキラー細胞の名の由来といわれている。

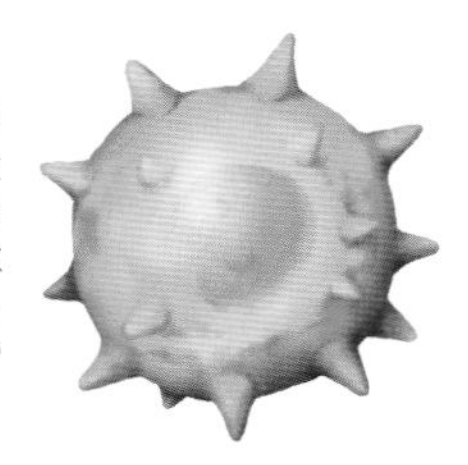

マクロファージ
免疫細胞の代表的な細胞。体内にウイルスや細菌が侵入すると、食べてしまうので大食細胞とも呼ばれる。ウイルスなどの情報をT細胞に伝える働きを担っている。

樹状細胞
名前の通り、枝のような突起を周りに伸ばす形をしている。肺や胃、腸管、皮膚などに存在し、異物を自分の中に取り込み、その特徴をほかの細胞に伝える働きを担っている。

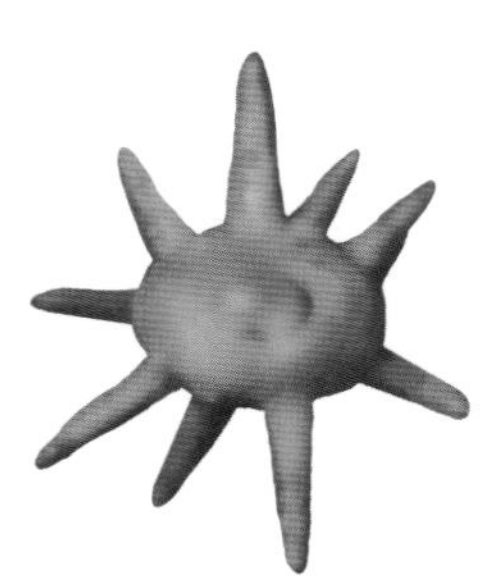

獲得免疫

T細胞とB細胞
T細胞はウイルスなどに感染した細胞を見つけ、取り除く。T細胞にはヘルパーT細胞、キラーT細胞、制御性T細胞の3種類があり、それぞれ指令塔、殺し屋、ストッパーの役割を果たす。B細胞は抗体を作る免疫細胞で樹状細胞からの指令を受け、外敵や異物のみを攻撃する細胞を作り、これを取り除く手助けをしている。メモリーB細胞は過去に体内に侵入したウイルス・細菌を記憶し、次に外敵が侵入した場合、同じ細菌・ウイルスがないか調べる働きを担っている。

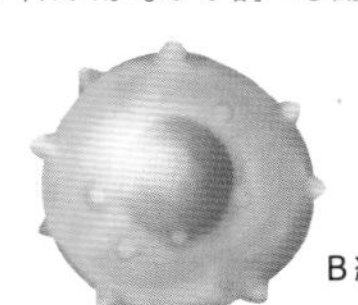
B細胞

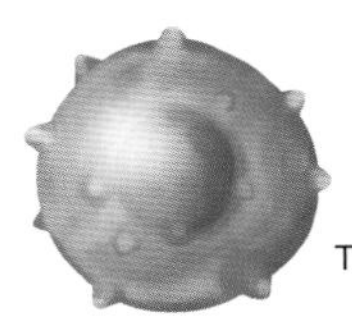
T細胞

免疫力を高める

免疫は誰よりも優秀な医者である

「免疫」とは、わたしたちの体に備わっている、細菌やウイルスなどの外敵や病気から体を守るシステムのことです。その働きは非常に優秀で、免疫機能が正常に働いてさえいれば、病気やがんは未然に防げ、もしかかったとしても、自分で治癒できるほどです。

しかし、現実には免疫力が十分でないため、病気やがんを進行させてしまい、治療するには薬や外科手術に頼らざるを得ないのが実状です。それは、不規則な生活や偏った食事、ストレスなどによって、本来の力を発揮できなくなっているからです。しかし、低下してしまった免疫力も、生活習慣を改善していけば、本来の能力を取り戻すことができます。つまり、「免疫力を高める」とは、体によい習慣を実践していくことで、免疫システムの持つ可能性を十分に引き出すことなのです。

免疫力を高める生活とは？

免疫システムは、自律神経のバランスが整うことで力を発揮しやすくなります。自律神経には、日中、活動しているときに優位になる交感神経と、夜間、リラックスしているときに優位になる副交感神経があります。ストレスにさらされ続けて交感神経ばかりが優位になると、免疫機能が低下して病気やがんのリスクが高くなり、逆に、食べすぎや運動不足などで副交感神経が優位になりすぎると、免疫機能の亢進によりアレルギー症状が出やすくなるのです。スマートフォンなどの通信機器が普及し、24時間いつでも情報に触れられる今日は、どちらかというと交感神経が優位になりやすく、免疫力が低下しやすい環境にあるといえます。

自律神経をバランスよく働かせるためには、規則正しい生活を送ることが第一です。過度なストレスを避け、活動と休息のメリハリのついた生活が、病気から身を守るいちばんの手段といえるでしょう。

十分な睡眠をとる

体の免疫機能を正常に働かせるためには、十分な睡眠をとることが不可欠です。一般的には7時間程度の睡眠がよいとされていますが、睡眠時間と同じかそれ以上に、睡眠の「質」を担保することが重要です。睡眠の質を高めるには、体内時計を正常に働かせることが必要になります。体内時計は、網膜から入る光によって調整されているため、朝起きたときには明るい光を浴び、夜寝る前は暗い空間で過ごすことで正常なリズムが作られていきます。

湯船に浸かる

湯船に浸かって体温が上がると、免疫機能をつかさどる白血球が活発になり、免疫力が高まります。さらに、リラックス効果によって白血球の働きを妨げるストレスホルモン、コルチゾールの分泌も抑えられます。シャワーでは体温を十分に上げられないため、38～40℃のお湯にゆっくり浸かるのがおすすめです。

適度な運動をする

免疫機能の中心を担う白血球は、ストレスによって活動が低下します。本来、人間は活発に動く生き物なので、まったく運動習慣がない人は、知らず知らずのうちにストレスを蓄積し、免疫力を下げてしまっているのです。週に2～3回、30分程度の運動習慣があればよいですが、1日10分程度の散歩や体操でも十分効果があります。激しいトレーニングやスポーツのしすぎも逆にストレスとなり、免疫力を下げるおそれがあります。

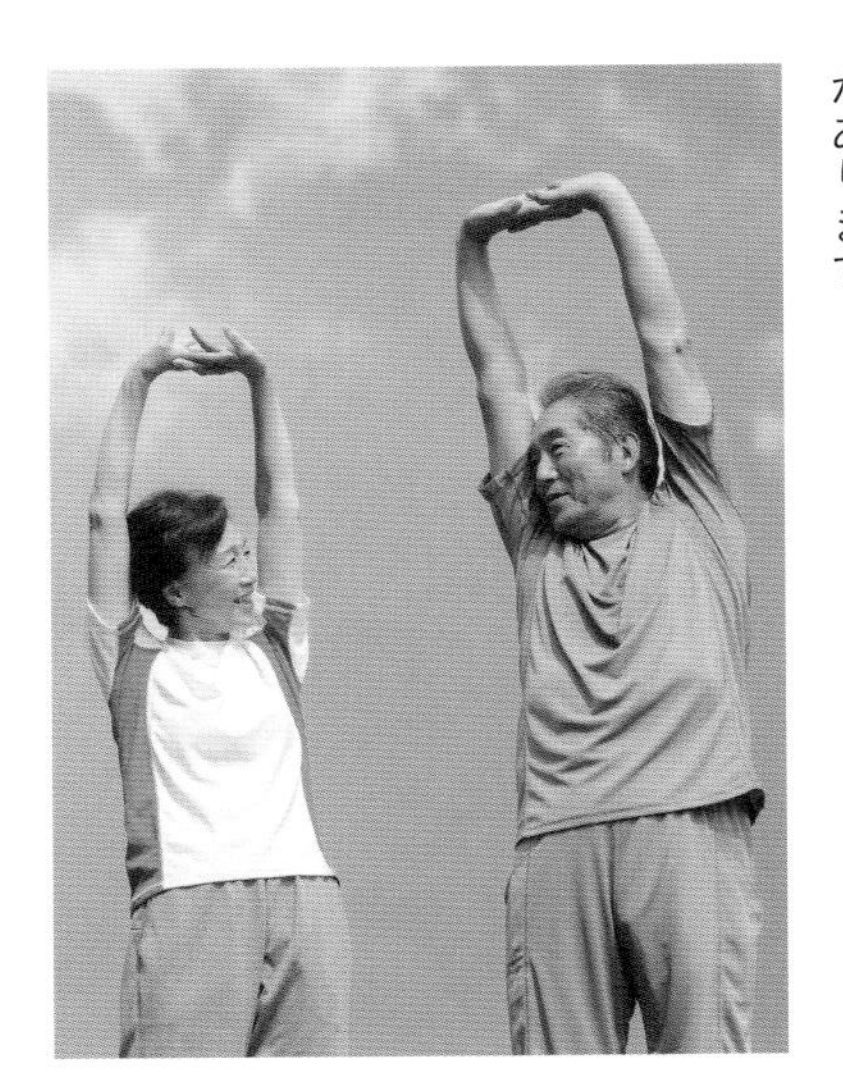

免疫力を高める食材

免疫力を高めるには、食事から十分な栄養素を摂る必要があります。1日3食、5大栄養素をバランスよく含む食事を基本として、免疫力を高める食材を積極的に摂るとよいでしょう。

粘膜を強化する食材

粘膜は、細菌やウイルスの侵入を防ぐための第一関門。皮膚や粘膜の材料となるたんぱく質と併せて、皮膚の健康を保つ働きのあるビタミンA・C、植物の色素成分でビタミンAの前駆体となるβカロテンの摂取がおすすめです。

※たんぱく質を多く含む食材
肉、魚、卵、大豆など
※ビタミンAを多く含む食材
レバー、うなぎ、にんじんなど
※ビタミンCを多く含む食材
パプリカ、キャベツ、みかんなど
※βカロテンを多く含む食材
にんじん、かぼちゃ、しそなど

エネルギー代謝を促す組み合わせ

免疫力は疲労やストレスによって低下します。疲労とは、エネルギー産生が十分に行われなくなり、代謝が低下している状態です。エネルギー源となる糖質と代謝を促すビタミンB群の組み合わせは、疲労回復を促し、免疫力を高める効果が期待できます。

※糖質×ビタミンB群
糖質…ご飯、芋類、麺類、穀類、パン、玄米（玄米はビタミンB群も豊富）
ビタミンB群…豚肩ロース、たらこ、うなぎ、レバー、納豆、卵

体を温める食材

体が冷えやすい人は、体を温める食材を積極的に取り入れるとよいでしょう。体を温める食事について詳しくは、「冷え症（158ページ）」を参照してください。

※牛赤身肉、ラム肉、しょうが、大根、にんじん、長ねぎ、にんにく、にらなど

腸内環境を整える食材

腸は免疫機能をつかさどる器官ともいわれており、腸内環境の改善は、免疫力アップにつながります。食物繊維や乳酸菌など、腸内の善玉菌のエサとなる食品を積極的に摂りましょう。腸内環境を整える食事について詳しくは、「腸内環境（38ページ）」を参照してください。

※野菜類、海藻類、果物、芋類、ごぼう、穀類、豆類、きのこ、ぬか漬け、キムチ、納豆、ヨーグルト

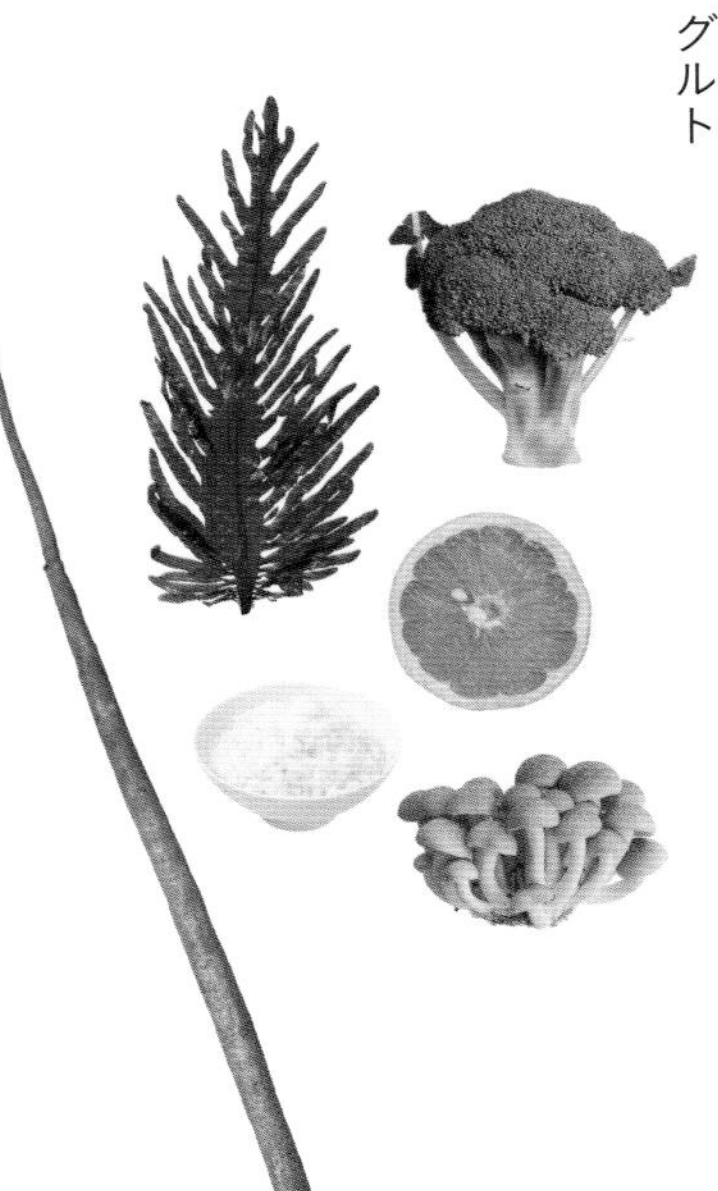

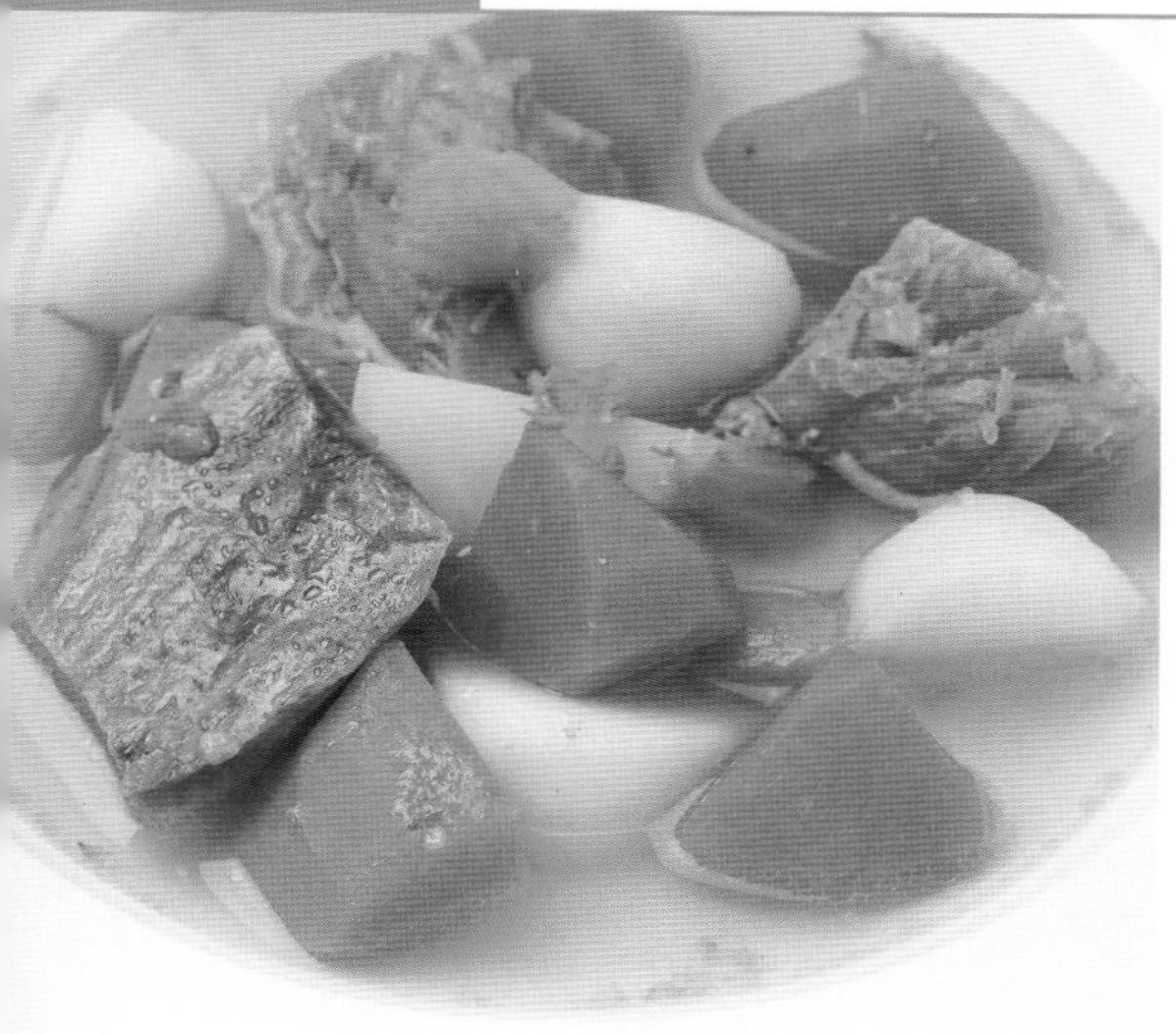

栄養価はすべて1人分の数値

エネルギー	351 kcal
糖質	12.6 g
食塩相当量	2.8 g

さけには免疫力アップ・アンチエイジングに役立つアスタキサンチンが豊富

鮭とかぶのスープ煮

材料（2人分）

塩ざけ（甘塩）…2切れ
かぶ…2個
にんじん…1/2本
昆布…4cm
水…カップ2と1/2
顆粒コンソメスープの素…小さじ2
酒…大さじ1
塩・こしょう…各適量

作り方

1 さけは皮と骨を除き、3、4等分にそぎ切りにする。かぶは皮をむき、四つ割りに切り、下ゆでする。にんじんは乱切りにする。昆布は2cm角に切る。
2 フッ素加工のフライパンにさけを入れ、両面にこんがりと焼き色をつける。
3 鍋にかぶ、にんじん、昆布、分量の水を入れ、中火にかける。沸騰したら顆粒コンソメを加え、2、酒を加えてふたをして中弱火で30分ほど煮て、塩、こしょうで味を調える。

エネルギー	165 kcal
糖質	19.5 g
食塩相当量	1.5 g

大豆に含まれるイソフラボンが免疫力を高める

炒り大豆のピクルス

材料（作りやすい分量）

大豆（乾燥）…100g
セロリ…1本
パプリカ（赤・黄）…各1個
A 酢…カップ1
　砂糖…大さじ4
　塩…小さじ1
　粗びきこしょう…小さじ1/2

作り方

1 大豆は水で洗い、水けをしっかりとふく。
2 フライパンに1を入れ、皮がはじけて少し色づくまで鍋を揺らしながら中火でから炒りする。
3 小鍋にAを入れて中火にかける。砂糖が溶けたらボウルに移し、炒りたての2を加えてそのまま冷まして味をなじませる。
4 セロリとパプリカは豆よりひとまわり大きく切り、3に加えて30分以上置いて味をなじませる。

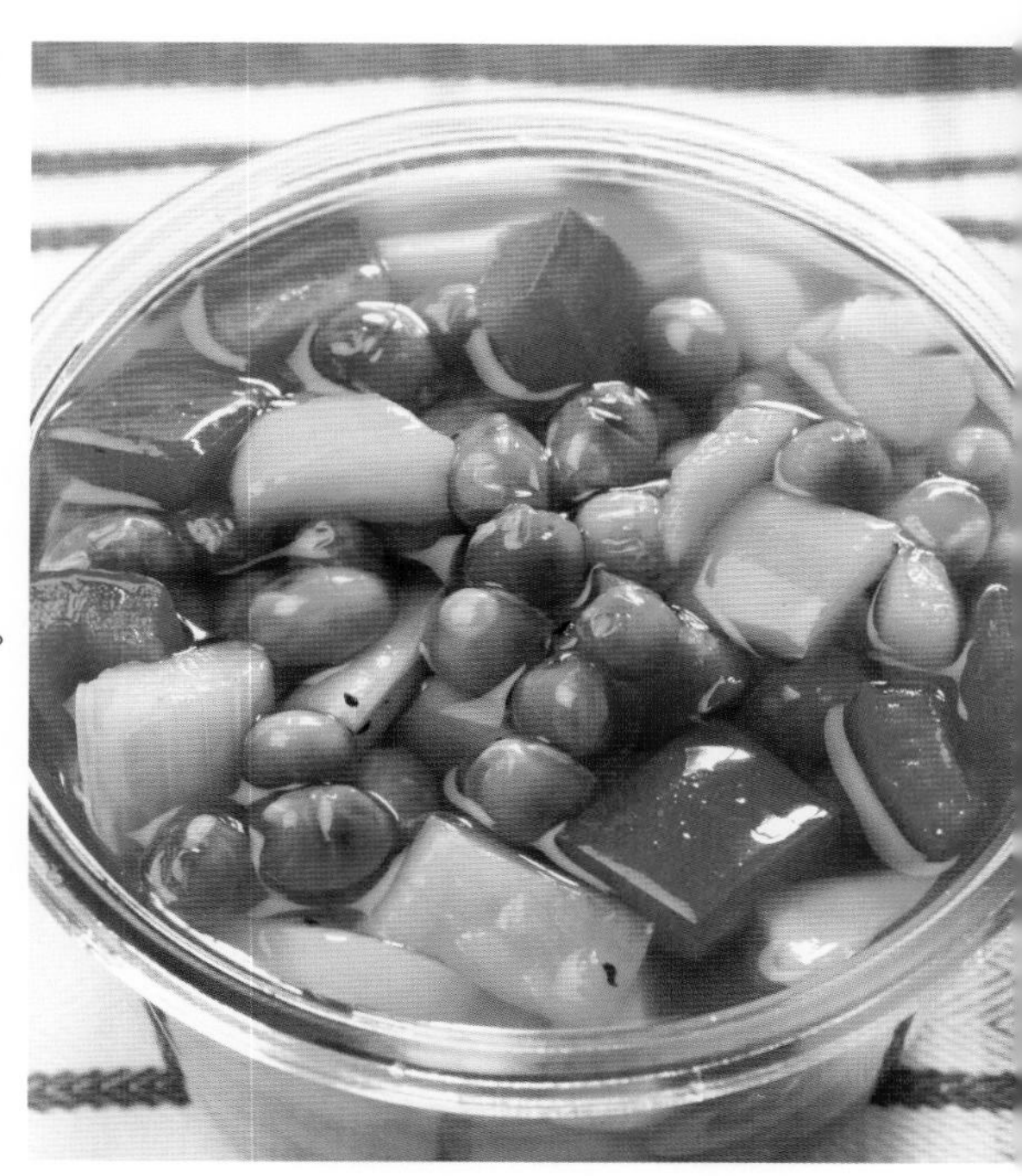

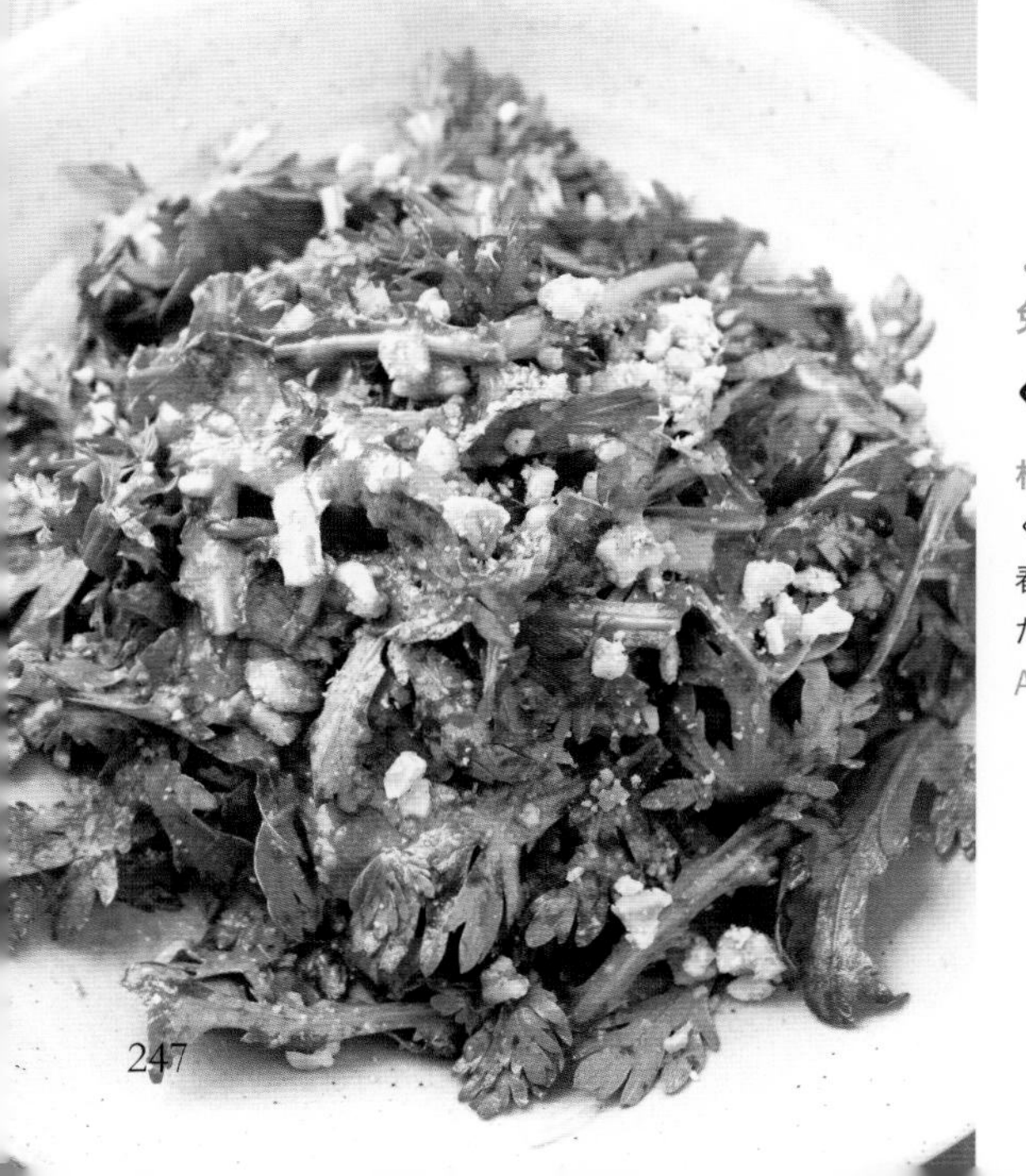

エネルギー	189 kcal
糖質	4.3 g
食塩相当量	0.5 g

くるみに豊富に含まれるビタミンEは免疫力アップに役立つ

くるみと春菊のサラダ

材料（2人分）

くるみ…30g
春菊…1/2ワ
たまねぎ…1/4個
A 赤とうがらしの輪切り…1/2本分
　みそ…小さじ1
　酢…大さじ2
　オリーブ油…大さじ1

作り方

1 くるみはフライパンでから炒りして、すりこぎで粗く砕く。春菊はざく切りにして水にさらして水けをきる。たまねぎは薄切りにして水にさらして水けをきる。
2 1をすべてボウルに合わせて器に盛る。よく混ぜ合わせたAをかける。

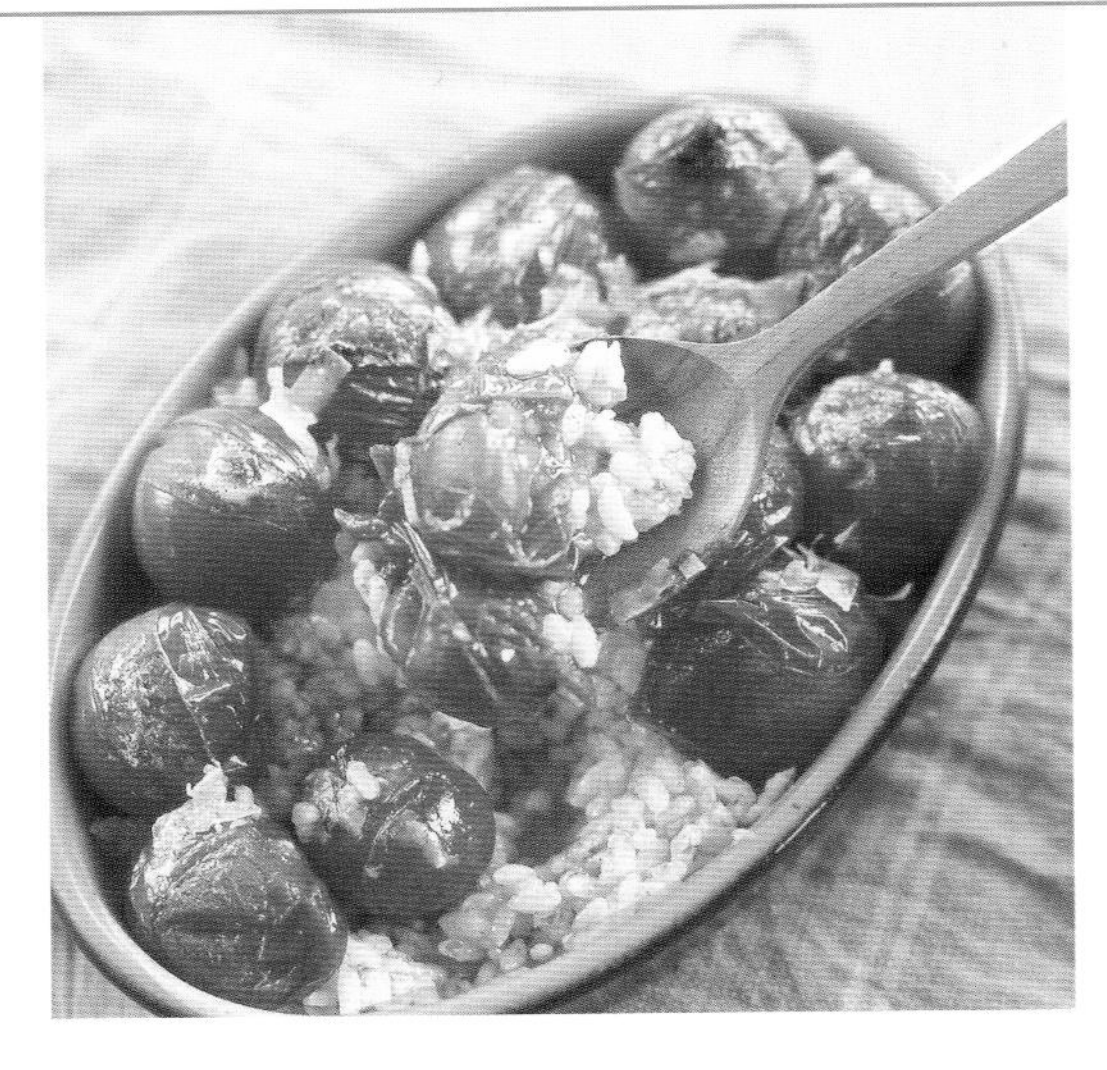

にんにくに含まれる硫化アリルが
疲労回復を促す

にんにくトマトライス

エネルギー	377 kcal
糖質	60.3 g
食塩相当量	0.6 g

材料（2人分）
ミニトマト…15〜20個
ご飯…茶碗2杯分
にんにくのみじん切り…2かけ分
バター…大さじ2
塩・こしょう・粉チーズ…各適量

作り方
1 フライパンにバターを溶かし、にんにくを炒める。ご飯を加え、塩、こしょうで強めに調味する。
2 耐熱皿に1を入れ、ヘタを取ったミニトマトをすき間なく上にのせる。
3 オーブントースターで5分加熱し、粉チーズをふってさらに1〜2分軽く焦げ目がつくまで焼く。

菜の花はビタミンCの含有量が
トップクラスの春野菜

菜の花のアンチョビ炒め

エネルギー	86 kcal
糖質	1.8 g
食塩相当量	1.1 g

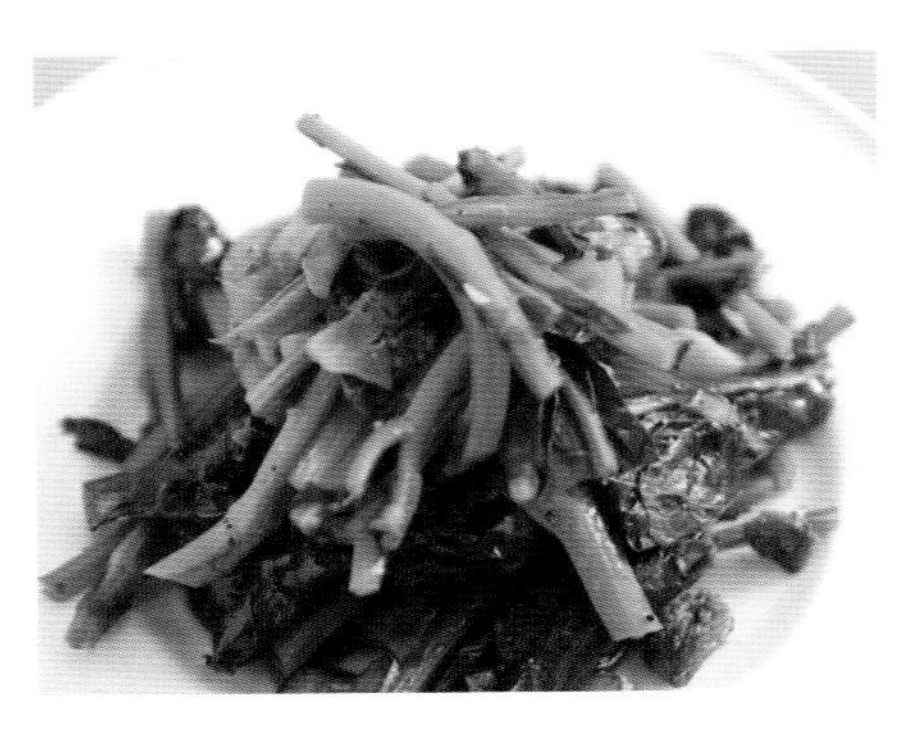

材料（2人分）
菜の花…1ワ
アンチョビ…12g
にんにく…1かけ
オリーブ油…大さじ1
塩・こしょう…各適量

作り方
1 菜の花は根元を切り落とし、半分に切って硬めにゆでる。アンチョビは刻み、にんにくは薄切りにする。
2 フライパンにオリーブ油とにんにくを入れ、中火で色づくまで炒める。アンチョビ、菜の花を入れ、強火で炒める。油がまわったら塩、こしょうで調味する。

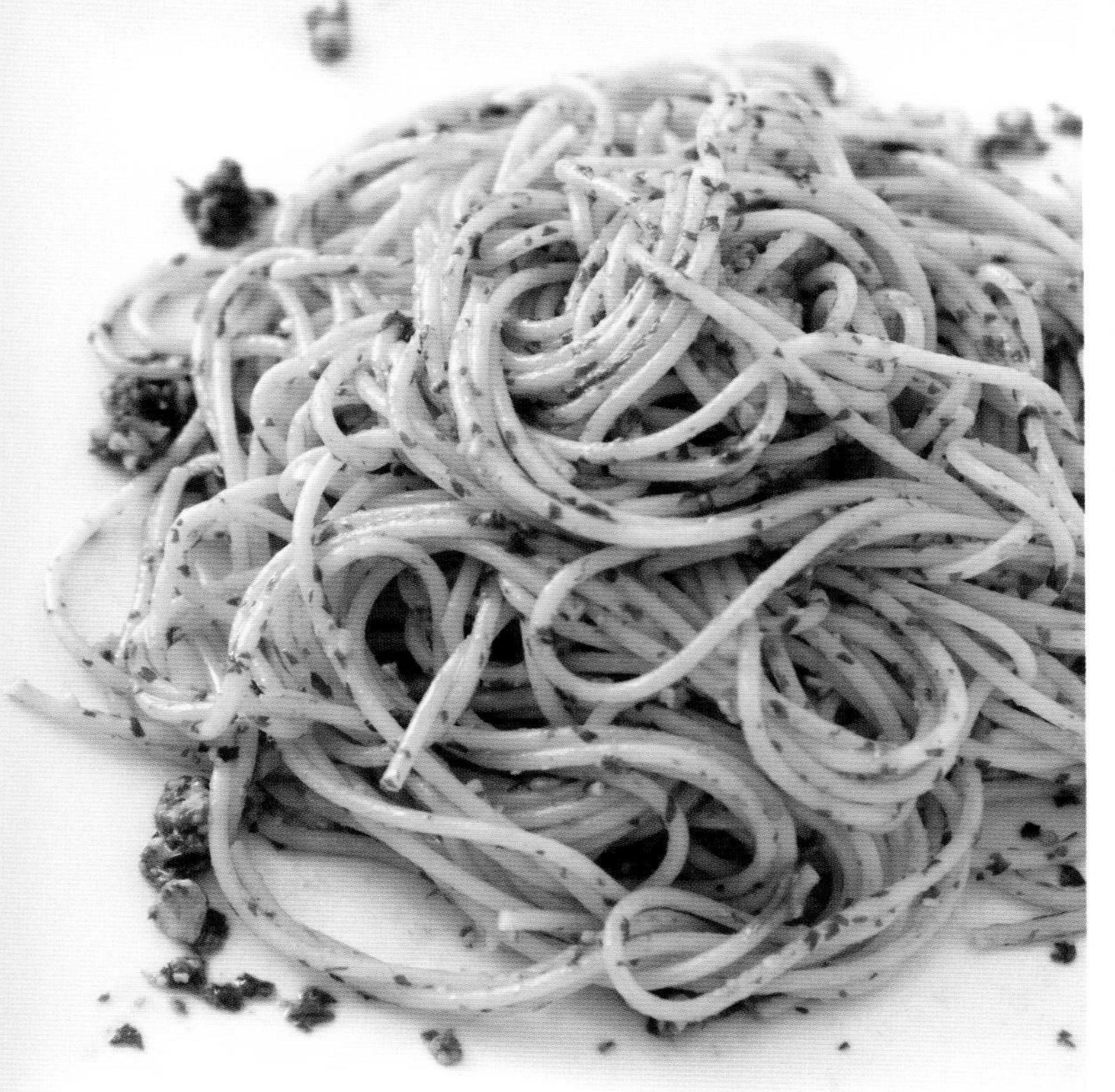

エネルギー	638 kcal
糖質	61.5 g
食塩相当量	2.0 g

ビタミンCやβカロテンを豊富に含む
春菊の香りを楽しむ

春菊のジェノベーゼパスタ

材料（2人分）
春菊…1/2ワ
カシューナッツ…大さじ4
A オリーブ油…大さじ3
　粉チーズ…大さじ3
　こしょう…少々
パスタ…160g

作り方
1 春菊は葉だけをつみ取る。カシューナッツはフライパンに入れ薄く色づくまでから炒りする。タイミングを見ながらパスタをゆでておく。
2 フードプロセッサーまたはミキサーに1の春菊とカシューナッツ、Aを入れ、粗めのペースト状になるまで混ぜる。
3 フライパンに2を適量、パスタのゆで汁大さじ2〜3を入れて弱火で温め、ゆでたパスタを手早く和える。

アレルギー

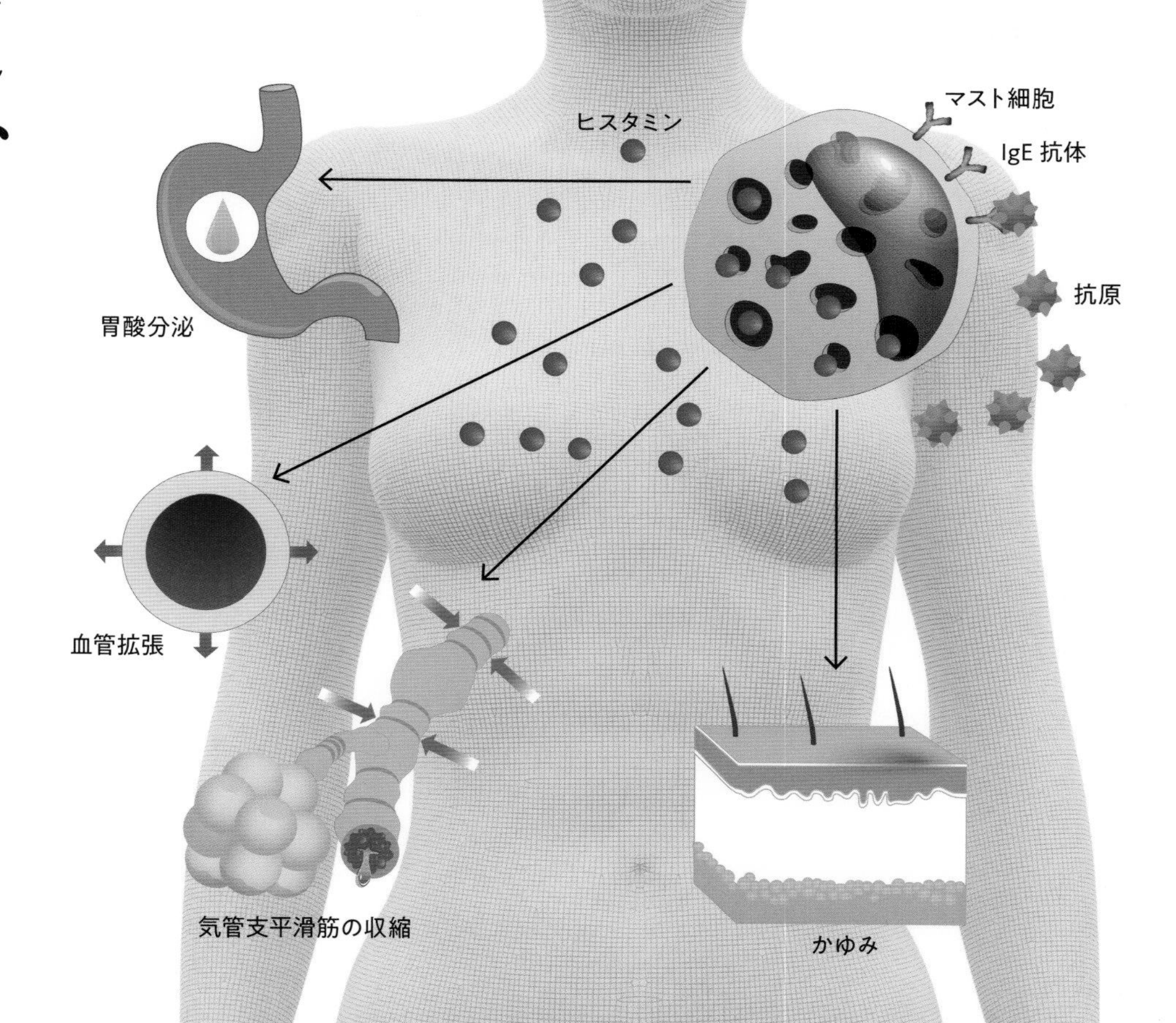

アレルギーは自己免疫の過剰反応

一般的な不調や疾病 アナフィラキシー、花粉症

体内には細菌やウイルスなどの異物が侵入してきたときにこれを退治し、体を守る免疫という仕組みが備わっています。しかし、体に害を与えない物質に対してもこの免疫が過剰に反応することがあります。これがアレルギー。本来は体を守るはずのシステムが、自分自身を傷つけてしまうのです。

アレルギーの原因になる物質を「アレルゲン」、もしくは「抗原」といいます。アレルゲンが体内に侵入してくると、これを退治しようとしてIgE[*1]抗体というたんぱく質が作られます。アレルギー体質の人は、遺伝的にこのIgEが作られやすいといわれています。何かのアレルゲンに対し、そのIgEを保持していることを「そのアレルゲンに感作されている」というのですが、感作されているから病気、ということではありません。

そして、どんなものがアレルゲンになり、どんな反応が起こるかは、人によってまちまち。環境などによっても左右されますが、アレルギーの多くは「即時型」です。即時型は体内にアレルゲンが侵入してから短時間で症状が出るもので、花粉症やアトピー性皮膚炎、食物アレルギー、気管支喘息なども即時型です。

一方、アレルゲンが侵入してから数時間たって症状が出るものが「遅延型」アレルギーです。

＊1 IgE抗体
体内に侵入してきたアレルゲンに対し働きかけて、体を守る機能を持つ抗体のこと。基本的に血液中にこの抗体は少量しか存在しないが、アレルギー体質の人の場合、血液中に多く含まれているといわれている。

アレルギーが原因の病気には主にどんなものがある？

ひと言でアレルギーといっても、その種類や症状は多種多様。そのため、人によって治療法も違ってきます。

いまや国民病といってもいいぐらいの花粉症は、スギやヒノキの花粉（アレルゲン）に鼻の粘膜が過剰に反応して起こるアレルギー疾患のひとつです。くしゃみや鼻水、鼻づまりが主な症状。スギやヒノキのほかに、ブタクサやイネなどに反応する人もいます。

かゆみを伴う湿疹が全身、または部分的にできる病気が、アトピー性皮膚炎。外からの刺激や乾燥などから皮膚を保護するバリア機能が低下しているため、外から抗原などが侵入しやすくなり、これらが免疫細胞と結びついてアレルギー性の炎症を引き起こします。

炎症が続くとかゆみも続くため、かいてしまい、さらに炎症を起こし、バリア機能がますます低下するという悪循環に陥ってしまいます。皮膚への刺激を減らすことや、潤いを保つスキンケアなどが大切です。

特定の食べ物に含まれるアレルゲンに、免疫機能が過剰反応して起こるのが食物アレルギー。食べたあとに湿疹が出る、喉のイガイガ、咳、嘔吐など症状はさまざまです。また、食物アレルゲンは口以外に、皮膚などからも侵入することがあるので注意が必要です。

喘息は空気の通り道に炎症が起こり、突然呼吸が苦しくなる病気。粘膜に慢性的な炎症が起こっていて、健康な人に比べて気道が狭くなっているので、空気が通りにくいのです。

喘息というと子どもの病気と思われがちですが、大人になって発症するケースもあります。成人気管支喘息の場合、多くはアレルゲンを特定できませんが、ダニやハウスダスト、ストレスなどが原因ともいわれています。放置しておくと慢性化する可能性が高いので、早めの治療が大切です。

このように、アレルギーが原因で起こる病気はさまざまです。症状がある場合、自分がどんなアレルゲンに反応するのか、病院で検査してもらうといいでしょう。

アレルギーテスト

アレルギーのなりやすさと原因物質を調べる

自分がアレルギー体質なのか、もしそうならどんな物質に対してアレルギー反応が起こるのかを検査するには、主に血液検査と皮膚テストを行う。血液検査は少量の血液を採取し、アレルゲンがあるかどうか調べる。アレルゲンがあった場合、そこからさらにどんな物質に反応しているのか詳しく検査。皮膚テストにはブリックテスト、パッチテストなどがあるが、ブリックテストは即時型アレルギーに対する検査方法。アレルギーの原因物質を皮膚にブリック針で少量注射し、15分後に皮膚の反応を確認する。パッチテストは遅延型アレルギーに対する検査方法でアレルギーの原因と考えられる物質を塗ったものを48時間貼って反応を一定の基準をもとに判定する。

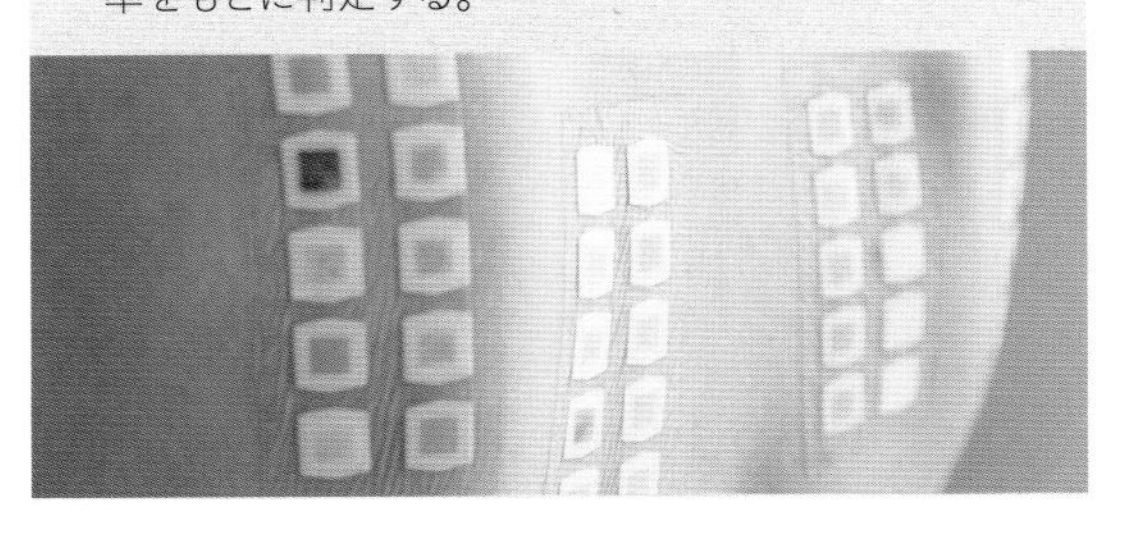

アナフィラキシーとは？

アレルギーの原因物質が体内に入ることによっていくつかの臓器に症状が表れる過剰反応のこと。血圧の低下や意識障害、呼吸困難などを起こす「アナフィラキシーショック」につながるリスクもあり、こうなると命に関わる危険な状態になることが多いです。症状が出るまでの時間は個人差やアレルゲンの種類によって異なりますが、数分で重症になることもあるので迅速に対応することが大切です。

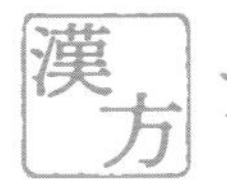

アレルギーによい漢方

漢方、ハーブどちらも、症状を抑えるとともに、体質を改善するアプローチを行う。

おすすめ漢方薬

黄連解毒湯、十味敗毒湯、消風散／アレルギー性皮膚炎
小青竜湯、麻黄附子細辛湯／アレルギー性鼻炎

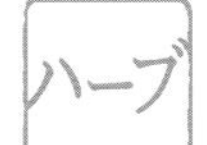

おすすめハーブ

ネトル／体質改善
ダンデライオン（西洋タンポポ）／代謝と免疫の向上
ジャーマンカモミール／消炎
ペパーミント／冷却、消炎、
エルダーフラワー／くしゃみ、鼻水

代表的なアレルゲン

アレルゲンとは、アレルギー症状を引き起こす物質のことです。呼吸から体内に入るもの（吸入性。花粉・ハウスダストなど）、食べ物として体内に入るもの（食物性。卵・牛乳など）、接触によってアレルギー症状を引き起こすもの（接触性。金属・ゴムなど）など、さまざまなタイプがあります。アレルゲンとなる物質はじつに多種多様ですが、ここでは代表的なものを紹介します。

食物性

鶏卵

大部分は卵白に含まれるたんぱく質がアレルゲンとなり、卵黄よりも卵白のほうがアレルギー症状が強く出ます。アレルゲンとなるたんぱく質は水に溶けやすい性質を持つため、卵を加えたスープなどでは、卵を避けてもアレルギーを起こす可能性があります。

卵のアレルゲンは加熱によって変化し、温度が高いほど、また加熱時間が長いほど、アレルギーは起こりにくくなります。一部の医薬品には、卵白由来の「リゾチーム」という成分を含むものがあります。

牛乳

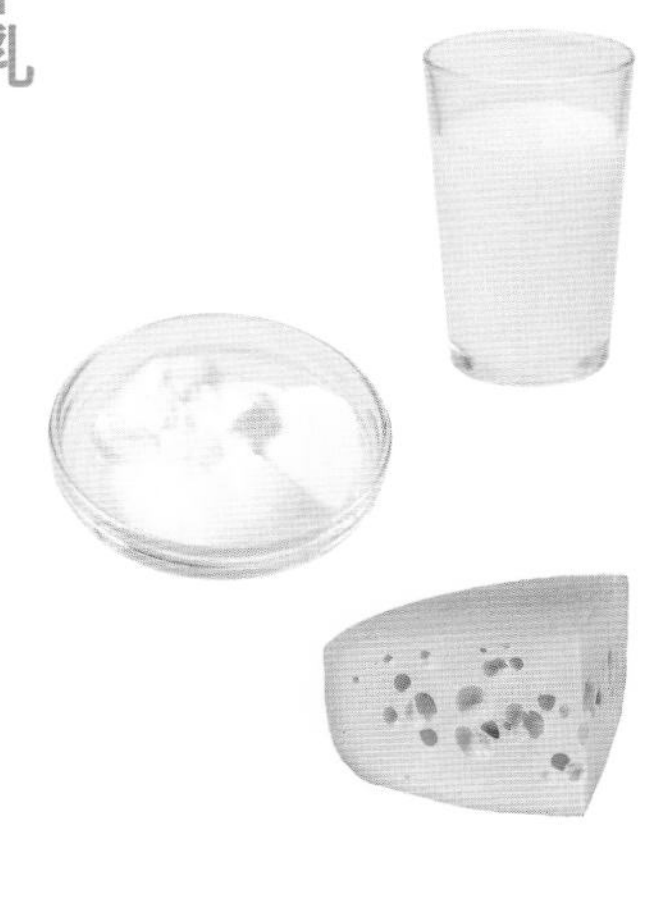

牛乳アレルギーの多くは、牛乳たんぱくの「カゼイン」が原因です。牛乳に含まれるアレルゲンは、加熱や発酵をしてもアレルギーを起こす力はほとんど弱まらないため、ヨーグルトやチーズなどの加工食品にも注意が必要です。牛乳アレルギーを持つ場合は、山羊や羊の乳にもアレルギー反応を起こすことがあります。

小麦

小麦のアレルゲンは、パンやクッキーなどのように、高温で焼かれても減少しません。小麦アレルギーを持つ場合は、ライ麦、大麦、オーツ麦などにもアレルギー反応を示す場合がありますが、米やその他の穀物には反応しません。

小麦は「食物依存性運動誘発アナフィラキシー」をもっとも起こしやすい食材です。食物依存性運動誘発アナフィラキシーは中学生から成人に発症しやすいアレルギー反応で、食べたあとで運動することによって誘発されます。

ピーナッツ

アナフィラキシーショックを起こす代表的なアレルゲンです。全身蕁麻疹（じんましん）や呼吸器症状などの非常に強いアレルギー症状を起こすことが特徴。年齢とともに改善するアレルギーが多いなか、ピーナッツアレルギーは一生涯継続します。

欧米でメジャーなアレルゲンですが、日本でもナッツの摂取量が増加するにしたがってアレルギーを発症する人が多くなってきました。

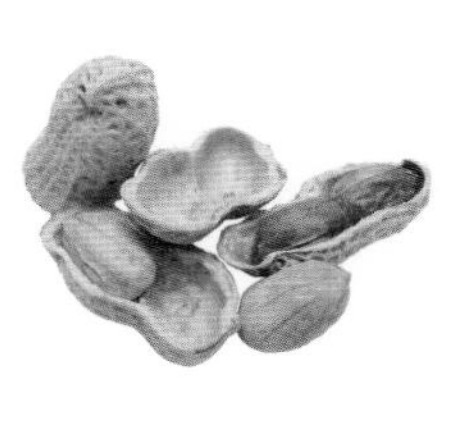

フルーツ

キウイやりんご、もも、メロン、ぶどう、バナナなどが、アレルギーの多いフルーツとして知られており、成人になってから発症することも多いアレルゲンです。食べた直後に口の中や喉がかゆくなるのが代表的な症状で、アレルギーと気づかずにたくさん食べると、呼吸器症状やアナフィラキシーショックを起こす危険性もあります。また、果汁が皮膚につくと蕁麻疹が出ることがあります。

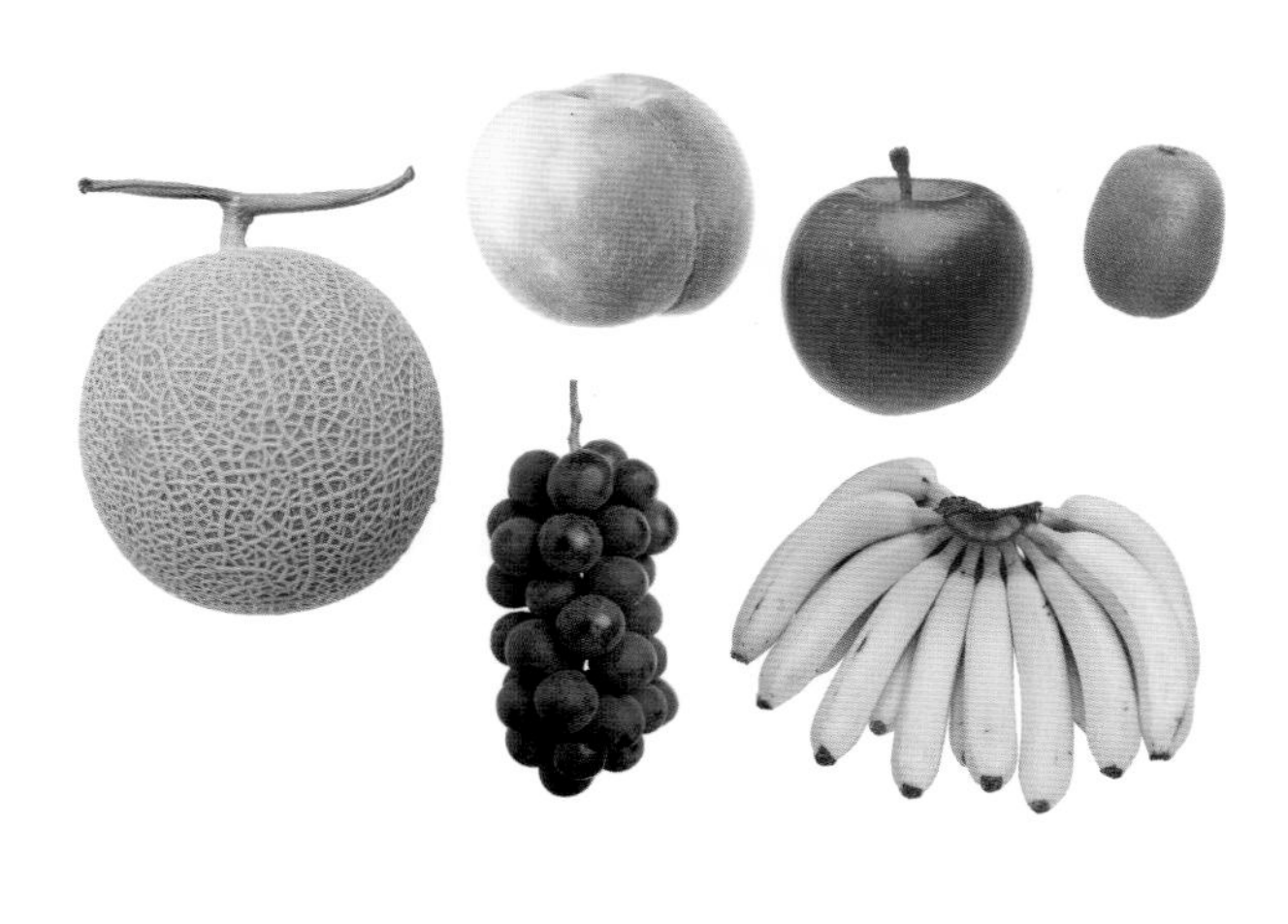

魚介類（魚類・甲殻類）

えびやかになどの甲殻類アレルギーは、成人でもっとも多く出やすい食物アレルギーです。蕁麻疹やむくみ、口の中のかゆみなどが症状として表れ、アナフィラキシーを引き起こすこともあります。

魚のアレルギーは青魚に出やすいといわれていますが、魚の主要なアレルゲン成分はすべての魚に共通しているため、白身魚でも反応します。ちくわやかまぼこ、ツナ缶などの加工品ではアレルゲンが低下します。

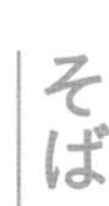

そば

日本ではアナフィラキシーショックを引き起こす代表的なアレルゲンです。そばアレルギーを持つほとんどの人は、そばをゆでる蒸気やそば粉の粉塵などのごく微量の吸入だけでも反応するため、そばを提供する店舗に入ること自体を避ける必要があります。

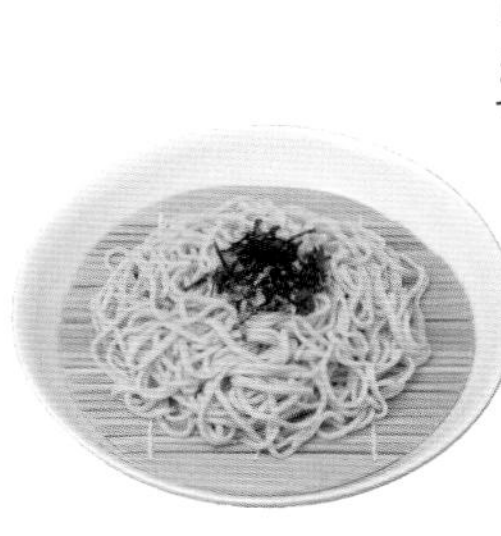

大豆

近年、豆乳を飲む機会が増加するにつれて、アレルギーを起こす人が増えています。大豆アレルギーだとわかった場合は、大豆もやし、枝豆、きなこ、大豆油などにも注意が必要です。しょうゆやみそに含まれる大豆は、製造過程でアレルゲンが大きく低下するため、摂取できる場合があります。

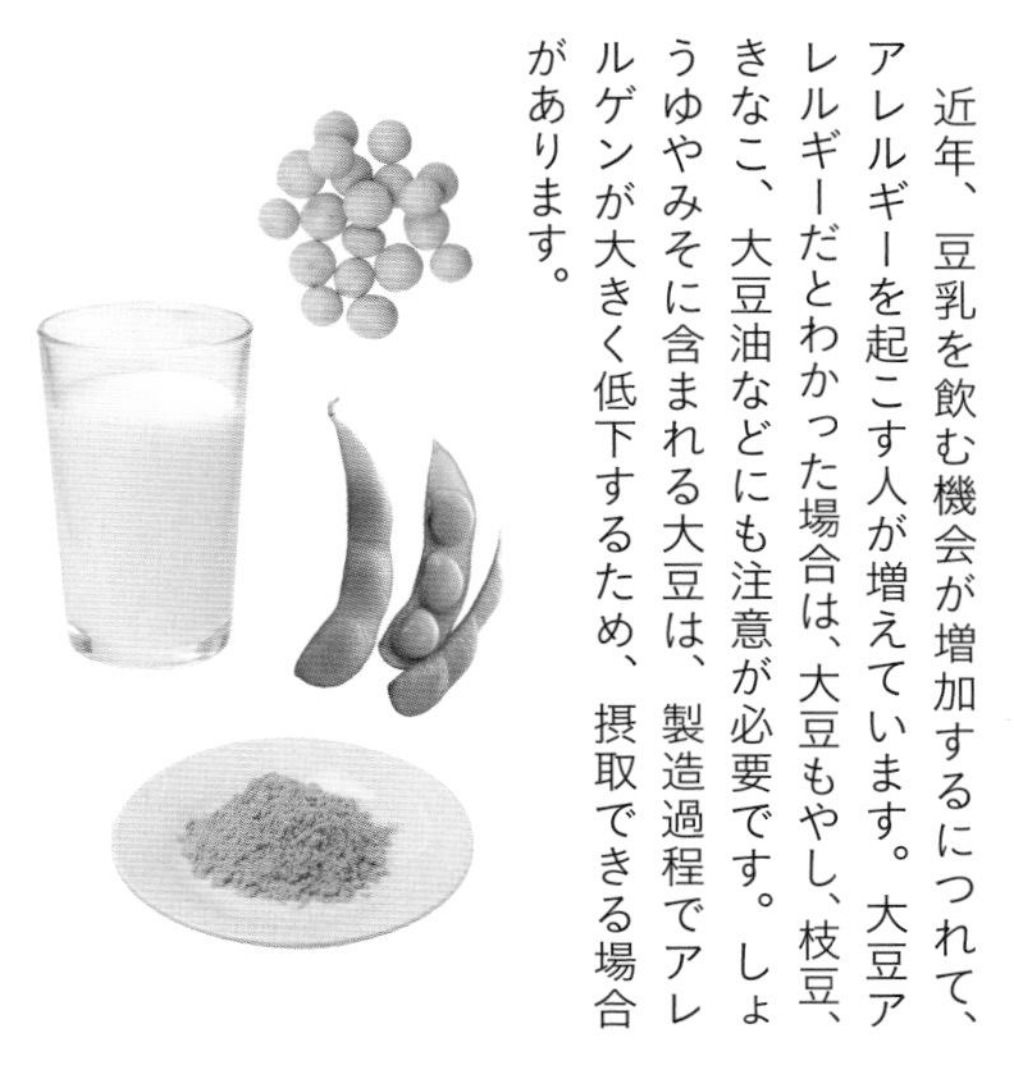

吸入性

花粉

花粉症は、日本でもっとも多いアレルギーのひとつで、日本人のおよそ4人に1人が罹患（りかん）しているといわれています。スギ、ヒノキ、ブタクサなどの花粉が鼻や目の粘膜に付着することで、くしゃみや鼻水、涙などのアレルギー症状が起こります。大人になってから発症するケースも多く、近年のスギ花粉の飛散量の増加に伴って患者が増加しています。

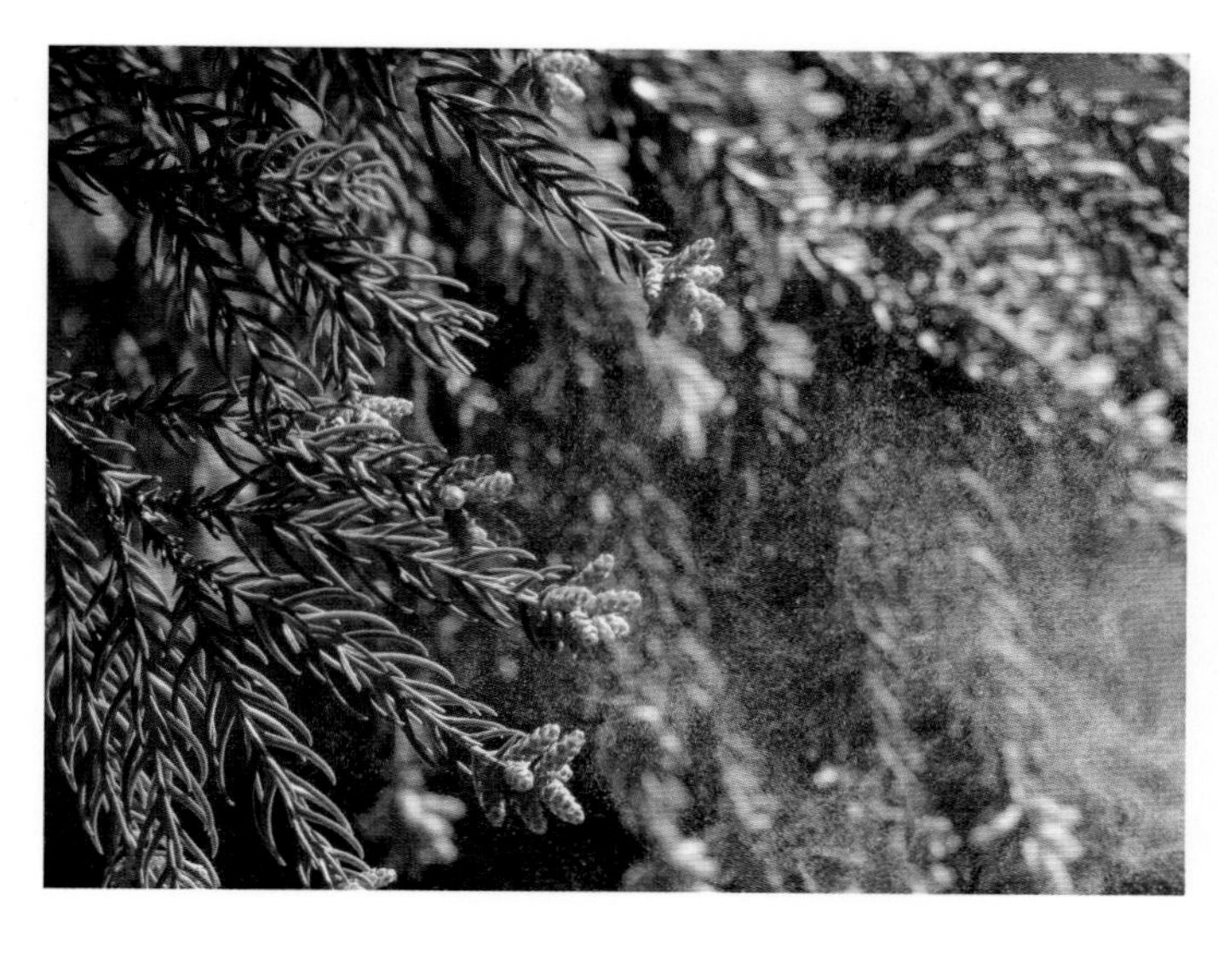

動物

ペットのふけや毛、糞、尿などがアレルゲンとなり、アレルギー性鼻炎、結膜炎、気管支喘息、アトピー性皮膚炎などの症状を引き起こします。イヌやネコ、ハムスターのほか、鳥類やウマ、ヒツジ、ウサギなど、さまざまな動物が原因となります。

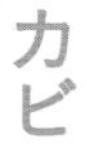

カビ

カビの胞子を吸い込むことで、アレルギー症状を起こすことがあります。鼻炎や咳、呼吸困難、結膜炎、湿疹など、さまざまな症状を引き起こします。カビは高温多湿を好むため、6～9月までは特に症状が出やすいといえます。室内のほこりや寝具に繁殖しやすいため、こまめな掃除や換気でリスクを減らすことができます。

ダニ

ダニは、アトピー性皮膚炎、結膜炎、鼻炎、気管支喘息など、さまざまなアレルギー性疾患の原因となります。ダニは、気温と湿度の上がる5～7月に繁殖し、真夏を過ぎると死んでいきますが、9～10月には、夏に出た大量の糞と死骸により、ダニアレルギーが起こりやすくなります。人間のふけや垢（あか）、食べかす、ほこりなどがダニのエサになるため、予防にはこまめな掃除が効果的です。

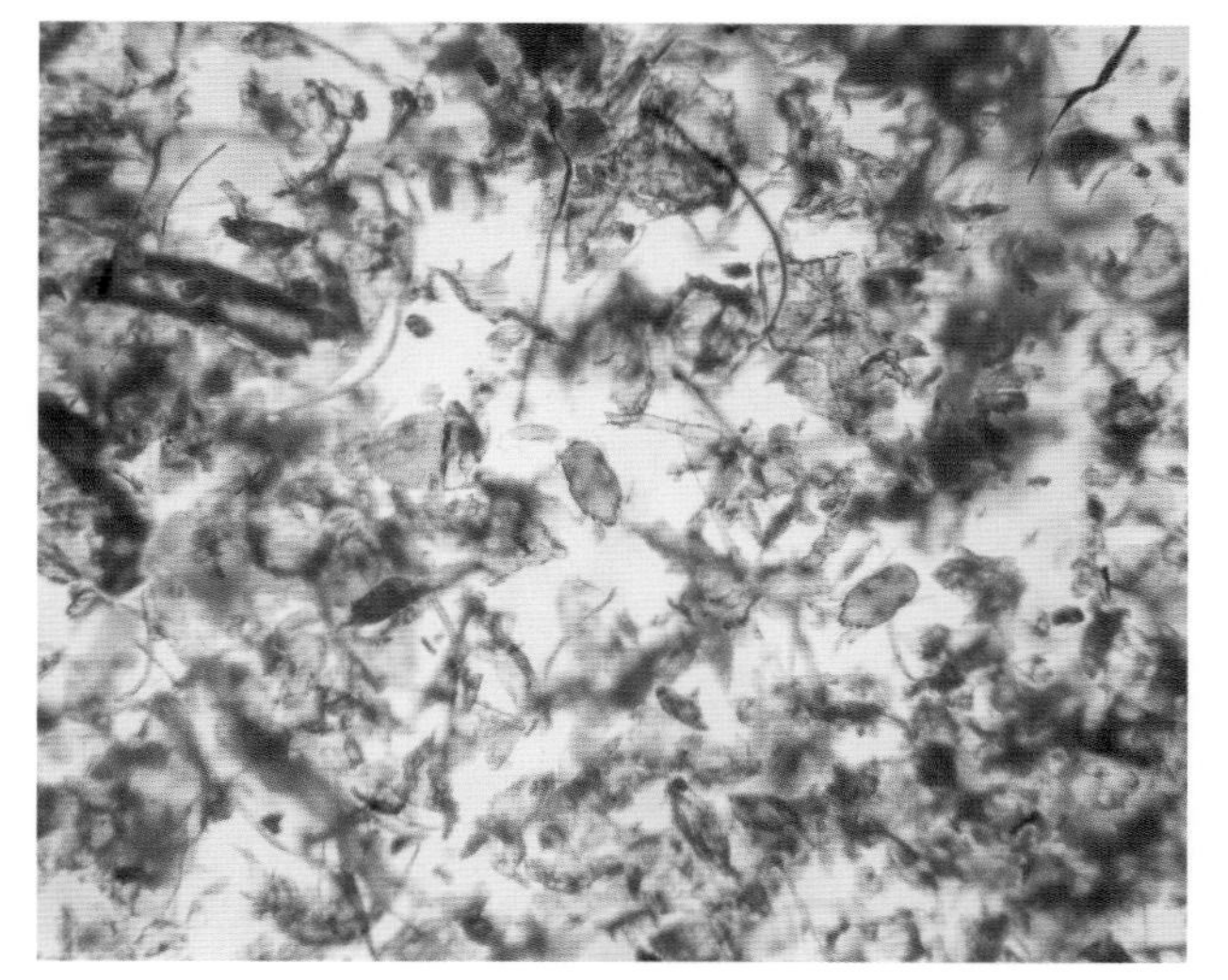

接触性

金属

汗などによって溶け出しイオン化した金属が、体内に取り込まれて異物と認識されると、かゆみやかぶれなどのアレルギー症状が起こります。金属アレルギーは大人になってからも発症しやすいアレルギーで、特に、アクセサリーを身につける機会の多い女性が罹患しやすいといわれています。一度金属アレルギーになると治すことは難しいため、反応する種類の金属は身につけないようにする必要があります。

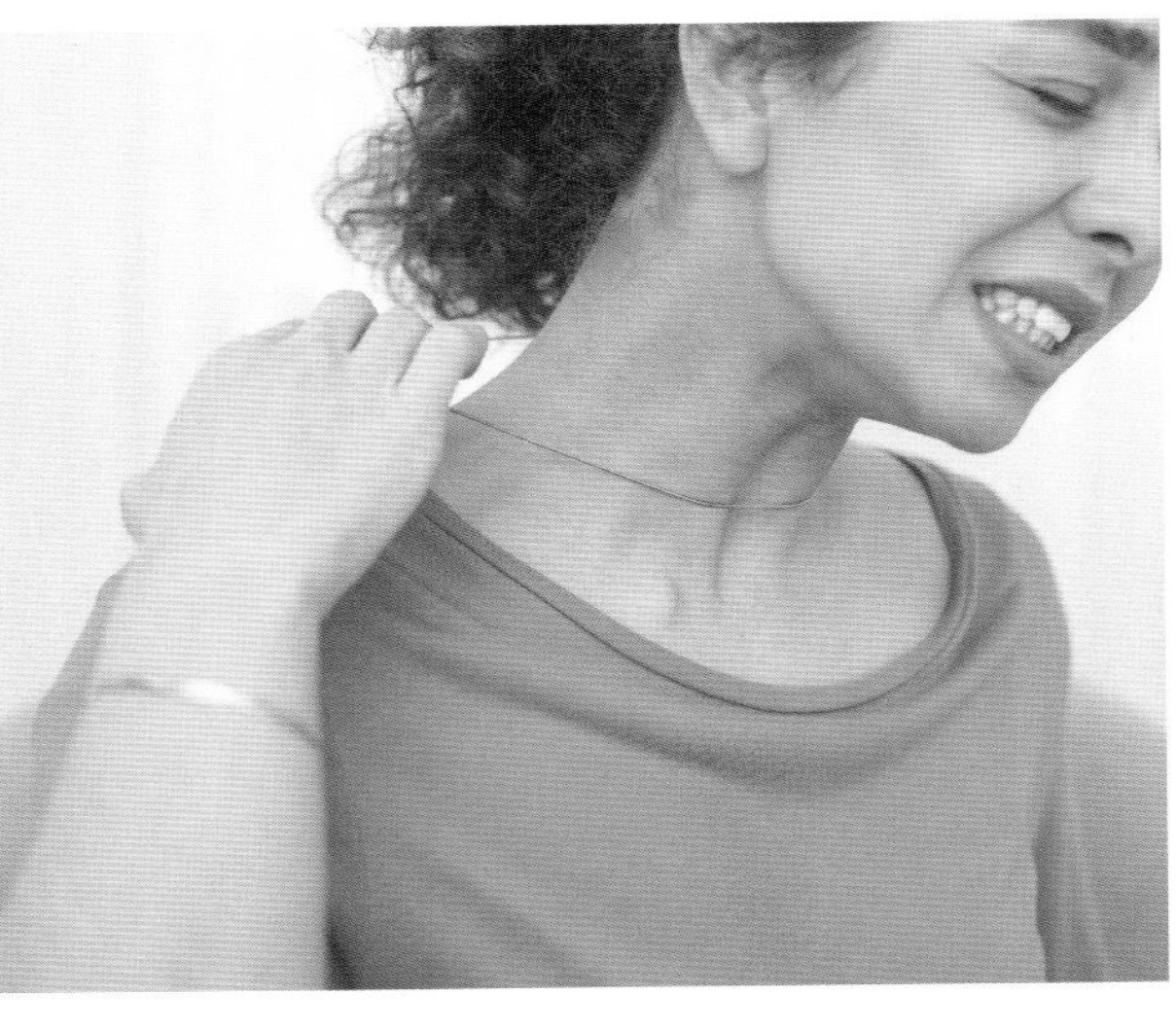

ウルシ

マンゴーやカシューナッツなど、ウルシ科の植物に触れることでアレルギー性皮膚炎を起こす場合があります。接触してからアレルギー症状が出るまでに時間がかかるのが特徴で、2日後くらいが反応のピークになります。漆を塗った器などがアレルギーを起こす心配はほとんどないといわれています。

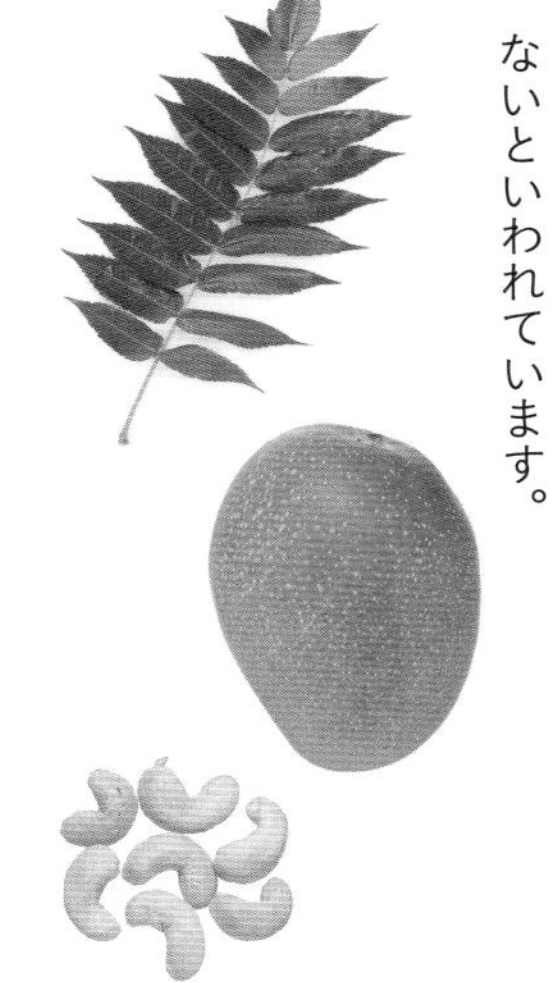

ゴム

天然ゴムに接触することで、蕁麻疹やアナフィラキシーショックなどのアレルギー症状が起こる場合があり、ラテックスアレルギーとも呼ばれます。ラテックスアレルギーは、天然ゴム製の手袋を長時間着用していたり、肌荒れなどで皮膚のバリア機能が低下した状態で天然ゴム製品に接触していたりすると発症リスクが高まることがわかっています。

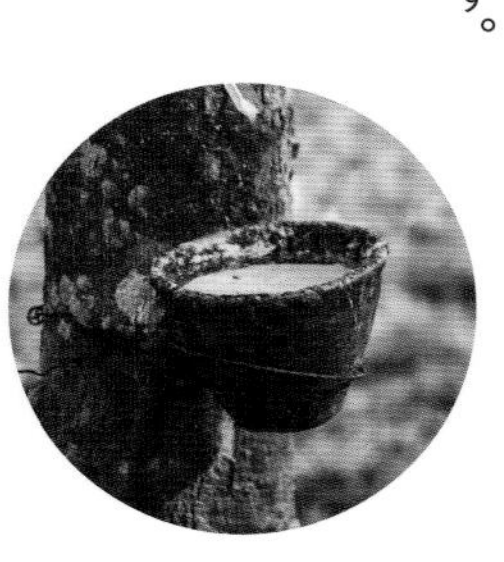

化粧品

化粧品に含まれる成分がアレルゲンとなり、湿疹や炎症を引き起こす場合があります。特に、着色料や界面活性剤、アルコール、香料などがアレルゲンになりやすいといわれています。新しい化粧品を使う前には、パッチテストで皮膚に問題が起こらないかどうかを確認してから使い始めることがアレルギー予防に役立ちます。

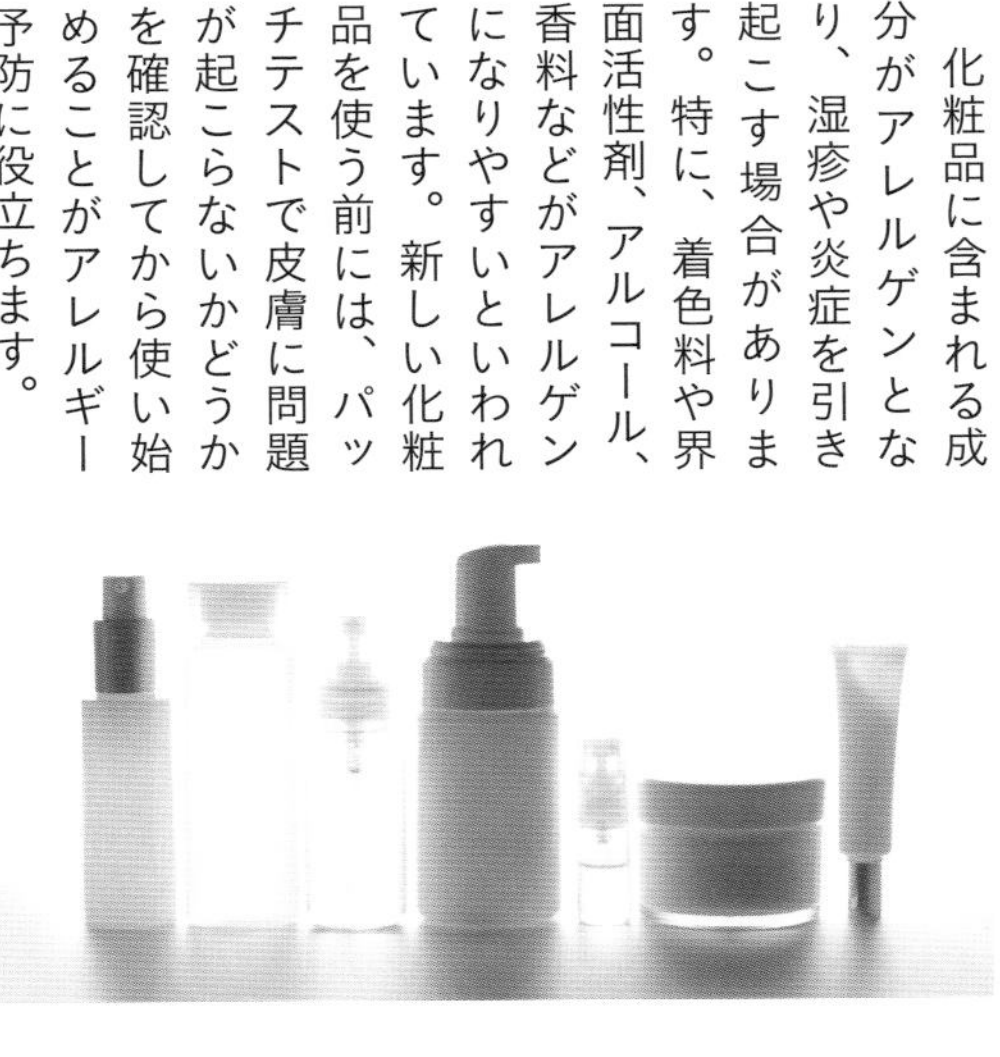

せっけんが原因のアレルギー

せっけんの原材料として使われていた加水分解コムギが原因で、アレルギー反応が起きたという事例がありました。これは接触性アレルギーではありませんが、この件で、皮膚や眼や鼻の粘膜からアレルゲンが吸収され、アレルギーを発症することもあるということが明らかになりました。

微生物と感染症

細菌、ウイルス、真菌 その違いと性質

細菌、ウイルス、真菌は目に見えない微生物。たとえば、0.5㎜のシャープペンシルの芯で書いた点の中には、500以上の細菌、真菌が入ります。ウイルスはさらにその100分の1の大きさで、恐ろしく小さいです。

細菌はバクテリアともいわれ、いわゆる「ばい菌」のイメージにいちばん近いです。真菌はカビの仲間で、日本酒をつくる麹菌も真菌の一種。細菌と真菌は細胞1つのシンプルなつくりで、栄養があれば自分たちだけで増えます。ウイルスはインフルエンザや水疱瘡など多くの病気の原因となります。たんぱく質の粒の中にDNA（またはRNA）があるだけのもので、自力で増えることができず、ほかの生物の細胞に寄生して増えます。

この3つの微生物は、空気中にも、わたしたちの体のあらゆるところにもつねに生息していて、感染症を引き起こしますが、健康を保つのに貢献しているものも多いのです。

細菌

1つの細胞だけで生きているため「単細胞生物」と呼ばれます。栄養と、適度な湿度と温度があれば増えることができます。

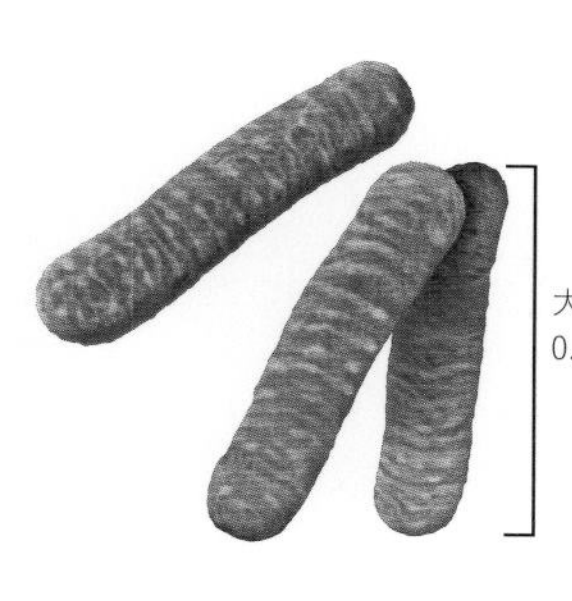

ウイルス

細胞を持たず、たんぱく質のカラの中にDNAまたはRNA情報だけを持っています。生物に寄生して、細胞を材料にして増えることができます。

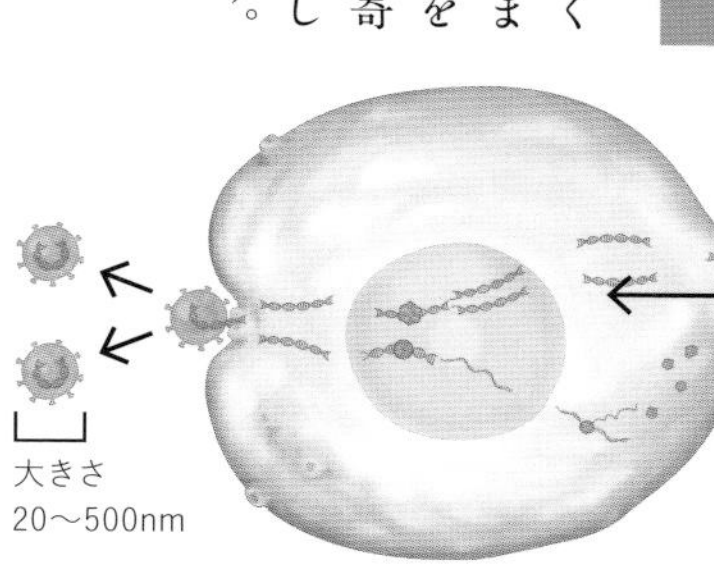

真菌

5〜12μm。カビの仲間の総称。葉緑素を合成しない植物性の生物。繁殖した状態は目で見ることができます。

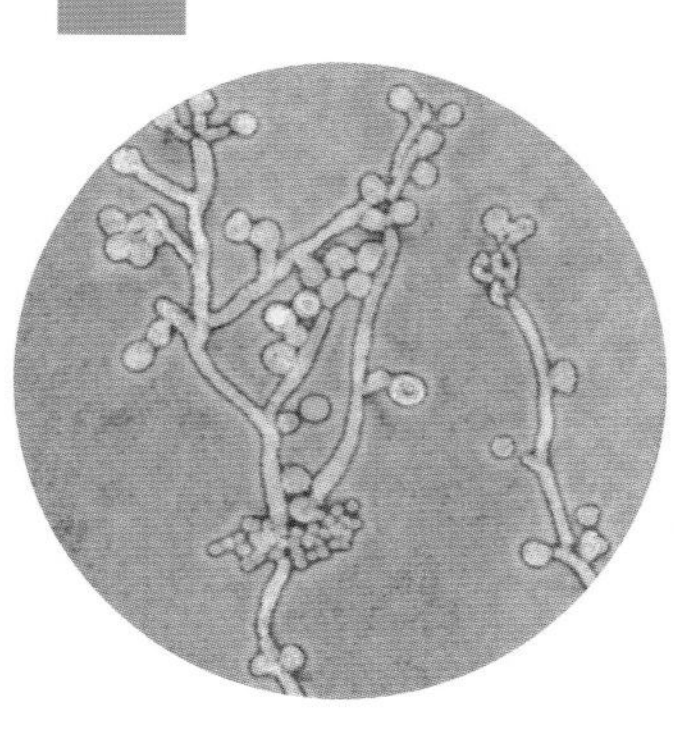

μm（マイクロメートル）とnm（ナノメートル）

1μmは1mmの1000分の1の大きさ。1nmは1μmのさらに100分の1の大きさ。

単細胞生物

1個の細胞でできている生物のこと。複数の細胞からできている生物は「多細胞生物」という。

細菌と種類

人とともに生きている微生物の代表

細菌の大きさは数μmほど。地球上のあらゆる場所に生息していて、ヒトの体にも生息しています。わたしたちの体にいる微生物の数は100兆ともいわれ、その多くを細菌が占めています。皮膚にいる表皮ブドウ球菌は、皮脂を食べて皮膚を弱酸性に保つ脂肪酸を作り、腸にいる乳酸菌は消化を助けます。このようにわたしたちの健康を保つのに欠かせない働きをする一方で、体内に定着して細胞分裂をくり返して増えながら、毒素を出したり、細胞に侵入したりすると感染が起こります。細菌に作用したり、増殖を抑えたりする抗菌薬によって治療が可能で、細菌の種類に合わせた優れた薬があります。

腸管性出血大腸菌O-157

ユッケや生レバーは要注意

大腸菌の一種で、体内に入って増殖し、ベロ毒素を出します。家畜やペットの腸管内に生息し、食肉処理の際に肉に移ったりします。熱に弱いため、生焼けの肉やレバーなどを介して人の体に侵入します。感染力は強く、数が少なくても症状を起こします。

潜伏期間は3～5日ですが、1日で発症することもあります。激しい下痢と腹痛、発熱と嘔吐が起こり、血便が出ることもあります。子どもや高齢者では溶血性尿毒症症候群を合併することがあります。食材を十分に加熱し、調理器具や箸を消毒することで感染を防ぐことができます。

腸炎ビブリオ菌

魚は真水で洗ってから調理する

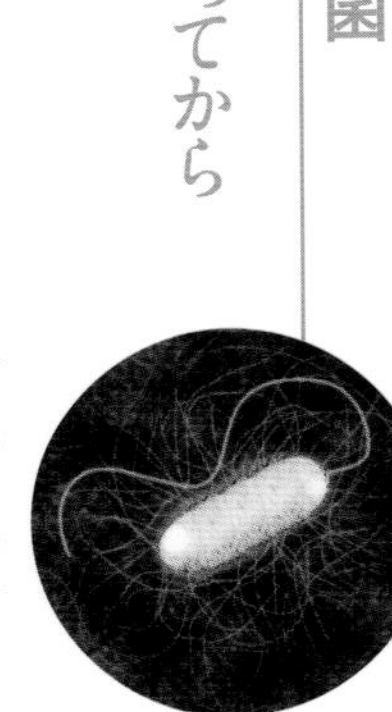

海水の中や海底の泥の中にいて、水温が15℃以上になると活発になります。夏にとれた魚介類に付着していることが多く、流通や調理の際に不適切に取り扱うと、中毒の原因となります。

刺身や寿司を介して感染することがほとんど。あっというまに増え、人の腸管内で毒素を出し、感染してから6～24時間で発症します。主な症状は激しい腹痛、下痢と嘔吐。真水にさらされると死ぬので、魚介類は調理前によく洗い、調理に使った器具類もよく洗って消毒すること、同じまな板で野菜などを切らないことなどに注意します。

ボツリヌス菌

十分な加熱で予防可能。乳児は特に注意

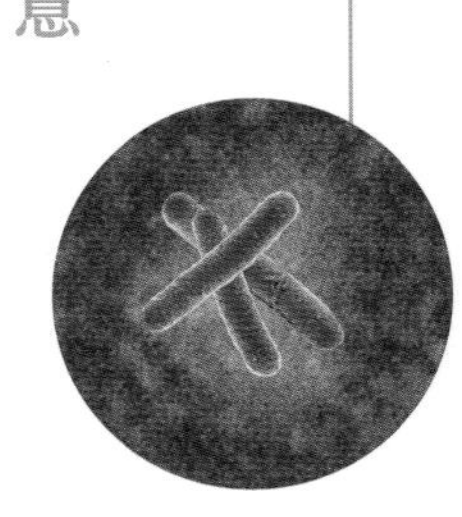

土や海底、川底の泥砂の中にいますが、土中では「芽胞」という休眠状態でスタンバイしています。この芽胞は100℃で10分加熱しても生き残り、酸素が少ない状態に置かれると発芽して増え始め、神経に作用する毒素を出します。瓶詰めや缶詰め食品、特に肉類を好んで増えるため、かつて欧米では密封されるハムやソーセージ類が中毒の原因となりました。

症状は筋肉の麻痺で、8～36時間で視力障害や言語障害が表れ、重症例では呼吸麻痺になります。

毒素は100℃で10分加熱すると毒性を失うため、十分な加熱をすれば菌は生き残っても毒素は消えます。生き残った菌は腸内の大腸菌によって始末されます。乳児は大腸菌が少ないため、芽胞によって感染します。かつてハチミツで中毒を起こした例があり、そのため乳児にハチミツは避けなくてはなりません。

肺炎マイコプラズマ
オリンピックイヤーに流行？

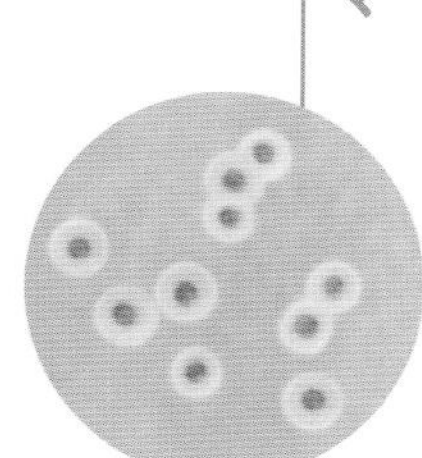

大きさが300nmほどで、細菌の中でも特に小型。かつては4年周期で大流行を起こし、「オリンピックの年に流行する」といわれていました。現在大流行は見られませんが、患者数は増加傾向にあります。患者の咳やくしゃみの飛沫（ひまつ）から感染し、2〜3週間の潜伏期間ののちに、発熱や倦怠感が出て、乾いた咳が3〜4週間続きます。感染者の80％は14歳以下ですが、成人も感染します。重症にはなりにくいものの、合併症を起こすケースもあります。抗菌薬によって治療します。

レジオネラ菌
水回りの掃除と消毒で防ぐ

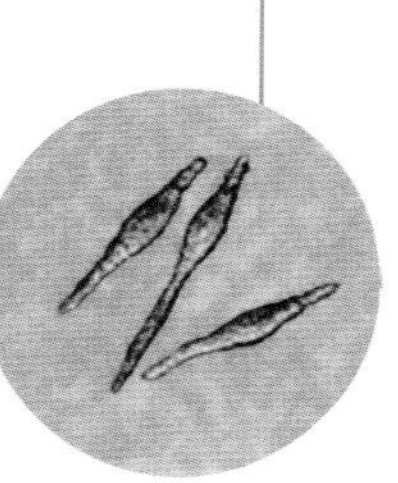

川や湖の水、温泉の水や土の中で、その中にいるアメーバなどの生物に寄生しています。60℃で5分の加熱で死にますが、浴場のろ過装置などの汚泥中でも増えるので、温泉施設などでの感染が増えています。菌が混入したお湯のしぶきを吸い込むことによって感染し、肺炎の症状を引き起こします。免疫力が落ちている高齢者などが感染すると重症化する例があり、意識レベルが低下し手足が震えるなどの神経症状、下痢も見られます。抗菌薬によって治療できますが、早期診断、早期治療が重要。超音波振動などの非加熱式の加湿器を使うときは、毎日水を入れ替えて容器を洗いましょう。汚れやぬめりが生じるとレジオネラ菌が繁殖しやすくなります。

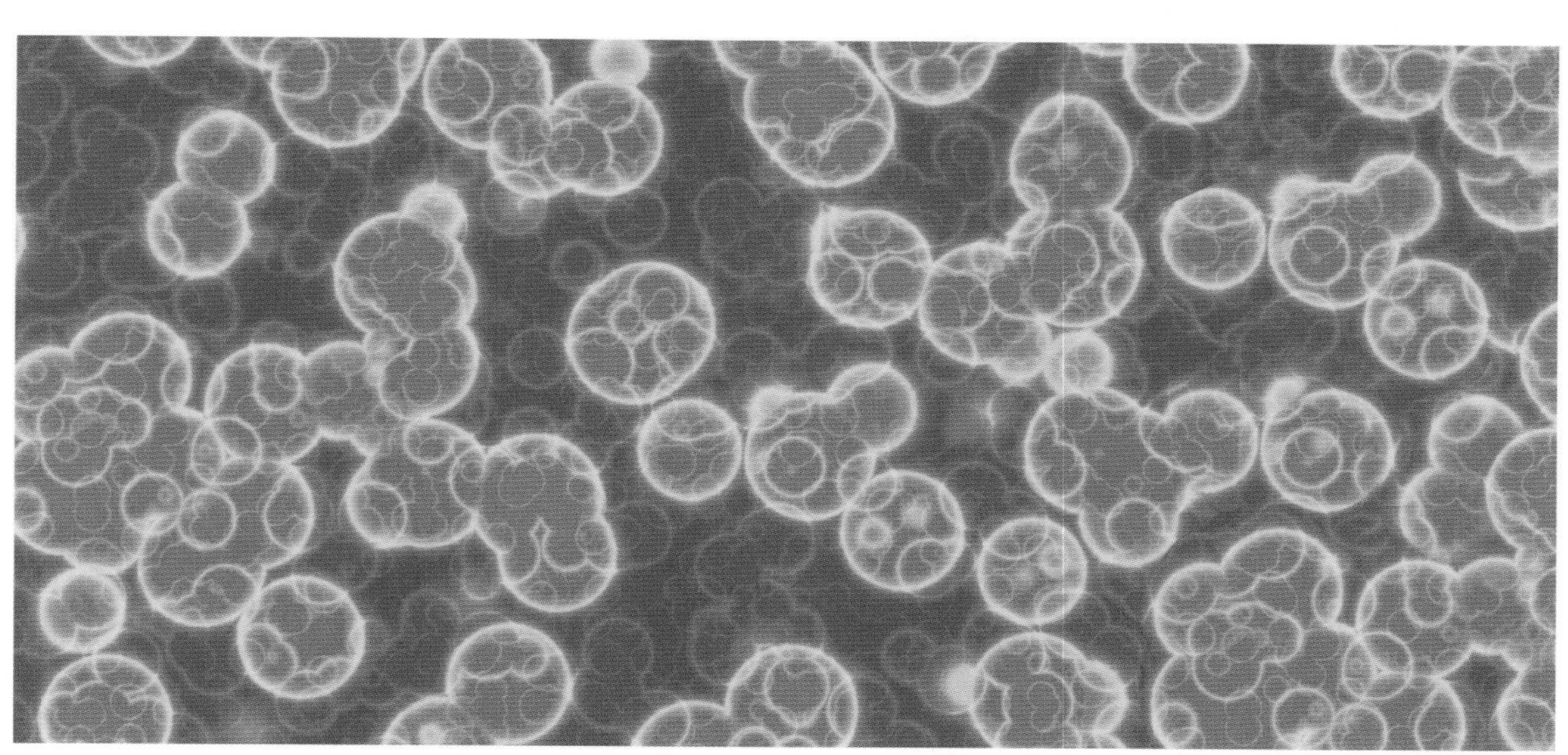

真菌
自然界に広く見られるカビの仲間

「菌」と呼ばれているものの、細菌とはまったく別の生物で、抗菌薬は効きません。10μmほどの大きさで、人の細胞に定着して菌糸を伸ばして育っていきます。カンジダなど人の体に常在しているものも多く、体の免疫が低下すると感染します。水虫・たむしの原因となる白癬菌や、肺炎の原因となるアスペルギルスなどがあります。

イーストも真菌の仲間

パンなどを発酵させるイーストの正体は酵母菌で、真菌の仲間。カビのように菌糸を作らず、細胞から出芽して増えていく。糖をエサにしてアミノ酸などを作り出す働きがあり、発酵食品に欠かせない。自然界では、熟した果実の表面などに多く存在する。

ウイルスと種類

細胞をハッキングするナノサイズの生物

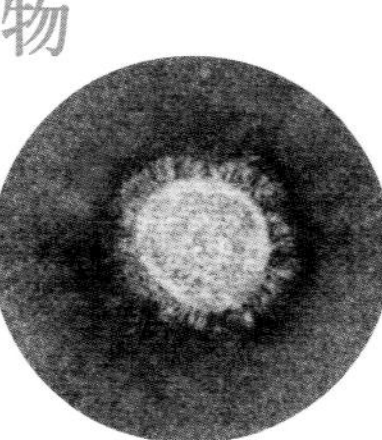

ウイルスは細菌や真菌と異なり、細胞の仕組みを持ちません。ＤＮＡあるいはＲＮＡをたんぱく質が包んでいるだけのごく小さな粒で、生物と分類されないことも多い存在です。自分で増えることはできず、生きた細胞に入り込んでハッキングし、自分のコピーを大量に作らせます。やがてその細胞がはじけると、次の新たな細胞を宿主にして同様に増えていくのです。

治療薬は開発途上のものが多く、ワクチンについては、ポリオ、おたふく風邪などはすでに行き渡っていますが、ワクチンのない感染症も多くあります。

ウイルスによる感染症は爆発的に流行することがあり、治療薬がないことから人類の敵のように語られますが、じつはわたしたちの体にも大量のウイルスが常に存在しています。それらの多くはヒトの常在菌に感染する形で生きていて、間接的に健康を保つのに貢献していると考えられています。ヒトの体内に存在するウイルスをひとくくりで「ヴァイローム」と呼び、さかんに研究されています。

インフルエンザ

大流行を繰り返すウイルスの代表

インフルエンザウイルスにはA、B、Cの３つの型があります。A型には人と動物が感染し、種類が多く変異しやすいため、大流行を起こしやすいです。B型には人のみが感染し、それほど変異はしませんが、時折大流行することがあります。C型はA、Bとはかなり異なる構造で、あまり見られず、流行はしません。

感染者の咳やくしゃみの飛沫によって感染し、潜伏期間は2〜3日、１日で１００万倍にも増えます。急に高熱が出て、咳やくしゃみ、倦怠感と筋肉痛などの症状が出ます。体力と免疫力が低下している高齢者などは重症化する例があり、重い肺炎などの合併症を引き起こします。

抗インフルエンザ薬は、発症後48時間以内に服用すると、その後の症状をやわらげる効果があります。ワクチンは感染の予防ではなく、発症と重症化を抑制することが目的で、その年に流行が予想されるA型とB型両方の成分が含まれています。

Ｈ１Ｎ１って、なに？

ニュースで耳にする「Aソ連型Ｈ１Ｎ１」「A香港型Ｈ３Ｎ２」とは、どういう意味なのでしょうか。

インフルエンザウイルスの表面には、細胞に侵入するときに必要なパーツ「ＨＡ（ヘマグルチニン）」と、細胞から出るときに必要なパーツ「ＮＡ（ノイラミニダーゼ）」がアンテナのように突き出ています。

A型のＨＡは15種類、ＮＡは9種類あり、この組み合わせでA型は細かく分類されています。それが「Ｈ１Ｎ１」などの呼び名となります。

タミフルなど、ほとんどの抗インフルエンザ薬は、細胞から出て行くときのパーツＮＡに作用するもので、このパーツを使えなくして増殖を抑えるというものです。

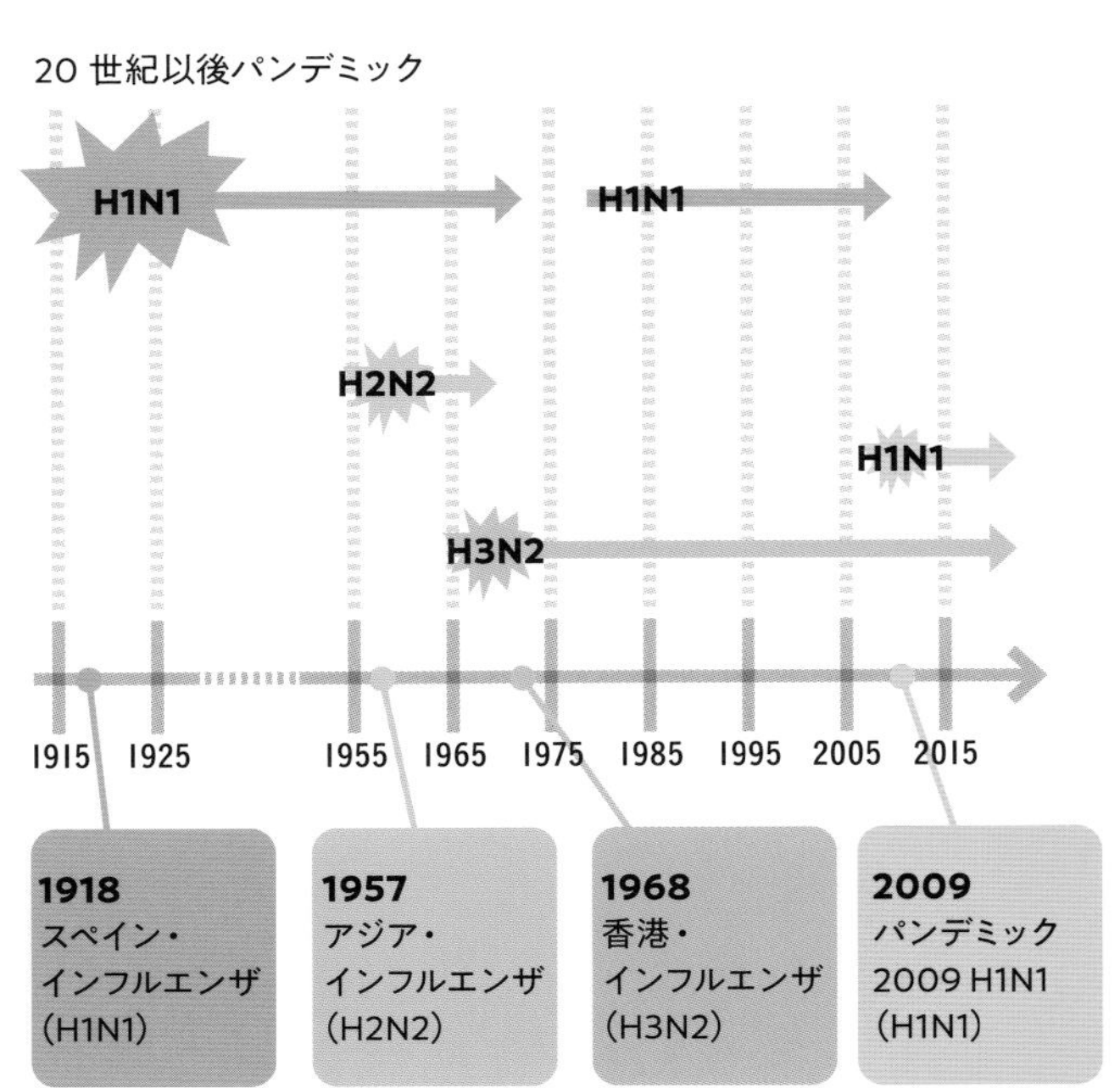

コロナウイルス

人に感染するのは7種類

コロナウイルスには多くの種類があり、家畜や野生動物などに感染して症状を引き起こすもの、人に感染するものがあります。豚、鶏、実験用マウスなど、それぞれの種に特有のコロナウイルスがあり、種を超えてほかの動物に感染することはほとんどありません。

人に感染するコロナウイルスは、新型コロナウイルスを含めて7種類が知られています。

そのうち4種類は日常的に感染を起こしていて、いわゆる風邪の症状を引き起こしますが、多くは軽症ですみます。ほとんどの子どもは6歳までに感染を経験します。

2002年に中国で発生したSARS、2012年にサウジアラビアで発見されたMERSもコロナウイルスの一種で、2019年に中国の武漢で確認された新型コロナウイルスが7種類目です。

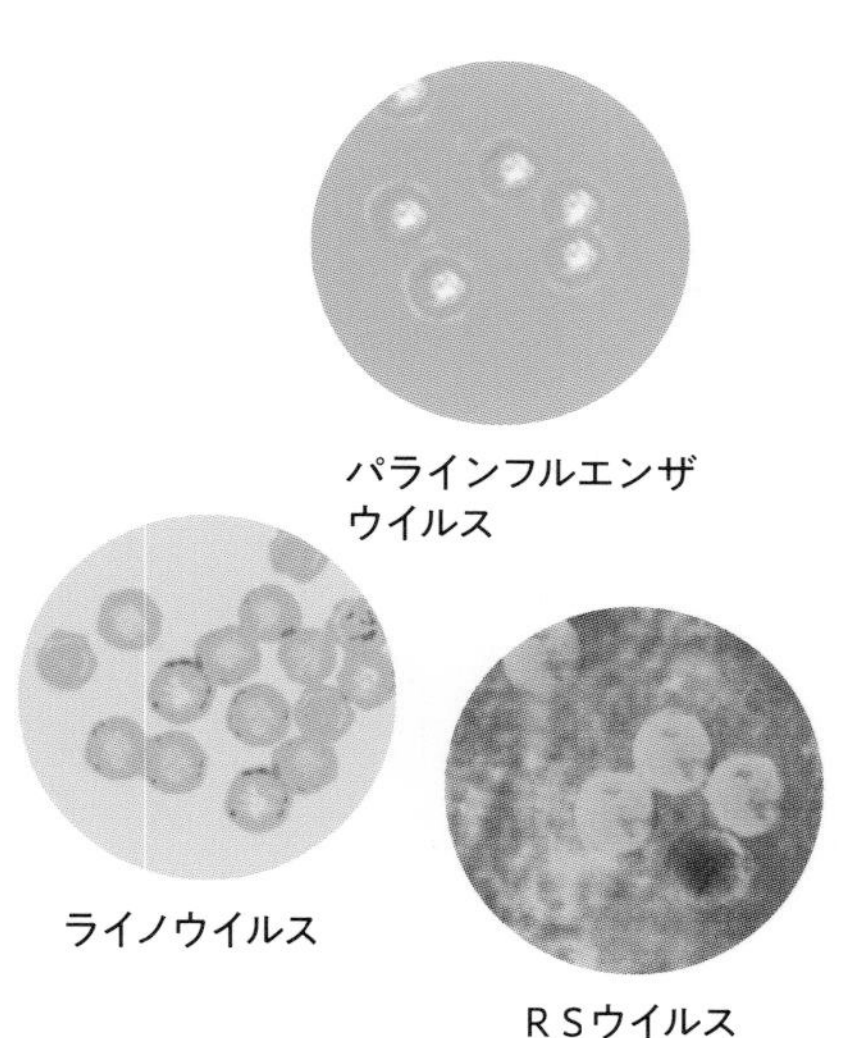
パラインフルエンザウイルス
ライノウイルス
RSウイルス

種の壁をこえたウイルス

SARS（重症急性呼吸器症候群）コロナウイルスは、2002年に中国広東省で発生し、2003年11月までに30以上の国や地域に感染が拡大しました。自然界の宿主として、キクガシラコウモリが有力視されています。

MERS（中東呼吸器症候群）コロナウイルスは、2012年にサウジアラビアで発見され、2019年11月末までに27か国に広がりました。ヒトコブラクダに風邪を引き起こすウイルスで、一般のサウジアラビア人の0.15%が抗体を持っていることが明らかになりました。

この2つのウイルスはいずれも種の壁をこえて動物から人へ感染したものと考えられています。人から人への感染は、患者の咳やくしゃみの飛沫によるもので、重症化したのは高齢者や糖尿病などの基礎疾患のある人でした。

新型コロナウイルス

新型コロナウイルス感染症（COVID-19）は2019年12月、中国湖北省武漢市で確認されました。年明けの1月30日、WHOは「国際的に懸念される公衆衛生上の緊急事態」を宣言、3月11日には「パンデミック（世界的な大流行）」とみなせる」と表明しました。

咳やくしゃみの飛沫、飛沫が飛んだものとの接触が主な感染ルートとされ、環境や条件によって強い感染力を持つ可能性があります。2月のWHOの発表によると、潜伏期間は5日程度がもっとも多く、1〜14日で発症します。発熱や咳・くしゃみなどの呼吸器の症状や全身の倦怠感などがあり、肺のX線写真やCT画像によって肺炎が確認できます。

肝炎ウイルス

感染者は150万人

肝炎はウイルスに感染して発症することもあります。肝炎ウイルスにはA～E型の5種類があり、感染経路や症状もそれぞれ異なります。

A型肝炎ウイルス（HAV）

かきなど生の魚介類や衛生状態の悪い土地で生水から感染します。感染から1か月前後で発症し、発熱や倦怠感があります。治療薬はなく、安静にしていれば2か月ほどで自然に治り、慢性化はしません。

B型肝炎ウイルス（HBV）

注射針の使い回しや、性行為による体液の接触が主な感染ルート。輸血による感染は、献血後の血液の検査が行われるようになり、現在はほぼ起こっていません。1～2か月の潜伏期間を経て、倦怠感、吐き気、黄疸（おうだん）、尿の色が濃くなるなどの症状が出て、まれに劇症化します。インターフェロン製剤と抗ウイルス薬で治療。妊娠中に子宮内で母子感染することがありますが、妊婦健診で行う検査で陽性だとわかっている場合、出産後に新生児に免疫グロブリンやワクチン接種を行うことで予防できるとされています。

C型肝炎ウイルス（HCV）

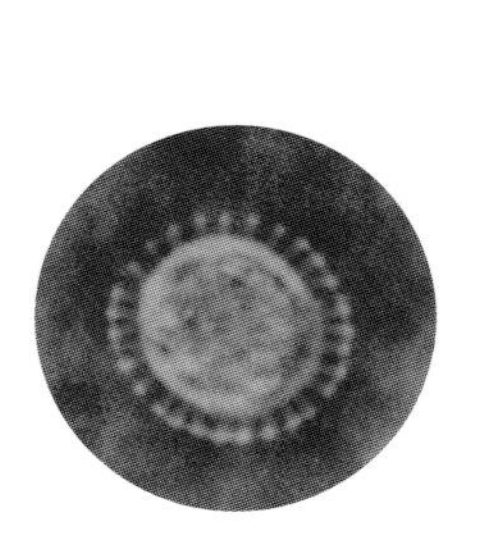

感染者の血液が体内に入ることで感染します。過去の輸血や非加熱血液凝固製剤などが感染ルートで、無症状の人を含めると日本での感染者は150万～200万人とされます。感染しても自覚症状はほとんどなく、そのうちの7割が慢性肝炎へ移行、30年で肝硬変に、40年で肝がんになる確率が高いとされます。最近抗ウイルス薬が開発され、8～24週間の服薬やインターフェロンとの併用で治療を行います。

E型肝炎ウイルス（HEV）

A型と同じように衛生状態の悪い土地での水からの感染、日本では生の豚肉、鹿肉、イノシシ肉を食べたことでの感染が知られています。6週間ほどの潜伏期間を経てA型と似たような症状が出て、同様の経過をたどります。まれに劇症化します。

エボラウイルス

アフリカ中央部や西アフリカで発生

1976年に発見され、2013年に西アフリカ・ギニアで感染拡大が始まった、エボラ出血熱。5種類のウイルスがあり、致死率は種類によって20～90％にもなります。

感染者の体液や嘔吐物、排泄物から感染し、2～21日の潜伏期間を経て、高熱や頭痛、全身衰弱を発症し、やがて嘔吐や下痢、多臓器不全を起こします。発症者の半数以下のケースでは体内の複数か所で大きな出血が見られます。発症は国や地域を変えていまだに続いています。自然の宿主はコウモリが有力視されていますが、確定していません。

いくつかの抗ウイルス薬が有効だと考えられ、検証が進められており、その中には日本が開発したファビピラビル（アビガン錠）も含まれています。

熱帯の森の奥地では以前から感染者がいましたが、死亡率が高いため外に出てこなかったと考えられています。開発によって道路がひかれ、森林を開いて居住地を作ったため、エボラウイルスを誘導したという説もあります。

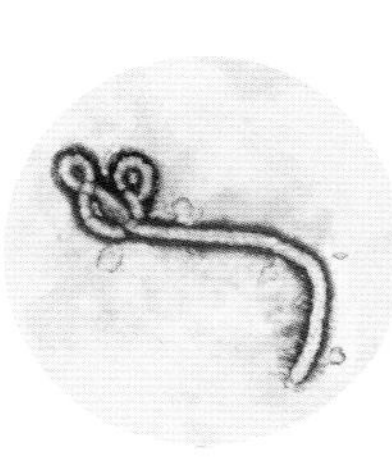

ノロウイルス

「冬の下痢」を起こす代表

かきなどの二枚貝にいることがよく知られています。通年感染は起こっていますが、日本では主に冬に流行します。ノロウイルスに感染したかきなどの貝を、十分に加熱しないで食べることで感染し、感染者の排泄物や嘔吐物から感染します。排泄物や嘔吐物の、ごく微量な飛沫からでも感染するため時折、集団感染が発生します。

12〜48時間の潜伏期間を経て、強い吐き気と嘔吐、下痢、腹痛、発熱などの症状が出て、通常3日ほどで回復します。治療薬やワクチンは今のところありません。

二枚貝を食べる際には85〜90℃で90秒以上加熱すること、トイレ後の調理の前には手をしっかり洗うことが予防につながります。二次感染を防ぐためには、感染者の排泄物などを片付ける際にビニール手袋やマスクをすること、掃除後の床や道具は塩素系漂白剤で消毒することが大切です。

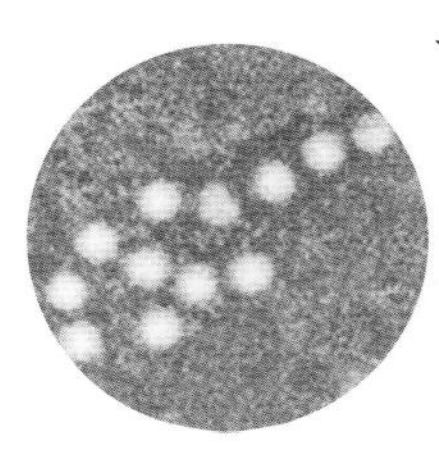

麻疹ウイルス

ワクチンで「0」にできる感染症

麻疹ウイルスはヒトを宿主にしており、人から人へ直接感染します。感染力は強く、接触、飛沫、空気中の粒子でも感染し、マスクで防ぐことは困難です。また、感染すると90％以上が発症します。

10〜12日間の潜伏期間ののち、発熱と倦怠感、目や口内粘膜の充血が始まります。3日ほどでいったん熱が下がったあと、すぐに高熱と発疹が出て、全身へ広がります。発疹後3〜4日で回復期に入ります。約30％に肺炎や中耳炎などの合併症が起こり、脳症を起こす例もあります。1週間発熱が続き合併症も多く、重い病気のひとつといえます。

感染ルートは人から人のみに限られ、ワクチン接種による免疫は生涯効力があるとされ、WHOは世界的な根絶をめざしています。日本では就学前に2回、風疹と混合のMRワクチンを接種します。

アデノウイルス

「三大夏風邪」のひとつ、プール熱を起こす

アデノウイルスが引き起こす病気は、かつて、塩素消毒されていない学校のプールで大流行したため「プール熱」と呼ばれています。プール熱、手足口病、ヘルパンギーナは、夏に幼児がかかりやすい「三大夏風邪」とされます。7〜8月がピークですが、近年冬にもピークが見られるようになりました。くしゃみや咳の飛沫感染のほか、ドアノブやタオル、シーツなどを介しても感染し、病院、保育園、学校などで発生の報告があります。

5〜7日の潜伏期間を経て、高熱、結膜炎、咽頭炎が起こり、3〜5日程度で回復します。ワクチンや治療薬はありません。感染しても発症しない人も多く、知らず知らずのうちに感染を広げています。タオルの貸し借りや共用を避け、しっかり手を洗うことなどで予防しましょう。

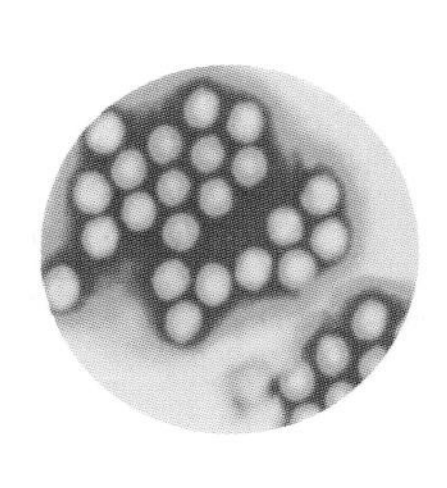

体温

体温は文字通り体の温度のことです。人間はエネルギーの約60％以上を体温の保持に使っているといわれています。体温を一定に保たないと生きていけない恒温動物だからです。とはいえ、体の場所によって温度が違います。手足の末端や顔の表面は季節や環境の影響を受けやすいため、一定していません。では、どこの温度が基準になっているかというと、脳の温度です。

体温の調節機能は視床下部（142ページ参照）にあり、体温調節中枢が指令塔の役割を果たしています。たとえば、エアコンの自動調節機能は適温が設定されていて、設定温度よりも上がったり、下がったりすると、自動で調節します。体温調節中枢も同じでセットされた体温（セットポイント）に向けて、体内で作る熱量と放出する熱量の調節をしているのです。

体温よりも寒いところにいると、視床下部から熱を逃がさないようにする指令と熱を作る指令が出ます。すると毛細血管が細くなり、皮膚から熱の放出が少なくなります。寒いときに顔色が青く見えるのは皮膚に運ばれる血液が少なくなっているためです。

逆に体温よりも暑いところにいると、視床下部からは「熱を放出せよ」という指令が出て毛細血管を拡張させて末端の血流をよくし、熱の放出を高めます。それでも体温が下がらないと、汗をかくように指令を出します。皮膚の表面で水分が気化して水蒸気になるときに熱がうばわれ、体温が下がります。

不感蒸泄

わたしたちは、尿や汗などのほかに、呼吸や皮膚から自然と水分が蒸発する形で体の水分を失っていて、それを不感蒸泄（ふかんじょうせつ）といいます。平熱で室温28℃程度の場

体温調節をしているのは脳にある視床下部

漢方における解説「寒熱」の概念。清熱薬と温陽薬。
一般的な不調や疾病 発熱、基礎体温

1日の中でも体温は微秒に変化 基礎体温を測ることで体のリズムがわかります

体温調節中枢によってほぼ一定に保たれている体温ですが、1日の中でわずかに変化し、1日のリズムを作ってくれているのです。

体温は多くの場合、目覚める直前がもっとも低く、夕方頃にピークを迎えて、その後、また徐々に低下していきます。体温が上がるにつれ、体は目覚めて活動的になり、緩やかに低下することで眠りに落ちていきます。体温は生活のリズムを作る体内時計なのです。

健康な場合、一般的に体温を毎日測ることは少ないと思いますが、体温を測るなら、毎日ほぼ決まった時間に計測しないと意味がありません。なぜなら、体温は1日の中でも微妙に変化しているので、それがただの変動なのか、病原体などによる発熱なのか区別できないからです。

また、女性は特に基礎体温を測る習慣をつけると、次の生理の予測ができたり、妊娠しやすい時期の目安、排卵がきちんとできているかなどがわかったりします。基礎体温を続けて測ることで自分の体のリズムが見えてきます。

合、体重1kgあたり、1日に約15mℓの水分が蒸発しており、体重60kgの人の場合1日約900mℓもの水分を無意識のうちに失っている計算になります。

不感蒸泄は体温が1℃上がるごとに15%、気温が30℃から1℃上がるごとに15～20%増えます。風邪などの発熱時は汗以外にも不感蒸泄が増えるので、水分補給はとても大切です。

また、高齢者はもともと体内の水分量が少なく、腎臓機能の低下で老廃物を出すのにたくさんの尿が必要になるため、いっそう体が乾きやすくなっています。歳をとると喉の渇きを感じにくくなる場合もあるので、喉が乾かなくてもこまめに水分補給をするなど、注意が必要です。

低体温

平熱が35℃台であることを「低体温」といいます。女性に多く見られるのは、熱を生み出す筋肉の量が少ないことや食事のカロリーを抑えていること、ホルモンバランスの乱れなどが原因と考えられます。理想の体温は36.5～37.0℃とされ、体温が1℃下がると基礎代謝が10～20%、免疫力が30～40%低下するといわれています。

しかし高齢になって体の活動が低下してくると体温は自然と低めになり、また、低体温の人のほうが長生きするというデータは多く、一概に低体温がよくないとはいえません。

一般的に子どもの平熱はやや高めですが、最近では子どもの低体温が増えています。日中に十分活動して早く寝るという生活リズムを作ることで、自律神経が整って改善されます。

熱中症とは

気温が体温と近くなってくると、汗をかいても体温が下がりにくくなります。すると脳の体温中枢が働き、表皮下の血管を広げて血流を増やし、それによって体温をなんとか下げようとします。体全体へ流れる血液量が増えると、脳の血液が足りなくなって、クラクラし始めるのです。

また、汗で体の水分が足りなくなり、気分が悪くなったり頭痛が出たりするようになります。この状態が進むと、汗によって塩分の排出が過多になり、体内の塩分が不足します。すると筋肉の伸び縮みなどに支障が出始め、手足がつったりします。

さらに進むと、体内の水分量が最低限のレベルになり始め、汗が出なくなります。そのためますます体温が上がります。すると脳内の温度が上がって、倒れてしまうのです。

このようなプロセスで熱中症になりますが、気温がそれほど高くなくても、湿度が高い場合には汗による蒸散が妨げられて体温が下がらなくなり、熱中症になることがあります。

予防には、まず水分補給が第一です。一度にたくさん飲むのではなく、適量を数回飲むことが大切。塩あめやイオン飲料で塩分も摂るようにしましょう。もし具合が悪くなったら、涼しい場所に寝て衣服を緩め、体温を下げるようにします。意識が薄れてきたら要注意です。すぐに救急車を呼びましょう。

漢方　寒気と発熱を合わせて考える

寒気と発熱を「寒熱」といい、問診では重要な項目。「寒熱」は大きく4つに分けられる。①発熱と寒気を同時に発症（病因が体表面にある状態）　②発熱と寒気が交互に起こる（病因が体内に入りつつある状態）　③寒気のみ（体内に寒邪が過剰にある状態、あるいは陽気を消耗した冷え症）　④発熱のみ（38℃以上の高熱の場合は、ウイルス感染などが原因。のぼせたような微熱なら、気の滞りや元気の不足などに由来）

おすすめ漢方薬

麻黄湯／悪寒、発熱、頭痛、インフルエンザ

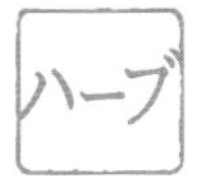

おすすめハーブ

エルダーフラワー、リンデン、シソ／発汗

風邪で発熱したら

発熱の目安は37.5℃以上とされています。発熱は体の中で免疫細胞がウイルスと戦っている証拠。また、体内の熱産生が増えたり、逆に熱放散が減ったりした場合にも、体温が上昇します。風邪で熱が出るのは、体温を上げることによって免疫細胞を活性化し、ウイルスの活動を鈍らせるためです。インフルエンザウイルスでは、温度が低い環境でよく増殖し、20℃以上になると活動が鈍ってくると考えられています。部屋を暖かくして悪寒を感じなくなったら、薄着にして、水分を摂ることが大切。ウイルスの活動がおさまれば熱は自然と下がるので、厚着をしたりして汗を無理やり出そうとするのは、疲労を増すだけであまり効果がありません。

身を守る基本

家庭での基本は、手洗い・掃除・消毒

感染症から身を守るための基本は、日常で清潔を保つ習慣にあります。次の点を心がけましょう。

手洗い
帰宅時やトイレのあと、調理前などにせっけんと流水で手洗いする。

水回り
タオルをこまめに取り替える。掃除の際に床やドアノブ、蛇口のハンドルなどを消毒液で拭く。

調理器具
台所用洗剤でよく洗い、よく乾燥させる。消毒は塩素系漂白剤を薄めた(0.02%程度)液に10分間つける。ふきんは5分以上煮沸消毒するか、0.02%の消毒液に10分間つけたのち、水洗いして干す。

トイレ
掃除の際に便座や便器、床やドアノブを消毒液で拭く。

部屋
換気を心がけ、掃除をこまめに。ほこりや汚れは病原体の温床になりやすい。

消毒薬について

消毒薬には、①次亜塩素酸ナトリウム　②次亜塩素酸水　③エタノール（アルコール）④逆性せっけん　があります。使用目的、病原体の種類などによって使い分けるとよいでしょう。

		次亜塩素酸ナトリウム	次亜塩素酸水	エタノール	逆性せっけん
商品名例		・ハイター ・ブリーチ ・ミルトン ・ピューラックス	・オレアアスファ水 ・ジアケア	・消毒用エタノール ・ウエルパス ・ヒビスコール（手指用アルコール性擦式消毒剤）	・逆性せっけん ・ハイアミン ・オスバン ・ヂアミトール
有効な病原体		多くの細菌、真菌、ウイルス（HIV、B型肝炎ウイルス含む）、ノロウイルス	多くの細菌、真菌、ウイルス、ノロウイルス	多くの細菌、真菌、ウイルス（HIV含む）、結核菌	多くの細菌、真菌
無効な病原体		結核菌、一部の真菌	結核菌	B型肝炎ウイルス、芽胞、ノロウイルスの完全除去	結核菌、芽胞、ほとんどのウイルス
濃度		市販は塩素濃度6%が多い。通常60～300倍に薄めて使用する	市販は100ppm程度のものが多い。自作する場合は適正な濃度に調整する（1ppm=0.0001%）	原液をそのまま使用する	通常100～300倍に薄めて使用
適応場所	台所	調理器具、ふきんは0.02%薬液に浸す	あらかじめ汚れを落としてから、35ppm以上の薬液で、ひたひたになるくらいの十分な量で濡らす。20秒以上置き、きれいな布や紙で拭き取る。拭き掃除には80ppm以上の薬液がよい		食器は洗ったあと、0.01～0.2%薬液に5分浸す
	トイレ	0.05～0.1%薬液を含ませた紙タオルなどで拭く		原液を含ませた紙タオルなどで拭く	0.01～0.2%薬液を含ませた紙タオルなどで拭く
	洗面所など	0.02%薬液を含ませた紙タオルなどで拭く		原液を含ませた紙タオルなどで拭く	0.01～0.2%薬液を含ませた紙タオルなどで拭く
	排泄物などが付着した場所や衣類	直接触れないように片付け、きれいにゆすいだり水ぶきしたりしたあと、0.02%薬液に10分浸し、洗って干す	元の汚れがひどい場合は200ppmの薬液利用が望ましい		
	おもちゃやドアノブ	0.02%薬液を含ませた紙タオルなどで拭く	35ppm以上の薬液を利用	原液を含ませた紙タオルなどで拭く	
	手や指	使わない	使わない（未評価）	擦式消毒剤を乾くまで約1分間手にすりこむ	一般のせっけんで手を洗ったあと、0.01～0.2%薬液に浸す
留意点		薬液は時間経過とともに有効濃度が下がるので1日以内に使いきる。漂白作用がある。金属を腐食させることがある。使用を誤ると有毒ガスが発生して危険。「酸性タイプ」のものと混ぜて使ってはは絶対にいけない	製品情報（使用方法、有効塩素濃度、pH、使用期限）が明記してあるものを選ぶこと。ジクロロイソシアヌル酸ナトリウム粉末を水に溶かしたものは100ppm以上で使う。日光で劣化するので遮光容器に入れ、冷暗所で保管。使用期限内に使い切る（＊）	引火性がある。ゴム・樹脂製品は変質する場合がある。擦式消毒剤は手荒れに注意。粘膜には使わないように	作り置きができないので、毎日作る。汚れを落とす作用はなく、殺菌効果のみ

＊最新情報については厚生労働省のHPなどで確認を。

予防接種とワクチン

いちばん確実な感染症予防

予防接種は、ワクチンを体内に入れるために行われます。ワクチンは、感染症の原因となる細菌やウイルスをもとに作られるもので、体内に入ると免疫が働いて抗体が作られ、感染しにくくなったり、感染しても軽症ですむのです。感染者になるリスクが大きく減り、ほかの人へ移すリスクもなくなり、社会全体の感染症リスクが減ることにつながります。

ワクチンには生きている病原体を弱毒化したものを材料にした「生ワクチン」、完全に感染能力をなくした病原体を材料にした「不活化ワクチン」、病原体の毒素だけを取り出して材料にした「トキソイド」があります。生ワクチンは強い免疫力を生み出すので、接種の回数は少なくてすみます。不活化ワクチンとトキソイドは、生み出す免疫力が強くないので、複数回接種する必要があります。

赤ちゃんは母親の体内にいる間は母親からの免疫が受け継がれていますが、生まれて外に出ると失われていく抗体が多くあります。そのため、乳幼児期には定められた定期接種を受ける必要があります。まれに熱や発疹などの副反応が出る場合もありますが、実際の感染症にかかるよりも軽い症状ですみます。

口腔ケア

ウイルス感染の水際対策

インフルエンザなどの予防のために、手洗いやうがいの重要性については広く知られていますが、歯や口の中を清潔に保つことの重要性については、あまり知られていません。近年、口内細菌の研究が進むにつれて、感染予防としての口腔ケアが重要視されてきています。

歯周病菌は、インフルエンザウイルスを粘膜に侵入しやすくする酵素を出しているため、口の中を不潔にしていると感染しやすくなり、歯周病の炎症もウイルス感染をさらに進める要因になります。

歯周病菌が増殖してできる歯垢には、肺炎球菌やインフルエンザウイルスなども含まれているとみられ、特に高齢者の場合、誤嚥(ごえん)によって食べ物や唾液が気道に入ると、病原体も一緒に気道へ運ばれることになり、肺炎のリスクが高まります。

また、歯周病菌が腸に届くと、腸内細菌のバランスを崩して免疫力が低下し、さまざまな病気の原因にもなります。

唾液には抗菌作用があり、粘膜を菌から守る成分を含んでいます。唾液の抗菌作用をしっかりと働かせるためには、口腔内を清潔に保つことが大切です。歯科衛生士による口腔ケアを受け、歯磨きなどを改善すると、インフルエンザの発症率が10分の1になったという報告もあります。

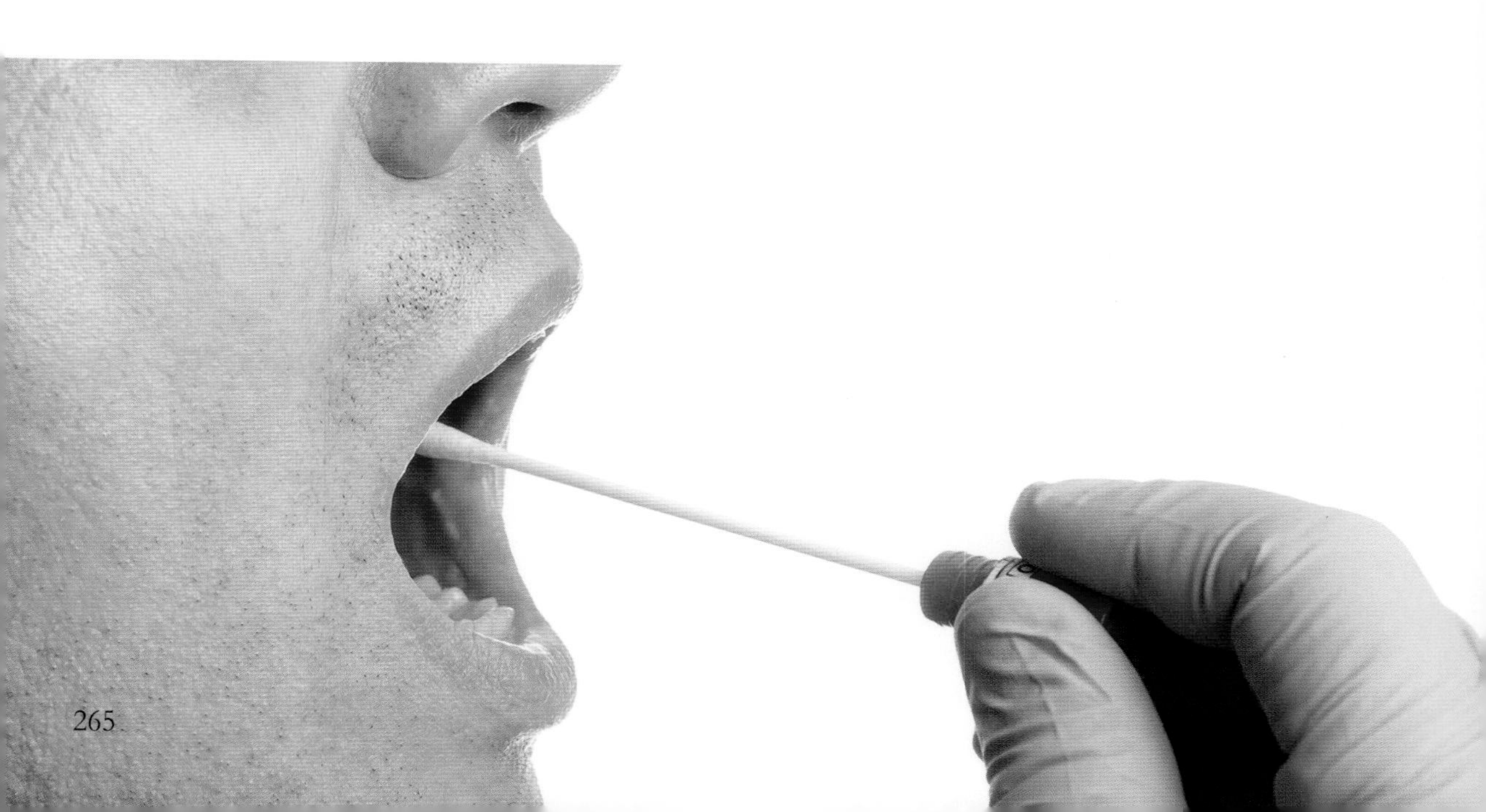

母子感染

妊婦健診で感染を防ごう

母親が病原体に感染していると、妊娠中の子宮内や出産時の産道、母乳を介して、赤ちゃんにも感染する場合があります。

母子感染する可能性のあるものは、B型肝炎ウイルス、C型肝炎ウイルス、HIV（エイズ）ウイルス、ヒトT細胞白血病ウイルス、梅毒、B群溶血性レンサ球菌、風疹ウイルス、性器クラミジアなどがあります。風疹ウイルスに感染すると、赤ちゃんに聴力障害、視力障害、先天性の心臓疾患などを起こす可能性があり、B群溶血性レンサ球菌では髄膜炎や敗血症を起こすことがあります。

感染症検査の実施については医療機関によって異なるため、健診の際に相談するとよいでしょう。感染が見つかった場合、赤ちゃんへの感染や将来の発症を防ぐための治療や指導を受けられます。

食中毒

20％は家庭の食事が原因

食中毒の主な原因は細菌とウイルス。食肉が原因となるものにサルモネラ菌、病原性大腸菌、カンピロバクター、肉の加工品からはボツリヌス菌、魚介類ではノロウイルス、腸炎ビブリオ、人の傷などからは黄色ブドウ球菌があります。厚生労働省に報告された食中毒のうち、20％は家庭での食事が原因でした。

調理前は手をよく洗い、食材もよく洗い、調理器具はこまめに殺菌、冷蔵庫に入れて保管しているものでもできるだけ早く食べる、生肉と焼けた肉は別の箸で扱うなど、「細菌やウイルスをつけない・増やさない・殺す」の三原則を守れば、予防できます。

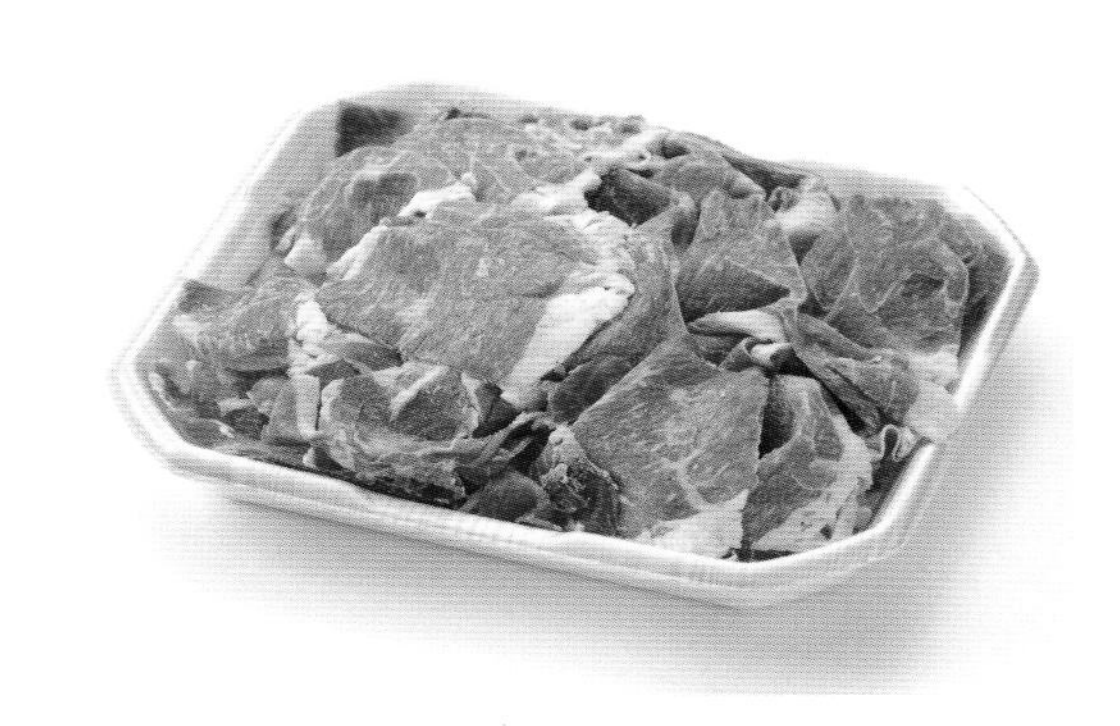

抗菌薬について

抗生物質は、抗菌薬の一部

「抗菌薬」とは、細菌を壊したり増殖を抑えたりするための薬で、細菌による感染症に対して処方される。「抗生物質」は、ペニシリンが青カビから発見されたように、微生物が自然に作り出した化学物質を材料にした抗菌薬のことをいう。人工的に合成した薬を含め、細菌に効く薬をまとめて抗菌薬という。

風邪に抗菌薬は効かない

抗菌薬は、細菌の細胞壁に作用して壊したり、細菌特有の遺伝子やたんぱく質に作用して合成を止めたりすることで、効果を表す。風邪と呼ばれる症状の大半はウイルスによるもので、ウイルスは細胞壁も持たず、自分で遺伝子やたんぱく質を合成できないので、抗菌薬は作用できず、効果がない。

第9章

体を整える

ホルモン

ホルモンという名前は「刺激する」というギリシャ語に由来します。体内で分泌され、各臓器や器官の働きを状況に合わせて調節する役割を担う物質で、100種類以上あるといわれています。

体内のさまざまな細胞の調節は主に内分泌系（ホルモン）と神経系で行われていますが、いずれも体内外の環境の変化に応じて体内の恒常性（ホメオスタシス）を保つ働きがあります。

内分泌系のホルモンは内分泌腺から分泌され、血液を通じて運ばれ、伝達は緩やかですが、持続時間が長いのが特徴です。一方神経系はシナプスを通じて直接つながっている標的細胞に作用するため、早く伝達されますが、内分泌系より持続時間が短いといわれています。

ホルモンは重要な働きをしていますが、量が多すぎたり、少なすぎたりすると、ホルモンバランスが乱れて体内で正常に働かなくなってしまいます。

ホルモンがこのように働くにはホルモンを受け取る窓口が必要で、その役目を果たしているのが細胞の表面にある受容体[*1]（レセプター）です。

ホルモンの働きは血中濃度によって決まり、ホルモンの血中濃度を一定にするための分泌の調節はフィードバックという仕組みで行われています。血中のホルモンの濃度が低いと、すぐにこの仕組みが働いて分泌し、逆に濃度が高い場合には分泌を抑制するように働きかけます。

ホルモンは体の各機能がスムーズに働くための潤滑油

一般的な不調や疾病　甲状腺疾患、副甲状腺疾患、副腎皮質疾患

＊1　受容体
細胞の表面に存在していてホルモンなどと結びついて外部からの情報物質や刺激を受け取る部位。

ホルモンのフィードバックと負のフィードバック

ホルモンが分泌されると、まず標的細胞に作用します。しかし、ホルモンが必要以上に分泌された場合、標的細胞ではなく分泌細胞の感知器に結合して、ホルモンの分泌を抑えます。これを負のフィードバックといいます。

ホルモンは全身のいろいろな場所で作られています

ホルモンは主に視床下部、下垂体、松果体（しょうかたい）、甲状腺、副甲状腺、副腎、膵臓、精巣、卵巣などの器官で作られていますが、ひとつの器官で複数の特定ホルモンを作っています。そのホルモンの種類は多く、働き方もさまざまです。ホルモンは化学構造の面から、次の3つに大別されます。

①アミノ酸を材料として合成されたアミノ酸誘導体ホルモンで、甲状腺ホルモンやアドレナリン、ノルアドレナリンなど　②コレステロールより作られ、構造にステロイド骨核を持っているステロイドホルモンで、副腎皮質ホルモンや性ホルモンなど　③アミノ酸からなるペプチドホルモンで、視床下部ホルモン、下垂体ホルモン、インスリンなど。

ホルモンには水に溶けやすい水溶性と水に溶けにくい脂溶性があり、水溶性ホルモンは血中に溶けて運ばれ、脂溶性ホルモンはたんぱく質と結合し、血中に運ばれて最終的に必要な臓器に到達します。

お酒を飲むとトイレが近くなるのは？

アルコールを飲むとトイレが近くなるのは、アルコールそのものが抗利尿ホルモンであるバソプレッシンの分泌を抑制してしまうため。飲酒したときは脱水症状にならないよう、水分補給が大切です。

甲状腺

甲状腺疾患の有無を調べる

血液検査で甲状腺ホルモンを測定し、バセドウ病、橋本病などの甲状腺機能亢進症(こうしん)や機能低下症を検出する。超音波検査では直接甲状腺を観察し、形や大きさに異常がないか、また、腫瘍などの病変がないかを調べる。

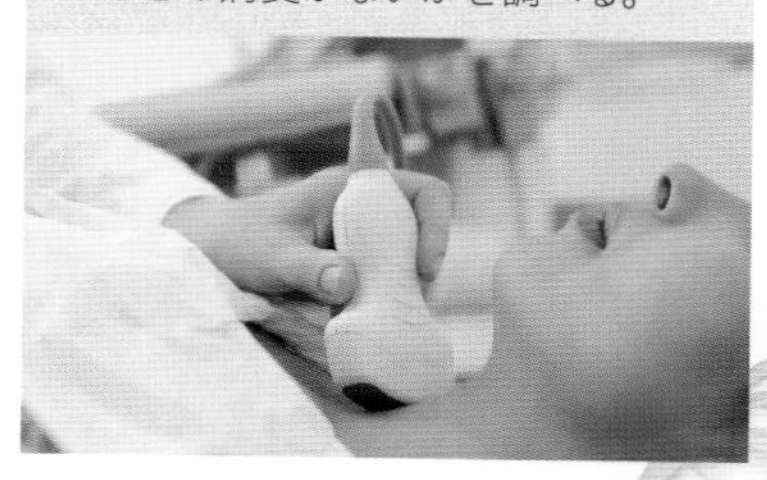

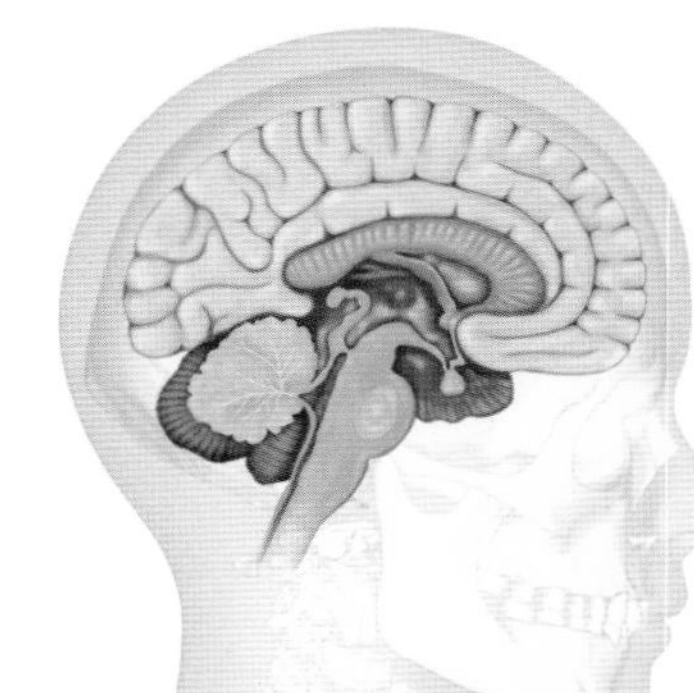

ホルモン分泌の中枢「下垂体」

下垂体は脳を真ん中で割らないと見られない位置にあります。大脳と中脳の間にある間脳の視床下部にぶら下がるように存在しています。下垂体からは5つのホルモンが分泌されています。①甲状腺刺激ホルモン　②副腎皮質刺激ホルモン　③性腺刺激ホルモン（卵胞刺激ホルモンと黄体刺激ホルモン）　④乳腺刺激ホルモン　⑤成長ホルモンです。その名の通りその各部位に働きかける以外にも、ほかの臓器に働きかけて、その臓器のホルモン分泌を調節するものもあります。

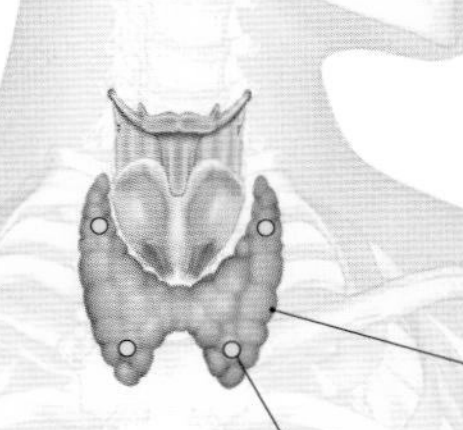

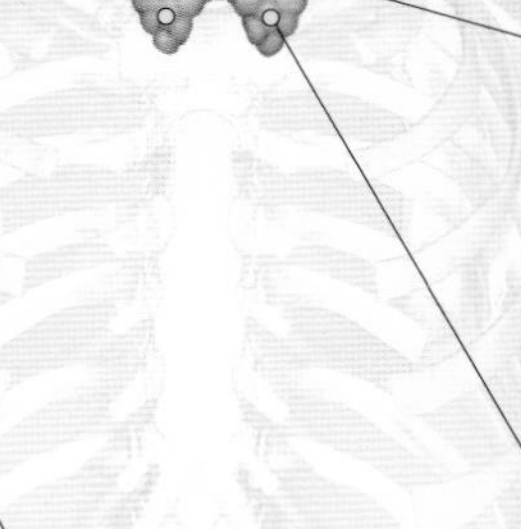

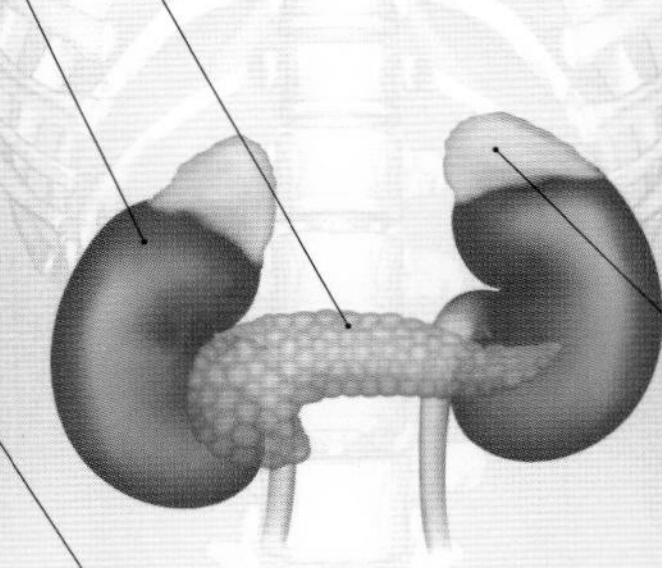

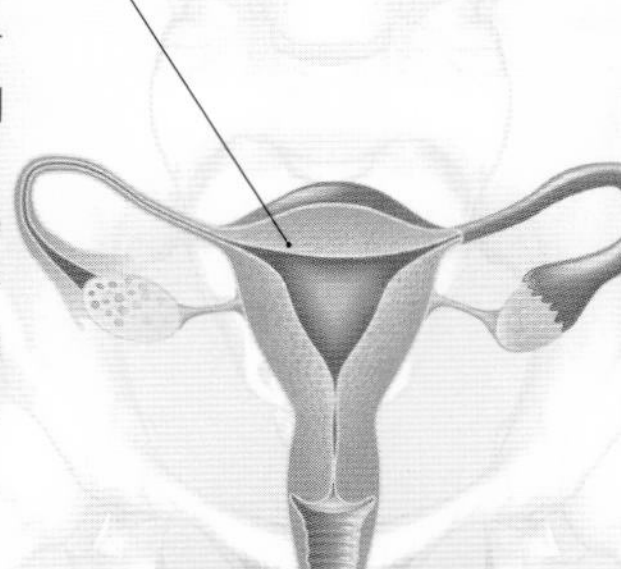

膵臓

血糖をコントロールするインスリンやグルカゴン（p.270 参照）、ソマトスタチンなどのホルモンを分泌。

腎臓

骨髄で作られる赤血球を増やす働きがあるエリスロポエチンというホルモンや血圧を調節するレニンというホルモンを分泌。

性腺

女性は卵巣からエストロゲン、プロゲステロンといった女性ホルモンを分泌する。男性は精巣から男性ホルモン（テストステロン）を分泌する。エストロゲンには、艶のある肌を作ったり骨粗しょう症を防いだりする作用があり、テストステロンには、筋肉の量と強度を保ったり集中力を高めたりする作用がある。

甲状腺

首の前の下側にある蝶のような形をした重さ30gの内分泌器官。甲状腺ホルモンとカルシトニンという2種類のホルモンを分泌。甲状腺ホルモンは代謝を活発にするホルモンで成長や熱生産に関わっているほか、脂質やたんぱく質などの代謝を促進。このホルモンが過剰に分泌される病気が「バセドウ病」、分泌が減る病気が「橋本病（慢性甲状腺炎）」。先天性の甲状腺機能低下症を「クレチン症」という。

副甲状腺

甲状腺の後ろに上下2対ある米粒の半分程の大きさの上皮小体。ここからはカルシウムやリンの代謝を調節する副甲状腺ホルモン（パラトルモン）というホルモンを分泌。不足すると、血中のカルシウムが減り、筋の痙攣を起こしやすくなる。

副腎

副腎は、両側の腎臓の上に左右1対あり、大きさは1cm程。外側の皮質と内側の髄質に分かれていてそれぞれ違うホルモンを分泌。皮質からは糖質コルチコイドや副腎アンドロゲン（性ホルモン）などが分泌される。過剰に分泌されると、顔がパンパンに膨らむ「クッシング症候群」になる。副腎髄質から分泌されるホルモンには、アドレナリンやノルアドレナリン、ドーパミンの3種類がある。アドレナリンは興奮したときに分泌されるが、アドレナリンはノルアドレナリンの一部が変化してできた物質。そのため、この2つは似たような働きをする。また、ドーパミンは幸せや快感を覚えたときなどに分泌されるが、過剰に出たり、不足しすぎたりすると、メンタルの不調を招くといわれている。

ホルモンの分泌は1日の中でも変動？

ホルモンの分泌には、概日リズム（サーカディアンリズム）という、1日の中で分泌量が変化する日内変動があります。たとえば、副腎皮質刺激ホルモンなどは早朝に分泌のピークを迎えるといわれており、午後には分泌が弱くなって、その後は2～3時間の間隔で分泌されます。夜更かしや睡眠不足はこの日内変動のリズムを乱す原因になり、体のさまざまな器官に悪影響を与えます。

寝る子は育つ⁉

骨の成長や筋肉を作るのに欠かせない「成長ホルモン」は骨の先端にある軟骨や肝臓に働きかけて、その成長を促します。成長ホルモンは脳の指令を受けて下垂体から分泌されますが、常に分泌されているわけではありません。スポーツをしたあとや睡眠中に分泌されます。睡眠後、約30分で深い眠り（ノンレム睡眠）に入ってから、約3時間後にいちばん多く分泌されるといわれています。やはり、「寝る子は育つ」ということでしょう。

主なホルモンとその働き

		ホルモン	その働き
視床下部		副腎皮質刺激ホルモン放出ホルモン	下垂体から副腎皮質刺激ホルモンを分泌させる
		成長ホルモン放出ホルモン	下垂体から成長ホルモンを分泌させる
		プロラクチン放出ホルモン	下垂体から乳腺刺激ホルモンを分泌させる
		甲状腺刺激ホルモン放出ホルモン	下垂体から甲状腺刺激ホルモンを分泌させる
		性腺刺激ホルモン放出ホルモン	下垂体から性腺刺激ホルモンを分泌させる
		成長ホルモン抑制ホルモン	下垂体からの成長ホルモンの分泌を抑制する
		プロラクチン抑制ホルモン（ドーパミン）	下垂体からのプロラクチンの分泌を抑制する
下垂体	前葉	成長ホルモン	体の成長を促す
		乳腺刺激ホルモン（プロラクチン）	乳汁を生成し、分泌させる。排卵を抑制する
		甲状腺刺激ホルモン	甲状腺から甲状腺ホルモンを分泌させる
		副腎皮質刺激ホルモン	副腎皮質から副腎皮質ホルモンを分泌させる
		性腺刺激ホルモン（卵胞刺激ホルモン、黄体刺激ホルモン）	卵巣から女性ホルモン、精巣から男性ホルモンを分泌させる
	中間部（松果体）	メラトニン（メラトニン細胞刺激ホルモン）	体温を低下させ、眠気をもよおさせる
	後葉*	バソプレッシン（抗利尿ホルモン）	尿量を減らす
		オキシトシン（子宮収縮ホルモン、射乳ホルモン）	子宮を収縮させ、乳汁を出させる
甲状腺		甲状腺ホルモン（サイロキシン）、カルシトニン	代謝を亢進させる。カルシウム代謝を調整する
副甲状腺		副甲状腺ホルモン（＝パラトルモン）	カルシウム代謝を調整する
副腎	副腎皮質	アルドステロン	血圧上昇
		コルチゾール	糖質・脂質・たんぱく質代謝、抗炎症作用
		アンドロゲン	性機能発達
	副腎髄質	カテコールアミン	血圧を上昇させる
膵臓		インスリン	血糖値を下降させる
		グルカゴン	血糖値を上昇させる
消化管		セクレチン、コレシストキニン、ガストリンなど	消化液の膵液の分泌を調整。胆嚢から胆汁を排出させ、膵液の分泌を促進。胃の収縮、胃酸の分泌を助長
腎臓		エリスロポエチン、レニンなど	赤血球を成熟させる。小腸からのカルシウム・リン吸収の促進。血圧を上昇させる
心臓		心房性ナトリウム利尿ペプチド	ナトリウムを尿中に排出させ、血圧を調整
肝臓		アンギオテンシノーゲン	血圧を上昇させる
精巣		アンドロゲン（テストステロン）	男性性器の発育、第二次性徴の発来、精子の形成、造血など
卵巣		エストロゲン	子宮内膜の増殖、子宮筋の発育、乳管上皮の増殖など
		プロゲステロン	妊娠維持、体温上昇、排卵抑制、乳腺発育など

＊下垂体後葉ホルモンは視床下部で作られたのち、下垂体後葉に送られて放出されるホルモン。

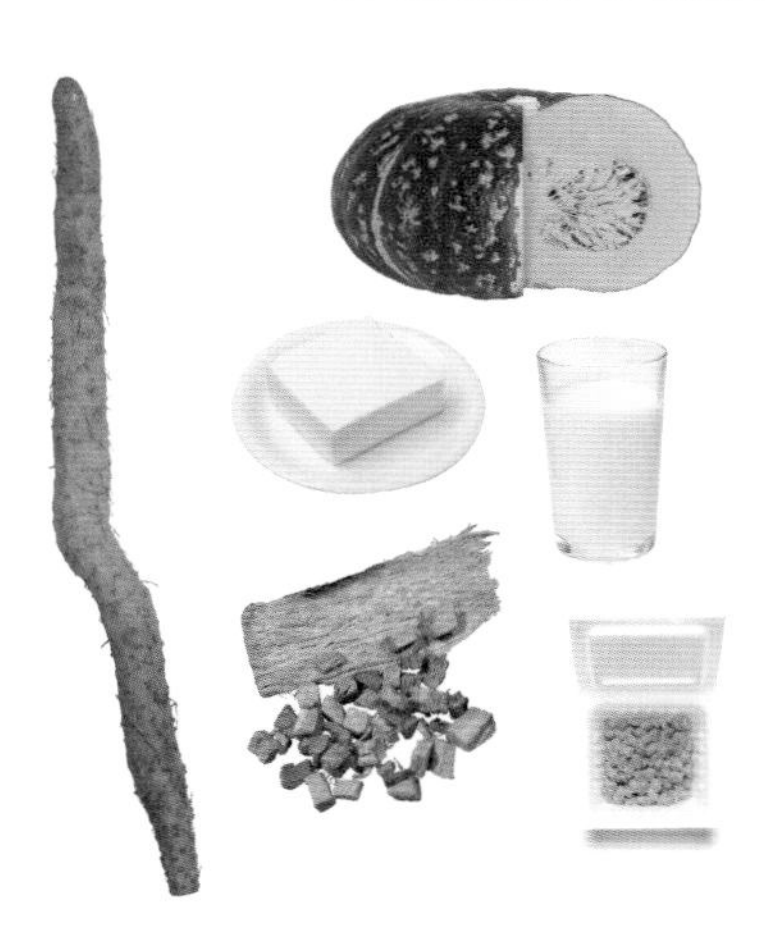

よい食材と食べ方

ホルモンによい食べ物

男性、女性両方におすすめなのはヤマノイモ。ヤマノイモに含まれるジオスゲニンは、少なくなったホルモンの量を回復させる作用があります。男性にはかぼちゃ（ペポカボチャならなおよい）の種子がおすすめ。初期の前立腺肥大に有効とされています。女性には大豆製品がおすすめ。大豆に含まれるイソフラボンは体内に入ると女性ホルモン（エストロゲン）に似た働きをします。クズの根（葛根）にも同じ作用があります。

生殖ホルモン

子どもは7歳ぐらいまでは女の子も男の子も同じように成長していきます。もちろん、個人差はありますが、身体的な違いは性器以外にほとんどありません。しかし、以降、徐々に身体的・外見的な違いが出てきます。

成長するにつれて性腺が発達して性的な成長をコントロールする性腺刺激ホルモンが下垂体から分泌されます。

女性の場合、エストロゲン[*1]（卵胞ホルモン）、プロゲステロン[*2]（黄体ホルモン）が分泌されます。このホルモンの血中濃度が高くなると、初潮や排卵が始まり、乳房が発達し陰毛などが生え始め、卵巣、子宮などが成熟していきます。さらに体脂肪の割合が増え、太ももやお尻に脂肪がついて丸みを帯びた体形になっていきます。

男性は精巣から男性ホルモンのテストステロンが分泌され、このホルモンによって骨や筋肉が成長したり、ヒゲや陰毛などが生えたり、声が低くなったりします。また、精通が起こって生殖能力を持ちます。

男女ともにこれが第二次性徴で、この時期が思春期です。個人差はあるものの一般的には11歳前後から始まり、18歳頃まで続きます。

女性は、やや太り気味だったり、母親の思春期が早かったりした場合、第二次性徴が早く始まるともいわれています。

思春期は体の急激な変化に戸惑ったりしながら、心的にもひとりの大人として自分を確立する大切な時期です。

生殖機能だけでなく、50代以降の健康や若々しさにも大いに関わっています

漢方における解説 生殖ホルモンをつかさどるのは「肝」。女性の生殖器官は「胞宮」。

一般的な不調や疾病 月経痛、月経不順、更年期症状、妊娠に伴う症状、前立腺肥大、排尿障害

＊1 エストロゲン
乳房の発達や皮膚、骨などの女性らしさを作るホルモン。また、自律神経の働きにも関係している。子宮に作用し、受精卵のベッドになる子宮内膜を厚くする。閉経するとエストロゲンの分泌が減少し、骨粗しょう症になるリスクが高まる。

＊2 プロゲステロン
子宮内膜を整え、受精卵が着床しやすいようにし、妊娠の手助けをするホルモン。妊娠した場合は胎児が育ちやすい子宮環境を整える。妊娠していなければ、分泌量が減って子宮内膜を体外に排出する。

PSA

前立腺がんの可能性を調べる指標

血液検査によって値を測定する。PSAとは前立腺で作られる糖たんぱく質のことで、前立腺にがんがあると数値が高くなる。高値である場合、前立腺がんや前立腺肥大などの前立腺疾患が疑われる。

基準値	異常
4.0 以下	4.1 以上

（単位　ng/mL）

前立腺肥大

膀胱に隣接し、尿道を取り巻いている前立腺という臓器が大きくなり、排尿障害などを引き起こします。加齢に伴いかかる人が増加する病気のひとつです。

排尿障害

尿を溜めておくことができなくなったり、尿が出にくくなったり、出すことができなくなったりします。男女ともに高齢者に多い病気です。

漢方　生殖ホルモンをつかさどるのは「肝」

性と生殖機能は「腎」によって促進され、「肝」によって調節される。この２つの臓腑の相互関係で生殖機能はバランスを保っている。男性の精液の貯蔵と排泄は「肝」の疏泄機能と関連が深く、この機能が変調すると性欲や精力に異常が生じる。生殖機能の治療には「肝気」の調節が試される。女性の月経や排卵も「肝」の疏泄機能と深く関わっており、この機能が正常に働かないと月経周期や出血量、また妊娠や出産に支障が表れる。

おすすめ漢方薬

八味地黄丸／前立腺肥大、陰萎
午車腎気丸／排尿障害、頻尿
清心蓮子飲／残尿感、頻尿、排尿痛

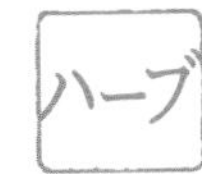

おすすめハーブ

ソウパルメット（ノコギリヤシ）／良性前立腺肥大（ステージⅠ～Ⅱ）、排尿障害

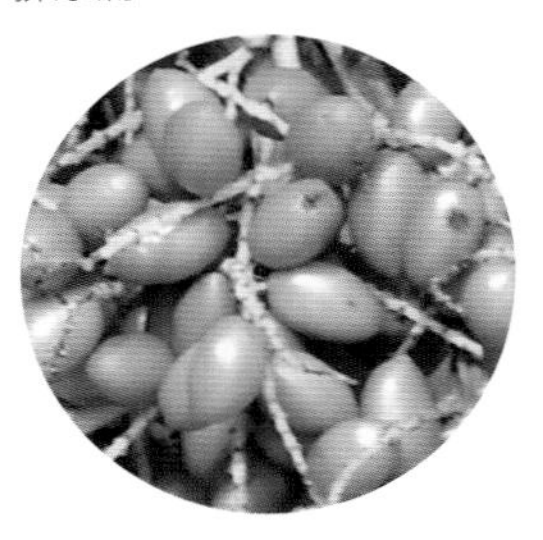

第二次性徴に関わり、精子などの形成に重要な役割を果たします

男性ホルモンの代表的なものがアンドロゲンでその中の主な構成成分はテストステロンです。テストステロンは筋肉を作る、骨格をしっかりさせるなど、男性らしい体形を作るために重要な役割を果たしています。約95％は睾丸（精巣）で作られ、残りの５％が副腎で作られています。

睾丸は左右に１つずつあり、それぞれ独立して精子を作っているので、１つが機能しなくなっても生殖能力を失うことはありません。

精子の基になる細胞は胎児の初期に表れ、これを原始細胞といいます。生後すぐに分裂して精原細胞という細胞になり、その後、いったん冬眠します。そして、思春期になると、男性ホルモンの働きで活動を再開させます。活動再開のスイッチを入れるのは、下垂体から分泌される生殖腺刺激ホルモンです。

精原細胞が精子に成長する期間は、約２か月です。睾丸の中に詰まった精細管[*1]で精原細胞は分裂を繰り返し、セルトリ細胞[*2]の助けを借りながら、約3000万個の精子が作られます。

勃起障害は心身のトラブルが主な原因！

勃起は陰茎が硬くなり、立つ生理現象ですが、勃起ができなくなることをインポテンツといい、近年ではＥＤ（Erectile Dysfunction）という呼び名で認識されています。

その原因はさまざまですが、主に「機能性ＥＤ」と「器質性ＥＤ」に大別されます。機能性ＥＤの原因として考えられているのが、ストレスや不安、緊張過多などの心因的なことです。急激なストレスにより交感神経が緊張し、血管が収縮したり、海綿体への血液の流れが遮断されたりして起こるといわれています。

器質性ＥＤは糖尿病やそれによる合併症、高血圧などによることが原因と考えられているほか、薬の副作用が影響することもあります。60歳以上の男性の約30％がなっているともいわれていますが、誰でもなる可能性があるのです。

治療方法は薬物療法や男性ホルモンを補充する方法などがありますが、その効き目には個人差があります。

＊1 精細管
精巣のなかにあるうねり曲がった細い管で、ここで精子の形成がされる。

＊2 セルトリ細胞
精巣内で精子を育てる役割をする細胞。また、未成熟の精子を保持しながら、栄養を与える。

排卵や月経に関わり、女性らしい体作りに働きかけます

女性ホルモンには、卵胞ホルモン（エストロゲン）と黄体ホルモン（プロゲステロン）の2種類があり、それぞれ違う役割を担っています。

この2種類のホルモンが約28日の周期で増減を繰り返し、月経が起こります。

エストロゲンは皮下脂肪を増やし、乳房を発達させるなど女性的な体を作っていき、プロゲステロンは卵巣を成熟させます。

これらのホルモンを分泌しているのは卵巣で、卵巣に指令を出しているのは脳の視床下部（142ページ参照）です。ここから性腺刺激ホルモンが分泌され、その刺激を受けた脳下垂体から卵胞刺激ホルモンが分泌されて卵子を包んでいる卵胞が成熟します。そして、この卵胞からエストロゲンが分泌されるのです。

卵巣からのホルモンの分泌量は、脳が常にチェックしています。血液中のエストロゲンが十分になると、視床下部が新たに指令を出し、プロゲステロンを分泌させて成熟した卵胞を刺激すると、排卵が起こるのです。

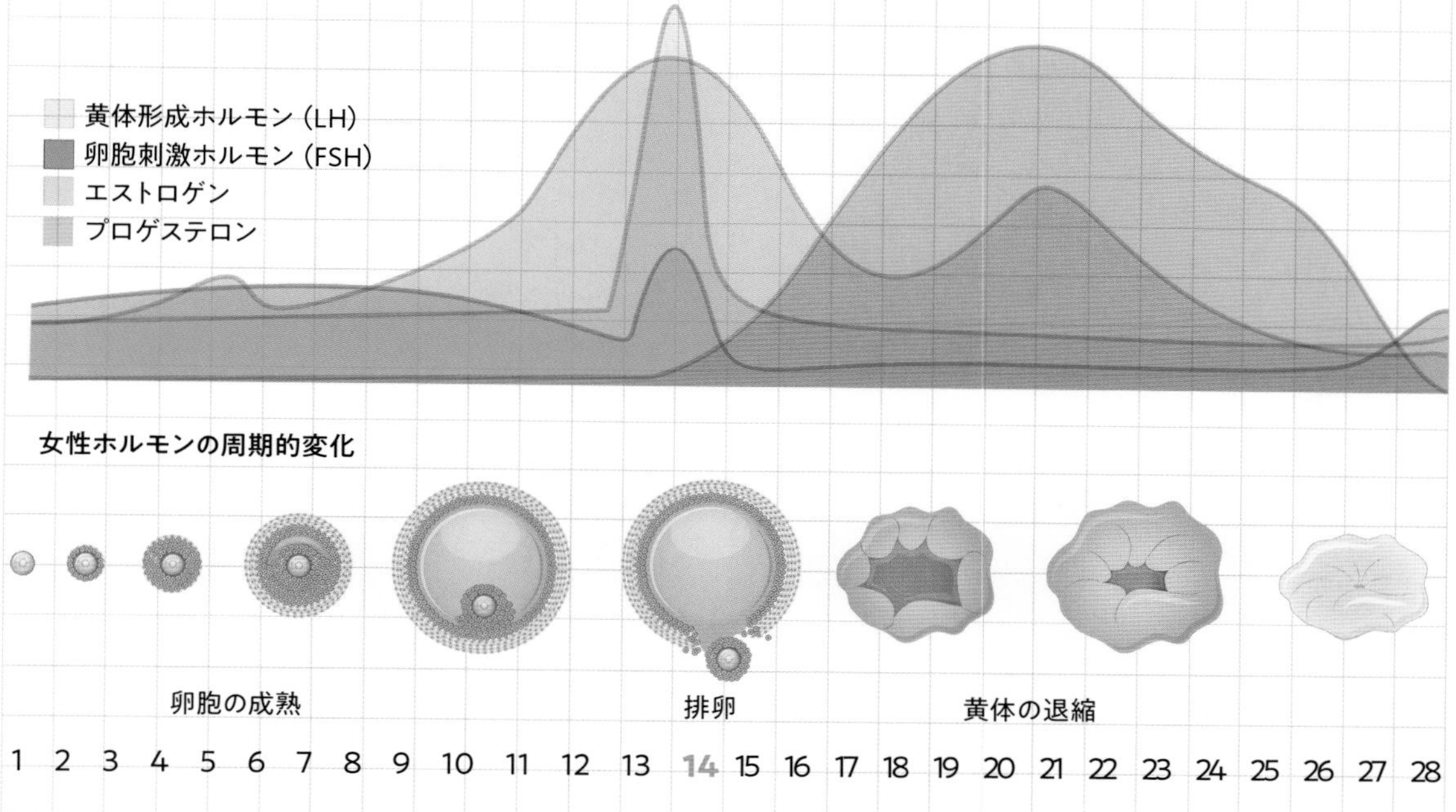

黄体形成ホルモン (LH)
卵胞刺激ホルモン (FSH)
エストロゲン
プロゲステロン

女性ホルモンの周期的変化

卵胞の成熟
排卵
黄体の退縮

1 2 3 4 5 6 7 8 9 10 11 12 13 14 15 16 17 18 19 20 21 22 23 24 25 26 27 28

月経痛と月経前症候群

生理（月経）の直前から生理中に起こる痛みを月経痛といい、子宮が収縮するために起こります。ただ、その痛みの程度や症状などには個人差があります。日常生活に困難をきたすような場合は、子宮筋腫や子宮内膜症などの病気が関係しているかもしれません。早めに受診しましょう。生理の1～2週くらい前に起こる不快な症状のことを、「月経前症候群（PMS）」といいます。原因ははっきりしていませんが、この時期は女性ホルモンの分泌が急激に変化するため、バランスが崩れているのではないかと考えられています。

女性ホルモンとダイエット

女性ホルモンはダイエットにも大きく関係しています。エストロゲンは新陳代謝を高めたり、肌や自律神経を整えたりする作用があり、月経後1週間から10日はエストロゲンの分泌が多くなります。やせやすいのはこの時期なのです。一方排卵後から月経前の黄体期は、プロゲステロンというホルモンが多く分泌されむくみやすい時期で、ダイエットには不向きの期間です。

女性器の多くは体内にあります 妊娠したときに胎児を守るためです

女性の生殖器官のうち膣の外側（体表）にあるものを「外性器」といいます。一方内性器は文字通り体内にある部分です。卵巣はそら豆ぐらいの大きさで左右に1つずつあります。そして、卵巣から子宮まで卵子を運ぶ卵管は長さが約12㎝といわれています。受精した卵子を受け取り、卵子を育てる場所が子宮です。洋なしを逆さにしたような形をしています。

このように、女性の生殖器のほとんどが体内にあり、その多くは骨盤の内側にあります。膀胱と直腸の間にはさまれていて、これは胎児を温度変化や危険から守るためです。

子宮は妊娠していない場合は、鶏卵ぐらいの大きさですが、妊娠すると平滑筋という筋肉が胎児の成長に合わせて伸長します。子宮の下部は細く、膣からの膣口へとつながっています。膣は子宮と外性器をつなぐ管のような形をしていて、出産のときには赤ちゃんの通り道になります。内部は細菌の感染を防ぐため、酸性になっています。

子宮頸部細胞診検査

子宮頸がんの有無を調べる

器具を挿入し、子宮頸部から採取した細胞から子宮頸がんの診断を行う検査。外性器と内性器の視診・内診と併せて行われる。任意だが、がん検診として助成されており、20代以上の女性にすすめられている。

乳腺検査

乳腺の病変の有無を調べる

乳がんを早期発見し、乳腺の異常を調べる検査。代表的な検査は2つあり、そのうち「マンモグラフィー検査」は、別名を「乳房X線検査」といい、専用の装置でX線照射をして得られた画像から、病変を発見することができる。一方の「乳腺超音波検査」は、乳腺用の超音波診断装置の画像から診断する検査で、X線被爆がなく、妊娠中でも受けることができる。マンモグラフィー検査や乳腺超音波検査で病変が疑われた場合は精密検査が必要で、組織の一部をとり、がん細胞の有無を調べる生体検査を受ける必要がある。

漢方 「胞宮」は女性の生殖器官

月経や妊娠、出産などに関わる女性の生殖器官を指す「胞宮」は「奇恒の腑」のひとつで、「女子胞（子宮）」とも呼ばれる。「胞宮」は「肝」「腎」と深く関わりあっていて、「肝血」と「腎精」が合わさってできた精血が蓄えられている。「腎精」をルーツとする「天癸（てんき）」という物質が生殖機能をコントロールしており、「天癸」が生まれる14歳頃に初潮を迎える。「天癸」はそのまま充実期をすぎ、やがて衰えてくると、いわゆる更年期の諸症状が出てくる。

おすすめ漢方薬

当帰芍薬散、加味逍遙散、桂枝茯苓丸、温清飲、五積散、温経湯／月経痛、更年期の諸症状

加味逍遙散、温清飲、柴胡桂枝乾姜湯、女神散、四物湯、三黄瀉心湯、川芎茶調散／月経不順、血の道症

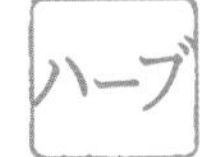

おすすめハーブ

セージ／更年期症状の改善、月経過多や多汗の抑制

ラズベリーリーフ／月経痛やPMSの緩和

恋愛すると女性はきれいになる？

恋愛中の女性がきれいに見えるのは主にエストロゲン、フェニルエチルアミン、オキシトシン、ドーパミンの4つのホルモンが関係しています。エストロゲンは女性ホルモンのひとつで、この分泌量が増えると、肌が白くなったり、胸が大きくなったりするといわれています。フェニルエチルアミンは代謝をアップし、女性らしい体つきになります。オキシトシンは「母性ホルモン」とも呼ばれ、セックスすると、分泌量が増加するといわれています。ドーパミンは幸福感を得たときに分泌されるホルモンです。恋愛をすると、これらのホルモンの分泌がよくなるので、女性がきれいになるといわれるのです。

更年期障害

更年期、更年期症状、更年期障害の違いを覚えておきましょう

厚生労働省の女性の健康推進室の調べによると、日本人女性の閉経の平均年齢は50・5歳です。この閉経をはさんだ前後10年間を更年期といいます。

女性ホルモンは脳で常にコントロールされ、脳の視床下部（142ページ参照）からの指令により、卵巣から分泌されます。しかし、更年期になると、脳が指令を出しても卵巣からホルモンが分泌されず、脳がパニックを起こします。このパニックによって起こるのが更年期症状です。更年期症状に伴い、体にさまざまな不調が表れ、仕事や家事など日常生活に支障が出たり、ひどい場合は寝込むなどすることを更年期障害といいます。女性ホルモンの減少が主な原因ですが、子どもの成長・独立、親の介護や死、仕事の責任の増加、自身の老後の心配など外的ストレスも一因です。

更年期は女性の誰もが迎えるものですが、更年期症状や更年期障害は誰にでも起こるものではありません。症状が出ない人や出ても軽症ですむ人、早い人だと40代に自覚するなど症状も年齢も個人差があります。

更年期が近づくと、下垂体から分泌される卵胞刺激ホルモンは増加しますが、エストロゲンは減少します。この2つのホルモンの数値を調べると、閉経に向かっているのかどうかがわかります。40代に突入したら、一度、婦人科で女性ホルモンの数値の検査をしてもらうとよいでしょう。また、乳がんや子宮がん、卵巣がんなど女性特有の病気の検査も併せて行うのがおすすめです。更年期症状だと思っていたら、別の病気だったということもあり、その場合は、治療方法も異なってくるので特に気になる症状がある場合は早めに受診するようにしましょう。

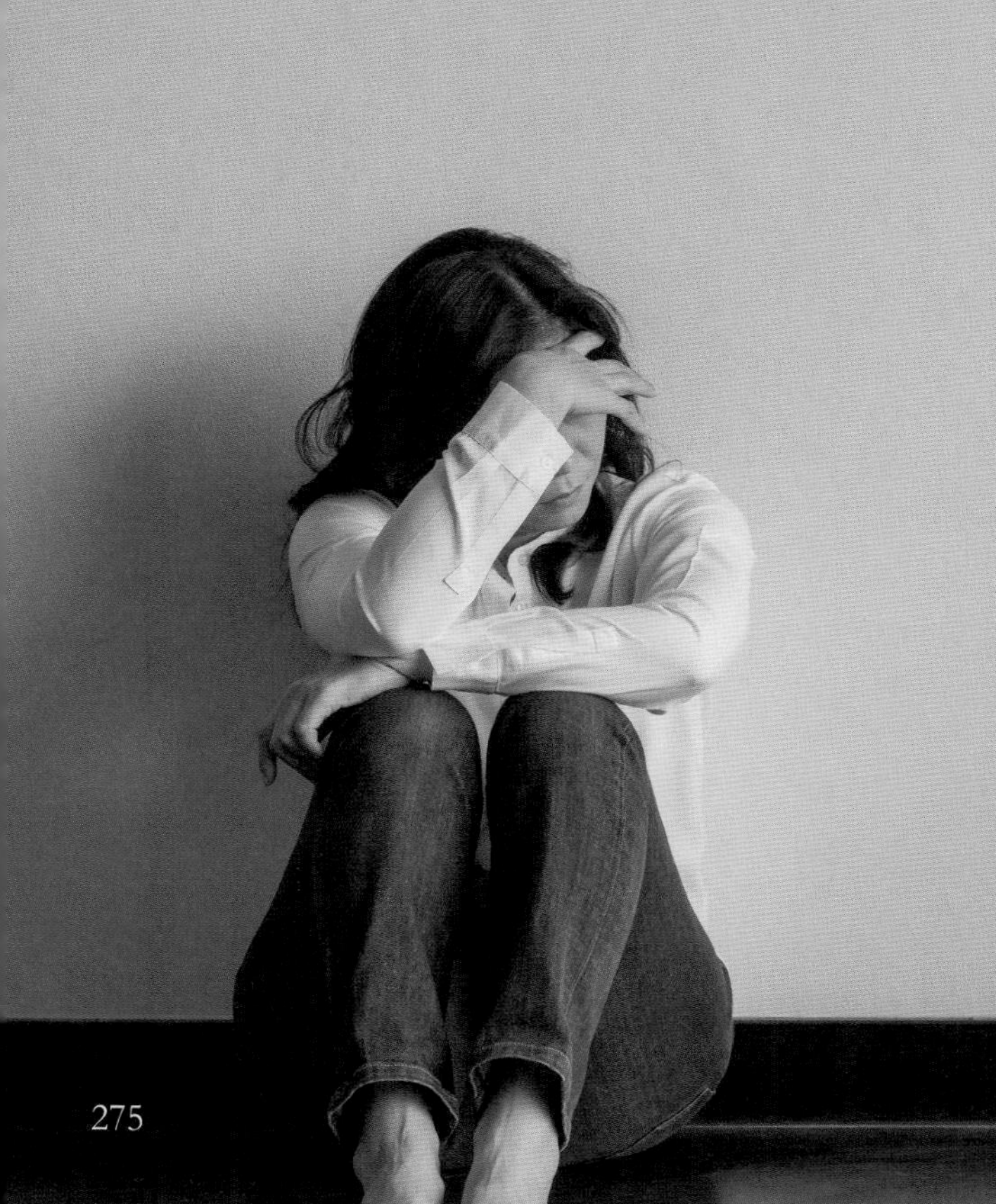

不調は「プレ更年期」から始まっている！

30代後半～40代前半をプレ更年期というが、この頃から女性ホルモンのエストロゲンが次第に減少し、体に不調が表れてくる。症状は個人によって異なるが、不調は更年期まで波がありながらも続く。また、月経の周期が乱れたり、日数が短くなるなどの変化が出てくる。ちなみに思春期から閉経までに分泌されるホルモンはティースプーン1杯程度といわれている。

更年期の症状は個人によってまちまち

ひと口に更年期症状といっても、その症状はさまざまです。夏でもないのに大量に汗をかく、急に顔がほてるホットフラッシュや肩こり、頭痛、イライラ、気分の浮き沈み、肌荒れ、不眠、疲労、腰痛などがありますが、その症状は数百種類もあるといわれています。軽いものを含めて約8割の女性が何かしらの症状を自覚しているそうです。

前述したように症状には個人差がありますが、その人の弱点を突いてきます。たとえば、若い頃から肩こりがあった人は更年期にはさらにひどい肩こりになったり、頭痛持ちだった人は寝込むほどひどくなったり。これまで自覚がなかったものが新しい不調として出てくるケースもあります。さらには子どもの頃に患っていた喘息やアレルギーなど治っていた症状が出てくることもあるといわれています。

なぜなら、女性ホルモンが順調に分泌されているときはホルモンのおかげで不調が抑えられているのですが、ホルモンの減少とともにそれができなくなってくるからです。

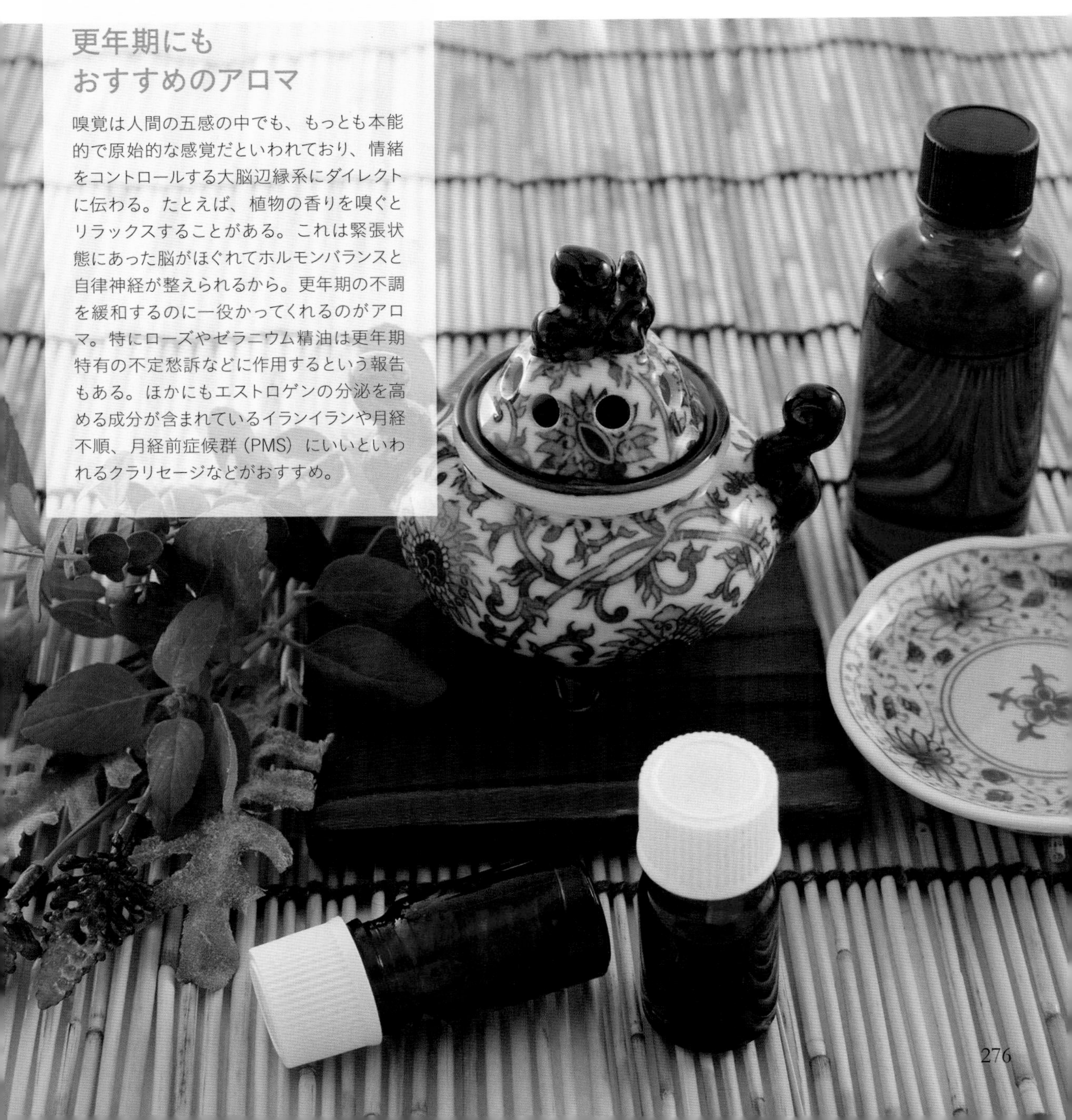

更年期にもおすすめのアロマ

嗅覚は人間の五感の中でも、もっとも本能的で原始的な感覚だといわれており、情緒をコントロールする大脳辺縁系にダイレクトに伝わる。たとえば、植物の香りを嗅ぐとリラックスすることがある。これは緊張状態にあった脳がほぐれてホルモンバランスと自律神経が整えられるから。更年期の不調を緩和するのに一役かってくれるのがアロマ。特にローズやゼラニウム精油は更年期特有の不定愁訴などに作用するという報告もある。ほかにもエストロゲンの分泌を高める成分が含まれているイランイランや月経不順、月経前症候群（PMS）にいいといわれるクラリセージなどがおすすめ。

症状を重症化させないための5つのポイント

更年期症状などを完全に予防するのは難しいですが、重症化させないようにすることが大切。そのためには今の生活習慣を早めに見直すことです。主なポイントは①しっかり睡眠をとる ②バランスのよい食事をする ③適度な運動をする ④リフレッシュする ⑤頑張らないのを意識することです。

睡眠不足は症状を悪化させます。体がほてって眠れない場合は氷枕などを使うのもおすすめです。就寝直前の入浴やコーヒーなどのカフェインを含む飲み物は控え、スマホやパソコンは就寝1時間前にはオフにしましょう。

バランスのいい食事が基本ですが、女性ホルモンが減少すると骨粗しょう症のリスクが高まるため、意識してカルシウムを摂るようにしましょう。また、大豆製品や野菜も積極的に摂りたい食材のひとつです。大豆に含まれるイソフラボンは女性ホルモンのエストロゲンと似た働きをするため、減少したエストロゲンの代わりとして補足的に働き、更年期障害の症状を軽減します。また、葛根にも大豆イソフラボンと同じ成分が含まれています。

さらにはＤＨＡやＥＰＡが多く含まれる青魚は心臓や脳血管系の疾患の抑制や抗うつ作用が期待できますし、ナッツ類などに含まれるビタミンＥは血行をよくし、ホルモンのバランスを整えます。肉類や塩分の摂りすぎには要注意です。

運動する場合、ウォーキングやジョギング、スイミングなどの有酸素運動が特によいでしょう。血行をよくするほか、体を動かすことでよく眠れるようになります。運動が苦手だという人は軽いストレッチやヨガ、好きな音楽を聴く、アロマなどで上手にリラックスやリフレッシュをしましょう。

体調がすぐれないときは思うように目的を達成できないことも多々あります。無理して頑張ると、ストレスが溜まり、さらに症状を悪化させることになるので無理は禁物。とはいえ、自分だけではコントロールできないこともあります。家庭なら、自分の状態を話し、理解してもらい、協力を仰ぎましょう。

ちょっとやっかいなのが会社。40代、50代になると、なんらかの役職についていることもあります。すると、体調が悪くても弱音を吐けず、頑張らざるを得ないことも多いでしょう。可能な範囲で上司や同僚、部下などに頼るのも方法のひとつ。ただ、周囲が無理解な場合は思いきって休暇をとるのも重症化させないためには大切なことです。

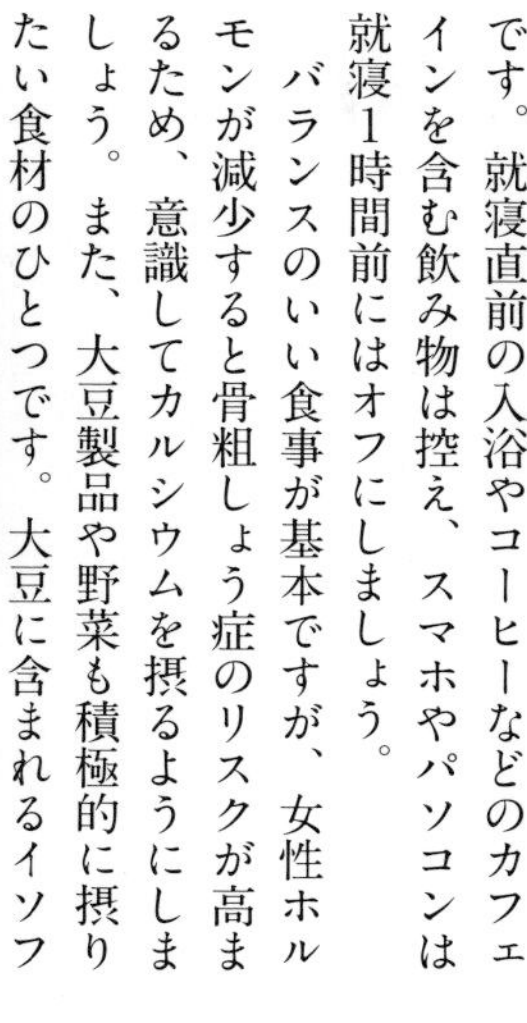

低用量ピルとは？

一般的には避妊薬として認識されている低用量ピル（OC）だが、プレ更年期、更年期の症状にも有効といわれている。エストロゲンとプロゲステロン（p.271参照）の２つが主成分。服用すると、ホルモンの分泌が緩やかになり、イライラや肌荒れ、むくみの改善につながる。また、骨粗しょう症の予防にも効果的。副作用として、軽い吐き気や胃のむかつき、頭痛などの症状が出ることがあるが、数日から、数週間で解消される人がほとんど。また、血栓症のリスクが高まるため、禁煙は必須。健康保険が適用されるピルもある。

更年期障害の主な治療方法は3つ

更年期障害の治療法は大別して①ホルモン補充療法（HRT）②漢方薬　③向精神薬の3つです。ホルモン補充療法は閉経後に減少してきた女性ホルモンのエストロゲンを補充する療法です。HRTに使うホルモン剤は飲み薬、貼り薬、塗り薬などがありますが、欧米では50年以上前から使用されています。即効性があって優れた改善報告がされており、安全性も確立。特にホットフラッシュなど血管の拡張や放熱、頭痛やめまいの改善などに有効だといわれています。

ただ、エストロゲン単独では子宮の内膜が異常に厚く増殖する子宮内膜増殖のリスクが高くなるので子宮がある人には黄体ホルモンを併せて使います。また、乳がんや子宮体がん、脳血管障害、心筋梗塞などを起こしたことがある人や現在治療中の人には使うことができません。さらには、子宮筋腫や糖尿病、高血圧、肝機能障害がある人などその人の病歴や状態によって処方の種類や量は変わります。医師と相談のうえ、自分が納得できる治療法を選択することが大切です。

ちなみに30代後半～40代前半の「プレ更年期」には低用量ピル（OC）が有効といわれ、イライラの抑制やむくみなどの改善、骨粗しょう症の予防にもなります。ピルも安全性が確立されていますが、HRT同様、乳がんや高血圧、糖尿病などの病歴がある人は服用できません。

漢方は「気・血・水」のバランスを整えると

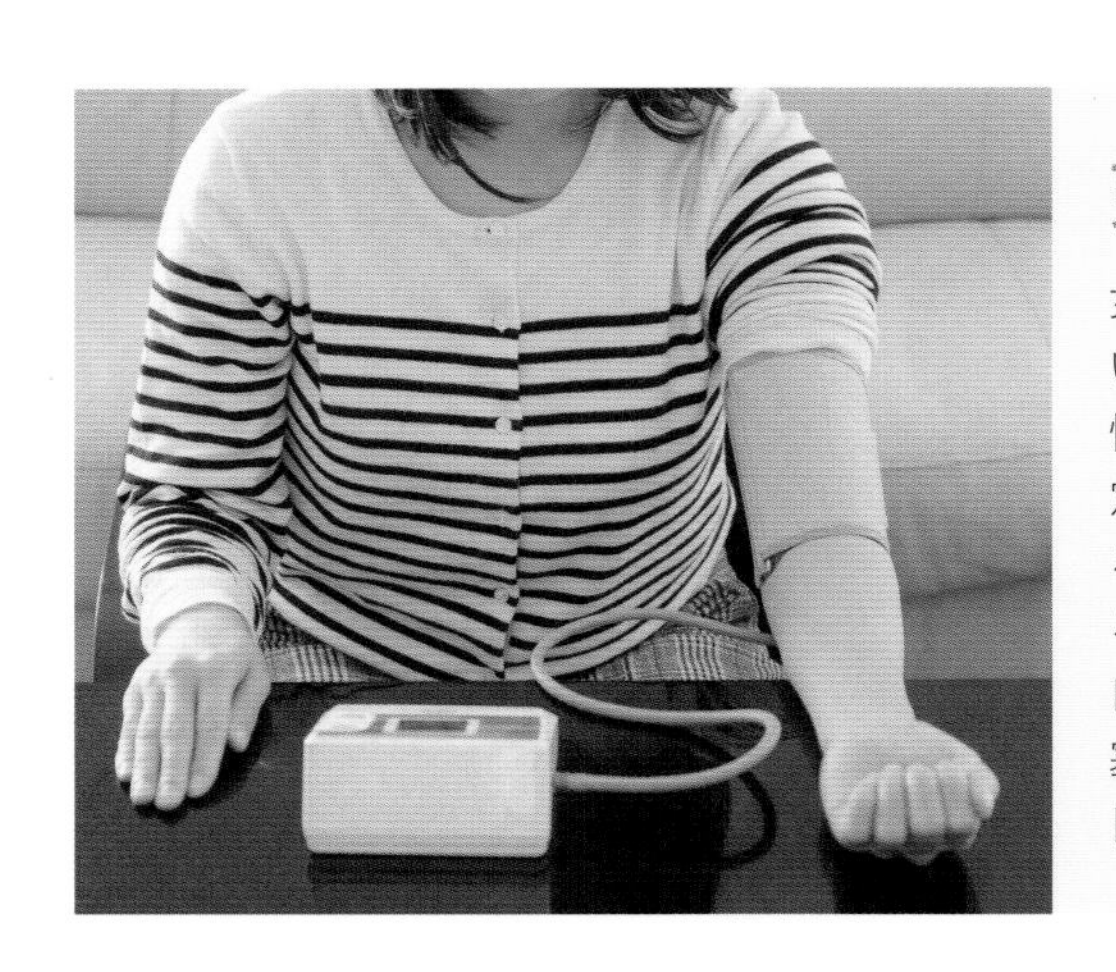

更年期高血圧に注意！

女性ホルモンのエストロゲンは血管を拡張する役割も果たしているが、更年期を迎えるとエストロゲンは減少し、血管の柔軟性が下がり、血圧が高くなる。また、この時期の血圧は不安定で変動しやすいのも特徴。たとえば、病院に行って計測すると高くなる「白衣高血圧」もあるし、睡眠不足やイライラするだけでも高くなる。高血圧は「サイレントキラー」といわれ、自覚症状がない。高血圧が続くと、動脈硬化が起こり、脳梗塞や心筋梗塞になるリスクが高くなる。更年期を迎えたら、毎日決まった時間に血圧を測る習慣を身につけたい。

更年期に気をつけたい病気

高血圧以外にも女性ホルモンの減少で気をつけたい病気がある。卵巣がんや子宮体がん、糖尿病、骨粗しょう症などだ。エストロゲンが減少すると、その人の体質や生活習慣の弱点が表面化してくる。たとえば、遺伝的に胃腸が弱い場合は更年期に胃腸の調子が悪くなるなど今まで見えなった症状が表れてくる。更年期はイライラや情緒不安などメンタル面でも不調が表れるが、これが更年期によるホルモンバランスの乱れによるものであれば更年期の治療で改善される。しかし、そうでないうつ病などの場合は心療内科や精神科などでの治療を要する。ほかにも疲れやすかったり、体重の増減が激しかったりする場合は甲状腺の病気、めまいなどが起こる場合は良性発作性頭位めまい症（BPPV）などが疑われる。すべて更年期だからと思わず、体調がすぐれないときは早めに受診を。

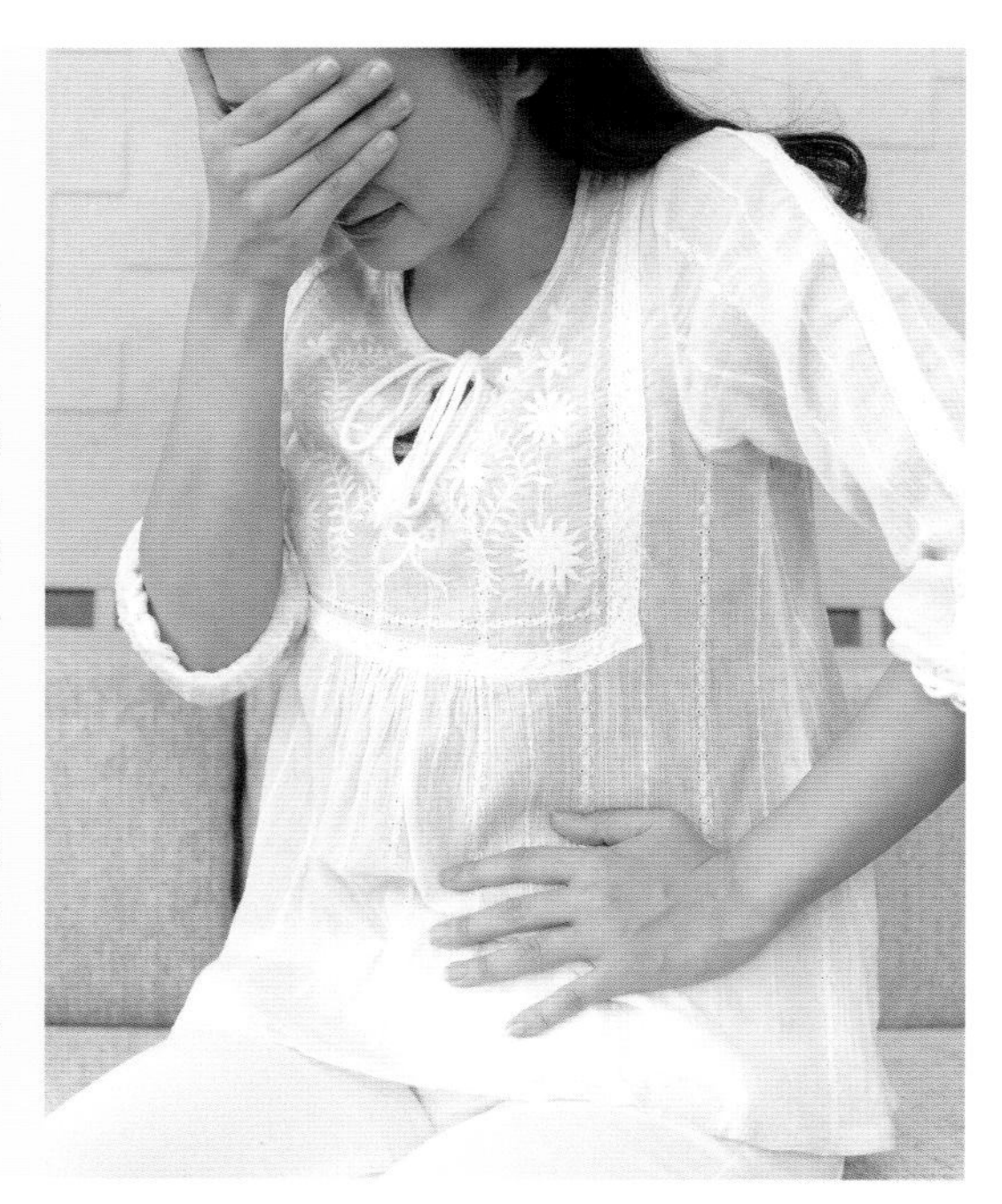

いう考え方。頭痛、肩こり、イライラなどの症状は「気」の乱れ、肌荒れや疲労、不眠などの症状は「血」の乱れ、冷え、むくみ、めまいなどの症状は「水」の乱れといわれています。

　漢方薬はさまざまな生薬が組み合わされているので心身のバランスの乱れを全体的に緩和してくれます。特に更年期特有のイライラする、疲れやすい、だるい、頭が重いなどいくつもの症状がある場合に効果を発揮。漢方薬はホルモン療法と違い、乳がんや子宮体がんなどの既往症があっても使用できます。

　更年期によく使われる漢方薬は桂枝茯苓丸（けいしぶくりょうがん）や加味逍遙散（かみしょうようさん）、当帰芍薬散（とうきしゃくやくさん）の3種類。ただ、本来漢方薬は、一人ひとりの体質や体調、体力などに合わせて処方され、その人の弱っているところを補い、体質の改善を目指すものです。そのため、同じ症状でも処方される漢方薬は人によって異なります。更年期治療を行っている婦人科の医師が総合的に判断して処方しますが、最近では生薬を配合した市販薬もあるので、漢方に詳しい薬剤師に相談してみるのもよいかもしれません。

　向精神薬は抑うつ的な気分、情緒不安定、イライラ、意欲の低下など精神神経症状が特に強い場合に用います。

ハーブ

おすすめハーブ
セージ／ホットフラッシュ
ラベンダー、ローズ／不安
セントジョンズワート／抑うつ、不眠
スギナ／骨粗しょう症対策

かかりつけの婦人科医を持つこと

更年期の年代に突入したら、長期間、診断してもらえるかかりつけの婦人科医を持つことをおすすめする。というのも、プレ更年期を含め、更年期の症状は多岐にわたることが多く、また、さまざまな病気のリスクが高まるからだ。不調をきたしたとき、心配ごとがあったときなど何でも相談できる主治医がいることはとても心強い。

更年期は男性にもある？

更年期障害はじつは男性も無縁ではない。男性の更年期障害は加齢男性性腺機能低下症候群（LOH 症候群）と呼ばれ、男性ホルモンのテストステロンの減少により、イライラや不眠、不安、発汗などの症状が表れる。

テストステロンは脳からの指令を受けて精巣で作られ、血液中に分泌され、性機能を正常に保つ、骨や筋肉を強くするなどの役割がある。女性の更年期障害同様、個人差があるが、バランスのいい食事、適度な運動、しっかり寝ることなどが大切。

治療方法は漢方薬や男性ホルモンの補充、うつ状態などメンタル面に症状がある場合は向精神薬などが、性機能に関わる症状がある場合はED 治療薬が処方される。

主に使われる漢方薬は補中益気湯（ほちゅうえっきとう）で、気力の低下や疲労感、だるさなどに有効。ホルモン治療の場合は前立腺がんや肝臓病などの既往症のある人や治療中の人は受けられない。また、ヘモグロビン値の上昇や赤血球が異常に増える多血症になる可能性がある。

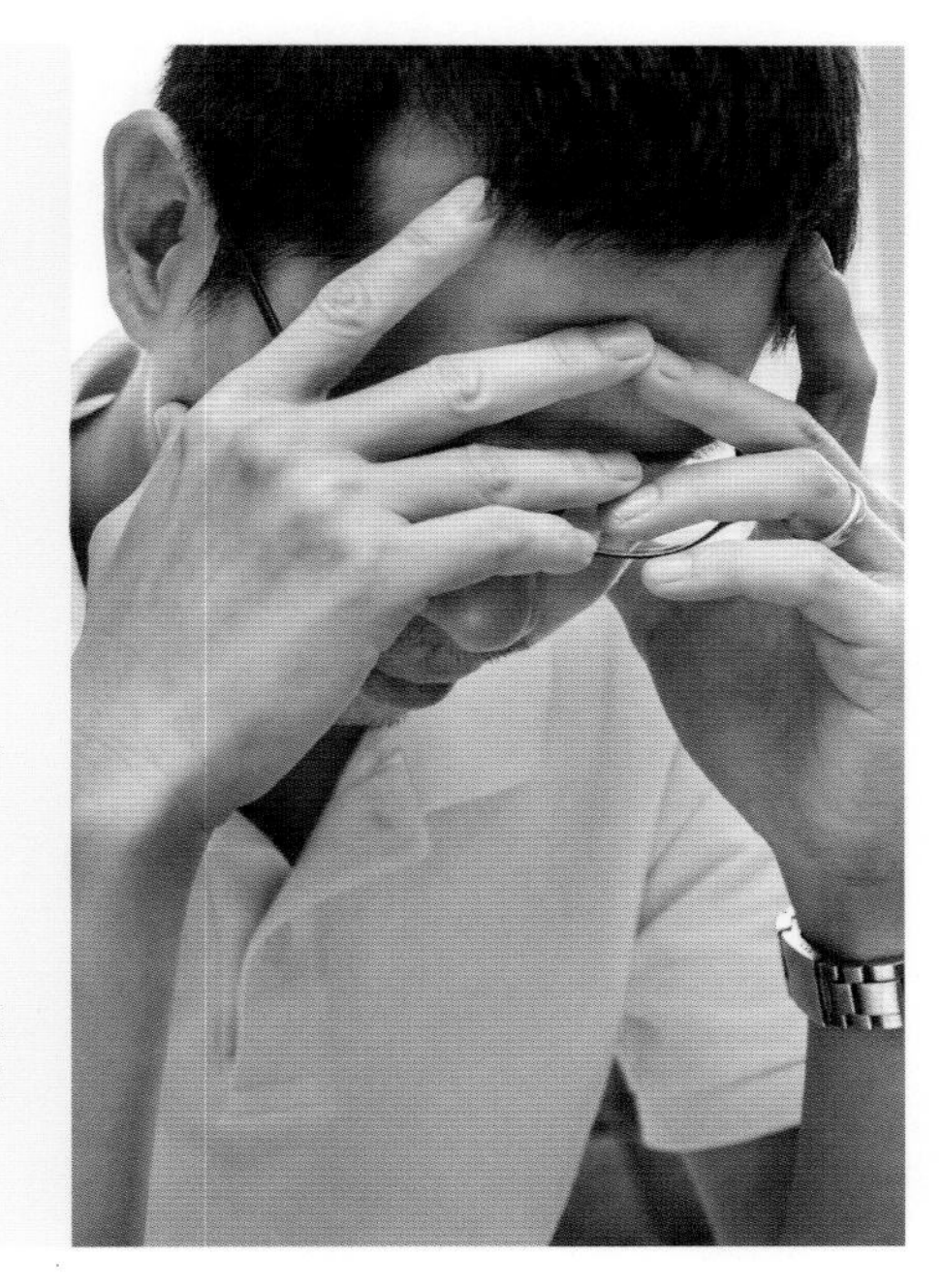

あ

RNA【あーるえぬえー】
「リボ核酸」の略称で、DNAの遺伝情報を転写したメッセンジャーRNA、リボソームの主成分であるリボソームRNA、アミノ酸をリボソームに運ぶ転移RNAの3種に分類される。普通は1本鎖で存在する。

↓237／255／258ページ

アミノ酸【あみのさん】
アミノ基とカルボキシル基から構成されている有機化合物で、たんぱく質や酵素の構成成分となっている。人間の体のたんぱく質は20種類のアミノ酸から構成されており、アミノ酸は人の体の約20％を占めている。

↓31／32／52／53／55／61／143／216／219／236／257／268ページ

必須アミノ酸	非必須アミノ酸
体内では合成されない、または合成されにくい	体内で合成される
バリン	アルギニン
イソロイシン	グリシン
ロイシン	アラニン
メチオニン	セリン
リジン（リシン）	チロシン
フェニルアラニン	システイン
トリプトファン	アスパラギン
スレオニン（トレオニン）	グルタミン
ヒスチジン	プロリン
	アスパラギン酸
	グルタミン酸

アルカローシス
血液のアルカリ性度が高くなりすぎた状態のこと。血液中の酸の減少または重炭酸塩の過剰が原因で起こる代謝性アルカローシスと、深く速い呼吸によって血液中の二酸化炭素濃度が低下して生じる呼吸性アルカローシスがある。

↓84ページ

アルファ波【あるふぁは】
脳が発する電気的信号の一種。覚醒時にリラックスした状態で多く観察され、緊張したり、眠ったりすると減少する。

↓156ページ

アンモニア
常温常圧では無色の気体で、特有の強い刺激臭を持つ。体内のアンモニアは、たんぱく質の代謝の過程で作られ、肝臓で尿素に代謝されてから排泄される。

↓36／52／53／234ページ

インスリン
膵臓のランゲルハンス島から分泌されるホルモン。血糖を細胞に取り込ませて血糖値を下げるほか、筋肉へのアミノ酸の取り込みとたんぱく質の合成、脂肪の合成促進などの作用がある。糖尿病の治療にも用いられる。

↓27／29／56／57／59／61／140／268／269／270ページ

親知らず【おやしらず】
大人の奥歯の中でももっとも後ろに位置する歯で、正式には「第3大臼歯」と呼ばれる。ほかの永久歯は通常12～13歳前後で生えそろうが、親知らずが生えるのは10代後半から20代前半で、親に知られることなく生えてくる歯であることがその名の由来といわれている。

↓16／17ページ

オレキシン
神経ペプチドの一種で、摂食行動の制御と睡眠・覚醒の制御に深く関わっている。オレキシンの機能障害はナルコレプシーなどの過眠症に、機能亢進は不眠症などに結びつくと考えられている。

↓23ページ

か

概日リズム【がいじつりずむ】
およそ24時間周期で変動する生理現象のことで、人間だけでなく、動物、植物、菌類、藻類などほとんどの生物に備わっている。脳波、ホルモン分泌、細胞の再生など、多くの生命活動に影響を与える。「サーカディアンリズム」「体内時計」とも呼ばれる。

↓269ページ

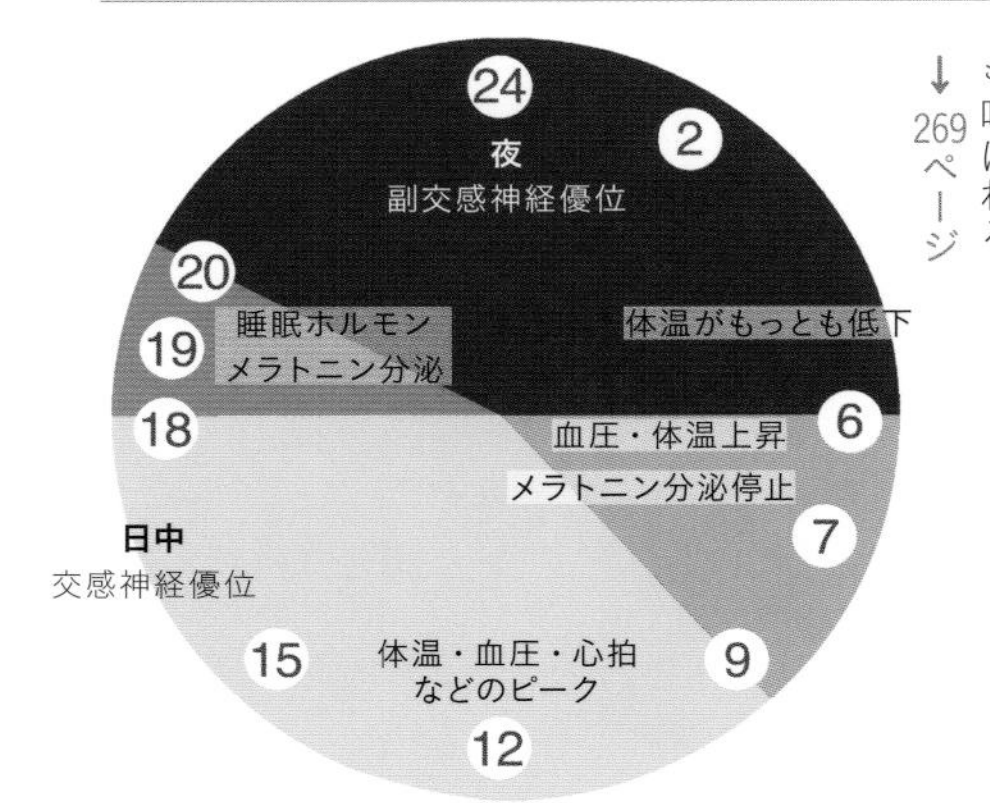

潰瘍【かいよう】
皮膚や粘膜、角膜などにでき、深部にまで及ぶ組織の欠損のこと。潰瘍よりも軽度の損傷で、欠損が上皮組織にとどまる場合はびらんと呼ばれる。

↓20／21／22／23／24／30／31／33／34／35／129ページ

カフェイン
興奮作用を持つ有機化合物で、コーヒー、緑茶、紅茶、ココア、コーラ、チョコレート、栄養ドリンクなどに含まれる。中枢神経系を興奮させることにより、覚醒作用、弱い強心作用、皮下脂肪燃焼効果、利尿作用などが表れる。

↓13／81／155／277ページ

キーゼルバッハ部位【きーぜるばっはぶい】
鼻中隔の前下端部の粘膜の部位。ドイツの耳鼻科医ヴィルヘルム・キーゼルバッハがその名の由来。静脈が集まっており、ここを傷つけて鼻血が出ることが多い。

↓174ページ

筋原線維【きんげんせんい】
骨格筋の筋線維を構成する微細な線維。直径は1nmほど。

↓201ページ

ケトン体【けとんたい】
脂肪の分解により肝臓で作られるアセトン、アセト酢酸、β-ヒドロキシ酪酸の総称。肝臓では利用できないが、骨格筋、心臓、腎臓などでエネルギー源となる。ケトン体の蓄積により体液のpHが酸性に傾くことを「ケトアシドーシス」といい、糖尿病、高脂肪食、絶食、運動、外傷や大手術など、糖質よりも脂質をエネルギー補給に利用している際に見られる。
→14ページ

恒温動物【こうおんどうぶつ】
恒温動物とは、哺乳類・鳥類など、環境温度にかかわらず深部体温をある一定の温度に保つ能力を持つ動物のこと。変温動物とは、爬虫類、魚類や昆虫など、環境温度の影響を受けて深部体温が変動する動物のこと。
→262ページ

虹彩【こうさい】
角膜と水晶体の間にある薄い膜で、瞳孔の大きさを変えることにより、網膜に入る光の量を調節する役割がある。虹彩の模様は個体によって異なるため、このことを利用して個人認証を行う「虹彩認証」という技術がある。
→166／167／168ページ

コンドロイチン
ギリシャ語で「軟骨」を意味する「コンドロス」がその名の由来。関節軟骨や骨のほか、脳神経組織など、ほとんどすべての臓器や組織に存在し、重要な機能を担っている。
→189ページ

さ

シータ波【しーたは】
脳が発する電気的信号の一種。入眠時や、麻酔を打たれたとき、うとうとしているときに多く観察される。
→156ページ

耳石【じせき】
炭酸カルシウムの結晶からなる組織で、内耳に存在する。平衡感覚と聴覚に関与しており、聴砂とも呼ばれる。
→170／171ページ

消化酵素【しょうかこうそ】
胃や膵臓、小腸など消化器官から分泌される酵素で、食べたものを血中に取り込める大きさにまで分解する働きがある。たんぱく質をアミノ酸に分解するプロテアーゼ（たんぱく質分解酵素）、炭水化物をぶどう糖に分解するアミラーゼ（炭水化物分解酵素）、脂肪を脂肪酸に分解するリパーゼ（脂肪分解酵素）などがある。
→13／20／25／30／31／32／50／55／56／57ページ

水晶体【すいしょうたい】
眼球の前面、角膜の後ろにある凸レンズ形の透明体。光を屈折させて網膜に像を結ぶ。長時間近くを見続けるなどして、水晶体の厚みを調節する毛様体筋が緊張した状態から元に戻らなくなると、近視になるといわれている。
→166／167／168ページ

セロトニン
神経伝達物質のひとつで、感情や気分のコントロール、精神の安定に深く関わっている。また、精神面だけでなく、消化や排便、体温調節などにも影響を与える。太陽光を浴びることでセロトニン合成が活発になるため、日照時間の短い冬はセロトニンが不足しやすくなる。
→38／143／146／147／148／149／152／153／155ページ

た

唾液【だえき】
唾液腺から口腔内に分泌される分泌液。成分の99.5％が水分で、無機質と有機質が残りの約半分ずつを占める。健康な人の場合、1日に1～1.5リットル程度分泌される。でんぷんを分解するアミラーゼという消化酵素を含むほか、口腔粘膜の保護や洗浄、殺菌などの働きもある。
→12／13／14／15／17／55／113／125／143／172／173／265ページ

脱水症状【だっすいしょうじょう】
体内の体液が不足した状態のこと。軽度の場合は、喉が渇く、めまい、吐き気、食欲減退、尿量減少などの症状が見られ、中等～高度の場合は、全身脱力感、体温上昇、幻覚、めまい、筋痙攣、失神などの症状が見られる。
→33／268ページ

中耳炎【ちゅうじえん】
中耳とは鼓膜から耳小骨までの部分。中耳炎は、細菌やウイルスが耳管を通って中耳に感染することで起こる。子どもは大人よりも中耳が未熟で細菌が通りやすいため、中耳炎を起こしやすい。
→79／170／171／261ページ

爪白癬【つめはくせん】
いわゆる水虫のこと。カビの一種である白癬菌が爪の中に侵入することで、爪が濁って見えたり、爪が分厚くなったりする。
→226ページ

DNA【でぃーえぬえー】
「デオキシリボ核酸」の略称で、生体の遺伝情報を保持している物質。2本のらせん状の線が4種の塩基で結合した二重らせん構造をしており、塩基の配列順序に遺伝情報が含まれる。
→28／237／255／258ページ

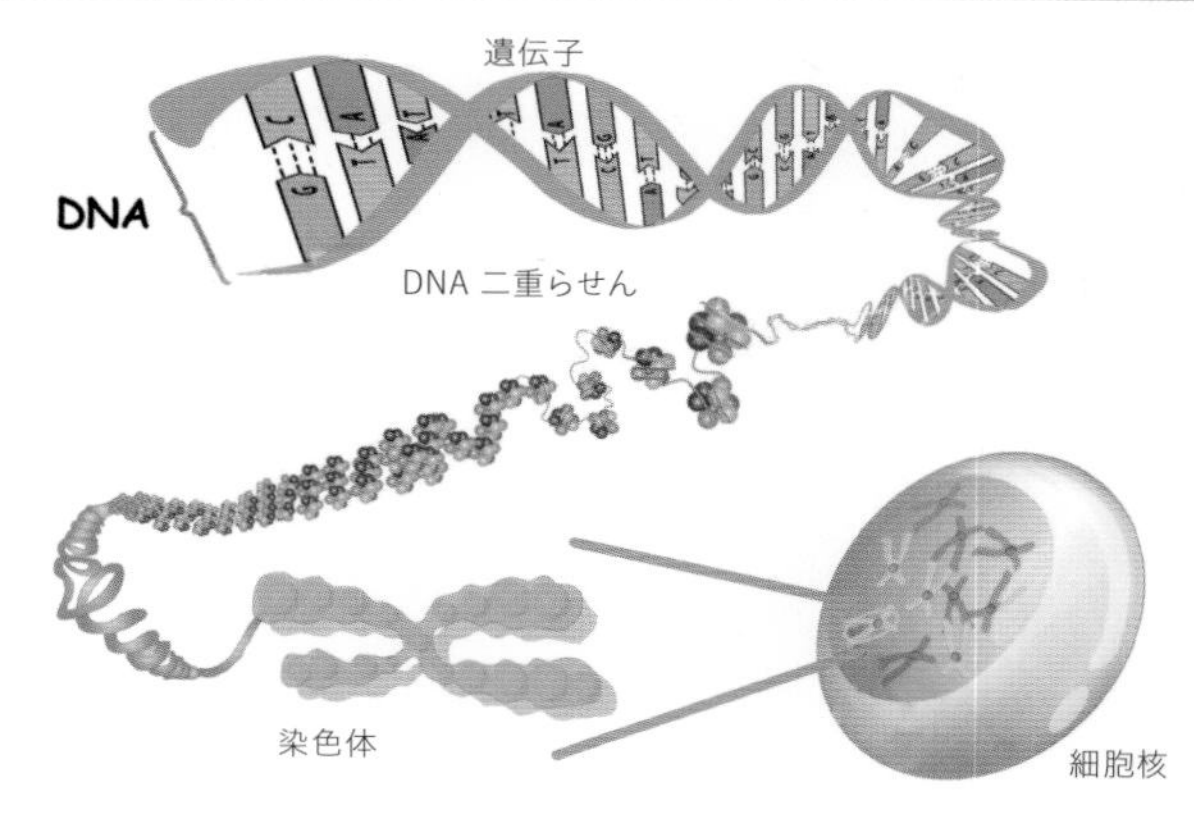

動悸【どうき】
心臓の拍動が自覚される症状のこと。心臓が激しく鼓動したり、脈が飛んだり、震えたりするように感じられることがある。動悸は心疾患がない場合にも多く起こり、命を脅かす徴候であることはまれ。
→33／84／98／99／100／101／116／126／181／182／221ページ

瞳孔【どうこう】
虹彩によって周囲を囲まれた孔の部分で、水晶体の前方に位置する。瞳孔が黒く見えるのは、後方にある網膜色素上皮という部分が光を反射しないためである。

↓142／143／166／169／180ページ

ドーパミン
中枢神経系に存在する神経伝達物質で、運動調節、ホルモン調節、快の感情、意欲、学習などに関わる。統合失調症やうつ病の一部では、ドーパミンの機能が低下しているという仮説がある。

↓38／137／143／146／147／269／270／274ページ

な

ナルコレプシー
日中、突然強い眠気に襲われ、時間や場所にかかわらず、一日に何回も居眠りを繰り返してしまう病気のこと。原因は解明されていないが、神経伝達物質であるオレキシンの欠乏が、病因のひとつだと考えられている。

↓157ページ

乳酸【にゅうさん】
ぶどう糖などの糖質が代謝・分解されてできる生成物。人の体では、筋肉でエネルギーを作るときに糖が分解されてできる。乳酸によって筋肉のpHバランスが酸性に傾くことが疲労の一因と考えられている。

↓139／201ページ

乳酸菌【にゅうさんきん】
糖から乳酸を作る嫌気性の微生物の総称。腸内で悪玉菌の繁殖を抑え、腸内環境を整える働きがある。人体に有益なため「善玉菌」とも呼ばれる。便通の改善、コレステロールの低下、免疫力向上、がん予防など、さまざまな働きがあることがわかっている。ヨーグルト、チーズ、漬け物、日本酒などの発酵食品に多く含まれる。

↓31／37／39／44／244／246／256ページ

粘液【ねんえき】
体内外に産生する粘性の高い液体のこと。ムチンと称される糖たんぱく質や、糖類、無機塩類などからできている。体表の保護、保水、物質輸送、感覚の補助など、さまざまな役割を担っている。

↓20／21／22／23／24／49／74／75／80／81／168／171ページ

脳梁【のうりょう】
左右の大脳半球同士を橋渡しする、交連線維の太い束のような器官。大脳縦裂の底、側脳室の背側壁に位置し、左右の大脳皮質の間で情報をやり取りする経路となっている。

↓136／139ページ

は

ヒアルロン酸【ひあるろんさん】
ムコ多糖の一種で、保水性が高く水分保持により粘性を持つ性質がある。全身に広く存在し、皮膚、軟骨、眼球では重要な役割を担っている。

↓189／218／219ページ

びらん
ただれていること。皮膚や粘膜の表皮が欠損し、下部組織が露出した状態。漢字では「糜爛」と書く。損傷が浅く上皮部分でとどまっているものがびらんであり、損傷が深くなると潰瘍と呼ばれる。

↓22ページ

副鼻腔炎【ふくびくうえん】
頬・額の下・両目の間の骨の中にある副鼻腔に、なんらかの炎症が起こった状態。風邪などで鼻の粘膜に炎症が生じ、それが副鼻腔まで広がって副鼻腔炎になることが多い。

↓174／175ページ

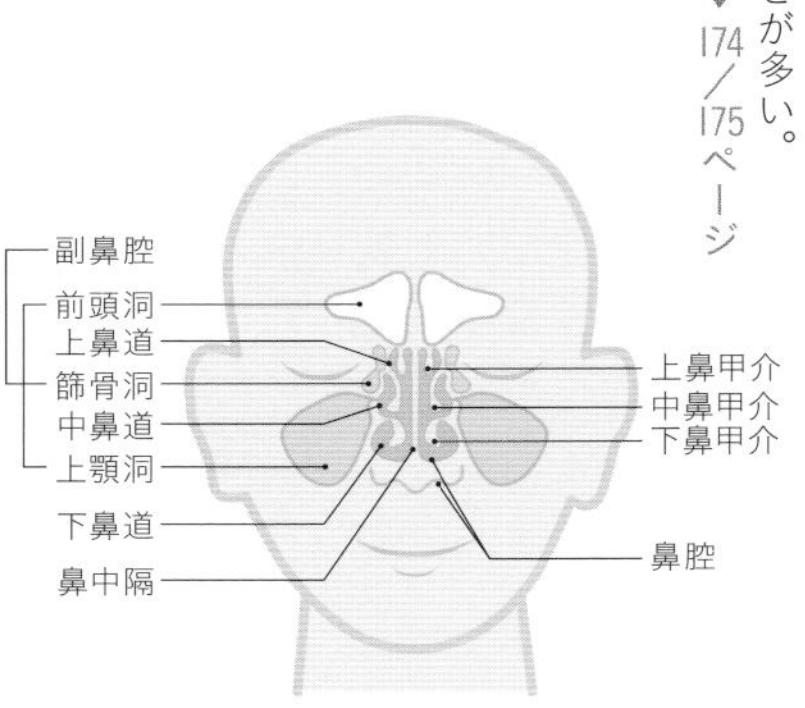

ぶどう糖【ぶどうとう】
自然界にもっとも多く存在する代表的な単糖類で、動植物が活動するためのエネルギー源となる。人間にとっても重要な栄養素で、脳がエネルギーとして利用できる物質である。血液中では血糖として存在し、インスリンによって濃度がコントロールされている。グルコースとも呼ぶ。

↓12／52／55／56／57／77／140／189／236ページ

βグルカン【べーたぐるかん】
植物や菌類、細菌など自然界に広く存在する食物繊維の一種で、免疫力を活性化し、身体を守る能力を向上させる働きがあるとされる。きのこ類やイースト菌、大麦、ごぼうなどに含まれる。

↓244ページ

ベータ波【べーたは】
脳が発する電気的信号の一種。能動的で活発な思考をしているとき、集中しているときなどに多く観察される。

↓156ページ

ペニシリン
1928年、イギリスのアレクサンダー・フレミング博士が青カビから発見した、世界初の抗生物質。ペニシリンの発見は、20世紀における偉大な発見のひとつと評されている。

↓266ページ

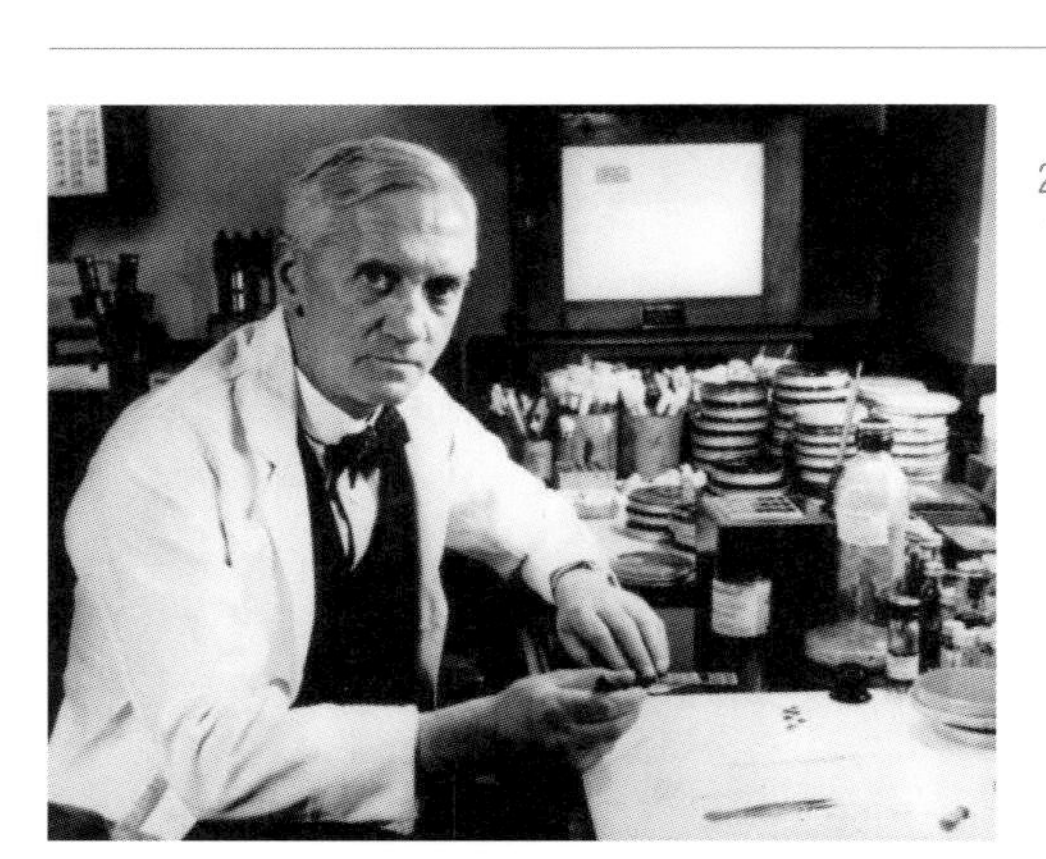

ペプチド

アミノ酸が2～49個連鎖したもの。50～十数万個のアミノ酸が連鎖したものはたんぱく質と呼ばれる。体内でホルモンや抗酸化物質として働くものがあり、血圧降下、抗菌、血栓抑制などさまざまな機能性を持ったペプチドが発見されている。

↓31／55／57ページ

ベロ毒素【べろどくそ】

一部の腸管出血性大腸菌が産生する毒素で、出血性の下痢、急性脳症、溶血性尿毒症症候群など、さまざまな病態の原因となる。

↓256ページ

ま

慢性アルコール中毒【まんせいあるこーるちゅうどく】

アルコール依存症のこと。飲酒による精神的、肉体的な作用によって自らの意思で飲酒行動をコントロールできなくなり、飲酒行為を繰り返す精神障害。ほかの精神疾患を誘発しやすく、うつ病や不安障害を発症する場合がある。

↓137ページ

ミトコンドリア

細胞の中に存在する細胞小器官の一種。エネルギー産生に関わっており、細胞増殖やたんぱく質合成、運動の際のエネルギーを供給している。

↓76／77ページ

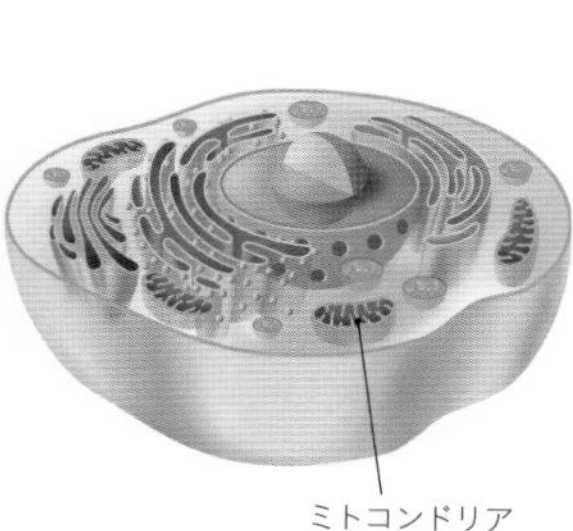

ミュータンス菌【みゅーたんすきん】

ミュータンス菌と呼ばれる菌にはいくつか種類があるが、人間の口腔内に存在し、虫歯の原因になるのはストレプトコッカス・ミュータンスと呼ばれるもの。食べかすに含まれる糖質を分解し、歯垢を作る。この歯垢は粘性が高く、歯のつるつるした面にもしぶとくこびりついてしまう。

↓16ページ

味蕾【みらい】

舌や軟口蓋にある食べ物の味を感じる小さな器官で、人間の舌には約8000個存在する。甘味、うま味、苦味、酸味、塩味の応答細胞があるが、一部の細胞は多種の味質にも対応していると考えられている。

↓14／78／79／172ページ

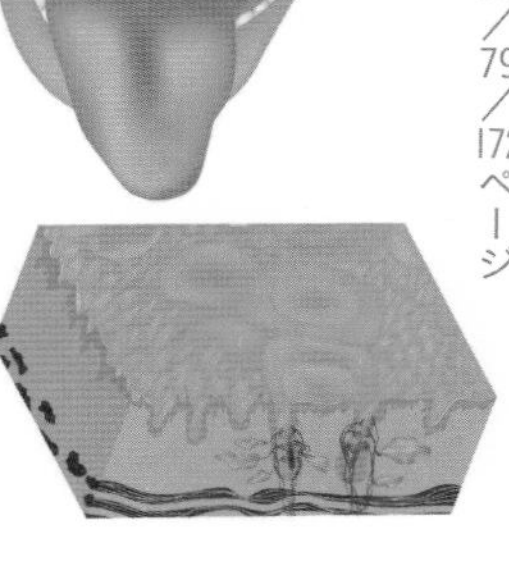

ムチン

動物の上皮細胞などから分泌される糖たんぱく質の粘性物質。一般情報として、納豆や山芋などの粘り成分を総称してムチンということがあるが誤用。うなぎなどの動物性の粘りはムチンだが、植物性のものは「ムコ多糖類」とされている。

↓13／15／168ページ

網膜【もうまく】

目の構成要素のひとつで、視覚的な映像を神経信号に変換する働きを持つ。その働きはカメラのフィルムにたとえられることが多い。

↓136／166／167／169／245ページ

や

溶血性尿毒症症候群【ようけつせいにょうどくしょうしょうこうぐん】

主に小児に発症し、腸管出血性大腸菌や赤痢菌に感染した際、菌の出す毒素によって溶血と腎不全が起こり、尿毒症を引き起こす。

↓256ページ

ら

酪酸【らくさん】

酪酸菌という腸内細菌が作り出す短鎖脂肪酸の一種。大腸のエネルギー源として使われ、大腸が正常に機能するのに重要な働きを担っている。酪酸菌を含む食品を摂取したり、酪酸菌のエサとなる食物繊維を豊富に含む食事を摂ったりすることで、体内の酪酸を増やすことができる。

↓31ページ

レニン

腎臓の糸球体で作られるたんぱく質分解酵素の一種で、同じく腎臓の糸球体で作られるホルモンに働きかけ、血圧を一定に保つ役割を担っている。

↓234／235／269／270ページ

レプチン

脂肪細胞から分泌されるペプチドホルモンで、食欲の抑制とエネルギー代謝の調節に関わっている。視床下部にある満腹中枢に作用して食欲を抑える、交感神経を活性化させて脂肪を燃やす、エネルギーの消費を促すことで肥満を抑制するなどの働きがある。

↓155ページ

索引

参考文献

『運動・からだ図解　新版　生理学の基本』（マイナビ出版）
Newton別冊『人体 完全ガイド』（ニュートンプレス）
『図解入門　よくわかる生理学の基本としくみ』（秀和システム）
『いちばんやさしい生理学』（成美堂出版）
『ぜんぶわかる人体解剖図　系統別・部位別にわかりやすくビジュアル解説』（成美堂出版）
『好きになる免疫学』（講談社）
Newton別冊『体と病気の科学知識 新装版』（ニュートンプレス）
Newton別冊『脳とは何か』（ニュートンプレス）
『入門漢方医学』（南江堂）
『基本としくみがよくわかる　東洋医学の教科書』（ナツメ社）
『基礎からわかる最新漢方薬入門』（技術評論社）
『臨床で活かせる　アロマ＆ハーブ療法』（南山堂）
『脳と心のしくみ』（新星出版社）
『からだにおいしい　あたらしい栄養学』（高橋書店）
『食卓の薬効事典』（農文協）
『山の幸・海の幸　薬効・薬膳事典』（農文協）
『健康寿命を延ばすための薬食術』（主婦の友社）

コラムページ監修

檜垣祐子
医学博士。皮膚科専門医。「若松町こころとひふのクリニック」院長。専門はアトピー性皮膚炎、皮膚心身医学。東京女子医科大学女性生涯健康センター教授などを経て、2017 年より現職。著書に『皮膚科専門医が教える やってはいけないスキンケア』（草思社）などがある。

宮地元彦
国立研究開発法人医薬基盤・健康・栄養研究所　身体活動研究部部長。厚生労働省の『アクティブガイド』の策定や『健康日本 21（第二次）』の推進などに関わるほか、テレビや雑誌、講演など多方面で活躍する。

吉川 信
日本鍼灸理療専門学校附属鍼灸院 院長。一般財団法人 東洋医学研究所 主任研究員。日産厚生会玉川病院東洋医学研究センター、東京女子医科大学東洋医学研究所を経て、2015 年より現職。著書に『気と血の流れが 1 日ごとに良くなる ツボ押し健康手帳』（青春出版社）などがある。

staff

企画制作／株式会社レジア
アートディレクション／石倉ヒロユキ
協力／澤坂明美
髙木 啓（公財）復康会 鷹岡病院院長
田口美帆
テキスト／須藤桃子
清水洋美
羽鳥明弓
真木文絵
村松千絵（Cre-Sea）
コラムページ制作／村松千絵
イラスト／浅田弥彦
miya
石倉ヒロユキ
写真／石倉ヒロユキ
池上文雄
本田犬友
Fotolia
Adobe Stock
デザイン／上條美来
若月恭子
和田美沙季
校正／円水社

NHK出版

不調を食生活で見直すためのからだ大全

2020年11月20日　第1刷発行
2022年9月5日　第5刷発行
監修者　池上文雄、樫村亜希子、加藤智弘、川俣貴一、松田早苗
編　者　NHK出版
発行者　土井成紀
発行所　NHK出版
〒150-8081 東京都渋谷区宇田川町41-1
［電話］0570-009-321（問い合わせ）0570-000-321（注文）
［ホームページ］https://www.nhk-book.co.jp
印刷・製本　共同印刷

ISBN 978-4-14-011368-4 C2077